신약개발에 필요한 임상통계학

임상시험 통계분석

강 승 호 지음

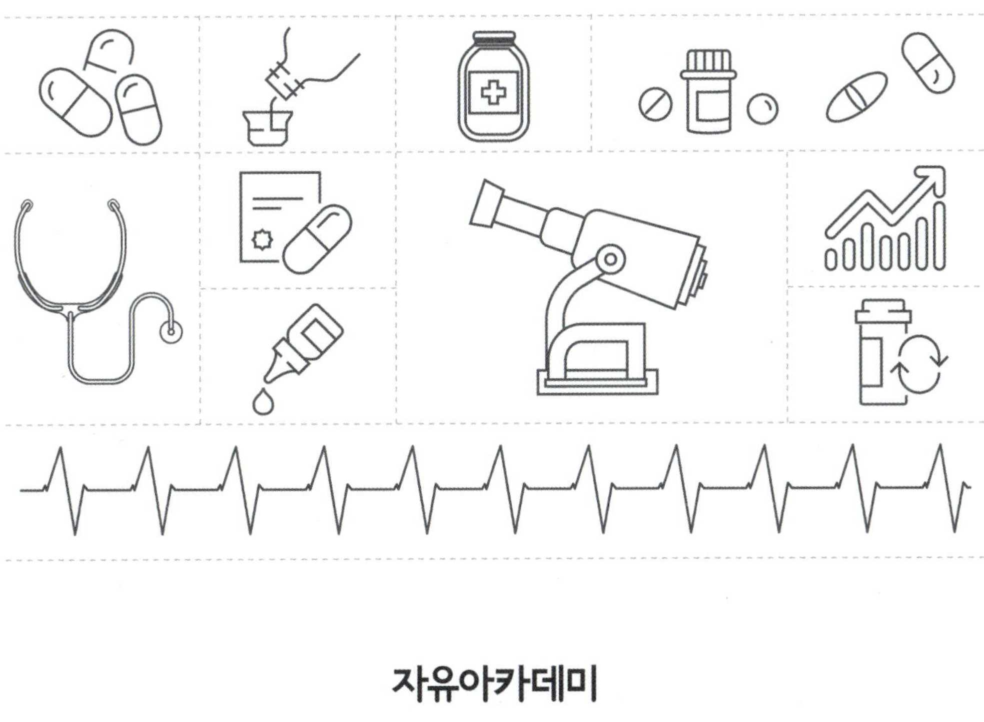

자유아카데미

머리말

『신약개발에 필요한 의학통계학』 초판이 2010년에 출판되었고, 2판은 2013년에 출판되었다. 이제 2판을 보완한 3판을 준비할 시점이 되었는데, 『신약개발에 필요한 의학통계학 제3판』 대신 『신약개발에 필요한 임상통계학』이라는 새로운 이름으로 책을 출간하고자 한다. 그 이유는 '의학통계학'이라는 용어는 의학에서 사용되는 모든 통계학을 지칭하므로 너무 넓고 다소 모호한 데 반해, 이 책은 임상시험을 통한 신약개발에 대한 내용만을 다루고 있으므로 '임상통계학'이라는 용어가 더 적절하리라 생각되어서이다.

최근 우리나라 제약산업에는 놀라운 변화들이 있었다. 첫째는 우리나라가 바이오시밀러의 세계적 강국이 되었다는 사실이다. 오늘날 우리나라의 여러 제약회사들이 글로벌 수준의 신약 초기 임상시험을 성공하고, 외국 파트너들과 선진국에서 3상 임상시험들을 수행하고 있다. 조만간 우리나라 제약회사가 개발한 글로벌 수준의 신약이 세계시장에 등장하리라 예상한다. 둘째는 우리나라가 ICH 정회원 국가가 되었다는 사실이다. 이는 우리나라에서 수행되는 임상시험과 신약개발 과정의 수준을 모든 면에서 선진국 수준으로 이끌어 올려야 함을 의미한다.

이러한 놀라운 변화에 대응하기에는 전판인 『신약개발에 필요한 의학통계학 제2판』이 부족한 면이 있어서 이를 보완할 필요를 느끼게 되었고, 이 책 『신약개발에 필요한 임상통계학』을 저술하게 되었다. 이 책은 『신약개발에 필요한 의학통계학 제2판』의 내용을 골격으로 하면서 부족한 부분을 채우고 새로운 내용을 추가하는 식으로 집필되었다. 먼저 대조군의 중요성을 강조하기 위해 ICH E10을 기초로 하여 16장, 17장, 18장이 새롭게 추가되었다. 여기에 다지역 임상시험에 대한 이슈를 다루기 위해 ICH E17을 근거로 하여 19장이 추가되었고, 희귀의약품 개발에서 발생하는 이슈들을 설명하기 위해 유럽 가이드라인에 근거하여 20장이 추가되었으며, 안전성 자료분석을 다루기 위해 21장이 추가되었다. 『신약개발에 필요한 의학통계학 제2판』의 15장에 나왔던 임상시험에서 자주 사용되는 기법은 22장으로 자리를 옮겼으며, 분산분석, 공분산분석, 범주형 자료분석, 로지스틱 회귀분석, 생존분석 등과 같은 통계분석방법이 임상시험에서 구체적으로 어떻게 사용되는지에 대한 내용들이 많이 추가되었다. 15장은 독립적 자료모니터링위원회의 구성 및 운영에 대한 구체적인 내용들로 새롭게 바꾸었다.

『신약개발에 필요한 의학통계학 제2판』에 이미 존재하던 다른 장들도 조금씩 또는 많이 수정 및 개정되었다. 가장 많이 개정된 곳은 8장 다중검정이다. 8장의 후반부에는 FDA 가이드라인에 근거하여 임상시험에 자주 사용되는 다중검정방법들이 정리되었다. 13장에는 바이오시밀러 개발에 필요한 분석유사성이 추가되었다.

『신약개발에 필요한 의학통계학』의 초판과 2판 머리말에서도 강조하였지만, 저자가 이 책을 쓰는 가장 큰 이유는 우리나라 제약산업이 세계적 수준으로 발전하기를 바라는 간절한 소망 때문이다. 신약개발은 여러 학문이 동시에 협력적으로 기여해야만 성공할 수 있는 다학제 분야이고, 통계학은 그 중에서도 매우 중요한 역할을 맡고 있다. 강의, 연구, 학내외 행정 및 봉사 활동으로 바쁜 와중에도 시간을 쪼개어 이 책의 집필을 완료하였는데, 통계학과 교수로서 가슴 벅차고 보람 있는 일이었다. 이러한 나의 노력이 우리나라가 제약강국이 되는 데 작은 밀알이 되기를 소망한다.

좋은 책을 위해 최선을 다했지만 미흡한 부분이 있을 수 있다. 출간 후에라도 수정사항이 있을 경우에는 자유아카데미 홈페이지(www.freeaca.com) 자료실에 제공할 예정이다.

마지막으로, 이 책을 집필하는 데에는 많은 분들의 도움을 받았다. 미국 FDA에 계신 James Hung 박사님과 Yi Tsong 박사님은 학회에서 만날 때마다 나에게 많은 조언과 가르침을 주셨다. 나이 50세가 넘어도 조언과 가르침을 받을 수 있는 분이 있다는 것은 너무나 감사한 일이다. 이번 기회를 통해 늘 감사하고 있다고 전하고 싶다. 8장에 소개한 키트루다 사례를 나에게 알려준 김영민 선생님에게도 감사드린다. 그분의 도움이 없었다면 그런 좋은 사례를 찾기 어려웠을 것이다. 나의 현재 직장인 연세대학교 측에도 깊은 감사의 말을 전한다. 연구, 강의, 집필에 집중할 수 있도록 좋은 환경과 소중한 기회를 제공해주었고, 덕분에 훌륭한 학생들을 가르치면서 더 많은 것을 배울 수 있었다. 끝으로 평생의 동반자인 아내와 사랑하는 아이들 그리고 오늘날의 나를 있게 해주신 부모님께 감사의 마음을 전하고 싶다.

2019년 6월

강승호

차례

1장 신약개발과 임상시험에 대한 개요

2장 임상시험에 대한 개요

3장 편의

4장 검정력과 표본크기

8장 다중검정

9장 하위군 분석

10장 비열등성 임상시험

11장 결측치의 처리

12장 생물학적 동등성 시험

13장 바이오시밀러와 동등성 검정

14장 Adaptive Design

15장 독립적 자료모니터링위원회

16장 임상시험에서 대조군의 선택이 중요한 이유

17장 대조군의 종류

18장 단일군 전후비교

19장 다지역임상시험

20장 희귀의약품

21장 안전성 자료분석

22장 임상시험에서 자주 사용하는 통계방법

23장 맺음말

1장 신약개발과 임상시험에 대한 개요

1.1 신약개발 과정에서 통계학의 역할

신약개발이란 여러 학문이 참여하고 오랜 시간과 비용이 드는 대단히 복잡한 과정으로, 여기서 통계학이 어떠한 역할을 하는지 간략히 살펴보기로 하자. 우선, 후보물질 탐색단계이다. 이는 신약이 될 후보물질들을 스크리닝하여 안전하고 유효한 효과를 나타내리라 예측되는 물질을 찾아내는 단계로 크게 다음과 같은 두 가지 방법이 널리 사용된다(Drazen and Gelijns 2014).

첫 번째 방법은 신체 내 특정 반응을 억제하거나 활성화시키는 시험약이 특정 질병을 치료한다는 과학적 이해를 바탕으로 만들어진 가설로 시작하는 것이다. 이러한 가설 아래 물질을 합성하거나 발견한 후, 동물실험을 거쳐 임상시험을 실시하는 것이다. 만일 이러한 임상시험으로 시험약의 효능을 입증하여 그 시험약이 위험risk에 비해 편익benefit이 더 큼을 보인다면, 그 시험약은 시판허가를 받아 새로운 치료제로 자리 잡게 될 것이다.

두 번째 방법은 어떤 치료제가 아직 임상시험으로 확인되지는 않았으나 이미 특정한 질병에 경험적으로 사용되고 있었고, 그런 경험이 충분히 쌓여서 그 효능이 발현되는 것에 대한 과학적인 설명이 제시되는 경우, 임상시험을 통하여 정말로 그 치료제가 그 특정 질병에 효능이 있는지를 확인해보게 된다. 만일 임상시험으로 효능을 입증하게 되면 그 치료제는 그 질병에 대한 확실한 치료제로 자리 잡게 된다. 이 두 번째 방법의 가장 대표적인 사례가 바로 아스피린aspirin이다. 아스피린은 처음에는 진통제analgesic와 해열제antipyretic로 시판허가를 받았다. 그 후 관찰연구에서 심근경색을 예방하는 효과가 있다는 것이 밝혀졌고, 임상시험을 통하여 이를 확인하였다. 다른 예로는 간질epilepsy 치료제로 개발된 항경련제anti-convulsant가 조울증bipolar disorders 환자에게 효과적인 기분안정제임이 입증된 경우이다.

이렇게 만들어지거나 선택된 후보물질(즉 시험약)은 비임상시험preclinical trial을 실시하게 되는데, 쥐와 같은 실험동물을 이용하여 그 후보물질이 과연 약효가 있을지 그리고 독성이 있는지를 실험하게 된다. 예를 들어, 항암제를 개발하는 경우에는 암을 유발시킨 쥐에게 시험약을 투여하여 항암효과 유무에 대해 평가한다. 또한 독성이 있는지는 여러 독성시험을 실시하게 된다. 약효가 없거나 또는 독성이 심한 후보물질은 이 단계에서 탈락하게 된다.

이 단계를 통과하면 최초로 사람에게 그 시험약을 투여하는데, 이를 1상 임상시험(또는 임상약리시험)이라고 한다. 여기서는 투여된 시험약이 사람에게 어떻게 흡수되고, 몸 안에서 어떻게 대사되고, 어떠한 조직에 분포된 후 배설되는지 확인하고, 사람들이 그 시험약에 얼마나 잘 견디는지 내약성tolerance을 평가하게 된다. 물론 내약성이 좋지 않은 경우 그 후보물질은 이 단계에서 탈락하게 된다.

그 다음 단계로는 2상 임상시험(또는 치료적 탐색임상시험)을 하게 된다. 여기서는 그 시험약의 여러 용량들을 선정하여 그 용량들을 피험자들에게 투여해 가장 최적의 용량을 찾아낸다. 만일 최고 용량에서 약효가 없거나, 가장 낮은 용량에서 내약성이 좋지 않은 경우 그 후보물질은 이 단계에서 탈락하게 된다. 그 다음 단계로는 3상 임상시험(또는 치료적 확증임상시험)을 하게 되는데, 여기서는 2상 임상시험에서 선택한 용량을 투여 받은 피험자 그룹과 대조군 그룹을 비교하게 된다. 3상 임상시험은 많은 수의 피험자를 대상으로 하며, 무작위배정randomization을 사용하여 피험자들을 시험군과 대조군에 배치하고, 이중맹검double blind을 사용하는 경우가 대부분이다. 얻어진 자료는 엄격한 통계분석절차를 거치게 되는데, 5%의 유의수준을 가지고 시험군과 대조군을 비교하는 통계적 검정을 실시하게 된다. 여기서 유의한 결과가 나오면 이 결과를 심사기관에 제출하고, 이를 심사기관의 전문가들로부터 심사를 거친 후 시판허가를 받게 되는 것이다.

임상시험은 수행되는 순서에 의해 1상 임상시험, 2상 임상시험, 3상 임상시험으로 임상시험을 분류하는 방법이 있는 반면, ICH E8은 임상시험의 목적에 따라 임상약리시험human pharmacology, 치료적 탐색임상시험therapeutic exploratory, 치료적 확증임상시험therapeutic confirmatory으로 분류하였는데, 그림 1.1에 두 분류방법의 관계가 잘 묘사되어 있다(ICH E8 1998). 그림 1.1의 x축은 1상 임상시험, 2상 임상시험, 3상 임상시험, 4상 임상시험을 나타내고, y축은 임상약리시험, 치료적 탐색임상시험, 치료적 확증임상시험을 나타낸다. 그림 1.1에서 동그라미들은 하나의 임상시험을 나타내며, 푸른색 동그라미는 흔히 수행되는 임상시험들을 나타내고, 흰색 동그라미는 가끔 수행되는 임상시험들을 나타낸다. 푸른색 동그라미들이 대각선에 위치하고 있으므로 대부분의 경우 두 분류방법에 의해 임상시험을 분류한 결과는 일치한다. 하지만 가끔 수행되는 흰색 동그라미의 경우에는 두 분류방법에 의해 임상시험을 분류한 결과가 일치하지 않음을 보여 준다. 예를 들어 임상약리시험은 1상만이 아니라 2상과 3상에서도 수행될 수 있음을 보여 준다.

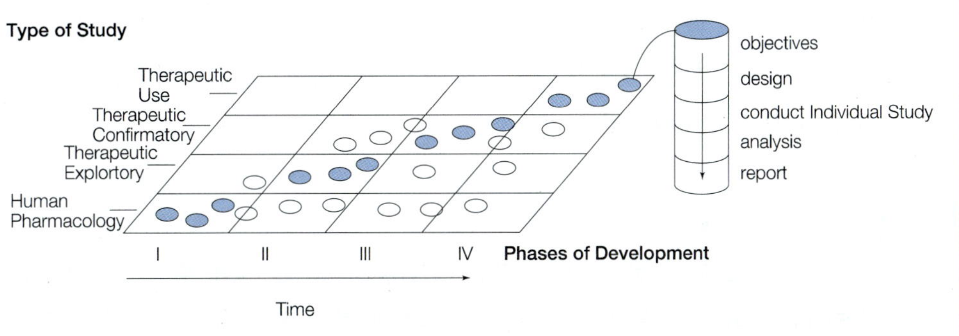

그림 1.1 두 가지 방법에 의한 임상시험 분류

이처럼 비임상→1상→2상→3상 임상시험을 거치는 과정 중, 3상 임상시험에서 통계학이 매우 큰 역할을 하게 된다. 그 이유는 3상 임상시험이 시험약의 시판허가를 결정짓는 확증적 임상시험이며, 무작위배정과 이중맹검을 사용하여 과학적이고도 객관적으로 약효 유무를 판단할 수 있도록 임상시험을 실시하기 때문이다. 물론 비임상과 2상 임상시험에서도 통계학은 중요한 역할을 하며, 최근에는 1상 임상시험에서도 통계적 방법이 사용되기도 한다.

예를 들어 3상 임상시험이 하나의 시험군과 하나의 대조군만으로 이루어져 있고, 1차 유효성 평가변수(치료효과를 평가하는 데 사용하기로 한 가장 중요한 변수로서 2.4절을 참고할 것)가 연속형 자료이며, 시험군과 대조군 사이의 1차 유효성 평가변수의 모평균 값을 비교하는 것이라면, 이표본 t 검정 또는 윌콕슨 순위합검정을 사용하여 검정하게 된다. 2상 임상시험의 경우, 예를 들면 위약placebo, 시험약 10mg, 시험약 20mg 그룹들을 비교하는 것이 되므로, 1차 유효성 평가변수가 연속형 자료이면 분산분석에서 사용하는 통계방법들이 자주 사용되게 된다.

통계비전공자들 중에는 통계학을 단순히 자료분석하는 학문이라고 생각하는 사람들이 많다. 그것은 큰 오산이다. 만약 그렇다면 통계학은 임상시험이 모두 종료된 후에야 자신의 역할을 하게 된다. 그러나 이는 통계학의 한쪽 면만을 보는 것이다. 통계학의 다른 중요한 한 면은 바로 실험을 잘 계획하여 시간과 비용은 줄이고 편의bias를 줄이면서도 동시에 최대한 정확한 결과를 얻어낼 수 있도록 하는 것이다. 가장 흔한 사례는 피험자 수를 몇 명으로 할 것인가 여부이다. 피험자 수가 너무 적으면 시험약의 효과가 존재하더라도 시험약의 효과를 입증하지 못할 가능성이 있고, 피험자 수가 너무 많으면 윤리적인 문제가 발생하고 시간 및 비용의 낭비가 생기게 된다.

통계학과에는 이런 내용을 가르쳐주는 과목이 있는데, 그 과목의 이름은 바로 실험계획법이다. 공학이나 농학처럼 실험을 자주 하는 분야에서는 실험계획법이 필수적인 과목이다. 이 책에서 다룰 임상시험도 사실은 '실험'이다. 다만, 사람을 대상으로 하기 때문에 '실험'이라는 용어 대신 '시험'이라는 용어를 사용하여 임상시험이라 부른다. 이러한 임상시험에서도 실험계획법이라는 과목에서 배우는 원칙들이 그대로 적용된다. 그러므로 통계학은 단순히 자료를 분석하는 학문이 아니라, 임상시험을 시작하기 전에 임상시험을 계획할 단계에서부터 중요한 역할을 하게 된다.

핵심정리

① 통계학은 단순히 자료를 분석하는 학문이 아니다. 자료분석 이외에도 통계학은 임상시험의 디자인 단계에서부터 임상시험을 잘 계획하여 시간과 비용은 줄이고 편의bias를 줄이면서도 동시에 최대한 정확한 결과를 얻어낼 수 있도록 도와주는 역할을 한다.

1.2 임상적 유의성과 통계적 유의성

시험약이 심사기관으로부터 약효를 인정받아 시판허가를 받기 위해서는 시험약의 안전성과 유효성을 보여야 하는데, 유효성을 보이기 위해서는 임상시험결과에 대한 통계적 유의성과 임상적 유의성 모두를 보여야 한다. 예를 들어, 우리나라 심사기관이 발간한 고혈압 치료제 가이드라인에는 다음과 같은 문구가 있다(식품의약품안전청 2009b).

"혈압에 대한 유효성 평가결과는 통계적 유의성과 임상적 유용성 모두를 고려하여 고찰되어야 한다."

설명의 편의상 두 그룹(시험군과 대조군) 간에 모평균의 차이를 비교하는 임상시험이라고 하자. 이때 시험약의 약효의 크기는 두 그룹 간의 모평균의 차이이다. 통계적 유의성이란 우위성 검정의 경우 시험약과 대조약의 약효가 동일하다는 귀무가설을, 임상시험계획서에 사전에 명기된 통계방법을 사용하여 양측 5% 유의수준에서 기각해야 함을 의미한다. 통계적 유의성은 비교적 객관적인 기준이다.

그렇다면 임상적 유의성이란 무엇인가? 관측된 시험약의 약효의 크기 값이 의사(또는 임상전문가)들이 판단함에 있어 치료효과 측면에서 임상적으로 의미가 있어야 한다. 즉, 이 부분은 의사(또는 임상전문가)들이 판단할 부분이다. 설명의 편의상 체중감소약과 위약의 체중감소 효과를 비교하는 임상시험을 예로 들어 보자. 한 달간 임상시험약을 투여한 후, 관측된 두 그룹 간의 체중감소량의 차이가 0.5kg이고, 이를 통계적으로 검정하였더니 p-value가 5%보다 작다고 가정하자. 이 경우 p-value가 5%보다 작으므로 이 결과는 통계적으로 유의하다. 하지만 누가 생각하더라도 0.5kg의 체중감소는 임상적으로 의미가 없다고 생각할 것이다. 사우나를 하거나 운동을 조금 많이 해도 금방 0.5kg 정도의 체중감소가 있다는 것은 누구나 알고 있는 사실이다. 그러므로 이런 체중감소약은 임상적 유의성이 없다고 볼 수 있다.

이러한 임상적 유의성 판단을 위해서, 통계전문가가 해야 할 일은 시험약의 약효 크기에 대한 신뢰구간을 구해 주는 것이다. 그러면 의사(또는 임상전문가)들이 이 신뢰구간을 보고 시험약의 약효 정도를 가늠한 후, 그 정도의 시험약의 약효 크기가 과연 임상적으로 의미가 있는지 판단하게 된다. 고혈압 치료제의 경우, 복용 전보다 복용 후에 이완기 혈압이 위약 대비 3mmHg 이상 감소해야 임상적으로 유의한 효과가 있다고 가정하고, 임상시험 후 감소한 혈압이 6mmHg였다고 가정해보자. 하지만 95% 신뢰구간을 구해보면 (4mmHg, 8mmHg)인 경우와 (2mmHg, 10mmHg)인 경우의 임상적 유의성은 아마도 다를 것이다. 첫 번째 신뢰구간인 (4mmHg, 8mmHg)의 경우에는 이 신뢰구간이 3mmHg를 포함하지 않는다는 것을 95%의 신뢰도로 확신할 수 있으므로, 의사(또는 임상전문가)들이 이 시험약은 임상적 유의성이 있다고 결론 내릴 가능성이 크다. 하지만 두 번째 신뢰구간인 (2mmHg, 10mmHg)의 경우에는, 이 신뢰구간이 3mmHg를 포함하므로 의사(또는 임상전문가)들이 이 시험약은 임상적 유의성이 있다고 결론 내리는 것을 망설일 가능성이 있다.

통계적 유의성은 임상시험계획서에 명기된 통계방법으로 객관적인 유의수준 5%를 사용하므로, 통계전문가들 사이에 통계적 유의성에 대한 의견이 불일치하는 경우는 드물다. 반면에 임상적 유의성은 의사(또는 임상전문가)들이 다소 주관적으로 판단하는 것이므로, 의사(또는 임상전문가)들 사이에 의견이 일치하지 않을 수도 있다. 임상적 유의성을 판단하기 위해서는 그 특정 질병 분야에 오랜 기간 동안 축척된 경험과 지식이 필요하게 된다. 만일 그러한 축적된 경험과 지식이 부족한 경우에는 임상적 유의성을 판단하기 어려워 지나치게 통계적 유의성에만 의존하는 일이 생길 수 있다.

결국 임상시험의 결과를 판단하는 데는, 현대 통계학의 두 핵심인 가설검정(p-value를 계산하는 일)과 추정(점추정치를 계산하는 일과 신뢰구간을 계산하는 일)이 모두 포함되게 된다.

통계적으로는 유의한데 임상적으로는 유의하지 않은 경우는 어떤 경우에 발생할까? 대체로 표본이 지나치게 많으면 검정력이 너무 높아져 귀무가설에서 조금만 벗어난 값도 찾아내게 되는데, 그 조금 벗어난 값이 임상적으로 의미 없는 경우에 이런 일이 벌어질 가능성이 높다.

반대로 임상적으로는 유의한데 통계적으로는 유의하지 않은 경우는 어떤 경우에 발생할까? 이는 관측된 시험약의 약효 크기를 의사(또는 임상전문가)들은 매우 의미 있는 결과라고 생각하는데, p-value는 5%보다 큰 경우이다. 이 경우는 우리가 찾고자 하는 시험약의 약효의 크기는 존재하는데 임상시험의 표본크기가 충분히 크지 않고, 검정력이 작아서 그 시험약의 약효의 크기를 찾아내지 못할 가능성이 있다. 이런 경우가 발생하는 것을 막기 위해 제약회사는 사전에 임상시험결과가 높은 검정력을 갖도록 충분한 표본크기를 사용하여야 한다. 물론 더 많은 표본크기를 사용하여 임상시험을 해도 시험약의 약효가 미약한 경우에는, 여전히 검정력이 낮아 통계적 유의성을 보이지 못할 수도 있다.

결국 통계적 유의성과 임상적 유의성이 일치하지 않는 경우가 발생하는 것을 이해하려면 표본크기와 검정력에 대한 이해가 필수적이다. 이 점에서 대해서는 22.6절에서 더 자세하게 다룰 것이다.

시험약의 시판허가를 줄 지의 여부를 결정할 때 대부분의 경우는 통계적 유의성과 임상적 유의성을 모두 요구한다. 임상적 유의성이란 임상전문가의 판단이므로 임상적 유의성을 요구하는 것은 당연한 일일 것이다. 하지만 임상적 유의성이란 다소 주관적 판단이라 이를 보완할 객관적인 기준으로서 통계적 유의성을 요구하게 된다. 시험약이 통계적 유의성과 임상적 유의성을 모두 입증하는 것이 가장 바람직한 일이지만, 통계적 유의성과 임상적 유의성 중에 하나를 만족시키지 못한다고 판단되는 경우에는 위험편익분석에 대한 심사기관의 판단에 따라 결정이 달라질 것이라고 생각된다. 다음의 두 가지 사례를 살펴보자.

(1) 통계적 유의성이 있었음에도 불구하고 임상적 유의성의 부족으로 시험약이 시판허가를 받지 못한 사례

Avastinbevacizumab은 2008년 신속심사accelerated approval mechanism를 통해 다른 항암제와 병용 투여하는 것에 대하여 전이성 유방암metastatic breast cancer의 일차치료제로 미국 FDA로부터 적응증(적응증의 의미는 1.11절 참고)을 받은 바 있다. 이때 수행된 임상시험은 FDA에 허가용으로 디자인된 임상시험이 아니어서 과연 그 결과를 가지고 Avastin을 승인할 수 있느냐는 논란이 있었다. 하지만 무진행 생존기간PFS: progression free survival time이 5.5달 정도 개선되는 좋은 결과가 얻어져서 신속심사로 승인을 받을 수 있었다.

Avastin은 신속심사로 승인을 받았으므로, FDA의 요구에 의해 두 개의 별도의 확증적 3상 임상시험이 실시되었다. FDA는 이러한 두 개의 별도의 확증적 3상 임상시험으로부터 Avastin이 무진행 생존시간을 연장하는 것에 대한 확실한 증거를 얻고, 동시에 전체 생존시간overall survival time에 대해서도 추가적인 정보를 얻기를 희망하였다. 사실 일차치료제로 투여되는 항암제에 대한 임상시험에서는 1차 유효성 평가변수를 무진행 생존시간으로 할 것인지 전체 생존시간으로 할 것인지의 논쟁이 존재한다. 전체 생존시간은 임상시험에 참여한 후 사망할 때까지의 전체 생존시간을 의미하므로 가장 정확한 평가변수이다. 하지만 일차치료제에 대한 임상시험에서는 일차치료제가 더 이상 효과가 없을 경우 다른 항암제인 이차치료제 또는 삼차치료제 등을 사용하게 되는데, 이때에 이차치료제나 삼차치료제를 무엇을 쓰느냐에 따라 전체 생존시간이 영향을 받게 되므로, 일차치료제를 평가하는 데는 전체 생존시간보다는 무진행 생존시간이 더 적절하다는 주장도 있다.

Avastin의 3상 임상시험에서는 무진행 생존시간을 1차 유효성 평가변수로 삼았다. 하지만 Avastin은 사망에 이를 정도의 심각한 독성을 가지고 있었으므로, 이러한 독성에 따른 위험을 상쇄할 정도로 무진행 생존시간이 매우 좋아야 하며, 무진행 생존시간이 매우 좋다는 결과가 3상 임상시험에서 확실하게 확인될 필요가 있었고, 전체 생존시간에 나쁜 영향을 주지는 않는다는 증거가 필요했다.

첫 번째 3상 임상시험인 AVADO trial에서 Avastin과 docetaxel을 병용 투여 받은 그룹의 무진행 생존시간은 docetaxel만을 투여 받은 그룹의 무진행 생존시간에 비하여 통계적으로 유의하게 증가하였다. 하지만 그 증가량이 한 달도 되지 않았다. 전체 생존시간은 통계적으로 유의하지는 않았지만 Avastin과 docetaxel을 병용 투여 받은 그룹에서 더 좋지 않게 평가되었다.

두 번째 3상 임상시험인 RIBBON 1 trial에서는 다른 항암제와 Avastin을 병용 투여하는 방법을 비교하였고, 결과는 첫 번째 임상시험과 비슷하였다. 즉 Avastin을 투여 받은 그룹의 무진행 생존시간은 그렇지 않는 그룹의 무진행 생존시간에 비하여 통계적으로 유의하였으나, 그 증가량은 한 달을 겨우 넘기는 정도였다. 반면에 전체 생존시간overall survival time은 통계적으로 유의하지는 않았지만 Avastin 그룹이 대조약보다 오히려 더 좋지 않게 평가되었다. 그리고 두 임상시험 모두에서 Avastin을 투여 받은 일부 환자는 사망에 이를 정도의 심각한 독성을 겪었다.

이러한 모든 결과를 검토한 ODACOncologic Drugs Advisory Committee는 2010년 7월 Avastin의 전이성 유방암에 대한 적응증을 철회할 것을 미국 FDA에 권고하였고, 미국 FDA는 2010년 12월 ODAC의 권고안을 받아들였다. 위 사례에서 보면 Avastin은 1차 유효성 평가변수인 무진행 생존시간에서 통계적 유의성을 입증했음에도 불구하고, 독성이 심하고 무진행 생존시간의 증가량이 매우 적고 전체 생존시간에 다소 부정적인 영향 등을 감안해, FDA가 임상적 유의성이 없다고 결론 내렸음을 알 수 있다.

(2) 통계적 유의성이 없음에도 불구하고 임상적 유의성이 있다고 판단하여 시험약이 시판허가를 받은 사례

Avastin은 악성뇌종약의 일종인 교모세포종Glioblastoma의 치료제로 과거대조군을 사용하는 2상 임상시험에 근거하여 2009년 희귀의약품으로 미국 FDA의 조건부 승인을 받았다. 조건부 승인이었으므로 Avastin의 효능을 정확하게 평가하기 위하여 동시대조군을 사용하여 3상 임상시험이 추후에 실시되었다.

radiotherapy와 temozolomide 치료 후, 재발한 교모세포종 환자들을 Avastin + lomustine 군과 lomustine 단독 투여군에 2:1의 비율로 총 432명의 환자들이 무작위배정되였다. 1차 유효성 평가변수는 전체 생존시간이었는데, 통계적 유의성을 보이지 못하였다($p = 0.4578$). 그러므로 모든 2차 유효성 평가변수 분석결과는 8장에서 설명할 familywise type I error가 5%를 초과하게 된다. 그래서 미국 FDA의 Avastin label에는 모든 2차 유효성 평가변수결과가 descriptive only라고 적혀 있다. 그럼에도 불구하고, Avastin의 조건부 승인은 취소되지 않고 유지되었다. 결국 통계적 유의성을 입증하지 못하였음에도 불구하고 시판허가를 받은 것이다.

그 이유는 다음과 같다고 생각된다.

(a) radiotherapy와 temozolomide 치료 후, 재발한 교모세포종 환자들에게 Avastin은 희귀의약품이며 질병이 말기암인 데다가 환자들은 고통 받고 있으나 마땅한 다른 대안의 치료제가 없기 때문이라고 판단된다.

(b) 비록 다중성이 보정되지 않은 결과이지만, 무진행 생존시간의 결과가 좋았다. Avastin + lomustine 군의 무진행 생존시간의 중앙값은 4.2달이고, lomustine alone 군의 무진행 생존시간의 중앙값은 1.5달이었으며, 그 차이는 통계적으로 유의하였다(HR 0.52, (95% CI: 0.41, 0.64)).

(c) 증상완화 치료제인 corticosteroids를 받는 환자가 무작위배정 시점에서는 약 50%가 되었지만, corticosteroids를 끊은 환자의 비율이(즉 그만큼 환자의 증상이 좋아진) Avastin + lomustine 군과 lomustine alone 군에서 각각 (23%, 12%)로, Avastin + lomustine 군에서 환자의 증상이 호전되었다.

결국 정리하면 Avastin은 통계적 유의성은 입증하지 못했지만(familywise type I error는 5%를 초과했지만), 다른 대안의 치료제가 없는 말기암으로 고통 받는 환자들에게 암의 진행과정을 늦추고 환자의 삶의 질을 개선한 것이 임상적으로 의미 있다고 판단하여 시판허가를 준 것으로 생각된다.

핵심정리

① 시험약이 심사기관으로부터 유효성을 인정받기 위해서는 임상시험결과에 대한 통계적 유의성과 임상적 유의성 모두를 설명할 수 있어야 한다.

② 통계적 유의성이란 우위성 검정의 경우 시험약과 대조약의 약효가 동일하다는 귀무가설을, 임상시험계획서에 사전에 명기된 통계방법을 사용하여 유의수준 5%에서 기각해야 함을 의미한다.

③ 임상적 유의성이란 시험약의 약효를 의사(또는 임상전문가)들이 임상적으로 판단하게 되는데, 다소 주관적일 수 있다.

④ 임상적 유의성의 판단을 위하여 시험약의 약효 크기에 대한 신뢰구간을 계산하여야 한다.

1.3 국제 가이드라인

예전에는 각 나라마다 임상시험에 대한 평가 기준이 달라, 한 나라에서 수행된 임상시험의 결과가 다른 나라에서는 받아들여지기 어려운 경우도 많았다. 90년대 말에 미국, 유럽, 일본 세 지역의 정부와 제약업체 대표들이 한 자리에 모여 임상시험에 대한 여러 평가 기준들을 통일하기로 했고, 이것이 바로 ICHInternational Conference on Harmonization이다. 이 모임은 임상시험에 대한 여러 가지 가이드라인을 만들었는데, 임상시험에서 통계학의 원칙을 정리해 놓은 것이 ICH E9 'Statistical Principles for Clinical Trials'이다(ICH E9 1998). 참고로 우리나라도 ICH E9을 토대로 국내 실정에 맞는 임상시험통계지침이 발행된 바 있다(식품의약품안전처 2016).

임상시험에 경험이 적은 사람은 처음에 ICH E9의 많은 부분이 잘 이해되지 않을 수 있다. 그 이유는 여러 가지가 있는데, 그중 하나는 ICH 가이드라인을 만들 때 각 나라 대표들의 주장이 달랐고, 같은 나라 안에서도 정부 대표와 제약업계 대표의 입장이 달라, 어떤 부분은 매우 애매모호한 문구로 표현된 내용이 종종 있다. 이 책의 핵심 내용은 ICH E9에 나와 있는 내용들을 풀어서 설명한 것이다.

ICH E9은 임상시험 디자인과 분석에 사용되는 통계적 원칙에 대해서만 언급하고 있으며, 각 상황마다 어떠한 통계방법을 사용하라고 구체적으로 언급하지는 않는다는 것이다. **각 상황마다 ICH E9의 원칙에 알맞은 통계방법을 선택하여 사용하는 것은 제약회사의 책임**이라고 말하고 있다(ICH E9 1998).

> The focus of this guidance is on statistical principles. It does not address the use of specific statistical procedures or methods. Specific procedural steps to ensure that principles are implemented properly are the responsibility of the sponsor.

ICH E9 이외에도 ICH가 발간한 가이드라인들 중에 다음의 가이드라인들의 내용들을 인용하거나 참고하여 이 책은 작성되었다.

(1) ICH E9: Note for Guidance on Statistical Principles for Clinical Trials.
(2) ICH E10: Choice of Control Group and Related Issues in Clinical Trials.
(3) ICH E17: General Principles for Planning and Design of Multi-Regional Clinical Trials.
(4) ICH E6: Guideline for Good Clinical Practice.
(5) ICH E8: General Considerations for Clinical Trials.
(6) ICH E2A: Clinical Safety Data Management: Definitions and Standards for Expedited Reporting.
(7) ICH E2: Population Exposure: The Extent of Population Exposure to Assess Clinical Safety.
(8) ICH E12A: Principles for Clinical Evaluation of New Anti-Hypertensive Drugs.
(9) ICH E5(1998): Ethnic Factors in the Acceptability of Foreign Clinical Data.

유럽의 심사기관인 EMA도 임상시험에 관련된 여러 통계 가이드라인들을 발표하였는데, 이 책에서는 다음의 가이드라인들의 내용들을 인용하거나 참고할 것이다.

(1) Points to consider on adjustment for baseline covariates(CHMP 2003).
(2) Points to consider on multiplicity issues in clinical trials(CHMP 2002).
(3) Points to consider on switching between superiority and non-inferiority(CHMP 2000).
(4) Guideline on Missing Data in Confirmatory Clinical Trials(CHMP 2009).
(5) Guideline on Clinical Trials in Small Populations CHMP(2006).

그리고 미국의 심사기관인 FDA도 임상시험에 관련된 여러 통계 가이드라인들을 발표하였는데, 이 책에서는 다음의 가이드라인들의 내용들을 인용하거나 참고할 것이다.

(1) Multiple Endpoints in Clinical Trials(FDA 2017).
(2) Statistical Approaches to Establishing Bioequivalence(FDA 2001).
(3) Non-Inferiority Clinical Trials(FDA 2010).
(4) Adaptive Design Clinical Trials for Drugs and Biologics(FDA 2010).
(5) Establishment and Operation of Clinical Trial Data Monitoring Committees(FDA 2006).
(6) Clinical Trial Endpoints for the Approval of Cancer Drugs and Biologics(FDA 2007).
(7) Scientific Considerations in Demonstrating Biosimilarity to a Reference Product (FDA 2012).
(8) Statistical Approaches to Evaluate Analytical Similarity(FDA 2017).

이 책에서는 이러한 외국 가이드라인과 관련 자료들을 참고하여, 신약개발에 필요한 통계학의 여러 측면들을 기술할 것이다. 이 문서들은 구글 등에서 그 이름을 검색하면 바로 찾을 수 있다.

핵심정리

이 책에서는 ICH, 유럽, 미국 가이드라인을 인용하여, 신약개발에 필요한 통계학을 설명할 것이다.

1.4 확증적 임상시험의 통계분석과 다른 통계분석의 차이점

통계분석은 수많은 분야에서 사용되고 있다. 의학, 경영학, 농학, 공학, 심리학 등 거의 데이터가 있는 분야에서는 항상 사용되고 있다. 데이터마이닝도 좋은 예이다. 이러한 분야에서 사용되는 통계분석과 확증적 임상시험에서 사용되는 통계분석의 차이점에는 여러 가지가 있을 수 있지만, 이 중 한 가지 중요한 차이점을 지적하고 싶다. 통계학에서는 자료를 모으는 실험이나 조사를 하기 전에, 먼저 검정할 가설을 세우는 것이 원칙이다. 자료를 다 모은 후 가설을 세우면, 자신에 입맛에 맞는 결과를 만들어내는 것이 가능하기 때문이다. 예를 들면 다음과 같다.

(1) 60세 이상 흡연을 하는 남자의 어떤 주요 변수 A의 모평균은, 120보다 크다는 대립가설을 검정하는 것을 연구목표로 세웠다고 가정해보자. 그런데 막상 자료를 다 모아보니 표본평균만이 120보다 조금 커서, 5%의 유의수준에서 통계적으로 유의한 결과가 나오지 않았다. 그러자 온갖 다른 이유를 들어 사실은 모평균이 110보다 큰 것을 보이고 싶었다고 마음을 바꿔서, 110보다 크다는 대립가설을 다시 세우는 것이다. 그러면 결과는 통계적으로 유의한 결과를 간단하게 얻을 수 있다.

(2) 위의 예 1에서 원하는 결과를 얻지 못했다고 하자. 그러자 변수 A를 포기하고, 다른 변수 B를 5%의 유의수준에서 분석해보았다. 이때 통계적으로 유의한 결과가 나오자 변수 A에 대한 결과를 숨기고, 마치 처음부터 변수 B를 계획했던 것처럼 변수 B에 대한 결과만 발표하는 것이다. 또는 변수 B도 유의하지 않자 계속 다른 변수들을 5%의 유의수준에서 검정해보는 것이다. 유의한 결과가 나올 때까지 계속 그런 작업을 하는 것이다. 이런 식으로 평균 20개의 변수만 조사하면, 평균적으로 유의한 결과를 갖는 변수 하나를 찾아낼 수 있다. 왜냐하면 이러한 통계분석에서 각 검정을 5%의 유의수준에서 검정하기 때문이다. 이런 일을 통계학에서는 다중검정multiple testing이라고 하며, 8장에서 확증적 임상시험에서 발생하는 다중검정 문제에 대해 집중적으로 살펴볼 것이다. 컴퓨터가 발달하여 한 번 분석하는 데 드는 시간이 매우 적으므로, 이렇게 많은 변수들을 평가하는 일은 매우 쉬운 일이다. 그리고서 유의한 변수를 찾으면, 그 전에 유의하지 않았던 변수들에 대한 결과는 숨기고 유의한 변수에 대한 결과만을 발표하는 것이다. 이러한 결과를 참고적으로만 사용하면 문제가 없다고 볼 수 있다. 하지만 이런 결과를 마치 매우 확실하고 정확한 결과인 것처럼 확증적 증거로 생각해서는 큰 오류를 범할 수 있다.

(3) 두 그룹을 비교하는 문제에 관심이 있어서, 이표본 t 검정으로 검정하기로 사전에 결

정하였다. 그런데 막상 자료를 다 모은 후 검정을 해보니, 5%의 유의수준에서 유의한 결과가 나오지 않았다. 그후 온갖 공변량을 넣은 공분산분석으로 분석을 해보니 5%의 유의수준에서 유의한 결과가 얻어졌다. 이때 이표본 t 검정에 대한 결과는 숨기고, 마치 처음부터 공변량을 사용하여 공분산분석으로 분석을 계획한 것처럼 하여 유의한 결과를 발표하는 것이다.

(4) 어떤 변수에 대해 내가 관심 있는 전체 모집단을 대상으로 자료를 얻어 분석을 해보았다. 그런데 결과는 5%의 유의수준에서 유의하지 않았다. 그러자 전체 모집단을 여러 개의 하위집단(예를 들면, 남자와 여자 또는 나이별로 또는 지역별로 또는 직업별로)으로 쪼갠 후, 각 하위집단에서 관심 있는 변수에 대한 분석을 5%의 유의수준에서 다시 해보는 것이다. 이런 분석을 20번만 하면 평균적으로 한 번의 유의한 결과를 얻을 수 있다. 이는 다중검정의 사례 중 하나이다.

앞의 예들에서 보듯이 자료를 모으는 실험이나 조사를 하기 전에 연구목표, 평가변수, 검정할 가설, 사용할 통계방법 등을 먼저 계획을 세워 정해야 하는 원칙을 지키지 않으면 손쉽게 결과가 뒤바뀔 수 있다. 하지만 이 원칙을 어긴다 해도 누가 알겠는가? 어떤 사람이 어느 회사에서 프로젝트를 수행하면서 자료를 수집하고, 그 자료로 통계검정을 실시한다고 하자. 이 경우 통계학을 잘 몰라서 가설을 나중에 세우기도 하고, 또는 통계학을 잘 알아서 가설은 먼저 세웠는데 원하는 결과가 나오지 않자, 나중에 가설을 임의로 바꾸었다고 하자(물론 이런 일은 생기지 말아야 할 것이다). 그런다고 하여 누가 알겠는가? 그런 일이 생겼는지 제3자가 알아내기 어렵다. 설사 어느 통계학자가 알아내어 그 점을 지적한다고 해도, 그 사람들이 고치지 않는다 해도 어찌할 도리가 없지 않은가?

반면에 확증적 임상시험의 경우는 어떤가? **확증적 임상시험에서는 임상시험을 수행하기 전에 대상 환자군, 시험디자인, 평가변수 및 측정방법, 측정시기, 분석방법 등을 사전에 정하여 문서로 작성하는데, 이러한 문서를 임상시험계획서**protocol**라고 한다.** 이렇게 작성된 **임상시험계획서는 임상시험을 실시하기 전에 심사기관 및 임상시험심의위원회(이하 IRB)에 제출하여 승인을 받아야 하며, 임상시험이 종료된 후에는 임상시험계획서에 적혀진 가설을 사전에 정해진 통계분석방법으로 분석하여 가설을 검정함으로써, 도출된 결과에 대한 객관성 및 신뢰성을 보증하게 된다**(ICH E9 1998).

For each clinical trial contributing to a marketing application, all important details of its design and conduct and the principal features of its proposed statistical analysis should be clearly specified in a protocol written **before the trial begins.** The extent to which the procedures in the protocol are followed and the primary analysis is planned a priori will contribute to the degree of confidence in the final results and conclusions of the trial.

이처럼 임상시험계획서에 임상시험의 중요한 사항들을 사전에 정의해 놓는 것은 매우 중요하다. 하지만 막상 임상시험을 수행하다 보면, 부득이하게 임상시험계획서를 변경해야만 하는 사유가 발생하게 된다. 이런 경우에는 관련기관(심사기관 및/또는 IRB)의 승인을 받아야 하는데, 심사기관의 승인을 받아야 하는 경우는 국내 의약품임상시험승인지침 제10조에 다음처럼 기술되어 있다.

1. 임상시험용의약품의 원료약품분량
2. 임상시험 대상질환
3. 피험자 선정기준, 제외기준
4. 임상시험용의약품의 투여방법, 투여기간
5. 안전성 및 유효성 평가기준, 피험자의 안전과 직접적으로 관련이 있는 주요 임상검사항목, 관찰 및 검사방법
6. 기타 식품의약품안전청장이 별도로 인정하는 경우

그 외의 사항은 임상시험이 수행되는 병원 IRB의 승인을 받는 것으로 충분하다(ICH E9 1998).

> The protocol and subsequent amendments should be approved by the responsible personnel, including the trial statistician. The trial statistician should ensure that the protocol and any amendments cover all relevant statistical issues clearly and accurately, using technical terminology as appropriate.

저자의 개인적인 경험에 의하면, 확증적 임상시험 외의 다른 분야에서는 미리 자신이 사용할 가설과 통계분석방법을 문서에 쓰고, 누군가에게 허락을 받고, 나중에 다시 검사를 받는 시스템을 본 적이 없다. 이 점이 확증적 3상 임상시험의 통계분석과 다른 통계분석의 가장 큰 차이점 중 하나이다.

그렇다면 자료를 모은 후 가설을 세워서 통계분석을 하면 어떤 일이 벌어질까? 앞에서 제시한 사례들에서 보듯이 그렇게 얻어진 결과는 신뢰하기 어려운 결과가 된다. 이를 통계학 용어로 다시 표현해보면 제1종 오류 확률이 5%를 넘어서 실제로는 유의하지 않지만 유의하다고 잘못 결론 내릴 가능성이 커지게 된다. 신약개발을 위한 임상시험에서 제1종 오류란 약효가 없는 시험약을 약효가 있다고 잘못 판단하여 시판허가를 내주는 오류이므로 매우 치명적인 오류라고 할 수 있다.

통계학을 조금 아는 사람이라면 우리 주변에서 실험이나 조사를 하기 전에 연구목표, 평가변수, 검정할 가설, 사용할 통계방법 등을 먼저 계획을 세우지 않고, 대충 자료를 얻은 후 온갖 가설과 온갖 모형을 다 적합시켜 보는 일을 본 적이 있을 것이다. 그렇다면 이와 같은

일은 모두 잘못된 일인가? 이런 분석을 단지 탐색적 결과로만 해석한다면 잘못되었다고 보기는 어렵다. 탐색적 결과란 말 그대로 자료의 특성을 이런 저런 방법으로 탐색을 해본 것으로, 그 결과에 확증적 의미를 부여하지는 않는다는 뜻이다.

핵심정리

(1) 가설, 1차 유효성 평가변수, 통계분석방법 등에 대해 사전에 명확히 정의하지 않고, 임상시험 종료 후에 임의로 변경이 가능하다면, 어떠한 결과도 연구자의 의도대로 만들어낼 수 있다.

(2) 확증적 임상시험에서는 검정할 변수와 가설, 그리고 통계분석방법을 임상시험계획서라는 문서에 사전에 명시하고, 심사기관의 승인을 받은 후 임상시험을 수행하며, 임상시험이 종료된 후에는 임상시험계획서에 사전에 명기한 통계분석방법에 따라 분석한 결과만이 확증적 결과로 인정받는다.

1.5 SAPStatistical Analysis Plan(통계분석계획)와 blind review(맹검상태에서의 검토)

임상시험이란 모든 것이 사전에 임상시험계획서에 사전에 계획된 대로 수행되어야 하는 것이 원칙이다. 임상시험의 통계분석방법도 같은 원칙이 적용되는데, 즉 분석방법을 임상시험계획서에 미리 기술해야만 한다. 예를 들면, 두 그룹 비교의 경우 자료가 연속형 자료인데 정규분포를 따른다면, 이표본 t 검정을 사용하여 분석을 하겠다고 사전에 임상시험계획서에 쓰는 것이 한 예이다. 실제 임상시험이 완료된 후, 자료를 임상시험계획서에 적힌 대로 분석을 하고 유의한 결과가 나와야만 비로소 그 결과가 타당하다고 받아들여지게 된다(ICH E9 1998).

> When designing a clinical trial, the principal features of the eventual statistical analysis of the data should be described in the statistical section of the protocol. This section should include all the principal features of the proposed confirmatory analysis of the primary variable(s) and the way in which anticipated analysis problems will be handled.

하지만 임상시험계획서를 작성할 단계에서는 아직 자료를 관측하지 않은 상태이므로, 이때 결정한 통계방법은 나중에 자료를 다 모으고 나서 보면, 적절하지 않을 수도 있다. 위의 예의 경우, 자료를 모은 후에 보니 정규성 가정이 적절하지 않아 이표본 t 검정보다는 윌콕슨 순위합검정이 더 적절하다고 판단될 수도 있다. 이런 경우에는 어떻게 해야 할까?

이런 문제를 해결하기 위하여 SAP(Statistical Analysis Plan: 통계분석계획)와 blind review(맹검상태에서의 검토)가 사용된다. SAP란 말 그대로 자료를 어떻게 분석하겠다는 구체적인 계획을 적은 별개의 문서로서, 흔히 임상시험계획서에 쓴 내용보다 좀 더 자세한 통계적 내용을 기술하도록 되어 있고, 임상시험계획서가 작성된 이후부터 자료가 다 모아지기 전에 작성하면 된다. 중요한 점은 **맹검을 해제하기 전에** SAP를 확정지어야 하며, 이런 공식 기록을 보관해두어야 한다는 것이다(ICH E9 1998).

> The statistical analysis plan may be written as a separate document to be completed after finalizing the protocol. In this document, a more technical and detailed elaboration of the principal features stated in the protocol may be included. The plan may include detailed procedures for executing the statistical analysis of the primary and secondary variables and other data. The plan should be reviewed and possibly updated as a result of the blind review of the data and should be finalized **before breaking the blind.** Formal records should be kept of when the statistical analysis plan was finalized as well as the blind was subsequently broken.

Blind review란 자료가 다 모아지면 **맹검을 깨기 전에** 치료제를 표시하는 변수가 아예 없는 상태의 자료를 검토하는 것을 말한다. 다시 말하면 각 피험자의 id 번호와 1차 유효성 평가변수 등과 같은 변수들만 존재하고, 각 피험자가 어느 그룹에 속하는지를 나타내는 변수는 아예 없는 상태를 말한다. Blind review의 개념을 보다 더 명확하게 이해하기 위하여 두 치료제가 있는 경우 한 치료제는 A로 표시하고 다른 치료제는 B로 표시한 변수가 있다고 가정해보자. 시험약과 대조약 중에 어느 것이 A인지 B인지 모르므로 이 경우도 blind review라고 생각할 수도 있지만 사실은 그렇지 않다. 만일 이처럼 A와 B로 표시한다면 약효의 크기나 부작용 등을 통하여 A가 시험약을 표시하는지 대조약을 표시하는지 알 수 있는 경우가 많기 때문이다. 그러므로 다시 정리하면 Blind review란 자료가 다 모아진 후 맹검을 깨지 않은 채 치료제를 표시하는 변수가 아예 없는 상태의 자료를 검토하는 것을 말한다.

이러한 blind review 중에 이전에 임상시험계획서 또는 SAP를 작성할 때 미처 생각하지 못한 문제가 발견되면(예를 들면, 이상치가 존재하는 경우), SAP를 마지막으로 수정할 수 있다. 이렇게 수정된 SAP는 그 수정된 날짜와 함께 문서로서 잘 보관되어야 한다. 자료는 이처럼 최종적으로 수정된 SAP에 근거하여 분석하게 된다.

이처럼 SAP와 blind review는 자료를 다 모으고 나서 통계분석방법을 수정할 마지막 기회를 주며, 그 이후에는 자료를 분석하는 방법을 바꾸는 일이 없도록 하는 장치를 마련해준다. 통계전공자들은 다 아는 사실이지만, 분석방법을 바꾸면 결과가 조금씩 달라지고, p-value가 0.05 근처에서 아슬아슬한 경우는 여러 분석방법으로 분석해보고 가장 유의한 결과가 나오는 방법을 고를 수 있다. SAP와 blind review는 통계분석자가 의도하는 방향으로 인위적으로 결론을 바꿀 가능성을 막는 역할을 한다. 위의 예의 경우 이표본 t 검정과 윌콕슨 순위합검정의 p-value는 보통 조금 다르다. 이표본 t 검정의 경우에도 원래 자료를 그대로 사용하는 경우, 로그변환을 하는 경우, 루트변환을 하는 경우에 p-value가 조금씩 달라진다.

다시 말하지만, **임상시험이란 모든 것이 계획된 대로 수행되어야 하는 것이 원칙이며, 임상시험의 통계분석방법도 같은 원칙이 적용된다.** 그러므로 **임상시험계획서에 명시된 방법 또는 SAP를 최종 수정했다면, 최종 수정된 SAP에 명시된 통계방법으로 분석한 결과만이 확증적 결과로 인정받을 수 있다.** 그 외의 다른 분석은 분석을 해도 되지만, 탐색적 결과이거나 또는 민감도분석 정도로만 인정된다(ICH E9 1998).

Only results from analyses envisaged in the protocol(including amendments) can be regarded as confirmatory.

그러므로 제약회사 입장에서는 blind review할 때 매우 신중하게 SAP를 검토해야 한다. 왜냐하면 그것이 SAP를 수정할 수 있는 마지막 기회이기 때문이다. 또한 수정하고자 한다면 왜 그러한 수정이 타당한지에 대한 설명이 있어야 한다.

임상시험계획서에 명시된 방법 또는 SAP를 최종 수정했다면, 최종 수정된 SAP에 명시된 통계방법으로 분석한 결과만이 확증적 결과로 인정받을 수 있는 통계학적 근거는 무엇일까? 이는 8장에서 설명할 다중검정 때문이다. 만일 임상시험계획서나 SAP에 있는 통계방법으로 분석해서 얻은 p-value가 0.06으로서, 유의수준 0.05보다 커서 유의하지 않은 결과가 나왔다고 가정해보자. 그래서 임상시험계획서나 SAP에 사전에 명기되어 있지 않은 통계방법으로 분석해서 p-value 0.02를 얻었다고 가정해보자. 이 두 번째 얻은 p-value는 0.02로서 0.05보다 작으므로 유의한 결과라고 주장할 수 있을까? 답은 그렇지 않다는 것이고 그 이유는 다중검정에 의해 familywise type I error(시험약은 사실 유의하지 않지만 5% 유의수준으로 여러 번 검정하다 보니 그 중에 한 번 우연하게 유의한 결과가 나오는 오류)가 5%를 초과하게 되기 때문이다. 이에 대한 보다 자세한 설명은 1.6절과 8장을 참고하길 바란다.

필자는 SAP와 blind review에 대한 내용을 몇 년 전 ICH E9에서 처음 읽었을 때 다음과 같은 의문이 들었었다. blind review를 통해 SAP를 변경할 마지막 기회를 갖는다는데, SAP를 작성한 날짜를 거짓으로 작성하면 이를 어떻게 알아낼 수 있을까 하는 것이었다. 예를 들어, 3월 4일에 blind review를 하여 SAP를 최종적으로 변경하고, 3월 5일에 **맹검을 해제**하였다고 가정해보자. 맹검을 해제하고 나서, 다시 3월 6일에 SAP를 다시 한 번 변경하고 SAP에는 3월 4일이라고 날짜를 쓰고 서명하는 경우를 생각해보자. 그러면 사실상 맹검을 해제하여 자료를 다 보고 난 후, SAP를 변경한 셈이 되는 것이다(실제 이런 일이 있다고 말하는 것은 아니다). 만일 발생한다면 심사기관은 이를 어떻게 찾아낼 수 있을까? 미국에서는 어떻게 하고 있을까? 매우 궁금한 일이었다. 그동안 여러 경험을 통하여 얻은 답은 다음과 같다.

첫째, 2007년 미국 FDA를 방문했을 때 SAP를 볼 기회가 있었는데, 필자가 본 SAP의 두께는 우리나라의 임상시험계획서보다 더 두꺼웠다. 그리고 임상시험이 종료되기 전에 미국 FDA 통계전문가와 제약회사의 통계전문가들이 여러 번 만나서 SAP의 타당성에 대해 논의를 하였고, 필요한 경우 수정을 하였다. 이렇게 많은 검토를 거치기 때문에 blind review에서 SAP를 변경한다고 해도 많은 내용을 현격하게 변경하는 경우는 거의 없을 것이라고 생각된다.

둘째, 만일 SAP를 작성한 날짜를 거짓으로 작성한다고 해도 이를 심사기관이 알아내기는 매우 어렵다. 하지만 임상시험이란 사실 모든 과정이 심사기관이 바로 옆에서 지켜보면서 일일이 감시하는 것이 아니다. 임상시험이란 법률과 그 하위 규정, 그리고 표준작업절차 SOP에 의하여 관련된 사람들이 임상시험을 수행하고, 수행한 것들은 모두 문서를 남기게 되어 있다. **심사기관은 임상시험이 종료된 후에 그 문서를 검토하게 된다.** 그렇기 때문에 임상시험이란 모든 과정이 '신뢰'에 기초를 두게 된다. 그러므로 미국에서는 그 '신뢰'를 어기고 거짓으로 문서를 작성한 사실이 발각되면 엄청난 처벌을 받는다. 이에 대해서는 3.7절에서 더 자세하게 다룰 것이다. 제약회사 입장에서는 심사기관으로부터 '신뢰'를 얻기 위하여 평소에 모든 규정과 표준작업절차를 철저히 지키는 것이 중요하다고 할 수 있다. '신뢰'란 쌓기는 어렵지만 한 번 훼손되면 다시 쌓기가 매우 어렵기 때문이다.

자 논의를 우리나라로 돌려서 SAP와 blind review의 사용에 대한 우리나라 사정에 대해 살펴보자. 우리나라는 ICH의 국제조화를 따라가는 것을 원칙으로 하고 있기 때문에, SAP와 blind review를 무시할 수 없을 것이다. 그렇다고 아직까지 미국처럼 SAP를 아주 철저하게 쓰고 임상시험 종료 전에 심사기관과 여러 번 만나 논의하며 수정할 정도로 잘 정착되어 있지는 않다. 그러므로 어느 정도 SAP와 blind review를 인정할 것인지에 대해서는 관련된 많은 전문가들 사이에 더 많은 논의가 필요하다고 본다.

핵심정리

(1) SAP란 임상시험계획서와는 별개의 문서로서, 통계분석방법에 대해 임상시험계획서보다 더 자세히 기술하고, 맹검을 해제하기 전에 확정지어야 하며, 이런 공식 기록을 보관해 두어야 한다.

(2) blind review란 맹검을 해제하지 않은 채, 자료를 살펴보고 SAP를 수정할 수 있는 마지막 기회이다.

(3) 같은 자료를 다른 통계검정방법으로 분석을 하면 결과는 조금씩 달라진다. 이 경우 어느 결과를 최종 결과로 삼아야 하는가 하는 문제가 생긴다.

(4) 확증적 임상시험에서는 임상시험계획서에 명시된 방법 또는 SAP를 최종 수정했다면, 최종 수정된 SAP에 명시된 통계방법으로 분석한 결과만이 확증적 결과로 인정받을 수 있다.

1.6 임상시험계획서에 사전에 통계방법을 기술하였는데, 나중에 더 나은 방법을 알게 되면 변경이 가능할까?

임상시험이란 모든 것이 계획된 대로 수행되어야 하는 것이 원칙이며, 임상시험의 통계분석방법도 같은 원칙이 적용된다고 1.5절에서 강조하였다. 하지만 임상시험계획서나 SAP에 사전에 통계방법을 기술하였는데, 나중에 더 나은 통계분석방법을 알게 되면 변경이 가능할까 하는 의문이 들게 된다. 이러한 질문은 사실 매우 자연스러우며 나중에 더 나은 통계분석방법을 알게 되면 그 더 나은 방법을 사용하는 것이 더 타당한 것이 아니냐고 주장하는 것이다. 이에 대한 답은 나중에 더 나은 통계분석방법을 알게 된 시점이 핵심적인 요소이다.

첫 번째 경우는, 임상시험이 종료되기 전 또는 종료되었더라도 아직 맹검이 해제되지 않은 경우이다. 1.5절에서도 기술한 바와 같이 이 경우에는 임상시험계획서 변경을 요청하거나 또는 SAP를 수정함으로써 더 나은 통계방법으로 변경이 가능하다.

두 번째 경우는, 임상시험이 종료되고 **맹검을 해제하여** 시험약과 대조약의 효능을 사전에 임상시험계획서에 기술된 방법으로 5%의 유의수준으로 검정하고 나서, **유의한 결과가 나오지 않자 더 나은 통계방법이 있는지 찾아보고 더 나은 통계방법이 있는 것 같다고 판단되자 그 더 나은 방법으로 한 번 검정하게 해 달라고 하는 주장하는 경우**이다. 이 경우는 8장에서 지적한 바와 같이 다중검정 때문에 familywise type I error(시험약은 사실 유의하지 않지만 5% 유의수준으로 여러 번 검정하다 보니 그 중에 한 번 우연하게 유의한 결과가 나오는 오류)가 5%를 초과하게 된다.

위 두 경우를 8장에서 사용한 예제를 이용하여 다시 설명해보자. 어느 대학교의 입학시험은 20개의 보기가 주어지는 20선다 주관식 문제를 각 분야별로 한 문제씩 출제했다고 가정하자. 예를 들어 영어에 한 문제, 수학에 한 문제, 물리에 한 문제 등이라고 하자. 그리고 학생은 문제를 여러 문제 중에 한 문제를 선택할 수 있고, 그 선택한 한 문제를 맞히면 그 대학교에 합격시켜준다고 가정해보자. 공부를 전혀 하지 않은 학생은 20개의 보기 중에 하나를 랜덤하게 선택할 것이므로, 공부를 전혀 하지 않은 학생이 그 대학교에 합격할 확률은 1/20로서 5%이다.

위의 첫 번째 경우는 다음에 해당한다. 공부를 전혀 안 한 학생이 처음에는 영어 문제를 풀겠다고 했다가, 그 영어 문제를 **읽어 보기 전에** 마음을 바꾸어 수학 문제를 풀겠다고 한 경우이다. 이 학생은 영어 문제를 읽어보지 않았고 수학 문제만 풀었으므로, 또한 공부를 전혀 안 했으므로 이 경우 그 학생이 그 대학교에 합격할 확률은 1/20로써 5%이다. 반면에 위의 두 번째 경우는 다음에 해당한다. **그 공부를 전혀 안 한 학생은 처음에는 영어 문제를**

풀겠다고 했고, 풀어보니 그만 틀리고 말았다. 그러자 사실 자신은 영어가 아니라 수학에 자신이 있다며 수학 문제를 풀게 해달라고 말하는 경우이다. 만약 이 경우 수학 문제를 풀게 해주고 만일 그 수학 문제에 정답을 맞히면 그 대학교에 합격시켜 준다면, 이 학생은 두 문제를 풀어서 한 문제만 맞혀도 합격시켜준 셈이 된다. **공부를 전혀 하지 않은 학생이 한 문제 중에 한 문제를 우연에 의하여 맞히는 것보다, 두 문제 중에 한 문제를 우연에 의하여 맞히는 것이 더 쉬운 것은 당연하다. 즉 이 경우 familywise type I error(공부를 전혀 하지 않은 학생이 우연에 의해 맞출 확률이 5%인 각 문제를 여러 문제를 풀다 보니 우연에 의해 한 문제를 맞히는 확률)가 5%보다 커지게 된다.**

위 예에서 '공부를 전혀 하지 않은 학생'을 '약효가 없는 시험약'으로 바꾸고, '대학에 합격하는 것'을 '심사기관으로부터 시판허가를 받는 것'으로 바꾸면 이 절에서 묻는 질문에 대한 답이 된다. 즉 **임상시험이 종료되고 맹검을 해제하여 시험약과 대조약의 효능을 사전에 임상시험계획서에 기술된 방법으로 5%의 유의수준으로 검정하고 나서, 유의한 결과가 나오지 않자 더 나은 통계방법이 있다면서 다른 통계방법으로 한 번 검정하게 해 달라고 하는 주장하는 경우에는, familywise type I error(시험약은 사실 유의하지 않지만 5% 유의수준으로 여러 번 검정하다 보니 그 중에 한 번 우연하게 유의한 결과가 나오는 오류)가 5%를 초과하게 된다.**

하지만 정말로 나중에 찾아낸 통계분석방법이 처음에 사용하여 유의한 결과가 나오지 않은 통계분석방법보다 더 좋은 방법인 경우에는 어떡할까? 하지만 이러한 경우에도 이미 한 번 5% 유의수준으로 검정하여 유의하지 않은 결과가 나왔기 때문에 familywise type I error가 5%보다 커진 것은 명백하다. 만일 심사기관이 약효 없는 시험약을 잘못하여 시판허가를 내 주는 오류를 범할 확률을 5% 이상 사용하는 것을 허락해 준다면 나중에 찾아낸 통계분석방법의 결과를 사용할 수도 있을 것이다. 생물학적 동등성 시험의 추가시험의 경우에는 사실 이러한 일을 허락해 주고 있다(8.5절 (10) 참고). 그러므로 이는 전적으로 심사기관이 판단할 문제이다. 하지만 통계학적으로는 familywise type I error가 5%보다 커진 것은 명백한 사실이다. 그러므로 다시 한 번 누누이 강조하지만 임상시험계획서를 사전에 작성할 때 철저히 준비해서 작성해야 하며, 임상시험계획서와 SAP를 수정할 수 있는 마지막 기회인 blind review에서 임상시험계획서와 SAP를 철저히 검토해야 한다.

1.7 임상통계전문가의 필요성

임상시험에 참여하거나 관심을 가진 분들이 임상시험에 사용되는 통계학에 관심을 갖는 일은 매우 자연스러워 보인다. 임상통계 관련 워크숍을 참석하면 그런 분들을 쉽게 만날 수 있다. 그럼에도 불구하고 임상시험에 관련된 모든 통계적 업무의 실제 책임은, 적절한 자격을 갖추고 경험을 가진 통계전문가에게 있어야 한다(ICH E9 1998).

> This guidance should be of interest to individuals from a broad range of scientific disciplines. However, it is assumed that **the actual responsibility for all statistical work associated with clinical trials will lie with an appropriately qualified and experienced statistician, as indicated in ICH E6.** The role and responsibility of the trial statistician(see Glossary), in collaboration with other clinical trial professionals, is to ensure that statistical principles are applied appropriately in clinical trials supporting drug development. Thus, the trial statistician should have a combination of education/training and experience sufficient to implement the principles articulated in this guidance.

통계전문가인 저자가 의학이나 약학 서적을 몇 달 공부하고 관련 워크숍을 몇 번 참석한 후, 의사나 약사의 역할을 하려고 한다면 이는 말이 안 되는 일이라고 누구라도 말할 것이다. 마찬가지로 임상시험에 관련된 통계분석에 관한 일은 적절한 자격을 갖추고 경험을 가진 통계전문가가 해야 하는 것이다. 만일 그렇지 못하다면 아직 그 임상시험은 국제적 수준을 갖추었다고 볼 수 없을 것이다.

핵심정리

환자를 치료하는 것은 적절한 훈련을 받은 의사와 약사만이 할 수 있는 것처럼, 임상시험에 관련된 모든 통계분석에 관한 업무의 실제 책임은 적절한 자격을 갖추고 경험을 가진 통계전문가에게 있어야 한다.

1.8 임상시험에서 자주 사용되는 시험디자인

평행설계parallel group design

이 디자인은 확증적 임상시험에서 가장 자주 사용되는 방법이고, 또한 가장 직관적으로 이해하기도 쉽고, 실제로 사용하기도 쉽다. k개의 그룹이 있는 경우($k \geq 2$) 피험자들을 무작위배정해서 각 그룹으로 배치하는데, 한 피험자는 한 그룹에만 배치되며 같은 그룹에 속한 피험자들은 모두 같은 치료제treatment를 받고, 다른 그룹에 속한 피험자들은 다른 치료제를 받게 된다. 예를 들어 비교하고 싶은 치료제가 3개 있다고 하고 이를 A, B, C라고 표시하자. 그러면 피험자들이 도착할 때마다 A 또는 B 또는 C 그룹 중 한 그룹에 무작위배정되는데, 예를 들어 B 그룹에 배치되면 치료제 B를 투여 받으며, B 그룹에 속한 모든 피험자들은 치료제 B를 투여 받게 된다. 이 경우 A, B, C는 모두 서로 다른 시험약일 수도 있고, 같은 시험약인데 용량이 다를 수도 있다(예를 들어 A는 시험약 0mg, 즉 위약, B는 시험약

10mg, C는 시험약 20mg).

교차설계crossover design

가장 쉬운 2 × 2 교차설계를 먼저 이해하는 것이 좋은 방법이다. 2 × 2 교차설계에서 피험자들은 배정순서 1 또는 배정순서 2에 무작위배정된다. 배정순서 1에 배치되면 치료기간 1에서는 치료제 A를 받고, 휴약기간washout period이라 부르는 일정기간을 쉰 후, 치료기간 2에서 치료제 B를 투여 받는다. 배정순서 2에 배치되면 치료기간 1에서 치료제 B를 투여 받고, 휴약기간을 쉰 후, 치료기간 2에서는 치료제 A를 투여 받는다. 휴약기간이 있는 이유는 치료기간 1에서 투여 받은 치료제의 영향이 신체 내에서 완전히 사라져 치료기간 2에 영향을 주지 않기 위함이다. 그림 12.1에는 생물학적 동등성 시험에 사용되는 2 × 2 교차설계에 대한 내용이 제시되어 있다.

이 디자인의 장점은 자신을 대조군으로 사용한다는 점이다. 즉, 한 피험자가 치료제 A와 B를 모두 받기 때문에 두 관측치를 뺀 값을 계산하여 두 치료제 A와 B의 효능의 차이가 존재하는지를 검정하게 되면, 개체 간 변동은 없어지고 개체 내 변동만을 사용하여 검정하게 되므로 더 효율적으로 두 치료제 A와 B의 효과 차이를 알 수 있기 때문이다(12.5절과 12.8절 참고). 또한 이는 평행설계에 비하여 검정력이 커지게 되며, 다시 말하면 표본크기를 줄일 수 있게 된다.

이와 같은 장점에도 불구하고 교차설계는 여러 단점이 있다. 우선, 치료기간 1에서 받은 치료의 효과가 남아서 치료기간 2에 여전히 영향을 미치는 경우이다. 이를 잔류효과carryover effect라고 한다. 12.9절에서는 잔류효과가 통계적으로 유의하게 나온 경우에도 이를 무시 가능하다고 볼 수 있는 경우에 대한 설명이 제시되어 있다. 또한 질병이 만성 질병이고 안정적이어야 하는데, 이는 치료기간 1 직전의 피험자의 질병상태와 치료기간 2 직전의 피험자 질병상태가 같지 않다면, 편의bias를 초래하기 때문이다. 다른 문제로는 한 치료기간에서 결측치가 발생하는 경우이다. 이때는 분석과 해석이 어려워진다. 2 × 2 교차설계는 복제약generic drug 허가 시 수행되는 생물학적 동등성 시험에 가장 많이 사용되므로, 12장에서 자세하게 다루고 있다.

요인설계factorial design

가장 쉬운 2 × 2 요인설계를 먼저 이해하는 것이 좋은 방법이다. 2 × 2 요인설계에서 피험자들은 치료제 A와 B의 4가지 조합 중 하나에 무작위배정된다. 4가지 조합이란 A와 B 중 어느 것도 받지 않은 경우, A만 투여 받는 경우, B만 투여 받는 경우, A와 B 모두 투여 받은 경우이다. 많은 경우에 2 × 2 요인설계를 사용하는 이유는 A와 B의 교호작용interaction에 대하여 조사하기 위함이다. 즉, 두 약 A와 B를 동시에 투여하는 경우 각각의 효과 이외에 어떤 다른 교호작용이 있는지를 알아보기 위함이다. 만일 교호작용이 존재하지 않은 경우에 2 × 2 요인설계를 사용하면, 평행설계보다 절반의 표본크기로 A와 B의 효과를 각각 조사해볼 수 있는 장점이 있다. 요인설계는 복합제 개발을 위해 수행되는 임상시험에 많이 사용된다.

1.9 위험편익분석Risk Benefit Analysis

ICH E9의 2.1.1절에는 다음과 같은 문장이 있다(ICH E9 1998).

> The broad aim of the process of clinical development of a new drug is to find out whether there is a dose range and schedule at which the drug can be shown to be simultaneously safe and effective, **to the extent that the risk–benefit relationship is acceptable.**

이 문장은 신약을 개발하는 일련의 과정들의 목적이 무엇인지를 명확하게 밝히고 있다. 약이란 항상 적정 용량을 넘어서면 이상반응(부작용)을 일으킬 수 있다. 반면에 용량이 너무 낮으면 약효가 나타나지 않는다. 그러므로 너무 낮지도 않고 너무 높지도 않은 적절한 용량을 찾아내는 작업은 신약개발과정에서 해야 할 중요한 일 중 하나이다. 적절한 용량만이 아니라 적절한 용법을 찾아내는 일도 중요하다. 예를 들면, 경구 투여하는 경우 하루에 1번 복용하는 것이 적절한지, 3번 복용하는 것이 적절한지를 결정해야 한다.

이처럼 시험약의 적절한 용량과 용법을 찾는 일은 1상 및 2상 임상시험의 목표가 된다. 이렇게 찾아낸 시험약의 적절한 용량과 용법을 사용하여, 시험약이 정말로 약효가 있으며 안전한지를 3상 임상시험을 통하여 증명하게 된다. 3상 임상시험을 마친 후에는 통계적 유의성과 임상적 유의성을 모두 보여야 한다. 통계적 유의성은 상당히 객관적인 편이다. 임상시험계획서에 사전에 명시된 통계방법을 사용하여, 임상시험계획서에 명시된 통계가설을 양측검정의 경우 5% 유의수준으로 검정하여 대립가설을 채택하면 되는 것이다. 반면에 임상적 유의성은 다소 주관적이다. 미국 FDA의 경우 3 ~ 4명의 의사들로 구성된 전문 심사부서가 약의 효과와 이상반응, 약의 작용기전, 용량 반응 관계, 약의 투여 방법, 심지어 약의 가격 등 다양한 요소들을 고려하여 종합적으로 판단하게 된다. 이렇게 여러 요소들을 동시에 고려하는 과정이 다소 주관적인 과정이므로, 심사자들 사이에 종종 임상적 유의성에 대해 일치되지 않는 견해가 존재하는 것을 보게 되는데, 이는 임상적 유의성을 판단하는 과정을 알고 나면 전혀 놀라운 일이 아니다. 예를 들어, 미국 FDA와 유럽의 EMA가 임상적 유의성에 대해 다른 결론을 내리는 경우를 가끔 볼 수 있다.

임상적 유의성이 특정 약효에 대한 개념이라면, 위험편익분석risk benefit analysis은 보다 더 큰 개념이다. 위험편익분석에는 특정 피험자에게 이 약이 사용되어서는 안 되며, 일부 피험자에게는 용량을 조절해야 하는지 등에 대해 고려하게 된다. 미국 FDA의 경우 위험편익분석을 판단하기 위하여 임상적 유의성을 판단한 3 ~ 4명의 의사로 구성된 심사부서에 임상적 안전성을 담당하는 의사 2명이 가담하여 논의를 하고, 다시 약학전문가, 독성전문가, 삶의 질 평가전문가, 통계전문가에게 상담을 한 후, 최종적인 위험risk과 편익benefit을 결정하게 된다. 이러한 논의과정은 전혀 수량적이지 않으며 주관적인 판단을 하게 되고, 그래서 의견이 일치하지 않는 일이 종종 발생한다. 심한 경우에는 center director가 CDER(미국 FDA 내 신약을 시판허가 해주는 곳) 내의 모든 전문가들을 모아 놓아 놓고 논의를 하기도 한다.

위험편익분석에 대해 좀 더 살펴보자. 약이란 질병을 치료하기 위하여 또는 고통을 경감시키기 위하여 투여되지만, 이상반응을 일으킬 가능성 또한 항상 가지고 있는 것이다. 이처럼 발생 가능성이 있는 위험에 비하여 잠재적인 편익이 더 큰지를 평가함에 있어서, 반드시 그 질병의 특성과 다른 치료방법이 있는지가 고려되어야 한다. 예를 들어, 생명을 위협하는 치명적인 질병으로 대체 치료방법이 없는 경우, 시험약이 상당한 독성이 있거나 임상적 유의성이 조금 떨어지더라도, 그 시험약은 위험에 비하여 편익이 더 높다고 판단될 가능성이 커진다.

핵심정리

위험편익분석은 통계적 유의성과 임상적 유의성을 보인 후, 관련된 모든 분야의 전문가들이 모여 최종적으로 그 약의 위험과 편익을 질적으로 평가하는 주관적 평가이다.

1.10 우위성 검정, 동등성 검정, 비열등성 검정

(1) 우위성 검정The superiority test

우위성 검정이란 시험약이 대조약(위약 또는 활성대조약active control)보다 약효가 우월함을 보이는 것을 목적으로 하는 임상시험이다(ICH E9 1998).

A trial with the primary objective of showing that the response to the investigational product is superior to a comparative agent(active or placebo control).

우위성 검정에서 귀무가설은 "시험군과 대조군 간에 약효가 차이가 없다"가 되고, 대립가설은 양측검정으로 세우게 된다. 예를 들어 시험약과 대조약의 약효를 각각 μ_1과 μ_2로 표시하는 경우, 우위성 검정의 귀무가설은 $H_0 : \mu_1 = \mu_2$로 주어진다. 즉 시험약의 효과는 대조약의 효과와 동일하다는 것이다. 만일 대조약이 위약이면 이는 시험약의 효과가 없음을 의미한다.

우위성 검정의 목표는 시험약의 효과가 대조약의 효과보다 우월하다는 것을 보이는 것이므로, 우위성 검정의 대립가설은 단측검정인 $H_1 : \mu_1 > \mu_2$로 세울 것 같지만, 실제로는 양측검정인 $H_1 : \mu_1 \neq \mu_2$로 주어진다. 대립가설을 단측검정이 아니라 양측검정으로 세우는 이유는 22.5절에서 설명할 것이다.

시험약이 신약으로 인정되어 시판허가가 되기 위해서는, 통계적 유의성과 임상적 유의성 모두를 보여야만 한다. 통계적 유의성과 임상적 유의성에 대해서는 1.2절에 설명되어 있다. 만일 이 우위성 검정에서 얻어진 p-value가 0.05보다 작으면, 일단 통계적 유의성은 입증된 것이다. 그 다음은 임상적 유의성을 입증하여야 하는데, 임상적 유의성을 입증하기 위해서는 시험약의 약효의 크기를 평가하는 것이 중요한데, 이를 통계학적으로는 시험약의 약효의 크기에 대한 점추정치와 95% 양측 신뢰구간을 구해야 한다(CHMP 2000).

> Once it is accepted that the assumption of "no difference" is untenable, it then becomes important to estimate the size of the difference in order to assess whether the effect is clinically relevant. This has two aspects. First there is the best estimate of the size of the difference between treatments(point estimate). For normally distributed data this is usually taken as the observed difference between the mean values on each. Next, there is the range of values of the true difference that are plausible in the light of the results of the trial(confidence interval).

이렇게 구한 95% 양측 신뢰구간은 0을 포함하지 않는 것이 당연하다. 사실 두 모평균들 차이에 대한 95% 양측 신뢰구간이 0을 포함하지 않는다는 말은, 두 모평균이 양측 5% 유의수준에서 유의하다는 말과 동일하다. 다시 말하면 p-value가 0.05보다 작다는 말과 동일하다. 하지만 p-value로 요약되는 가설검정결과보다는 95% 양측 신뢰구간이 더 많은 정보를 제공한다고 볼 수 있는데, 그 이유는 신뢰구간을 통해서는 두 모평균의 차이가 실제 속할 수 있는 가능한 범위를 보여 주기 때문이다. 이러한 신뢰구간은 임상적 유의성을 평가하는 데 중요한 역할을 한다(22.7절 참고). 이를 그림으로 표현하면 그림 1.2와 같다.

(2) 동등성 검정The equivalence test

동등성 검정은 두 치료제treatment 사이에 임상적으로 의미 있는 차이가 없음을 보이는 것을

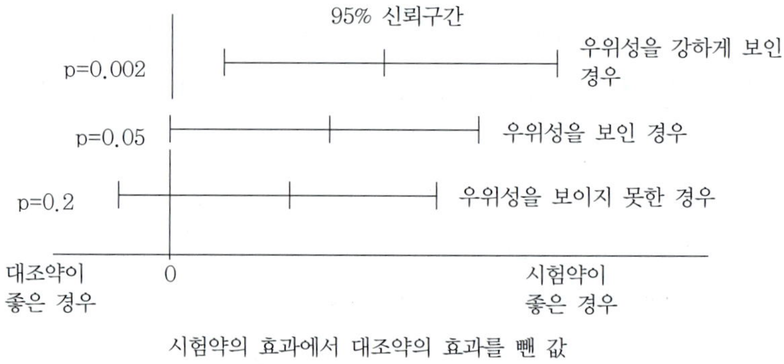

그림 1.2 우위성 검정과 신뢰구간 간의 관계

목표로 한다. 예를 들어, 시험약과 대조약의 약효를 각각 μ_1과 μ_2로 표시하고 동등성 마진을 Δ로 표시하는 경우, 귀무가설은 $H_0 : |\mu_1 - \mu_2| \geq \Delta$로, 대립가설은 $H_A : |\mu_1 - \mu_2| < \Delta$로 주어진다. 동등성 검정은 생물학적 동등성 시험(12장 참고)에서 사용되어 왔고, 앞으로는 바이오시밀러(13장 참고)의 3상 임상시험에서 사용되리라 예상된다. 동등성 검정은 가설검정과 신뢰구간 모두를 통하여 보일 수 있는데, 12.6절에는 2 × 2 교차설계를 통하여 자료가 얻어지는 경우에 가설검정방법과 신뢰구간을 사용하는 방법이 사실은 동일한 방법임이 설명되어 있다. 사실 이 두 방법은 서로 밀접하게 연관되어 있지만, 신뢰구간을 구하는 것이 더 선호된다. 그 이유는 신뢰구간이 더 많은 정보를 제공하기 때문이다(CHMP 2000). 신뢰구간이 가설검정보다 더 많은 정보를 제공한다는 말의 의미는 무엇일까? 우선 $\mu_1 - \mu_2$의 95% 신뢰구간이 $(-\Delta, \Delta)$ 안에 들어오는 경우 대립가설을 채택한다면, 이는 검정과 동일함을 보일 수 있다. 하지만 신뢰구간은 $\mu_1 - \mu_2$의 참값이 있을 것이라 예상되는 구간을 보여주는데, 이 정보가 임상적 유의성을 판단하는 데 사용되기 때문이다(22.7절 참고).

An equivalence trial is designed to confirm the absence of a meaningful difference between treatments. In this case it is more informative to conduct the analysis by means of the calculation and examination of the confidence interval although there are closely related methods using significance test procedures.

동등성 검정에서 가장 어려운 일 중 하나는 동등성 마진 Δ을 결정하는 일이다. 13.3절에는 바이오시밀러를 평가하기 위한 동등성 시험에서 동등성 마진을 정하는 방법에 대한 논의가 제시되어 있다. 동등성 마진은 비열등성 마진과도 연관될 수 있는데 비열등성 마진에 대해서는 10.6절에서 논의되어 있다.

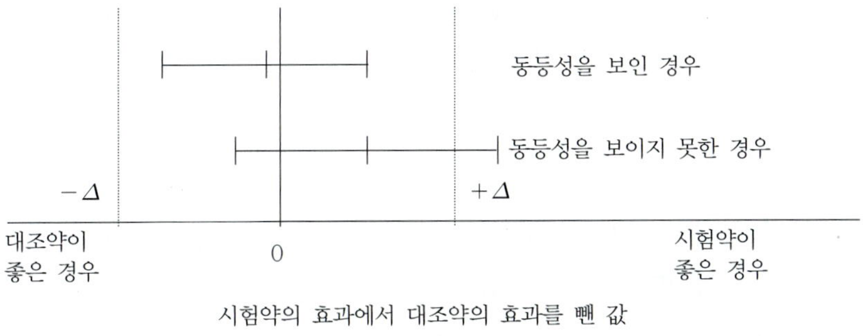

그림 1.3 신뢰구간을 사용하여 동등성을 보이는 방법

동등성 마진은 흔히 Δ로 표시되는데, 임상적으로 두 치료제가 차이나지 않는다고 받아들여지는 가장 큰 차이로 정의된다(CHMP 2000).

> A margin of clinical equivalence(Δ) is chosen by defining the largest difference that is clinically acceptable, so that a difference bigger than this would matter in practice. **There are well-recognised difficulties associated with this task.**

동등성 마진 결정이 어려운 이유는, 의사(또는 임상전문가)들마다 임상적으로 두 치료제가 차이나지 않는다고 보는 값에 대한 의견이 다를 수 있기 때문이다. 그러므로 국제적으로 인정되는 동등성 마진값이 존재하지 않는 한, 동등성 마진을 결정하는 일은 항상 논쟁에 휩싸일 가능성이 있다.

만일 95% 양측 신뢰구간이 구간 $(-\Delta, \Delta)$ 안에 완벽하게 들어가게 되면, 두 치료제는 효과가 동등하다고 결론 내리게 된다. 그림 1.3을 보면 더 쉽게 이해할 수 있다(CHMP 2000). 13.4.3절에는 양측 신뢰구간을 사용하여 동등성을 검정한 바이오시밀러 사례가 제시되어 있다.

> If the two treatments are to be declared equivalent, then the two-sided 95% confidence interval – which defines the range of plausible differences between the two treatments – should lie entirely within the interval $-\Delta$and Δ.

반면에 생물학적 동등성 시험에서 AUC나 Cmax 같은 약동학적 평가변수의 평균값들에 대해 대조약original drug과 복제약generic drug이 동등한지 평가하는 데에는 90% 신뢰구간이 사용되는 것이 12장에 설명되어 있다(CHMP 2000).

In the case of bioequivalence studies a coverage probability of 90% for the confidence interval has become the accepted standard when evaluating whether the average values of the pharmacokinetic parameters of two formulations are sufficiently close.

(3) 비열등성 검정The non-inferiority test

비열등성 시험이란 시험약(T)의 약효가 활성대조약(A)보다 열등하지 않음을 증명하는 것을 목적으로 하는 임상시험이다. 1차 유효성 평가변수가 연속형 변수인 경우, μ_T와 μ_C를 각각 시험약과 활성대조약의 약효라 하고, 큰 값일수록 더 좋은 값이라고 할 때 비열등성 시험의 가설은 다음과 같이 주어진다.

$$H_0 : \mu_T \le \mu_C - \Delta \quad \text{vs} \quad H_1 : \mu_T > \mu_C - \Delta$$

여기서 Δ는 비열등성 마진이라 불리는 어떤 작은 양수값이다. 비열등성 시험에는 다음의 두 가지 다른 목적이 있음을 명확히 구별할 필요가 있다.

첫째, 단지 시험약이 활성대조약보다 Δ만큼 열등하지 않음을 증명하려고 하는 경우이다(CHMP 2000). 이처럼 비열등성 시험에 관심을 가지게 되는 이유는, 1차 유효성 평가변수는 시험약이 활성대조약보다 열등하지 않지만(즉, 거의 비슷하지만) 그 외 다른 측면에서 시험약이 활성대조약보다 장점이 있는 경우이다. 예를 들면, 시험약이 독성이 덜 하거나, 투여하기가 쉽거나, 비용이 싸거나 하는 등의 이유이다.

In non-inferiority trial we wish to show that a new treatment is no less effective than an existing treatment – it may be more effective or it may have a similar effect.

그림 1.4에서 보듯이 95% 양측 신뢰구간이 $(-\Delta, \infty)$에 속하면 시험약이 대조약에 비해

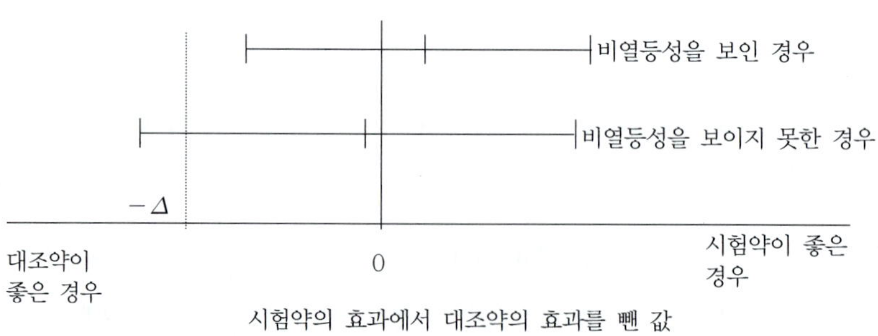

그림 1.4 신뢰구간을 사용하여 비열등성을 보이는 방법

효과가 열등하지 않다고 결론 내리게 된다(CHMP 2000).

The two-sided 95% confidence interval should lie entirely to the right of the value $-\Delta$.

만일 단측 신뢰구간을 사용하게 되면, 97.5% 신뢰구간을 사용하여야 한다(CHMP 2000).

If one-sided intervals are used, then they should be used with a coverage probability of 97.5%.

많은 사람들이 비열등성 임상시험의 목적이 위에 언급된 첫 번째 목적만 있다고 생각하는 경우가 있는데, 이는 큰 오산이다. 사실 신약개발에서 비열등성 임상시험을 실시하는 목적이 첫 번째 목적보다는 다음의 두 번째 목적임을 이해하는 것이 중요하다.

둘째, 심사기관으로부터 시험약의 시판허가를 받기 위해 실시하는 경우이다. 시험약이 시판허가를 받으려면 효과와 안전성을 임상시험을 통하여 입증하여야 하는데, 효과를 보이는 기준은 위약에 비하여 효과가 있음을 보이는 것이 원칙이다. 그래서 시험약과 위약을 비교하는 우위성 임상시험을 실시하게 되는 것이다. 하지만 위약을 대조군으로 사용하는 원칙은 지키기 어려운 경우가 종종 발생한다. 예를 들어, 그 질병이 심각하거나 목숨을 위태롭게 하는 경우이면서, 과거 다른 임상시험을 통해 이미 약효가 증명된 활성대조약이 있는 경우가 바로 그런 경우이다. 이 경우 이미 위약보다 효과가 우위함이 입증된 활성대조약에 비해 시험약의 효과가 열등하지 않음을 입증함으로써, 시험약과 가상의 위약을 간접적으로 비교하여, 시험약이 가상의 위약보다 약효가 우월함을 보이고자 하는 것이 두 번째 목적이다. 이 두 번째 목적에 대해서는 10장에 보다 더 자세히 설명되어 있다.

핵심정리

(1) 우위성 검정이란 시험약이 대조약(위약 또는 활성대조약)보다 약효가 우위함을 보이는 것을 목적으로 하는 임상시험이다.

(2) 동등성 임상시험은 두 치료제 사이에 임상적으로 의미 있는 차이가 없음을 보이고자 하는 임상시험이다.

(3) 비열등성 임상시험의 첫 번째 목적은 시험약이 활성대조약보다 비열등성 마진만큼 효과가 열등하지 않음을 보이는 것이다.

(4) 비열등성 임상시험의 두 번째 목적은, 이미 과거에 위약보다 효과가 우위함이 입증된 활성대조약에 비해 시험약의 효과가 열등하지 않음을 입증함으로써, 시험약과 가상의 위약을 간접적으로 비교하여 시험약이 가상의 위약보다 약효가 우위함을 보이고자 하는 것이다. 신약개발에서는 비열등성 임상시험의 두 번째 목적이 첫 번째 목적보다 더 중요하다.

1.11 적응증과 신약

적응증indication이란 단어는 의사나 약사들은 거의 매일 사용하는 용어일 정도로 일상적인 용어이지만, 임상시험 경험이 없는 통계전문가들에게는 생소한 단어이다. 적응증이란 단어의 사전적 의미는 '어떠한 약제나 수술 따위에 의하여 치료 효과가 기대되는 병이나 증상'이라고 할 수 있다. 또는 우리나라 심사기관에서는 적응증을 '효능·효과'라고 규정하고 있는데, 이는 '유효성이 명확하게 실증될 수 있는 질환명 또는 증상명'을 의미한다. 아래 웹사이트에는 미국 FDA가 그동안 승인한 약들에 대한 label(의약품의 표시기재사항)들이 정리되어 있다.

http://www.accessdata.fda.gov/scripts/cder/drugsatfda/

각각의 약들의 label을 보면 어떤 약이 어떤 적응증을 가지고 있는지 명확하게 알 수 있다. 예를 들어 유방암 치료제로 잘 알려진 허셉틴Herceptin의 경우에는 미국 FDA에게서 다음 3개의 적응증을 받았다.

1. Adjuvant treatment of HER2-Overexpressing Breast Cancer
2. Metastatic HER2-Overexpressing Breast Cancer
3. Metastatic HER2-Overexpressing Gastric Cancer

이 말은 다시 말하면 허셉틴은 위의 세 가지 질환의 경우에 효과가 있다는 것을 FDA로부터 인정받았다는 의미인 것이다.

임상시험과 신약개발에 경험이 없는 분들은 임상시험 한 번으로 위 세 가지 적응증을 모두 받을 수 있는지를 질문하는 경우가 가끔 있다. 답은 당연히 아니다. 하나의 적응증을 얻기 위해서는 시험약을 가지고 그 적응증에 대한 충분한 임상시험을 실시하여 안전성과 효능을 입증하여만 한다. 그리고서 관련 자료를 심사기관에 제출하여 시판허가를 받으면 그 특정 적응증을 얻게 된 것이다. 그 후에 그 약에 대해 다른 적응증을 추가하고 싶다면, 다른 적응증에 대한 추가 임상시험을 실시하여 안전성과 효능을 입증하여야 그 다른 적응증을 추가로 얻게 된다.

허셉틴의 경우에는 처음에는 전이성 HER2 과발현 유방암Metastatic HER2-Overexpressing Breast Cancer에 대한 임상시험을 수행하여 안전성과 효능을 입증하였기에 FDA로부터 전이성 HER2 과발현 유방암에 대한 적응증을 받은 것이다. 허셉틴이 전이성 HER2 과발현 유방암에 대한 적응증을 받은 이후, 허셉틴을 개발한 제약회사로서는 허셉틴이 다른 질환에도 효과가 있을지 연구를 하게 된다. 그러한 연구결과가 충분히 쌓이면 다른 질환에 대한 새로운 임상시험을 실시하여 안전성과 효능을 입증하면, 그 다른 질환에 대한 적응증을 추가로 얻게 된다. 적응증을 추가할수록 허셉틴이 여러 질환에 사용되어 허셉틴의 매출액이 증가하는 것을 의미하므로, 제약회사로서는 당연히 적응증 추가에 지대한 관심을 가지게 된다.

임상시험과 신약개발에 경험이 없는 분들은 신약은 한 번 개발하면 끝인데 왜 임상시험이 왜 이리도 많은가에 대해 질문을 하는 경우도 종종 있다. 그 질문에 대한 답이 바로 적응증 추가이다. 제약회사로서는 신약을 개발하여 하나의 적응증을 받았다 하더라도, 매출액을 높이기 위하여 추가적으로 다른 적응증을 받고 싶어 하고 그래서 다른 임상시험을 또 실시하기 때문이다. 하나의 신약에 대해 여러 적응증이 추가된다면 이는 제약회사에게만 도움이 되는 것이 아니라 환자들에게도 도움이 되는 일이다.

최근에는 적응증에 신약개발의 방식을 바꾸는 혁신적인 일이 발생하였다. 전통적으로 암은 암이 발생한 신체기관에 따라 분류되었다. 그러므로 적응증도 암이 발생한 신체기관에 따라 부여되었다. 예를 들면 위암, 유방암, 폐암 등이고, 특정한 항암제가 위암에 적응증이 있다는 것은, 그 특정한 항암제는 위암을 치료하는 데 효과가 입증되었다는 의미이다.

그런데 2017년 5월 미국 FDA는 총 5건의 임상시험을 근거로 특정 유전인자(바이오마커)가 있는 암환자에 대한 키트루다의 신속 승인을 결정하였다. FDA가 암의 위치에 따른 적응증 부여가 아닌 특정 바이오마커를 기반으로 적응증을 준 것은 이번이 첫 사례이다. 구체적으로 살펴보면 키트루다pembrolizumab는 미소부수체microsatellite의 높은 불안전성MSI-H 또는 미스매치 복리페어 결함dMMR으로 불리는 바이오마커가 있는 성인 및 소아의 절제불가 또는 전이성 고형암 환자 치료에 사용하게 된다. 키트루다는 PD-1/PD-L1(체내 면역세포 및 일부 암세포에서 발견되는 단백질)로 알려진 세포 경로를 차단함으로써 체내 면역세포가 암세포와 싸울 수 있도록 돕는 역할을 한다.

이제 적응증이란 단어를 이해했으므로 신약이란 단어의 의미를 보다 더 자세하게 살펴보자. 신약new drug이란 반드시 신물질신약 NME-new molecular entity 또는 새로운 생물학제제New Biological Entity만을 의미하지는 않는다. 미국의 연방식품의약품화장품법US Food Drug and Cosmetic Act of 1938, as amended, section 201(p)에 따르면, 레이블에 권고 또는 제안하는 처방 조건에서 일반적으로 안전하고 효능이 있는 것으로 인정되지 않는 모든 약이 다 신약이다.

"A new drug is "any" drug that is not generally recognized as safe and effective under the conditions prescribed, recommended, or suggested in the labeling..."

이 말의 의미는 신물질신약 또는 새로운 생물학제제가 아니라 하더라도 다음의 경우를 만족하면 신약이라는 의미이다.

첫째, 이미 허가를 받은 약에 새로운 적응증indication을 찾아낸 경우.

둘째, 새로운 제형formulation을 만들어낸 경우. 예를 들어, 정제tablet를 시럽으로 만든 경우.

셋째, 이미 허가를 받은 두 가지 이상의 약을 합쳐서 복합제combination drug를 만드는 경우. 예를 들면, 한미약품이 개발한 아모잘탄은 CCB 계열 고혈압치료제인 암로디핀과 ARB 계열인 로잘탄을 합쳐 만든 복합제이다.

넷째, 새로운 용법regimen을 개발해낸 경우. 예를 들면, 하루에 한 번 복용해야 하는 약을 일주일에 한 번만 복용해도 되는 서방성 제제를 만든 경우이다.

다섯째, 새로운 용량dosage에서도 그 약이 안전하고 효능이 있음을 보인 경우. 예를 들면, 최초 허가 시 50mg까지 투여되었던 약에 대하여, 시판 이후 100mg까지 투여가 가능하도록 증량한 경우이다.

여섯째, 새로운 집단population에서 그 약이 안전하고 효능이 있음을 보인 경우. 예를 들면, 성인에게서만 쓰던 약을 소아에서도 안전하고 효능이 있음을 보인 경우.

이러한 약들에 대한 허가조건은 신물질신약의 허가조건에 비해 훨씬 덜 까다롭다(FDA 1998). 국내의 경우 신약에 해당하는 의약품은 미국의 신물질신약 NME-new molecular entity에 해당하는 경우이고, 이외의 경우는 자료제출의약품에 해당된다.

이번에는 다음의 탈리노마이드 사례를 통하여 '약'이란 무엇인가에 대해 잠시 생각해보도록 하자. 탈리도마이드thalidomide는 1954년 독일에서 처음 만들어진 물질이다. 항생제로 개발되다가 동물실험에서 강한 수면효과를 나타내는 것을 발견하여, 수면진정제로 개발됐고 이후 임산부 입덧에도 효과가 있다고 알려져 그 목적으로도 사용되었다. 당시에는 신약허가과정에서 시험약의 효능과 안전성에 대한 자료제출기준이 지금처럼 엄격하지 않은 시대여서, 탈리도마이드는 여러 나라에서 시판허가를 받고 사용되게 된다. 하지만 그 후 팔다리가 없는 기형아출산의 원인이 임신 중 탈리도마이드 복용에 근거한다는 부작용보고가 확인되면서 1961년 판매를 중단하게 된다. 탈리도마이드는 아기의 혈관생성 관련 성장인자를 저해한다. 그래서 임신 초기에 탈리노마이드를 복용하면 팔다리가 없는 기형아가 출산되게 되는 것임이 나중에 알려지게 되었다. 탈리노마이드로 인한 기형아는 전 세계에 1만 명 이상 출생하게 되고, 탈리노마이드는 신약개발에서 최악의 비극적 사건으로 자리매김하게 된다. 이러한 비극 이후 선진국 심사기관들은 신약의 안전성과 효능을 입증하는 기준을 대폭 강화하게 된다.

그 이후로 탈리노마이드는 인류가 절대로 가까이 하지 말아야 할 물질인 듯 했다. 그러나 탈리노마이드의 혈관생성억제 효과를 악성암치료에 응용하여, 이 비극의 탈리도마이드는 2006년 미국에서 다발성골수종multiple myeloma(백혈구의 한 종류인 B림프구의 최종 성숙 단계인 형질세포에서 발생하는 혈액암)의 치료제로 시판허가를 허가받게 된다. 암세포증식을 위해서는 혈관신생작용을 통해 영양분을 공급받아야 하는데 이때 탈리도마이드를 투약해 혈관신생을 저해함으로써 암세포의 증식을 막는 것이다. 더욱 놀라운 사실은 나병erythema nodosum leprosum 치료에도 효능이 입증되어 적응증을 받았다는 것이다. 나병은 성경에서도 묘사되듯이 오랫동안 인류를 괴롭혀온 끔직한 질병인데, 신약개발 과정 중에 만들어진 최악의 물질이 오히려 그러한 끔직한 질병의 치료제로 나중에 개발된 것이다. 이는 무엇을 의미하는가? 약이란 '물질'이라는 측면보다는 '정보'라는 측면이 더 중요하다는 것이다. 즉 동일한 탈리노마이드인데, 탈리노마이드를 임산부 초기에 입덧 완화제로 사용하면 기형아가 출산되지만, 나병 환자에게 투여하면 치료제가 된다는 것이다. 결국 임상시험을 통해 우리가 알아내고자 하는 것은, 이 시험약을 어떤 환자에게(즉 환자 모집단), 어느 용량을 어떤 용법으로 투여했을 때, 어떤 약효와 부작용이 있는지에 대한 '정보'인 것이다. 임상시험을 통해 얻어진 이러한 정보들은 레이블label에 요약되어 기술되게 된다.

1.12 신약개발에 필요한 통계분석방법이 복잡한 이유

신약개발에 대해 처음 공부를 시작하는 사람들이 흔히 갖게 되는 질문 중 하나가 신약개발에 필요한 통계분석방법이 왜 이리도 많고 복잡한가 하는 것이다. 예를 들면, 두 그룹을 비교하는 경우는 항상 이표본 t 검정(22.11절 참고)으로 검정하면 안 되는 것일까? 이렇게 하나의 정형화된 방법이 존재한다면 그 방법만 반복적으로 사용하면 되므로 통계분석이 훨씬 쉬워질 것이기 때문이다. 하지만 신약개발을 위한 임상시험에서 하나의 정형화된 방법이 존재하지 않는 이유는 다음과 같다.

첫째, 시험대상이 동물이 아니고 사람이라 윤리적인 이슈가 발생하기 때문이다. 예를 들어 대조군으로 항상 위약placebo을 선택할 수 있다면 시험디자인과 분석방법이 쉽겠지만, 항상 위약을 대조군으로 사용할 수 있는 것은 아니다. 심각한 질병이거나 목숨을 위태롭게 하는 질병이며, 그 질병을 치료할 활성대조약active control이 이미 존재한다고 가정해보자. 활성대조약이란 과거의 임상시험을 통하여 위약보다 효과가 우월함이 입증된 약이다. 이처럼 질병이 심각하고 이를 치료할 활성대조약이 존재하는 경우, 위약을 대조군으로 사용하는 임상시험은 위약에 배정되는 피험자들을 위험에 처하게 하므로 윤리적으로 받아들여지기 어렵다. 이런 경우에는 활성대조약을 대조군으로 사용할 수밖에 없는데 이런 경우에 사용하는 디자인이 비열등성 임상시험이고, 여기에는 많은 복잡한 통계적 이슈가 발생하게 되는 것이다. 비열등성 임상시험은 10장에서 설명되어 있다.

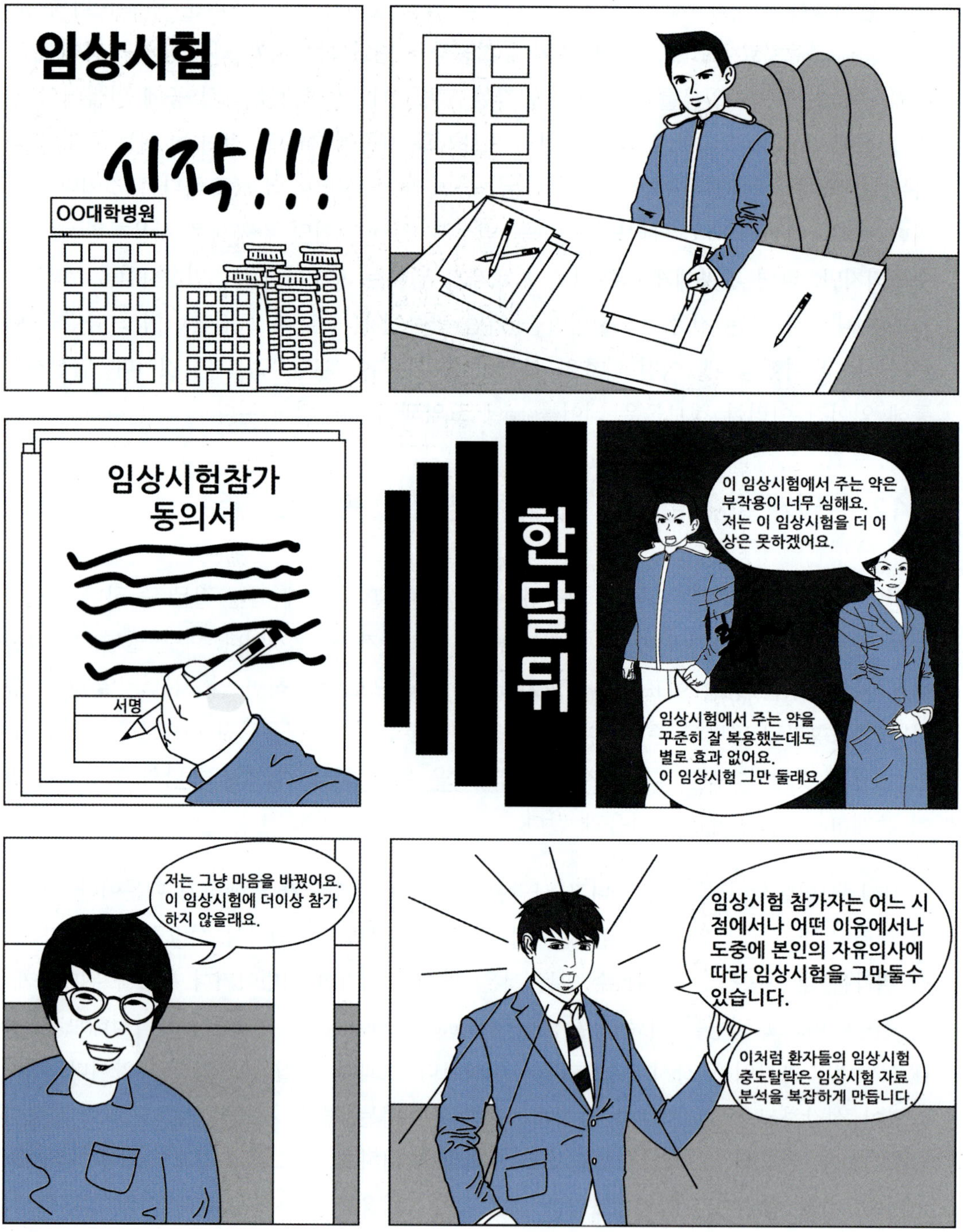
임상시험
시작!!!
OO대학병원
임상시험참가
동의서
서명
한 달 뒤
이 임상시험에서 주는 약은 부작용이 너무 심해요. 저는 이 임상시험을 더 이상은 못하겠어요.
임상시험에서 주는 약을 꾸준히 잘 복용했는데도 별로 효과 없어요. 이 임상시험 그만 둘래요
저는 그냥 마음을 바꿨어요. 이 임상시험에 더이상 참가하지 않을래요.
임상시험 참가자는 어느 시점에서나 어떤 이유에서나 도중에 본인의 자유의사에 따라 임상시험을 그만둘 수 있습니다.
이처럼 환자들의 임상시험 중도탈락은 임상시험 자료 분석을 복잡하게 만듭니다.

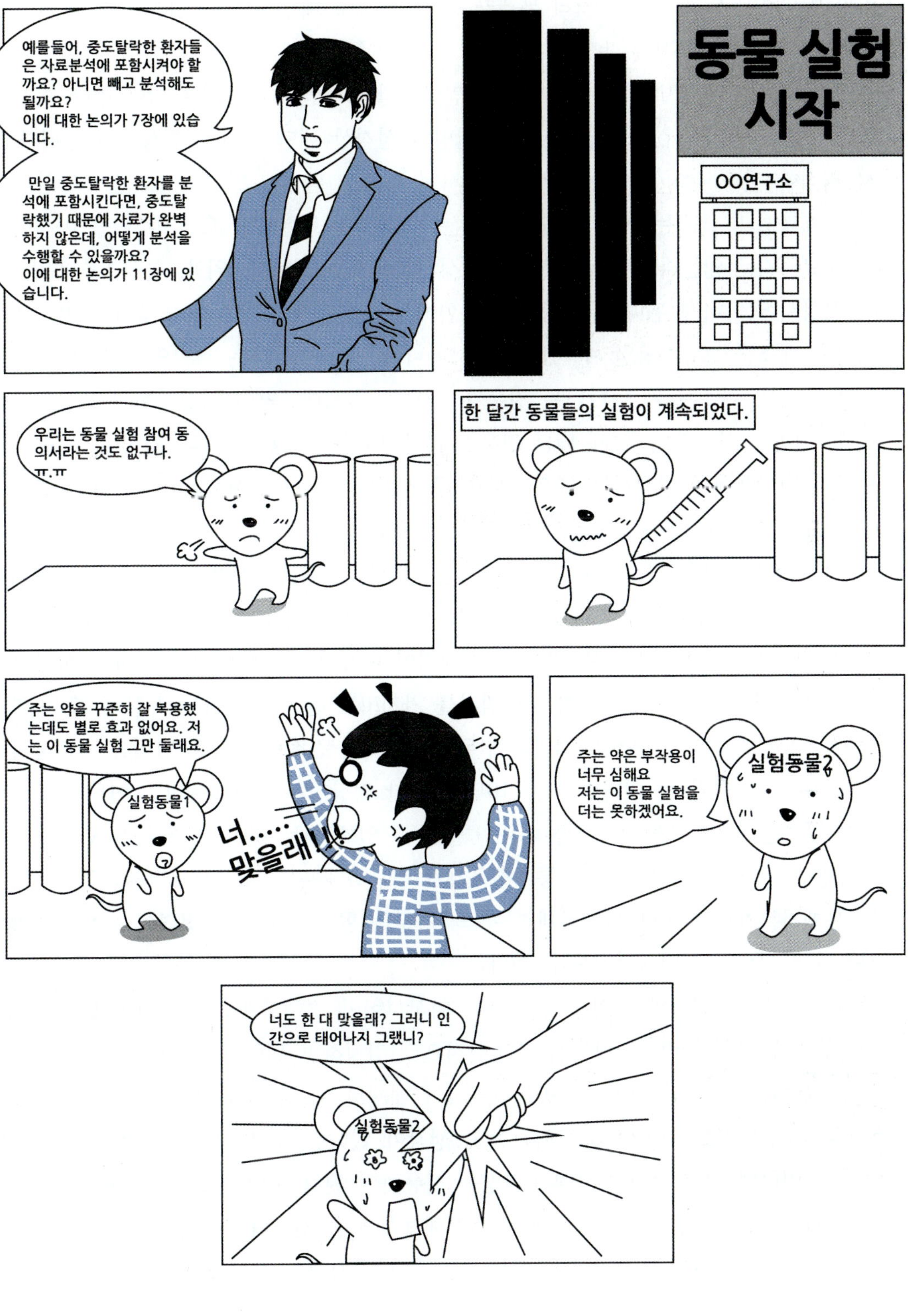
예를들어, 중도탈락한 환자들은 자료분석에 포함시켜야 할까요? 아니면 빼고 분석해도 될까요?
이에 대한 논의가 7장에 있습니다.
만일 중도탈락한 환자를 분석에 포함시킨다면, 중도탈락했기 때문에 자료가 완벽하지 않은데, 어떻게 분석을 수행할 수 있을까요?
이에 대한 논의가 11장에 있습니다.
동물 실험 시작
OO연구소
우리는 동물 실험 참여 동의서라는 것도 없구나. ㅠ.ㅠ
한 달간 동물들의 실험이 계속되었다.
주는 약을 꾸준히 잘 복용했는데도 별로 효과 없어요. 저는 이 동물 실험 그만 둘래요.
실험동물1
너..... 맞을래!!
주는 약은 부작용이 너무 심해요
저는 이 동물 실험을 더는 못하겠어요.
실험동물2
너도 한 대 맞을래? 그러니 인간으로 태어나지 그랬니?
실험동물2

윤리적인 이슈가 발생하는 다른 예는 중도탈락이다. 임상시험에서는 피험자가 어떤 이유에서든지 자유의사에 의하여 어느 때라도 임상시험을 도중에 그만둘 수 있다. 이 경우 결측치가 발생하게 되고 결측치 처리 문제가 통계학적으로 매우 복잡한 이슈가 되게 된다. 결측치의 처리방법은 11장에 논의되어 있다.

둘째, 질병이나 개발하려는 약에 따라 임상시험 디자인이 달라질 수밖에 없다. 예를 들어 항암제 임상시험과 우울증 임상시험은 질병의 성격상 대단히 다른 임상시험이 된다. 위에서 지적한 것과 같이 항암제 임상시험에서는 대체로 활성대조약을 대조군으로 삼게 되고 위약 효과placebo effect는 거의 존재하지 않는다. 다르게 표현하면 오렌지주스를 마신다고 암이 치료되지는 않는다. 반면에 우울증 임상시험에서는 시험약, 위약, 활성대조약을 비교하는 임상시험을 하게 된다. 우울증 임상시험에서는 윤리적인 이슈가 발생하지 않기 때문에 위약을 대조군으로 사용할 수 있을 뿐만 아니라, 우울증이라는 질병의 특성상 위약 효과placebo effect가 아주 크게 나타나는 경우가 많아서, 활성대조약이 임상시험에 포함되지 않으면 그 결과를 신뢰할 수 없게 되는 경우가 많다. 이처럼 시험약, 위약, 활성대조약을 비교하는 3군 임상시험에 대해서는 10장에서 다룰 것이다. 또 다른 예로는 천식 같은 질병의 경우는 교차설계crossover design, 복합제인 경우는 요인설계factorial design가 평행설계parallel design보다 더 적절한 방법이다. 디자인이 달라지면 당연히 통계분석방법도 달라질 수밖에 없다.

셋째, 시간과 비용을 절감하고 싶기 때문이다. 이는 통계학적으로는 더 높은 검정력을 갖는 통계방법을 사용하고 싶은 것이다. 검정력에 대해서는 4장에 더 자세하게 설명되어 있다. 검정력이 더 높아지면 더 적은 피험자를 가지고도 같은 검정력을 가질 수 있기 때문에, 줄어든 피험자 수만큼 비용이 절약되게 된다. 만약 더 검정력이 높은 방법을 사용하여 피험자 수 10명을 줄일 수 있다면 이는 10명에 대한 임상시험 수행비용만이 아니라, 임상시험을 완료하는 시간이 줄어든 만큼 비용을 줄일 수 있게 되는 것이다. 더 높은 검정력을 갖는 통계방법을 찾아내기 위해서는 통계전문가가 필요하게 된다. 그러므로 제약회사 입장에서는 통계전문가를 두거나 외부통계전문가의 자문을 활용하여 더 검정력이 높은 통계방법을 사용하는 것이 중요하다고 볼 수 있다.

예를 들어, 시험약과 위약을 비교하는 임상시험이 평행설계로 디자인되고, 1차 유효성 평가변수가 연속형 변수라면 이표본 t 검정으로 검정하면 된다. 하지만 공변량을 보정하는 공분산분석을 고려하는 이유는 공분산분석이 대체로 이표본 t 검정보다 더 검정력이 높기 때문이다(6장 참고). 만일 검정력을 높일 생각이 없다면(즉 시간과 비용을 절감하고 싶은 생각이 없다면) 간단하게 이표본 t 검정을 사용하면 된다. 하지만 시간과 비용을 절감하고 싶기 때문에 다른 통계방법을 자꾸 더 생각해보게 되는 것이다. 또 다른 예는 다중검정에서 발생한다. Bonferroni 방법을 사용하면 어떠한 다중검정 문제도 모두 해결된다(8장 참고).

다만 더 높은 검정력을 갖기를 원하기 때문에(즉 시간과 비용을 절감하고 싶기 때문에) Bonferroni 방법 이외에 많은 통계방법이 존재하는 것이다. 14장에서 다룰 집단축차디자인과 adaptive design 역시 시간과 비용을 절감하고 싶기 때문에 고안된 방법들이다.

넷째, 질병의 특성상 1차 유효성 평가변수가 연속형, 이진형, 범주형, 생존기간 등 다양하기 때문이다. 변수의 형태가 달라지면 당연히 이를 분석할 통계방법도 공분산분석, 로지스틱 회귀분석, 생존분석 등으로 달라지게 된다.

1.13 심사기관의 첫 번째 목표는 제1종 오류를 유의수준 이하로 통제하는 것이다

심사기관의 목표는 다음 두 가지이다.

(a) 양측검정인 경우 제1종 오류를 5% 이하로 통제하는 것이다(단측검정인 경우는 제1종 오류를 2.5% 이하로 통제하는 것이다).

(b) 임상시험을 시작하기 전에 검정력이 충분히 큰지(예를 들면, 80%)를 확인하는 것이다.

이 절에서는 이 두 가지 목표를 5단계를 통하여 설명하고자 한다.

(1) 3상 임상시험이 성공하여 시험약이 효과가 있다고 결정하는 경우, 우리는 이 결정이 옳은 결정인지 제1종 오류인지는 모른다. 우리가 알 수 있는 것은 우리의 결정이 제1종 오류일 확률이다.

표 1.1에는 시험약이 실제로 약효가 있는지 여부와 임상시험 후 내린 결론에 따른 4가지 결과가 잘 요약되어 있다. 표 1.1의 맨 왼쪽 열은 시험약이 실제로 약효가 있는지 여부를 나타낸다. 이를 알아내려면 그 질병에 걸린 모든 환자들에게 그 시험약의 효과를 평가해보아야 한다. 통계학 용어로 표현하면 모집단(그 질병에 걸린 모든 환자들)을 대상으로 임상

표 1.1 시험약이 실제로 약효가 있는지 여부와 임상시험 후 내린 결론에 따른 4가지 결과

임상시험 후 내린 결론 / 모집단 상태(시험약이 실제로 약효가 있는지 여부)	귀무가설 채택(시험약은 효과가 없다고 결론)	대립가설 채택(시험약은 효과가 있다고 결론)
귀무가설 참(시험약은 사실 약효가 없다)	옳은 결정	제1종 오류
대립가설 참(시험약은 사실 효과가 있다)	제2종 오류	옳은 결정

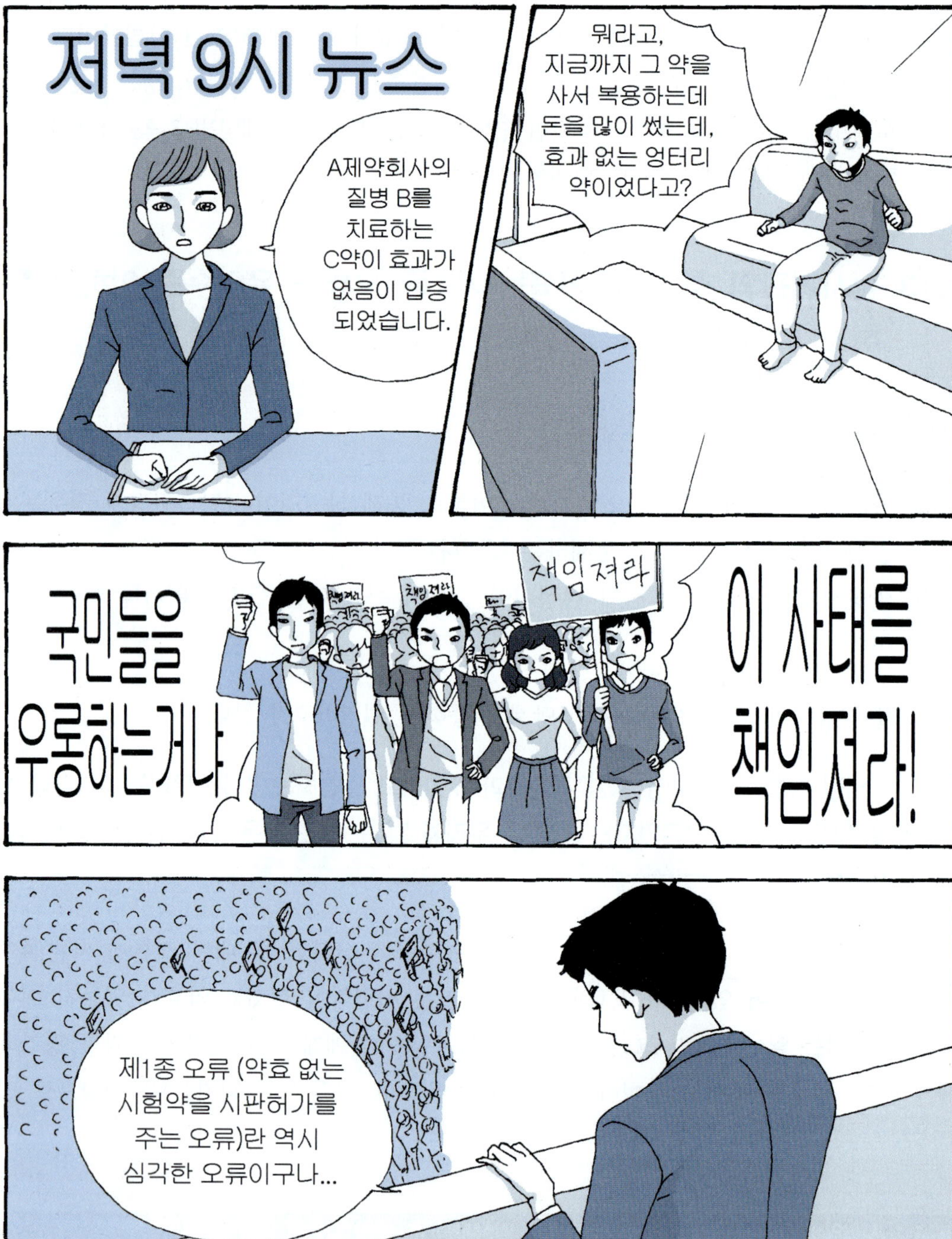
저녁 9시 뉴스
A제약회사의 질병 B를 치료하는 C약이 효과가 없음이 입증 되었습니다.
뭐라고, 지금까지 그 약을 사서 복용하는데 돈을 많이 썼는데, 효과 없는 엉터리 약이었다고?
국민들을 우롱하는거냐
책임져라
이 사태를 책임져라!
제1종 오류 (약효 없는 시험약을 시판허가를 주는 오류)란 역시 심각한 오류이구나...

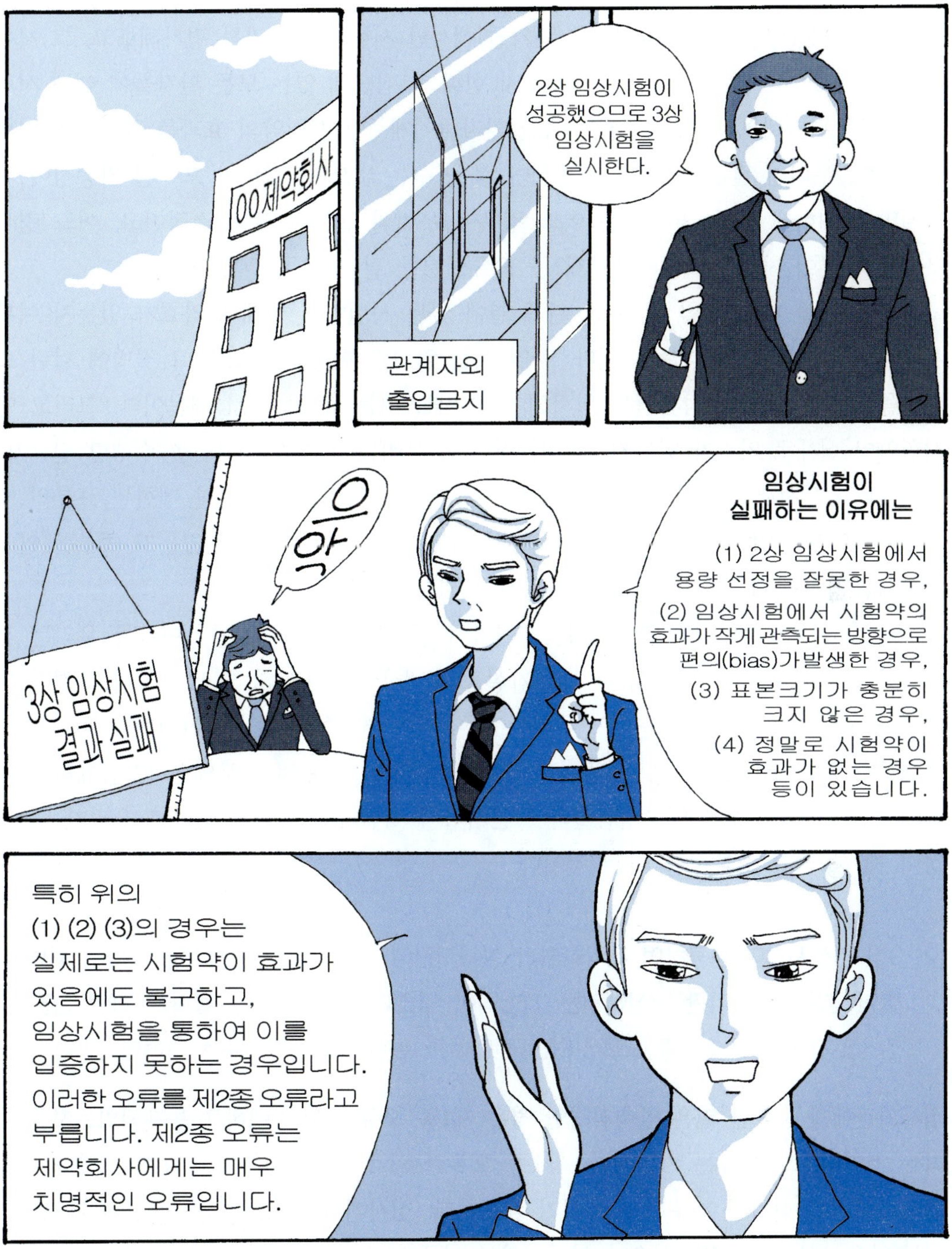
OO제약회사
관계자외 출입금지
2상 임상시험이 성공했으므로 3상 임상시험을 실시한다.
3상 임상시험 결과 실패
으악
임상시험이 실패하는 이유에는
(1) 2상 임상시험에서 용량 선정을 잘못한 경우,
(2) 임상시험에서 시험약의 효과가 작게 관측되는 방향으로 편의(bias)가 발생한 경우,
(3) 표본크기가 충분히 크지 않은 경우,
(4) 정말로 시험약이 효과가 없는 경우 등이 있습니다.
특히 위의 (1) (2) (3)의 경우는 실제로는 시험약이 효과가 있음에도 불구하고, 임상시험을 통하여 이를 입증하지 못하는 경우입니다. 이러한 오류를 제2종 오류라고 부릅니다. 제2종 오류는 제약회사에게는 매우 치명적인 오류입니다.

시험을 실시해야 한다. 하지만 모집단(그 질병에 걸린 모든 환자들)을 대상으로 임상시험을 실시하기에는 시간과 비용이 너무 많이 든다. 그러므로 우리는 모집단을 잘 대표할 것이라 생각하는 표본(임상시험에 참여하는 환자들)에서만 시험약의 효과를 평가해보고, 그 시험약이 효과가 있는지 없는지 결론을 내리고자 한다. 모집단에 있는 모든 환자들에 대해 시험약의 효과를 평가해보지 않고 표본에 속한 환자들에게서만 시험약의 효과를 평가하여 결론을 내리므로, 우리의 결론은 100% 완벽하게 옳을 수는 없으며, 결론이 오류일 가능성이 비록 작지만 존재하게 된다. 표 1.1은 어느 경우에 우리의 결론이 옳은 결정이고, 어느 경우에 우리의 결론이 제1종 오류 또는 제2종 오류인지를 잘 보여주고 있다.

표 1.1을 볼 때 명심할 것은 맨 왼쪽 열에 있는 시험약이 실제로 약효가 있는지 여부는 우리가 결코 알지 못한다는 것이다. 만일 이를 알고자 한다면 모집단(그 질병에 걸린 모든 환자들)을 대상으로 임상시험을 실시해야 하는데, 이는 불가능하기 때문이다. 그리고 만일 시험약이 실제로 약효가 있는지 여부를 안다면, 우리는 굳이 임상시험을 수행할 필요가 없게 된다. 임상시험을 수행하는 목적은 시험약의 효과가 있는지 여부를 제한된 표본의 자료를 가지고 평가해보고자 하는 것인데, 만일 시험약이 실제로 약효가 있는지 여부를 안다면 임상시험을 수행할 필요가 없음은 자명하게 된다.

결국 표 1.1의 맨 왼쪽 열에 있는 시험약이 실제로 약효가 있는지 여부를 우리는 결코 알지 못하므로, 임상시험 수행 후 대립가설을 채택하여 시험약의 효과가 있다고 결정을 내리더라도(표 1.1의 맨 오른쪽 열), 우리는 이 결정이 제1종 오류인지 아니면 옳은 결정인지를 알 수 없게 된다. 이 경우 그렇다면 도대체 우리가 아는 것은 무엇인가? 통계학을 이용하여 우리가 아는 것은 임상시험결과에 근거하여 시험약의 효과가 있다고 우리가 내린 결정이 제1종 오류일 **확률**을 아는 것이다.

(2) 3상 임상시험이 성공하여 제약회사가 심사기관에 시험약을 시판허가해 달라는 서류를 제출한 경우, 심사기관 입장에서는 시험약이 약효가 있다고 나온 결과가 과연 정말 옳은 결정인지 아니면 제1종 오류인지만 판단하면 된다. 제2종 오류는 염려할 필요가 없다.

심사기관에게 중요한 일은 양측검정인 경우 제1종 오류가 5% 이하로 통제되었는지를 확인하는 것이다. 그 이유는 자명하다. 제1종 오류란 약효 없는 시험약을 약효가 있다고 잘못 판단하여 시판허가를 내주는 오류이기 때문이다. **심사기관에게는 제1종 오류가 제2종 오류(시험약은 사실은 효과가 있으나 임상시험이 이를 입증하지 못하는 오류)보다 더 심각한 오류이다.**

그러면 양측검정인 경우 제1종 오류가 5% 이하로 통제되었는지는 어떻게 확인할 수 있을까? 제약회사가 3상 임상시험을 종료하여 결과보고서를 심사기관에 제출해서 시험약의 시판허가를 받고자 하는 경우는 대립가설을 채택한 경우(시험약이 약효가 있다고 결론을 내린 경우)이다. 표 1.1의 맨 오른쪽 열에서 보듯이 대립가설을 채택한 결정은 두 가지 가능성이 있다. 정말로 대립가설이 참인 경우 대립가설을 채택했다면(시험약이 정말로 효과가 있는데 시험약이 효과가 있다고 판단하여 시판허가를 내준 경우) 이는 옳은 결정이고, 반면에 대립가설이 참이 아닌데 대립가설을 채택했다면(시험약은 약효가 존재하지 않는데 시험약이 효과가 있다고 잘못 판단하여 시판허가를 내준 경우) 이는 제1종 오류를 범한 것이 된다.

그러므로 3상 임상시험이 성공하여 제약회사가 심사기관에 시험약을 시판허가해 달라는 서류를 제출한 경우에는, 표 1.1의 맨 오른쪽 열에 있는 상황이 발생한 것이다. 그러므로 심사기관 입장에서는 시험약이 약효가 있다고 나온 결과가 과연 정말 옳은 결정인지 아니면 제1종 오류인지만 판단하면 되는 것이다. 제2종 오류는 염려할 필요가 없다. 왜냐하면 제2종 오류는 표 1.1의 맨 가운데 열의 경우에 발생한다. 즉 제2종 오류는 임상시험이 실패하여 시험약의 효과는 없다고 결론 내리는 경우에만 발생할 수 있다. 하지만 임상시험이 실패하면 시험약을 시판허가해 달라는 서류는 심사기관에 제출되지 않는다. 그러므로 임상시험이 성공한 후에는 심사기관은 제1종 오류에만 초점을 맞추면 되고, 제2종 오류에 대해서는 염려할 필요가 없다.

(3) 임상시험결과가 유의하게 나오는 데는 다음의 4가지 이유가 있다.

3.1절에서는 임상시험결과가 유의하게 나오게 하는 4가지 이유를 나열한 바 있다. 그러므로 **시험약의 약효가 있다고 판단한 결과가 과연 정말 옳은 결정인지 아니면 제1종 오류인지만 알고자 한다면, 심사기관은 4가지 이유들을 자세히 점검해보면 된다.**

첫 번째는 자료가 실수 또는 고의로 잘못된 경우이다. 3.1절에서 이미 강조한 바와 같이 그래서 임상시험 자료관리가 중요한 것이다. 자료가 시험약에게 유리한 방향으로 잘못되어 있으면 시험약이 약효가 있다고 잘못 결론 내릴 수 있기 때문이다.

두 번째는 편의bias로서 시험약의 약효를 실제 효과보다 부풀리는 방향으로 편의가 발생하면 시험약이 약효가 있다고 잘못 결론 내릴 수 있다. 편의가 일어나는 원인이나 상황들은 수없이 많은데 그 중 몇 가지는 3.2절에 설명되어 있다. 사실 이 책에서 다루는 내용의 거의 전부가 어떻게 하면 편의 발생을 최소화하느냐에 대한 내용이다. 예를 들어 맹검이 유지되지 않으면 시험약의 약효를 실제 효과보다 부풀리는 방향으로 편의가 발생할 수 있다.

세 번째는 우연이고 네 번째는 정말로 시험약이 약효가 존재하는 경우이다. 이 세 번째와 네 번째 원인을 구별하기 위해서는 사용된 통계검정방법이 타당한 방법이며 그 통계검정방법에 필요한 가정들이 만족되었는지를 확인해보아서 그 통계검정방법이 타당한 방법이며 필요한 가정들이 만족된다면, 제1종 오류는 양측검정인 경우 5% 이하로 통제된다고 확신할 수 있게 된다. 예를 들어 이표본 t 검정은 자료들이 정규분포를 따른다는 가정을 하고 있는데 그런 가정을 만족시키는지 확인해 볼 필요가 있는 것이다. 그 외에도 임상시험 자료분석에 사용되는 통계검정방법들은 수없이 많고 각 방법들마다 필요한 가정이 존재하므로, 이 가정들이 만족되는지를 확인하기 위해서는 많은 통계 전문지식이 필요하며 그래서 통계전문가가 필요하게 된다. 통계비전문가가 통계결과를 검토한다면 부적절한 이유가 바로 여기에 있다.

(4) 임상시험이 성공한 후에 심사기관은 검정력에 대해서 신경 쓸 필요 없다.

먼저 검정력이라는 단어의 의미를 먼저 살펴보자. 검정력이란 시험약이 정말로 약효가 존재하는 경우 임상시험을 통하여 이를 입증할 확률을 의미하며, 정의는 다음과 같다.

$$\text{검정력} = 100\% - \text{제2종 오류 확률}$$

자 그렇다면 위에서 살펴본 대로 심사기관이 양측검정인 경우 제1종 오류가 5% 이하로 통제되는 것을 확인하였다면, 그 다음에는 혹시 검정력이 작아지지는 않았는지(예를 들어, 80% 이하) 확인해봐야 할까?

임상시험이 시작되기 전에 임상시험계획서 단계에서는 이를 확인해 볼 필요가 있는데, 즉 충분한 검정력(예를 들면, 80%)을 확보하도록 표본크기가 충분히 크다는 것을 확인해 볼 필요가 있다. 왜냐하면 검정력이 낮은 임상시험을 수행하면 실패할 확률이 커져서 이 사회 전체에 손실이 발생하기 때문이다.

하지만 일단 임상시험이 성공한 후에는 검정력이 충분히 큰지를 확인하는 일이 큰 의미가 없다. 왜냐하면 제약회사가 3상 임상시험을 종료하여 결과보고서를 심사기관에 제출해서 시험약의 시판허가를 받고자 하는 경우에는, 표 1.1의 맨 오른쪽 열에 있는 대립가설을 채택한 경우(시험약이 약효가 있다고 결론을 내린 경우)이므로 이러한 결정은 옳은 결정이거나 제1종 오류이거나 둘 중 하나이다. 만일 양측검정인 경우 제1종 오류가 5% 이하로 통제되는 것을 잘 확인하였다면, 대립가설을 채택한 결정은 옳은 결정이었다는 것을 받아들이는 데 문제가 없기 때문이다.

만일 임상시험이 종료된 후에 얻어진 시험약의 effect size 추정치와 모분산의 추정치를 사용하고, 임상시험을 완료한 피험자 수를 이용하여 검정력을 다시 계산해보니 검정력이 아주 낮은 경우(예를 들면, 40%)에는 어떻게 해야 할까? 다시 한 번 강조하지만 이러한 경우에도 제1종 오류가 5% 이하로 잘 통제되었는지만 확인할 수 있다면 문제가 되지 않는다. 대립가설을 채택한 결정은 옳은 결정이거나 제1종 오류이거나 둘 중 하나이기 때문이다. 하지만 이렇게 검정력이 낮은데 어떻게 대립가설을 채택할 수 있느냐고 반문할 수도 있다. 그러나 다시 한 번 강조하지만 양측검정인 경우 제1종 오류만 5% 이하로 잘 통제되었다면, 검정력이 낮아도(예를 들어, 40%) 그 낮은 확률의 사건이 발생하여 대립가설이 채택될 수도 있고, 이런 일이 설사 발생한다고 해도 문제가 되지는 않는다. 역으로 이야기하면 이렇게 검정력이 낮은 경우에는 대립가설을 채택하기가 어려움에도 불구하고 대립가설을 채택했다는 것은 양측검정인 경우 제1종 오류가 5% 이하로 통제되지 않은 것이 아닌지 의심해 볼 필요가 있다. 그래서 누누이 다시 한 번 강조하지만 심사기관 입장에서는 양측검정인 경우 제1종 오류가 5% 이하로 통제되었는지를 철저히 확인해볼 필요가 있는 것이다.

그렇다면 검정력이 낮아지는 것을 염려해야 하는 경우는 언제일까? 검정력이 낮다는 것은 제2종 오류 확률이 커짐을 의미한다. 그래서 검정력이 낮아지는 것을 염려한다는 말은 제2종 오류가 크지나 않을까 염려함을 의미한다. 제2종 오류가 발생하기 위해서는 표 1.1의 가운데 열처럼 귀무가설을 채택해야 한다. 귀무가설을 채택했다는 것은 임상시험결과가 유의하지 않아 시험약이 효과가 없다고 결론을 내리는 경우이다. 만일 귀무가설이 정말로 참인데 귀무가설을 채택했다면(시험약이 약효가 없는 경우 임상시험에서도 약효가 없다고 나온 경우) 이는 옳은 결정이고, 사실은 대립가설이 참인데 귀무가설을 채택했다면(사실은 시험약은 효과가 있으나 효과가 없다고 결론을 내린 경우) 이는 제2종 오류이다. 그러므로 검정력이 낮음(제2종 오류 확률이 큼)을 염려해야 하는 경우는 오로지 귀무가설을 채택한 경우(임상시험에서 시험약이 약효가 존재하지 않는다고 결론 내리는 경우)에 발생한다. 하지만 임상시험에서 시험약이 약효가 존재하지 않는다고 결론 내리는 경우의 결과보고서는 심사기관이 검토하지 않는다. 즉 실패한 임상시험의 결과보고서는 심사기관이 검토할 필요가 없다. 그러므로 임상시험이 완료된 후에는 심사기관 입장에서는 검정력이 낮은 경우를 염려할 필요가 없는 것이다.

(5) 심사기관이 검정력에 대해 신경을 써야 할 때는 임상시험계획 단계이다.

임상시험을 시작하기 전 임상시험계획서 검토 단계에서는 검정력이 충분히 큰지를 심사기관이 확인해보는 일이 중요하다. 검정력이 낮은 임상시험을 수행하면 실패할 확률이 커져서 사회 전체에 손실이 발생하기 때문이다. 결국 임상시험이 시작되기 전에는 심사기관과 제약회사 모두 검정력이 낮은 경우를 염려해야 한다. 결론적으로 말해서 검정력이 낮지나

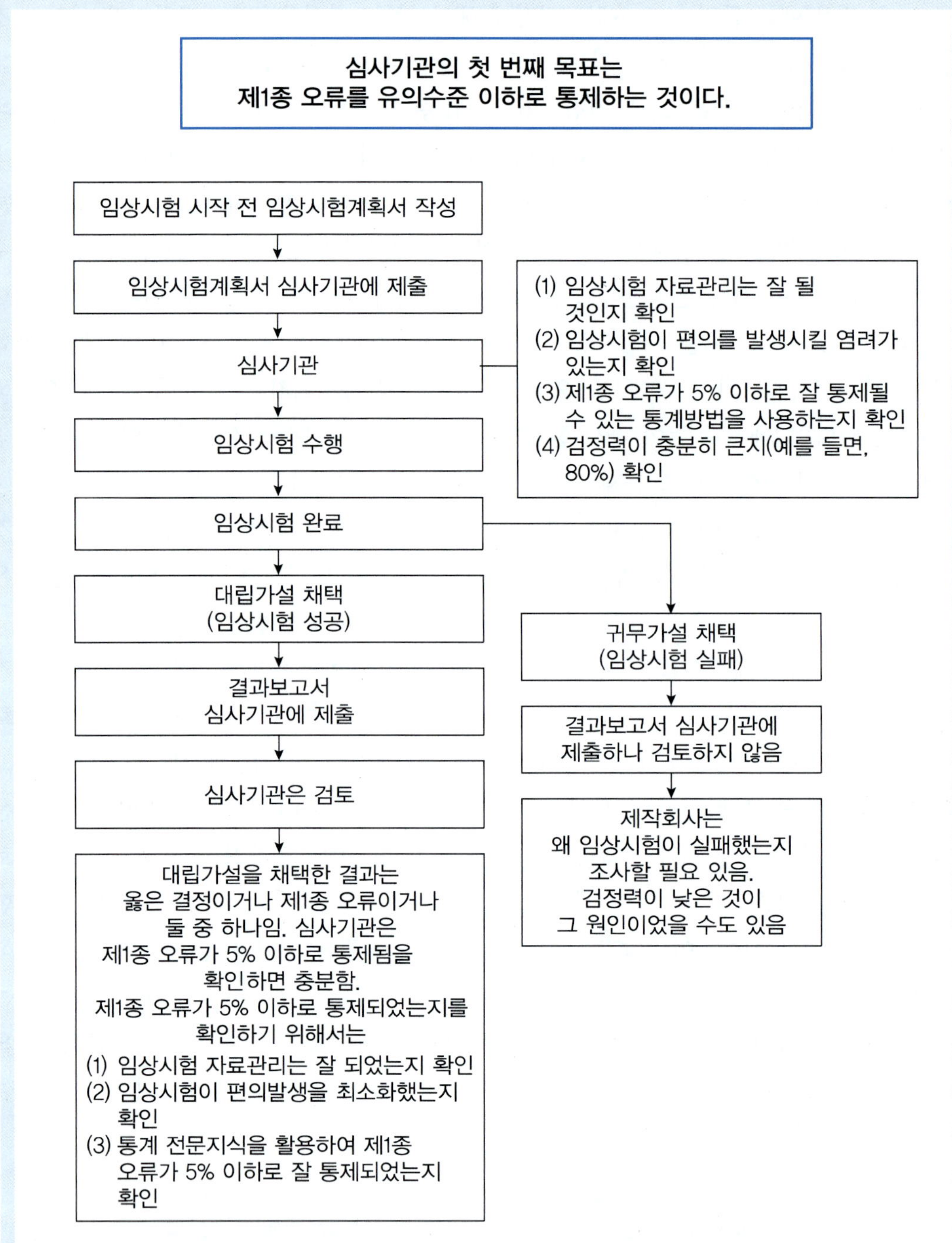

그림 1.5 심사기관의 첫 번째 목표는 제1종 오류를 유의수준 이하로 통제하는 것이다.

않은지 염려해야 할 곳은 바로 제약회사이다. 검정력이 낮다면 임상시험이 성공할 가능성이 낮아지기 때문이다.

핵심정리

(1) 심사기관에게는 제1종 오류가 제2종 오류보다 더 심각한 오류이다.
(2) 제약회사가 임상시험을 성공하여 심사기관으로부터 시판허가를 받고자 하는 경우 시판허가를 내주면 이는 옳은 결정이거나 제1종 오류이다.
(3) 임상시험이 종료된 후, 심사기관은 제1종 오류가 5% 이하로 통제됨을 확인하면 충분하다.
(4) 임상시험이 시작되기 전, 심사기관은 제1종 오류가 5% 이하로 잘 통제가 될지 그리고 검정력은 충분히 큰지를 확인할 필요가 있다.

1.14 나는 왜 신약개발과 임상시험에 관련된 통계학에 매료되었는가?

통계학이라는 전공에는 수많은 세부 전공 분야들이 존재한다. 그 많은 분야 중에 필자를 가장 매료시킨 분야는 신약개발과 임상시험에 관련된 통계학이었다. 왜 많은 다른 분야 중에 필자는 왜 하필 이 분야를 좋아하게 되었을까? 아마도 다음의 이유들이라고 생각한다.

첫째, 통계학에서 자료는 잘 관리되고 있다는 암묵적인 가정을 한다. 예를 들면, 자료입력 과정에 오류가 없으며 누가 고의적으로 자료조작을 하지 않았다는 가정이다. 그런데 통계학과에서 배우는 고급 통계학들은 만일 자료입력 과정에 오류가 있거나 또는 누가 고의적으로 자료조작한다면 순식간에 무용지물이 되고 만다. 왜냐하면 굳이 복잡한 고급 통계학 방법을 사용하지 않더라도 자료 몇 개만 조작하면 실험자가 원하는 결과를 쉽게 얻어낼 수 있기 때문이다. 내가 힘들게 공부한 고급 통계학 방법이 이러한 오류나 조작에 너무나 취약하다는 것을 알게 되고 나니 고급 통계학 방법을 공부할 의욕이 별로 나지 않았다. 다른 분야 연구자들 중에는 자료를 그냥 엑셀에 넣어 관리하는 경우가 흔하다. 이 경우 그 자료에 대한 신뢰성은 높다고 하기 어려울 것이다.

반면에 신약개발에 필요한 임상시험에서는 임상시험 자료관리clinical data management라는 것을 통하여 자료를 엄격하게 관리하고 있다. 자료입력은 다른 두 사람이 입력하여 입력 오류가 없도록 하며, 누가 실수나 고의로 자료를 조작하지 못하도록 특별히 고안된 프로그램과 시스템을 사용하도록 되어 있다. 그래서 자료에 대한 신뢰도가 어느 분야보다 높다. 그러므로 고급 통계학 방법을 사용할 수 있는 가장 기본적인 조건이 만족되었다고 볼 수 있다.

둘째, 통계학은 다른 전공 분야에서도 너무나 많이 사용되고 있지만 그 분야 전공자가 통계학을 조금 공부한 후 자신이 알아서 통계분석을 실시해도 뭐라고 이의를 제기할 수 없다. 이런 경우 통계비전공자가 통계분석을 하게 되므로 통계 오남용을 범하기가 쉽다. 하지만 그런 행위가 법에 어긋나는 것도 아니기 때문이다. 통계비전공자가 통계학을 설사 잘못 사용하는 것을 통계전공자가 지적했다고 해도, 만일 그 통계비전공자가 그 지적을 무시해 버리면, 더 이상 통계전공자가 할 수 있는 일은 없다. 경찰에 고발할 수도 없는 일이다.

반면에 신약개발에 필요한 임상시험에서는 통계적 업무는 적절한 교육과 경험을 가진 통계전문가가 해야 한다고 국제가이드라인에 명시되어 있다. 물론 가이드라인이라 법적인 구속력은 없지만 선진국에서는 이미 제약회사, CRO, FDA, 대학병원 등에 통계전공자들이 일하고 있다. 이러한 가이드라인은 통계전공자가 활동할 영역을 확보할 수 있는 제도를 보장해준다고 볼 수 있다. 만일 신약개발에 필요한 임상시험에서 통계적 업무를 통계비전공자가 수행하고 있다면 이는 그 임상시험이 국제적 기준을 만족한다고 볼 수 없기 때문이다.

셋째, 다른 응용 분야에서는 5% 유의수준에서 통계적 유의성을 얻었다고 하여, 또는 유의성을 얻지 못했다고 하여 그 결과가 미치는 영향은 그리 크다고 보기 어렵다. 통계학 개론에 소개되는 많은 사례들을 살펴보면 이를 알 수 있다.

반면에 신약개발에 필요한 임상시험에서는 5% 유의수준에서 통계적 유의성을 얻어내는 것이 시험약의 시판허가를 받아내기 위한 조건 중 하나이다. 그러므로 제약회사가 엄청난 비용을 지불하여 임상시험을 수행한 후, 통계적 유의성을 얻은 경우와 얻지 못한 경우의 결과의 차이는 시험약의 시판허가를 받는 데 엄청난 영향을 미친다. 그러므로 통계적 유의성을 얻어내기 위하여 더 나은 디자인을 사용해야 하며, 더 검정력이 높은 통계방법을 사용하려고 하게 된다. 다시 말하면 더 고급 통계방법에 대한 필요가 절실해지게 되는 것이다. 그래서 통계학을 공부할 맛이 나게 된다.

2장 임상시험에 대한 개요

2.1 임상시험의 정의

의약품 임상시험 관리기준KGCP은 임상시험을 다음처럼 정의하고 있다(식품의약품안전청 2009a).

'임상시험Clinical Trial/Study'이라 함은 임상시험용 의약품의 안전성과 유효성을 증명할 목적으로, 해당 약물의 약동·약력·약리·임상적 효과를 확인하고 이상 반응을 조사하기 위하여 사람을 대상으로 실시하는 시험 또는 연구를 말한다.

또한 의약품 임상시험 관리기준KGCP은 임상시험실시의 기본원칙을 다음처럼 명시하고 있다(식품의약품안전청 2009a).

1. 임상시험은 헬싱키 선언에 근거한 윤리규정, 임상시험 관리기준 및 관련규정에 따라 수행되어야 한다.
2. 임상시험으로부터 예측되는 위험과 불편사항에 대한 충분한 고려를 통해 피험자 개인과 사회가 얻을 수 있는 이익이 그 위험성을 상회 또는 정당화할 수 있다고 판단되는 경우에 한하여 임상시험을 실시하여야 한다.
3. 피험자의 권리·안전·복지는 우선 검토의 대상으로 과학과 사회의 이익보다 중요하다.
4. 해당 임상시험용 의약품에 대한 임상 및 비임상 관련 정보는 실시하고자 하는 임상시험에 적합한 것이어야 한다.
5. 임상시험은 과학적으로 타당하여야 하며, 임상시험계획서는 명확하고 상세히 기술되어야 한다.
6. 임상시험은 식품의약품안전청장이 승인한 임상시험계획서에 따라 실시하여야 한다.
7. 피험자에게 제공되는 의학적 처치나 결정은 의사 등의 책임하에 이루어져야 한다.
8. 임상시험수행에 참여하는 모든 사람들은 각자의 업무수행을 위한 적절한 교육·훈련을 받고, 경험을 갖고 있어야 한다.
9. 임상시험 참여 전에 모든 피험자로부터 자발적인 임상시험 참가 동의를 받아야 한다.
10. 모든 임상시험 관련 정보는 정확한 보고, 해석, 확인이 가능하도록 기록·처리·보존되어야 한다.
11. 피험자의 신원에 관한 모든 기록은 비밀보장이 되도록 관련 규정에 따라 취급하여야 한다.
12. 임상시험용 의약품은 의약품제조 및 품질관리기준(GMP)에 따라 관리되어야 하며, 식품의약품안전청장이 승인한 임상시험계획서에 따라 사용되어야 한다.
13. 임상시험은 신뢰성을 보증할 수 있는 체계하에서 실시되어야 한다.

위에서 살펴본 바와 같이 의약품 임상시험 관리기준KGCP은 임상시험실시의 기본원칙에 대한 다양한 내용들을 담고 있다.

통계전문가인 필자는 이 중에 특히 10번과 13번 항목에 대해 부연 설명을 하고 싶다. 3.7절에서 살펴볼 예정이지만 **임상시험은 참고서를 소지한 채로 보는 무감독시험이라고 비유할 수 있다.** 여기서 참고서란 맹검 코드에 해당하며, 무감독시험이란 심사기관이 임상시험을 실시하는 동안 직접 임상시험 실시기관에 나와서 직접 감독을 하는 것은 아니라는 점이다. 그럼에도 불구하고, 10번은 "모든 임상시험 관련 정보는 정확한 보고, 해석, 확인이 가능하도록 기록·처리·보존되어야 한다."라고 지적하고 있다. 그리고 13번은 "임상시험은 신뢰성을 보증할 수 있는 체계하에서 실시되어야 한다."라고 말하고 있다. 이는 비록 임상시험이 무감독시험이지만, 관련 규정과 표준작업절차SOP를 잘 준수하여 신뢰할 수 있는 자료를 얻는 것의 중요성을 강조하고 있다. 임상시험으로부터 신뢰할 수 있는 자료를 얻는 것이 중요한 이유는, 신뢰할 수 있는 자료를 통계적으로 분석해야 신뢰할 수 있는 통계적 결과가 나오는 것이기 때문이다. 신뢰할 수 없는 자료는 통계분석을 해봐야 신뢰할 수 없는 결과가 나올 뿐이기 때문이다. 그러므로 **임상시험에서 신뢰할 수 있는 자료를 얻는 것의 중요성은 아무리 강조해도 지나치지 않으며 임상시험의 핵심이라고 볼 수 있다.**

임상시험을 실시함에 있어서 임상시험 관리기준의 준수는 대단히 중요하므로 보통 임상시험계획서에 임상시험 관리기준을 준수할 것을 명확하게 기술하게 된다. 예를 들면, 다음과 같은 문구가 임상시험계획서에 포함되게 된다.

> "본 계획서에 규정된 절차는 임상시험의뢰자 및 시험자가 이 시험을 실시, 평가하고 결과를 기록하는 데 있어 GCP 및 헬싱키 선언의 기본정신을 준수하도록 작성되었다. 본 시험은 KGCP 및 관련 규정에 따라 시행될 것이다."

그리고 임상시험을 수행하는 시험책임자는 다음의 문구 밑에 서명하도록 되어 있다.

> "나는 임상시험이 ICH GCP 표준에 따라 진행되어야 함에 동의하고 헬싱키선언에 근거한 원칙과 특히 IRB, 피험자 서명동의에 대한 나의 의무를 받아들인다."

또 한 가지 강조하고 싶은 것은 신약개발을 위한 임상시험은 순수한 과학적 지식을 탐구하는 연구가 아니라는 점이다. 보통 대학에서 수행되는 많은 연구는 순수한 과학적 지식을 탐구하는 연구이고, 지켜야 할 연구윤리가 존재한다. 하지만 이 연구윤리를 어긴 경우 그 연구자는 법적인 처벌이 아니라 대학이 주는 처벌만 받는다. 예를 들어 황우석 박사는 연구결과를 조작하였는데 대학에서 파면되었을 뿐 법적인 처벌은 받지 않았다. 그래서 감옥에 가지는 않았다.

하지만 신약개발을 위한 임상시험은 약사법과 약사법 시행세칙에 맞게 수행되어야만 한다. 그렇지 않을 경우 그에 상응하는 법적인 처벌을 받게 되어 있다.

2.2 확증적 임상시험confirmatory trial과 탐색적 임상시험

임상시험은 크게 확증적 임상시험과 탐색적 임상시험으로 나눌 수 있다. 확증적 임상시험에 대해 ICH E9은 다음처럼 기술하고 있다(ICH E9 1998).

> A confirmatory trial is an adequately controlled trial in which the hypotheses are stated **in advance** and evaluated. As a rule, confirmatory trials are necessary to provide firm evidence or safety. In such trials the key hypothesis of interest follows directly from the trial's primary objective, is always **predefined**, and is the hypothesis that is subsequently tested when the trial is complete.

즉 확증적 임상시험에는 적절한 대조군이 존재해야 하며, 검정할 통계적 가설이 사전에 명시되어야 한다. 대조군이 있어야 하는 이유는 대조군 없이는 시험약의 약효를 과학적이고 객관적으로 평가하기가 어렵기 때문이다. 임상시험에서 대조군의 중요성에 대해서는 16장에 자세하게 설명되어 있다.

임상시험을 시작하기 전에 항상 가설을 기술해야 하는 것이 확증적 임상시험의 중요한 조건이 되는 이유는, 1.4절에서 이미 설명한 바와 같이 임상시험 완료 후 자료를 보고 나서 가설을 세우면 우리 입맛에 맞는 결론을 만들어 낼 수 있기 때문이다. 예를 들어, 비열등성 임상시험의 경우 비열등성 마진은 임상시험 시작 전에 정해야 하며, 임상시험이 종료된 이후에 변경될 수 없다.

또한 대체로 확증적 임상시험은 시험약의 효능 또는 안전성에 대한 확증적 증거를 제공하는 역할을 수행하게 된다. 확증적 임상시험에서 관심 있는 가장 중요한 가설은 그 임상시험의 가장 중요한 목적을 잘 반영할 수 있어야 하며, 언제나 사전에 임상시험계획서에 정의되어야만 하고, 임상시험이 완료되면 바로 따라서 검정되어야만 한다(ICH E9 1998).

> Confirmatory trials are intended to provide firm evidence in support of claims; hence adherence to protocols and standard operating procedures is particularly important. Unavoidable changes should be explained and documented, and their effect examined. A justification of the design of each such trial and of other important statistical aspects, such as the principal features of the planned analysis, should be set out in the protocol.

확증적 임상시험은 시험약의 효능(또는 안전성)에 대한 확실한 증거를 제공하는 것을 목적으로 하고, 그 얻어진 확증적 증거에 근거하여 시험약이 시판허가를 받을 수 있는지 여부가 결정되기 때문에, 임상시험계획서와 표준작업절차를 준수하는 것은 대단히 중요하다. 임상시험계획서는 임상시험을 시작하기 전에 최대한 주의를 기울여 작성하고 일단 작성한 후에는 변경하지 않는 것이 최선이다. 하지만 실제 임상시험에서는 아무리 사전에 모든 노력을 기울여 임상시험계획서를 작성하였다고 하더라도 부득이 하게 임상시험계획서를 변경해야 하는 경우가 가끔 발생한다. 임상시험계획서 변경을 하게 되는 경우에는 그 불가피성을 설명하고 문서화해야 한다. 이에 대해서는 1.4절에서 살펴본 바 있다(ICH E9 1998).

> In a confirmatory trial, it is equally important to estimate with due precision the size of the effects attributable to the treatment of interest and to related these effects to their clinical significance.

확증적 임상시험에서는 시험약의 효능에 대한 통계적 가설검정 못지않게 중요한 것이 시험약의 약효의 크기를 추정하는 것이다. 여기에는 시험약의 효과에 대한 점추정치와 95% 신뢰구간이 계산되어야만 한다. 그리고 이렇게 얻어진 시험약의 약효의 추정치를 기반으로 하여 임상적 유의성을 판단하는 것이 중요하다. 임상적 유의성에 대해서는 1.2절에서 설명하였다.

반면에 탐색적 임상시험exploratory trial에 대해 ICH E9은 다음처럼 기술하고 있다(ICH E9 1998).

> The rationale and design of confirmatory trials nearly always rests on earlier clinical work carried out in a series of exploratory studies. Like all clinical trials, these exploratory studies should have clear and precise objectives. However, in contrast to confirmatory trials, their objectives may not always lead to a simple tests of predefined hypotheses. In addition, exploratory trials may sometimes require a more flexible approach to design so that changes can be made in response to accumulating results. Their analysis may entail data exploration. Tests of hypothesis may be carried out, but the choice of hypothesis may be data dependent. Such trials cannot be the basis of the formal proof of efficacy, although they may contribute to the total body of relevant evidence.

확증적 임상시험을 수행하기 위해서는 피험자 모집단, 용량 및 용법, 1차 유효성 평가변수 등과 같은 여러 요소에 대한 어느 정도 알려진 정보를 통해 잘 계획해야 한다. 이러한 정보는 대체로 확증적 임상시험 이전에 수행된 일련의 탐색적 임상시험들로부터 얻게 된다. 다른 모든 임상시험들처럼, 탐색적 임상시험도 명확한 목적을 가져야만 한다. 하지만 탐색적 임상시험은 확증적 임상시험과는 달리 시험약의 여러 특징들을 탐색하는 것을 목표로 한다. 그러므로 확증적 임상시험에서처럼 사전에 정한 통계적 가설검정만이 중요한 것이 아니라, 그 외에도 다른 여러 가지 시험약의 특징들을 탐색해보는 일이 중요하다. 따라서 다양한 통계방법들을 동원해 여러 가지 변수들을 통계적으로 분석하여 시험약의 특징들을 탐색해보게 된다. 통계적 가설검정이 실시되기도 하지만, 통계적 가설은 사전에 정해지지 않고 임상시험 완료하고 자료를 모두 얻고 난 후에 정해질 수도 있다. 그 이유는 시험약의 다양한 특징들을 온갖 방법으로 탐색해보는 일이 허락되기 때문이다.

탐색적 임상시험은 이처럼 사전에 임상시험계획서에 명기되지 않은 통계적 가설을 검정해 볼 수도 있고, 자료들은 온갖 통계적 방법으로 분석해보는 것이 허락된다. 하지만 그런 것들이 허락되는 이유는 여기서 얻은 결과를 단지 탐색적 결과로만 인정하고 확증적 결과로는 인정하지 않기 때문이다. 탐색적 임상시험에서 얻은 결과를 확증적 결과로 받아들이기 위해서는 추가로 확증적 임상시험을 수행해야만 한다(ICH E9 1998).

> Such trials cannot be the basis of the formal proof of efficacy, although they may contribute to the total body of relevant evidence.

한 임상시험이 확증적 측면과 탐색적 측면을 모두 가질 수도 있다. 예를 들어, 대부분의 확증적 임상시험에는 1차 유효성 평가변수에 대한 분석이 확증적 분석이 된다. 하지만 그 외에도 다양한 탐색적 분석이 수행되게 된다. 1차 유효성 평가변수를 보조하는 2차 유효성 평가변수들에 대한 분석, 1차 유효성 평가변수들에 대한 추가 분석(예를 들면, 하위군 분석), 결측치 자료분석방법에 대한 민감도분석 등이 탐색적 분석이 되게 된다. 2차 유효성 평가변수들에 대한 분석결과는 현 임상시험에서는 확증적 결과로 사용할 수는 없지만, 이러한 결과들은 필요한 경우 추후에 확증적 임상시험을 계획하는 데 사용될 수도 있다. 임상시험계획서에는 각 분석이 확증적 분석인지 탐색적 분석인지를 명확하게 구분해야만 한다(ICH E9 1998).

> Any individual trial may have both confirmatory and exploratory aspects. For example, in most confirmatory trial the data are also subjected to exploratory analyses which serve as a basis for explaining or supporting their findings and for suggesting further hypotheses for later research. The protocol should make a clear distinction between the aspects of a trial which will be used for confirmatory proof and the aspects which will provide data for exploratory analysis.

2.3 모집단population

임상시험계획서에 있는 피험자 선정기준과 제외기준은 그 임상시험이 어떤 모집단을 염두에 두고 수행되는 것인지를 밝히는 역할을 하게 된다. 좁은 모집단을 선택하면 시험약의 약효를 보이기 쉬워지지만 나중에 시판허가를 받았을 때 적응증이 좁아지게 되는 반면, 넓은 모집단을 선택하면 임상시험이 성공하여 시판허가를 받으면 적응증의 범위는 넓어지지만 임상시험에 다양한 피험자들이 섞여 있기 때문에 임상시험이 성공하기가 어려워질 수도 있다. 적응증의 의미는 1.11절에서 이미 살펴본 바 있다.

그래서 ICH E9은 신약개발 초기 단계의 임상시험에서는 모집단을 좁게 하여 시험약의 약효를 관찰할 가능성을 크게 하라고 권고하고 있다. 이 단계에서는 표본크기가 대체로 작아 검정력이 낮기 때문에 모집단을 좁게 하여야만 시험약의 약효를 확인할 가능성이 크다(ICH E9 1998).

> In the earlier phases of drug development, the choice of subjects for a clinical trial may be heavily influenced by the wish to maximize the chance of observing specific clinical effects of interest. Hence they may come from a very narrow subgroup of the total patient population for which the drug may eventually be indicated.

반면에 초기 임상시험이 성공하여 확증적 임상시험을 실시하게 되는 경우, 확증적 임상시험에 참여하는 피험자는 목표 모집단을 가능한 잘 반영하여야 한다. 그러므로 확증적 임상시험에서는 시험약의 약효를 추정하기 위하여 피험자들의 동질성을 유지하면서도 동시에 초기 임상시험에 비해 선정기준과 제외기준을 느슨하게 하여 목표 모집단 안에 있는 더 다양한 피험자들이 모집될 수 있도록 한다. 이 단계에서는 목표 모집단이 초기 임상시험의 목표 모집단보다 더 넓어진 만큼 시험약의 약효를 보이기 어려워진다. 그러므로 이 단계에서는 초기 임상시험보다 더 큰 표본크기를 사용하여 충분한 검정력을 확보하는 것이 중요하다(ICH E9 1998).

> However, by the time the confirmatory trials are undertaken, the subjects in the trial should more closely mirror the target population. In these trials, it is generally helpful to relax the inclusion and exclusion criteria as much as possible within the target population while maintaining sufficient homogeneity to permit precise estimation of treatment effects.

가끔 초기의 탐색적 임상시험과 후기의 확증적 임상시험의 역할의 차이를 잘 구별하지 못하여, 두 임상시험의 선정기준 및 제외기준 그리고 1차 유효성 평가변수를 동일하게 놓고 임상시험을 하는 경우가 있다. 예를 들어, 2상 임상시험을 시험약의 10mg, 20mg와 위약을 비교하는 평행설계로 디자인하여 탐색적 시험을 수행하였다고 가정해보자. 여기서 시험약 20mg가 10mg보다 효과가 더 우수하고 안전하여, 확증적 임상시험인 3상 임상시험에서는 시험약 20mg와 위약을 비교하는 평행설계로 디자인된 임상시험을 수행했다고 가정해보자. 만일 두 임상시험에서 선정기준 및 제외기준 그리고 1차 유효성 평가변수가 모두 동일하다면, 3상 임상시험의 표본크기 계산에는 2상 임상시험에서 얻어진 시험약 20mg와 위약 간의 시험약의 크기를 사용할 것이므로, 3상 임상시험의 표본크기가 2상 임상시험의 표본크기보다 작아지는 모순이 발생할 수도 있다. 그러므로 앞에서 지적한 바와 같이 초기의 탐색적 임상시험의 모집단과 후기의 확증적 임상시험의 모집단을 구별하는 것이 중요하다고 볼 수 있다.

한 임상시험에 참여한 피험자들이 그런 질병을 갖는 전체 피험자들의 모집단을 잘 대표하는 표본이 아닐 수도 있다. 그 이유는 지리적 위치가 다르거나, 임상시험이 수행된 시점이 다르거나, 특정한 의사나 병원의 의료행위 형태가 다르거나 하기 때문이다. 이 점은 3.9 절에서도 논의할 것이다. 그러므로 임상시험의 결과를 해석할 때, 이러한 점들을 충분히 논의하여 이러한 요인들의 영향을 감소시키는 것이 중요하다(ICH E9 1998).

No individual clinical trial can be expected to be totally representative of future users because of the possible influences of geographical location, the time when it is conducted, the medical practices of the particular investigator(s) and clinics, and so on. However, the influence of such factors should be reduced wherever possible and subsequently discussed during the interpretation of the trial results.

임상시험계획서에서 피험자 선정기준과 제외기준을 사전에 명기하여 **그 임상시험이 대상으로 하는 모집단을 정하는 일은 임상시험의 성공과 실패를 좌우할 결정적인 요소**이다. 3상 임상시험을 수행한다는 것은 2상 임상시험이 성공적이었다는 의미이다. 2상 임상시험이 성공했다는 말은 그 시험약은 어느 정도 효과가 있음을 의미하는 것이다. 문제는 특정한 환자에게는 그 시험약의 효과가 상당히 좋은 반면, 그 외 환자들에게는 그 시험약의 효과가 별로 없을 수 있다는 것이다. 많은 경우 환자들은 매우 이질적이다.

설명의 편의상 환자들을 하위군 A와 하위군 B로 나눌 수 있다고 가정해보자. 그리고 하위군 A에서는 그 시험약의 효과가 상당히 좋은 반면, 하위군 B에서 그 시험약은 효과가 별로 없다고 가정해보자. 만일 하위군 A와 하위군 B 모두에 대해서 임상시험을 실시하면 하위군 A에서 관찰된 시험약의 효과는 하위군 B에서 얻게 되는 시험약의 약한 효과에 희석되어, 전체적으로는 시험약의 효과가 유의하지 않을 수 있게 된다.

반면에 하위군 A를 대상으로만 임상시험을 실시했다면 시험약의 효능을 입증하였을 것이다. 그러므로 이 경우 선정기준과 제외기준을 하위군 A의 환자들만 임상시험에 참여하게 하는 것이 중요하다. 그런 의미에서 임상시험의 모집단을 정하는 일은 임상시험의 성공과 실패를 좌우할 결정적인 요소라는 것이다.

하지만 3상 임상시험을 계획하는 단계에서는 그러한 하위군 A와 하위군 B가 존재하는지 모르는 경우가 많다. 그래서 3상 임상시험을 실시하기 전에 탐색적 임상시험을 충분히 수행하고 그 결과를 면밀하게 분석해보는 것이 중요하다. 이처럼 시험약의 효과가 있는 하위군을 잘 골라낸다면 임상시험의 성공 가능성이 높아지므로, 그러한 하위군을 잘 골라내기 위한 enrichment design이 최근에 관심을 받고 있다.

2.4 1차 유효성 평가변수primary endpoint와 2차 유효성 평가변수

임상시험에서 시험약의 효과를 측정하는 데 사용되는 유효성 평가변수들은 다음 4가지 중 하나를 평가한다(FDA 2017).

(1) 임상적 사건. 예를 들어 사망률, 뇌졸중, 폐 악화pulmonary exacerbation, 정맥혈전색적증.
(2) 환자의 증상. 예를 들어 통증, 호흡장애, 우울증.
(3) 특정한 기능. 예를 들어 걷거나 운동하는 능력.
(4) 이러한 사건들 또는 증상들의 대리변수surrogate endpoint.

이러한 여러 개의 유효성 평가변수들 중에 임상시험 디자인 단계에서 가장 중요한 일 중 하나는 시험약의 효능을 평가하는 데 사용될 가장 중요한 변수인 1차 유효성 평가변수를 정하는 일이다. 유효성 평가변수들은 임상적 중요성의 순서를 정한 후 가장 중요한 평가변수(예를 들면, 사망률 또는 비가역적 이환율)를 종종 1차 유효성 평가변수로 정한다. 하지만 여러 이유에 의하여 항상 그러한 것은 아니다. 유효성 평가변수 중에 임상적 중요성의 순서에 의해 1차 유효성 평가변수를 정하지 않는 가장 흔한 이유는, 임상적으로 더 중요한 평가변수가 발생빈도가 낮아 임상시험을 성공시킬 검정력(시험약이 정말로 효과가 있을 때 임상시험을 통해 이를 입증할 확률. 4장을 참고할 것)이 부족한 경우이거나, 또는 임상적으로 덜 중요한 평가변수의 효과가 더 클 것이라고 예상되는 경우 때문이다.

이러한 경우에는 효과를 입증할 가능성이 높은 유효성 평가변수가 종종 1차 유효성 평가변수로 지정되곤 한다. 예를 들어, 항암제 임상시험에서는 전체 생존시간overall survival time이 거의 항상 가장 중요한 유효성 평가변수임에도 불구하고, 무진행 생존시간time-to-disease progression이 종종 1차 유효성 평가변수로 지정되는데, 그 이유는 무진행 생존시간이 더 입증하기가 쉽고, 더 일찍 찾아낼 수 있고, 종종 더 큰 효과를 갖기 때문이다. 반면에 전체 생존시간은 암이 진행된 이후 투여되는 2차 및 3차 치료제 효과에 의해, 우리가 비교하고 싶은 1차 치료제의 효과가 희석되어 버리는 단점이 있다(FDA 2017).

1차 유효성 평가변수의 선정이 함에 있어 그 질병 관련 의학계에서 비교적 논란 없이 인정된 변수가 있고 그러한 변수가 관련 가이드라인에 명시되어 있는 경우도 있다. 예를 들어 고혈압, 고지혈증, 당뇨병의 경우 치료의 궁극적인 임상적 혜택은 사망률mortality과 이환율morbidity을 감소시키는 것이다. 하지만 사망률과 이환율을 평가하기 위해서는 장기간 임상시험이 필요하기 때문에, 대리변수가 효능을 평가하기 위하여 사용된다. 고혈압의 경우 기저치로부터 12주까지의 혈압의 변화량을 1차 유효성 평가변수로 사용하며(ICH E12A 2000), 고지혈증의 경우 기저치로부터 6개월까지의 지질lipid의 변화량을 1차 유효성 평가변수로 사용하고(FDA 1990), 당뇨병의 경우에는 HbA1c(Hemoglobin A1c: 당화혈색소)가 1차 유효성 평가변수로 사용된다(FDA 2008). 대리변수에 대해서는 2.7절에서 더 자세히 살펴볼 것이다.

대부분의 확증적 임상시험의 목적은 시험약의 효능을 증명하는 것이기 때문에, 1차 유효성 평가변수는 대부분 효능을 측정하는 변수이다. 하지만 가끔 안전성에 대한 변수가 1차 평가변수가 되는 경우도 있고, 삶의 질quality of life이나 경제성 평가를 나타내는 변수가 1차 유효성 평가변수가 될 수도 있다(ICH E9 1998).

This will usually be an efficacy variable, because the primary objective of most confirmatory trials is to provide strong scientific evidence regarding efficacy. Safety/tolerability may sometimes be the primary variable, and will always be an important consideration. Measurements relating to quality of life and health economics are further potential primary variables.

1차 유효성 평가변수는 임상시험의 성공과 실패를 판단하는 데 사용되는 변수이므로 1차 유효성 평가변수의 선택은 임상시험에서 대단히 중요한 주제이다. 1차 유효성 평가변수는 필요에 의해서 아무 변수나 임의로 선택되어서는 안 된다. 1차 유효성 평가변수의 선택은 그 질병을 연구하는 의학계에서 인정되고 받아들여지는 변수이어야만 한다. 1차 유효성 평가변수는 이전 임상시험이나 다른 논문이나 문헌 등에서 사용되어서 그 변수에 대한 경험이 축적된 신뢰할 수 있고 신뢰성이 검증된 변수를 사용할 것이 권고된다. 선택된 1차 유효성 평가변수가 선정기준과 제외기준에 의해 정해지는 피험자 모집단에서 임상적으로 의미 있고 중요한 효과를 신뢰할 수 있고 타당하게 측정한다는 충분한 증거가 있어야만 한다(ICH E9).

The selection of the primary variable should reflect the accepted norms and standards in the relevant field of research. The use of a reliable and validated variable with which experience has been gained either in earlier studies or in published literature is recommended. There should be sufficient evidence that the primary variable can provide a valid and reliable measure of some clinically relevant and important treatment benefit in the patient population described by the inclusion and exclusion criteria.

1차 유효성 평가변수는 임상시험계획서에 사전에 명확하게 명기되어야만 하며, 그러한 1차 유효성 평가변수가 선택된 이유도 함께 기술되어야만 한다(ICH E9 1998).

The primary variable should be specified in the protocol, along with the rationale for its selection.

임상시험이 종료되어 맹검이 해제된 후 1차 유효성 평가변수의 정의를 변경하는 일은 허용되지 않는다. 그 이유는 분석결과를 모두 보고 나서 1차 유효성 평가변수의 정의를 변경하는 일이 허락된다면, 어떠한 경우에도 유의한 결과를 만들어낼 수 있기 때문이다. 이를 다르게 표현하면 편의bias가 생기기 때문인데 얼마만큼의 편의가 생기는지 평가하기 어렵다(ICH E9 1998).

Redefinition of the primary variables after unblinding will almost always be unacceptable, since the biases this introduces are difficult to assess.

1차 유효성 평가변수의 임상적 효과를 측정하는 방법이 여러 가지가 있는 경우, 임상시험 계획서에 그 여러 가지 방법 중에 어느 방법을 1차 유효성 평가변수로 삼는지를 사전에 명확하게 기술하여야만 한다. 이렇게 명확하게 정해 놓지 않은 경우, 나중에 어느 방법을 1차 유효성 평가변수로 삼을지 해석상의 문제가 발생할 가능성이 있기 때문이다. 만일 여러 가지 측정방법 중에 가장 유의한 결과가 나오는 방법을 임상시험 종료 후에 선택한다면, 이는 다중검정의 문제가 발생하게 되기 때문이다. 다중검정의 문제가 발생하면, 실제로 시험약은 효능이 없음에도 불구하고 효능이 있다고 잘못된 판단을 할 오류 가능성이 매우 커지게 된다. 이러한 문제점들은 8.7절에서 자세하게 설명되어 있다(ICH E9 1998).

When the clinical effect defined by the primary objective is to be measured in more than one way, the protocol should identify one of the measurements as the primary variable on the basis of clinical relevance, importance, objectivity, and/or other relevant characteristics, whenever such selection is feasible.

일반적으로 1차 유효성 평가변수는 한 개이다. 하지만 가끔 두 개 이상인 경우도 존재하는데 이에 대해서는 8.10절에 자세하게 설명되어 있다.

선택된 1차 유효성 평가변수는 표본크기를 계산하는 데 사용된다. 표본크기를 계산하는 방법에 대해서는 4장에 설명되어 있다. 표본크기는 그 임상시험이 완료되기까지 어느 정도의 시간과 비용이 드는지를 의미하므로, 1차 유효성 평가변수의 선택은 그 임상시험을 수행하는 데 필요한 비용 산정에 큰 영향을 미치게 된다(ICH E9 1998).

The primary variable should generally be the one used when estimating the sample size.

2차 유효성 평가변수는 임상시험의 1차 목적과 관련된(1차 유효성 평가변수 이외의) 시험약의 효과를 측정해주는 보조적인 변수들이거나, 또는 임상시험의 2차 목적과 관련된 변수들이다(ICH E9 1998).

> Secondary variables are either supportive measurements related to the primary objective or measurements of effects related to the secondary objectives.

2차 유효성 평가변수의 종류는 다음과 같이 6가지로 나눌 수 있다(D'Agstino 2000).

(1) 2차 유효성 평가변수가 1차 유효성 평가변수에 대한 정보를 제공하고 1차 유효성 평가변수에 대한 이해도를 높이는 경우이다.

예를 들어, 1차 유효성 평가변수를 여러 시점에서 반복 측정하는 임상시험의 경우, 최종 방문 시점에서 측정된 평가변수 값은 1차 유효성 평가변수가 되고, 최종 방문 이전에 측정된 평가변수의 값들이 2차 유효성 평가변수가 될 수 있다. 또 다른 예로는 진통제 임상시험에서 1차 유효성 평가변수는 특정기간 동안 통증 완화 점수의 합이 되는데, 2차 유효성 평가변수들은 특정 시간대에서의 통증 점수가 될 수 있다.

(2) 복합변수composite variable의 경우, 복합변수의 구성요소들 또는 관련된 변수들이 2차 유효성 평가변수가 될 수 있다.

예를 들어, 고지혈증과 고혈압에 대한 대규모 임상시험에서는 복합변수가 비치명적 심근경색non-fatal myocardial infarction 또는 관상동맥사coronary death로 이루어지게 된다. 이 경우 복합변수의 각 구성요소인 비치명적 심근경색과 관상동맥사가 각각 2차 유효성 평가변수가 될 수 있다. 이 두 2차 유효성 평가변수와 관련된 유용한 변수인 혈관 내의 폐색 제거, 이식 수술 따위에 의한 혈관재생revascularization이 또 다른 2차 유효성 평가변수가 되기도 한다.

(3) 임상시험에서 사용되는 시험약에 대한 매우 중요한 평가변수이지만, 그 변수를 1차 유효성 평가변수로 정하는 경우 검정력이 너무 낮아져서 2차 유효성 평가변수로 삼는 경우이다.

예를 들어 고지혈증 임상시험에서, 모든 원인에 의한 사망all-cause mortality은 가장 중요한 평가변수이다. 하지만 이 평가변수는 발생빈도가 매우 낮아 웬만큼 큰 표본크기가 확보된 임상시험이 아니고서는 이 평가변수를 1차 유효성 평가변수로 사용하면 검정력이 너무 낮아지게 되어 임상시험이 성공하기 어렵다. 이러한 경우 모든 원인에 의한 사망을 2차 유효성 평가변수로 삼게 된다.

(4) 시험약이 약효를 내게 되는 과정을 이해하게 해주는 역할을 하는 변수가 2차 유효성 평가변수가 되기도 한다.

예를 들어 심혈관계질환에 대한 임상시험에서 경동맥 초음파carotid ultrasound에 의하여 혈관의 협착stenosis이 얼마나 진행되었는지를 수량적으로 나타내주는 변수가 2차 유효성 평가변수가 될 수 있다.

(5) 시험약에 대한 가장 중요한 목적은 아니지만 시험약을 이해하는 데 중요한 부가설sub-hypotheses에 대한 변수가 2차 유효성 평가변수가 될 수 있다.

(6) 탐색적 분석을 위해 디자인된 변수가 2차 유효성 평가변수가 될 수 있다. 비록 확증적 임상시험이라고 할지라도 늘 새롭게 배울 것이 무언가가 있게 된다. 이 경우 사전에 정해진 2차 유효성 평가변수들을 탐색적으로 분석해보면 이러한 목적을 달성할 수 있게 된다.

2.5 복합변수Composite variable

임상시험의 주목적과 관련된 여러 개의 변수들이 존재하고, 이 여러 개의 변수들 중에서 단 하나의 변수만으로는 질병의 특징을 잘 나타낼 수 없는 경우가 존재한다. 이 경우 사용할 수 있는 방법 중 하나는 사전에 정해진 알고리즘을 사용하여 그 여러 개의 변수들을 모두 통합하여 하나의 복합변수를 만드는 것이다. 사실 1차 유효성 평가변수는 여러 개의 임상적 측정값들의 조합으로 종종 표현된다(예를 들면, 관절염이나 정신장애에서는 여러 개의 평가항목들을 사용하여 그 질병을 평가한다)(ICH E9 1998).

> If a single primary variable cannot be selected from multiple measurements associated with the primary objective, another useful strategy is to integrate or combine the multiple measurements into a single or composite variable, using a predefined algorithm. Indeed, the primary variable sometimes arises as a combination of multiple clinical measurements(e.g., the rating scales used in arthritis, psychiatric disorders, and elsewhere).

복합변수가 유용한 다른 경우는 각 변수의 발생빈도가 매우 낮은 경우이다. 예를 들어, 심장병 관련 임상시험에서는 중요한 평가변수가 사망이나 심근경색인데, 이러한 변수는 발생빈도가 낮아 엄청나게 많은 표본크기를 사용해야만 적절한 검정력(검정력에 대해서는 4장 참고)을 유지할 수 있다. 하지만 이 경우 사망과 심근경색을 합친 복합변수를 사용하게 되면 그만큼 복합변수의 발생빈도가 높아져 보다 더 적은 수의 표본크기로도 적절한 검정력을 가질 수 있게 된다. 복합변수를 1차 유효성 평가변수로 사용한 실제 사례는 9.9절에 제시되어 있다.

복합변수의 장점은 다중검정의 문제를 해결해 준다는 것이다. 즉 각각의 변수들을 모두 5%의 유의수준으로 검정한다면, 모든 변수들이 유의하지 않음에도 불구하고 우연에 의해 적어도 하나의 유의한 변수를 찾아내게 될 familywise type I error가 5% 커지게 된다(자세한 내용은 8장을 참고할 것). 하지만 복합변수를 만들게 되면 각 변수들을 각각 5% 유의수준으로 검정할 필요 없이, 복합변수 하나만을 5% 유의수준으로 검정하면 되므로, 더 이상 다중검정의 문제가 발생하지 않게 된다(ICH E9 1998).

> This approach addresses the multiplicity problem without requiring adjustment to the type I error.

반면에 복합변수의 단점은 복합변수의 결과 해석이 어렵거나 무의미해질 수 있다는 것이다. 예를 들어, 복합변수가 변수 A, B, C를 합쳐서 만들었다고 가정해보자. 전체 복합변수는 유의하다고 하더라도 이는 변수 A에서 시험약의 효과가 대조약의 효과보다 압도적으로 커서 나온 결과이며, 심지어 변수 C에서는 시험약의 효과가 대조약의 효과보다 못한 결과일 수도 있다.

임상시험의 다른 경우와 마찬가지로, 여러 변수를 합쳐서 복합변수를 만드는 방법은 사전에 임상시험계획서에 명시되어야만 한다. 만일 그렇지 않고 임상시험이 모두 종료된 후에 결과를 보면서 복합변수를 만들 수 있도록 한다면, 자신의 입맛에 맞는 결과가 나오도록 복합변수를 만드는 방법을 조작할 가능성이 있기 때문이다(ICH E9 1998).

> The method of combining the multiple measurements should be specified in the protocol, and an interpretation of the resulting scale should be provided in terms of the size of a clinically relevant benefit.

복합변수가 1차 유효성 평가변수로 사용되는 경우, 그 복합변수를 구성하는 변수들은 임상적으로 의미가 있고 그 변수들이 밸리데이트된 경우에는 가끔 따로 분석될 수도 있다. 이 경우 다중검정에 따른 다중성은 보정하지 않으며, 그 결과를 해석하는 것은 통계적 판단이 아닌 임상적 판단이 된다. 복합변수를 어떻게 만들고 어떻게 통계적으로 분석해야 하는지는 여전히 많은 논쟁거리가 있는 분야이다(ICH E9 1998). 복합변수의 분석에 대해서는 8.12절에서 자세하게 살펴볼 것이다.

When a composite variable is used as a primary variable, the components of this variable may sometimes be analyzed separately, where clinically meaningful and validated.

평가척도가 1차 유효성 평가변수로 사용되는 경우에는 내용 타당도content validity, 평가자 간 신뢰도interrater raliability와 평가자 내 신뢰도intrarater reliability, 질병의 심각도에 발생한 변화를 얼마나 잘 표현하는지에 대해 평가하는 것이 중요하다(ICH E9 1998).

When a rating scale is used as a primary variable, it is especially important to address factors such as content validity, inter- and intrarater reliability, and responsiveness for detecting changes in the severity of disease.

내용 타당도란 어떤 평가척도가 과연 측정하고자 하는 것을 어느 정도 측정하는지를 나타내 주는 것이다. 그리고 평가자 간 신뢰도는 다른 평가자들이 평가할 때 얼마나 동일한 결과를 내느냐를 나타내준다. 마찬가지로 평가자 내 신뢰도는 같은 평가자들이 평가할 때 동일한 결과를 내느냐를 나타내준다.

2.6 종합평가변수Global assessment variables

시험약의 전반적인 효능, 안전성, 유용성을 측정하기 위하여 종합평가변수가 만들어지는 경우도 있다. 종합평가변수란 피험자의 상태나 그 변화에 대한 객관적인 변수와 임상연구자의 전반적인 의견을 통합한 단일변수를 의미하며, 일반적으로 순서화된 범주형 척도로 나타낸다. 예를 들면, 임상연구자가 어떤 객관적인 변수와 전반적인 자신의 의견을 통합하여 피험자의 상태가 기저치에 비하여 '개선', '변화없음', '악화'로 평가하는 경우를 들 수 있다. 전반적인 효능에 대한 종합평가치는 신경과 및 정신과 치료 분야 등에서 특히 잘 확립되어 있다(ICH E9 1998).

In some cases, global assessment variables are developed to measure the overall safety, overall efficacy, and/or overall usefulness of a treatment. This type of variable integrates objective variables and the investigator's overall impression about the state or change in the state of the subject, and is usually a scale of ordered categorical ratings. Global assessment of overall efficacy are well established in some therapeutic area, such as neurology and psychiatry.

종합평가변수는 일반적으로 주관적인 요소를 가지고 있다. 종합평가변수가 1차 유효성 평가변수 또는 2차 유효성 평가변수로 사용되는 경우에는 임상시험계획서에 다음 사항에 대한 자세한 설명이 있어야 한다(ICH E9 1998).

• 임상시험의 주목적에 대한 복합평가변수의 척도의 적절성
• 복합평가변수의 척도의 타당도와 신뢰도에 대한 근거
• 복합평가변수의 특정 범주에 피험자를 배정하기 위해 개별 피험자로부터 얻어진 자료를 이용하는 방법
• 결측치가 있는 피험자를 복합평가변수의 특정 범주에 배정하거나 평가하는 방법

> Global assessment variables generally have a subjective component. When a global assessment variable is used as a primary or secondary variable, fuller details of the scale should be included in the protocol with respect to:
> • The relevance of the scale to the primary objective of the trial
> • The basis for the validity and reliability of the scale
> • How to utilize the data collected on an individual subject to assign him/her to a unique category of the scale
> • How to assign subjects with missing data to a unique category of the scale, or otherwise evaluate them.

종합평가변수를 구성할 때 임상연구자가 객관적인 변수라고 간주하는 것이 있다면, 그 객관적인 변수는 추가적인 1차 유효성 평가변수(이 경우 1차 유효성 평가변수는 종합평가변수와 그 객관적인 변수가 되어 두 개 이상이 됨) 혹은 중요한 2차 유효성 평가변수로 고려되어야 한다. 그 이유는 아무래도 복합평가변수에는 임상연구자의 주관적인 평가가 영향을 미치기 때문에, 추가적으로 보다 객관적인 변수를 1차 유효성 평가변수 혹은 중요한 2차 유효성 평가변수로 두어서, 임상시험결과에 대한 객관성을 보다 더 확보하려고 하는 것이다(ICH E9 1998).

> If objective variables are considered by the investigator when making a global assessment, then those objective variables should be considered as additional primary or, at least, important secondary variables.

시험약이 최종 판매 승인을 받기 위해서는 통계적 유의성과 임상적 유의성을 보인 후 마지막 단계로 위험편익분석risk benefit analysis을 실시하여, 그 시험약을 투여 받음으로써 생기는 편익benefit이 위험risk을 초과함을 보여야 함을 1.9절에서 지적한 바 있다. 종합평가변수의 장점은 이러한 편익과 위험 요소들을 통합하여 의사physician들의 의사결정decision making 과정을 반영한다는 점이다. 다시 말하면 의사들이 어떤 환자에게 특정 약을 투여할지의 여부를 생각할 때는, 여러 객관적인 변수들(예를 들면, 어떤 임상변수에 대한 검사 결과)과 주관적인 요소들을 통합하여 판단하여 그 특정 약을 투여하여 생기는 편익이 위험을 초과한다고 판단될 때, 그 특정 약을 투여하기로 결정한다는 것이(ICH E9 1998).

Global assessment of usefulness integrates components of both benefit and risk and reflects the decision making process of the treating physician, who must weigh benefit and risk in making product use decisions.

종합평가변수의 단점은 두 치료제가 편익과 위험이라는 측면에서 매우 다름에도 불구하고, 두 치료법은 동등하다는 결론을 내릴 수도 있다는 점이다. 설명의 편의상 편익과 위험을 수량적으로 표현 가능하다고 가정하고, 편익은 큰 양수값을 가질수록 더 큰 편익을 나타내고, 위험은 큰 음수값을 나타낼수록 더 큰 위험을 나타낸다고 가정하자. 치료제 A의 편익은 +50이고 위험은 −40이며, 치료제 B의 편익은 +10이고 위험은 0이라고 가정하자. 이 경우 치료제 A는 매우 큰 효과를 볼 수도 있지만 동시에 매우 위험할 수도 있는 치료제인 반면, 치료제 B는 효과는 작고 위험은 거의 없는 치료제이다. 이 두 치료제의 편익과 위험은 매우 다름에도 불구하고, 종합평가변수로만 이 두 치료제를 평가하면 종합변수의 값이 10(50−40 또는 10−0)으로 같아지게 되어, 두 치료제가 동등하다고 판단하게 된다는 점이다(ICH E9 1998).

A problem with global usefulness variables is that their use could in some cases lead to the result of two products being declared equivalent despite having very different profiles of beneficial and adverse effects. For example, judging the global usefulness of a treatment as equivalent or superior to an alternative may mask the fact that it has little or no efficacy but fewer adverse effect.

그러므로 종합평가변수를 1차 유효성 평가변수로 사용하는 것은 권고되지 않는다. 만일 종합평가변수가 1차 유효성 평가변수로 지정된다면, 특정한 효능을 나타내는 변수와 안전성 변수를 부가적인 1차 유효성 평가변수로 고려하는 것이 중요하다. 즉 그렇게 해야만 편익과 위험을 각각 따로 평가해볼 수 있기 때문이다(ICH E9 1998).

Therefore, it is not advisable to use a global usefulness variable as a primary variable. If global usefulness is specified as primary, it is important to consider specific efficacy and safety outcomes separately as additional primary variables.

2.7 대리변수Surrogate variable

임상적 효과를 직접적으로 측정해주는 변수를 임상적 결과변수clinical endpoint라고 한다. 예로는 피험자의 생존 상태를 나타내는 사망률mortality 또는 증상성 상태symptomatic condition를 나타내는 변수들이다. 시험약의 효과를 평가하기 위하여 우리가 정말로 관심 있는 변수들은 바로 임상적 결과변수들이다. 하지만 임상적 결과변수를 직접 측정하는 것이 가능하지 않거나 비용이 많이 들거나 시간이 오래 걸리는 어려운 경우, 그 임상적 효과를 간접적으로 측정하는 변수인 대리변수surrogate variable를 측정하게 된다. 대리변수의 예는 다음과 같다.

표 2.1 대리변수의 예

질병/적응증	대리변수	임상적 결과변수
hypertension	blood pressure	stroke
congestive heart failure	exercise tolerance	mortality
osteoporosis	bone mineral density	fractures
HIV	CD4 cell count	mortality
hyperglycemia	blood sugar, Hb1AC	coronary artery disease
cancer	tumor size	overall survival time

표 2.1에서 보는 것과 같이 대리변수는 다양한 적응증에 사용되고 있고 임상적 결과변수clinical endpoint에 대한 신뢰할만한 예측변수로 종종 사용되고 있다. 그 이유는 임상적 결과변수를 측정하는 것에 비하여 대리변수를 사용하면 임상시험을 더 빨리 더 적은 피험자를 사용하여 마칠 수 있기 때문이다. 따라서 대리변수는 확증적 임상시험이 아닌 탐색적 임상시험에 적합하다고 볼 수 있다. 위 표에 제시된 대리변수들은 유효성에 대한 대리변수들이다. 반면에 안전성 변수에 대한 대리변수도 있는데, 대표적인 예가 QTc interval이다. QTc interval은 중증의 심실성 부정맥인 다형성 심실빈맥Torsades de pointes에 대한 대리변수이다.

표 2.1에 있는 대리변수들은 시험약의 시판허가를 받기 위한 임상시험의 과정 중에 사용되는 대리변수들이다. 반면 이미 시판허가를 받은 시험약에 대하여, 다른 모집단, 다른 인종, 다른 제형formulation, 다른 투여 경로들 간을 연결시켜주는 역할을 하는 약력학 시험에서 얻어지는 AUC와 Cmax도 대리변수라고 볼 수 있다. AUC와 Cmax에 대해서는 13.1절에 설명되어 있다. AUC와 Cmax를 대리변수로 사용하는 경우에는 다음과 같은 경우들이 있다.

(1) 간장애 환자 또는 신장애 환자(renal 또는 hepatic impairment가 있는 환자)들을 위해 시험약의 용량 조정
(2) 어린이 환자들을 위한 시험약의 용량 조정
(3) 외국에서 시판허가된 약에 대해 인종적 민족적 차이가 존재하는지를 알아보는 가교시험
(4) 두 개의 다른 제형formulation을 갖는 약 또는 다른 투여 경로를 갖는 약들의 생물학적 동등성 비교
(5) 복제약과 대조약brand-name drug 간의 생물학적 동등성 비교

대리변수가 중요한 역할을 하는 또 하나의 분야는 생명을 위협하거나 매우 심각한 질병에 대한 시험약의 판매승인이다. 이러한 질병의 경우에는 대리변수에서 유의한 효과를 보인 것만으로도 시험약의 시판허가를 받을 수 있다. 단, 나중에 확증적 임상시험을 한다는 조건이 붙는다.

하지만 명심해야 할 점은 대리변수가 그 자체로는 피험자에게 도움이 되지 않는다는 점이다. 대리변수가 중요한 이유는 임상적 결과를 잘 예측하리라 예상하기 때문이다. 그러므로 시험약이 대리변수에 유의한 효과를 보인 경우에는 대개 임상적 결과변수에도 유의한 효과를 보인다는 것을 보이는 것이 요구된다. 대리변수에서의 시험약의 유의한 효과가 임상적 결과변수에서도 확인되어, 대리변수가 성공적인 경우들도 있다. 예를 들면, viral load과 CD4 cell count는 AIDS의 진행을 올바르게 예측한다고 알려져 있다(ICH E9 1998).

Commonly accepted surrogate variables are used in a number of indications where they are believed to be reliable predictors of clinical benefit.

반면에 시험약이 대리변수에서는 유의한 효과를 보였지만 추후에 수행된 확증적 임상시험에서 임상적 결과변수clinical endpoint에서는 유의한 효과를 보이지 못한 사례들이 상당히 있었다. 대표적인 사례가 22.5절에 소개된 CAST study이다. 심장부정맥cardiac arrhythmias이 갑작스런 사망sudden death을 잘 예측해주리라 예상했으나, 실제 임상시험결과는 시험약에서의 사망률이 위약에서의 사망률보다 더 높았다. 즉 대리변수인 부정맥arrhythmias이 임상적 결과변수인 갑작스런 사망을 잘 예측해주지 못한 것이다.

다른 예로는 심부전 환자에게 사용하는 inotropic agents이다. 이 약은 심부전 환자들의 운동부하exercise tolerance를 높여준다는 연구 결과가 있어서 사망률도 낮추어 주리라 예상되었다. 하지만 나중에 수행된 확증적 임상시험에서는 이 약이 오히려 사망률을 더 높인다는 결과가 나왔다. 이 사례에서도 대리변수인 운동부하가 임상적 결과변수clinical endpoint인 사망률을 잘 예측해주지 못하였다(Packer 1988, Packer et al 1991).

항암제 임상시험에서는 5-fluorouracil과 leucovorin의 병용 투여가 5-fluorouracil의 단독 투여에 비하여 종양 크기tumor size를 더 유의하게 감소시켰으나, 나중에 수행된 확증적 임상시험의 전체 생존시간overall survival time에서는 별 차이가 나지 않았다. 이 사례에서도 대리변수인 종양 크기tumor size가 임상적 결과변수인 전체 생존시간을 잘 예측해주지 못하였다.

반면에 임상적 결과변수에는 효과가 나타나는데 대리변수에는 아무런 변화가 없는 경우도 있다(ICH E9 1998).

There have been many instances where treatments showing a highly positive effect on a proposed surrogate have ultimately been shown to be detrimental to the subjects' clinical outcome; conversely, there are cases of treatments conferring clinical benefit without measurable impact on proposed surrogates.

따라서 대리변수를 사용하는 데는 크게 다음의 두 가지 문제점이 존재한다. 첫 번째 문제점은 그 대리변수가 우리가 관심 있는 임상적 결과변수에 대한 진짜 예측변수가 아닐 수도 있다는 점이다. 예를 들면, 그 대리변수는 임상적 결과변수를 일으키는 여러 경로 중에 특정한 하나의 경로를 측정하기는 하나, 그 시험약이 임상적 결과변수에 효과를 내도록 하는 모든 정보를 제공하지는 못하는 경우이다(ICH E9 1998).

There are two principal concerns with the introduction of any proposed surrogate variable. First, it may not be a true predictor of the clinical outcome of interest. For example, it may measure treatment activity associated with one specific pharmacological mechanism, but may not provide full information on the range of actions and ultimate effects of the treatment, whether positive or negative.

대리변수의 두 번째 문제점은 대리변수만으로는 그 시험약의 위험risk과 편익benefit을 평가하기 어려울 수 있다는 점이다. 1.9절에서 시험약의 시판허가에 대한 가장 중요한 평가는 시험약의 약효와 안전성을 모두 평가하고, 그 외 시판된 다른 약들과 하위군 분석 등을 모두 마친 후에 실시하는 위험편익분석risk benefit analysis이라고 강조한 바 있다. 그런데 대리변수만으로는 그 시험약의 안전성을 완벽하게 평가하기 어렵다. 그러므로 대리변수에서 유의한 효과를 보인다고 하더라도, 추후에 실시되는 확증적 임상시험에서는 임상적 효능을 더 넘어서는 안전성 문제가 발생하여 그 시험약이 시판허가를 받지 못하게 되는 경우가 발생할 수도 있다(ICH E9 1998).

Second, proposed surrogate variables may not yield a quantitative measure of clinical benefit that can be weighed directly against adverse effects.

임상적 결과변수에 대한 예측력이 높은 대리변수를 찾아내기 위한 통계적 방법들이 연구되어져 왔고 논문 등에서 발표되어 왔으나, 이러한 방법들을 사용한 경험은 상대적으로 적은 편이다. 그래서 새로운 대리변수를 개발하는 일에 대한 요구는 많으나 성공한 경우는 적다(ICH E9 1998).

Statistical criteria for validating surrogate variables have been proposed but the experience with their use is relatively limited.

현실적인 관점에서 볼 때, 대리변수가 임상적 결과변수를 잘 예측할 수 있는 정도는 다음에 따라 달라진다. 첫째, 대리변수와 임상적 결과변수 사이 관계를 생물학적으로 설명 가능한지, 둘째, 대리변수의 값들이 임상적 결과변수를 잘 예측함을 보여주는 역학연구에서의 증거들, 셋째, 대리변수에서의 효과가 임상적 결과변수에 잘 대응됨을 보여주는 임상시험결과(ICH E9 1998).

In practice, the strength of the evidence for surrogacy depend upon (i) the biological plausibility of the relationship, (ii) the demonstration in epidemiological studies of the prognostic value of the surrogate for the clinical outcome, and (iii) evidence from clinical trials that treatment effects on the surrogate correspond to effects on the clinical outcome.

또 하나 명심할 것은 한 시험약에서 대리변수와 임상적 결과변수 사이의 관계를 보였다 하더라도, 비록 같은 질병에 대한 약이라도 새로운 다른 시험약이 작용기전이 다르다면, 앞에서 보인 대리변수와 임상적 결과변수 사이의 관계가 그 새로운 다른 시험약에게는 항상 적용 가능하지는 않다는 점이다(ICH E9 1998).

Relationship between clinical and surrogate variables for one product do not necessarily apply to a product with a different mode of action for treating the same disease.

2.8 범주화된 변수Categorized variables

연속형 변수 또는 순서가 있는 범주형 변수를 때때로 이분화dichotomization 또는 다른 범주로 변환하여 사용하는 것이 유용한 경우가 있다. 예를 들어, 임상시험 수행 후 측정한 어떤 변수의 값을 관측한 후 '성공(또는 실패)', '반응(반응 없음)'으로 범주화하는 것이 이분화의 흔한 사례이다. 이런 경우에는 '성공'의 정의가 무엇인지를 임상시험계획서에 사전에 명확하게 기술하여야만 한다. 예를 들어, 연속형 변수의 경우에는 기저치에 비해 최소 몇 퍼센트의 개선이 있으면 '성공'으로 정의하는 것이다. 또는 이완기 혈압이 90mmHg 이하로 감소하는 것을 '성공'이라고 정의하는 것이다. 순서가 있는 범주형 변수의 경우에는 어느 범주 이상을 '성공'으로 정의하는 것이다. 만일 총 가능한 범주가 아주 악화, 악화, 변화 없음, 개선, 아주 개선이라면, 예를 들어 개선과 아주 개선을 '성공'으로 정의하는 것이다(ICH E9 1998).

Dichotomization or other categorization of continuous or ordinal variables may sometimes be desirable. Criteria of "success" and "response" are common examples of dichotomies that should be specified precisely in terms of, for example, a minimum percentage improvement (relative to baseline) in a continuous variable or a ranking categorized as at or above some threshold level (e.g., "good") on an ordinal rating scale. The reduction of diastolic blood pressure below 90 mmHg is a common dichotomization.

이처럼 범주화하는 것은 그런 범주가 명확한 임상적 의미를 가질 때 가장 유용하다. 예를 들어 만약 이완기 혈압이 90mmHg 이하로 감소하는 것을 '정상'으로 보고, 고혈압 치료의 목표가 이완기 혈압을 90mmHg 이하로 감소시키는 것이라면, 이 경우 연속형 변수인 이완기 혈압을 이분화dichotomization하는 것은 매우 유용한 일이다(ICH E9 1998).

Categorizations are most useful when they have clear clinical relevance.

범주화 또는 이분화를 하는 경우에는 그 기준이 임상시험계획서에 사전에 명확하게 기술되어야만 한다. 예를 들어, 만약 이완기 혈압이 90mmHg 이하로 감소하는 것을 '성공'으로 간주하기로 했다면 그 기준값인 90mmHg를 임상시험계획서에 사전에 명확하게 기술하여야만 한다. 그 이유는 임상시험이 종료된 후 모든 결과를 다 알고 난 후에 기준값을 정한다면, 가장 자신의 입맛에 맞는 기준값을 선택하여 자신에게 유리한 결과를 만들어낼 가능성이 있기 때문이다(ICH E9 1998).

The criteria for categorization should be predefined and specified in the protocol, as knowledge of trial results could easily bias the choice of such criteria.

연속형 변수를 이분화 또는 범주화한다는 것은 사실 통계학적으로는 정보의 손실의 의미한다. 예를 들어, 이완기 혈압과 같은 연속형 변수의 경우 이분화 또는 범주화하지 않으면 그 이완기 혈압값을 정확하게 알고 있음을 의미한다. 다시 말하면 A, B, C 세 피험자의 이완기 혈압이 각각 85mmHg, 93mmHg, 100mmHg인 경우, 이 값들을 정확하게 알고 있는 상태가 된다. 하지만 만일 이완기 혈압이 90mmHg 이하인 경우에는 '성공', 아닌 경우에는 '실패'로 이분화한다고 가정해보자. 이 경우 피험자 A는 성공이지만 피험자 B와 C는 실패이다. 하지만 피험자 A가 성공이어도 그 피험자의 이환기 혈압이 90mmHg보다 얼마나 작은지 알지 못하며, 피험자 B와 C의 경우가 실패이어도 그 피험자들의 이완기 혈압이 90mmHg보다 얼마나 큰지 알지 못한다. 즉 정보의 손실이 생긴 것이다. 이렇게 정보의 손실이 발생하면 검정력(시험약이 정말로 효과가 있는 경우 그 임상시험을 통하여 이를 보일 확률)이 감소하게 된다. 그래서 같은 검정력을 갖고 싶은 경우(예를 들면 80%), 1차 유효성 평가변수를 연속형 변수로 삼는 경우에 비하여, 1차 유효성 평가변수를 이분화된 변수로 삼으면 더 많은 표본크기가 필요하게 된다. 즉 제약회사는 더 많은 비용을 지불해야만 한다. 그러므로 제약회사 입장에서는 이분화된 변수를 1차 유효성 평가변수로 삼는 것보다는 이분화되기 전의 연속형 값 또는 범주형 값을 갖는 변수를 1차 유효성 평가변수로 삼는 것이 비용 절감 측면에서 유리하다(ICH E9 1998).

Because categorization normally implies a loss of information, a consequence will be a loss of power in the analysis; this should be accounted for in the sample size calculation.

2.9 모니터링Monitoring

임상시험이란 사전에 계획된 임상시험계획서에 기술된 내용과 절차에 따라 수행되어야만 한다. 임상시험계획서를 가능한 위반하지 않고 임상시험계획서를 최대한 준수하여 임상시험을 수행하는 것은 그 임상시험의 결과의 신뢰성에 큰 영향을 미친다. 임상시험 모니터링을 조심스럽게 수행하면, 임상시험 중에 문제점을 조기에 발견하고 재발을 최소화할 수 있다(ICH E9 1998).

Careful conduct of a clinical trial according to the protocol has a major impact on the credibility of the results (see ICH E6). Careful monitoring can ensure that difficulties are noticed early and their occurrence or recurrence minimized.

제약회사가 후원하는 확증적 임상시험에는 두 가지 다른 종류의 모니터링이 있는데 이 둘을 명확하게 구별하는 것이 중요하다. 첫 번째 모니터링은 맹검을 해제하지 않은 채 임상시험의 질적 수준을 높게 유지하도록 감독하는 것이고, 두 번째 모니터링은 맹검을 해제하여 시험약과 대조약 간의 효능을 비교하는 중간분석이다. 이 두 가지 모니터링은 모두 임상시험 관련자들에게 각각 다른 종류의 책임이 부과되고 다른 형태의 임상시험 자료와 정보에 접근할 수 있으므로, 잠재적인 통계적 편의bias와 수행상의 편의operational bias를 통제하기 위하여 각기 다른 종류의 원칙이 적용된다(ICH E9 1998).

There are two distinct types of monitoring that generally characterize confirmatory clinical trials sponsored by the pharmaceutical industry. One type of monitoring concerns the oversight of the quality of the trial, while the other type involves breaking the blind to make treatment comparisons (i.e., interim analysis). Both type of trial monitoring, in addition to entailing different staff responsibilities, involves access to different types of trial data and information, and thus different principles apply for the control of potential statistical and operational bias.

임상시험의 질적 수준을 감독하는 목적으로서 수행되는 **첫 번째 형태의 모니터링에서 가장**

중요한 점은 맹검을 해제하지 않는다는 사실이다. 그러므로 맹검을 해제하지 않은 채로 임상시험계획서의 준수 여부, 수집된 임상시험 자료가 믿을만한지, 계획된 피험자 확보율이 달성되었는지, 임상시험 계획 시 적용한 가정은 적절했었는지, 피험자가 임상시험에서 탈락하지 않고 계속 참여하도록 하는 데 성공하고 있는지, 그리고 안전성 자료 등을 점검한다. 이러한 모니터링에서는 맹검을 해제하지 않으므로 안전성 문제가 발생해도 어느 군에서 발생했는지는 모른다. 하지만 중요한 사안의 경우에는 맹검 해제를 요청하여 해제하고 안전성 자료를 더 자세하게 평가할 수도 있다. 이러한 첫 번째 형태의 모니터링은 제약회사의 책임이다. 만일 임상시험을 임상시험 대행업체CRO에 의뢰했다면 그 임상시험 대행업체가 이러한 모니터링을 담당하게 된다.

이 첫 번째 형태의 모니터링에서 가장 중요한 점은 맹검을 해제하지 않는다는 사실이다. 사실 첫 번째 형태의 모니터링에서 만일 맹검을 해제한다면 이는 의약품 임상시험 관리기준KGCP의 중대한 위반 사항이며 처벌대상이 된다. 그 이유는 맹검을 해제하면 여러 가지 방법으로 편의bias가 발생할 수 있기 때문이다. 이에 대해서는 3장과 14장에 더 자세하게 설명되어 있다. 이 첫 번째 모니터링에서는 맹검을 해제하지 않기 때문에 시험약과 대조약의 효능을 비교해보는 통계적 검정을 실시할 수가 없다. 통계적 검정을 실시하지 않기 때문에 다중검정의 문제가 발생하지 않으며(다중검정에 대해서는 8장을 참고할 것), 그러므로 이러한 첫 번째 종류의 모니터링은 제1종 오류에 아무런 영향을 미치지 않는다(ICH E9 1998).

For the purpose of overseeing the quality of the trial, the checks involved in trial monitoring may include whether the protocol is being followed, the acceptability of data being accrued, the success of planned accrual targets, the appropriateness of the design assumptions, success in keeping patients in the trials, and so on. This type of monitoring does not require access to information on comparative treatment effects nor unblinding of data and, therefore, has no impact on Type I error.

이러한 첫 번째 형태의 모니터링을 실시하는 것은 제약회사의 책임이고, 제약회사 또는 제약회사에 의해 선정된 독립적인 단체에 의해 수행될 수 있다. 이러한 형태의 모니터링 기간은 보통 임상시험기관 선정에서부터 시작하여 마지막 피험자의 자료를 수집하고 정리할 때까지이다(ICH E9 1998).

The monitoring of a trial for this purpose is the responsibility of the sponsor (see ICH E6) and can be carried out by the sponsor or an independent group selected by the sponsor. The period for this type of monitoring usually starts with the selection of the trial sites and ends with the collection and cleaning of the last subject's data.

두 번째 형태의 모니터링은 맹검을 해제하여 시험약과 대조약의 효능을 비교하는 중간분석이다. 중간분석에 대한 이슈는 3장, 8장, 14장에 더 자세하게 설명되어 있다. 여기서는 중요한 세 가지 점을 강조하고 한다.

첫째, 중간분석을 하고자 한다면 사전에 중간분석을 언제 할 것이고 어떠한 방법으로 중간분석을 하겠다는 상세한 계획이 임상시험계획서에 기술되어야만 한다. 둘째, 중간분석은 제약회사나 임상시험연구자가 하는 것이 아니라 본 임상시험과 독립적인 독립적 자료모니터링위원회가 수행해야 한다는 점이다. 독립적 자료모니터링위원회에 대해서는 15장에 자세하게 설명되어 있다.

셋째, 중간분석을 하여 시험약과 대조약의 효능을 비교한 중간분석의 세세한 결과는 제약회사 관련자와 임상시험연구자에게 결코 알려져서는 안 되며, 임상시험을 중단할 것인지 계속할 것인지의 여부 같은 중요한 결과만 알려져야 한다는 것이다. 그 이유는 중간분석의 세세한 결과가 제약회사 관련자와 임상시험연구자에게 알려지면 수행상의 편의operational bias가 발생할 수 있기 때문이다. 수행상의 편의에 대해서는 14.6.1절에서 자세하게 설명되어 있다.

지금까지 국내 제약회사가 수행된 임상시험 중에 중간분석을 사전에 임상시험계획서에 계획한 임상시험은 매우 드물다. 그러므로 국내 임상시험에서 수행되는 모니터링은 대부분 첫 번째 형태의 모니터링이고, 두 번째 형태의 모니터링은 드물다고 볼 수 있다(ICH E9 1998).

The other type of trial monitoring (interim analysis) involves the accruing of comparative treatment results. Interim analysis requires unblinded (i.e., key breaking) access to treatment group assignment (actual treatment assignment or identification of group assignment) and comparative treatment group summary information. Therefore, the protocol (or appropriate amendments prior to a first analysis) should contain statistical plans for the interim analysis to prevent certain types of bias.

2.10 선정기준과 제외기준의 변경

임상시험계획서에 사전에 기술된 선정기준과 제외기준은 피험자 모집기간 내내 변하지 않고 일정해야만 한다. 하지만 가끔 선정기준과 제외기준을 변경해야 하는 경우도 있다. 예를 들면, 장기간의 임상시험에서는 임상시험의 외부로부터 또는 중간분석으로부터 얻은 의학적 지식에 의해 피험자 선정기준 및 제외기준을 변경할 필요가 발생할 수도 있다. 또는 모니터링 요원에 의해 피험자를 등록하여 선정하는 과정에서 반복적으로 발생하는 선정기준 및 제외기준 위반사항이 발견되면, 선정기준 및 제외기준을 변경할 필요가 생길 수도 있다. 또 다른 경우는 선정기준 및 제외기준이 지나치게 엄격하여 피험자 모집률이 매우 낮은 경우이다. 이 경우에는 선정기준 및 제외기준을 변경하지 않으면 임상시험을 종료하는 데 상당히 긴 시간이 소요될 수도 있으므로 선정기준 및 제외기준을 변경하는 것을 고려할 필요가 있을 수도 있다(ICH E9 1998).

Inclusion and exclusion criteria should remain constant, as specified in the protocol, throughout the period of subject recruitment. Changes may occasionally be appropriate, for example, in long-term trials, where growing medical knowledge either from outside the trial or from interim analyses may suggest a change of entry criteria. Changes may also result from the-discovery by monitoring staff that regular violations of the entry criteria are occurring or that seriously low recruitment rates are due to over-restrictive criteria.

하지만 **선정기준 및 제외기준의 변경은 맹검을 해제하지 않고 맹검을 유지한 채 진행되어야만 한다.** 이는 너무나 당연한 사실이다. 임상시험 내내 맹검을 유지하는 것의 중요성은 3장에 자세하게 설명되어 있다. 맹검을 해제한 후 선정기준 및 제외기준을 변경하면 시험약의 효과를 부풀리는 방향으로 편의bias를 만들어낼 수 있기 때문이다.

변경된 선정기준 및 제외기준은 수정된 임상시험계획서에 상세하게 기술되어야만 한다. 수정된 임상시험계획서에는 시험약의 효과 추정치가 달라짐으로써 표본크기가 얼마나 달라지는지, 변경된 선정기준에 따른 층화분석 같은 사전에 계획된 통계분석방법의 변경이 필요한지의 여부 등이 기술되어야만 한다(ICH E9 1998).

Changes should be made **without breaking the blind** and should always be described by a protocol amendment. This amendment should cover any statistical consequences, such as sample size adjustments arising from different event rates, or modifications to the planned analysis, such as stratifying the analysis according to modified inclusion/exclusion criteria.

2.11 피험자 모집 비율

장기간 임상시험의 경우 피험자 모집 비율은 모니터링 되어야만 한다. 만일 피험자 모집 비율이 계획보다 현저히 떨어질 경우에는 그 이유를 찾아내야만 한다. 피험자 모집 비율이 현저히 낮으면 임상시험을 완료하는 데 계획보다 더 많은 시간이 걸리게 되어 많은 추가비용이 발생할 수 있다. 만일 추가비용을 줄이기 위해 계획된 시점에 임상시험을 종료하게 되면, 모집된 피험자 수가 계획된 피험자 수보다 적어 검정력(시험약이 정말로 약효가 있는 경우 그 임상시험을 통해 이를 입증할 확률)이 계획된 검정력보다 낮아지게 된다. 이는 임상시험 성공률이 낮아짐을 의미하므로 제약회사에게는 불리한 일이 될 수 있다.

반면에 피험자 모집 비율이 현저히 낮은 이유가 선정기준과 제외기준을 만족하는 피험자들 중 특정 조건을 만족하는 피험자들만 선택적으로 모집한 것이 아닌지에 대한 염려가 생길 수도 있다. 이러한 이슈들은 모두 임상시험의 질을 떨어뜨릴 수 있는 요소들이므로 그 원인을 밝히고 적절한 조치를 취해야 한다. 다기관임상시험에서는 이런 고려사항들이 기관별로 적용되어야 한다(ICH E9 1998).

In trials with a long time-scale for the accrual of subjects, the rate of accrual should be monitored. If it falls appreciably below the projected level, the reasons should be identified and remedial actions taken to protect the power of the trial and alleviate concerns about selective entry and other aspects of quality. In a muticenter trial, these considerations apply to the individual centers.

3장 편의bias

3.1 유의한 결과를 발생시키는 원인

설명의 편의상 시험약과 위약을 비교하는 우위성 임상시험을 생각해보자. 그렇다면 3.1절의 제목은, "임상시험에서 두 그룹 간에 유의한 차이가 관측되는 경우 그 원인은 무엇일까?"라고 표현될 수 있을 것이다. 예를 들어, 1차 유효성 평가변수가 연속형 변수인 경우 두 그룹 간에 상당한 표본평균의 차이가 관찰된 경우이다. 이 경우 다음 4가지 원인을 들 수 있다.

원인 1 자료가 실수 또는 고의로 잘못된 경우이다.

통계학의 가장 기본적인 가정 중 하나가 자료가 최선을 다해서 수집되었고, 그래서 통계적 추론 관심 대상인 모집단을 잘 반영한다는 사실이다. 만일 자료가 이런 가정을 만족시키지 못한다면, 그런 자료를 가지고 통계분석을 하는 것은 아무 의미가 없다. 예를 들어, 질문도 제대로 읽지 않고 무성의하게 답을 쓴 설문지나 거짓으로 답을 쓴 설문지에서 얻어진 자료를, 아무리 고급 통계기법으로 분석하여도 엉터리 결과만이 나올 뿐이다.

자료를 고의로 조작하는 일이 설마 있겠느냐고 생각할 수 있다. 하지만 비록 생물학적 동등성 시험이긴 하지만, 몇 년 전에 생물학적 동등성 시험 자료조작 파문 사건이 일간지에 크게 보도된 적이 있다. 다음은 2006년 4월 25일 중앙일보에 난 기사 원문이다.

> 생명과 직결된 의약품의 약효 시험자료를 조작하는 사태가 벌어진 것은 일차적으로 돈벌이에 급급해 조작의 유혹을 뿌리치지 못한 일부 시험기관의 도덕적 일탈행위 때문이라고 할 수 있다. 하지만 대체조제 활성화를 위해 생물학적 동등성 시험(생동성)품목 확대에만 골몰한 나머지 사후관리를 소홀히 한 의약품 당국도 책임에서 자유롭지 못하다.
>
> ◇ 실태 = 이번 파문은 한 시험기관의 내부 고발자가 2월 국가청렴위원회에 시험결과 조작사실을 고발하면서 비롯됐다. 이후 청렴위로부터 고발자료를 접수 받은 식약청은 3월 중순부터 생동성 시험기관의 전반적인 현황과 문제점을 파악하기 위해 국내 생동성 시험의 90% 이상을 수행한 11개 시험기관을 대상으로 실태조사에 들어갔다.
>
> 식약청의 중간조사결과에서 드러난 시험기관들의 조작실태는 충격적이다. 실제 생동성 시험을 실시하지 않은 채 시험을 한 것처럼 기존의 시험자료를 임의로 고쳐 식약청에 제출한 경우도 있는 것으로 알려졌다. 특히 일부 시험기관은 식약청의 조사를 피하기 위해 아예 컴퓨터에 저장된 원본 시험자료를 삭제하는 등 죄질이 아주 나쁜 것으로 전해졌다. 식약청은 10개 시험기관이 시험한 43개 카피약 품목의 컴퓨터 원본 시험자료가 애초 카피약 복제허가를 받기 위해 제출했던 시험자료와 불일치하는 것을 확인했다. 가장 흔한 자료 불일치와 조작 유형은 임의로 검체 파일이름과 분석시간, 'HPLC 검사'로 불리는 고속 액체크로마토그래피 시험자료 등을 고친 경우이다. 식약청은 이번 조작사태에 대해 제약사의

의뢰를 받아 시험하는 시험기관들이 시간적, 경제적 비용을 줄이려고 무리수를 두다가 빚어진 것으로 판단하고 있다.

◇ "식약청도 사태에 책임" = 식약청도 사후 관리감독부실 책임을 면치 못한다는 지적이다. 식약청은 그간 생동성 인정 품목 확대에만 신경을 써왔다. 이를 통해 대체조제를 활성화함으로써 고가약(주로 오리지널약) 처방으로 인한 건강보험 재정부담을 줄이기 위해서이다. 생동성 시험을 거친 의약품은 약사가 의사의 사전 동의 없이 대체조제를 할 수 있다. 식약청도 이를 솔직히 시인한다. 식약청 의약품본부 M 본부장은 "생동성 인정 품목을 확대하기 위해 그동안 다각적으로 노력했으나, 일부 시험관리에 완벽을 기하지 못해 국민들에게 심려를 끼쳐 드린 데 대해 송구스럽게 생각한다."고 말했다. 생동성 인정 품목은 2001년 186개 품목, 2002년 231개 품목, 2003년 490개 품목 등으로 지지부진한 상황을 벗어나지 못했다. 시험비용이 한 품목당 5천만 원가량 드는 데다, 생동성 인정을 받더라도 실제로 대체조제가 이뤄질 가능성이 낮다고 판단한 제약사들이 시험참여를 꺼렸기 때문이다. 이에 식약청은 2004년 생동성 인정 품목에 대해서는 다른 제약사의 제조시설을 이용해 위탁제조를 할 수 있도록 강력한 유인책을 마련했고, 이에 따라 생동성 인정 품목은 2004년 1천648개 품목, 2005년 1천51개 품목, 2006년 3월 현재 301개 품목 등으로 급격히 늘어 지금까지 총 3천907개 품목에 이른다. 이는 국내 전체 생산 전문처방 의약품 7천700여 품목 중 절반에 가까운 수치다.

◇ 대책 = 식약청은 파문 진화에 부심하고 있다. 조작을 시인했거나 조작혐의가 뚜렷한 시험기관과 카피약 품목을 상세하게 공개하고 시험결과를 조작한 시험기관을 검찰에 수사 의뢰한 것도 전체 의약품에 대한 불신으로 사태가 확산되지 않도록 하기 위한 고육지책으로 풀이된다. 식약청은 국민불안을 해소하면서 파문을 최소화하기 위해 생동성 시험과 시험기관을 보다 엄격하게 관리하는 등 사태 재발 방지에 주력한다는 방침이다. 무엇보다 생동성 시험기관 지정제도를 도입한다는 계획이다. 시험기관을 직접 관리하겠다는 것이다. 또 컴퓨터 원본 생동성 시험자료 사본 제출을 의무화하고 시험기관에 대한 현장방문을 실시, 시험자료를 철저하게 검증한다는 계획이다. 나아가 피험자 관리, 혈액시료 처리, 혈중농도 분석, 데이터 처리 등 생동성 시험에 대한 표준업무 지침서를 개발, 보급한다는 방침이다. 이번 사태로 허가 취소된 카피약 품목 목록이 건강보험 청구 프로그램 화면에 자동적으로 뜨도록 조치함으로써 의사, 약사들이 이들 허가취소 의약품을 처방, 조제하지 않도록 편의를 제공키로 했다.

저자가 신문기사의 원본을 인용하면서까지 이 사건을 설명하는 것은 결코 그 누구를 비난하고자 하려는 것이 아니다. 3.7절에서 강조한 바와 같이 임상시험이란 기본적으로 무감독 시험이다. 그렇기 때문에 임상시험의 결과가 경제적 이익과 관련되어 있는 경우 부정행위에 대한 유혹이 존재할 수밖에 없다.

이는 마치 세상 사람들은 거의 모든 다 선한 사람이며 법규가 있고 경찰이 있음에도 불구하고 세상에는 늘 범죄가 있는 것과 마찬가지의 이치이다. 그러므로 이러한 무감독시험인 임상시험을 잘 수행하기 위해서는 임상시험에 관련된 모든 사람들의 임상시험 자료관리의 중요성에 대한 수준 높은 인식이 필요하다. **저자는 바로 이 '임상시험 자료관리의 중요성'을 강조하고 싶은 것이다.**

역설적이지만 이런 사고가 반드시 나쁜 것만은 아니었다. 이 사건을 계기로 더 발전적이고 좋은 시스템을 도입하게 되어서 생물학적 동등성 시험이 잘 관리되고 있기 때문이다. 사실 오늘날 세계적 명성을 가지고 있는 미국 FDA도 그냥 쉽게 그런 명성을 얻게 된 것은 아니다. 미국에서도 의약품의 관리를 잘못하여 많은 무고한 사람들이 해를 입는 사건들이 과거에 발생하였고, 이를 방지하기 위하여 법규를 강화하면서 오늘날의 FDA가 만들어지게 되었다.

다시 본론으로 돌아가서, 자료가 실수 또는 고의로 잘못되는 경우를 막기 위해서는 어떻게 해야 할까? 임상시험에서 얻어지는 자료를 정확하게 수집하고, 관리하는 임상시험 자료관리clinical data management가 그래서 필요한 것이고, 임상시험 관리규정Good Clinical Practice에서는 audit trail을 필수적으로 요구하고 있다. 임상시험 관리규정에서는 원본자료가 실수로 손실되거나, 고의적으로 조작되는 것을 방지하기 위하여 audit trail 장치를 도입할 것을 다음과 같이 요구하고 있다(ICH E6 1996).

> When using electronic trial data handling and/or remote electronic trial data systems, the sponsor should:(c) Ensure that the systems are designed to permit data changes in such a way that the data changes are documented and that there is no deletion of entered data(i.e., maintain an audit trail).

또한 임상시험 관리규정은 audit trail을 다음과 같이 정의하고 있다(ICH E6 1996).

> Audit tail: Documentation that allows reconstruction of the course of events.

위의 내용들은 임상시험에서 얻어진 자료에 대해, 최초 입력 단계에서 자료 잠금data lock을 걸기 전까지 자료 수정을 포함한 모든 과정이 문서화되어야 하며, 나중에 확인이 가능해야 함을 의미하고 있다. 예를 들어, 나중에 자료를 수정하면 누가 수정을 했고, 수정한 이유는 무엇이며, 언제 했으며, 원래 값은 무엇인지가 모두 남아서 나중에 확인 가능하게 하는 프로그램을 써야 한다. 심지어 컴퓨터 시각을 바꾸려는 시도도 막을 수 있도록 프로그램이 만들어져야 한다. 그 이유는 너무나 명백하다. 만일 자료 조작이 가능하다면 나중에 어떤 자료값 몇 개만 바꾸면 유의하지 않은 결과를 뒤집어 유의한 결과를 만들어낼 수 있기 때문이다.

저자의 개인적인 생각으로는 우리나라에서 임상시험 자료관리에 대한 의식은 선진국에서 비해서는 아직 상대적으로 그리 높지 않은 것 같다. 그 이유는 아마도 첫째는 임상시험 자료관리를 강화하면 제약회사 입장에서는 비용이 증가하게 되어 꺼리는 면이 있을 것이고, 둘째는 심사기관에 임상시험 자료관리 전문가가 부족하기 때문이라고 추측한다. 하지만 선진국 수준의 임상시험을 수행하기 위해서는 훌륭한 병원 시설, 전문성 있는 임상 연구가 등도 필수조건이지만, 수준 높은 임상시험 자료관리도 필수 조건이라고 생각한다. 그 이유는 이미 여러 번 반복하여 강조하였지만 분석할 자료를 신뢰할 수 없다면, 그런 자료를 분석한 결과에 대해 논의하는 것은 무의미하기 때문이다. 선진국에서는 'Society for Clinical Data Management'라는 임상시험 자료관리 전문가들만의 학회가 결성되어 매년 학술대회가 열리고 있다. 그림 3.1은 그 학회의 홈페이지 화면이다. 이 홈페이지 화면을 그림으로 소개하는 이유는 우리나라에서 임상시험에 관련된 모든 분들께 임상시험 자료관리의 중요성을 다시 한 번 강조하고 싶기 때문이다. 필자는 14.8.3절에서 임상시험 자료관리의 중요성을 다시 한 번 강조하였다.

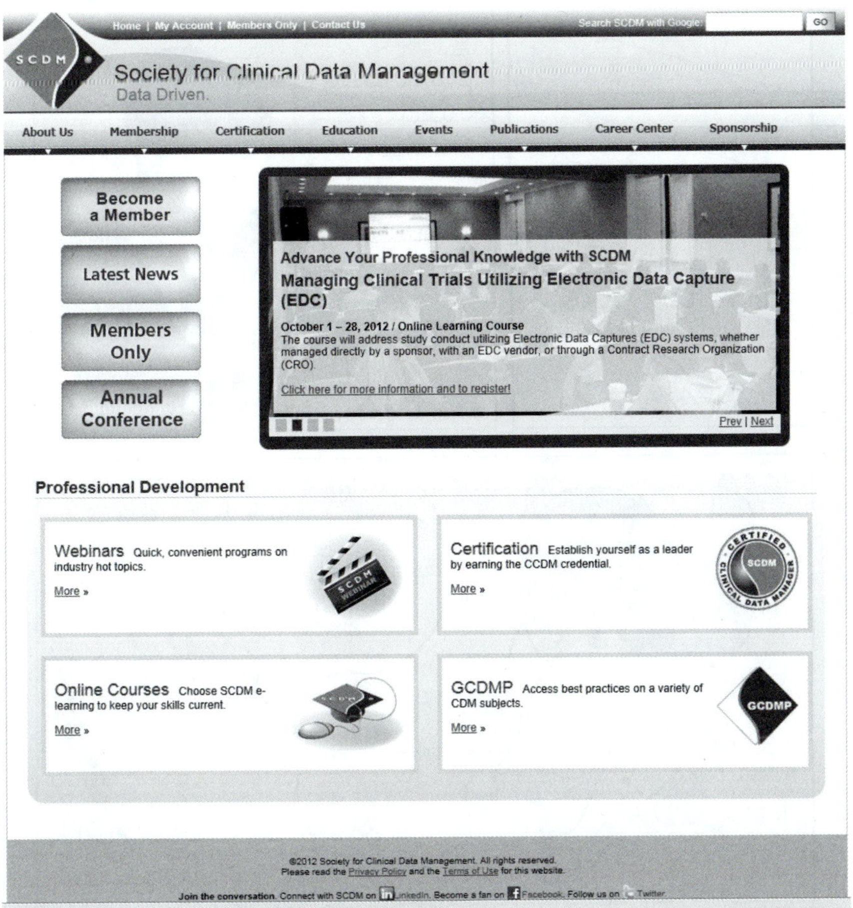

그림 3.1 Society for Clinical Data Management 학회 홈페이지 화면

원인 2 편의이다.

편의bias란 ICH E9에서 다음처럼 정의되어 있다(ICH E9 1998).

> The term "bias" describes the systematic tendency of any factors associated with the design, conduct, analysis and interpretation of the results of clinical trials to make the estimate of a treatment deviate from its true value.

다시 말하면 편의bias란 시험약에 대한 약효의 추정치가 참값으로부터 벗어나게 하는 임상시험의 디자인, 수행, 분석, 자료 해석과 관련된 모든 요소를 지칭하는 것이다. 편의가 일어나는 예는 여러 가지이다. 예를 들면, 무작위배정을 하지 않으면 편의가 생긴다. 왜냐하면 두 그룹이 어떤 중요한 임상적 변수(예를 들면, 질병의 심각도)에서 크게 달라지면, 나중

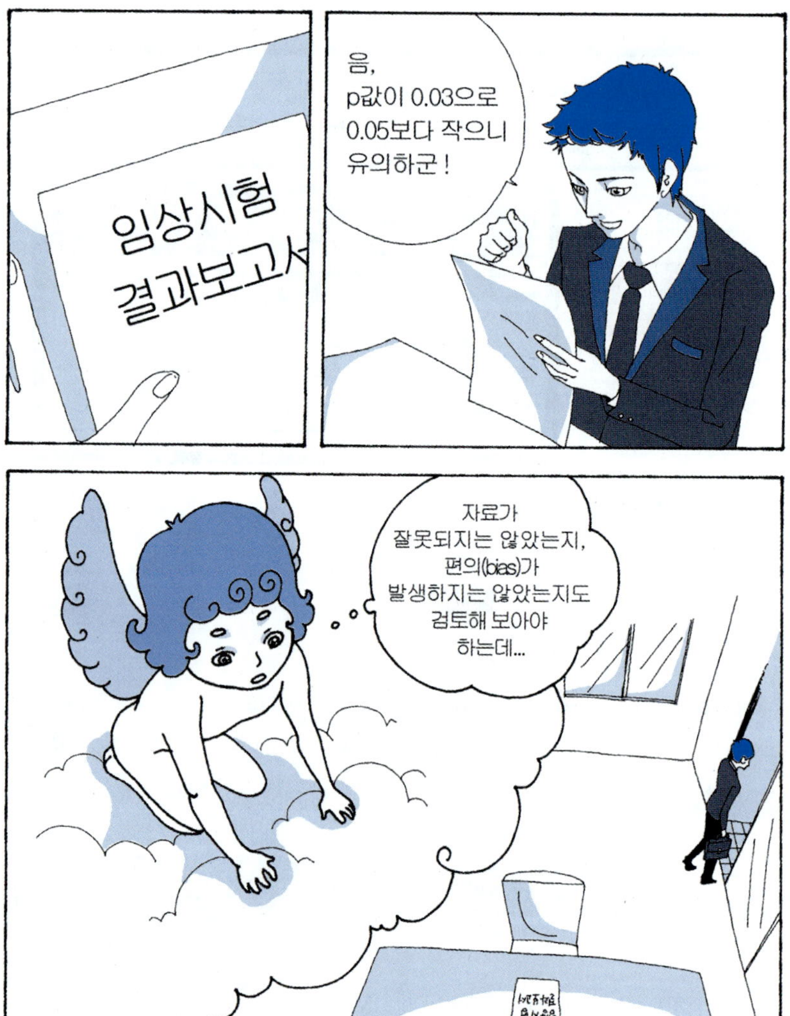

임상시험
결과보고서
음,
p값이 0.03으로
0.05보다 작으니
유의하군 !
자료가
잘못되지는 않았는지,
편의(bias)가
발생하지는 않았는지도
검토해 보아야
하는데...

에 관측된 두 그룹 간의 차이에는 순수한 약효에 의한 차이와 그 임상적 변수에 의한 효과가 섞여 있기 때문이다. 또 다른 예로는 이중맹검을 하지 않는 경우, 우위성 임상시험에서 ITT 대신 PP 분석을 하는 경우, 결측치 처리를 잘못하는 경우, 분석할 통계방법을 미리 지정하지 않는 경우, 중간분석을 독립적인 제3자가 하지 않는 경우 등 매우 많다. 3.2절에서는 편의가 발생하는 상황을 좀 더 자세하게 살펴볼 것이다. ICH E9 내용 대부분은 편의bias가 발생하지 않도록 하는 데 초점을 맞추고 있다.

원인 3 우연이다.

약효가 없는 경우에도 우연에 의하여 임상시험이 끝난 후, 두 그룹 간의 관측값의 차이가 상당히 크게 나와서, 시험약의 약효가 존재한다고 잘못 결론을 내릴 수 있다.

원인 4 실제로 시험약의 약효가 있는 경우이다.

원인 3과 원인 4를 구별해 주는 것이, 통계학 가설검정에서 배우는 내용이다. 만약 실제 원인이 원인 1과 원인 2가 아니라면, 원인 3 또는 원인 4인데, 진실로 원인이 3인지 또는 4인지는 전수조사를 하기 전에는 알 수 없다. 다만 통계학은 원인 3(또는 원인 4)이 실제 원인일 확률을 계산하는 것을 도와주며, 그 확률에 근거하여 시험약이 약효가 있는지 없는지를 판단하게 되는 것이다.

통계전공자들은 흔히 임상시험에서 두 그룹 간에 관측값이 차이 나는 경우에 원인 3과 원인 4만이 있을 거라고 생각하는데, 이는 큰 오산이다. 통계전공자들이 그동안 갈고 닦은 통계전공 실력을 발휘하고자 한다면, 일단 두 그룹 간에 관측값의 차이가 나는 이유가 원인 1과 원인 2가 아니어야만 하며, 만일 그 이유가 원인 1 또는 원인 2에 있다면 통계학은 더 이상 할 일이 없다. 잘못된 자료를 분석해봐야 잘못된 결과가 나올 뿐이기 때문이다. 그러므로 자료를 분석하기 이전에 원인 1과 원인 2가 실제 원인이 될 수도 있을 가능성에 대하여 깊이 생각해보아야 한다.

심사기관도 마찬가지이다. 임상시험 후에 얻어진 자료를 어떠한 통계분석방법으로 분석하는 것이 적절한지 평가하기 전에, 자료가 잘못되지는 않았는지, 편의의 발생은 최소화되었는지를 확인하는 것이 더 중요하다. 자료가 잘못되지 않았다는 것을 확인하기 위해서는 임상시험 자료관리clinical data management에 대한 선진국 수준의 제도를 확립하고, 엄격한 점검 및 실사를 하는 것이 중요하다. 편의 발생이 최소화되었는지를 확인하기 위해서는, 임상시험의 디자인, 수행, 분석, 자료해석 단계에서 편의 발생 가능성을 꼼꼼히 확인해보아야 한다. 이 책에 주로 다루고 있는 이중맹검, 무작위배정, ITT와 PP, 결측치 처리, 기저치 공변량 보정, 중간분석 등에 대한 많은 내용들이 편의 발생을 최소화하기 위한 내용들이다.

핵심정리

(1) 임상시험 자료분석으로 시험약의 효과가 존재한다고 결론을 내리는 경우, 그 원인은 다음 네 가지 중 하나이다.

(2) 첫째, 자료가 실수 또는 고의로 잘못된 경우, 자료상으로는 시험약의 약효가 존재하는 것으로 보이게 된다. 자료가 실수 또는 고의로 잘못되는 것을 방지하기 위하여 임상시험 자료관리가 필요하다.

(3) 둘째, 편의bias가 많이 발생하면 자료상으로는 시험약의 약효가 존재하는 것으로 보이게 된다. 편의란 시험약에 대한 약효의 추정치가 참값으로부터 벗어나게 하는 임상시험의 디자인, 수행, 분석, 자료해석과 관련된 모든 요소를 말하며, 편의 발생을 최소화하는 것이 임상시험에서 가장 중요한 일이다.

(3) 셋째, 우연에 의해서도 시험약의 약효가 존재하는 것처럼 자료가 관측될 수도 있다.

(4) 넷째, 실제로 시험약의 약효가 있는 경우이다.

(5) 자료가 잘못되지도 않았고 편의의 발생도 최소화된 경우, 통계적 가설검정은 두 치료군 사이에 관측된 차이가 우연에 의한 것인지, 실제 시험약의 약효에 의한 것인지를 판단하도록 도와주는 역할을 한다.

(6) 임상시험 후에 얻어진 자료를 어떠한 통계분석방법으로 검정하는 것이 적절한지 평가하기 전에, 자료가 잘못되지는 않았는지, 편의의 발생은 최소화되었는지를 확인하는 것이 더 중요하다.

3.2 편의 bias

이 책을 통틀어 가장 중요한 개념이나 용어를 하나 고르라고 한다면, 본인은 편의bias를 고를 것이다. 그만큼 편의는 임상시험에서 핵심적인 개념이다. 편의란 임상시험결과가 유의하게 나오도록 만드는 네 가지 요인 중 하나라고 3.1절에서 지적한 바 있다.

bias는 '비뚤림' 또는 '편향'이라 불리기도 하는데, 이 책에서는 통계학 용어사전을 따라서 '편의'라고 부르도록 하겠다. 편의란 매우 중요한 개념이므로, 3.1절에서 소개한 편의의 정의를 여기서 다시 한 번 소개하기로 한다(ICH E9 1998).

> The term "bias" describes the systematic tendency of any factors associated with the design, conduct, analysis and interpretation of the results of clinical trials to make the estimate of a treatment deviate from its true value.

다시 말하면 편의bias란 시험약에 대한 약효의 추정치가 참값으로부터 벗어나게 하는 임상시험의 디자인, 수행, 분석, 자료해석과 관련된 요소의 체계적인 추세systematic tendency를 지칭하는 것이다.

편의에 반대되는 개념이 랜덤오차random error이다. 편의와 랜덤오차의 차이를 설명하기 위

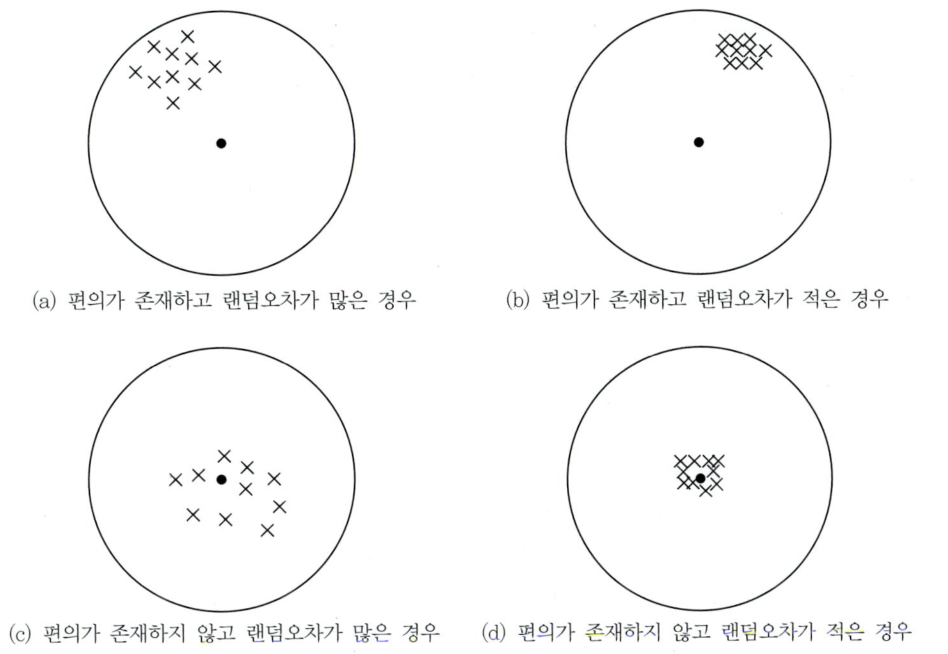

그림 3.2 편의와 랜덤오차의 차이

하여 편의상 사격선수를 예로 들어 설명하겠다. 그림 3.2는 4명의 사격선수들이 10발을 사격한 후 얻은 사격표지이다.

(a) 그림 3.2 (a)의 경우 10발이 모두 과녁의 왼쪽 위 방향에 맞았다. 10발 모두 과녁을 크게 벗어났으므로 이는 편의가 발생한 경우에 해당한다. 그리고 이 10발은 상당히 흩어져 있는데, 이게 바로 랜덤오차가 많이 발생한 경우에 해당한다.

(b) 그림 3.2 (b)의 경우 10발이 모두 과녁의 오른쪽 위 방향에 맞았다. 10발 모두 과녁을 크게 벗어났으므로 이는 편의가 발생한 경우에 해당한다. 하지만 이 10발은 한 점 주변에 몰려있는데, 이게 바로 랜덤오차가 적게 발생한 경우에 해당한다.

(c) 그림 3.2 (c)의 경우 10발이 모두 과녁 주변에 맞았다. 10발 모두 과녁 주변에 골고루 퍼져 있으므로 편의가 거의 발생하지 않은 경우에 해당한다. 그리고 이 10발은 상당히 흩어져 있으므로 랜덤오차가 많이 발생한 경우에 해당한다.

(d) 그림 3.2 (d)의 경우 10발이 모두 과녁 주변에 맞았다. 10발 모두 과녁 주변에 골고루 퍼져 있으므로 편의가 거의 발생하지 않은 경우에 해당한다. 그리고 이 10발은 한 점 주변에 몰려있으므로 랜덤오차가 적게 발생한 경우에 해당한다.

임상시험을 통해 얻어진 시험약에 대한 약효의 추정치가 참값(실제 시험약의 약효)과 정확하게 일치하기는 어렵다. 이렇게 추정치와 참값 사이에는 어느 정도 차이가 생길 수밖에 없는데, 그 차이는 편의와 랜덤오차로 이루어지게 된다. 추정치와 참값 사이의 차이를 줄이기 위해서는 편의를 최소화하고 랜덤오차를 줄여야 한다. 그림 3.2로 다시 표현하면, 그림 3.2의 4가지 결과 중에 가장 바람직한 결과는 (d)이다. 그래서 ICH E9은 ICH E9 가이드라인에 적혀 있는 많은 내용들이 사실은 편의를 최소화하고 랜덤오차를 줄이는 것이라고 다음처럼 기술하고 있다(ICH E9).

Many of the principles delineated in this guidance deal with minimizing bias and maximizing precision.

위 문장에서 정확도를 최대화maximizing precision 시킨다는 말이 바로 랜덤오차를 줄인다는 의미이다. 그리고 여기서 또 하나 주목할 사실은 편의를 최소화하라고 기술되어 있지 완전히 없애라고 기술되어 있지는 않다는 점이다. 이 말은 임상시험은 사람이 하는 일이라 편의를 완전히 없애면 좋겠지만 그건 쉽지 않음을 인식함을 의미한다. 그래서 편의가 완전히 없어야 한다고 기술하는 대신, 편의를 최소화하라고 기술하고 있는 것이다.

또 하나 강조하고 싶은 것은 표본크기를 늘리면 시험약에 대한 약효의 추정치와 참값의 차이는 줄어든다. 그런데 줄어드는 이유는 랜덤오차가 줄어들기 때문이지 편의가 줄어들어서는 아니다. 다르게 표현하면 표본크기를 늘리면 랜덤오차는 줄일 수 있지만, 편의를 줄일 수는 없다. 편의를 줄이기 위해서는 임상시험의 디자인, 수행, 분석, 자료해석 등에서 특별히 주의를 기울여야 하며, 구체적으로 어떻게 해야 하는지에 대한 내용이 바로 이 책 전체의 내용이라고 볼 수 있다.

편의에는 크게 두 가지 종류가 있다. ICH E9은 편의를 다음처럼 수행상의 편의operational bias와 통계적 편의statistical bias로 나누고 있다(ICH E9).

Bias introduced through deviations in conduct is referred to as "operational bias". The other sources of bias listed above are referred to as "statistical bias".

임상시험을 수행하면서 임상시험계획서를 일탈하면서 발생하는 편의는 수행상의 편의라 불리고, 반면에 ICH E9에 기술된 그 외의 편의들은 모두 통계적 편의라고 불린다. 편의가 발생하는 상황은 대단히 많다. 그 사례들을 들어보면 다음과 같다.

(1) 비교하는 두 그룹이 시험약과 대조약 이외의 1차 유효성 평가변수에 영향을 미치는 다른 변수 측면에서 상당히 다른 경우이다. 예를 들어, 나이가 1차 유효성 평가변수

에 영향을 미치는 변수인데 나이가 시험군과 대조군 간에 상당한 차이를 보이는 경우, 편의가 발생한다. 이러한 편의를 줄이기 위한 방법이 바로 3.5절에 소개된 무작위배정이다.

(2) 임상시험 도중에 맹검이 해제되어 다음에 배정된 무작위배정된 코드가 시험군인지 대조군인지를 알고 나서, 임상연구자가 특정 피험자를 임상시험에 참여하게 할 것인지의 여부를 결정하는 경우에도 편의가 발생하게 된다. 예를 들면, 다음 피험자는 시험군에 배정될 차례인데 그 피험자가 상태가 안 좋으면 여러 가지 이유를 들어 그 피험자를 임상시험에 참여하지 않게 하는 경우이다. 이렇게 하면 시험군에는 대체로 상태가 양호한 피험자들이 배정되고, 대조군에는 대체로 상태가 나쁜 피험자들이 배정되게 된다. 그러므로 임상시험 중에 맹검이 해제되지 않고 유지되는 것은 대단히 중요하다.

(3) 시험군과 대조약 이외에 다른 면에서 임상연구자가 피험자들을 다르게 대하는 경우 편의가 발생하게 된다. 피험자가 자신이 시험군에 배정되었는지 투여군에 배정되었는지를 아는 경우에도 임상시험에 참여하는 태도가 달라지기 때문에 편의가 발생할 수 있다. 이러한 편의 발생을 막는 방법이 3.4절에 소개된 이중맹검이다.

(4) 임상시험 도중에 탈락하는 피험자들의 비율이나 탈락 이유가 시험군과 대조군 간에 다른 경우, 남은 피험자들의 특징이 시험군과 대조군 간에 다르게 되어서 편의가 발생할 수 있다. 이러한 이슈를 다룬 것이 ITT군과 PP군인데, ITT군이나 PP군이나 모두 편의가 발생한다. 다만 임상시험의 목적에 따라 편의 발생이 적고 보수적인 결과를 내는 분석군이 달라지게 된다. ITT군과 PP군에 대해서는 7장에 더 자세하게 설명되어 있다.

(5) 1차 유효성 평가변수가 측정되고 평가되는 기준이 다른 경우 편의가 발생하게 된다. 예를 들어, 1차 유효성 평가변수를 평가하는 임상연구자가 여러 명이고 각자 약간씩 다른 기준을 사용하여 1차 유효성 평가변수를 사용하는 경우이다. 심지어 임상연구자가 한 명인 경우에도 그 임상연구자가 일관된 기준을 사용하지 않으면 편의가 발생할 수 있다.

(6) 통계분석단계에서 사용한 통계방법이 적절하지 않은 경우에도 편의가 발생하게 된다. 통계분석방법들은 항상 어떤 가정들을 가지고 있으며 그 가정들이 만족되는 경우에 한하여 편의 없는 타당한 결과를 내게 된다. 그러므로 그러한 가정들이 만족되지 않음에도 무리하게 부적절한 통계방법을 사용하는 경우 편의가 발생하게 된다.

(7) 맹검을 해제한 중간분석결과가 임상시험연구자에게 알려지는 경우에도 편의가 발생한다. 사실 이러한 편의는 집단축차디자인이나 adaptive design에서 핵심적인 이슈로

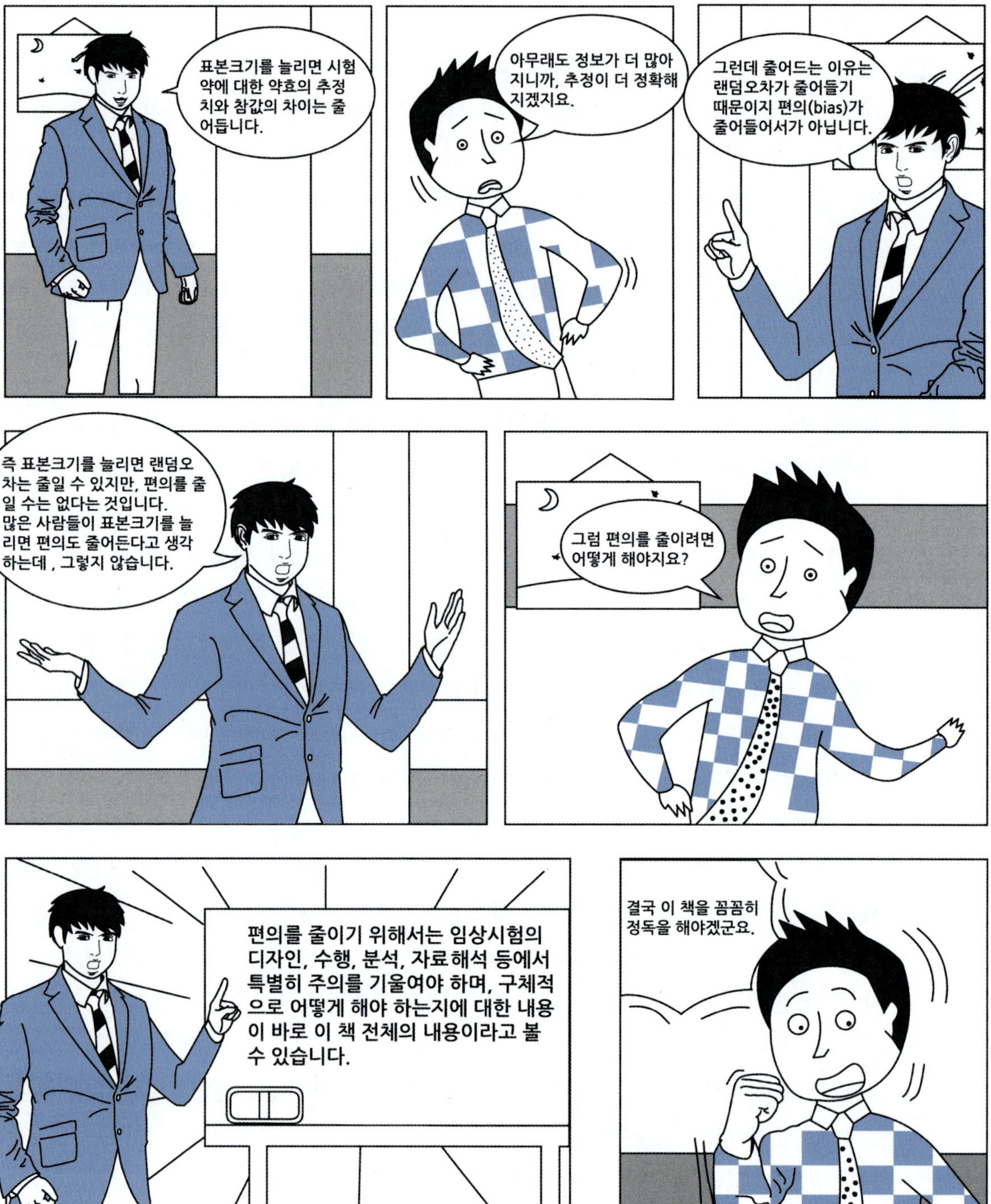

표본크기를 늘리면 시험약에 대한 약효의 추정치와 참값의 차이는 줄어듭니다.
아무래도 정보가 더 많아지니까, 추정이 더 정확해지겠지요.
그런데 줄어드는 이유는 랜덤오차가 줄어들기 때문이지 편의(bias)가 줄어들어서가 아닙니다.
즉 표본크기를 늘리면 랜덤오차는 줄일 수 있지만, 편의를 줄일 수는 없다는 것입니다. 많은 사람들이 표본크기를 늘리면 편의도 줄어든다고 생각하는데 , 그렇지 않습니다.
그럼 편의를 줄이려면 어떻게 해야지요?
편의를 줄이기 위해서는 임상시험의 디자인, 수행, 분석, 자료해석 등에서 특별히 주의를 기울여야 하며, 구체적으로 어떻게 해야 하는지에 대한 내용이 바로 이 책 전체의 내용이라고 볼 수 있습니다.
결국 이 책을 꼼꼼히 정독을 해야겠군요.

서 14장에서 자세하게 다루어져 있다. 이러한 편의는 매우 중요한 이슈이므로 크게 다음의 두 가지 경우로 나누어 생각해야 한다.

첫째는, 중간분석이 임상시험계획서에 사전에 명시되어 있지 않으나 몰래 맹검을 깨서 중간분석을 하는 경우이다. 실제 이런 경우는 없으리라 생각하지만 편의 설명을 위해 소개하는 것이다. **이러한 일은 단지 편의를 발생시키는 일일 뿐만 아니라, 의약품 임상시험 관리기준(KGCP)의 중대한 위반이며, 마치 무감독시험에서 몰래 참고서를 꺼낸 본 것과 같은 부정행위이다.** 이러한 일에 대해서는 3.6절에서 더 자세하게 설명되어 있다.

둘째는, 중간분석이 임상시험계획서에 사전에 명시되었고, 독립적 자료모니터링위원회에 의하여 맹검을 깨고 중간분석을 수행했으나, 중간분석결과가 독립적 자료모니터링위원회 밖으로 몰래 세어 나가서 임상연구자에게 알려진 경우이다. 이러한 일에 대해서는 14.3절에서 더 자세하게 설명되어 있다.

(8) 임상시험에 참여하는 피험자 그룹은 전체 모집단을 대표하는 임의표본random sample이 아니다. 그러므로 임상시험에 참여하는 피험자 그룹이 전체 모집단을 잘 대표하지 못하여 편의가 발생할 가능성은 항상 존재한다. 3.11절에 이에 대한 내용이 설명되어 있다.

3.3 ICH E9 가이드라인은 편의 발생을 최소화할 것을 강조하고 있다

1.3절의 국제 가이드라인에서 ICH E9에 대해 간략하게 소개하였다. ICH E9은 임상시험에서의 통계적 원칙을 기술해 놓은 매우 중요한 문서이다. 개인적으로 ICH E9 문서 전체에서 가장 중요한 문장은 다음 문장이라고 생각한다(ICH E9 1998).

Many of the principles delineated in this guidance deal with minimizing bias and maximizing precision.

다시 말하면 ICH E9에서 강조하는 것은 편의 발생을 최소화하는 것이다. 그 이유는 무엇일까? 3.1절에서 임상시험 자료분석으로 시험약의 효과가 존재한다고 결론을 내릴 경우, 그 이유로 다음의 네 가지를 들었다.

1. 자료가 실수 또는 고의로 잘못된 경우
2. 편의bias
3. 우연
4. 실제로 약효가 존재하는 경우

3.1절에서는 첫 번째 원인인 자료가 실수 또는 고의로 잘못되는 경우를 방지하기 위하여, 임상시험 자료관리clinical data management의 중요성을 강조하였다. 외국의 경우 임상시험 자료관리 업무에 종사하는 사람들 중에 통계전공자가 많다. 하지만 임상시험 자료관리에 통계학 이론이나 원리가 사용되지는 않는다. 그래서 ICH E9에 임상시험 자료관리를 언급하지 않는 것이다. 그래서 위의 첫 번째 이유가 ICH E9에 나오지 않는 것이다.

위의 세 번째 이유와 네 번째 이유를 구별해 주는 것이 통계학의 역할이다. 그렇지만 임상시험에서 발생 가능한 수많은 상황마다 '이런 방법을 쓰라 저런 방법을 쓰라' 하는 식으로 가이드라인을 쓰기는 어렵다. 만일 그렇게 가이드라인을 쓴다면 수천 페이지 분량을 써도 부족할 것이다. 그리고 새로운 통계방법이 개발될 때마다 가이드라인을 수정해야 할 것이다. 또 하나의 문제점은 각 통계방법은 나름대로 어떤 가정에 기반을 두고 있는데, 각 상황마다 그 가정이 만족되는지의 여부를 명확하게 판단하기가 어려운 경우가 많다. 그렇기 때문에 같은 문제를 해결하는데 여러 가지 통계방법이 존재하고, 이들 중 어느 것이 우월한지를 평가하는 일은 상황마다 다르고 매우 어려운 일이 된다. 가이드라인이 이런 모든 상황을 언급하고, 각 방법의 장단점을 비교하는 일은 매우 어려운 일일 것이다.

결국 통계 가이드라인에 쓸 내용은 두 번째 원인인 편의밖에 없는 것이다. 그래서 ICH E9의 앞부분에서 앞으로 기술할 원칙이 바로 편의를 최소화하는 것이라고 밝히고 있는 것이다. 이 원칙을 이해하고 나면 ICH E9의 많은 내용들을 훨씬 더 쉽게 이해할 수 있게 된다. 한 가지 덧붙이고 싶은 말은 ICH E9에 기술된 기본 원칙이 편의를 아예 없도록 임상시험을 계획, 수행, 분석하라고 하는 것은 아니라는 점이다. 임상시험은 여러 사람들이 모여서 하는 일이라 편의 발생을 피할 수는 없다. 그래서 편의 발생이 아예 없도록 하는 것은 불가능에 가깝다. ICH E9이 강조하는 내용은 편의를 아예 없도록 하라는 것이 아니라, 편의 발생을 최소화하라는 것이다.

또 하나 흥미로운 사실은 편의를 최소화하도록 임상시험을 디자인하고 자료를 분석하는 일은 통계학의 한 분야라는 점이다. 통계학과 과목인 '실험계획법'에서 편의를 최소화하는 실험 디자인에 대해 배울 수 있으며, 그 외 자료분석에 대해 배우는 '회귀분석', '실험계획법', '범주형자료분석', '생존분석', '비모수통계분석' 등에서 편의를 최소화하는 통계분석방법에 대해 배울 수 있다.

만약 임상시험에서 많은 양의 편의가 발생하면 어떻게 될까? 통계비전공자들 중에는 복잡하고 어려운 고급 통계방법을 사용하면 그 편의를 제거하여 우리가 알고 싶은 시험약의 효과만을 깨끗하게 알아낼 수 있는 방법이 있다고 생각할지 모르겠으나 사실은 그렇지 않다. 임상시험 종료 후에 얻어진 관측치에서 시험약의 효과와 편의를 분리해낼 통계적 방법은 존재하지 않는다.

예를 들어, 만일 시험군과 위약군 간에 표본평균의 차이가 30이라면, 이 30이라는 숫자 중에 어느 만큼이 약효에 의한 차이인지 알 길이 없다는 점이다. 만일 약효에 의한 차이가 20 미만이라면 약효가 없는 것이고, 약효에 의한 차이가 20 이상이라면 약효가 존재하는 것이라고 가정해보자. 하지만 임상시험 후에 관측한 30이라는 표본평균의 차이에서 약효에 의한 차이를 구별해낼 수 없으므로, 아무런 결론도 내리지 못하게 되는 것이다.

편의가 심하게 발생하면 임상시험 후에 얻어진 자료로부터 전혀 과학적으로 타당한 결과를 이끌어낼 방법이 없다는 것이다. 결국 엄청난 비용과 시간을 들여 수행한 임상시험결과로부터 어떠한 과학적으로 타당한 결론도 이끌어내지 못하고, 임상시험결과를 버려야 하는 상황이 온다. 이는 그 임상시험을 수행한 제약회사만이 아니라, 사회 전체적으로도 엄청난 손실이다. 그러므로 다시 한 번 강조하지만 편의 발생을 최소화하는 것은 대단히 중요한 일이다. 임상시험의 디자인 단계에서 편의의 발생을 최소화해 주는 도구가 바로 이중맹검과 무작위배정이다. 이중맹검과 무작위배정은 3.4절과 3.5절에서 자세히 살펴볼 것이다.

핵심정리

(1) 임상시험에서의 통계적 원칙을 기술해 놓은 ICH E9에서 가장 강조하는 것은 편의 발생을 최소화하는 것이다.

(2) 편의의 가장 큰 문제는 임상시험 후에 얻어진 두 그룹의 차이에, 약효에 의한 차이와 편의의 발생에 의한 차이를 통계학적으로 분리해낼 수 없다는 점이다.

(3) 편의가 심하게 발생하면 임상시험 후에 얻어진 자료로부터 과학적으로 타당한 결과를 이끌어내지 못하여 임상시험결과를 버려야 하는 상황이 올 수도 있다.

3.4 이중맹검double-blind

편의bias의 발생을 막는 가장 중요한 임상시험 디자인 기술이 맹검과 무작위배정이다. 맹검과 무작위배정은 신약을 개발하려는 대부분의 임상시험에서 수행되어야만 한다(ICH E9 1998).

> The most important design techniques for avoiding bias in clinical trials are blinding and randomization, and these should be normal features of most controlled clinical trials intended to be included in a market application.

맹검에는 단일맹검과 이중맹검이 있다. 단일맹검이란 연구자나 의료진은 피험자가 어떤 치료제를 배정받았는지 알지만, 정작 피험자는 모르게 하는 방법이다. 어떤 경우에는 그 반대인 경우도 있을 수 있다(ICH E9 1998).

In a single-blind trial the investigator and/or his staff are aware of the treatment but the subject is not, or vice versa.

반면에 이중맹검은 임상연구자, 피험자 중 어느 누구도 피험자가 어느 치료제를 배정받았는지를 모르게 하는 것이다. 여기에는 피험자의 선정 및 제외기준을 평가하거나, 1차 유효성 평가변수를 관측하거나, 임상시험 계획서의 순응도를 평가하는 사람도 포함된다(ICH E9 1998).

A double-blind trial is one in which neither the subject nor any of the investigator or sponsor staff involved in the treatment or clinical evaluation of the subjects are aware of the treatment received. This includes anyone determining subject eligibility, evaluating endpoints, or assessing compliance with the protocol.

여기서 강조할 점은 **무작위배정 코드를 만든 외부통계전문가를 제외하고는 그 누구도 피험자가 어느 치료제를 배정받았는지를 몰라야 한다는 점이다.** 간혹 이중맹검이란 임상연구자와 피험자만 맹검 상태이어야 한다고 오해하여, 예를 들면 임상시험을 모니터링하는 CRA는 무작위배정 코드를 알아도 된다고 잘못 이해하고 있는 경우가 있다. **만일 임상시험을 모니터링하는 CRA가 어디선가 무작위배정 코드를 알아내었다면 이는 임상시험 관리기준**KGCP**의 중대한 위반사항이다.** 마찬가지로 그 임상시험을 수행하는 제약회사의 전무님과 같은 높은 분이라도 맹검 코드를 알아서는 안 되며, 혹시라도 어디선가 무작위배정 코드를 알아내었다면, 이 역시 임상시험 관리기준의 중대한 위반사항이다.

대조군이 있는 대부분의 임상시험은 이중맹검을 사용한다. 시험약과 대조약은 무작위배정 코드에 따라 사전에 포장되고, 피험자 번호와 처리 기간만이 표시된 채로 임상시험이 수행되는 각 기관에 공급되게 된다. 중요한 점은 임상시험에 참여하는 그 누구도 특정한 피험자가 시험약을 투약했는지 대조약을 투약했는지를 모르게 해야 한다. 심지어 시험약과 대조약을 A와 B로 표시하고, 단지 A가 시험약을 나타내는지 대조약을 나타내는지 알지 못하게 하는 방법조차도 허락되지 않는다는 것이다(ICH E9 1998).

Most such trials follow a double-blind approach in which treatments are prepacked in accordance with a suitable randomization schedule, and supplied to the trial center(s) labeled only with the subject number and the treatment period, so that no one involved in the conduct of the trial is aware of the specific treatment allocated to any particular subject, not even as a code letter.

맹검을 하는 목적은 임상시험을 실시하거나 자료를 분석할 때 피험자가 어느 치료군에 배정되었는지를 알게 됨으로써, 치료군에 대한 정보가 피험자의 선정이나 배정, 피험자의 시험에 대한 태도, 임상연구자의 1차 유효성 평가변수의 평가, 임상시험 중단의 처리, 자료분석 단계 등에 영향을 미쳐서 발생할 수 있는 모든 의식적 그리고 무의식적 편의의 발생을 최소화하려는 것이다. 그러므로 **편의가 발생할 수 있는 모든 기회가 다 지나가기까지는 맹검을 해제하지 않는 것이 중요하다**(ICH E9 1998). 여기서 맹검 해제란 무작위배정코드 파일을 열어서 각 피험자가 시험약을 투여 받았는지 대조군을 투여 받았는지 알아내는 행위를 의미한다.

> Blinding or masking is intended to limit the occurrence of conscious and unconscious bias in the conduct of and interpretation of a clinical trial arising from the influence that the knowledge of treatment may have on the recruitment and allocation of subjects, their subsequent care, the attitude of subjects to the treatment, the assessment of end-points, the handling of withdrawals, the exclusion of data from analysis, and so on. The essential aim is to prevent identification of the treatment until all such opportunities for bias have passed.

만일 피험자나 임상시험연구자가 각 피험자들이 어떤 치료제를 투여 받았는지를 알게 되면, 임상시험의 관리, 피험자의 치료, 피험자들을 어느 그룹에 배정할지, 임상시험결과의 해석 등에 영향을 미쳐 발생할 수 있는 잠재적인 편의bias 발생을 최소화하는 것이 이중맹검의 목적이다. 그러한 잠재적인 편의의 예로는 다음과 같은 것들이 존재한다(ICH E10 2001).

> Blinding is intended to minimize the potential biases resulting from differences in management, treatment, or assessment of patients, or interpretation of results that could arise as a result of subject or investigator knowledge of the assigned treatment. For example:

시험군에 배치된 피험자들은 자신들이 시험군에 배치된 사실을 알게 되면, 효과가 있을 것이라고 기대하기 때문에 더 좋은 결과를 보고할 수 있다. 이는 위약 효과라고 알려져 있으며 1차 유효성 평가변수가 객관적인 변수가 아닌 피험자의 주관적인 판단으로 평가하는 변수인 경우 더 크게 나타나는 것으로 알려져 있다. 또는 자신들이 시험군에 배치되었으므로 좋은 결과를 기대하여 그 임상시험에 더 오래 남아서 참여하려고 할 가능성이 있다. 일찍 중도탈락해버리는 경우와 오래 임상시험에 남아 있는 경우는 나중에 임상시험결과 해석에 다른 영향을 미치게 된다(ICH E10 2001).

> (1) Subjects on active drug might report more favorable outcomes because they expect a benefit or might be more likely to stay in a study if they knew they were on active drug.

만일 임상연구자가 각 피험자들이 어느 군에 배정되었는지를 알게 되면, 임상연구자는 대조군에 관측되는 효과를 덜 찾아내고 덜 보고할 가능성이 있을 수 있고, 반면에 시험군에 배정된 피험자에게서는 효과 또는 부작용에 더 민감하게 행동할 수 있다(ICH E10 2001).

(2) Observers might be less likely to identify and report treatment responses in a no-treatment group or might be more sensitive to a favorable outcome or adverse event in patients receiving active drug.

만일 임상연구자가 각 피험자들이 어느 군에 배정되었는지를 알게 되면, 임상시험 중에 자료를 얻거나 중도탈락한 경우에는 추적 자료를 얻는 것에 대해 시험군과 대조군에 대하여 임상연구자는 다르게 행동할 수 있다(ICH E10 2001).

(3) Knowledge of treatment assignment could affect vigor of attempts to obtain on-study or follow-up data.

만일 임상연구자가 각 피험자들이 어느 군에 배정되었는지를 알게 되면, 이러한 정보는 피험자들이 현재 치료군에 계속 남아 있어야 할지, 또는 병용 치료제를 투여 받아야 할지, 또는 다른 보조 치료를 받아야 할지에 대한 결정에 영향을 미칠 수 있다(ICH E10 2001).

(4) Knowledge of treatment assignment could affect decisions about whether a subject should remain on treatment or receive concomitant medications or other ancillary therapy.

만일 임상연구자가 각 피험자들이 어느 군에 배정되었는지를 알게 되면, 이러한 정보는 특정한 피험자의 결과가 분석에 포함되어야 할지의 여부를 결정하는 데 영향을 미칠 수 있다(ICH E10 2001).

(5) Knowledge of treatment assignment could affect decisions as to whether a given subject's results should be included in an analysis.

이처럼 만일 맹검이 해제되면 편의가 발생할 가능성이 높아지므로 맹검은 해제되지 않고 임상시험 내내 유지되는 것이 대단히 중요하다. 그러므로 맹검은 임상시험이 완료되고 data-cleaning 단계가 완료된 경우에 한하여, 통계전문가를 포함한 자격을 갖춘 일부 사람들에게만 이중맹검을 해제하여야 한다(ICH E9 1998).

This level of blinding is maintained throughtout the conduct of the trial, and only when the data are clean to an acceptable level of quality will appropriate personnel be unblinded.

만일 피험자의 치료나 평가에 관여하지 않는 제약회사의 직원들(예를 들면, 임상병리사, 분석화학자, 감사관, 심각한 이상반응 보고에 관련된 자)이 맹검을 해제해야만 하는 경우, 맹검 해제 결과가 부적절하게 다른 사람들에게 알려지는 것을 막기 위한 적절한 표준 맹검 해제 과정을 준수해야 한다(ICH E9 1998).

If any of the sponsor staff who are involved in the treatment or clinical evaluation of the subjects are required to be unblinded to the treatment code(e.g., bioanalytical scientists, auditors, those involved in serious adverse event reporting), the sponsor should have adequate standard operating procedures to guard against inappropriate dissemination of treatment codes.

ICH E9은 맹검 해제에 대해 엄격한 기준을 제시하고 있다. 맹검 해제는 오직 피험자의 안전을 위하여 맹검을 해제해야 하는 경우에 한하여 이루어져야 하며, 맹검 해제가 일어난 이유에 관계없이 의도적이든 의도적이 아니든 맹검 해제는 임상시험 종료 후에 모두 보고되고 설명되어야 한다고 설명하고 있다. 뿐만 아니라 맹검을 해제하는 방법과 시점은 문서화되어서 지켜져야만 한다(ICH E9 1998).

Breaking the blind(for a single subject) should be considered only when knowledge of the treatment assignment is deemed essential by the subject's physician for the subject's care. Any intentional or unintentional breaking of the blind should be reported and explained at the end of the trial, irrespective of the reason for its occurrence. The procedure and timing for revealing the treatment assignments should be documented.

앞에서 이중맹검이 임상시험 도중에 유지되어야 하는 것의 중요성을 강조했었다. 그렇다면 무작위배정 코드가 깨질 수 있는 경우는 언제 발생할 수 있을까? 무작위배정 코드가 깨지는 경우는 다음 두 가지로 나누어 살펴보는 것이 좋다.

첫째는 임상연구자나 피험자가 투여 받은 약의 효과, 부작용, 기타 다른 특징으로부터 추측해서 알아내는 경우이다. 이러한 경우에는 이처럼 약의 특징에 해당하는 결과를 임상연구자나 피험자가 모르도록 하게 함으로써 이중맹검이 지켜지는 수준을 높일 수 있다(ICH E9 1998).

The double-blind nature of some clinical trials may be partially compromised by apparent treatment induced effects. In such cases, blinding may be improved by blinding investigators and relevant sponsor staff to certain test results (e.g., selected clinical laboratory measures).

예를 들어, 고혈압 치료제인 베타블로커는 맥박을 유의하게 낮춤이 알려져 있다. 베타블로커를 치료 받은 피험자의 평균맥박은 위약을 투여 받는 피험자의 평균맥박보다 분당 12회나 낮을 수 있다. 이처럼 시험약의 특정한 성질을 알면 피험자가 어느 약을 투여 받았는지 알 수 있는 경우가 있다. 이와 같이 맹검이 깨진 경우에 임상연구자와 피험자는 약효에 대한 선입견을 가지거나 임상시험에 임하는 태도가 달라지게 되어 편의를 일으킬 가능성이 생긴다.

극히 일부지만 임상연구자들 중에는 맹검을 우습게 여기는 사람들이 가끔 있다. 즉 이중맹검을 했어도 자기들은 피험자가 시험약을 받았는지 대조군을 받았는지 감으로 다 알 수 있다고 말하는 경우이다. 이러한 경우는 말만 이중맹검이지 실제로는 단일맹검과 마찬가지이므로 편의가 발생할 가능성이 존재하게 된다. 이러한 경우에는 피험자를 돌보는 임상연구자와 1차 유효성 평가변수를 평가하는 임상연구자를 달리하여 편의 발생을 줄이는 방법을 생각해볼 수 있다.

둘째는 **고의적으로 무작위배정 코드를 깨는 경우이다.** 이에 대해서는 3.6절에서 더 자세하게 살펴볼 것이다.

실제 임상시험에서 이중맹검을 수행하기 위해서는 시험약과 대조약이 모양이나 맛 등에서 구별이 불가능하도록 만들어져야 한다(ICH E9 1998).

> This requires that the treatment to be applied during the trial cannot be distinguished (by appearance, taste, etc.) either before or during administration, and that the blind is maintained appropriately during the whole trial.

하지만 실제 임상시험에서는 이처럼 시험약과 대조약이 구별이 불가능하도록 만드는 일에 실패하여 이중맹검에 실패하는 사례가 가끔 발생한다.

Actiq라는 통증약은 1997년 FDA에 의하여 기각되었다(나중에 FDA가 제시한 문제들을 다 해결한 후 승인을 받음). FDA는 여러 가지 문제점을 제시했는데 그 중 하나가 맹검이었다. 그 이유는 몇몇 피험자들이 일정기간 반복측정된 통증평가에서 완벽하게 일정한 통증점수를 보고하였기 때문이다. 정상적이라면 어느 정도의 통증 증가(또는 감소)가 있을 것으로 기대되기 때문이다. 그래서 일부 피험자들은 자신이 투여 받은 약이 위약이라고 추측하였고 그래서 반복측정된 통증평가에서 주의 깊게 통증을 보고하지 않고, 무성의하게 일정한 통증평가를 보고한 것으로 추측되었다. FDA가 이 점을 더 깊게 조사하여 피험자들을 실제 면담하여 보니, 몇몇 피험자들은 위약인지의 여부를 알아낼 수 있었다고 한다. 제약회사는 통증평가점수가 완벽하게 일정한 14명의 피험자를 제거하여 나머지 피험자들만으로 통계분석을 하여도 결과는 거의 비슷하게 얻어진다고 주장하였다. 하지만 맹검이 깨졌을 수도 있다는 사실은 FDA로 하여금 더 깊은 조사를 하게 하였고 일부 피험자들이 맛으로 시험약과 위약을 구별해낼 수 있었다고 하였다. 제약회사는 맛에서 차이를 느낄 수 있었다고 한 피험자 수가 적었다고 주장했지만, FDA의 의견은 달랐다. FDA의 염려는 만일 일부 피험자가 맛에서 시험약과 위약을 구별해낼 수 있었다면 다른 피험자들도 그렇게 하지 못했을 것이라는 증거가 없다는 것이다. 그래서 맛에서 시험약과 위약이 같지 않다는 증거가 있고, 만일 그렇다면 시험약이 위약에 비하여 효과가 우월하게 나온 결과가, 맛에서 시험약과 위약을 구별해낼 수 있는 능력, 다시 말하면 맹검이 깨졌기 때문에 나온 결과일 수도 있다는 것이다. 만일 이 주장이 설득력이 있다면 맛에서 시험약과 위약을 구별해낼 수 있었다고 기록한 피험자들만을 제거하여 분석을 한다고 문제가 해결되는 것이 아님을 알 수 있다.

임상시험에서 이중맹검이 항상 가능한 것은 아니다. 경우에 따라서는 시험약과 대조약이 구별되지 않도록 만드는 것이 가능하지 않다. 예를 들면, 수술요법과 약물요법처럼 치료방법의 성격이 전혀 다른 경우이다. 또 다른 예로는 시험약과 대조약의 제형formulation이 다른 경우이다. 물론 이런 경우 캡슐을 사용하여 시험약과 대조약이 구별이 가능하지 않도록 할 수도 있지만, 제형을 변경하면 약동학 및 약력학 성질이 달라져서 추가의 생물학적 동등성 시험을 필요로 할 수도 있다. 시험약과 대조약의 매일 투여 패턴이 다른 경우에도 이중맹검이 어렵게 된다. 예를 들어, 시험약은 하루에 한 번 복용하는데, 대조약은 하루에 아침과 저녁에 두 번 복용해야 한다면, 단지 시험약과 대조약의 모양과 맛 등을 같게 하는 것만으로는 이중맹검이 가능하지 않게 된다(ICH E9 1998).

Difficulties in achieving the double-blind ideal can arise: The treatments may be of a completely different nature, for example, surgery and drug therapy; two drugs may have different formulations and, although they could be made indistinguishable by the use of capsules, changing the formulation might also change the pharmacokinetic and/or pharmacodynamic properties and hence necessitate that bioequivalence of the formulations be established: the daily pattern of administration of two treatments may differ.

이처럼 이중맹검을 수행하기 어려운 경우, 사용할 수 있는 한 가지 방법이 double-dummy이다(ICH E9 1998).

One way of achieving double-blind conditions under these circumstances is to use a "double-dummy" (see Glossary) technique.

설명의 편의상, 예를 들어 약 A는 모양이 항상 정사각형 모양으로만 만들 수 있다고 가정하자. 반면에 약 B는 항상 동그랗게만 만들 수 있다고 가정하자. 이 경우 두 약을 같은 모양으로 만들 수 없으므로, 이중맹검을 하기 곤란한 상황이 된다. 즉 약의 모양만 보면, 환자나 임상연구자나 모두 어느 약을 먹고 있는지 알게 된다.

이 경우 double dummy란 다음과 같이 진행된다. 위약placebo으로 약 A와 똑같은 정사각형 모양의 약을 만든다. 이 위약은 약 A와 모양만이 아니라, 크기, 색깔 등이 모두 동일하여 구별이 불가능하게 만든다. 이를 위약-A라고 부르자. 마찬가지로, 위약으로 약 B와 똑같은 동그란 모양의 약을 만든다. 이 위약은 약 B와 모양만이 아니라 크기, 색깔 등이 모두 동일하여 구별이 불가능하게 만든다. 이를 위약-B라고 부르자. 무작위배정에 의해 어떤 환자가 약 A를 투여 받기로 되어 있으면, 그 환자에게는 약 A와 위약-B를 동시에 투여한다. 비슷한 방법으로, 어떤 환자가 약 B를 투여 받기로 되어 있으면, 그 환자에게는 약 B와 위약-A를 동시에 투여한다. 이렇게 하면 모든 환자들이 정사각형 모양의 약과 동그란 약을 각각 한 알씩 먹게 되고, 정사각형의 약들끼리는 구별이 안 되고 동그란 약들끼리도 구별이 안 되므로 자신이 어느 약을 먹고 있는지 알 수 없게 된다. 이런 방법을 'double dummy'라고 한다.

하지만 이러한 double dummy 방법은 두 개의 치료제를 투여 받아야 하므로 피험자들의 임상시험에 대한 순응도가 떨어져 배정된 치료제를 제대로 복용하지 않을 우려가 생긴다. 또한 윤리적인 문제로 double dummy 사용이 어려워질 수도 있는데, 한 예가 가짜로 수술을 하는 것이다. 하지만 그럼에도 불구하고 이러한 어려움을 극복하려는 많은 노력을 기울여야만 한다(ICH E9 1998).

This technique may sometimes force an administration scheme that is sufficiently unusual to influence adversely the motivation and compliance of the subjects. Ethical difficulties may also interfere with its use when, for example, it entails dummy operative procedures. Nevertheless, extensive efforts should be made to overcome theses difficulties.

이처럼 이중맹검이 가능하지 않음에도 불구하고 피험자를 돌보는 임상연구자와 약을 투여하는 약물투여자를 달리 하여 편의bias 발생의 가능성을 최소화한 사례가 13.4.6절에 제시되어 있다.

단일맹검보다는 이중맹검이 편의의 발생을 더 확실하게 방지할 수 있으므로, 신약개발을 위한 임상시험에서 특별한 상황을 제외하고는 이중맹검을 사용하는 것이 가장 최선의 방법이다(ICH E9 1998).

The double-blind trial is the optimal approach.

하지만 이중맹검이 가능하지 않다면, 단일맹검이라도 차선책으로 고려해야만 한다(ICH E9 1998).

If a double-blind is not feasible, then the single-blind option should be considered.

어떤 경우에는 심지어 단일맹검조차도 가능하지 않은 경우가 있는데, 이처럼 임상연구자와 피험자 모두 각 피험자가 시험약을 투여 받았는지 대조약을 투여 받았는지를 아는 임상시험을 open-label 임상시험이라고 한다. 맹검이 불가능하여 open-label 임상시험만이 현실적으로 또는 윤리적으로 가능한 경우도 존재한다(ICH E9 1998).

In some cases only an open–label trial is practically or ethically possible. In an open–label trial the identity of treatment is known to all.

open-label 임상시험이 실시되는 경우에도 편의 발생을 최소화기 위하여 아래에 기술된 방법들을 사용하는 것을 고려해보아야만 한다(ICH E9 1998).

Similar approaches (see below) to minimizing bias in open–label trials should be considered in trials where unique or specific treatment effects may lead to unblinding individual patients.

단일맹검이나 open-label 임상시험에서는 임상연구자가 각 피험자가 시험약을 투여 받는지 대조약을 투여 받는지를 알게 된다. 만일 다음에 배정된 무작위배정된 코드가 시험군인지 대조군인지를 알고 나서, 임상연구자가 특정 피험자를 임상시험에 참여하게 할 것인지의 여부를 결정하는 경우에는 편의가 발생하게 될 가능성이 있다.

예를 들면, 다음 피험자는 시험군에 배정될 차례인데 그 피험자가 상태가 안 좋으면 여러 가지 이유를 들어 그 피험자를 임상시험에 참여하지 않게 하는 경우이다. 이렇게 하면 시험군에는 대체로 상태가 양호한 피험자들이 배정되고, 대조군에는 대체로 상태가 나쁜 피험자들이 배정되게 된다. 이러한 편의를 줄이려면 특정 피험자가 임상시험에 참여할지의 여부를 결정한 후에 임상연구자에게 그 피험자가 시험군에 배정될 것인지 대조군에 배정될 것인지를 알려주어야 한다(ICH E9 1998).

Single–blind and open–label provide additional flexibility, but it is particularly important that the investigator's knowledge of the next treatment should not influence the decision to enter the subject; this decision should precede knowledge of the randomized treatment. For these trials, consideration should be given to the use of a centralized randomization method, such as telephone randomization, to administer the assignment of randomized treatment.

단일맹검이나 open-label 임상시험에서는 임상연구자가 각 피험자가 시험약을 투여 받는지 대조약을 투여 받는지를 알고 있으므로, 그 임상연구자가 1차 유효성 평가변수를 평가하게 되면 편의를 일으킬 가능성이 있다. 그러므로 이러한 경우에는 맹검 상태이면서 피험자를 치료하는 데 관여하지 않은 다른 임상연구자가 1차 유효성 평가변수를 평가하도록 하는 것이 좋다. 단일맹검이나 open-label 임상시험에서는 이미 알려진 다양한 편의를 줄이기 위하여 모든 노력을 기울여야 한다. 또한 1차 유효성 평가변수는 가능한 객관적인 변수이어야 한다. 그래야만 편의 발생이 최소화되기 때문이다(ICH E9 1998).

In addition, clinical assessment should be made by medical staff who are not involved in treating the subjects and who remain blind to treatment. In single-blind or open-label trials every effort should be made to minimize the various known sources of bias and primary variables should be as objective as possible.

open-label, 단일맹검, 또는 이중맹검을 선택한 이유와 그 외 다른 방법들을 통하여 편의 발생을 최소하기 위해 취해진 조치들이 임상시험계획서에 설명되어야만 한다. 예를 들어, 제약회사는 통계분석을 위하여 자료를 내 놓기 이전 data-cleaning 단계 동안 맹검이 해제되지 않도록 하기 위하여 적절한 SOP를 갖추어만 한다(ICH E9 1998).

The reasons for the degree of blinding adopted, as well as steps taken to minimize bias by other means, should be explained in the protocol. For example, **the sponsor should have adequate standard operating procedures to ensure that access to the treatment code is appropriately restricted during the process of cleaning the database prior to its release for analysis.**

이처럼 ICH E9은 임상시험이 진행되는 동안 맹검을 유지하는 것을 강조하고 있고, 이를 위해 표준작업절차SOP를 만들어 놓으라고 하고 있다. 임상시험이 진행되는 동안 맹검을 유지한다는 말은, 다르게 말하면 임상시험이 진행되는 동안 맹검이 깨지는 일이 발생해서는 안 된다는 말이다. 임상시험이 진행되는 동안 맹검이 깨지는 것이 우려되는 상황에 대해서는 3.6절에서 살펴볼 것이다.

핵심정리

(1) 이중맹검은 임상연구자와 피험자만이 아니라, 임상시험을 모니터링하는 CRA, 제약회사 내에 직원 등을 포함하여 어느 누구도 피험자가 어느 치료제를 배정받았는지를 모르게 하는 방법으로서, 편의의 발생을 막는 것이 목적이다.

(2) 이중맹검은 해제되지 않고 임상시험 내내 유지되는 것이 대단히 중요하다. 다르게 표현하면 맹검이 깨지는 일이 발생해서는 안 된다.

(3) 맹검은 임상시험이 완료되고 data-cleaning 단계가 완료된 경우에 한하여, 통계전문가를 포함한 자격을 갖춘 일부 사람들에게만 이중맹검을 해제하여야 한다.

3.5 무작위배정Randomization

무작위배정이란 두 그룹(시험군과 대조군)을 비교하는 경우, 예를 들면 컴퓨터로 0과 1 사이의 난수를 발생시켜 0.5 미만의 수가 나오면 피험자를 시험군에, 아닌 경우에는 피험자를 대조군에 배정시키는 방법이다. 즉, 임상시험 연구자의 주관을 배제한 채 객관적인 확률과 정방법을 통하여 피험자를 치료군에 배정하는 것이다. 이처럼 무작위배정을 하면 질병의 심각도, 나이 등과 같은 알려진 예후인자만이 아니라, 우리가 미처 생각하지 못한 또는 모르는 예후인자까지 모두 투여군 간에 거의 비슷해지게 배정되는 것이다.

이렇게 되면 임상시험이 완료된 후 투여군 간에 1차 유효성 평가변수의 값이 차이가 나는 경우 시험약과 대조약의 약효의 차이라고 주장할 수 있게 되는 것이다. 다르게 표현하면 편의가 최소화되므로, 임상시험 완료 후 두 그룹 간의 1차 유효성 평가변수의 값의 차이는, 만일 우연에 의해서 그런 일이 발생할 확률이 아주 작은 경우, 통계학적으로 이는 시험약과 대조약의 약효의 차이에 의해서 발생한 차이라고 말할 수 있는 것이다(ICH E9 1998).

> Randomization also tends to produce treatment groups in which the distribution of prognostic factors, known and unknown, are similar. In combination with blinding, randomization helps to avoid possible bias in the selection and allocation of subjects arising from the predictability of treatment assignments.

무작위배정의 개념을 이해하는 데 어려움을 겪는 사람들은 거의 없다. 무작위배정의 개념을 설명하고 나면 대부분의 사람들이 그 개념을 쉽게 생각한다. **하지만 무작위개념의 중요성을 정말로 잘 이해하는 경우는 드물다.** 무작위배정의 개념을 잘 이해했는지를 테스트해 볼 수 있는 좋은 방법이 다음의 두 가지 경우이다.

(i) 임상시험계획서를 위반한 피험자를 분석에서 제외하는 것은 부적절하다. 그 이유를 설명할 수 있는가?

첫 번째 경우는 7장에서 소개할 분석군에 대한 내용이다. 예를 들어, 임상시험계획서를 위반한 피험자가 있는 경우 그 해결책으로 그런 피험자들을 분석대상에서 제외하면 어떨까? 사람들 중에는 그 방법도 괜찮은 방법이라고 생각하는 경향이 있다. 하지만 아니다. 왜 아닌지를 설명할 수 있는 사람은 무작위배정을 잘 이해하고 있는 것이고, 대답하지 못하는 사람은 아직 무작위배정에 대해 잘 이해하지 못하고 있다고 볼 수 있다.

무작위배정이란 시험군과 대조군 간에 투여 받는 약을 제외하고는 우리가 아는 공변량(예후인자)들만이 아니라 모르는 공변량들조차도 균형을 이루게 해주는 역할을 한다. 그러므로 **무작위배정 후 무작위가 아닌 인위적인 과정에 의해 일부 피험자를 제외하면 시험군과**

대조군 간의 중요한 공변량의 분포 균형이 깨지게 된다. 이렇게 되면 1차 유효성 평가변수가 두 그룹 간에 차이가 난다고 해도 그 차이에는 약효의 차이만이 아니라 다른 균형이 깨진 공변량의 효과까지 포함되어 있어서 시험약의 약효를 정확하게 알아내기가 어려워진다. 즉 다른 말로 표현하면 편의bias가 발생하는 것이다. 이에 대한 자세한 내용은 7장을 참고하길 바란다.

(ii) 무작위배정 후 특정 공변량에 대해 시험군과 대조군 간에 큰 불균형이 발생하자 무작위배정이 잘못되었다고 주장하면서, 비록 임상시험계획서에 사전에 그 공변량을 보정하겠다고 사전에 명시하지 않았음에도 불구하고 그 공변량을 보정하는 통계분석을 수행하는 것은 부적절하다. 그 이유를 설명할 수 있겠는가?

이에 대한 자세한 내용은 6.4절을 참고하길 바란다.

자 이제는 무작위배정을 실제로 수행하는 방법에 대해 살펴보자.

(1) 단순 무작위배정

무작위배정을 하는 가장 쉬운 방법은 앞에서 설명한 것처럼 컴퓨터에서 난수를 발생시켜 A와 B의 수열을 만드는 것이다. 예를 들어 AABABB··· 등이 만들어졌다면, 첫 번째 피험자는 A에, 두 번째 피험자는 A에, 세 번째 피험자는 B에 배치하는 것이다. 이 방법은 단순 무작위배정simple randomization이라 불린다.

단순 무작위배정의 문제점은 불균등이 일어날 수 있다는 점이다. 예를 들면, A를 받는 피험자 수가 B를 받는 피험자 수보다 많아질 수 있다는 것이다. 총 100명의 피험자를 단순 무작위배정을 사용하여 두 그룹으로 나눈다면, 평균적으로는 한 그룹에 50명이 배당되지만, 이는 평균적으로 그렇다는 것이고 실제로는 상당한 불균등이 발생할 수 있다. 예를 들면, A 그룹에는 60명, B 그룹에는 40명이 배정될 수도 있다. 통계학적으로는 각 그룹에 50명이 배치되었을 때 검정력이 가장 높아지게 되므로 이러한 불균등이 발생하는 것은 바람직하지 않다(물론 불균등이 발생했다고 하여 잘못된 것은 아니다).

(2) 블록 무작위배정

이러한 불균등이 일어나는 것을 막기 위하여 실제로는 블록 무작위배정block randomization이 많이 사용되고 있다. 크기 4인 블록을 사용한다면 가능한 경우는 AABB, ABAB, ABBA, BABA, BBAA, BAAB가 있다. 이 6개의 블록 중에서 임의로 블록들을 똑같은 확률로 복원추출한다. 예를 들어, 첫 번째 블록과 두 번째 블록이 뽑혔다면 (AABB)(ABAB)···라는 것이 얻어져, 첫 번째 피험자와 두 번째 피험자는 A에, 세 번째 피험자와 네 번째 피험자는 B에, 다섯 번째와 일곱 번째 피험자는 A에, 여섯 번째 피험자와 여덟 번째 피험자는 B에 배정된다. 블록 무작위배정을 사용할 때, 발생할 수 있는 최대의 불균등 크기는 블록 크기의 절반이 된다. 앞의 예처럼 크기 4인 블록을 사용하여 총 100명의 피험자를 두 그룹에 무작위배정하면, 두 그룹에 배치된 피험자 수에 차이가 날 수 있는 최댓값은 두 명이다.

블록 무작위배정을 사용하는 경우 블록의 크기를 임상연구자나 그 외 다른 관련된 사람들에게 알려지지 않도록 해야 한다. 두 개 또는 그 이상의 블록 크기를 랜덤하게 사용하는 것도 이러한 목적을 달성할 수 있는 한 방법이다(ICH E9 1998).

Investigators and other relevant staff should generally be blind to the block length; the use of two or more block lengths, randomly selected for each block, can achieve the same purpose.

(3) 층화 무작위배정

층화 무작위배정stratified randomization이란 층을 만들어 그 층 안에서 따로 무작위배정을 하는 것을 말한다. 그 이유는 다음과 같다. 예를 들어, 연구 중인 질병이 경증과 중증이 있다고 하자. 그냥 블록 무작위배정을 사용하면 두 그룹 A와 B(시험약 또는 대조약)에는 거의 같은 수의 피험자가 배치되겠지만, 중증피험자는 어느 한 그룹에 더 몰릴 수도 있다. 물론 평균적으로 중증피험자는 두 그룹에 비슷해야 하지만 이는 평균적인 이야기이고, 실제에서는 중증피험자가 한 그룹에 몰리는 경우가 드물지만 발생할 수도 있다. 만일 이런 일이 발생하면 나중에 관측된 두 그룹의 차이에는 약효의 차이와 원래 질병의 심각성에 의한 차이가 섞여 있게 되어서, 이를 구분해내기가 어려워진다. 다시 말하면 편의bias가 발생하는 것이다.

이를 막는 방법이 층화 무작위배정이다. 즉, 경증피험자들만 모아서 블록 무작위배정을 사용하여 A와 B 두 그룹으로 나누고, 중증피험자들만 따로 모아서 블록 무작위배정을 사용하여 A와 B 두 그룹으로 나누는 것이다. 이렇게 하면 거의 같은 수의 중증피험자가 A와 B에 배치되게 된다. 하지만 층화에 사용되는 변수의 개수가 두 개 이상인 경우는 드물다 (ICH E9 1998).

More generally, stratification by important prognostic factors measured at baseline(e.g., severity of disease, age, sex) may sometimes be valuable in order to promote balanced allocation within strata; this has greater potential benefit in small trials. The use of more than two or three stratification factor is rarely necessary.

층화 무작위배정이 종종 사용되는 경우는 다기관임상시험이다. 다기관임상시험에 대해서는 5장에서 자세히 살펴볼 것이다.

질병별 임상시험 가이드라인에 층화 무작위배정을 사용할 것을 명시적으로 권고하는 경우도 있다. 다음은 우리나라 심사기관이 발간한 당뇨병 임상시험에 대한 가이드라인에 나오는 내용이다(식품의약품안전청 2007).

특히 질환의 중증도(예: HbA1c≤8%/>8%)와 시험 전 치료(예: 식이요법, 단독요법, 병용요법)를 고려한 층화배치가 바람직하다.

이미 앞의 3.4절에서 충분히 논의하였지만 **무작위배정 코드는 일단 만들어진 이후에는 그 누구에게도 알려지지 않고 임상시험 동안 맹검 상태가 유지되어야 한다.** 단 피험자가 위급 상태가 처하여 그 피험자가 시험약을 투여 받았는지 대조약을 투여 받았는지를 알아야 적절히 위급 상태를 대처할 수 있는 경우에는, 정해진 표준 맹검 해제 절차를 통하여 그 피험자에 한하여 맹검을 해제할 수 있다. 이러한 표준 맹검 해제 절차와 피험자를 어떻게 다루고 평가할 것인지에 대해서는 임상시험계획서에 기술되어야만 한다(ICH E9 1998).

The randomization schedule itself should be filed securely by the sponsor or an independent party in a manner that ensures that blindness is properly maintained throughout the trial. Access to the randomization schedule during the trial should take into account the possibility that, in an emergency, the blind may have to be broken for any subject. The procedure to be followed, the necessary documentation, and the subsequent treatment and assessment of the subject should all be described in the protocol.

앞에서 이미 설명한 바와 같이 무작위배정이 중요한 이유는 무작위배정으로 인해 우리가 아는 변수들만이 아니라 모르는 변수들까지도 시험군과 대조군 간에 균형되게 배치되게 되므로, 나중에 두 그룹 간에 1차 유효성 평가변수가 차이가 나면 이는 단지 우연이든지 아니면 시험약의 효과라고 주장할 수 있게 되는 것이다. 하지만 무작위배정의 중요성은 이것으로 끝나지 않는다(ICH E9 1998).

Randomization introduces a deliberate element of chance into the assignment of treatments to subjects in a clinical trial. During subsequent analysis of the trial data, it provides a sound statistical basis for the quantitative evaluation of the evidence relating to treatment effects.

무작위배정은 바로 randomization test를 가능하게 해주기 때문이다. 설명의 편의상 이표본 t 검정의 상황을 사용하여 설명을 하겠다. 예를 들어 첫 번째 표본의 크기가 5이고, 두 번째 표본의 크기도 5라고 가정해보자. 총 10개의 표본을 각각 5개씩 두 그룹에 나누는 총 경우의 수는 10!/(5!5!)=252가지이고, 무작위배정을 사용하므로 이 252가지의 경우가 발생할

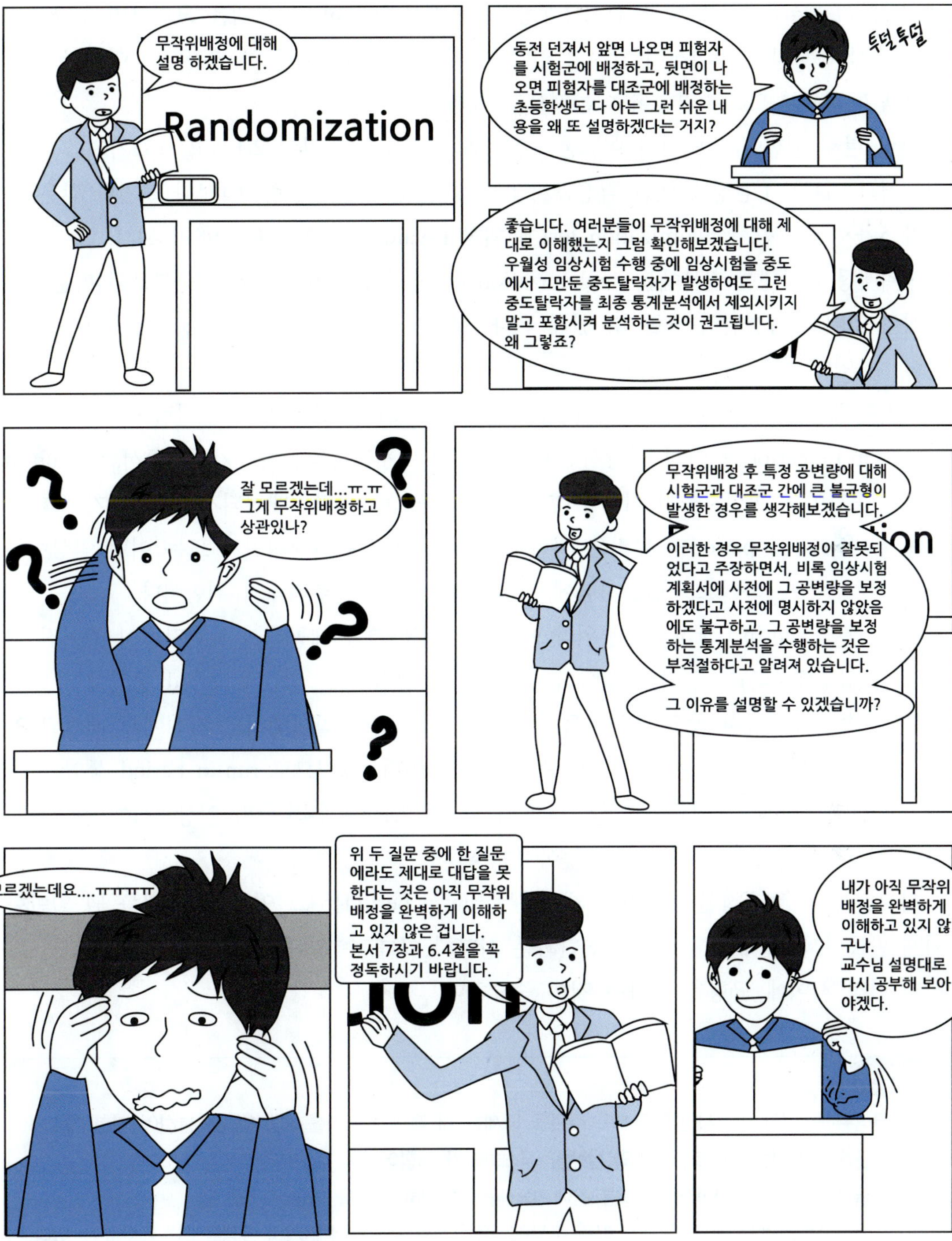
무작위배정에 대해 설명 하겠습니다.
Randomization
동전 던져서 앞면 나오면 피험자를 시험군에 배정하고, 뒷면이 나오면 피험자를 대조군에 배정하는 초등학생도 다 아는 그런 쉬운 내용을 왜 또 설명하겠다는 거지?
투덜투덜
좋습니다. 여러분들이 무작위배정에 대해 제대로 이해했는지 그럼 확인해보겠습니다. 우월성 임상시험 수행 중에 임상시험을 중도에서 그만둔 중도탈락자가 발생하여도 그런 중도탈락자를 최종 통계분석에서 제외시키지 말고 포함시켜 분석하는 것이 권고됩니다. 왜 그렇죠?
잘 모르겠는데...ㅠ.ㅠ 그게 무작위배정하고 상관있나?
무작위배정 후 특정 공변량에 대해 시험군과 대조군 간에 큰 불균형이 발생한 경우를 생각해보겠습니다.
이러한 경우 무작위배정이 잘못되었다고 주장하면서, 비록 임상시험 계획서에 사전에 그 공변량을 보정하겠다고 사전에 명시하지 않았음에도 불구하고, 그 공변량을 보정하는 통계분석을 수행하는 것은 부적절하다고 알려져 있습니다.
그 이유를 설명할 수 있겠습니까?
모르겠는데요....ㅠㅠㅠㅠ
위 두 질문 중에 한 질문에라도 제대로 대답을 못한다는 것은 아직 무작위배정을 완벽하게 이해하고 있지 않은 겁니다. 본서 7장과 6.4절을 꼭 정독하시기 바랍니다.
내가 아직 무작위배정을 완벽하게 이해하고 있지 않구나. 교수님 설명대로 다시 공부해 보아야겠다.

확률은 모두 1/252으로 동일하다.

그러므로 시험약과 대조약의 약효가 동일하다는 귀무가설하에서, 이 252가지 모든 경우에 대해 이표본 t 검정에 대한 검정통계량 값을 계산하여 히스토그램을 그려보면 정규분포와 비슷한 종모양이 얻어짐이 알려져 있다. 만일 표본크기가 무한히 커진다면 이러한 히스토그램은 정규분포로 수렴함이 이론적으로 알려져 있다.

만일 현재 실험에서 얻어진 이표본 t 검정의 검정통계량 값이 2.1이고, 252가지 각각의 경우에서 이표본 t 검정에 대한 검정통계량의 절댓값을 구한 것 중 2.1보다 크거나 같은 경우가 5가지 있다면, randomization test에 의한 p-value는 5/252=0.0198이 된다. 그러므로 무작위배정을 시행한 경우에는 randomization test를 사용하여 자료가 정규분포를 따른다는 가정이 없어도 가설검정을 할 수 있게 된다. 그러므로 무작위배정이란 정말로 중요하다고 말할 수 있다.

무작위배정에 대한 설명을 마치기 전에 끝으로 run-in period에 대해 간략히 설명하고자 한다. run-in period란 아직 임상시험이 본격적으로 시작하지 않은 기간으로서, 이 run-in period 동안에는 피험자들이 아직 시험군과 대조군으로 무작위배정되지 않고 대기 상태에 있게 된다. run-in period의 목적은 피험자의 질병 상태가 안정적인지 또는 어떤 임상변수의 기저치를 관찰하여, 그 임상시험에 적절한 피험자들을 추려내기 위함이다.

예를 들면, run-in period 동안 위약(또는 활성대조약)을 제공해서 피험자들이 주어진 위약(또는 활성대조약)을 얼마나 성실히 복용하는지 관찰한다. run-in period 동안에 주어진 약을 성실히 복용하지 않은 피험자들은, 실제 임상시험에 참여해서도 자신에게 배정된 약을 성실하게 복용하지 않을 가능성이 높은 사람들이다. 그러므로 run-in period 동안 주어진 위약(또는 활성대조약)을 성실히 복용하는 피험자들만 추려내어, 임상시험에 참여하게 하면 임상시험의 순응도compliance가 높아지게 된다.

하지만 많은 잠재적인 피험자를 제거하는 run-in period는 그 임상시험결과를 덜 일반화되게 만들어서, 실제 환자들의 모집단과는 상당히 다를 수 있게 된다. 그러므로 이러한 장점과 단점 사이에 균형을 취하는 것이 중요하다.

핵심정리

(1) 무작위배정이란 임상시험 연구자의 주관을 배제한 채 객관적인 확률과정 방법을 통하여 피험자를 치료군에 배정하는 것으로, 편의의 발생을 최소화하기 위함이다.

(2) 블록 무작위배정을 사용하면 그룹 간에 불균등이 발생하는 것을 막을 수 있다.

(3) 층화 무작위배정은 각 층 안에서 따로 무작위배정을 하는 것으로서 편의의 발생을 최소화시킬 수 있다.

(4) 무작위배정은 randomization test를 가능하게 만들어주어서 정규분포 가정 없이도 가설검정을 할 수 있게 해준다.

3.6 고의적으로 무작위배정 코드를 해제하는 경우

필자는 이 3.6절을 쓸지 말지, 쓴다면 어떻게 쓸지를 수없이 고민하였다. 내 의도가 잘못 전달되어 고의적으로 무작위배정 코드를 해제하는 경우가 정말로 존재하는 것처럼 들릴 수 있기 때문이다. 또한 내 의도와 달리 제약회사나 CRO에 계신 분들 그리고 임상연구자들을 비난하는 것으로 들릴 수 있기 때문이다. 필자가 이 3.6절에서 쓰는 내용은 고의적으로 무작위배정 코드를 해제하는 경우가 정말로 존재한다는 것이 결코 아니며, 또한 누구를 비난하려고 하는 것도 결코 아니다. 다만 임상시험 분야에 종사하게 되었으나 아직 경험이 부족한 분들이 맹검 유지의 중요성을 잘 모를 수도 있다는 생각이 들어서 쓰는 것이다. 이 점을 독자들이 오해 없이 받아들여주기를 간곡히 바라는 바이다. 맹검 유지의 중요성을 우리 모두가 철저히 아는 것이야말로 우리나라 임상시험이 발전하기 위한 초석이기 때문이고, 우리 모두가 더 발전하는 길이기 때문이다.

고의적으로 무작위배정 코드를 해제하는 경우는 실제에서는 결코 없겠지만, 행여라도 있다면 어떻게 이런 일이 가능한지를 살펴보기 위해서는 무작위배정 코드가 어떻게 생성되고 어디로 전달되는지에 대해 상세하게 살펴볼 필요가 있다. 대부분의 경우 무작위배정 코드는 외부 통계전문가나 외부 CRO에 있는 통계전문가가 컴퓨터 난수를 이용하여 생성하게 된다. 이렇게 생성된 무작위배정 코드는 임상시험을 수행하는 제약회사의 포장부서로 전달되어 임상시험에 사용될 시험약과 대조약을 무작위배정 코드에 따라 포장하게 된다. 예를 들어 첫 번째 피험자는 시험약, 두 번째 피험자는 대조약을 투여하기로 되어 있으면, 첫 번째 피험자 봉투에는 시험약을, 두 번째 피험자의 봉투에는 대조약을 넣어서 포장하게 된다. 피험자 봉투에는 피험자 번호만이 적혀 있고 시험약과 대조약은 모양과 색깔이 똑같으므로 구별이 불가능하여 이중맹검이 유지되게 된다. 그러므로 **시험약 포장 후 무작위배정 코드는 포장부서에 남아 있게 된다.**

임상시험이 어느 정도 수행된 후 결과가 어떤지 그 제약회사는 중간 결과가 궁금할 수도 있다. 그러므로 절반 정도 수행된 임상시험 자료에다 포장부서에서 가져온 무작위배정 코드를 합쳐서 중간분석을 해보고 싶은 유혹을 느낄 가능성이 있게 된다. **특히 제약회사의 사장님과 같은 높은 분이 이러한 중간분석을 지시하는 경우, 포장부서 담당자가 무작위배정 코드를 내주지 않기는 쉽지 않을 것이다**(실제 이런 경우가 있다고 말하는 것은 아니다). 이렇게 사전에 임상시험에 계획되지 않은 중간분석이 수행되고 나면, 그 결과가 임상연구자에게 전달될 가능성이 크고, 그 결과를 들은 임상연구자는 피험자의 모집이나 평가 등에서 그 이전과 다르게 임상시험을 진행함으로써 편의bias를 일으킬 가능성이 생기게 된다. 이러한 편의는 수행상의 편의operational bias라고 불리는데 14.6.1절에서 살펴볼 것이고, 비유로 설명하면 다음과 같다.

눈을 가리고 방향 감각과 거리의 감을 측정하는 게임을 한다고 가정해보자. 먼저 출발지에서 목표지점을 바라본 후 눈가리개로 눈을 가린다. 일정 시간을 눈을 가리고 목표지점을 향하여 걸어간 후 자신이 생각하기에 다 왔다고 생각하면 멈추고 눈가리개를 풀고 실제 목표지점과 자신이 서 있는 지점을 비교하여 두 지점의 차이가 작을수록 이기는 게임이다. 임상시험 도중에 몰래 무작위배정 코드를 가져와서 중간분석을 해보는 일은 이런 게임에서 도중에 몰래 눈가리개를 풀고 목표지점의 방향과 거리를 확인해보는 것과 같다. 도중에 실수로 눈가리개가 풀려서 목표지점을 보게 된 경우이든, 고의로 몰래 눈가리개를 풀어서 목표지점을 확인한 경우든, 일단 중간에 목표지점을 확인하고 나면 그 방향으로 방향을 변경하게 되고, 목표지점까지 거리에 대한 감을 확인하게 되는 것이 게임에 참여한 사람이 취하게 되는 행동일 것이다. 이것이 바로 편의가 발생하는 경우이다. 여기서 게임 참가자의 목표지점을 찾는 실력은 시험약의 효과의 크기라고 말할 수 있고, 눈가리개가 풀려 도중에 목표지점을 확인하는 일은 임상시험 도중에 맹검을 깨서 중간분석을 하는 일에 비유할 수 있으며, 도중에 목표지점 확인 후 방향을 변경하고 거리를 조정하는 일은 편의가 발생하는 일에 비유할 수 있다.

어쨌든 이렇게 **포장부서에 있는 무작위배정 코드를 가져와서 몰래 중간분석을 해보는 행위는 단지 편의를 일으킬 뿐만 아니라 임상시험 관리기준KGCP의 중대한 위반 사항이다.** 이는 마치 무감독시험에서 몰래 참고서를 꺼내보는 부정행위를 한 것에 비유할 수 있다. 이러한 비유는 3.7절에 더 자세하게 설명되어 있다.

임상시험 경험이 적은 분들 중에는 만일 이렇게 중간분석을 해볼 수 없다면 나중에 임상시험이 종료된 후에 결과가 나쁘게 나오면 어떻게 하느냐고 묻는 경우도 있다. 하지만 이런 태도야말로 중간분석을 해보아서 결과가 좋지 않으면 이를 임상연구자에게 알려 중간분석 이후에(임상시험계획서는 변경하지 않은 채) 임상연구자가 피험자를 모집하거나 평가하는 방법을 바꾸게 하여, 시험약의 효과를 부풀리는 방향으로 편의를 일으키게 하겠다는 말인 것이다. 중간분석을 해볼 수 없어서 도대체 결과가 유의하게 나오고 있는지 아닌지 전혀 알 수 없어야 편의 없이 임상시험이 수행된 것이다.

또한 임상시험 경험이 적은 어떤 분들 중에는 중간분석을 **"경향성 분석"**이라 부르고, 이러한 경향성 분석은 해도 괜찮은 것이라고 생각하는 경우가 있다. 하지만 이미 여러 번 강조하였다시피 **이름을 무엇이라 부르던 임상시험 도중에 맹검을 해제하여 1차 유효성 평가변수에 대해 통계분석을 해보는 일은 단지 편의를 일으킬 뿐만 아니라 임상시험 관리기준KGCP의 중대한 위반사항이다.**

일부 사람들은 임상시험을 모니터링하는 것이 자료가 얻어짐에 따라 중간분석을 계속 수행해서 시험약의 약효가 어떻게 추정되는지를 알아보는 일이라고 생각하는 경우가 있으나 이는 전혀 사실이 아니다. **임상시험 모니터링이란 맹검을 해제하지 않은 상태에서 임상시험이 임상시험계획서대로 제대로 잘 수행되고 있는지를 모니터링하는 것이다.** 다시 한 번 강조하지만 맹검은 오로지 피험자가 위급상황에 빠져서 피험자가 시험약을 복용했는지 대조약을 복용했는지를 알아야 위급상황에 대처할 수 있는 경우에 한하여 표준 맹검 해제 과정을 통해서만 해제할 수 있다.

그러면 제약회사 내에서 중간분석을 하지 말고, 무작위배정 코드를 만든 외부 통계전문가나 외부 CRO에 중간분석을 의뢰하는 것은 괜찮은 것일까? 답은 역시 "아니다"이다. 앞에서 이미 여러 번 ICH E9의 문구를 인용하였듯이 맹검은 해제되지 않고 임상시험 내내 유지되어야만 한다. 맹검은 임상시험이 완료되고 data-cleaning 단계가 완료되어 data lock이 된 경우에 한하여, 문서에 적힌 시점과 방법에 의하여서만 맹검이 해제되어야만 한다. 그러므로 **외부 통계전문가 또는 외부 CRO가 중간분석을 수행하였다면 이 역시 편의를 일으킬 뿐만 아니라 임상시험 관리기준의 중대한 위반사항이다.** 명심할 점은 외부 통계전문가(또는 외부 CRO)는 독립적인 제3자가 아니라는 점이다. 제약회사와 계약을 맺기 전에는 분명 외부 통계전문가(또는 외부 CRO)는 독립적인 제3자이다. 하지만 일단 계약을 맺으면 계약서에 "회사의 요구에 성실히 응한다"는 조항이 있기 때문에 제약회사와 외부 통계전문가는 한 팀이 되며, 외부 통계전문가는 더 이상 독립적인 제3자가 아니다.

무작위배정 코드가 필요한 곳은 포장부서만이 아니다. 임상시험에서는 응급봉투라는 것을 만들어 두어야 한다. 응급봉투란 각 피험자가 시험약을 받았는지 대조약을 받았는지를 나타낸 무작위배정 코드를 담은 봉투로서, 피험자마다 봉투 하나씩을 만들어 그 봉투 안에 피험자 번호와 그 피험자가 투여 받은 약이 시험약인지 대조약인지를 나타내게 된다. 응급봉투는 각 임상시험이 수행되는 병원에 두어서 응급상황 시 피험자가 시험약을 받았는지 대조약을 받았는지 알 수 있게 해주는 역할을 한다. 하지만 **이러한 응급봉투를 만들기 위해서는 역시 전체 무작위배정 코드를 다 알아야 만들 수 있기 때문에 응급봉투를 만드는 과정에서 무작위배정 코드가 세어나갈 가능성이 존재하게 되며, 응급봉투를 만든 곳에 무작위배정 코드가 남아 있게 된다.**

연구자 주도 임상시험에서도 맹검을 몰래 해제하여 중간분석을 해볼 가능성은 여전히 존재할 수 있다. 유명한 임상연구자일수록 좋은 연구결과를 내어 좋은 논문에 결과를 싣고 계속 연구비를 타는 것에 대한 심리적 압박이 더 크기 때문이다. 황우석 박사가 자료를 조작했던 사건을 기억한다면 유명한 임상연구자일수록 몰래 맹검을 깨서 중간분석을 해보고 싶은 유혹은 더 클 수 있다.

그렇다면 **임상시험 도중에 맹검을 깨서 중간분석을 해보는 합법적인 방법은 전혀 없는 것**

일까? 이 질문에 대한 답은 **"있다"**이다. **사전에 임상시험계획서에 임상시험 도중에 무작위배정 코드를 깨서 중간분석을 해보는 디자인으로 임상시험을 계획하여 수행하는 경우이다.** 이러한 디자인으로 가장 대표적인 디자인이 14.4절에서 살펴볼 집단축차디자인이다. 14장에서 더 자세하게 언급하겠지만 이러한 **집단축차디자인이나 adaptive design에서 중간분석은 제약회사 내부부서나 제약회사와 계약을 맺은 외부통계전문가(또는 외부CRO)가 수행하는 것이 아니라, 임상시험과 무관한 별도의 독립적 자료모니터링위원회가 수행해야만 한다.** 또한 **독립적 자료모니터링위원회가 수행한 중간분석결과는 일체 제약회사와 임상연구자에게 알려져서는 안 되며,** 단지 임상시험을 계속 수행할 것인지 중단할 것인지의 여부만을 알려주어야 한다. 그 이유는 제약회사나 임상연구자가 중간분석의 자세한 내용을 알게 되면, 중간분석 후에 임상시험을 수행하는 방법이나 태도가 달라져서 편의bias가 발생하기 때문이다. **결국 요약하면 어떠한 경우에라도 제약회사나 임상연구가는 임상시험 도중에 중간분석의 세세한 결과를 알 수 없다. 만약 어떠한 경로를 통해서라도 알게 되었다면 이는 임상시험 관리기준**KGCP **위반인 것이다.** 만일 부득이한 일로 중간분석을 하고 그 결과를 알게 되었다면 그런 사실을 심사기관에 보고해야만 한다.

맹검을 엄격하게 유지하는 것의 중요성은 그림 14.1을 통해 설명할 수 있다. 그림 14.1에는 은행금고가 얼마나 엄격하게 관리되고 있는지를 상징적으로 보여 준다. 육중한 문의 두께와 여러 단계를 거치는 복잡한 보안 시스템이 은행직원이라고 해서 아무나 은행금고에 출입할 수 없음을 보여 준다. 마찬가지로 제약회사의 포장부서에 있는 무작위배정 코드도 이렇게 관리되어야만 한다.

필자는 이 절을 마치기 전에 이 절을 쓰는 이유가 고의적으로 무작위배정 코드를 해제하는 경우가 정말로 존재한다고 말하려는 것이 결코 아니며, 또한 누구를 비난하려고 하는 것도 결코 아니라는 점을 다시 한 번 강조하고 싶다. 다만 임상시험 분야에 종사하게 되었으나 아직 경험이 부족한 분들이 맹검 유지의 중요성을 잘 모를 수도 있다는 생각이 들어서 이를 강조하기 위하여 쓰는 것이다. 이 점을 독자들이 오해 없이 받아들여주기를 간곡히 바라는 바이다. 맹검 유지의 중요성을 우리 모두가 철저히 아는 것이야말로 우리나라 임상시험이 발전하기 위한 초석이기 때문이고, 우리 모두가 더 발전하는 길이기 때문이다.

3.7 임상시험은 참고서를 소지한 채 보는 무감독시험이라고 비유될 수 있다

임상시험은 참고서를 소지한 채 보는 무감독시험이라고 비유될 수 있다. **무작위배정 코드는 정답이 나와 있는 참고서라고 비유할 수 있을 것이다. 그 이유는 맹검을 해제하여 무작위배**

정 코드를 알아내면, 임상시험결과를 시험약의 효과를 부풀리는 방향으로 편의bias**를 일으켜 실제 시험약의 약효보다 더 좋은 결과가 나오도록 할 수 있기 때문이다.** 구체적인 방법으로는 3.6절에서 살펴보았듯이 얻어진 무작위배정 코드를 사용하여 몰래 중간분석을 해보는 것이다. 또 다른 방법은 3.2절에서 살펴보았듯이 다음에 배정되는 피험자의 상태를 보고 그 피험자를 임상시험에 참여시킬 것인지의 여부를 결정하는 방법이다. 그러므로 포장부서에 있는 무작위배정 코드를 몰래 알아내서 중간분석을 해보며 임상시험을 수행하는 것은 마치 정답이 나와 있는 참고서를 보면서 시험을 보는 것과 마찬가지인 것이다. 문제는 이렇게 중요한 무작위배정 코드가 제약회사의 포장부서에 남아 있게 된다는 점이고(그 이유는 3.6절을 읽어볼 것), **이 무작위배정 코드가 해제되지 않고 잘 유지되고 있는지를 심사기관의 감독관이 직접 임상시험 수행 중에 현장에 나와서 직접 관리 감독하지 않는다는 점이다.** 그래서 임상시험을 참고서를 소지한 채로 보는 무감독시험이라고 비유할 수 있는 것이다. 그렇다면 임상시험이란 원래 어떤 원리에 의해 개발되었길래 참고서를 소지한 채로 보는 무감독시험으로 개발되었을까?

임상시험이란 신의trust에 기초를 두는 서양문화에 근거하여 서양국가에서 개발된 것이다. 즉 남이 하는 말이나 작성한 문서를 일단은 믿고 신뢰하는 서양문화에 근거하여 개발된 것이다. 그러한 신의에 기초를 둔 행위들을 나중에 확인해볼 수 있도록 하기 위해, **임상시험에서는 어떠한 일을 해도 그 한 일을 문서로 남기는 것이 불문율이다.** 예를 들면, 자료를 이중입력double entry했으면 그렇다고 문서에 남기고, 피험자가 복용하다 남은 시험약을 들고 오면 언제 몇 알을 반환했는지를 모두 기록하게 되어 있다. 하지만 규정에 어긋나는 일을 심사기관 몰래 하고 문서로 남기지 않으면 어떻게 될까?

나는 이러한 이슈가 기본적으로 한 사회의 수준과 관련되어 있다고 생각한다. 가장 낮은 단계는 기준이나 지침조차 없는 경우이다. 예를 들어 중남미 아이티라는 국가에는 건물의 내진설계기준조차 없다고 한다. 그래서 2010년 진도 7.0 강진에 백만 명 이상의 이재민이 발생하였다.

그보다 높은 단계는 기준이나 지침은 존재하지만 잘 지켜지지 않는 경우이다. 1994년 성수대교 붕괴사건이 전형적인 예이다. 분명히 기준은 있었으나 아무도 보거나 확인하지 않는다고 슬쩍슬쩍 기준을 위반했고 그것이 어느 임계치를 넘어서자 커다란 재앙으로 다가왔다. 포장부서에 있는 무작위배정 코드를 가져와 몰래 해제하여 중간분석을 해본다면 이 경우에 해당할 것이다.

가장 높은 단계는 기준이나 지침도 철저하게 존재할 뿐만 아니라, 누가 보거나 확인하지 않아도 이를 철저하게 준수하는 경우이다. 심지어는 존재하는 기준보다 스스로 더 엄격한 기준을 만들어 지키는 경우도 있다. 예를 들어, 삼성 핸드폰은 세계적인 수준의 제품이다.

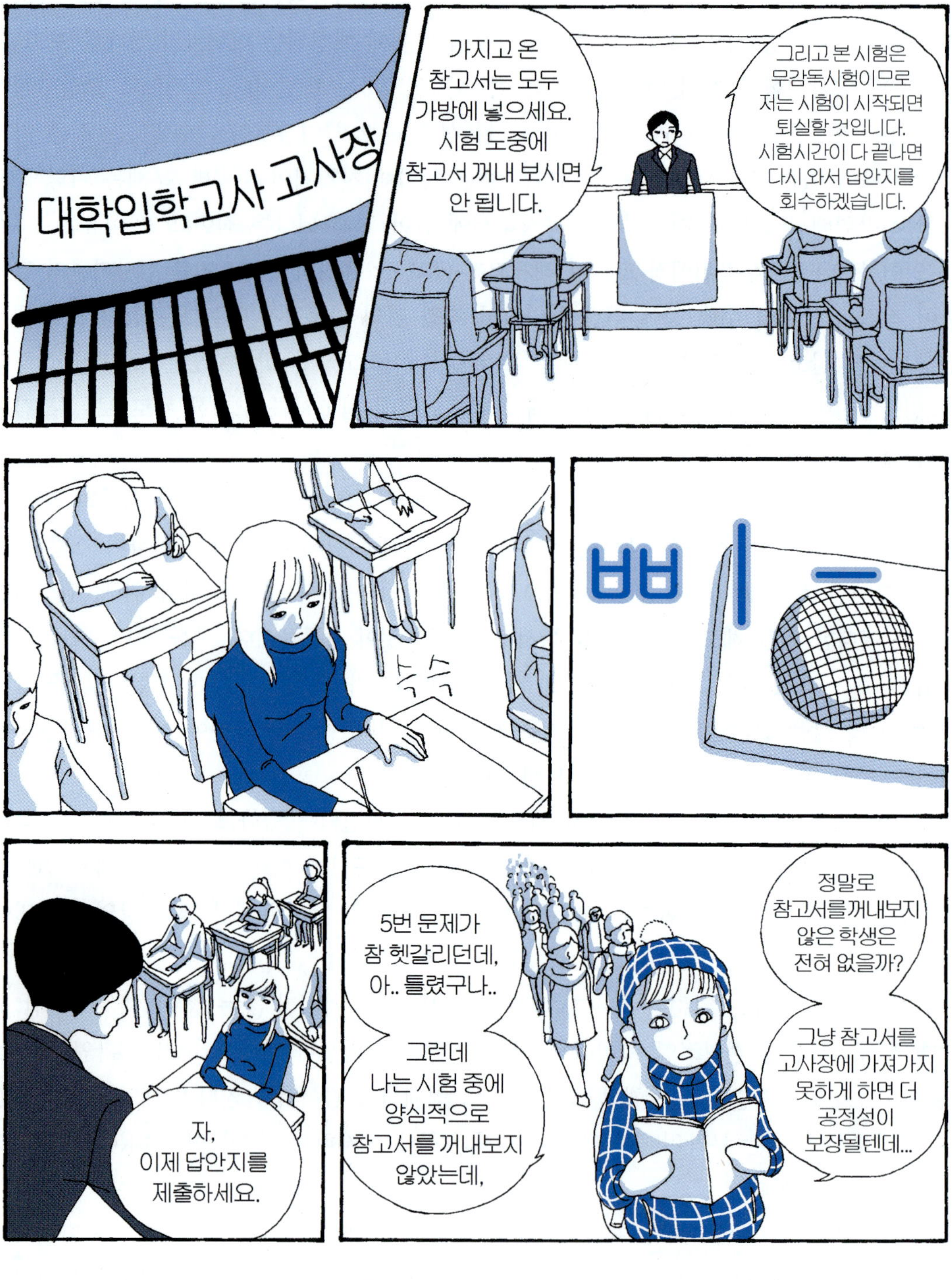
대학입학고사 고사장
가지고 온 참고서는 모두 가방에 넣으세요. 시험 도중에 참고서 꺼내 보시면 안 됩니다.
그리고 본 시험은 무감독시험이므로 저는 시험이 시작되면 퇴실할 것입니다. 시험시간이 다 끝나면 다시 와서 답안지를 회수하겠습니다.
슥슥
삐-
자, 이제 답안지를 제출하세요.
5번 문제가 참 헷갈리던데, 아.. 틀렸구나..
그런데 나는 시험 중에 양심적으로 참고서를 꺼내보지 않았는데,
정말로 참고서를꺼내보지 않은 학생은 전혀 없을까?
그냥 참고서를 고사장에 가져가지 못하게 하면 더 공정성이 보장될텐데...

90년대 중반 삼성은 당시 기준을 통과하는 멀쩡한 핸드폰 수만 대를 모두 불태워버리고 그 기준보다 더 엄격한 기준을 만족하는 제품을 생산하였다. 심지어 핸드폰을 바닥에 내동댕이쳐도 약간 외부 손상을 있을지언정 통화 기능에는 문제가 없는 제품을 생산하였다. 이는 나중에 땅에 떨어진 핸드폰 위로 차가 지나가도 핸드폰이 작동하고, 오지에 며칠 고립되어 있어도 삼성 핸드폰은 여전히 작동했다는 경험담이 알려지면서 삼성 핸드폰은 세계적인 명성을 얻게 된다. 나는 우리나라의 제약산업에 관련된 모든 분들이 이 이슈를 깊이 생각해보기를 희망한다. 과연 우리는 어느 정도 수준에 있는가? 우리의 수준은 결국 우리 제품의 수준에 반영될 것이다.

앞에서 임상시험을 참고서를 소지한 채로 보는 무감독시험이라고 비유할 수 있다고 언급한 바 있다. 모든 사람이 동의하겠지만 이러한 무감독시험이 성공적으로 수행되기 위해서는 시험을 보는 사람들의 높은 도덕적 양식이 요구된다. 이는 바로 그 사회의 수준을 나타낸다고도 볼 수 있는데 앞에서와는 다른 예를 또 들어보겠다.

필자가 초등학교를 다니던 70년대에는 시내버스 차비를 아끼기 위해 앞문으로 타서는 뒷문으로 내릴 때는 앞문에서 차비를 낸다고 서싯발을 하여 버스 안내양과 발씨름을 하거나, 키 작은 초등학생에게는 부모가 아직 초등학생이 아니라고 거짓말을 시키는 일이 종종 있었다. 당시에는 우리의 수준이 그 정도밖에 안 되었기 때문이다. 1인당 국민소득이 1천불도 안되던 시절의 이야기이다. 하지만 지금은 버스 안내양이 없는 데도 버스비를 속이는 사람은 거의 없다. 우리의 수준이 그만큼 향상된 것이다. 예전에는 얼마 안 되는 버스비조차도 아끼려고 거짓말을 하기도 했지만 요즘에는 비싼 KTX를 탈 때도 티켓을 검사하지 않는다. 이는 두 가지 이유에 의해서이다. 첫째는 우리 모두의 의식이 높아져서 부정 승차를 하지 않기 때문이다. 두 번째는 만일 부정승차가 발각되면 차비의 100배 해당하는 벌금을 물도록 하는 중징계가 있기 때문이다.

또 다른 예로는 모 국회의원의 성희롱 발언 사건을 들 수 있다. 필자가 대학을 다니던 80년에 후반에만 해도 남자들 중에는 성희롱 발언을 하는 경우가 종종 있었다. 그러나 세월이 지나면서 성희롱 발언을 해서는 안 된다는 의식이 점차 퍼져 나가게 되었다. 2010년이 되어 국민들의 수준이 아주 높아졌음에도 불구하고, 대학생들의 수준을 아주 낮게 본 모 의원은 여러 대학생들 앞에서 성희롱 발언을 했고, 그 말 한 마디로 국회의원에서 제명될 위기에 처하는 등 정치 생명이 끝날 뻔한 어려움을 겪는다.

마찬가지로 우리나라 임상시험에 참여하는 사람들의 수준이 다 높아지면, 단지 회사 내에서 지위가 높다는 이유만으로 임상시험 관리기준KGCP에 어긋나는 행동을 하거나, 아랫사람에게 임상시험 관리기준에 어긋나는 행동을 하라고 지시하기 어려워진다. 예를 들어, 모 제약회사의 전무가 포장부서에 전화를 걸어 무작위배정 코드를 깨고, 그것을 이용하여 중간분석을 몰래 해보라고 지시하는 일은(실제 그런 일은 결코 없겠지만), 그 일에 관련된 여러 사람들이 모두 그 일이 얼마나 심각한 일인지를 다 알게 되면 감히 그런 말을 꺼내지 못하게 될 것이다. 그런 수준이 되었다면 우리나라 임상시험은 선진국 수준에 도달한 것이라고 볼 수 있다.

우리는 성장하면서 많은 시험을 치루며 어른이 된다. 그 과정에서 무감독시험을 친 적이 얼마나 있을까? 필자는 개인적으로 무감독시험을 친 기억이 없다. 항상 감독관이 있었다. 특히 대학 수능시험 등과 같은 중요한 시험에서의 부정행위는 매스컴에 날만큼 중요한 사건이고, 그러한 부정행위를 하지 못하도록 하는 것이 감독기관의 큰 책임이다.

그렇다면 임상시험은 어떨까? 단순히 연구목적으로 하는 임상시험이 아닌, 제약회사가 신약을 개발하는 과정에서의 실시하는 임상시험은 그 결과가 경제적 이익과 크게 연관된다. 즉 그러한 임상시험은 비유로 말하면 매우 중요한 시험인데 감독관이 없는 무감독시험이라고 말할 수 있는 것이다. 그러한 중요한 시험에 감독관이 없음에도 불구하고 수험생은 부정행위의 유혹을 느끼지 않을 만큼 우리 사회 전체의 수준이 높아져야 하는 것이다.

그렇다면 미국의 상황은 어떨까? 미국 FDA는 어떻게 임상시험을 관리하고 있는지 매우 궁금하여, 미국 FDA에서 30년 이상 일한 Dr. Hung에게 물어보았더니, 다음과 같이 답하였다. 미국 사회는 모든 것에 대하여 일단 '신뢰'를 기초로 한다. 일단 다른 사람이 한 일, 다른 사람이 작성한 문서의 진위를 일단 신뢰한다는 것이다. 이는 임상시험만이 아니라 사회에서 일어나는 모든 일에 적용된다고 한다. 하지만 일단 그 '신뢰'를 저버리고 거짓말을 하거나, 거짓으로 문서를 작성한 사실이 혹시라도 발각되면 엄청난 처벌을 받는다고 했다.

3.8 표준작업지침서SOP와 문서기록 습관

임상시험 관리기준은 표준작업지침서를 다음과 같이 정의하고 있다(식품의약품안전청 2009a).

> "'표준작업지침서(Standard Operating Procedure, SOPs)'라 함은 특정 업무를 표준화된 방법에 따라 일관되게 실시할 목적으로 해당 절차 및 수행 방법 등을 상세하게 기술한 문서를 말한다."

임상시험계획서를 준수하고 편의bias 발생을 최소화하기 위하여 표준작업지침서를 만들고 잘 지키는 것의 중요성은 아무리 강조해도 지나치지 않다. 그러나 우리나라 문화의 특징은 (적어도 임상시험 이외의 분야에서는) 표준작업지침서와 같은 문서화된 지침을 지키는 것보다는 그때그때의 임기응변을 더 중요시한다는 것이다.

그래서 문서화된 지침을 지키려는 사람은 '고지식한 사람' 또는 '융통성이 부족한 사람'으로 간주되기 쉽다. 이 점은 임상시험에 관련된 모든 사람들이 깊이 생각해봐야 할 주제이다. 아무리 훌륭한 표준작업지침서가 있다고 하더라도 지키지 않으면 아무 소용이 없기 때문이다. 다음의 기사는 2011년 9월 16일 조선일보에 난 기사이다. 우리나라 사람들은 표준작업 절차를 잘 지키지 않음을 보여주는 좋은 사례이다.

> 15일 오후 2시 서울 강남구 한국전력거래소의 중앙급전소. 중앙급전소는 전국 발전소의 발전량과 송·배전 상황을 통제하는 컨트롤타워다. 50인치 대형 모니터 16개를 연결해 만든 초대형 스크린으로 시선이 쏠린 전력거래소 직원들은 아연실색했다. 스크린에 나타나고 있는 전력수요 곡선이 거의 수직으로 치솟고 있었다. 오후 3시가 되자 예비전력이 343만kW(오후 2 ~ 3시 평균)까지 하락했다. 사상 최저 수준이었다. 예비전력이 400만kW 미만으로 떨어지면 비상상황에 돌입한다.
>
> 오후 3시 11분 전력거래소 지휘부는 경험해보지 않은 상황에 당황했다. 매뉴얼도 잊었다. Y 전력거래소 이사장은 단전을 긴급히 지시했다. 대규모 정전 사태를 막기 위해 사전에 일부 지역에 대해 전기를 강제 차단하는 조치를 내린 것이다. 하지만 단전은 예비전력이 100만kW 미만으로 떨어져야 내리는 가장 심각한 비상조치이다. Y 이사장의 조치는 매뉴얼을 무시한 조치에 다름 아니었다. 당시 전력거래소 어느 누구도 "지금 그 조치를 취할 단계가 아니다"고 제지하지 않았다.

반면에 표준작업지침서를 너무나 잘 지켜서 문제가 되는 사례로 다음을 들 수 있을 것이다. 다음은 한일저널 2011년 4월호에 난 글이다.

> 일본은 정리의 나라다. 모든 것이 바둑판처럼 잘 정리되어 있다. 공간과 물건에 대한 정리는 말할 것도 없고 사람과의 관계, 습관, 생각, 심지어 감정까지 모두 자기 자리가 있다. 그것은 정부나 기업할 것 없이 거의 모든 분야에서 정밀회로처럼 잘 설계되어 있는 매뉴얼을 만들어냈고 이를 따라하면 별 문제가 없다는 식의 사고방식이 전 일본을 지배해왔다. 사실 꼼꼼한 매뉴얼을 남기기보다는 임기응변식으로 많은 일은 처리하는 한국 입장에서 볼 때 배워야 할 점이라고 우리는 누누이 일컬어 왔다.
>
> ......
>
> 지난 3월 17일 동일본 대지진 이후 이와테현 오후나토시의 한 대피소 앞 광장에 갑자기 미군 헬기가 착륙했다. 헬기에서 내린 미군들이 식료품과 음료수 등 지원물자를 운동장에 내려놓자 먹을 것이 없어 어려움을 겪던 피해주민들은 어안이 벙벙해졌다. 한 피난주민은 "예고없이 찾아와 깜짝 놀랐지만 눈물이 날 정도로 고맙다"고 말했다. 대재난을 당한 일본에 세계 각국이 식료품과 비상물자들을 보냈지만 일본 정부가 "관련 매뉴얼이 없다"는 이유로 전달을 늦추자 미군이 직접 물자를 전달한 것이다.

우리는 위에서 우리나라와 일본이 표준작업지침서를 대하는 풍토가 얼마나 다를지를 단적으로 살펴보았다. 임상시험에서도 마찬가지이다. 훌륭한 표준작업지침서를 만드는 것도 중요하지만, 이를 지키는 것은 더욱 중요하다.

또 다른 주제는 문서작성 습관에 대한 것이다. **임상시험의 불문율은 무엇을 하던지 문서로 한 일에 대해 기록해두는 것**이다. 그런데 우리나라 사람들의 습관 중에 하나가 문서작성에 약하다는 것이다. 그래서 필요한 일들을 먼저 수행하고 나중에 그런 일에 대한 문서가 필요하면 문서를 작성하는 일들이 발생할 수 있다.

필자가 이 절에서 우리 사회의 특징들을 언급한 것은 그 누구를 비난하고자 하는 것이 전혀 아니다. 단지 우리나라의 문화와 습관을 고려해볼 때 그것이 서양에서 들여온 임상시험에 잘 맞지 않을 수도 있으니 임상시험에 관련된 모든 사람들이 이러한 것들을 개선하고자 노력해야 한다는 점을 강조하고자 하는 것이다.

3.9 표본추출과 신약개발

이 절에서는 임상시험에 참여하는 피험자들이 실제 모집단을 잘 대표하지 못해 편의bias를 일으킬 수 있다는 것을 설명하기 위하여, 표본추출 과정에 대하여 살펴보도록 하겠다. 우선 현대통계학이란 간단하게 표현하면 다음과 같다.

(1) 모집단에 속하는 모수에 대해 알고 싶은 것이다. 정당들은 자기 후보의 지지율을 알고 싶은 것이고, 제약회사는 자신들이 개발한 시험약의 치료율을 알고 싶은 것이다.
(2) 모집단에 속하는 모든 구성원들을 조사하는 전수조사를 한다면, 앞의 1에서 알고 싶어하는 것을 알 수 있다. 정당들은 모든 유권자들에게 지지하는 후보자를 물어보면 되고, 제약회사는 모든 암환자에게 그 항암제를 투여해보는 임상시험을 해보면 된다. 하지만 이러한 전수조사는 시간과 비용이 너무 많이 든다. 때로는 불가능하다.
(3) 그래서 전수조사 대신 모집단을 잘 대표하는 표본을 추출한다.
(4) 추출된 표본을 사용하여 모집단에 속하는 모수값에 대한 추정과 검정을 하게 된다. 모집단이 아닌 표본만을 추출하여 얻은 결과이므로, 당연히 이 결과는 100% 정확할 수 없다. 현대통계학은 표본추출로부터 얻어진 결과가 얼마나 정확할지, 달리 말하면 오차가 어느 정도 될지를 계산해 준다.

통계학과에서 배우는 대부분의 과목들은 (4)번에 해당하는 내용들을 배우게 된다. (4)번에 해당하는 내용은 대단히 광범위하다. 그렇다면 (3)번의 내용은 어떠한가? “모집단을 잘 대표하는 표본을 추출한다”는 말처럼 그리 쉬운 일이 아니다. 대통령 선거 여론조사의 경우, 우리나라 유권자가 대략 3,000만 명인데, 여론조사회사는 겨우 1,500명 정도의 표본만으로 지지율을 추정해낸다. 예를 들어, 김대중 전 대통령이 이회창 후보를 근소하게 이겼을 때, 개표직전 출구조사에서 이미 김대중 전 대통령이 근소한 차이로 승리할 것을 예측했고,

모든 개표가 끝난 뒤 실제 지지율과의 오차는 1%도 되지 않았다. 어떻게 하여 1,500명 정도만의 표본으로 3,000만 명의 거대한 모집단을 그리도 정확히 추정해낼 수 있는 것일까? 그 이유는 여러 가지가 있지만, 가장 중요한 이유는 모집단을 대표하는 표본을 정확하게 추출하는 기술을 가지고 있기 때문이다.

그렇다면 어떻게 3,000만 명 중에 1,500명을 대표성을 띠게 잘 추출할 수 있을까? 서울 종로 한복판에서 지나가는 1,500명을 표본으로 삼으면 될까? 모집단을 잘 대표하는 표본이란 다음과 같은 것이다. 예를 들어, 우리나라 대통령 선거에는 유권자의 지역이 중요한 변수이다. 그렇기 때문에 각 지역별 유권자 비율에 맞게, 표본도 그렇게 추출해야 한다. 다시 말하면 영남이 전체 유권자의 25%이고, 호남이 15%라면, 표본 중에서도 영남 사람을 25%, 호남 사람을 15% 추출해야 모집단을 잘 대표하게 추출했다는 것이다. 하지만 투표성향은 지역에 따라서만 달라지는 것이 아니다. 나이에 따라서도 다르다. 그렇기 때문에 전체 유권자 중에서 60세 이상의 비율이 20%라면, 표본 중에서도 60세 이상인 사람의 비율이 20%여야 모집단을 잘 대표하는 표본이 되는 것이다. 이와 같은 추출방법을 층화추출stratified sampling이라고 한다. 실제 여론조사에서는 층화추출 외에도 집락추출cluster sampling을 함께 사용하며, 그것도 한 번만이 아니라 여러 단계에 걸쳐서 사용한다. 통계학과에는 '표본론' 또는 '표본조사론'이라는 과목이 있는데, 이 과목에서는 모집단을 잘 대표하는 표본을 추출하는 방법에 대해서 배우게 된다.

그렇다면 임상시험에서는 어떻게 될까? 임상시험에서는 모집단을 잘 대표하는 표본을 추출하고 있는 것일까? 예를 들어, 고혈압 치료제를 개발한다고 가정해보자. 임상시험에서 정한 선정기준과 제외기준을 만족하는 피험자들은 전국에 엄청나게 많을 것이다. 그리고 그 피험자들은 여러 가지 특징들을 가지고 있을 것이다. 임상시험에서의 표본, 즉 임상시험에 참여하는 피험자들은 전국에 있는 피험자들을 잘 대표한다고 볼 수 있을까?

이 질문에 대한 답은 '아니오'일 가능성이 어느 정도 있다. 그 이유는 임상시험에 참여하는 피험자들을 모집하는 과정을 생각해보면 너무 자명하다. 임상시험에 참여할 피험자들을 모집할 때 전체 모집단의 특성을 생각하지 않고, 임상시험에 참여하는 병원에서 접근 가능한 피험자들에게 참여를 권유하는 방식으로 피험자를 모집하기 때문이다. 또는 광고를 내어 피험자를 모집한다. 이렇게 모집한 피험자들이 모집단을 잘 대표하는 표본이 되기를 '희망'하는 것이다. 하지만 우리의 희망대로 그 피험자들이 모집단을 잘 대표하는 표본이 될 수도 있지만, 되지 못할 가능성도 분명히 있다. 만일 **우리가 모은 피험자들이 모집단을 잘 대표하는 표본이 아니라면 편의**bias**가 발생한다는 것**이다. 하지만 문제는 임상시험에서의 표본이 모집단을 잘 대표하는지를 평가할 과학적 또는 통계학적 방법이 없다는 것이다. 이것이 임상시험의 한계점이다.

미국에서는 이 한계점을 극복하기 위하여 똑같은 시험약에 대한 3상 임상시험을 다른 지역에서 두 번 수행하여, 두 번 다 각각 5% 유의수준에서 유의한 결과가 나와야만 시판허가를 해준다. 즉, 한 번은 표본이 모집단을 잘 대표하지 못하여, 우연히 좋게 결과가 나왔을 수도 있다는 것을 반영하는 것이다. 실제로 첫 번째 3상 임상시험은 성공하였으나 두 번째 3상 임상시험이 실패하여 시판허가를 받지 못하는 경우가 미국에서는 가끔 있다. 미국 FDA가 세계적인 공신력을 갖게 된 이유는 여러 가지가 있지만, 이렇게 엄격하게 두 번의 유의한 3상 임상시험결과를 요구한다는 것도 한 몫하고 있다고 생각한다.

하지만 미국이 그렇게 한다고 하여 우리나라도 그렇게 해야 한다고 주장하는 것은 아니다. 모든 기준은 그 사회의 모든 제반 여건을 고려해서 결정되어야 한다. 예를 들어, 내진설계기준을 엄격하게 하면 만일에 있을지도 모를 지진에는 대비할 수 있지만, 대신에 평소에 더 많은 건축비용을 지불해야 한다. 이 절에서 강조하고 싶은 것은, 3상 임상시험에 참여한 피험자들이 실제 모집단을 잘 대표하지 못할 가능성도 있음을 항상 염두해 두어야 한다는 것이다. 다시 말하면 임상시험에 참여하는 피험자들이 실제 모집단을 잘 대표하지 못해 편의를 일으킬 가능성이 항상 존재한다는 것이다.

핵심정리

임상시험에 참여하는 피험자들이 모집단의 특징을 잘 반영하지 못하여 편의를 일으킬 가능성도 존재한다.

4장 검정력과 표본크기

4.1 검정력power이란?

4.1절에서는 검정력에 대해 살펴보도록 하겠다. 우선 검정력에 대한 이해를 돕기 위하여 자유투 성공률이 40%인 농구선수 A와 30%인 농구선수 B를 여러분 앞에 데려왔다고 가정해보자. 나중에 언급하겠지만 두 농구선수는 시험약과 대조약의 비유로 사용될 것이다. 자유투 성공률은 두 약의 치료율에 해당된다. 하지만 두 농구선수의 자유투 성공률이 같은지 다른지를 여러분들에게 이야기해주지 않은 채, 여러분들은 두 농구선수가 자유투를 몇 개나 성공시키는지를 보고, 정말로 두 농구선수의 자유투 성공률이 같은지 아니면 다른지를 판단해야 한다고 가정해보자. 이 예에서 귀무가설과 대립가설은 다음처럼 주어진다.

- 귀무가설: 두 농구선수의 자유투 성공률은 같다
- 대립가설: 두 농구선수의 자유투 성공률은 다르다

제1종 오류는 귀무가설이 참인데 귀무가설을 기각하는 오류이므로, 사실은 두 농구선수의 자유투 성공률이 같은데 다르다고 잘못 판단하는 오류이다. 단, 이 예에서 문제를 낸 사람은 두 농구선수의 자유투 성공률이 다르다는 것을 이미 알고 있으므로(즉 대립가설이 참이라는 것을 알고 있으므로), 이 예에서는 문제를 낸 사람에게 제1종 오류는 발생하지 않는다. 단, 여러분들은 두 농구선수의 자유투 성공률이 다르다는 것을 모르고 있으므로, 행여나 제1종 오류를 범하지나 않을까 염려하게 된다.

제2종 오류는 대립가설이 참인데 대립가설을 기각하는 오류이므로, 사실은 두 농구선수의 자유투 성공률이 다른데 같다고 잘못 판단하는 오류이다. 단, 이 예에서 문제를 낸 사람은 두 농구선수의 자유투 성공률이 다르다는 것을 이미 알고 있지만, 여러분은 모르고 있으므로 이 예에서 여러분이 선택할 수 있는 두 가지 결정에 대한 결과는 다음과 같다.

"두 농구선수의 자유투 성공률은 다르다"고 결론 → 옳은 결정
"두 농구선수의 자유투 성공률은 같다"고 결론 → 제2종 오류

그러므로 여러분이 내릴 수 있는 결정은 "옳은 결정"이거나 아니면 "제2종 오류"이다. 여러분은 옳은 결정을 내리고 싶으므로, 제2종 오류 확률이 작아지는 것을 선호할 것이다.

4.1절에서 공부할 검정력은 100%에서 제2종 오류 확률을 뺀 값으로 정의된다.

$$\text{검정력} = 100\% - \text{제2종 오류 확률}$$

위 예에서 검정력의 의미는 두 농구선수의 자유투 성공률이 다른 경우(물론 실제 다르다. 단, 이 사실은 문제를 낸 사람만 알고 여러분들은 모른다), 여러분이 다르다고 결론을 내릴

확률이다. 여러분은 옳은 결정을 내리고 싶으므로 검정력이 커지는 것을 선호할 것이다.

핵심정리

검정력이란 시험약이 정말로 약효가 있을 때, 가설검정 결과도 역시 시험약의 약효가 있다고 결론을 낼 확률을 말한다.

4.2 표본크기가 고정된 경우 제1종 오류를 줄이면 제2종 오류가 늘어나고 제2종 오류를 줄이면 제1종 오류가 증가한다

이 절에서는 표본크기가 고정된 경우, 제1종 오류를 줄이면 제2종 오류가 늘어나고, 제2종 오류를 줄이면 제1종 오류가 증가한다는 사실을 설명하고자 한다. 설명의 편의상 시험약의 효능이 위약보다 우월함을 보이고자 하는 우월성 임상시험을 예로 들어 설명해보자. 즉 귀무가설과 대립가설은 다음과 같이 주어진다.

- 귀무가설: 시험약과 위약의 치료율은 차이가 없다.
- 대립가설: 시험약의 치료율은 차이가 있다.

실제로 우리가 검정하고 싶은 대립가설은 "시험약의 치료율이 위약의 치료율보다 높다"(즉 단측검정)이지만, 위에서처럼 대립가설을 양측검정으로 놓아서 "시험약의 치료율은 차이가 있다"라고 놓는 이유에 대해서는 22.5절에 설명되어 있다.

설명의 편의상 시험군과 위약군에 각각 100명의 피험자가 무작위배정되었다고 가정하자. 임상시험이 종료된 후에 시험군에서 치료된 피험자 수가 위약군보다 10명 이상이면 시험약의 효능은 위약보다 우월하다고 결론 내리기로 하였다고 가정해보자. 예를 들어 시험군에서는 35명이 치료되고 위약군에서는 15명이 치료되면 두 군 간에 치료된 피험자 수의 차이는 20명이라서 10명보다 크므로, 귀무가설을 기각하여 대립가설을 채택하게 된다. 다시 말하면 시험약의 효능은 위약보다 우월하다고 결론 내리게 된다.

반면에 시험군에서는 25명이 치료되고 위약군에서는 20명이 치료되면 두 군 간에 치료된 피험자 수의 차이는 5명이라서 10명보다 작으므로, 귀무가설을 채택하게 된다. 다시 말하면 시험약과 위약의 치료율은 차이가 없다고 결론 내리게 된다.

위 방법에서 제1종 오류 확률은 시험약과 위약의 치료율이 동일한 경우, 시험군에서 치료된 피험자 수가 위약군보다 10명 이상이 관찰되는 확률이다. 자 이제 우리는 위 검정방법보다 제1종 오류를 더 줄이고 싶다고 가정해보자. 제1종 오류란 귀무가설이 참인데 대립가설을 채택하게 되는 오류로서, 사실은 시험약과 위약의 치료율이 차이가 없는데, 시험약의 효과가 위약보다 우월하다고 잘못 결론 내리게 되는 오류이다. 위 방법에서는 임상시험이 종료된 후에 시험군에서 치료된 피험자 수가 위약군보다 10명 이상이면 시험약의 효능은 위약보다 우월하다고 결론 내리기로 하였다. 이 방법보다 제1종 오류를 더 줄이는 방법은 더 엄격한 기준을 도입하는 것이다. 예를 들면, 임상시험이 종료된 후에 시험군에서 치료된 피험자 수가 위약군보다 10명이 아니라 20명 이상이면 시험약의 효능은 위약보다 우월하다고 결론 내리도록 하는 것이다.

이렇게 판단기준을 변경하면 제1종 오류가 줄어드는 것은 명백하다. 비유로 설명하면 두 농구선수의 자유투 실력이 같은 경우(귀무가설이 참인 경우), 두 선수가 각각 100번씩 자유투를 던졌을 때, 성공시킨 자유투의 개수 차이가 우연에 의해 10개 이상 차이가 나는 경우보다는 20개 이상 차이가 날 확률이 더 작을 것이기 때문이다.

이번에는 제2종 오류에 미치는 영향을 살펴보기 위하여 두 농구선수의 자유투 성공률이 각각 50%와 30%라고 가정하고, 두 선수가 각각 100번씩 자유투를 던진다고 가정해보자. 이때 성공시킨 자유투의 개수가 10개 미만 차이가 나는 경우와 20개 미만 차이가 나는 경우를 비교해보면, 20개 미만 차이가 날 확률이 더 높다. 제2종 오류란 대립가설이 참인데 귀무가설을 채택하게 되는 오류로서, 사실은 시험약과 위약의 치료율이 차이가 있는데 차이가 없다고 잘못 결론 내리게 되는 오류이다. 즉 대립가설이 참인 경우(두 농구선수의 실력은 각각 50%와 30%로 다른 경우), 두 번째 방법(20개 이상 차이가 나야 실력 차이가 난다고 결론 내리는 방법)이 첫 번째 방법(20개 이상 차이가 나야 실력 차이가 난다고 결론 내리는 방법)에 비하여, 제2종 오류(두 선수의 차이가 나지 않는다고 결론 내리는 오류)를 범할 확률이 높다. 그 이유는 성공시킨 자유투의 개수가 20개 미만일 확률이 10개 미만일 확률보다 더 높기 때문이다. 결국 판단기준을 10개에서 20개로 변경하니 제1종 오류를 범할 확률은 줄어들었지만, 그 대가로 제2종 오류를 범할 확률은 증가하였다.

만일 제1종 오류와 제2종 오류를 동시에 줄이고 싶다면 표본크기를 증가시키면 된다. 이 역시 이 절에서 사용한 농구선수의 자유투 사례를 들어 생각해보면 위에서는 각 선수가 100번씩 자유투를 던졌지만, 이번에는 1,000번 또는 10,000번 던지를 경우를 생각해보면 제1종 오류와 제2종 오류가 모두 감소하는 것을 알 수 있다.

임상시험에서는 특별한 경우가 아니면 제1종 오류를 범할 확률은 5%를 사용하도록 되어 있다. 그러므로 제2종 오류를 줄이려면(즉 검정력을 높이려면) 표본크기를 증가시켜야 한다.

4.3 검정력은 표본크기(피험자 수), 시험약의 약효 크기, 그리고 약효의 변동에 따라 달라진다

이제 검정력(두 농구선수의 자유투 성공률이 다른 경우 여러분이 다르다고 결론을 내릴 확률), 표본크기(두 농구선수가 앞으로 던질 자유투의 횟수), 두 선수의 실력차이(두 농구선수의 자유투 성공률의 차이), 두 선수의 자유투 성공률의 변동의 관계에 대해 살펴보자. 이 비유에서 검정력power은 두 농구선수의 자유투 성공률이 다른 경우 여러분이 다르다고 결론을 내릴 확률인데, 이는 시험약과 위약의 치료율이 다른 경우 임상시험을 통해 이를 입증할 확률을 나타낸다. 표본크기란 두 농구선수가 앞으로 던질 자유투의 횟수인데, 임상시험에 참여하는 피험자 수를 나타낸다. 두 선수의 실력차이는 두 농구선수의 자유투 성공률의 차이인데, 이는 위약 대비 시험약의 약효 크기effect size를 나타낸다.

마지막으로 두 선수 자유투 성공률의 변동은, 자유투 성공률이 40%인 선수가 100개의 자유투를 던지면 평균적으로는 40개를 성공시키겠지만 실제로는 40개보다 조금 더 성공시키거나 조금 덜 성공시키게 되는데, 그 편차를 나타낸다. 예를 들어, 편차가 ±5로서 35~45개를 성공시키는 경우가 편차가 ±10로서 30~50개를 성공시키는 경우보다 자유투 성공률의 변동이 더 작은 것이다. 이는 임상시험에서는 환자 모집단이 얼마나 이질적이냐를 나타낸다. 치료율이 40%인 치료제라 하더라도 환자 모집단이 비교적 동질적이면 각 환자마다 치료가 될 확률은 35~45%가 되겠지만, 환자 모집단이 이질적이면 변동이 더 커져서 예를 들면 30~50%가 될 것이다.

먼저 설명의 편의상 두 선수의 실력차이를 일정한 상수값으로 고정시켜 놓자. 예를 들어, 두 농구선수의 자유투 성공률을 각각 40%와 30%라고 가정해보자. 또한 설명의 편의상 두 선수의 자유투 성공률의 변동은 ±10%라고 가정해보자. 이 경우 표본크기가 증가할수록 검정력은 어떻게 될까? 다시 말하면 두 농구선수가 자유투를 던지는 횟수가 많아질수록, 여러분이 두 농구선수의 자유투 성공률이 다르다고 판단할 확률은 어떻게 될까?

처음에는 두 선수 각각에게 10번씩 자유투를 던지게 해보자. 그러면 자유투 성공률이 40%인 선수는, 40%에서 변동인 10%를 더하고 빼고 나면 30~50%가 될 것이므로 3~5개를 성공시킬 것이다. 자유투 성공률이 30%인 선수는 2~4개를 성공시킬 것이다. 여러분은 이 결과를 가지고 두 선수의 자유투 성공률이 다르다고 확신할 수 있겠는가? 어려울 것이다. 두 선수가 성공시킨 자유투의 개수는 같거나 하나 정도 또는 많아야 두 개 차이가 날텐데, 이 정도의 결과는 두 선수의 자유투 성공률이 같은 경우에도 얼마든지 우연에 의해 일어날 수 있는 사건이기 때문이다.

자 이번에는 두 선수 각각에게 100번씩 자유투를 던지게 해보자. 그러면 자유투 성공률이 40%인 선수는 30 ~ 50개를 성공시킬 것이다. 자유투 성공률이 30%인 선수는 20 ~ 40개를 성공시킬 것이다. 이 경우에는 두 선수가 성공시킨 자유투의 개수가 대략 10개 정도 차이가 날 것이다. 이 결과를 보고 나면 여러분은 두 선수의 자유투 성공률이 다르다고 상당히 확신할 수 있을 것이다. 만일 두 선수에게 1,000번씩 자유투를 던지게 하고 나면, 두 선수가 성공시킨 자유투의 개수가 대략 100개 정도 차이가 날 것이므로, 이 결과를 보고 나면 여러분은 두 선수의 자유투 성공률이 다르다고 매우 강하게 확신할 수 있을 것이다.

이 예로부터 얻을 수 있는 결론은 두 선수의 실력차이와 자유투 성공률의 변동이 일정한 상수값으로 고정되어 있는 경우, 두 농구선수가 던지는 자유투의 횟수가 증가할수록, 여러분이 두 선수의 실력이 다르다고 결론을 내릴 가능성이 커지게 된다. 즉 두 선수의 실력차이와 변동이 일정한 경우, 표본크기가 증가할수록 검정력이 늘어난다는 것을 알 수 있다. 이 결론을 임상시험에 대한 용어로 다르게 표현해보면, 만일 시험약과 대조약 간에 치료율의 차이와 변동이 일정한 경우, 표본크기를 크게 할수록 검정력(시험약과 대조약의 약효가 다른 경우 그 임상시험을 통하여 두 약의 효과가 다르다고 판단할 확률)이 늘어나게 된다.

다음으로는 표본크기(두 농구선수가 앞으로 던질 자유투의 횟수)를 상수값으로 놓고, 설명의 편의상 두 선수의 자유투 성공률의 변동은 ±10%라고 가정해보자. 이 경우 검정력(두 농구선수의 자유투 성공률이 다른 경우 여러분이 다르다고 결론을 내릴 확률)과 두 선수의 실력차이(두 농구선수의 자유투 성공률의 차이)의 관계에 대해 살펴보자.

먼저 표본크기를 상수값으로 놓기 위해 두 농구선수에게 각각 무조건 100번씩 자유투를 던지게 했다고 가정해보자. 우선 두 선수의 자유투 성공률이 각각 31%와 30%인 경우를 살펴보자. 그러면 자유투 성공률이 31%인 선수는, 31%에서 변동인 10%를 더하고 빼고 나면 21 ~ 41%가 될 것이므로 21 ~ 41개를 성공시킬 것이다. 자유투 성공률이 30%인 선수는 20 ~ 40개를 성공시킬 것이다. 여러분은 이 결과를 가지고 두 선수의 자유투 성공률이 다르다고 확신할 수 있겠는가? 두 선수가 성공시킨 자유투 개수가 너무 비슷하여, 실제로는 두 선수의 자유투 성공률의 차이가 1% 다름에도 불구하고, 두 선수의 자유투 성공률이 다르다고 결론 내리기 어려울 것이다. 즉 검정력이 낮은 것이다.

자 이번에는 두 선수의 자유투 성공률이 각각 60%와 20%라고 가정해보자. 그러면 자유투 성공률이 60%인 선수는, 60%에서 변동인 10%를 더하고 빼고 나면 50 ~ 70%가 될 것이므로 50 ~ 70개를 성공시킬 것이다. 자유투 성공률이 20%인 선수는 10 ~ 30개를 성공시킬 것이다. 두 선수가 성공시킨 자유투의 개수가 확연히 다르므로 여러분은 두 선수의 자유투 성공률이 다르다고 확신할 수 있을 것이다. 즉 검정력이 높은 것이다.

이 예로부터 얻을 수 있는 결론은 표본크기와 자유투 성공률의 변동을 일정하게 한 경우, 두 선수의 실력차이가 클수록 검정력이 늘어난다는 것이다. 이 결론을 임상시험에 대한 용어로 다르게 표현해보면, 표본크기가 일정한 경우, 시험약과 대조약 간의 치료율의 차이가 클수록 검정력(시험약과 대조약의 약효가 다른 경우 그 임상시험을 통하여 두 약의 효과가 다르다고 판단할 확률)은 늘어난다는 것이다.

이번에는 검정력과 자유투 성공률 변동과의 관계를 알아보자. 설명의 편의상 두 선수의 자유투 성공률은 각각 40%와 30%라고 가정하고, 자유투 던지는 횟수를 각각 100번이라고 가정하자. 먼저 자유투 성공률의 변동이 ±1%라고 가정해보자. 그러면 자유투 성공률이 40%인 선수는 39~41개를 성공시킬 것이고, 반면에 자유투 성공률이 30%인 선수는 29~31개를 성공시킬 것이다. 여러분은 이 결과를 보고 나면 두 선수의 자유투 실력이 차이가 난다고 확신할 수 있을 것이다. 즉 검정력이 높은 것이다.

이번에는 자유투 성공률의 변동이 ±20%라고 가정해보자. 그러면 자유투 성공률이 40%인 선수는 20~60개를 성공시킬 것이고, 반면에 자유투 성공률이 30%인 선수는 10~50개를 성공시킬 것이다. 여러분이 이 결과를 보고 나면, 실제로는 두 선수의 자유투 성공률 차이가 10% 다름에도 불구하고 두 선수의 자유투 성공률이 다르다고 결론 내리기 어려울 것이다. 즉 검정력이 낮은 것이다.

이 예로부터 얻을 수 있는 결론은 두 선수의 실력 차이와 표본크기가 일정한 경우, 자유투 성공률에 대한 변동이 작을수록 검정력이 늘어난다는 것이다. 이 결론을 임상시험에 대한 용어로 다르게 표현해보면 환자들이 서로 동질적일수록 검정력이 높아지며, 환자들이 서로 이질적일수록 검정력이 낮아진다. 그러므로 선정기준과 제외기준을 엄격하게 하여 환자들이 서로 동질적이 되도록 만든다면, 그 임상시험이 성공할 확률(검정력)은 높아진다. 다만 그렇게 하면 현실에서는 환자 모집이 어렵게 되어 임상시험 수행에 필요한 시간이 많이 걸리게 되고, 시험약의 효능을 입증한 경우에도 적응증을 너무 좁은 환자 모집단에 대해서만 받게 되는 단점이 존재한다.

지금까지 표본크기를 통계적 검정의 측면에서 살펴보았다. 이번에는 표본크기를 통계적 추정의 측면에서 살펴보자. 통계적 추정이란 표본값들을 이용하여 미지의 모수 값이 얼마일 것이라고 예상하는 것이다. 통계적 추정에는 크게 점추정과 구간추정이 있다. 점추정이란 미지의 모수 값을 하나의 값으로 추정하는 것이고, 구간추정이란 미지의 모수 값이 신뢰구간이라 부르는 구간 안에 들어올 확률이 95%가 되는 구간을 구하는 것이다.

자 여러분이 자유투 성공률이 얼마인지 모르는 선수가 여러분 앞에 있고, 그 선수가 이제부터 던지는 자유투의 성공 여부를 보고, 그 선수의 자유투 성공률(미지의 모수)을 추정한다고 가정해보자. 10번 던진 결과를 보고 추정하는 것과 100번 던진 결과를 보고 추정하는 것 중에 어느 추정이 더 정확하겠는가? 이에 대한 답은 너무 명확하다. 당연히 더 많이 던질수록(표본크기가 늘어날수록) 추정의 정확도는 더 높아진다. 이러한 결과를 모평균을 표본평균으로 추정하는 경우에 대해 설명해보면, $X_1, X_2, \ldots, X_n$이 모평균이 μ이고 모분산이 σ^2인 모집단에서 추출된 임의표본random sample이라고 가정하자. 이 경우 표본평균($\overline{X}$)은 μ에 대한 불편추정량이 되고 그 분산은 다음과 같음을 쉽게 증명할 수 있다.

$$Var(\overline{X}) = \sigma^2/n$$

즉 표본크기 n이 증가할수록 표본평균의 분산은 감소하여 그 추정의 정확도가 더 높아짐을 알 수 있다.

하지만 표본크기가 증가할수록 추정의 정확도가 높아진다는 것은 편의bias가 발생하지 않았다는 가정하에서만 성립한다는 사실을 명심해야 한다. 예를 들어 팔 부상으로 팔을 깁스한 농구선수에게 더 많은 자유투를 던지라고 한들, 그 선수의 정확한 실력을 알 수 있는 것은 아니다. 여기서는 깁스가 편의 발생을 빗대어 설명하고 있다. 그러므로 표본크기만 증가하면 통계적 추정과 검정이 더 정확해질 거라고 생각하면 오산이다. 임상시험에는 편의가 발생할 요소가 수없이 많다. 이 책에 다루는 가장 중요한 주제가 사실 편의이다. 표본크기가 증가할수록 통계적 추정과 검정이 더 정확해지려면 편의 발생이 최소화되어야 한다. 임상시험의 디자인, 수행 및 분석에서 편의 발생을 최소화해야 한다는 것은 이 책에서 가장 강조하는 내용 중 하나이다.

핵심정리

(1) 검정력(시험약과 대조약의 차이가 있는 경우 임상시험을 통하여 이를 입증할 확률)은 시험약의 약효의 크기effect size에 따라 달라지는 값이다.

(2) 다른 모든 요소를 동일하게 고정한 경우, 표본크기가 클수록 검정력은 커진다.

(3) 다른 모든 요소를 동일하게 고정한 경우, 시험약의 약효의 크기가 커질수록 검정력은 커진다.

4.4 임상시험에서 검정력이 중요한 이유

4.1절에서 "검정력 = 100% − 제2종 오류 확률"로 정의한 바 있다. 이러한 검정력(시험약과 대조약의 차이가 있는 경우 임상시험을 통하여 이를 입증할 확률)은 임상시험에서는 매우 중요한 의미를 가지는데, 그 이유는 검정력의 정의 그대로 검정력의 의미가 시험약과 대조약의 차이가 있는 경우 임상시험을 통하여 이를 입증할 확률이기 때문이다(우월성 임상시험의 경우임). 그러므로 검정력이란 임상시험의 성공과 실패에 결정적인 역할을 한다고 볼

수 있다. 제약회사들이 임상시험을 하는 이유는 시험약이 약효가 있다고 추측되어 임상시험을 통하여 이를 증명하려는 것이다. 그러므로 수행하는 임상시험이 높은 검정력을 갖도록 설계하는 일이 대단히 중요하다. ICH E9에서는 3상 임상시험의 검정력이 80 ~ 90%가 되도록 할 것을 다음처럼 권고하고 있다(ICH E9 1998).

> The probability of Type II error is conventionally set at 10 percent to 20 percent. It is in the sponsor's interest to keep this figure as low as possible, especially in the case of trials that are difficult or impossible to repeat.

검정력은 100%에서 제2종 오류 확률을 뺀 값이므로, 제2종 오류 확률을 10 ~ 20%로 둔다는 것은 검정력을 80 ~ 90%로 둔다는 의미이다. 그리고 제2종 오류를 작게(즉, 검정력을 크게) 하는 것이 제약회사에게는 중요하다는 것이다. 이는 다시 말하지만 제약회사가 임상시험을 하는 이유는, 시험약이 약효가 있다고 추측되어 임상시험을 통하여 이를 증명하려고 하는 것이다. 그러므로 검정력(시험약과 대조약의 차이가 있는 경우 임상시험을 통하여 이를 입증할 확률)이 충분히 크지 못하면, 설사 시험약이 약효가 존재한다고 해도 임상시험을 통하여 이를 입증하지 못할 가능성이 커지게 된다. 그래서 검정력을 충분히 크게 하라고 강조하고 있다. 하지만 검정력을 크게 하려면 표본크기를 많이 해야 하는데, 표본크기를 많이 하려면 시간과 비용이 많이 든다. 바로 이 점이 어려운 점이다. 임상시험에서 표본크기를 구하는 일은 검정력을 이용하여 결정하게 된다. 그런데 제약회사가 바라는 다음의 두 가지 바람은 서로 상충되게 된다.

첫째, 표본크기를 크게 하여 시험약의 약효가 존재할 때 그 약효를 찾아줄 확률(검정력)을 크게 하고 싶다.

둘째, 비용과 시간이 많이 들기 때문에 표본크기를 적게 하고 싶다.

핵심정리

(1) 제약회사들이 임상시험을 하는 이유는 시험약이 약효가 있다고 추측되어, 임상시험을 통하여 이를 증명하려고 하는 것이다.

(2) 임상시험에서 검정력(시험약과 대조약의 차이가 있는 경우 임상시험을 통하여 이를 입증할 확률)이 중요한 이유는, 검정력의 의미가 시험약과 대조약의 차이가 있는 경우 임상시험을 통하여 이를 입증할 확률이기 때문이다(우월성 임상시험의 경우임).

(3) 그러므로 임상시험이 높은 검정력을 갖도록 설계하는 일이 대단히 중요하다. ICH E9에서는 3상 임상시험의 검정력이 80 ~ 90%가 되도록 권고하고 있다.

(4) 하지만 검정력을 크게 하려면 표본크기를 많이 해야 하는데, 표본크기를 많이 하려면 시간과 비용이 많이 든다.

4.5 표본크기를 결정하는 방법

임상시험에서 표본크기, 즉 임상시험에 참여할 피험자 수를 결정하는 일은 매우 중요한 일이다. 만일 시험약의 약효가 존재한다면 어느 정도 이상의 충분한 수의 피험자가 임상시험에 참여하여야 그 약효가 임상시험결과를 통해 드러날 것이기 때문이다. 4.1절에서 사용한 자유투 성공률이 다른 두 농구선수를 구별하는 경우를 예로 들어 보면, 그런 두 선수를 구별해내기 위해서는 두 농구선수에게 충분한 횟수의 자유투를 던져보라고 해야만 구별해낼 수 있기 때문이다. 임상시험을 통하여 시험약의 약효를 증명하고자 하는 것이 제약회사의 목표이기 때문에 표본크기를 충분히 크게 하는 일이 매우 중요하다. 반면에 표본크기를 크게 하는 것은 그만큼 시간과 비용이 많이 드는 일이기 때문에 대부분의 제약회사들은 이를 꺼리게 된다. 그래서 임상시험에서 표본크기를 정하는 문제는 이 두 가지 상충되는 목적을 달성해야 하는 일이 된다.

임상시험에서 표본크기 계산이 중요한 이유는 다음 3가지로 설명할 수 있다.

(1) 경제적 이유

실제 필요한 표본크기보다 표본크기가 작은 경우 검정력이 낮아지게 되는데, 이는 설사 대립가설이 참인 경우에도(시험약이 정말로 효과가 있는 경우에도) 이를 입증할 확률이 낮아서 임상시험이 실패할 수도 있음을 의미한다. 만일 임상시험이 실패한다면 그 제약회사에게만이 아니라 전 사회에 큰 경제적 손실을 입히게 된다.

반면에 실제 필요한 표본크기보다 표본크기가 더 큰 경우에는 이 역시 시간과 비용이 낭비됨을 의미한다. 예를 들어 100명으로도 시험약이 효과가 있음을 보일 수 있는데, 120명이 참여하는 임상시험을 계획했다면 20명에 대한 시간과 비용이 낭비되었다고 볼 수도 있다(Altman 1980).

(2) 윤리적 이유

실제 필요한 표본크기보다 표본크기가 작은 경우 검정력이 낮아지게 되는데, 이는 설사 대립가설이 참인 경우에도(시험약이 정말로 효과가 있는 경우에도) 이를 입증할 확률이 낮아서 임상시험이 실패할 수도 있음을 의미한다. 만일 임상시험이 실패한다면 이는 피험자들에게 불필요하게 시험약과 대조약을 투여한 것이 되어 윤리적인 문제를 일으킬 수도 있다. 그 이유는 시험약과 대조약은 아무 효능이 없거나 심지어 피험자에게 해로울 수도 있기 때문이다. 반면에 실제 필요한 표본크기보다 표본크기가 더 큰 경우에는, 불필요하게 피험자들에게 시험약과 대조약을 투여한 것이 된다. 시험약과 대조약은 아무 효능이 없거나 심지어 피험자에게 해로울 수도 있기 때문에 이 역시 윤리적인 문제를 일으킬 수도 있다 (Altman 1980).

(3) 과학적인 이유

만일 임상시험이 임상적으로 의미 있는 effect size Δ를 찾는 데 충분한 표본크기를 갖고 있었음에도 불구하고 그 임상시험이 실패한 경우에는 그 임상시험의 결과가 해석이 가능하다. 즉 그 시험약은 Δ만큼의 효능을 가지고 있지 않다는 것이다. 반면에 그 임상시험이 임상적으로 의미 있는 effect size Δ를 찾는 데 충분한 표본크기를 갖고 있지 않다면, 그 임상시험은 실패할 가능성이 높을 것이다. 그리고 실패한다면 그 시험약은 실제로는 임상적으로 의미 있는 effect size Δ를 가지고 있음에도 불구하고, 그러한 결과를 찾아내지 못하는 결과가 생기게 된다(Moher et al 1994).

이처럼 표본크기는 필요보다 작아도 곤란하고 필요보다 더 커도 곤란하다. 하지만 그 둘 중에 더 곤란한 경우를 고르라면 필요보다 표본크기가 작은 경우이다. 이를 반영하는 것이 바로 다음의 ICH E9의 문장이다. ICH E9은 표본크기는 임상시험에서 답하고자 하는 문제에 대한 믿을만한 답을 제공하기 위하여 충분히 크게 잡을 것을 권고하고 있다(ICH E9 1998).

> The number of subjects in a clinical trial should always be large enough to provide a reliable answer to the questions addressed.

이러한 상충되는 목적을 달성하기 위하여 확증적 임상시험에서 표본크기를 정하는 일에는 통계학이 결정적인 역할을 하게 된다. 즉, 표본크기는 1차 유효성 평가변수에 대한 가설검정을 이용하여 결정되는데, 좀 더 구체적으로 살펴보면 시험약에서 1차 유효성 평가변수의 추정된 약효의 크기가 참인 경우, 그 약효를 찾아줄 검정력이 충분히 크도록(예를 들면, 80%) 피험자 수를 결정하게 된다. 즉,

검정력(1차 유효성 평가변수의 추정된 시험약의 약효의 크기가 참인 경우) = 80%

을 만족하는 표본크기를 통계학 이론의 도움을 받아 정하게 된다. 이렇게 표본크기를 정한다면, 1차 유효성 평가변수의 추정된 시험약의 약효의 크기가 참인 경우 임상시험이 성공할 가능성이 80%가 된다. 이와 같은 방법으로 표본크기를 구하는 방법은 상당한 통계학 지식을 요구하는 일이기 때문에 자세한 내용은 여기서 다루지 않고 핵심적인 개념만 수식

을 사용하지 않고 직관을 이용하여 설명하였다. 22.9절에서 이표본 t 검정의 경우 표본크기 구하는 공식을 유도하는 과정을 통계학 이론을 사용하여 설명한다.

다시 한 번 강조하면 표본크기의 결정은 임상시험의 가장 중요한 목적(즉, 1차 유효성 평가변수)에 의해 결정된다는 점이다(ICH E9 1998).

> This number(sample size) is usually determined by the primary objective of the trial.

22.9절에서 유도할 이표본 t 검정의 표본크기 구하는 공식은 다음과 같다. 이 공식은 유의수준 α를 사용하고 양측검정인 경우이다. 이 경우 대부분 $\alpha = 0.05$이다.

$$n = \frac{(z_{\alpha/2} + z_{\beta})^2 2\sigma^2}{\Delta^2} \tag{4.1}$$

반면에 유의수준 α를 사용하는 단측검정인 경우 표본크기 공식은 다음처럼 주어진다.

$$n = \frac{(z_{\alpha} + z_{\beta})^2 2\sigma^2}{\Delta^2} \tag{4.2}$$

즉 $z_{\alpha/2}$가 z_{α}로 바뀌었고 나머지 부분은 동일하다. 하지만 22.5절에서 설명한 바와 같이 단측검정에 사용되는 유의수준은 양측검정에서 사용되는 유의수준의 절반이다. 그러므로 이 경우 $\alpha = 0.025$이다. 책이나 논문 등에서 이 두 가지 다른 형태의 표본공식이 나와서 초보자들을 혼란스럽게 만드는데, 결국 식 (4.1)과 식 (4.2)는 동일한 것이다.

이 절에서는 편의상 식 (4.1)을 사용하여 설명을 하겠다. 식 (4.1)에서 n은 한 그룹에 배정되는 표본크기이다. 5% 유의수준을 사용하는 양측검정의 경우, $\alpha = 0.05$이므로 $z_{0.025} = 1.96$이 되고, 80%의 검정력(= 100% − 제2종 오류 확률(β))을 갖도록 한다면 $\beta = 0.2$이므로 $z_{0.2} = 0.84$가 된다. Δ는 시험약의 약효의 크기effect size를 나타내고, σ^2은 1차 유효성 평가변수의 모분산이 된다. $\alpha = 0.05$와 $\beta = 0.2$는 거의 대부분의 경우에서 사용되는 값이므로 대부분의 표본크기 구하는 문제에서 동일한 값을 갖는다(ICH E9 1998).

> Conventionally, the probability of Type I error is set at 5 percent or less or as dictated by any adjustments made necessary for multiplicity considerations. The probability of Type II error is conventionally set at 10 percent to 20 percent.

반면에 약효의 크기인 Δ와 1차 유효성 평가변수의 모분산인 σ^2은 문제마다 다른 값을 갖게 된다. 만일 $\Delta = 1$이고 $\sigma^2 = 4$인 경우에는

$$n=\frac{(1.96+0.84)^2\times 2\times 4}{1^2}=63$$

이 되어, 두 그룹에 필요한 총 표본크기는 $63\times 2=126$명이 된다(중도탈락률을 감안하면 표본크기는 이보다 조금 더 커진다).

위 예에서 $\alpha=0.05$를 사용했지만 만일 다중검정으로 인하여 다중성을 보정해야 하는 경우에는 더 작은 α값을 사용해야 한다. 예를 들어, 검정 횟수가 k번인데 Bonferroni 방법으로 다중성을 보정하는 경우에는 $\alpha=0.05/k$를 사용하여 표본크기를 구하여야 한다. 다중검정에 대해서는 8장에 더 자세하게 설명이 되어 있다.

지금까지의 논의는 모두 확증적 임상시험에 해당되는 내용이다. 반면에 탐색적 임상시험에서는 표본크기 계산이 별로 중요하지 않다. 그 이유는 탐색적 임상시험이란 나중에 수행될 확증적 임상시험에 대한 여러 자료들을 모으는 것이고, 말 그대로 탐색적 역할을 하는 것이지 확증적 역할을 하는 것이 아니기 때문이다. 그러므로 탐색적 임상시험 후에는 반드시 확증적 임상시험이 수행되게 된다. 즉 탐색적 임상시험이란 홀로 존재하는 것이 아니라 후에 수행될 확증적 임상시험과 함께 시리즈로 존재하는 것이다.

핵심정리

표본크기는 1차 유효성 평가변수에 대한 가설검정을 이용하여 결정된다. 다시 말하면 시험약에서 1차 유효성 평가변수의 추정된 약효의 크기 effect size가 참인 경우, 그 약효를 찾아줄 검정력이 충분히 크도록(예를 들면, 80%) 피험자 수를 결정한다.

4.6 표본크기를 결정하는 요소들

식 (4.1)에서 이표본 t 검정의 경우 표본크기를 구하는 공식은 다음처럼 주어진다고 기술하였다.

$$n=\frac{(z_{\alpha/2}+z_{\beta})^2 2\sigma^2}{\Delta^2}$$

이 식을 보면 표본크기를 결정하는 요소들을 알 수 있다. 즉 표본크기는 검정방법, 약효의 크기 Δ, 제1종 오류 확률 α, 제2종 오류 확률 β, 1차 유효성 평가변수의 모분산 σ^2, 중도탈락률에 따라 달라지는데 이 요소들을 하나씩 살펴보도록 하겠다.

첫 번째 요소는 검정방법인 이표본 t 검정이다(22.11절 참고). 만일 검정방법이 다르다면 다른 유도과정을 통하여 얻어진 다른 표본크기 구하는 공식을 사용해야 한다.

두 번째 요소는 약효의 크기effect size인 $\Delta = \mu_1 - \mu_2$로서 시험약의 1차 유효성 평가변수 모평균 값(μ_1)과 대조약의 1차 유효성 평가변수의 모평균 값(μ_2)의 차이이다. Δ가 표본크기 공식의 분모에 위치하므로, Δ값이 커질수록(작아질수록) 표본크기는 작아진다(커진다). 사실 이 표본크기와 약효의 크기에 대해서는 4.1절에서 살펴본 두 농구선수의 사례를 가지고서 수식을 사용하지 않고 직관적으로 이해할 수 있다. 먼저 검정력을 80%로 일정한 상수값으로 고정시키자. 만일 두 농구선수의 실력차이가 많이 난다면 두 선수가 적은 수의 자유투만 던져도, 여러분은 두 농구선수의 실력차이가 있다는 것을 비교적 자신 있게(80%의 확률로) 알 수 있을 것이다. 반면에 두 농구선수의 실력차이가 적게 난다면 두 선수가 상당히 많은 수의 자유투를 던져야만, 두 농구선수의 실력차이가 있다는 것을 비교적 자신 있게(80%의 확률로) 알 수 있을 것이다. 그러므로 약효의 크기(농구선수의 예의 경우 두 선수의 실력차이)가 클수록 더 적은 표본크기가 필요하고, 반면에 약효의 크기가 커질수록 더 많은 표본크기가 필요하게 된다.

세 번째 요소는 제1종 오류 확률 α이다. 식 (4.1)을 보면 제1종 오류 확률이 작아질수록 더 많은 표본크기가 필요함을 알 수 있는데, 이는 직관적으로 보기에도 명확하다. 더 작은 오류를 범하려면 더 많은 표본크기(즉 시간과 비용)가 필요하다. 하지만 제1종 오류 확률 α는 대부분의 경우 0.05값을 사용하기 때문에 대부분의 경우에는 고정된 값이다.

네 번째 요소는 제2종 오류 확률 β이다(즉 검정력 $1-\beta$). 식 (4.1)을 보면 제2종 오류 확률이 작아질수록 더 많은 표본크기가 필요함을 알 수 있다. 하지만 4.1절에서 언급한 두 농구선수의 예를 생각해보면 직관적으로도 표본크기와 검정력의 관계를 쉽게 이해할 수 있다.

다섯 번째 요소로는 식 (4.1)의 경우에는 모분산 σ^2이 된다. 식 (4.1)에 의하면 모분산 σ^2이 증가할수록 표본크기가 증가함을 알 수 있다. 수식을 고려하지 않고 직관적으로 생각하더라도, 모분산 σ^2이 크면 자료의 변동이 심하므로, 시험약의 약효를 보이기 위해서는 더 많은 표본크기가 필요하게 됨을 알 수 있다.

여섯 번째 요소는 중도탈락률인데, 위의 다섯 가지 요소로부터 얻어진 표본크기를 n이라고 하고, 중도탈락률을 γ라고 하면, 최종적으로 필요한 표본크기는 $n/(1-\gamma)$가 된다.

실제 임상시험에서 필요한 표본크기를 구하기 위하여 위에서 기술한 6가지 요소들을 모두 결정하였다고 가정해보자. 그 다음은 적절한 표본크기 계산공식에 6가지 요소들에서 결정한 값들을 대입하여 필요한 표본크기를 계산하면 된다. 하지만 표본크기 계산공식은 첫 번째 요소인 검정방법에 따라 달라지게 되는데, 그때마다 필요한 표본크기 계산공식을 계산하는 일은 번거로운 일이다. 그래서 요즘에는 표본크기를 계산해주는 유료 프로그램들이 많이 나와 있는데, 대표적인 두 개를 들면 다음과 같다.

(1) PASS

https://www.ncss.com/software/pass/

(2) nQuery

https://www.statcon.de/shop/en/software/design-of-experiments/nquery-advisor-nterim

핵심정리

표본크기 결정에 영향을 미치는 요소들은 통계적 검정방법, 약효의 크기, 제1종 오류 확률, 제2종 오류 확률, 모분산, 중도탈락률 등이 있다.

4.7 표본크기를 계산하는 데 사용된 Δ와 σ^2은 정확한 값이 아니다

이표본 t 검정의 경우 식 (4.1)을 사용하여 필요한 표본크기를 계산할 수 있다. 그런데 식 (4.1)을 사용하려면 Δ와 σ^2의 값을 알아야 하는데, 사실 이 두 값은 모르는 미지의 값이다. 만약 우리가 시험약의 '약효'에 해당하는 약효의 크기effect size Δ를 안다면, 임상시험을 할 필요가 없다. 사실 임상시험을 하는 목표가 약효의 크기 Δ를 알려고 하는 것이다. 그런 임상시험을 실시하는 데 필요한 표본크기를 구하려고 해보니 Δ값이 필요하다는 것이다. 즉 Δ값을 알아내려는 데 표본크기를 구해야 하고, 표본크기를 구하려고 하니 Δ값이 필요한 것이다. 그래서 Δ값과 표본크기는 서로 꼬리를 물고 있는 형상이 된다.

약효의 크기 Δ가 모르는 값인 이유는 모집단에 해당하는 개념이기 때문이다. 다시 말하면 모집단에 있는 모든 사람들을 조사해보아야 할 수 있는 개념이라는 것이다. 통계적 추론을 위하여, 우리는 시험약을 투여 받는 가상의 모집단과 대조약을 투여 받는 가상의 모집단을 생각하게 된다. 예를 들면, 시험약을 투여 받는 가상의 모집단은 그 시험약이 시판허가를 받았을 경우, 복용할 우리나라에 있는 대상 환자 모두라고 가정할 수 있을 것이다. 임상시험이란 이런 두 모집단에서 표본을 추출하여, 두 모집단의 모평균의 차이(즉, 약효의 크기 Δ)에 대한 통계적 추론을 하고자 하는 것이다.

이처럼 약효의 크기는 모르는 값임에도 불구하고 그 약효의 크기 Δ를 알아내려는 임상시험의 표본크기를 계산하기 위해서는 약효의 크기 Δ의 '추정값'(대략 예상하는 값)을 알아야 한다는 것이다. 이는 매우 모순되는 말처럼 들리지만, 다음의 예를 생각해보자. 여러분이 차를 한 대 사고 싶은데 비용이 얼마나 드는지 알고 싶어서 자동차 딜러에게 질문을 했다고 하자. 여러분은 자동차 딜러가 자동차 가격에 대해 잘 알고 있으므로 즉시 답을 주리라 생각하였다. 하지만 자동차 딜러는 즉시 답을 주는 대신, 어떠한 차종, 어떠한 사양의 차를 생각하고 계시냐고 되물을 것이다. 왜냐하면 그에 따라 차의 가격이 천차만별로 달라지기 때문이다. 마찬가지로 임상시험에 필요한 표본크기도 얼마나 정확한 시험을 하고 싶은지(즉, 약효의 크기 Δ, 제1종 오류 확률 α, 제2종 오류 확률 β, 1차 유효성 평가변수의 모분산 σ^2, 중도탈락률)에 따라 달라지는 것이다.

자 그러면 약효의 크기는 모르는 값임에도 불구하고 이를 알아내려는 임상시험의 표본크기를 계산하기 위해서는 약효의 크기의 '추정값'(대략 예상하는 값)을 얻어야 하는데 어떻게 이런 일을 할 수 있을까? 이는 이전에 수행된 유사한 다른 임상시험 또는 2상 임상시험의 자료를 활용할 수 있다(ICH E9 1998). 주의할 점은 이 약효의 크기의 추정값이 최소한의 임상적 유의성보다는 커야 한다는 사실이다.

> In confirmatory trials, assumptions should normally be based on published data or on the results of earlier trials. The treatment difference to be detected may be based on a judgement concerning the minimal effect which has clinical relevance in the management of patients or on a judgement concerning the anticipated effect of the new treatment, where this is larger.

마찬가지로 1차 유효성 평가변수의 모분산 σ^2의 추정값도 이전에 수행된 유사한 다른 임상시험 또는 2상 임상시험의 자료를 활용하여 얻게 된다.

핵심정리

표본크기를 계산하기 위하여 시험약의 약효의 크기, 모분산, 중도탈락률을 알아야 하는데, 이러한 값들은 모르는 값이며, 우리는 기껏해야 그 추정값들을 알 수 있을 뿐이다.

4.8 표본크기를 계산하는 데 사용된 Δ와 σ^2이 정확한 값이 아니므로 얻어진 표본크기도 정확한 값이 아니다

표본크기를 결정하는 방법은 임상시험계획서에 사전에 명시되어야만 한다. 또한 명심할 것은 표본크기 계산에 사용한 시험약의 약효의 크기effect size, 모분산, 중도탈락률의 값들은 모두 추정값이라는 점이다. 그러므로 그러한 추정값을 얻은 근거를 제시하여야만 한다. 또한 추정값이기 때문에 완벽하게 확실한 값이 아니다. 문제는 추정값이 달라지면 얻어지는 표본크기도 달라진다는 점인데, 추정값은 완벽하게 확실한 값이 아니므로 우리가 계산하여 얻게 되는 표본크기도 완벽하게 확실한 값이 아니다. 그래서 ICH E9은 민감도분석을 할 것을 권고하고 있다. 즉, 시험약의 약효의 크기, 모분산, 중도탈락률의 값들의 여러 예상값들을 대상으로 표본크기들을 구해서, 이런 추정값들이 변화함에 따라 표본크기가 얼마나 달라지는지를 검토해볼 필요가 있다는 것이다(ICH E9 1998).

The method by which the sample size is calculated should be given in the protocol, together with the estimates of any quantities used in the calculations(such as variances, mean values, response rates, event rates, difference to be detected). The basis of these estimates should also be given. It is important to investigate the sensitivity of the sample size estimate to a variety of deviations from these assumptions and this may be facilitated by providing a range of sample sizes appropriate for a reasonable range of deviations from assumptions. In confirmatory trials, assumptions should be normally be based on published data or on the results of earlier trials.

이러한 검토과정을 통하여 제약회사는 충분한 표본크기를 확보하는 것이 중요하다. 물론 제약회사는 시간과 비용 문제로 표본크기가 커지는 것을 꺼리지만, 표본크기를 충분히 크게 하지 않으면 임상시험이 성공할 가능성은 줄어들게 된다. 만에 하나라도 임상시험이 실패하게 되면, 그때는 그동안 들인 모든 비용을 다 날리고도 아무런 결과를 얻지 못하는 최악의 사태가 올 수도 있음을 명심해야 한다.

핵심정리

표본크기 계산에 사용한 시험약의 약효의 크기, 모분산, 중도탈락률의 값들은 모두 추정값이므로 정확하지 않은 값이며, 이 추정값들이 달라지면 표본크기가 달라지게 된다.

4.9 Δ와 σ^2을 조절하여 필요한 예산에 맞는 표본크기가 나오도록 하는 방법

예를 들어 이표본 t 검정을 실시하는 경우 식 (4.1)을 사용하여 표본크기를 계산하는데, 이전에 수행된 유사한 다른 임상시험 또는 2상 임상시험의 자료를 활용하여 Δ와 σ^2의 추정치를 구해보니 각각 Δ의 추정치는 0.5($\hat{\Delta}=0.5$), σ^2의 추정치는 4($\widehat{\sigma^2}=4$)가 얻어졌다고 가정해보자. 식 (4.1)의 $\alpha=0.05$, $\beta=0.2$를 사용하여 표본크기를 구해보니 군당 251명이 나왔다. 하지만 현재 가지고 있는 예산을 가지고 임상시험을 수행할 수 있는 군당 최대 피험자 수는 63명이라고 가정해보자. 다시 말하면 회사의 예산을 넘어서는 표본크기가 필요하다는 것이다. 이 경우 Δ의 추정치가 0.5가 아니라 1.0이라 억지로 주장하면, 필요한 표본크기는 군당 251명에서 63명으로 줄어들어 회사의 예산으로 감당 가능한 수준이 된다. 만일 실제 이러한 일을 하면 어떤 결과가 발생할까를 생각해보자.

우선 다시 강조하지만 Δ은 아무도 모르는 미지의 값이라는 점이다. 그러므로 우리는 Δ가 취할 수 있는 값의 여러 시나리오에 따라 발생할 수 있는 결과가 달라질 수밖에 없다는 것을 알게 된다.

첫째 시나리오로는 회사의 억지 주장대로 $\Delta = 1.0$이 사실인 경우이다. 사실 이 경우는 회사가 억지로 주장한 Δ의 추정치가 사실은 맞는 값이 되며, 이 경우는 회사의 주장은 전혀 억지 주장이 아닌 경우이다. 이 경우에는 군당 63명의 표본크기를 사용하면 검정력이 80%가 되어 그 임상시험의 성공 가능성은 80%가 된다.

두 번째 시나리오는 $\Delta = 0.5$인 경우이다. 즉 원래 처음에 얻었던 Δ의 추정치가 사실은 맞는 경우이며, 회사가 나중에 주장한 Δ의 추정치가 1.0($\hat{\Delta} = 1.0$)이라는 사실은 틀린 말이 되는 경우이다. 이 경우에는 군당 63명의 표본크기를 사용하면 검정력이 29%가 되어 그 임상시험의 성공 가능성은 29%로 감소한다. 즉 성공할 확률(29%)보다 실패할 확률(71%)이 더 높아지게 된다. 이렇게 임상시험이 성공할 확률이 줄어드는 것은 회사에게는 매우 치명적인 일일 것이다.

하지만 주의할 것은 표본크기가 작아서 검정력이 낮다고 하여 그 임상시험의 성공 가능성이 반드시 낮은 것만은 아니다. 3장에서도 지적하였듯이 임상시험결과가 유의하게 나오는 이유에는 시험약의 효과 이외에도 자료가 실수 또는 고의로 잘못된 것과, 또는 시험약의 약효의 크기를 부풀리는 방향으로 발생한 편의가 있다. 그러므로 실제 필요한 표본크기보다 더 작은 표본크기를 사용하여 실제로는 검정력이 낮다고 하더라도, 자료가 시험약의 효과를 크게 하는 방향으로 잘못되었거나, 또는 시험의 효과를 부풀리는 방향으로 임상시험 도중에 편의가 발생했다면, 그 임상시험이 성공할 확률은 여전히 높다. 좀 더 다르게 표현해보면 실제 필요한 표본크기보다 더 작은 표본크기를 사용하여 시간과 비용을 절약하면 그 임상시험이 성공할 확률인 검정력이 떨어져서 회사에게는 손해가 될 수 있다. 하지만 그런 경우에도 자료를 시험약의 효과를 크게 하는 방향으로 조작하거나(물론 실제 이런 경우가 있다고 말하는 것은 아니다), 또는 몰래 맹검을 깨서 시험약의 효과를 부풀리는 방향으로 편의를 발생시키면(물론 실제 이런 경우가 있다고 말하는 것은 아니다), 그 임상시험이 성공할 확률은 여전히 높다. 그래서 3장에서 누누이 지적한 바와 같이 자료를 신뢰할 수 있도록 임상시험 자료관리clinical data management가 중요한 것이고, ICH E9에서 가장 강조하는 것이 편의 발생을 최소화하라는 것이다.

이와 비슷한 논의를 1.13절에서 심사기관의 첫 번째 목표는 제1종 오류 확률을 유의수준 이하로 통제하는 것이라고 설명한 바 있다.

핵심정리

(1) 표본크기 계산에 사용한 시험약의 약효의 크기와 모분산에 실제 참값과 다른 추정값을 집어 넣어 억지로 표본크기를 줄일 수는 있다.
(2) 하지만 이렇게 하면 검정력이 줄어들어 그 임상시험이 성공할 가능성이 낮아진다.
(3) 검정력이 낮음에도 불구하고 시험약의 효과를 부풀리는 방향으로 편의가 발생하면 그 임상시험이 성공할 가능성은 여전히 높아지게 된다.

4.10 각 그룹에 반드시 동일한 수의 표본크기를 배정해야 하는 것은 아니다

두 그룹을 비교하는 임상시험의 경우 대부분은 두 그룹에 동일한 수의 표본크기를 배정한다. 즉 1:1 배정비율을 사용한다. 하지만 반드시 1:1 배정비율을 사용해야 하는 것은 아니며 1:k 배정비율을 사용해도 된다. 다만 1:1 배정비율일 때 총 표본크기가 같은 경우 검정력이 최대가 되므로(같은 검정력을 갖기 위해서는 가장 적은 표본크기가 필요하므로) 1:1 배정비율이 선호되는 것이다. 검정력이란 시험약이 정말로 효과가 있는 경우 임상시험이 그 시험약의 효과를 찾아내줄 확률이므로, 검정력이 가장 높아지는 방법을 선택하는 것이 제약회사에게 유리하다. 그래서 실제 임상시험에서는 각 그룹에 동일한 수의 피험자를 배정하는 방법이 가장 흔하게 사용된다. 하지만 각 그룹에 동일한 수의 피험자를 배정할 것인지 아니면 다른 비율로 배정할 것인지를 결정하는 데 반드시 검정력만이 고려 대상은 아닐 수 있다. 예를 들면,

(1) 시험약과 위약을 비교하는 경우, 시험약의 안전성에 대한 자료를 더 수집하기 위하여 위약군보다는 시험군에 더 많은 피험자를 배정할 수도 있다.
(2) 희귀질병의 경우 피험자 모집이 매우 어려울 수 있다. 이런 경우 한 번의 임상시험으로 시험약에 대한 가능한 많은 정보를 수집하기 위하여 시험약에 더 많은 피험자를 배정할 수도 있다.
(3) 시험약의 재고가 충분하지 않아 표본크기 계산에서 얻어지는 피험자 수만큼 시험약을 공급하기 어려운 경우 대조군에 더 많은 피험자를 배정할 수도 있다.
(4) 시험약 A, 시험약 B 그리고 위약을 비교하는 시험인 경우에는 2:2:1의 불균등비율을 사용하여 시험약 A와 B 그룹에 위약군보다 더 많은 피험자를 배정할 수도 있다. 그 이유는 시험약 A와 B 사이의 효과의 차이가, 시험약 A(또는 B)와 위약 사이의 효과의 차이보다 작으리라 예상되고 그 작은 차이를 찾아내기 위하여 더 많은 피험자를

표 4.1 이표본 t 검정에서 80% 검정력을 갖기 위해 필요한 총 표본크기

$\|\mu_1 - \mu_2\|/\sigma$	배정비율	총 표본크기
0.5	1:1	128
	1:2	144
	1:3	170
0.8	1:1	52
	1:2	59
	1:3	69

배정하여 검정력을 높이고자 하는 경우이다. 이처럼 2:2:1의 불균등 배정을 사용한 경우를 13.4절의 EMA가 승인한 바이오시밀러의 사례에서 찾아볼 수 있다.

위와 같은 이유들이 검정력보다 더 중요한 경우에는 검정력의 손실을 보더라도 1:2 또는 1:3과 같은 불균등 배정을 사용할 수도 있으며, 이러한 불균등 배정을 사용한다고 하여 잘못된 것은 아니다.

표 4.1에는 이표본 t 검정의 경우 80% 검정력을 갖고 싶은 경우 배정비율이 달라짐에 따라 총 표본크기가 어떻게 달라지는지를 잘 보여주고 있다. $|\mu_1 - \mu_2|/\sigma$의 값이 0.5인 경우, 배정비율이 1:1, 1:2, 1:3으로 달라짐에 따라 총 표본크기가 128, 144, 170으로 증가함을 알 수 있다.

핵심정리

(1) 각 그룹에 동일한 수의 피험자를 배정할 때가 검정력이 가장 높다.

(2) 검정력이 감소하는 손해를 보면서도 각 그룹에 다른 수의 피험자를 배정하는 경우도 있다.

4.11 임상시험이 실패한 경우 그 이유는 무엇일까?

확증적 임상시험이 완료된 후 사전에 임상시험계획서에 정해진 1차 유효성 평가변수에 대해, 사전에 임상시험계획서에 명기된 통계검정방법으로 검정을 하였으나 유의한 결과를 얻지 못했다고 가정해보자. 다시 말하면 대립가설을 채택하지 못하여 시험약이 효과가 있음을 입증하지 못했다고 가정하자. 실제로 이런 일은 가끔 발생하고, 실제로 이런 일이 발생하면 막대한 비용을 지출한 제약회사에게는 커다란 손실이 아닐 수 없다. 이처럼 임상시험이 실패한 경우 그 이유는 무엇일까? 임상시험이 종료된 후 그 이유를 명확하게 찾아내기 어려운 경우가 많지만 다음의 이유들 때문에 임상시험이 실패할 수 있다고 추측할 수 있다.

(1) 시험약의 효과를 감소시키는 방향으로 편의bias가 발생한 경우이다.

편의가 발생하는 이유는 매우 다양하다. 예를 들면, 시험약 제조공정이 잘못되어 시험약에 약효를 일으키는 주요성분이 충분히 포함되지 못할 수도 있다. 또한 시험약을 복용한 많은 피험자들이 실제로는 제대로 시험약을 복용하지 않고서도 복용했다고 거짓말을 할 수도 있다. 다른 예로는 체중감소제와 같은 경우, 피험자의 식이요법이나 운동량 등이 시험군과 대조군 간에 많은 차이가 발생해 이러한 결과가 나타날 수 있다.

(2) 용량 선정이 잘못된 경우이다.

2상 임상시험 자료를 분석하여 결정한 3상 임상시험에서의 용량이 너무 낮거나 너무 높은 경우이다. 용량이 너무 낮으면 약효의 크기가 작아 3상 임상시험의 우월성 임상시험에서는 시험약의 효능이 위약보다 우월함을 보이는 데 실패하거나, 비열등성 임상시험에서는 시험약의 효능이 활성대조약보다 비열등함을 보이는 데 실패하게 된다. 반면에 시험약의 용량이 너무 높으면 안전성에 문제를 일으켜서, 비록 어느 정도 시험약의 효능이 존재하더라도, 시험약의 편익benefit이 위험risk보다 더 크다는 것을 입증하는 데 실패하게 된다. 그러므로 2상 임상시험을 조심스럽게 수행하여 3상 임상시험에 사용할 적절한 용량을 찾는 일은 매우 중요하다고 말할 수 있다.

(3) 검정력이 부족해서이다.

즉, 실제로 시험약의 약효는 존재하는데, 그 존재하는 약효를 찾을 확률인 검정력이 부족해서 유의한 결과를 얻지 못하는 경우이다. 많은 임상시험에서 검정력이 80%가 되게 표본크기를 정하고 있다. 80%는 매우 높은 값이라고 느껴지지만, 다르게 표현하면 실제 약효가 존재해도 그 약효를 찾아내지 못할 가능성이 20%나 된다는 뜻이다. 20%의 확률이 되는 사건은 현실에서는 얼마든지 일어날 수 있는 사건이다. 하지만 이보다 더 문제가 되는 것은 검정력이 80%가 되도록 표본크기를 정했지만, 실제로는 검정력이 80%보다 훨씬 작을 수 있다는 점이다. 검정력이 80%가 되도록 표본크기를 정할 때는 약효의 크기값의 추정값을 넣어주어야 하는데, 말 그대로 추정값은 실제 참값과 다르다. 만일 이 약효의 추정치가 부정확해서 실제 약효가 추정한 약효의 절반 정도밖에 안 된다면, 검정력이 80%가 되도록 표본크기를 구했지만 그 표본크기를 사용하면 실제 검정력은 그보다 더 작은 값이 되어 버리는 것이다. 4.8절에서 살펴본 사례와 같이 실제로는 $\Delta = 0.5$임에도 불구하고 현재 가지고 있는 모든 자료를 활용해보았을 때 얻어지는 Δ의 추정치가 1.0이라면, 고의는 아니지만

4.8절에서 살펴본 두 번째 시나리오가 발생하게 되어 검정력이 80%가 아닌 29%가 되어버리는 일이 생길 수 있다.

(4) 환자 모집단을 잘못 선택한 경우이다.

임상시험에서 환자 모집단의 선택은 선정기준과 제외기준에 의해 결정된다. 예를 들어, 어떤 질병이 A형과 B형이라는 두 가지 종류가 존재하며, 시험약은 A형에서는 효과가 있으나 B형에서는 효과가 없다고 가정해보자. 이런 경우 선정기준과 제외기준을 A형 환자만 모집하도록 하였다면 그 임상시험은 시험약의 효과를 보이는 데 성공할 것이다. 반면에 선정기준과 제외기준을 A형과 B형 환자를 모두 모집하도록 한 경우, A형 환자에게서 관측되는 시험약의 효과가 B형 환자에게서 관측되는 값에 의하여 희석되어 버리므로 그 임상시험은 시험약의 효과를 입증하는 데 실패할 가능성이 생긴다. 문제는 임상시험을 해보기 전에는 시험약의 효과가 A형 환자에게만 효과가 있을지 B형 환자에게만 효과가 있을지, 아니면 A형과 B형 환자 모두에게서 효과가 있을지 알 수 없다는 점이다. 그렇기 때문에 이런 정보를 얻기 위하여 탐색적 임상시험을 조심스럽게 그리고 충분하게 실시해보는 것이 중요하다.

(5) 1차 유효성 평가변수를 잘못 선택한 경우이다.

선택한 1차 유효성 평가변수가 시험약의 약효를 측정하는 민감도가 낮아서 실제로 시험약은 효능이 있음에도 불구하고 1차 유효성 평가변수에 그러한 사실이 잘 관측되지 않은 경우이다. 주요 질병의 경우에는 어떤 평가변수를 1차 유효성 평가변수로 삼아야 하는지는 사실 이미 잘 알려지고 결정된 경우가 많다. 하지만 희귀질병의 경우에는 그 희귀질병 자체에 대한 연구가 잘 되어 있지 않은 경우가 많다. 그래서 어떤 평가변수를 1차 유효성 평가변수로 삼아야 할지 명확하지 않은 경우가 존재한다.

(6) 우연이다.

검정력이 80%인 경우이고 실제로 시험약이 효능이 있다고 하더라도 실패할 확률은 20%나 된다.

(7) 그 시험약이 정말로 약효가 없는 경우이다.

여기서 약효가 없다는 말의 의미는 임상적으로 유의한 약효가 없다는 의미이다. 체중감소제의 경우 0.5킬로그램의 감량 효과만 있어도 수학적으로는 약효가 있다고 볼 수 있다. 하지만 임상시험에서 중요한 것은 임상적으로 유의한 약효가 존재해야 한다는 것이다. 임상적 유의성에 대해서는 1.2절에서 논의하였다.

앞에서 언급한 첫 번째 이유 중에 비통계적인 이유는 이 자리에서 더 언급할 필요는 없을 듯하다. 반면에 편의bias가 발생한 경우는 주목할 필요가 있다. 이미 3장에서 편의의 발생을 최소화해야 한다고 여러 번 강조한 바 있다. 반면에 세 번째 이유인 검정력이 작은 경우와 일곱 번째 이유인 시험약이 정말로 약효가 없는 경우를 구별해낼 수 있을까? 답은 "없다"이다. 이 두 가지 이유를 구별하려면 모든 피험자가 참여하는 전수조사를 해야 하는데 그런 전수조사는 불가능하기 때문이다.

따라서 임상시험이 실패하지 않기 위해 통계학적으로 할 수 있는 일은, 사전에 표본크기를 정할 때 표본크기 구하는 공식에 들어가는 약효의 크기, 모분산 등의 추정값을 너무 신뢰하지 말고 보다 더 보수적인 값을 사용하여 표본크기를 충분히 크게 하여야 한다. 하지만 여러 번 강조하지만 표본크기를 크게 한다는 것은 시간과 비용이 많이 든다는 것을 의미하므로 제약회사들로서는 어려운 일이다. 이러한 일들은 상식적으로 생각해도 지극히 당연하다. 우리는 평소에 어떤 일을 이루려고 해도 많은 노력을 투자해야 하며, 약간의 노력만으로 성공하는 경우는 드물다. 흔히 이런 일들을 "세상에 공짜는 없다"라고 말하는데, 임상시험에서도 마찬가지이다. 임상시험을 성공하고 싶으면 그만큼 시간과 비용을 많이 투자해야 한다.

가끔 드물지만 제약회사가 기꺼이 더 많은 표본크기를 사용하려고 하는 경우가 있다. 이는 그 제약회사가 예측하기에도 약효의 크기가 작으리라 예상되고, 그 작은 약효의 크기를 찾아내기 위하여 기꺼이 더 많은 표본을 모으는 데 시간과 비용을 투자할 의향이 있는 경우이다. 심사기관 입장에서는 이런 일이 검정력이 충분한 큰 임상시험이므로 항상 인정해주어야 할까? 대체로 인정을 해주어야 하겠지만 항상 그런 것은 아니다. 그 제약회사가 예측하는 약효의 크기가 너무 작아, 임상적 유의성이 없는 것은 아닌지 확인해보아야 한다. 만일 약효의 크기가 임상적 유의성이 없다면 그 임상시험은 불필요하게 자원을 낭비하는 것이고, 시험약에 혹시라도 부작용이 있는 경우, 피험자의 안전성에 문제가 될 수도 있기 때문이다. 시험약의 약효가 존재하기는 하지만 그 크기가 작아서 임상적 유의성이 없는 경우에도 표본크기만 충분히 하면 통계적 유의성을 얻을 수 있는 점은 22.6절에 설명되어 있다.

이와 관련하여 미국 FDA의 진통제 가이드라인은 모든 진통제 임상시험에서 피험자 수는 의미 있는 군 간 차이를 찾아내는 데 필요한 수에 근거해야 한다고 기술하고 있다(FDA 2014). 하지만 동시에 시험약의 효과 크기가 너무 작아서 임상적으로 무의미한 시험약의 효과 크기를 통계적으로 유의성 있게 찾아내기 위하여 지나치게 많은 피험자 수를 등록해서는 안 된다고 다음처럼 기술하고 있다.

For all analgesic efficacy trials, the size of the enrollment should be based on the number of subjects needed to demonstrate a meaningful difference in treatment arms and should not be so large as to give statistical significance to a difference in effect size that is too small to have clinical relevance.

핵심정리

(1) 임상시험이 실패한 경우 그 이유들은 다음과 같다.
(2) 첫째, 임상시험이 제대로 관리되고 수행되지 못한 것이다. 편의의 발생도 한 가지 원인이 될 수 있다.
(3) 둘째, 2상 임상시험의 결과로부터 결정된 용량이 부적절한 경우이다.
(4) 셋째, 검정력이 부족해서이다. 검정력이 80%인 임상시험은 시험약이 효과가 있어도 그 효과를 찾아내지 못할 가능성이 20%나 된다는 의미이다. 그나마 이 20% 확률은 추정값으로, 표본크기 계산에 사용한 시험약의 약효의 추정치가 실제 약효보다 크다면, 실제로 임상시험이 실패할 가능성은 20%보다 더 커질 수도 있다.
(5) 넷째, 그 시험약이 정말로 약효가 없는 경우이다.

4.12 적어도 20%의 임상시험이 실패하고 있을까?

나로호와 같은 우주선을 발사하는 경우 실패율은 작을수록 좋으며 0%이면 정말 좋을 것이다. 그렇다면 임상시험의 실패율도 작을수록 좋은 것일까? 물론 그럴 것이다. 하지만 확증적 임상시험에서 표본크기를 결정할 때, 많은 경우 검정력이 80%가 되도록 표본크기를 결정한다. 검정력이란 정말로 시험약의 약효가 존재할 때, 임상시험을 통해 그 약효를 입증할 수 있는 확률이다. 그러므로 검정력이 80%란 말은 뒤집어 말하면, 정말로 시험약의 약효가 존재함에도 불구하고 임상시험을 통해 약효를 입증하지 못할 확률이 20%나 된다는 의미이다.

1년에 100건의 확증적 임상시험이 실시되고, 각 임상시험은 모두 검정력이 80%가 되도록 표본크기를 정하였다고 가정해보자. 그렇다면 100건의 임상시험 중 평균적으로 20건의 임상시험은 실패하여야 함을 의미한다. 사람들 중에는 시험약의 약효가 정말로 존재하면(전수조사를 하기 전에는 이를 알 수는 없지만), 80%의 검정력을 갖는 임상시험을 해도 항상 임상시험을 통해서 약효가 증명되리라고 생각하는 경우가 있는데, 이는 확률적으로 너무나 틀린 생각이다. 분명히 실패할 확률은 20%가 존재하고 있는 것이다.

그리고 사실 20건이라는 숫자도 '최소한' 20건이다. '최소한'이란 말을 사용한 이유는 검정력이란 정말로 시험약의 약효가 존재할 때 임상시험을 통해 그 약효를 입증할 수 있는 확률로서, 정말로 시험약의 약효가 존재하는지는 모든 가능한 환자를 대상으로 하는 전수조사를 해야만 하는데 이는 불가능하기 때문이다. 따라서 위에서 말한 평균적으로 20건의 임상시험이 실패해야 한다는 말은, 100건의 임상시험에서 사용된 100개의 다른 시험약들이 모두 약효가 존재한다는 가정 아래에서 계산한 값이다. 그러나 이는 지나치게 낙관적인 가정일 것이다. 만일 100개의 다른 시험약 중에 90개만 약효가 존재한다면(이를 알 수는 없지만) $90 \times 0.8 = 72$이므로, 평균적으로 72개의 임상시험이 성공하고 28개의 임상시험이 실패할 것이다.

심사기관이 어느 특정한 해에 수행된 확증적 임상시험 중에 성공한 시험과 실패한 시험수를 모두 세어서 조사해보았다고 해보자. 100개의 임상시험이 수행되었고 모든 임상시험은 80%의 검정력을 갖도록 표본크기가 결정되었으며, 90개의 임상시험이 성공하고 10개의 임상시험이 실패하였다고 가정하자. 앞에서 적어도 20개의 임상시험이 실패해야 한다고 했는데 10개밖에 실패하지 않았다. 그 이유는 무엇일까? 두 가지 이유를 생각해볼 수 있다.

첫째, 검정력이 80%가 되도록 표본크기를 결정했지만, 실제 검정력은 80%보다 더 높은 값인 경우들이 발생할 수 있다. 표본크기를 결정할 때 사용한 시험약의 약효의 크기에 대한 추정값이 실제의 약효의 크기보다 작다면, 계산상으로는 검정력이 80%이지만 실제 검정력은 80%보다 커지게 된다. 이러한 경우는 시험약의 약효의 크기가 처음에 예상한 크기보다 더 큰 경우이므로, 매우 바람직한 경우라고 할 수 있다. 다시 말하면, 처음에 예상했던 것보다 더 효능이 뛰어난 시험약을 개발한 경우이다.

둘째, 90개의 성공한 임상시험 중에 실제로 약효가 존재하지 않지만 우연히 약효가 존재한다고 잘못 결론 내린 경우들이 포함되어 있는 경우이다. 90개의 임상시험이 성공했다고 결론을 내리는 경우, 이는 정말로 시험약의 약효가 존재하여 그렇게 결론을 내린 경우도 있다. 하지만 사실 시험약의 약효가 존재하지 않지만, 우연히 약효가 존재하는 것처럼 보여서 잘못된 결론을 내린 경우도 있을 것이다. 이런 경우를 통계학 용어로 제1종 오류라고 한다. 확증적 임상시험은 5%의 유의수준을 사용하여 양측검정을 사용하므로 시험약의 약효가 존재하지 않으나 존재한다고 잘못 결론을 내릴 확률은 2.5%가 된다. 즉 두 번째 경우는 성공한 90개의 임상시험에는 실제로 약효가 존재하지 않지만, 약효가 있다고 잘못 결론을 내린 것의 비율이 2.5%보다 더 많이 포함되어 있는 경우이다. 예를 들어, 최대 80개의 임상시험이 성공할 수 있는데, 10개의 임상시험이 더 성공했다는 것은 분명히 원래 명시된 제1종 오류인 2.5%보다 더 많은 제1종 오류를 범했다는 의미이다. 더 많은 제1종 오류를 범했다는 말은 효과 없는 시험약을 시판허가를 내주었다는 의미이므로 치명적인 오류이다.

이를 정리해보면 다음과 같다. 비록 검정력이 80%로 계획된 임상시험을 수행하더라도 실제 실패율이 20%가 아니라 5%밖에 되지 않으면, 실패율이 예상보다 작으므로 좋은 것이 아니냐고 생각할 수 있다. 하지만 제2종 오류가 20%에서 5%로 감소하면 실제 제1종 오류는 5%보다 커지게 되는 것이 통계학의 원리이다. 제1종 오류란 효과 없는 시험약을 실수로 시판허가를 내주는 확률이므로, 제1종 오류가 허용치보다 크다는 것은 치명적인 오류가 된다.

하지만 각 임상시험에서 가설검정을 할 때는 분명히 제1종 오류를 범할 확률 2.5%를(양측검정에서 5%의 유의수준으로) 사용해서 검정을 했는데, 실제로는 어떻게 2.5%보다 더 많은 제1종 오류를 범하게 된 것일까? 어떻게 이런 일이 가능할까? 이에 대한 답은 3.1절을 읽어 보면 명확히 알 수 있다. 4.8절에서 이미 언급한 바와 같이 자료를 시험약의 효과를 크게 하는 방향으로 자료를 조작하거나(물론 실제 이런 경우가 있다고 말하는 것은 아니다), 또는 몰래 맹검을 깨서 시험약의 효과를 부풀리는 방향으로 편의를 발생시키면(물론 실제 이런 경우가 있다고 말하는 것은 아니다), 그 임상시험이 성공할 확률은 여전히 높게 되어 임상시험 실패율이 줄어들게 된다. 그래서 3장에서 누누이 지적한 바와 같이 자료를 신뢰할 수 있도록 임상시험 자료관리clinical data management가 중요한 것이고, ICH E9에서 가장 강조하는 것이 편의 발생을 최소화하는 것이다. 이와 비슷하게 1.13절에서 심사기관의 첫 번째 목표는 제1종 오류 확률을 유의수준 이하로 통제하는 것이라고 지적한 바 있다.

핵심정리

(1) 모든 확증적 임상시험이 80%의 검정력을 갖도록 디자인된다면, 그러한 100개의 임상시험 중에 최소한 20개의 임상시험은 실패하여만 한다.
(2) 만일 그렇지 않다면 그 이유는 다음 두 가지 중 하나이다.
(3) 첫째, 검정력이 80%가 되도록 표본크기를 결정했지만, 실제 검정력은 80%보다 더 높은 값인 경우들이 발생할 수 있다.
(4) 둘째, 편의의 발생으로 약효 없는 시험약을 약효가 있다고 잘못 판단할 가능성이 2.5%(양측검정에서 5%)보다 커진 경우일 수도 있다.

4.13 효과 있는 시험약으로 임상시험을 수행하면 그 임상시험은 항상 성공할까?

4.11절에서 80% 검정력을 갖는 3상 임상시험들을 실시하면 그 중에 적어도 20%는 실패하는 것이 확률적 이치에 맞는다는 내용이 있다. 통계비전문가는 말할 것도 없고 심지어 통계전문가 중에서도 이 내용을 잘 이해하지 못하고, 임상시험의 성공률이 높을수록(즉 실패율이 낮을수록) 좋은 것이 아니냐고 반문하는 분들이 있다. 이러한 생각을 하는 분들은 효과 있는 시험약으로 임상시험을 수행하면 그 임상시험은 반드시 성공해야 한다고 생각한다.

다르게 표현하면 효과 있는 시험약으로 임상시험을 수행했는데 그 임상시험이 실패했다면 (그럴 리가 없으므로) 그 임상시험 수행 중에 뭔가가 잘못되었다고 생각하는 것이다.

그러나 그렇지 않다. 시험약이 정말로 효과가 있다고 하더라도 임상시험을 통하여 이를 입증할 확률(즉 검정력)이 80%가 되도록 표본크기를 정하여 임상시험을 수행하기 때문이다. 만일 시험약이 정말로 효과가 있는 경우 임상시험을 통하여 이를 입증할 확률(즉 검정력)이 99%가 되도록 표본크기를 정한다면, 위 질문을 하는 통계비전문가들처럼 임상시험의 성공률은 99%에 가까울 정도로 매우 높을 것이다. 하지만 실제에서는 검정력이 99%가 되도록 하려면 많은 표본크기가 필요하고 이는 시간과 비용의 증가를 의미하므로, 보통은 검정력이 80%가 되도록 표본크기를 정한다. 이는 뒤집어 말하면 설사 시험약이 정말로 효과가 있다고 하더라도 20%는 실패해야 한다는 의미가 되는 것이다.

그래도 이해가 어려운 통계비전문가들을 위하여 다음의 예를 들어보자. 시험약의 성공률이 0.40, 대조약의 성공률이 0.25라고 가정하고, 양측검정을 사용하며 제1종 오류는 5%, 검정력은 80%가 되도록 하면 군당 필요한 표본크기는 150명을 얻을 수 있다. 설명의 편의상 중도탈락률은 고려하지 않는다. 시험군에서는 성공률이 0.40이 되도록 하고 대조군에서는 성공률이 0.25가 되도록 컴퓨터 시뮬레이션을 해본 결과, 각 군에 배치된 150명의 피험자 중에 성공한 피험자 수와 실패한 피험자 수는 다음과 같았다. 컴퓨터 시뮬레이션은 예를 들어 Excel을 이용하여 손쉽게 해볼 수 있다.

표 4.2의 결과는 컴퓨터 시뮬레이션 결과이므로, 다시 시행하면 표와는 좀 다른 결과가 나온다는 것을 명심해야 한다. 다만 아주 여러 번 수행한다면 결과의 전반적인 패턴은 유사할 것이다.

표 4.2의 결과를 보면 시험약에서는 성공한 피험자 수가 기댓값인 $150 \times 0.4 = 60$명을

표 4.2 검정력이 80%인 경우 시뮬레이션 결과

	시험약		대조약		
시뮬레이션 횟수	성공	실패	성공	실패	p-value
1	66	84	35	115	<0.001
2	52	98	43	107	0.264
3	48	102	36	114	0.123
4	64	86	37	113	0.001
5	68	82	38	112	<0.001
6	53	97	34	116	0.016
7	52	98	34	116	0.022
8	54	96	34	116	0.011
9	65	85	43	107	0.008
10	60	90	38	112	0.007

중심으로 흩어져 있음을 알 수 있다. 대조약에서도 성공한 피험자 수가 기댓값인 $150 \times 0.25 = 37.5$명을 중심으로 역시 흩어져 있다. 각 경우를 카이제곱검정을 통하여 검정한 후 얻어진 p-value를 맨 오른쪽 열에 제시하였다. 두 번째와 세 번째는 p-value가 각각 0.264와 0.123으로서 0.05보다 크기 때문에, 5% 유의수준에서 유의성을 보이지 못함을 관측할 수 있다. 즉 비록 시험약이 대조약보다 성공률이 15%가 더 높지만, 이 15%의 성공률의 차이를 찾아내줄 검정력이 80%가 되도록 피험자 수를 군당 150명으로 결정하였으므로, 평균적으로 10번 중 8번은 유의성을 보이지만 두 번은 유의성을 보이지 못하는 결과는 통계학적으로 너무나 당연한 결과이다.

이번에는 표 4.2와 똑같은 조건에서 검정력이 99%가 되도록 표본크기를 정하면 군당 350명이 얻어진다. 위에서처럼 컴퓨터 시뮬레이션을 10회 수행해본 결과 다음과 같은 결론을 얻었다.

표 4.3 검정력이 99%인 경우 시뮬레이션 결과

	시험약		대조약		
시뮬레이션 횟수	성공	실패	성공	실패	p-value
1	136	214	97	253	0.002
2	142	208	100	250	0.001
3	147	203	81	269	〈0.001
4	143	207	87	263	〈0.001
5	141	209	88	262	〈0.001
6	141	209	85	265	〈0.001
7	140	210	78	272	〈0.001
8	125	225	85	265	0.001
9	133	217	89	261	〈0.001
10	137	213	84	266	〈0.001

이전에 군당 150명인 경우에 비하여 이번에는 군당 350명의 피험자가 있으므로, 시험약과 대조약의 효과 차이인 15%를 보일 충분한 기회가 있게 된다. 4.1절에서 사용한 두 농구선수의 예제로 생각해보면, 두 농구선수의 자유투 성공률 차이가 15%인데, 두 선수에게 각각 350번씩 자유투를 던져보게 하면, 나중에 두 선수의 자유투 성공률에 차이가 있음을 알게 될 확률은 99%라는 의미이다. 실제 위 10번의 경우에 대하여 카이제곱검정을 각각 실시해보면 모든 경우에 p-value가 0.05보다 작아서 통계적으로 유의한 결과를 얻게 된다.

위에서 관측한 사실을 정리하면 다음과 같다.

1. 시험약이 대조약에 비하여 정말로 효과가 있을 경우, 임상시험을 통하여 이를 항상 보

일 수 있다는 것은 검정력이 99%(사실상 100%)가 되도록 표본크기를 정한 경우에 한하여서만 사실이다.

2. 대부분의 실제 임상시험에서는 검정력이 99%가 되도록 표본크기를 정하지 않는다. 그렇게 정하면 표본크기가 너무 많이 나와서 시간과 비용이 너무 많이 들기 때문이다. 현재 많은 경우 실제 임상시험에서는 검정력이 80%가 되도록 표본크기를 정하고 있다.
3. 검정력이 80%가 되도록 표본크기를 정하는 이상, 시험약이 대조약에 비하여 정말로 효과가 있다고 하더라도(이를 알 수는 없지만, 이렇게 낙관적인 가정을 해보자), 3상 임상시험 중에 20%는 실패하는 것이 확률론적인 이치에 맞다.

여기서 명심할 것은 시험약이 정말로 효과가 있는지는 임상시험을 하기 전에는 알 수 없다는 것이다. 만약 안다면 임상시험을 할 필요가 없게 된다.

임상시험에서는 시험약이 정말로 효과가 없는데 우연히 효과가 있는 것처럼 관측되어 시험약이 효과가 있다고 결론을 내리는 제1종 오류를 범할 가능성이 있고, 반면에 시험약이 정말로 효과가 있는데 우연히 효과가 없는 것처럼 관측되어 시험약이 효과가 없다고 결론을 내리는 제2종 오류를 범할 가능성이 있다. 심사기관 입장에서는 제1종 오류를 유의수준 이하로 통제하는 것이 중요한 일이 된다. 이에 대해서는 1.13절에서 깊게 논의한 바 있다.

만일 3상 임상시험의 실패율이 20% 이하라면, 이는 무언가 잘못되고 있을 가능성이 있다. 즉 제1종 오류를 유의수준 이상으로 범하고 있을 가능성이 있는 것이다. 다르게 표현하면 약효 없는 약은 약효가 없다고 임상시험이 결론을 내려주어야 하는데, 그런 기능을 잘하지 못하고 있을 가능성이 있는 것이다.

핵심정리

효과 있는 시험약으로 임상시험을 수행하면 그 임상시험은 반드시 성공해야 한다고 생각한다는 것을 잘못된 생각이다. 대부분의 경우 검정력이 80%가 되도록 표본크기를 정하므로 그 임상시험의 성공확률은 80%이지 100%가 아니다.

5장 다기관임상시험

5.1 다기관임상시험의 기본적인 특징

다기관임상시험multi-center clinical trial이란 동일한 임상시험계획서를 사용하여 여러 기관에서 동시에 진행되는 임상시험을 말한다. 예를 들어 서울대 병원, 신촌 세브란스 병원, 현대 아산 병원, 삼성 병원에서 동일한 임상시험계획서를 사용하여 동시에 진행되는 임상시험이 다기관임상시험의 한 사례가 되는 것이다.

확증적 임상시험은 다기관임상시험으로 수행되는 경우가 많은데, 그 이유는 크게 두 가지이다.

(1) 한 기관에서는 적절한 시간 내에 충분한 피험자를 모집하기 어려운 경우, 여러 기관에서 동시에 임상시험을 진행함으로써 적절한 시간 내에 충분한 피험자 수를 모집하기 위해서이다. 제약회사 입장에서 보면 임상시험은 시간 싸움이다. 경쟁회사보다 더 빨리 임상시험을 완료하여 시험약의 시판허가를 받고 새로운 의약품을 시장에 출시하는 것이 중요하다. 그러므로 여러 기관에서 피험자를 모집하여 적절한 시간 내에 임상시험을 완료하는 일은 매우 중요한 일이다.

Multicenter trials are carried out for two main reasons. First, a multicenter trial is an accepted way of evaluating a new medication more efficiently. Under some circumstances, it may present the only practical means of accruing sufficient subjects to satisfy the trial objective within a reasonable timeframe.

이러한 목적으로 수행되는 다기관임상시험은 신약개발의 어떤 단계에서도 원칙적으로 수행될 수 있다. 이러한 다기관임상시험은 몇 개의 기관만이 있고 각 기관에 많은 수의 피험자가 있을 수도 있으며, 또는 희귀질환의 경우에는 기관의 수가 많고 각 기관에 아주 적은 수의 피험자가 있을 수도 있다.

Multicenter trials of this nature may, in principle, be carried out at any stage of clinical development. They may have several centers with a large number of subjects per center or, in the case of a rare disease, they may have a large number of centers with very few subjects per center.

(2) 만일 임상시험이 단 한 개의 기관에서만 수행된다면, 그 기관에만 있는 피험자들의 고유 특성, 그 기관에 있는 임상연구자들의 고유 특성 등이 임상시험결과에 영향을 미칠 수도 있다. 이러한 이유로 임상시험이 단 한 개의 기관에서만 수행되어 시험약의 효능을 입증한 경우, 더 다양한 피험자 집단과 더 넓은 임상 환경에서 과연 그러한 결과를 일반화시킬 수 있는가에 대한 우려가 존재할 수 있다.

이러한 우려를 불식시키는 방법이 바로 다기관임상시험이다. 즉 여러 기관에서 임상시험을 수행하여 시험약의 약효의 크기가 각 기관에서 동질함을 보여서, 시험약의 약효의 크기의 일반화에 대한 근거로 사용하고자 하는 것이다. 다기관임상시험을 수행하면 더 다양한 피험자를 모집하고 보다 더 넓은 임상 환경에서 시험이 수행될 수 있기 때문에 나중에 그 시험약이 시판허가를 받아서 사용되는 상황과 더 비슷해질 수 있기 때문이다(ICH E9 1998).

Second, a trial may be designed as a multicenter trial primarily to provide a better basis for the subsequent generalization of its findings. This arises from the possibility of recruiting the subjects from a wider population and of administering the medication in a broader range of clinical settings, thus presenting an experimental situation that is more typical of future use.

이러한 다기관임상시험에서는 다수의 임상연구자들이 참여하게 되는데, 이러한 다수의 임상연구자들은 시험약의 효능과 안전성에 대한 다양한 임상적 판단을 내릴 가능성이 존재한다. 이러한 다기관임상시험은 신약개발의 후기 단계에서 수행되는 확증적 임상시험일 수 있고, 많은 수의 임상연구자와 기관들을 포함할 수 있다. 심지어는 시험약의 효능을 더 일반화시키기 위하여 여러 다른 국가에서 임상시험이 실시될 수도 있다.

In this case, the involvement of a number of investigators also gives the potential for a wider range of clinical judgement concerning the value of the medication. Such a trial would be a confirmatory trial in the later phases of drug development and would be likely to involve a large number of investigators and centers. It might sometimes be conducted in a number of different countries to facilitate generalizability (see Glossary) even further.

여기서 시험약 효능의 일반화란 임상시험에서 참여한 피험자들로부터 얻어진 결과를, 보다 더 넓은 환자 모집단과 더 넓은 임상적 세팅에 외삽(즉 적용)할 수 있는 정도를 나타낸다.

Generalizability : The extent to which the findings of a clinical trial can be reliably extrapolated from the subjects who participated in the trial to a broader patient population and a broader range of clinical settings.

다기관임상시험은 공통된 임상시험계획서를 작성하고 모든 절차를 표준화하여, 기관들 사이에 임상시험 수행의 측면에서 각 기관별로 차이가 나지 않도록 하는 것이 중요하다. 그러한 차이는 연구자 회의, 임상시험 수행자들의 훈련, 주의 깊은 임상시험 모니터링을 통하여 줄일 수 있다(ICH E9 1998).

It is important to design the common protocol and to conduct the trial with this background in mind. Procedures should be standardized as completely as possible. Variation of evaluation criteria and schemes can be reduced by investigator meetings, by training of personnel in advance of the trial, and by careful monitoring during the trial.

그럼에도 불구하고 가끔 임상시험 종료 후 임상시험결과를 기관별로 분석해보면, 임상시험결과가 기관별로 차이가 나는 경우가 발생한다. 이런 일이 발생하면 임상시험결과 해석에 큰 문제가 발생할 수도 있다. 그러므로 다시 한 번 강조하지만 다기관임상시험의 모든 절차를 표준화하여, 기관들 사이에 임상시험 수행의 측면에서 각 기관별로 차이가 나지 않도록 하는 것이 중요하다.

다기관임상시험은 각 기관에서 피험자의 분포가 동일할 것을 목표로 삼아야 하며, 이러한 목표를 달성하기 위하여 임상시험이 잘 관리되어야만 한다. 예를 들어 피험자의 나이, 성별, 질병의 심각도가 각 기관별로 유사해야 한다는 의미이다. 이러한 조건이 필요한 이유는 임상시험 종료 후 분석 단계에서 시험약의 약효가 기관별로 같은지를 확인해볼 필요가 있기 때문이다. 만일 시험약의 약효가 기관별로 같다면, 시험약의 약효에 대한 큰 확신이 생길 것이다. 반면에 시험약의 약효가 기관별로 다르다면, 이는 시험약이 어떤 경우에는 효과가 있고 어떤 경우에는 그렇지 않다는 것이므로, 심사기관으로서는 시험약의 약효에 대해 의구심을 가질 것이다. 그러므로 시험약의 약효가 기관별로 동일하기 위한 전제 조건은 우선 각 기관에서의 피험자의 분포가 동일해야 하는 것이다(ICH E9 1998).

Good design should generally aim to achieve the same distribution of subjects to treatments within each center and good management should maintain this design objective.

기관을 층으로 삼아 층화 무작위배정을 수행하였는지 여부에 따라 다기관임상시험을 다음처럼 두 가지로 나누어 생각해보자.

(1) 기관의 수는 적고, 각 기관에 많은 수의 피험자들이 있는 경우

이 경우에는 대체로 각 기관별로 따로 무작위배정을 하는, 즉 기관을 층으로 잡아 층화 무작위배정을 사용하는 것이 선호된다. 이는 시험약의 약효와 기관 효과가 뒤섞이게 되는 것 confounding을 막아서, 시험약의 효과를 보다 더 정확하게 추정할 수 있게 해 준다. 이처럼 기관을 층으로 삼아 층화 무작위배정을 하는 경우에는 나중에 통계분석할 때 기관을 공변량으로 넣어 분석하는 것이 권고된다(6장 참고). 통계분석에서 시험약의 효과가 유의하게 나오면 그 다음에는 시험약의 효과가 기관별로 유사한지를 확인해보아야 한다. 만일 유사하게 나오면 시험약의 약효에 보다 더 확신을 가지게 되지만, 만약 유사하지 않다면 이는 치료제와 기관 사이에 교호작용이 있다는 것으로, 분석 시 이러한 점을 주의해야 한다.

(2) 기관의 수는 많고, 각 기관에 적은 수의 피험자들이 있는 경우

이 경우에는 각 기관에 피험자 수가 적어 각 기관별로 층화 무작위배정을 하는 것은 적당하지 않다. 이 경우에는 중앙에서 일괄적으로 무작위배정central randomization을 사용하던지, 유사한 기관을 묶어서 더 큰 기관을 만든 후 첫 번째 방법처럼 하는 방법이 있다. 이 경우 문제점은 유사성을 어떻게 정의하느냐 하는 것이다.

반면에 우리나라의 경우에는 기관의 수도 적고 각 기관에 적은 수의 피험자들이 있는 임상시험이 수행되는 경우가 있다. 이 경우 임상시험의 관리의 편의상 기관을 층으로 삼아 층화 무작위배정을 수행하지만, 각 기관에 피험자 수가 적으므로 통계분석에서 기관을 공변량으로 분석하지 않을 수도 있다.

핵심정리

다기관임상시험은 공통된 임상시험계획서를 작성하고 모든 절차를 표준화하여, 기관들 사이에 임상시험 수행의 측면에서 각 기관별로 차이가 나지 않도록 하고, 각 기관에서의 피험자의 분포도 가능하면 동일하게 유지할 수 있도록 노력하여야 한다.

5.2 시험약의 효과를 평가하는 데 기관을 고려하는 경우

5.1절의 첫 번째 경우에서 고려한 임상시험에 참여한 기관의 수는 적고 각 기관별로 많은 피험자가 참여해서, 기관을 층으로 삼아 층화 무작위배정을 사용한 다기관임상시험에서 시험약의 효과를 평가하는 방법을 생각해보자.

(1) 평가변수가 연속형인 경우

설명의 편의를 위하여 기관의 수가 3개인 가상의 다기관임상시험결과를 고려해보자. 표 5.1에는 그러한 다기관임상시험에서 얻어진 연속형 평가변수의 표본평균들이 제시되어 있다. 각 셀에 기입된 숫자들은 각 기관에서 시험군 또는 위약군에서 관측된 연속형 평가변수의 표본평균이다.

표 5.1 평가변수가 연속형인 경우 가상의 다기관임상시험결과			
기관	시험약	위약	시험약 – 위약
기관 1(서울대 병원)	8.4	1.2	7.2
기관 2(신촌 세브란스 병원)	12.6	5.5	7.1
기관 3(현대 아산병원)	9.6	2.3	7.3

그림 5.1에는 표 5.1의 결과가 그림으로 표현되어 있다. 그림 5.1을 보면 맨 왼쪽에 위치한 기관 1에서는 시험약과 위약의 관측값이 모두 상대적으로 낮은 데 반해, 기관 2에서는 시험약과 위약의 관측값이 모두 증가하였다가, 기관 3에서는 다시 시험약과 위약의 관측값이 모두 감소하는 추세를 보이고 있다. 그런데 명심할 것은 우리가 알고 싶은 것은 시험약과 위약의 절대적인 효과가 아니라는 점이다.

우리가 알고 싶은 것은 위약 대비 시험약의 효과이다. 그래서 표 5.1의 맨 오른쪽 열에는 위약 대비 시험약의 효과를 계산해 놓았고, 이 값들은 기관별로 매우 유사함을 알 수 있다. 그림 5.1을 보면 선들이 증가하였다가 감소하고 있지만, 각 기관별로 시험약 효과에서 위약 효과를 뺀 값은 비교적 일정함을 알 수 있다.

이러한 경우 위약 대비 시험약의 효과를 22.11절에서 소개된 이표본 t 검정으로 분석하는 것은 효율적인 방법이 아니다. 그 이유는 기관별로 층화 무작위배정이 이루어졌는데 분석에 기관을 감안하지 않았기 때문이다. 예를 들어, 표 5.1의 자료의 경우 기관 1에서 시험

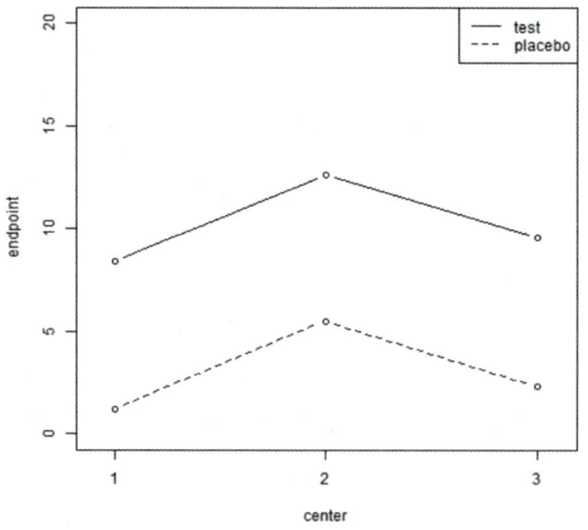

그림 5.1 치료제와 기관 사이에 교호작용이 존재하지 않는 경우

약과 위약의 효과는 각각 8.4와 1.2인데, 이 두 값은 기관 1에서 관측되었으므로 서로 연결되어 있다.

기관 효과를 감안하면서 위약 대비 시험약의 효과를 평가할 수 있는 통계방법은 22.15절에서 소개된 랜덤화 블록 설계(이원배치 분산분석법)이다. 랜덤화 블록 설계에서는 각 기관에서 관측된 위약 대비 시험약의 효과 값의 가중평균을 계산하여, 전체적인 위약 대비 시험약의 효과를 추정한다. 표 5.1의 자료의 경우 7.2, 7.3, 7.1의 가중평균으로 전체적인 위약 대비 시험약의 효과를 추정하게 되는 것이다. 이때 가중치에는 각 기관의 표본크기가 반영되게 된다.

ICH E9도 다기관임상시험에서 시험약의 효과를 평가하는 방법을 다음처럼 기술하고 있다(ICH E9 1998).

> The statistical model to be adopted for the estimation and testing of treatment effects should be described in the protocol. The main treatment effect may be investigated first using a model that allows for center differences, but does not include a term for treatment–by–center interaction. In the presence of true heterogeneity of treatment effects, the interpretation of the main treatment effect is controversial.

즉, 시험약의 약효를 추정하고 검정하는 통계모형은 임상시험계획서에 사전에 기술되어야만 한다. 임상시험결과에 대한 통계모형 설정 시 기관 사이에 차이를 고려하지만, 치료제와 기관 사이의 교호작용treatment-by-center interaction을 고려하지 않은 통계모형을 적합시켜서 시험약의 약효에 대한 주효과main effect를 검정한다.

그러한 모형은 22.15절에서 살펴볼 바로 다음과 같은 모형이다.

$$y_{ijk} = \mu + \tau_i + \beta_j + \epsilon_{ij}, \quad i = 1,2, \quad j = 1,2,,,b \qquad \epsilon_{ij} \sim \text{ iid } N(0,\sigma^2) \tag{5.1}$$

여기서 y_{ijk}는 j번째 기관에서 i번째 치료제 그룹에 배당 받은 k번째 환자에게서 관찰된 반응값이다. μ는 전체 평균overall mean을 나타내고, τ_i는 i번째 치료제의 효과, β_j는 j번째 기관 효과를 나타낸다. 여기서 $\epsilon_{ij} \sim iid\, N(0,\sigma^2)$ 란 오차항인 ϵ_{ij}가 서로 독립이며 평균이 0이고 분산이 σ^2인 동일한 정규분포를 따른다는 의미이다.

그러므로 식 (5.1)에 주어진 통계모형은 기관 사이에 차이를 고려하기 위하여 기관효과 β_j는 포함하고 있으면서, 치료제와 기관 사이의 교호작용treatment-by-center interaction은 포함하고 있지 않다. ICH E9 가이드라인은 식 (5.1)에 주어진 모형을 사용하여 시험약의 효과를 평가하라고 하고 있다. 만일 치료제가 시험약과 위약으로 단 두 개만 존재하는 임상시험의 경우, τ_1과 τ_2는 각각 시험약과 위약의 효과를 나타내게 되며, 우리가 검정하고 싶은 가설은 다음과 같이 표현된다.

• 귀무가설: 시험약의 효과는 위약과 동일하다(즉 시험약은 효과가 없다).

$$\tau_1 = \tau_2$$

• 대립가설: 시험약의 효과는 위약과 다르다.

$$\tau_1 \neq \tau_2$$

(2) 평가변수가 범주형인 경우

설명의 편의를 위하여 기관의 수가 3개인 가상의 다기관임상시험결과를 고려해보자. 표 5.2에는 그러한 다기관임상시험에서 얻어진 범주형 평가변수의 결과가 제시되어 있다. 표 5.2의 각 셀에 제시된 숫자는 각 해당 범주에 속하는 환자들의 빈도이다.

표 5.2 평가변수가 범주형인 경우 가상의 다기관임상시험결과

	치료제	치료됨	치료되지 않음	합계
기관 1	시험약	42	40	82
	위약	12	68	80
	합계	54	108	162
	치료제	치료됨	치료되지 않음	합계
기관 2	시험약	48	46	94
	위약	15	74	89
	합계	63	120	183
	치료제	치료됨	치료되지 않음	합계
기관 3	시험약	39	22	61
	위약	10	54	64
	합계	49	76	125

이러한 경우 위약 대비 시험약의 효과를 22.17절에서 소개된 피어슨 카이제곱검정으로 분석하는 것은 효율적인 방법이 아니다. 그 이유는 기관별로 층화 무작위배정이 이루어졌는데 분석에 기관을 감안하지 않았기 때문이다.

기관 효과를 감안하면서 위약 대비 시험약의 효과를 평가할 수 있는 통계방법은 22.17절에서 소개된 Cochran-Mantel-Haenszel test이다. Cochran-Mantel- Haenszel test에서는 각 기관에서 관측된 위약 대비 시험약의 효과 값의 가중평균을 계산하여, 전체적인 위약 대비 시험약의 효과를 추정한다.

핵심정리

(1) 연속형 평가변수인 경우 시험약의 효과를 평가하는 방법은 이원배치법 통계모형에 기관효과는 넣지만 치료제와 기관 사이의 교호작용은 넣지 않은 모형을 적합시켜서, 시험약의 약효에 대한 주효과를 검정한다.

(2) 범주형 평가변수인 경우 시험약의 효과를 평가하는 방법은 Cochran-Mantel-Haenszel test를 사용하는 것이다.

5.3 시험약의 효과를 평가하는 데 기관을 고려하지 않는 경우

5.2절에서는 다기관임상시험에서 시험약의 효과를 평가하는 데 기관을 고려하는 방법들에 대하여 살펴보았다. 하지만 다기관임상시험에서 시험약의 효과를 평가하는 데 항상 기관을 고려해야 하는 것은 아니다.

예를 들어, 각 기관에 매우 적은 피험자가 있는 다기관임상시험에서는 기관이 1차 유효성 평가변수 및 2차 유효성 평가변수에 영향을 미칠 것이라 기대할 이유가 없다. 또 어떤 경우에는 임상시험 시작 단계부터 각 기관에 매우 적은 수의 피험자만이 있기 때문에, 통계모형에 기관 효과를 넣은 것이 비현실적일 수도 있다. 이러한 경우에는 통계모형에 기관에 해당하는 항을 넣는 것은 적절하지 않으며, 기관을 층으로 하여 층화 무작위배정을 실시할 필요가 없다.

> In some trials, for example, some large mortality trials with very few subjects per center, there may be no reason to expect the centers to have any influence on the primary or secondary variables because they are unlikely to represent influences of clinical importance. In other trials, it may be recognized from the start that the limited numbers of subjects per center will make it impracticable to include the center effects in the statistical model. In these cases, it is not considered appropriate to include a term for center in the model, and it is not necessary to stratify the randomization by center in this situation.

5.4 시험약의 약효의 크기는 기관별로 일정한가?

5.1절의 첫 번째 경우에서 고려한 임상시험에 참여한 기관의 수는 적고, 각 기관별로 많은 피험자가 참여해서 기관을 층으로 삼아 층화 무작위배정을 사용한 다기관임상시험을 생각해보자. 일단 시험약의 약효가 존재한다고 판단되면, 그 다음 단계로는 시험약의 약효의 크기가 기관별로 같은지를 평가하는 것이 중요하다. 이에 대해 ICH E9은 다음처럼 기술하고

있다.

> If positive treatment effects are found in a trial with appreciable numbers of subjects per center, there should generally be an exploration of the heterogeneity of treatment effects across centers, as this may affect the generalizability of the conclusion.

만일 시험약의 약효의 크기가 기관별로 다른 경우를 상상해보자. 예를 들어, 기관 1에서는 시험약의 효과가 매우 강한데, 기관 2에서는 시험약의 효과가 매우 약할 수 있다. 심지어 기관 1에서는 시험약의 효과가 존재하는데, 기관 2에서는 시험약의 효과가 존재하지 않을 수 있다. 만일 이런 일이 발생하면 시험약의 효과가 일반적으로 모든 기관에서 일정하게 존재한다고 결론 내리기 어려울 것이다. 그래서 일단 시험약의 약효가 존재한다고 판단되면, 그 다음 단계로는 시험약의 약효의 크기가 기관별로 같은지를 평가하는 것이 중요한 것이다.

시험약의 약효의 크기가 기관별로 같은지를 평가하는 데는 다음 두 가지 방법이 널리 사용된다(ICH E9 1998).

> Marked heterogeneity may be identified by graphical display of the results of individual centers or by analytical methods, such as a significance test of the treatment-by-center interaction. When using such a statistical significance test, it is important to recognize that this generally has low power in a trial designed to detect the main effect of treatment.

(1) 각 기관별로 시험약의 약효의 추정치를 그림으로 그려서 비교하는 방법이다. 그림 5.1이 그러한 그림의 한 종류이다. 이 방법의 장점은 각 기관별로 위약 대비 시험약의 효과가 어떠한지 한눈에 파악할 수 있는 것이다. 반면에 단점은 통계적 가설검정 없이 단지 눈으로만 평가한다는 것이다.

(2) 치료제와 기관 사이의 교호작용treatment-by-center interaction을 통계학적으로 검정하는 방법이다. 즉 치료제와 기관 사이의 교호작용인 $(\tau\beta)_{ij}$를 식 (5.1)에 주어진 모형에 추가하여 다음 모형을 만든다.

$$y_{ijk} = \mu + \tau_i + \beta_j + (\tau\beta)_{ij} + \epsilon_{ij}, \qquad (5.2)$$
$$i = 1,2, \;\; j = 1,2,,,b \qquad \epsilon_{ij} \sim \text{ iid } N(0,\sigma^2)$$

그리고서, 다음 가설을 검정하는 것이다.

- 귀무가설: 치료제와 기관 사이의 교호작용은 존재하지 않는다.

$$(\tau\beta)_{ij} = 0 \quad \text{for all} \quad i = 1,2, \;\; j = 1,2,,,b$$

• 대립가설: 치료제와 기관 사이의 교호작용은 존재한다.

$$(\tau\beta)_{ij} \neq 0 \quad \text{for some} \quad i = 1,2, \;\; j = 1,2,,,b$$

일반적으로 두 가지 인자 A와 B 사이에 교호작용이 존재하지 않는다는 말은 A의 효과가 B의 값에 따라 달라지지 않는다는 말이다. 그러므로 치료제와 기관 사이의 교호작용이 존재하지 않으면 시험약의 약효의 크기는 기관에 따라 달라지지 않고 일정하다는 말이 된다.

이 방법의 장점은 치료제와 기관 사이의 교호작용을 검정하는 명확한 p값을 제공해준다는 것이다. 반면에 이 방법의 단점은 검정력이 낮다는 것이다. 즉, 실제 교호작용이 존재하더라도 교호작용이 있다고 결론을 내려줄 가능성이 낮다는 말이다. 또 다른 단점은 치료제와 기관 사이의 교호작용을 검정하는 얼마의 유의수준을 사용할 것인가에 대한 명확한 가이드라인은 존재하지 않는다는 것이다.

지금까지는 연속형 평가변수에 대해 설명하였다. 평가변수가 범주형인 경우에는 비슷한 방법을 사용할 수 있다. 그림 5.1과 유사한 그림을 그려볼 수도 있고, 식 (5.2)에 주어진 모형에 해당하는 로지스틱 회귀모형을 고려할 수도 있다. 또는 Breslow-Day test를 시험약의 효과가 각 기관에서 동일한지를 검정해 볼 수도 있다.

이 절을 마치기 전에 다음 이슈에 대해 생각해보고자 한다. 식 (5.2)에 주어진 모형에서 치료제의 효과를 나타내는 τ_i와 치료제와 기관 사이의 교호작용을 나타내는 $(\tau\beta)_{ij}$ 중에 어느 것을 먼저 검정해야 할까? 사실 이 질문에 대한 답은 통계학에서는 큰 논쟁거리 중 하나이다. 교호작용에 대해 주로 가르치는 실험계획법이라는 통계학과에서 열리는 과목에서는 교호작용을 먼저 검정하라고 설명하는 책들도 꽤 존재한다.

하지만 위에서 살펴보았듯이 ICH E9은 교호작용 없는 모형에서 주효과를 먼저 검정하라고 하고 있다. 그리고 주효과가 존재하는 것을 확인한 후에 교호작용에 대한 검정을 수행하라고 하고 있다. 이러한 주장에 근거는 주효과가 먼저 존재해야 교호작용의 존재여부에 대해 논의할 수 있다는 것이다. 비유로 설명하면 아버지와 어머니가 존재해야, 그 둘 사이의 자녀(교호작용)의 존재에 대해 논의할 수 있다는 것이다.

어쨌든 이 이슈에 대해 두 가지 다른 주장이 존재하지만, 임상시험에서는 국제가이드라인인 ICH E9의 주장을 따르는 것이 적절하다고 생각된다.

핵심정리

시험약의 약효가 존재한다고 판단되면 그 다음 단계로는 시험약의 약효의 크기가 기관별로 같은지를 평가하는 것이 중요한데, 그림을 그려보는 방법과 교호작용을 검정해보는 방법이 있다.

5.5 양적 교호작용과 질적 교호작용

만일 시험약의 약효의 크기가 기관별로 다르다고 판단된다면, 이는 큰 문제이고 이를 어떻게 해석할지는 논쟁의 대상이 될 수 있다. 이러한 시험약이 시판허가를 받는다면 어떤 기관에서는 약효가 있고 다른 기관에서는 약효가 없을 수도 있다는 말이 되기 때문이다. 그러므로 심사기관 입장에서는 과연 어떠한 이유로 시험약의 약효의 크기가 기관별로 다른지를 파악하려고 할 것이다. 만일 그 이유가 규명되지 않는다면 심사기관으로서는 그 시험약을 시판허가하는 데 망설일 수밖에 없을 것이다.

시험약의 약효의 크기가 기관별로 다르다는 것은 통계학적으로는 치료제와 기관 사이에 교호작용treatment-by-center interaction이 유의하게 존재한다는 것이고, 이러한 교호작용에는 크게 두 가지가 있다.

(1) 첫째는 양적인 교호작용quantitative interaction으로 시험약이 대조군에 비하여 각 기관별로 효과가 있으나 그 약효의 크기가 다른 경우이다. 예를 들어, 그림 5.2는 치료제와 기관 사이에 양적인 교호작용이 존재하는 경우이다. 그림 5.2에 있는 사례를 보면 각 기관에서 대조약 대비 시험약의 약효 크기가 일정하지 않다.

(2) 둘째는 질적인 교호작용qualitative interaction으로 대조약 대비 시험약의 효과의 부호가 기관마다 양이거나 음으로 바뀌는 경우이다. 예를 들어, 그림 5.3은 치료제와 기관 사

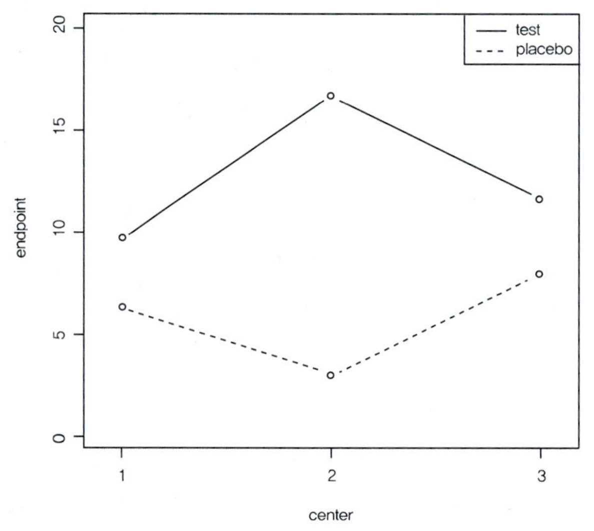

그림 5.2 치료제와 기관 사이에 양적인 교호작용이 존재하는 경우

이에 질적인 교호작용이 존재하는 경우이다. 즉 어떤 기관에서는 시험약의 효과가 대조약보다 우월한 반면, 어떤 다른 기관에서는 오히려 대조약의 효과가 시험약보다 우월한 경우이다(ICH E9 1998).

A quantitative interaction refers to the case where the magnitude of the treatment contrast differs at the different levels of the factor, whereas for a qualitative interaction the direction of the contrast differs for at least one level of the factor.

만일 시험약의 약효의 크기가 기관별로 다르다고 판단된다면 그러한 임상시험의 결과는 조심스럽게 해석되어야만 하며, 왜 그런 일이 발생했는지 원인을 규명하기 위하여 많은 노력을 기울여야만 한다. 예를 들면, 기관별로 피험자의 특성이 다르거나, 기관별로 순응도가 다르거나, 기관별로 임상시험을 관리한 다른 어떤 면에서 차이가 나서 그런 일이 발생했을 수도 있다. 이러한 노력을 기울이면 대체로 왜 그런 일이 발생했는지를 알게 되고, 이는 자연스럽게 어떤 추가 분석이나 해석을 해야 할지를 알 수 있게 해 줄 것이라고 ICH E9은 지적하고 있다(ICH E9 1998).

If heterogeneity of treatment effects is found, this should be interpreted with case, and vigorous attempts should be made to find an explanation in terms of other features of trial management or subject characteristics. Such an explanation will usually suggest appropriate further analysis and interpretation.

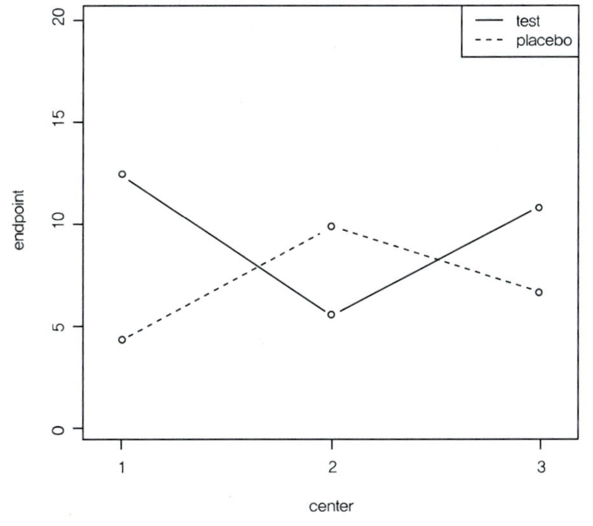

그림 5.3 치료제와 기관 사이에 질적인 교호작용이 존재하는 경우

양적 교호작용인 경우 시험약의 약효의 크기가 기관별로 다른 원인을 찾으려고 아무리 노력해도 찾지 못하는 경우가 발생할 수도 있다. 이러한 경우에는 각 기관별로 다른 가중치를 주는 방법으로 시험약의 약효 크기를 추정할 수도 있다(ICH E9 1998).

In the absence of an explanation, heterogeneity of treatment effect, as evidenced, for example, by marked quantitative interactions implies that alternative estimates of the treatment effect, giving different weights to the centers, may be needed to substantiate the robustness of the estimates of treatment effect.

질적 교호작용은 양적 교호작용보다 문제가 심각하다. 양적 교호작용은 시험약이 대조약보다 우수한 것은 확실하지만 약효의 크기가 기관별로 다른 것인 데 반해, 질적 교호작용은 기관별로 시험약이 대조약보다 더 약효가 우수한 경우도 있고, 그 반대로 시험약이 대조약보다 약효가 좋지 않은 기관도 있다는 말이기 때문이다. 그렇기 때문에 질적 교호작용이 발생한 원인을 찾아내는 일은 양적 교호작용인 경우보다 훨씬 더 중요하다. 만일 그 원인을 찾아내지 못한다면 추가 임상시험이 필요할 수도 있다(ICH E9 1998).

It is even more important to understand the basis of any heterogeneity characterized by marked qualitative interactions, and failure to find an explanation may necessitate further clinical trials before the treatment effect can be reliably predicted.

핵심정리

(1) 만일 시험약의 약효의 크기가 기관별로 다르다면 그 원인을 규명하려고 노력해야 한다.
(2) 시험약의 약효의 크기가 기관별로 다른 경우에는 양적 교호작용과 질적 교호작용이 있다.
(3) 양적 교호작용은 시험약이 대조군에 비하여 각 기관별로 좋기는 하나 그 약효의 크기가 다른 경우이다.
(4) 질적 교호작용은 어떤 기관에서는 시험약이 대조약보다 약효가 우수하나, 다른 기관에서는 시험약이 대조약보다 약효가 좋지 않은 경우이다.
(5) 질적 교호작용은 양적 교호작용보다 문제가 심각하며, 그 원인을 찾아내지 못한다면 추가 임상시험이 필요할 수도 있다.

6장 기저치 공변량 보정

6.1 기저치 공변량 보정이 중요한 이유

기저치 공변량baseline covariate이란 피험자가 시험약이나 대조약을 복용하기 전에 통상 무작위 배정 이전에 측정되거나 관측된 변수로서, 1차 유효성 평가변수에 영향을 주리라고 기대되는 변수를 의미한다. 이러한 기저치 공변량의 종류는 매우 다양하며, 임상시험에 따라 다양한 기저치 공변량이 존재할 수 있다. 예를 들어 나이나 체중일 수도 있고, 흔히 1기, 2기, 3기, 4기 등으로 표현되는 질병의 심각도일 수도 있다. 그리고 임상시험기관마다 차이가 날 것으로 예상된다면 임상시험기관도 기저치 공변량이 될 수 있다. 또한 1차 유효성 평가변수의 값을 임상시험 시작하기 전에 측정한 기저치도 기저치 공변량의 예이다(CHMP 2003).

> A baseline covariate is defined as a qualitative factor or a quantitative variable measured or observed before a subject starts taking study medication(usually before randomization) and expected to influence the primary variable to be analysed.

ICH E9도 1차 유효성 평가변수는 시험약이나 대조약 이외에 다른 공변량에 영향을 받을 수 있다고 지적하고 있다(ICH E9 1998).

> The primary variable(s) is often systematically related to other influences apart from treatment. For example, there may be relationships to covariates such as age and sex, or there may be differences between specific subgroups of subjects, such as those treated at the different centers of a multi-center trial.

기저치 공변량이 중요한 이유는 단순히 시험약과 대조약 그룹 사이에 1차 유효성 평가변수를 단순비교하지 말고, 중요한 기저치 공변량을 보정하면 우리가 보이고 싶은 시험약과 대조약의 1차 유효성 평가변수의 차이(즉, 약효의 차이)를 보다 더 명확하게 보일 가능성이 높아지기 때문이다. 이 말을 다시 표현하면 기저치 공변량을 보정하면 검정력(만일 시험약의 약효가 존재한다면 임상시험이 그 약효를 찾아줄 가능성)이 높아질 가능성이 있다는 것이다(CHMP 2003). 하지만 공변량 보정으로 항상 검정력이 더 높아지는 것은 아니며, 검정력이 오히려 낮아지는 경우도 드물지만 발생할 수 있다.

> Valid analyses of trials that have used simple randomization generally do not require adjustment for covariates. However, the inclusion of influential covariates may result in more efficient estimates of treatment effects and so their exclusion may result in the failure to detect real treatment effects, if they exist.

핵심정리

(1) 기저치 공변량 baseline covariate이란 피험자가 시험약이나 대조약을 복용하기 전에 통상 무작위배정 이전에 측정되거나 관측된 변수로서, 1차 유효성 평가변수에 영향을 주리라고 기대되는 변수이다.
(2) 단순히 시험약과 대조약 그룹 사이에 1차 유효성 평가변수를 단순비교하지 말고 중요한 기저치 공변량을 보정하면, 만일 시험약의 약효가 존재한다면 일반적으로 임상시험이 그 약효를 찾아줄 확률이 높아질 가능성이 있다. 하지만 항상 그런 것은 아니다.

6.2 기저치 공변량을 보정하는 방법

임상시험에서는 이러한 기저치 공변량을 임상시험을 시작하기 전인 디자인 설계 단계에서 고려할 수 있고, 임상시험을 종료한 후인 통계분석 단계에서 고려할 수 있다(CHMP 2003).

디자인 설계 단계에서 고려한다는 것은 층화 무작위배정stratified randomization을 사용한다는 의미이다(CHMP 2003). 예를 들어 기저치 공변량이 성별이라고 하자. 이는 임상시험을 하기 전에 다른 사전 증거에 의하여 남자와 여자 사이에 1차 유효성 평가변수 값이 상당한 차이가 날 것으로 기대된다는 의미이다. 3.5절에 소개된 블록 무작위배정을 사용하면 시험군과 대조군에 배치되는 피험자의 수가 매우 비슷해지게 된다. 이러한 블록 무작위배정을 사용하면 평균적으로는 시험약과 대조약의 두 그룹에 같은 비율의 남자와 여자가 배치될 것이다. 하지만 이는 평균적으로 그렇다는 말이다. 비록 확률은 낮지만 어느 한 그룹에 남자가 여자보다 훨씬 더 많이 배치되는 경우가 발생할 수 있다. 이러한 것을 막아주는 것이 층화 무작위배정이다. 즉, 남자들에 대해서만 블록 무작위배정하여 시험약과 대조약의 두 그룹에 배치하고, 그 다음에는 여자들에 대해서만 블록 무작위배정하여 두 그룹에 배치하는 것이다. 이렇게 하면 시험약과 대조약의 각 그룹에 남자와 여자의 비율이 거의 동일하게 된다.

임상시험을 종료한 후에 통계분석 단계에서 기저치 공변량을 보정하는 방법은 1차 유효성 평가변수의 형태에 따라 달라지게 된다. 1차 유효성 평가변수가 연속형 변수이면 22.14절에서 살펴볼 공분산분석Analysis of covariance, 1차 유효성 평가변수가 이진형binary이거나 범주형인 경우에는 22.19절에서 살펴볼 로지스틱 회귀분석, 1차 유효성 평가변수가 생존시간처럼 어떤 사건이 발생할 때까지의 시간이면 22.20절에서 살펴볼 Cox proportional hazard model이 주로 사용된다.

핵심정리

(1) 기저치 공변량을 임상시험 디자인 설계단계에서 고려하는 방법은 층화 무작위배정을 사용하는 것이다.
(2) 임상시험을 종료한 후에 통계분석 단계에서 기저치 공변량을 보정하는 방법은 1차 유효성 평가변수의 형태에 따라 달라지게 된다.

6.3 기저치 공변량 포함 기준

6.1절에서 단순히 시험약과 대조약 그룹 사이에 1차 유효성 평가변수를 단순비교하지 말고 중요한 기저치 공변량을 보정하면, 우리가 보이고 싶은 시험약과 대조약의 1차 유효성 평가변수의 차이(즉, 약효의 차이)를 보다 더 명확하게 보일 가능성이 높아진다고 언급하였다. 그러므로 어떤 기저치 공변량을 포함시켜야 하는지, 기저치 공변량을 포함시키거나 배제시킬 기준을 이해하는 것은 중요한 일이다. EMEA의 가이드라인은 다음과 같은 기준을 제시하고 있다(CHMP 2003).

1차 유효성 평가변수와의 관계

1차 유효성 평가변수의 분석에서 기저치 공변량을 포함시켜야 할 가장 큰 이유는, 1차 유효성 평가변수와 기저치 공변량 사이에 강한 또는 어느 정도의 상관관계의 존재이다. 그러한 공변량을 보정해주면 대체로 시험약의 약효를 보일 가능성이 커진다. 다시 말하면 시험약의 약효에 대한 p-value가 작아지고, 시험약의 약효의 크기에 대한 신뢰구간은 좁아진다(CHMP 2003).

> The main reason to include a covariate in the analysis of a trial is the existence of strong or moderate association between the covariate and the primary outcome measure. Adjustment for such covariates generally improves the efficiency of the analysis and hence produces stronger and more precise evidence(smaller P-values and narrower confidence intervals) of an effect.

하지만 시험약에 대한 작은 p-value를 얻는 것이 임상적으로 의미 있는 효과에 대한 충분한 증거가 되지 못할 수도 있다. 공변량의 값에 따라 시험약의 크기와 방향이 일정한지의 여부는 항상 중요한 고려사항이다(CHMP 2003).

> However, it should be emphasized that simply producing smaller p-values may not be sufficient to produce convincing evidence of a clinically useful effect: the size of the treatment effect and its consistency across levels of covariates will always be important considerations.

다시 말하면 공변량을 보정하지 않았더라면 0.05보다 컸을 p-value를 공변량을 보정하여 0.05보다 작게 만들었다고 하여 이것이 그 시험약의 효능을 입증하는 확증적 증거는 아닐 수도 있다는 의미이다. 그 이유는 p-value가 0.05보다 작아진 것은 통계적 유의성을 얻은 것이지 임상적 유의성까지 아직 보인 것은 아니기 때문이다. 시험약의 효능을 입증하기 위해서는 통계적 유의성과 임상적 유의성을 모두 보여야 함을 1.2절에서 강조한 바 있다.

공변량을 보정하고 나면 생기는 또 하나의 중요한 이슈는 시험약의 약효가 공변량의 값에 따라 일정한가의 여부이다. 예를 들어, 고혈압 임상시험에서 나이가 중요한 공변량이라 생각되어 나이를 공변량으로 잡아 보정했다고 가정하자. 이 경우는 나이가 중요한 공변량이라고 주장한 것이므로, 나이에 따라서 그 시험약의 효과가 일정한지를 확인해볼 필요가 있다. 만일 나이에 따라 시험약의 약효가 일정하다면 별 문제가 없지만, 나이에 따라 시험약의 약효가 다르다고 판단되면(즉 이 경우는 시험약과 나이 사이에 교호작용이 존재하는 것임), 이를 어떻게 처리할지가 문제가 될 수 있다.

보정할 기저치 공변량을 결정하는 일은 임상적 이유에 근거하여 결정되어야 하며, 현재 임상시험 이외의 이전 임상시험이나 다른 임상시험의 증거에 의해 사전에 결정되어 임상시험계획서에 명시되어야 한다(CHMP 2003).

Variables known a priori to be strongly, or at least moderately, associated with the primary outcome and/or variables for which there is a strong clinical rationale for such an association should also be considered as covariates in the primary analysis. The variables selected on this basis should be pre-specified in the protocol or the statistical analysis plan.

층화 무작위배정stratified randomization

6.2절에서 설명하였듯이 1차 유효성 평가변수에 영향을 미치리라 예상되는 중요한 변수가 있고 그 변수를 사용하여 층화 무작위배정을 한 경우, 이렇게 층화 무작위배정에 사용된 변수를 기저치 공변량으로 잡아 보정해주는 것이 적절하다(CHMP 2003).

If one or more factors are used to stratify the design, it is appropriate to account for those factors in the analysis.

다기관임상시험

다기관임상시험에서 기관을 층으로 삼아 층화 무작위배정을 사용한 경우, 기관은 기저치 공변량으로 포함시킨다. 만일 각 기관에 피험자 수가 너무 적은 경우에는 기관을 층으로 삼는 층화 무작위배정은 적절하지 않을 수도 있고, 이 경우 1차 유효성 평가변수에서 기관을 기저치 공변량으로 포함되지 않는 것이 더 나을 수도 있다(CHMP 2003).

When multi-center trials are stratified by center, then center should be adjusted for in the primary analysis regardless of its prognostic value. If the number of patients likely to be included at each center is very small, then stratifying the randomization in this way may not be appropriate and an unadjusted analysis may be justified.

무작위배정 이후에 관찰되는 변수들

이러한 변수들의 예로는 치료의 기간, 순응도 정도, 다른 응급 치료법의 사용 등이다. 이러한 변수들은 대개 1차 유효성 평가변수의 분석에서 기저치 공변량으로 선택되어서는 안 된다(CHMP 2003).

> Variables measured after randomization and so potentially affected by the treatment should not normally be included as covariates in the primary analysis.

교호작용은 공변량으로 보정하지 않는다

주분석은 임상시험계획서에 사전에 명기된 공변량만을 포함하여야 하지만 교호작용은 포함하지 않는다(CHMP 2003).

> The primary analysis should include only the covariates pre-specified in the protocol and no interaction terms.

예를 들어 1차 유효성 평가변수 y는 연속형 변수이고, 시험약($x_1 = 1$)인지 대조약($x_1 = 0$)인지를 나타내는 변수 x_1과 공변량인 나이를 나타내는 변수 x_2 사이에 교호작용이 존재하는 모형을 고려하면 다음과 같다.

$$y = \beta_0 + \beta_1 x_1 + \beta_2 x_2 + \beta_{12} x_1 x_2 + \epsilon$$

그러므로 1차 유효성 평가변수 y의 기댓값은 시험약($x_1 = 1$)인 경우에는

$$E(y) = \beta_0 + \beta_1 + (\beta_2 + \beta_{12}) x_2$$

가 되고 대조약($x_1 = 0$)인 경우에는

$$E(y) = \beta_0 + \beta_2 x_2$$

가 되어 그림 6.1에서 보듯이 평행하지 않은 두 직선이 얻어지게 된다. 두 직선의 차이가 시험약과 대조약 간의 약효의 차이인데, 그림 6.1처럼 두 직선이 평행하지 않다는 것은 공변량인 나이(x_2)에 따라 시험약과 대조약 간의 약효의 차이가 다르다는 의미가 된다. 즉, 나이가 어린 피험자에서는 시험약의 약효의 크기가 작은데 나이 많은 피험자에서는 약효의 크기가 크다는 의미가 된다. 이런 경우는 과연 이 시험약의 약효가 임상적으로 유의하다고 할 만큼 존재한다고 할 수 있는지 해석이 어려워지게 된다.

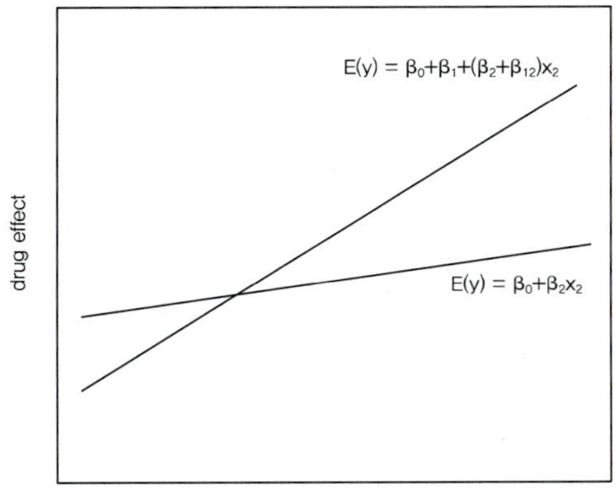

그림 6.1 공변량인 나이(x_2)에 따라 시험약과 대조약 간의 약효의 차이가 다른 경우(교호작용이 존재하는 경우)

핵심정리

보정할 기저치 공변량을 선택하는 기준은 다음과 같다.

(1) 1차 유효성 평가변수와 기저치 공변량 사이에 강한 또는 어느 정도의 상관관계가 존재하는 경우이다.

(2) 층화 무작위배정에 사용된 변수는 기저치 공변량으로 삼는다.

(3) 다기관임상시험에서 기관을 층으로 삼아 층화 무작위배정을 사용한 경우, 기관은 기저치 공변량으로 포함시킨다.

(4) 무작위배정 이후에 관찰되는 변수들은 기저치 공변량으로 선택해서는 안 된다.

(5) 주분석은 임상시험계획서에 사전에 명기된 공변량만을 포함하여야 하며, 교호작용은 포함하지 않는다.

6.4 무작위배정 이후에 투여군 간에 불균형이 관찰된 기저치 공변량은 통계분석에서 보정할 공변량으로 포함시켜도 될까?

이 질문은 통계비전공자는 말할 것도 없고 심지어 통계전공자들까지 혼란스러워 하는 질문이다. 하지만 3.5절에 소개된 무작위배정에 대한 이해만 철저하게 하고 있다면 이 질문에 대한 답을 얻는 것은 그리 어려운 일이 아니다.

예를 들어, 나이가 1차 유효성 평가변수에 영향을 미치는 중요한 공변량인데, 무작위배정을 하고 보니 시험군에는 나이 많은 피험자들이 많이 배치되고 대조군에는 상대적으로 나이가 적은 피험자들이 많이 배치되어 시험군과 대조군 사이에 나이가 상당히 차이가 나는 경우가 발생했다고 가정해보자. 나이가 많다는 것이 1차 유효성 평가변수에는 불리하게 작용한다고 하면, 이 경우 제약회사는 시험군과 대조군 사이에 나이가 크게 차이가 난다는 사실은 무작위배정이 잘못된 것을 의미하므로, 나이를 공변량으로 보정하겠다고 사전에 임상시험계획서에 명시하지 않았음에도 불구하고, 나이를 공변량으로 보정하겠다고 주장한다고 가정해보자.

여기서 중요한 점은 무작위배정이 잘못된 경우와 무작위배정은 잘 수행되었으나 희귀한 사건이 벌어진 경우를 명확하게 구별하는 일이다. 사람들은 이 두 경우를 잘 구별하지 못하여 많은 혼돈을 일으킨다.

무작위배정이 잘못된 경우는, 각 피험자를 시험군과 대조군에 배치할 때 각 그룹에 배치될 확률이 0.5가 아니라 각각 다른 확률이 사용되었고(첫 번째 피험자는 0.3, 두 번째 피험자는 0.6, 세 번째 피험자는 0.4), 정확하게 어떻게 각 피험자에게 다른 확률이 사용되었는지를 모르는 경우이다. 예를 들면, 설사 첫 번째 피험자는 0.3, 두 번째 피험자는 0.6, 세 번째 피험자는 0.4가 사용된 경우에도 실제로는 그 배정확률을 알지 못하는 경우이다. 이러한 경우는 난수발생 과정이 랜덤이 아닌 경우에 발생하게 된다. 이처럼 무작위배정이 실패한 경우에는 임상시험 종료 후에 1차 유효성 평가변수가 두 그룹 간에 차이가 나더라도, 그 차이에는 약효에 의한 차이 외에도 그 외 많은 다른 공변량들의 효과가 섞여 있게 된다. 그러한 다른 공변량들 중에는 우리가 아는 공변량들도 있지만 알지 못하는 공변량들까지 포함되어 있어서 통계학적으로 보정이 불가능하게 된다. 따라서 실제 임상시험에서는 무작위배정이 잘못되는 경우가 발생하지 않도록 항상 주의를 기울여야 한다. 무작위배정이 잘못된 임상시험으로부터는 시험약의 효과를 통계학적으로 타당하게 추정할 방법이 없음을 EMEA 가이드라인은 다음처럼 지적하고 있다(CHMP 2003).

> If the process of allocating patients to treatments has, in fact, not been random, then any resulting bias cannot be corrected by any statistical adjustment.

한 마디로 정리해서 만일 무작위배정이 잘못되었다면 그 임상시험은 끝장인 것이다. 즉, 그러한 임상시험으로부터 시험약의 효과를 타당하게 통계학적으로 추정할 방법은 존재하지 않는다. 그러므로 그 임상시험으로부터 과학적으로 타당한 결론을 이끌어낼 수가 없게 되어, 엄청난 시간과 비용을 지불했음에도 불구하고 얻어낼 것이 없게 된다.

두 번째 경우는 무작위배정은 잘 수행되었으나 희귀한 사건이 벌어진 경우이다. 즉 각 피험자를 시험군과 대조군에 배치할 때, 각 그룹에 배치될 확률이 0.5가 되도록 하였으나 단지 '우연'에 의하여 두 그룹 간에 불균형이 발생한 경우이다. 예를 들어, 무작위배정 후 시험군에는 상대적으로 나이가 많은 피험자들이 많이 배정되고, 대조군에는 상대적으로 나이가 적은 피험자들이 많이 배정된 경우이다.

이 경우에는 어떻게 처리해야 할까? 나이를 공변량으로 보정해서 분석해야 할까? 원칙은 보정을 하지 않는 것이다. 이에 대해 EMEA 가이드라인은 다음처럼 지적하고 있다(CHMP 2003).

> Baseline imbalance observed post hoc should not be considered an appropriate reason for including a variable as a covariate in the primary analysis.

위 문장에서 'post hoc'이란 '임상시험 사후에 관찰된'이라는 의미이다.

하지만 이 원칙을 무시하고 만일 나이를 공변량으로 보정해야 한다고 생각한다면 아직 무작위배정의 기본 개념을 잘 이해하고 있지 못한 것이다. 무작위배정이 잘 수행된 경우라도 시험군에 더 유리하게 또는 더 불리하게 배정될 가능성은 비록 작지만 항상 존재한다. 다만 불균형이 아주 심각하게 일어날 가능성은 무작위배정이 올바르게 수행되었다면 극히 작다. 그러므로 **무작위배정이 올바르게 수행되었다면 임상시험 후에 관찰된 어떠한 불균형도 단지 '우연'에 의하여 생긴 일일 뿐이다**(CHMP 2003).

> A pronounced baseline imbalance is not expected a priori in a randomized trial : **if the randomization process has worked correctly, any observed imbalance must always be a random phenomenon.**

우연에 의해 시험약이 유리한 일이 생길 수도 있고 불리한 일이 생길 수도 있다. 하지만 통계학에서는 그런 가능성을 제1종 오류(실제 시험약은 약효가 없지만 우연에 의하여 약효가 있다고 판단할 오류)와 제2종 오류(실제 시험약은 약효가 있지만 우연에 의하여 약효가 없다고 판단할 오류)로 통제하고 있다. 우리는 이 제1종 오류를 범할 확률과 제2종 오류를 범할 확률을 0으로 만들 수 없는 것은 잘 알고 있다. 그래서 제1종 오류를 범할 확률은 5% 이내로 통제하고, 제2종 오류를 범할 확률은 20% 이내로 통제하고 있는 것이다(검정력을 80%로 사용하는 경우). 그렇기 때문에 '우연'에 의하여 비록 그 확률은 작지만 무작위배정 결과가 시험약에 불리한 경우나 유리한 경우가 항상 발생할 수 있는 것이다. 그럴 가능성은 이미 제1종 오류를 범할 확률과 제2종 오류를 범할 확률로 우리는 이미 통제하고 있는 것이다. 그렇기 때문에 무작위배정 결과를 보고 나서, 불균등이 발생한 공변량을 나중에 보정하겠다는 것은 통계학의 기본 원칙에 어긋나는 일이다.

그럼에도 불구하고 무작위배정 결과를 보고 나서 불균등이 발생한 공변량을 나중에 보정한다면 어떤 일이 발생하는지를 생각해보자. 각 공변량들에 대해 불균등이 발생했는지의 여부는 통계적 검정을 실시하여 판단하게 될 것이다. 하지만 얼마의 유의수준을 사용하는지에 상관없이, 공변량의 수가 많기 때문에 여러 번 통계적 검정을 수행해야 하고 이는 다중검정의 문제가 발생하게 만든다. 다중검정에 대해서는 8장을 참고하길 바란다. 다중검정의 문제란 실제로는 유의하지 않으나 같은 유의수준으로 여러 번 검정을 수행하다 보면 우연에 의하여 유의한 결과를 찾게 되는 현상을 말한다. 그러므로 공변량의 수가 많을수록 유의하게 불균형이 발생한 공변량을 찾아낼 가능성이 더 커지게 되는 모순이 발생한다. 그러므로 처음부터 자료를 수집할 때 공변량의 개수를 많이 확보해 놓을수록 보정할 공변량을 찾을 가능성이 높아지게 되는 불합리한 일이 벌어지게 된다. 또 다른 문제는 우리가 관측하지 못하는 공변량에 대해 불균형이 생긴 것은 어떻게 처리하느냐 하는 것이다. 그런 공변량은 우리가 관측을 하지 않았으므로 불균형이 발생했는지의 여부조차도 우리가 알 수 없고, 그러므로 보정을 할 수 없는 것은 당연한 일이다.

이번에는 무작위배정 결과를 보고 나서, 불균등이 발생한 공변량을 나중에 보정하는 일을 다른 관점에서 설명해보자. 임상시험을 종료하여 대조약 대비 시험약의 효능을 검정한 p값이 $p = 0.055$로 아슬아슬하게 유의하지 않게 나왔다고 가정해보자. 제약회사 입장에서는 이는 너무나 안타까운 결과이다. 그래서 임상시험 종료 후에 1차 유효성 평가변수에 영향을 미치는 것으로 알려진 나이를 조사해보니 시험군에는 나이 많은 피험자들이 많이 배치되고 대조군에는 상대적으로 나이가 적은 피험자들이 많이 배치되어, 시험군과 대조군 사이에 나이가 상당히 차이가 나는 경우가 발생했다고 가정해보자. 나이가 많다는 것이 1차 유효성 평가변수에는 불리하게 작용하는 경우, 나이를 공변량으로 보정하여 분석을 수행하겠다고 주장할 수 있다. 그 주장의 근거는 나이가 1차 유효성 평가변수에 영향을 미침이 알려져 있고, 두 군 간에 나이 평균이 같지 않으니 나이를 보정하지 않은 분석은 공평한 비교가 아니라는 것이다. 그래서 나이를 보정하고 나니 $p = 0.046$를 얻었고, $p = 0.046$이 $p = 0.055$보다 더 타당한 분석결과라고 주장하는 것이다. 이러한 주장은 얼핏 듣기에는 타당해보인다.

하지만 이런 주장의 문제점은 다음과 같다. 이번에는 상황이 뒤바뀌어서 아무런 공변량도 보정하지 않은 경우 $p = 0.047$이라는 결과를 얻어서 그 제약회사는 분석결과를 심사기관에 제출하여 시판허가를 받고자 하는 새로운 상황을 고려해보자. 그런데 심사기관은 시험군과 대조군 간에 공변량의 차이가 있는지 유심히 살펴보았고, 시험군에는 나이 적은 피험자들이 많이 배치되고 대조군에는 상대적으로 나이가 많은 피험자들이 많이 배치된 것을 발견하였다. 그래서 나이를 보정하고 나니 $p = 0.053$를 얻은 경우, 만일 심사기관이 $p = 0.053$이 두 군 간에 나이를 보정한 분석이므로 나이를 보정하지 않은 $p = 0.047$보다 더 타당한 값이라고 주장하면 제약회사는 이를 받아들일 수 있을까? 다르게 표현하면 임상시험계획서에 사전에 계획한 분석방법대로 분석하여 유의한 결과를 얻었음에도 불구하고, 임상시험계획서에 사전에 기술되지 않은 분석방법 결과를 받아들여야 하는 상황인 것이다. 아마도 그 제약회사는 이러한 주장을 받아들이기 어려울 것이다.

그러자 이번에는 그 제약회사는 나이만이 아니라 소득이 두 군 간에 차이가 남을 발견하여, 나이와 소득을 모두 보정하고 나니 $p = 0.048$을 얻었다. 그리고 이 결과가 이전의 두 분석결과($p = 0.047$, $p = 0.053$)보다 더 타당한 결과라고 주장하면 어떻게 될까?

결국 임상시험계획서에 사전에 기술되지 않은 공변량을 보정하게 되면 발생하는 문제는 명백하다. 수많은 공변량이 존재하고 그 공변량들의 조합에 따라 수많은 분석결과가 나오게 되는데, 그 중에 어느 분석결과를 신뢰해야 하는 문제가 생기게 된다. 또 다른 문제는 우리가 관측한 공변량 중에 불균형이 발생한 공변량을 보정하고자 한다면, 우리가 관찰하지 못한 공변량은 어떻게 할 것이냐는 것이다. 비록 우리가 관찰하지는 못했지만 어떤 공변량에서 두 군 간에 불균형이 발생했다면 이를 고려하지 않은 분석은 부적절한 분석이라는 것이 된다.

이처럼 사전에 임상시험계획서에 공변량을 보정하겠다고 기술하지 않았는데, 나중에 모든 통계분석을 수행한 후에 유의한 결과가 나오지 않자 불균등이 발생한 공변량을 찾아내 보정하는 방법을 사용하면 다중성 문제가 발생해서 familywise type I error가 증가한다고 미국 FDA 가이드라인은 다음처럼 지적하고 있다(FDA 2017).

1차 유효성 평가변수가 한 개인 경우에도 다중성 문제가 발생하여 familywise type I error가 증가할 수 있다. 그러한 경우는 1차 유효성 평가변수의 여러 측면(예를 들면, 여러 개의 용량 그룹, 여러 개의 시점, 여러 개의 하위군)을 분석하여, 여러 개의 결과 중 하나만 유의한 결과가 나오더라도 시험약의 효과가 존재하는 것으로 인정하는 경우이다. 이와 유사하게 familywise type I error를 증가시키는 경우로는 하나의 1차 유효성 평가변수를 여러 분석방법으로 분석한 후, 그 여러 개의 분석결과 중에 하나만 유의한 결과가 나오더라도 시험약의 효과가 존재한다고 인정하는 경우이다. 그러한 사례로는 공변량을 보정한 분석과 보정하지 않은 분석을 수행한 후 그 중 한 결과만 유의하게 나오면 시험약의 약효가 존재한다고 결론 내리는 경우를 들 수 있다. 그리고 여러 분석군(ITT군, PP군, 임상시험을 완벽하게 마친 피험자만 포함한 군)에 대한 분석을 수행하여 그 중 한 가지 결과만 유의하게 나와도 시험약의 약효가 존재한다고 결론 내리는 경우도 해당된다. 또 다른 사례로는 1차 유효성 평가변수를 다른 방법들(임상시험 수행 연구자의 평가 또는 중앙평가변수 소속위원회의 평가)로 평가한 결과들 중에 한 결과만 유의하게 나오면 시험약의 효과가 있다고 판단하는 경우이다. 이렇게 familywise type I error가 증가하면 임상시험결과 해석에 불확실성이 생기고, 시험약이 효과가 있다는 결론이 신뢰하기 어려워지게 된다.

Even when a single outcome variable is being assessed, if the approach to evaluating the study data is to analyze multiple facets of that outcome(e.g., multiple dose groups, multiple time points, or multiple patient subgroups based on demographic or other characteristics) and regard the study as positive (i.e., conclude that the drug has been shown to produce a beneficial effect) if any one analysis is positive, the multiplicity of analyses causes inflation of the Type I error rate, thus increasing the probability of reaching a false conclusion about the effects of the drug. Similarly, application of more than one analytic approach to one endpoint introduces multiplicity by providing additional ways for the trial to be successful(to "win"). **Examples include conducting both unadjusted and covariate-adjusted analyses**, use of different analysis populations(intent-to-treat, completers, per protocol), use of different endpoint assessments(by investigator vs. a central endpoint assessment committee), and many others. By inflating Type I error, multiplicity produces uncertainty in interpretation of the study results such that the strength of a finding becomes unclear, and conclusions about whether effectiveness has been demonstrated in the study become unreliable.

사실 이러한 모든 문제점을 해결해주는 것이 바로 무작위배정이다. 무작위배정에는 우리가 관측하는 공변량만이 아니라 관측하지 않는 공변량조차도 시험군과 대조군에 평균적으로는 균형 있게 배정되게 해주는 것이다. 물론 우연에 의하여 불균등이 발생할 수도 있으나, 이는 제1종 오류를 범할 확률과 제2종 오류를 범할 확률로 통제하는 것이다.

만일 1차 유효성 평가변수에 영향을 미치리라 생각되는 중요한 공변량이 있고, 그 공변량에 대해서는 시험군과 대조군 간에 불균등이 발생하지 말기를 바란다면 어떻게 해야 할까? 그 공변량에 대해 층화 무작위배정을 실시하면 된다. 층화 무작위배정에 대해서는 3.5절을 참고하기 바란다. 층화 무작위배정을 실시하면 그 중요한 공변량에 대해서는 불균등이 발생하지 않게 된다.

하지만 층화 무작위배정에 사용할 수 있는 공변량의 개수는 매우 제한되어 있다. 중요한 공변량의 수가 그보다 더 많으면 어떻게 해야 할까? 그러한 공변량을 나중에 통계분석 단계에서 보정하겠다고 **사전에** 임상시험계획서에 명기하면 된다.

임상시험계획 단계에서 임상시험 디자인을 잘 계획하고 임상시험계획서를 잘 작성해야 한다는 점이 늘 강조되는 것은 다들 아는 사실이다. 중요한 공변량이 있으면 층화 무작위배정을 사용하든지, 아니면 사전에 그 공변량을 나중에 통계분석 단계에서 보정하겠다고 **사전에** 임상시험계획서에 명기하는 것이 그래서 그렇게 중요한 것이다. 임상시험계획서에 공변량을 나중에 통계분석 단계에서 보정하겠다고 **사전에** 계획하지 않은 상태에서 나중에 계획에 없던 공변량을 보정하겠다고 하면, 제1종 오류가 5% 이하로 통제된다고 확신할 수 없게 된다.

그렇다면 사전에 임상시험계획서에 보정하겠다고 명기하지 않은 공변량을 보정하여 분석하는 통계분석은 전혀 의미가 없는 것일까? 그렇지는 않다. 다만 그런 분석은 탐색적 분석으로서의 역할만을 수행하게 된다.

핵심정리

(1) 무작위배정이 잘못된 경우와 무작위배정은 잘 수행되었으나 단지 우연에 의하여 불균형이 생긴 경우를 구별하는 것은 대단히 중요하다.
(2) 무작위배정이 잘 수행되었으나 단지 우연에 의하여 기저치 공변량의 값이 투여군 간에 불균형하게 관찰된 변수들은 공변량으로 선택하지 않은 것이 원칙이다.

6.5 보정할 기저치 공변량은 사전에 임상시험계획서에 명시되어야만 한다

기저치 공변량을 보정한 분석과 그렇지 않은 분석 사이에는 1차 유효성 평가변수의 유의성에 대한 통계분석결과가 일반적으로 달라진다. 또한 기저치 공변량을 보정한 분석에서도 어느 기저치 공변량을 보정했으냐에 따라 1차 유효성 평가변수의 유의성에 대한 통계분석결과가 일반적으로 달라진다. 그렇다면 이러한 여러 개의 다른 통계분석결과 중에 어느 것을 최종 결론으로 삼아야 하느냐는 문제가 발생한다. 그래서 보정할 기저치 공변량은 사전에 임상시험계획서에 명시되어야만 한다. 이러한 기저치 공변량에 대해 ICH E9은 다음처럼 기술하고 있다(ICH E9 1998).

In some instances, an adjustment for the influence of covariates or for subgroup effects is an integral part of the planned analysis and hence should be set out in the protocol. Pretrial deliberations should identify those covariates and factors expected to have an important influence on the primary variable(s)

즉, 어떤 경우에 기저치 공변량을 보정하는 것이 계획된 분석의 한 부분일 수 있고, 따라서 임상시험계획서에 기술되어야만 한다는 것이다. 특히 'Pretrial deliberations'이라는 것은 1차 유효성 평가변수에 영향을 미치리라 기대되는 공변량들을 임상시험이 **'시작하기 전에'** 찾아내야 함을 강조하고 있다.

EMA 가이드라인도 1차 유효성 평가변수의 분석에 포함될 공변량은 이전의 연구결과나 다른 연구결과들을 통해 **사전에** 정하여 임상시험계획서에 명시되어야 한다고 강조하고 있다(CHMP 2003).

Covariates to be included in the primary analysis "must" be pre-specified in the protocol or in the statistical analysis plan. When a confirmatory(typically phase III) trial starts, the important covariates should have already been identified through previous trials and other available evidence.

또 하나 주의할 점은 임상시험 종료 후에 1차 유효성 평가변수와 가장 관련성이 높은 공변량을 stepwise와 같은 변수선택법을 사용하여 선택하려고 생각하기가 쉽다는 것이다. stepwise 변수선택법은 회귀분석에서 자주 사용되는 변수선택법이다. 하지만 EMA 가이드라인은 이처럼 현재 임상시험 자료로부터 변수선택법을 사용하여 1차 유효성 평가변수와 관련성이 높은 공변량을 찾아서는 안 된다고 강조하고 있다. 공변량은 현재 임상시험 자료 이외의 다른 자료로부터 얻어진 증거를 통해 결정되어야만 한다(CHMP 2003).

> Methods that select covariates by choosing those that are most strongly associated with the primary outcome(often called 'variable selection methods') should be avoided. The clinical and statistical relevance of a covariate should be assesssed and justified from a source other than the current dataset.

얼핏 생각하기에는 임상시험 종료 후에 1차 유효성 평가변수와 가장 관련성이 높은 공변량을, stepwise와 같은 변수선택법을 사용하여 선택하는 것이 통계학적으로 가장 타당한 방법일 것 같은데 왜 EMA 가이드라인은 그런 방법을 사용하지 말라고 하고 있을까? 이에 대해서는 세 가지 이유를 생각해볼 수 있다.

첫째는 8장에서 설명할 다중검정의 문제이다. 다중검정의 문제란 실제로는 유의하지 않으나 같은 유의수준으로 여러 번 검정을 수행하다 보면, 우연에 의하여 유의한 결과를 찾게 되는 현상을 말한다. 8.3절에서 다중검정으로 인해 생기는 문제를 언제 보정해주어야 하는지에 대해 설명하였는데, 확증적 분석이면서 여러 가지 검정 결과 중 자신에게 유리한 결과를 선택할 수 있는 기회가 있는 경우에는 다중검정으로 인한 제1종 오류를 보정해 주어야 한다고 지적한 바 있다. stepwise와 같은 방법으로 공변량을 선택하면, 각각의 공변량을 모형에 넣을지 제거할지를 여러 차례 검정하게 되어 다중검정의 문제가 발생한다. stepwise 방법으로 선택된 공변량은 현재 자료 안에서는 1차 유효성 평가변수와의 관계가 가장 높은 것들이 선택될 가능성이 높으므로, 여러 번의 검정 결과 중에 자신에게 가장 유리한 결과를 고르는 것에 해당되어 다중검정 문제가 발생한다고 볼 수 있다.

둘째는 만일 임상시험 종료 후에 1차 유효성 평가변수와 가장 관련성이 높은 공변량을, stepwise와 같은 변수선택법을 사용하여 선택하는 것을 허락한다면 어떤 일이 벌어질 수 있을까? 원래 CRF에 수집하기로 한 변수들 이외에도 다른 변수들까지 공변량으로 고려할 수 있다는 논리가 성립하며, 그렇다면 고려해야 할 공변량의 수는 헤아릴 수 없이 많아지게 된다. 이처럼 헤아릴 수 없이 많은 공변량 중에 우연에 의해서라도 1차 유효성 평가변수와 관련성이 높은 공변량이 존재할 수 있으며, 이로 인해 1차 유효성 평가변수가 유의하다는 결과를 만들어낼 수 있게 된다.

셋째는 임상시험이란 모든 것이 임상시험계획서에 사전에 계획되어진 대로 진행되어야 하며, 통계분석방법도 예외는 아니다. 그러므로 보정할 공변량은 사전에 정하여 임상시험계획서에 명기되어야 하며, 임상시험이 종료되어 맹검이 해제된 후 결정되어서는 안 된다.

그렇다면 사전에 임상시험계획서에 명기된 공변량을 모형에 넣어서 임상시험 후에 얻어진 자료를 이용하여 통계분석을 하는데, 그 공변량이 통계적으로 유의하지 않다면 어떻게 해야 할까? 그 공변량을 모형에서 제거해야 할까? 답은 모형에서 제거하지 않고 그대로 모형에 두는 것이다. 그 이유는 공변량을 모형에 넣기로 한 근거가 현재 임상시험에서 모아진 자료에 근거하여 설정한 것이 아니라, 현재 임상시험자료 이외의 다른 자료로부터 얻어진 증거를 통해 설정한 것이기 때문이다. 이 점에 대해서는 미국 FDA의 Dr. Hung과 일본 ICH E9 대표였던 Yoshimura 교수에게서 똑같은 대답을 받았다는 점을 강조하고 싶다. 13.4.2절에서는 EMA가 바이오시밀러를 시판허가를 내주면서 작성한 보고서를 살펴볼 기회가 있는데, 그 보고서에는 사전에 임상시험계획서에 명기된 공변량이 임상시험 종료 후에 분석해보니 5% 유의수준에서 유의하지 않음에도 불구하고 모형에서 제거하지 않고 그대로 두는 사례가 있다.

공변량 보정을 해야 할지, 하지 말아야 할지 확신이 서지 않는 경우에는 공변량을 보정하지 않는 분석을 주분석으로 삼고, 공변량을 보정한 분석을 보조분석으로 계획할 것을 권고하고 있다. 즉, 유의한 결과가 나올 가능성이 조금이라도 더 높은 보정한 분석을 보조분석으로 계획하라는 것은 보수적으로 하라는 의미이다(CHMP 2003).

> When the potential value of an adjustment is in doubt, it is often advisable to nominate the unadjusted analysis as the one for primary attention, the adjusted analysis being supportive.

그렇다면 몇 개의 공변량을 보정해야 할까? 이에 대한 명확한 기준은 없다. 다만 EMA 가이드라인은 몇 개의 공변량만 포함시켜야 하며, 각 공변량을 포함시키는 타당한 이유를 설명할 수 있어야 한다고 기술하고 있다(CHMP 2003).

> Only a few covariates should be included in a primary analysis. Although larger data sets may support more covariates than smaller ones, justification for including each of the covariates should be provided.

핵심정리

(1) 보정할 공변량은 현재 임상시험결과 이외의 이전의 연구결과나 다른 연구결과들을 통하여 사전에 정하여 임상시험계획서에 명시되어야만 한다.

(2) 현재 임상시험자료를 사용하여 stepwise와 같은 변수선택법을 사용하여 보정할 공변량을 정해서는 안 된다.

(3) 사전에 임상시험계획서에 명기된 공변량을 모형에 넣어서 임상시험 후에 얻어진 자료를 이용하여 통계분석을 하는 경우, 설령 그 공변량이 통계적으로 유의하지 않다고 하더라도 모형에서 제거하지 않고 모형에 그대로 두는 것이 적절한 방법이다.

(4) 공변량 보정을 해야 할지, 하지 말아야 할지 확신이 서지 않는 경우에는 공변량을 보정하지 않는 분석을 주분석으로 계획한다.

(5) 보정할 기저치 공변량의 개수는 많지 않아야 한다.

6.6 1차 유효성 평가변수의 기저치는 보정해야 하나?

EMA 가이드라인은 이 질문에 대하여 다음의 명쾌한 답을 제시하고 있다(CHMP 2003). 설명의 편의상 Y_0를 1차 유효성 평가변수의 기저치라고 하고, Y_k를 k번째 시점인 마지막 시점에서 얻어진 1차 유효성 평가변수 값이라고 하자. X_1이 치료 그룹을 나타내는 독립변수인 경우, 위 문제는 다음처럼 기술될 수 있다. 첫 번째 방법은 'raw outcome analysis'인데,

$$Y_k = \beta_0 + \beta_1 X_1 + \ldots + \epsilon$$

의 모형을 사용하는 것이다. 즉 마지막에 관측된 1차 유효성 평가변수 값인 Y_k를 그냥 종속변수로 사용하고 기저치는 사용하지 않는 것이다. 두 번째 모형은 'change from baseline'인데,

$$Y_k - Y_0 = \beta_0^* + \beta_1^* X_1 + \ldots + \epsilon$$

을 사용하는 것이다. 즉 종속변수는 임상시험이 시작된 이후에 1차 유효성 평가변수 값의 변화량인 $Y_k - Y_0$가 되는 것이다. 위 두 가지 방법 중 어느 방법을 사용하는 것이 옳을까? EMEA 가이드라인은 위의 두 모형 중 어느 것을 사용하든 간에 기저치인 Y_0를 공변량으로 포함시키라고 하고 있다. 그러면 치료 효과의 크기에 대한 추정치는 어느 모형을 상관없이 같아지게 된다. 그 이유를 살펴보면 'raw outcome analysis'의 경우, 모형은 다음과 같이 되고,

$$Y_k = \beta_0 + \beta_1 X_1 + \beta_2 Y_0 + \ldots + \epsilon \tag{6.1}$$

'change from baseline'의 경우, 모형은 다음과 같다.

$$Y_k - Y_0 = \beta_0^* + \beta_1^* X_1 + \beta_2^* Y_0 + \ldots + \epsilon$$

자 이제 ‘change from baseline’ 모형의 왼쪽에 있는 Y_0를 오른쪽으로 옮기면, 모형은 다음처럼 된다.

$$Y_k = \beta_0^* + \beta_1^* X_1 + (\beta_2^* + 1) Y_0 + \ldots + \epsilon \tag{6.2}$$

식 (6.1)에 있는 모형과 식 (6.2)에 있는 모형을 비교해보면, 모형의 오른쪽에 있는 독립변수들이 모두 같음을 알 수 있다. 그러므로 X_1의 계수인 β_1과 β_1^*는 같아야만 한다. 그러므로 baseline 값인 Y_0를 공변량으로 잡아주면, 치료 효과의 크기에 대한 추정치는 ‘raw outcome analysis’를 사용하든, ‘change from baseline’를 사용하든 같아지게 되고 단지 결과 해석만 달라지게 되는 것이다.

핵심정리

1차 유효성 평가변수가 연속형 변수인 경우, 최종적으로 얻어진 1차 유효성 평가변수 값을 그대로 1차 유효성 평가변수로 사용하든, 아니면 최종적으로 얻어진 1차 유효성 평가변수에서 기저치를 뺀 것을 1차 유효성 평가변수로 사용하든, 1차 유효성 평가변수의 기저치 값을 공변량으로 포함시켜주면, 치료 효과의 크기에 대한 추정치는 어느 모형을 사용하는가에 상관없이 같아지게 된다.

6.7 모형의 가정에 대한 타당성 검토

공변량을 보정한다는 것은 1차 유효성 평가변수가 연속형 변수이면 공분산분석Analysis of covariance, 1차 유효성 평가변수가 이진형binary이거나 범주형인 경우에는 로지스틱 회귀분석, 1차 유효성 평가변수가 생존시간처럼 어떤 사건이 발생할 때까지의 시간이면 Cox-regression이 주로 사용됨을 의미한다. 그러므로 이러한 모형을 사용하여 통계분석을 하고 나면, 이러한 모형이 사용한 가정이 맞는지를 검토할 필요가 있다. 공분산분석은 상당히 약한 가정하에서도 모형이 잘 성립함이 알려져 있다. 주의할 것은 이상치의 존재인데, 이상치가 존재하는 경우에는 다른 방법을 사용하면 결론이 얼마나 달라지는지를 확인해보아야 한다(CHMP 2003).

만일 일반화 선형모형 또는 비선형모형이 사용된 경우에는, 모형을 잘못 설정하면 시험약의 약효에 대한 잘못된 추정치를 얻을 수 있다. 그러므로 모형의 가정과 얻어진 결론을 조심스럽게 확인해보아야 한다. 만일 가정이 성립하지 않는다고 판단되면, 임상적으로 다른 그리고 통계적으로 타당한 방법이 제안되어야만 한다(CHMP 2003).

If the analysis is a generalized linear or non-linear model, then mis-specification of the model could lead to incorrect estimates of the treatment effect. Thus, assumptions must be checked carefully and the finding presented in the final study report. If the model assumptions do not hold, alternative analyses(ideally pre-specified in the protocol) should be proposed and justified on clear statistical and clinical grounds.

핵심정리

공변량 보정에 사용한 통계모형에는 항상 가정이 있게 마련이고, 이러한 가정이 맞는지는 검토되어야만 한다.

6.8 민감도분석

기저치 공변량을 보정한 분석과 그렇지 않은 분석 사이에는 1차 유효성 평가변수의 유의성에 대한 통계분석결과가 일반적으로 달라진다. 또한 기저치 공변량을 보정한 분석에서도 어느 기저치 공변량을 보정했느냐에 따라, 1차 유효성 평가변수의 유의성에 대한 통계분석 결과가 일반적으로 달라진다. 그래서 6.5절에서 보정할 기저치 공변량은 사전에 임상시험 계획서에 명시되어야만 한다고 강조했다. 하지만 아무리 사전에 임상시험계획서에 보정할 공변량을 미리 명시했다고 하더라도, 그렇게 보정한 것이 가장 적절한 분석이었는지는 확신할 수 없다. 그러므로 포함시킨 공변량 및 1차 유효성 평가변수와 공변량 사이에 가정된 모형에 대해 결과가 민감하게 변화하지 않는다는 것을 확인할 필요성이 있다. 따라서 보정하는 공변량을 달리하는 민감도분석sensitivity analysis을 실시해야 한다. 물론 이러한 민감도분석은 탐색적 분석일 뿐이나, 민감도분석에서도 원래 분석과 같은 결과가 나오면 원래 분석 결과에 대한 확신이 높아지게 된다(CHMP 2003).

Alternative analyses should always be presented to confirm that the conclusions of the study are not sensitive to the choice of covariates included or the choice of the relationship between covariates and outcome that has been assumed. Findings based on these sensitivity analyses should normally be considered exploratory but necessary to support the primary analysis.

중회귀분석 또는 공분산분석과 같은 선형모형에서, 보정된 시험약의 약효의 추정치는 보정되지 않은 추정치와 비교해야만 한다. 이 두 추정치는 같지는 않겠지만 비슷할 것이다. 일반적으로 보정된 분석이 통계학적으로 더 효율적이므로, 보정하지 않은 추정치가 통계적으로 덜 유의하더라도 이는 이상한 것이 아니다. 만일 보정한 분석과 보정하지 않은 분석 사이에 차이가 많이 난다면, 이러한 점은 보고서에 논의되어야만 한다. 만일 주분석과 민감도분석 사이의 결과가 임상적으로 또는 통계학적으로 크게 다르다면, 이러한 임상시험으로부터는 아무런 결과를 이끌어내지 못할 수도 있다(CHMP 2003).

For ordinary linear models, adjusted estimates of the treatment effect should be compared to unadjusted estimates. The estimates of the size of the treatment effect would be expected to be similar although not necessarily identical. Since there is generally an expected gain in efficiency with the adjusted analysis, a less significant result for an unadjusted analysis is not necessarily cause for concern. Conversely, if there are strong discrepancies between the conclusions drawn from adjusted and unadjusted analyses, these should be discussed and interpreted whenever possible. If the conclusions from the primary analysis and the sensitivity analyses are very different in terms of clinical and statistical significance, then results of the trial could become inconclusive.

6.4절에서는 임상시험계획서에 사전에 보정하겠다고 명시하지 않은 공변량 중에서, 무작위배정 이후에 투여군 간에 불균형이 관찰된 기저치 공변량을 통계분석에서 보정하는 것은 부적절하다고 지적하였다. 하지만 무작위배정이 잘 수행되었고 그래서 시험군과 대조군 사이에 불균형이 발생한 이유가 순순하게 우연에 의해서 발생한 것이라면, 그래서 불균형이 나타난 공변량을 보정하지 않은 분석결과가 이러한 기저치 불균형을 보정하지 못한다면, 공변량을 보정함으로써 기저치 불균등을 보정하는 민감도분석을 할 수도 있다. 특히 기저치 불균형이 대조약 그룹보다 시험약 그룹에 더 유리하게 발생한 경우에는 기저치 불균형을 보정하는 것이 특히 중요하다. 이러한 경우에는 민감도분석을 수행해서 유의하게 관측된 결과가 기저치 공변량의 군 간 차이로 인해 발생한 것이 아니라는 것을 보일 필요가 있다(CHMP 2003).

When there is some imbalance between the treatment groups in a baseline covariate that is solely due to chance, then adjusted treatment effects may account for this observed imbalance when unadjusted analyses may not. If the imbalance is such that the experimental group has a better prognosis than the control group, then adjusting for the imbalance is particularly important. Sensitivity analyses should be provided to demonstrate that any observed positive treatment effect is not solely explained by imbalance at baseline in any of the covariates.

핵심정리

포함시킨 공변량 및 1차 유효성 평가변수와 공변량 사이에 가정된 모형에 대해, 결과가 민감하게 변화하지 않는다는 것을 확인하는 민감도분석을 실시해야 한다.

7장 ITTIntention-to-Treat와 PPPer Protocol

7.1 ITTIntention-to-treat

임상시험자료를 분석할 때 항상 생기는 문제 중 하나가 임상시험 도중에 탈락한 피험자들, 임상시험계획서를 위반한 피험자들, 금지된 병용약물을 복용한 피험자들을 어떻게 처리해야 하는가이다. 7장에서는 이러한 문제를 다루는 방법으로 ITTintention-to-treat 방법과 PPper protocol 방법에 대해 살펴볼 것이다. 먼저 다음의 예를 살펴보자. 이 예는 ITT 방법의 핵심 개념을 잘 설명해주는 사례이다(Kay 2007).

수술 가능한 폐암을 치료하는 치료법으로서, surgery와 radiotherapy를 비교하는 임상시험을 살펴보자. 200명의 피험자가 무작위배정되어서 surgery 그룹에 100명, radiotherapy 그룹에 100명이 배치되었다고 하자. surgery 그룹에 배치된 피험자들 중 일부는 막상 수술을 하려고 절개를 해보니 도저히 수술을 할 수 있는 상태가 아님이 밝혀졌다. 이 피험자들은 수술을 포기하여 절개한 곳을 다시 봉합하고(윤리적인 이유로, 그냥 둘 수는 없으므로) radiotherapy로 치료를 하였다. 이러한 피험자가 10명 있다고 가정하자. 1차 유효성 평가변수는 생존시간이고, 200명의 피험자가 도중에 탈락하지 않고 임상시험을 마쳤다고 가정하자. 자료분석단계에서 원래는 surgery 그룹에 무작위배정되었으나, radiotherapy를 받은 10명을 어떻게 처리할 것인지의 문제가 발생하게 된다.

- **방법 1** 실제 surgery를 받은 90명의 생존시간과 radiotherapy에 처음부터 배정된 100명의 생존시간을 비교하는 방법. 이 방법은 원래는 surgery 그룹에 무작위배정되었으나, radiotherapy를 받은 10명을 무시하고 버리는 방법이다.
- **방법 2** 실제 surgery를 받은 90명의 생존시간과 radiotherapy를 받은 100명 + 10명의 생존시간을 비교하는 방법. 이 방법은 원래 surgery 그룹에 무작위배정되었으나, radiotherapy를 받은 10명을 radiotherapy 그룹에 넣자는 것이며, 그 논리는 이 10명이 실제로 radiotherapy를 받았으므로 radiotherapy 그룹에 포함되어야 한다는 것이다.
- **방법 3** 원래 무작위배정된 그룹 그 자체로 비교하는 방법이다. 즉, 원래 surgery 그룹에 배치된 100명(이중에는 실제는 radiotherapy를 받은 10명도 포함되어 있다)의 생존시간과 원래 radiotherapy 그룹에 배치된 100명의 생존시간을 비교하자는 것이다.

얼핏 보기에는 방법 2가 자연스러워 보인다. 하지만 다음의 두 가지를 명심해야 한다.

(i) 원래는 surgery 그룹에 무작위배정되었으나, radiotherapy를 받은 10명은 매우 상태가 안 좋은 피험자들일 가능성이 높다. 이 피험자들은 거의 말기암일 수도 있고, 다른 암도 동시에 있거나, 수술로 절개가 불가능한 피험자들이다.

(ii) 무작위배정이란 확률적으로 두 그룹에 비슷한 피험자들을 배치하게 되므로, 수술이 불가능할 정도의 피험자가 대략 평균적으로 10명 정도는 radiotherapy 그룹에도 존재할 것이라는 것이다. 다만 차이는 radiotherapy 그룹의 피험자들은 절개를 하지 않으므로 이런 피험자들을 찾아낼 수 없다.

이 두 가지 사실을 명심하면, 위의 세 가지 방법 중 가장 좋은 방법이 무엇인지를 알 수 있게 된다.

- **방법 1** 이 방법은 surgery 그룹에 있는 매우 상태가 안 좋은 피험자 10명은 빼고, radiotherapy 그룹에 있는(비록 그 피험자들이 누구인지는 모르지만) 비슷한 상태의 피험자 10명은 그냥 두는 방법이다. 이렇게 하면 두 그룹이 공평하게 비교되지 않으므로 명백히 편의bias를 야기하게 된다.
- **방법 2** 방법 1의 문제점을 이해하고 나면 방법 2는 더 많은 편의를 일으킴을 알 수 있다. 상태가 안 좋은 surgery 그룹의 피험자 10명을 radiotherapy 그룹에 옮겨 놓았으므로 두 그룹의 비교는 더욱 공평한 비교가 아니다.
- **방법 3** 두 그룹을 공평하게 비교하고자 한다면 이 방법이 실제로 우리가 할 수 있는 유일한 방법이다. 이것이 바로 무작위배정된 대로(어느 치료법을 받는지에 상관없이) 두 그룹을 비교하자는 것으로 ITTintention-to-treat라고 불린다.

그렇다고 방법 3이 완벽히 만족스러운 것은 아니다. 왜냐하면 surgery 그룹에 있는 100명 중 10명은 radiotherapy를 받았기 때문이다. 사실 방법 3은 surgery와 radiotherapy를 비교한 것이 아니라 다음의 두 치료 strategy를 비교한 것이다.

- **strategy 1** surgery를 한다. 하지만 수술이 불가능한 정도면 수술을 포기하고 radiotherapy로 치료한다.
- **strategy 2** radiotherapy로 치료한다.

이 두 strategy를 비교한 것이 만족스럽지 않은 사람들도 있을 것이다. 그래서 pure surgery와 pure radiotherapy를 비교하는 것이 임상시험의 원래 목적이고, 그러므로 방법 1을 사용해야 한다고 생각할 수도 있다. 하지만 이미 지적하였듯이 방법 1에서는 surgery 그룹에 있는 상태가 안 좋은 피험자 10명이 빠졌으므로, 방법 1을 사용한다고 해도 편의가 생겨서 pure surgery와 pure radiotherapy를 비교할 수 없게 된다.

그렇다면 radiotherapy 그룹에서 10명의 피험자를 빼서 90명씩 비교하면 편의를 없앨 수 있을까? 답은 아니다. 우리가 인위적으로 radiotherapy 그룹에서 10명의 피험자를 뺀다고 해도, 남은 90명은 surgery 그룹에 남은 90명과 동일하지 않다. surgery 그룹에 있는 피험자 10명은 상태가 안 좋은 반면, radiotherapy 그룹에 있는 피험자 10명은 무작위로 뽑힌 10명이기 때문이다.

그렇다면 radiotherapy 그룹에 있는 가장 상태가 안 좋은 피험자 10명을 빼면 어떨까? 하지만 이는 surgery 그룹에서 수술을 포기하여 radiotherapy를 받은 피험자 10명이 가장 상태가 안 좋은 피험자라는 가정에 근거하는데, 이 가정을 증명할 길이 없다. 결론적으로 이 임상시험에서 pure surgery와 pure radiotherapy를 비교하는 일은 불가능하다. 이 임상시험에서 답을 얻을 수 있는 것은 위에서 언급한 두 strategy를 비교하는 것뿐이다.

위의 논의에서 핵심 개념은 3.5절에 소개된 무작위배정이다. 즉 무작위배정을 수행하면 상태가 안 좋은 피험자들이나 비교적 상태가 좋은 피험자들이나 surgery 그룹과 radiotherapy 그룹에 평균적으로 골고루 분포하게 될 것이다. **더욱 중요한 사실은 이러한 역할을 해줄 수 있는 방법은 무작위배정밖에 없으며, 일단 무작위배정이 끝나고 나면 그 이후에는 그 어떠한 방법을 사용해도 surgery 그룹과 radiotherapy 그룹에 있는 피험자들을 비슷하게 만들어줄 방법이 없다는 것이다.**

예를 들어, radiotherapy 그룹에서 10명의 피험자를 빼서 90명을 만들어도, 그 90명과 surgery 그룹에 남아 있는 90명의 피험자는 비교 가능한 상태가 아니다. 그 이유는 surgery 그룹에서 10명을 뺀 방법을 radiotherapy 그룹에서는 절개를 하지 않으므로 정확하게 radiotherapy 그룹에서도 하는 것은 불가능하기 때문이다.

그렇다면 처음에 surgery 그룹의 100명과 radiotherapy 그룹의 100명은 어떻게 하여 비교 가능한 상태가 되었는가? 다시 한 번 강조하지만 무작위배정을 수행했기 때문이다. 그러므로 **무작위배정으로 얻어진 피험자들 그룹에 무작위배정이 아닌 그 외의 어떤 방법으로라도 일부 피험자를 제외하면, 시험군과 대조군 간의 균형이 깨져서 편의**bias**가 발생하게 된다.** 그러므로 무작위배정의 중요성은 아무리 강조해도 지나치지 않다.

다음 만화는 무작위배정의 개념을 비유로 설명하기 위하여 그린 그림이다. 저울의 양쪽 균형을 맞추어줄 수 있는 방법은 무작위배정뿐이다. 그러므로 일단 무작위배정이 끝난 후 무작위배정이 아닌 다른 방법으로 일부 피험자를 빼면 저울의 균형은 깨지게 된다.

핵심정리

(1) 어느 치료법을 받는지에 상관없이 원래 무작위배정된 대로 두 그룹을 비교하는 방법이 ITT이다.

(2) 앞의 예에서 pure surgery와 pure radiotherapy를 비교하는 하는 일은 불가능하다. 비교 가능한 것은 두 치료 strategy 뿐이다.

(3) 무작위배정으로 얻어진 피험자들 그룹에 무작위배정이 아닌 그 외의 어떤 방법으로라도 일부 피험자를 제외하면, 시험군과 대조군 간의 균형이 깨져서 편의가 발생하게 된다.

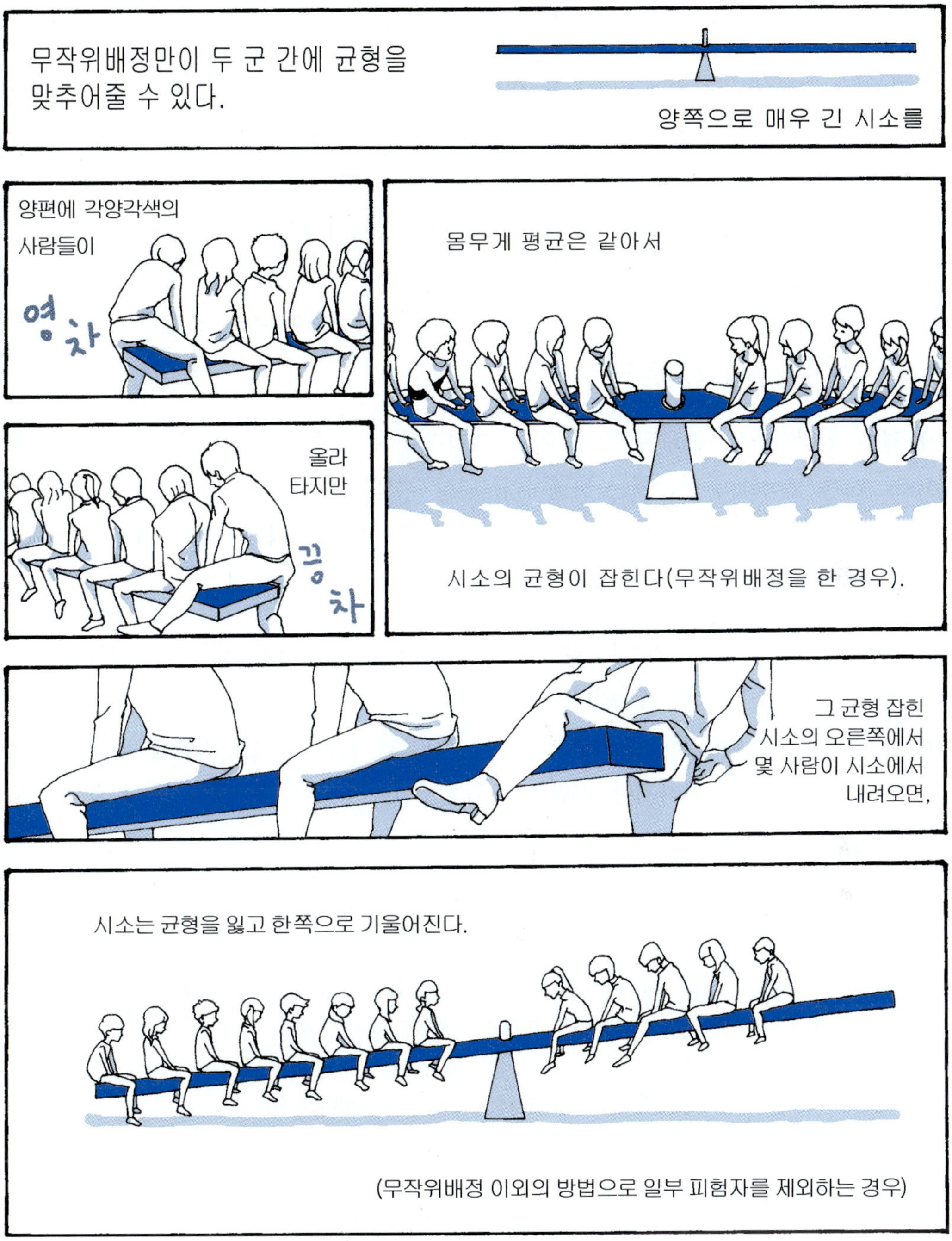
무작위배정만이 두 군 간에 균형을
맞추어줄 수 있다.
양쪽으로 매우 긴 시소를
양편에 각양각색의
사람들이
영
차
올라
타지만
끙
차
몸무게 평균은 같아서
시소의 균형이 잡힌다(무작위배정을 한 경우).
그 균형 잡힌
시소의 오른쪽에서
몇 사람이 시소에서
내려오면,
시소는 균형을 잃고 한쪽으로 기울어진다.
(무작위배정 이외의 방법으로 일부 피험자를 제외하는 경우)

7.2 임상시험에서 완벽한 자료가 얻어지지 않은 네 가지 경우들

만일 임상시험에서 다음의 조건들이 모두 만족되었다고 가정해보자.

1. 각 치료 그룹에 무작위배정된 모든 피험자들은 선정기준과 제외기준을 모두 만족하고,
2. 모든 피험자들은 최초에 무작위배정된 그룹에서 투여되는 치료법을(다른 치료법으로 변경하지 말고) 임상시험이 종료될 때까지 투여받고,
3. 모든 피험자들은 임상시험이 종료될 때까지 임상시험계획서를 잘 준수하여 임상시험 계획서 위반이 발생하지 않고,
4. 모든 피험자들에게서 한 번의 결측치도 없이 임상시험이 종료될 때까지 통계분석에 필요한 모든 자료를 얻었다.

이 경우 임상시험이 종료된 후에 어느 피험자를 분석에 포함시켜야 하는지, 즉 어떤 analysis set를 분석해야 하는지는 자명하다. 임상시험의 디자인과 수행은 위의 4가지 조건을 모두 만족시키는 것을 목표로 하여야 한다. 하지만 실제 임상시험에서 위의 4가지 조건이 모두 만족되는 경우는 사실 드물며 그 이유는 다음과 같다(ICH E9 1998).

(i) 피험자는 본인이 원하면 임상시험 도중에 어느 때라도 어떤 이유에 의해서라도 도중에 임상시험을 그만둘 수 있다.
(ii) 임상시험은 사람이 하는 일이라 아무리 주의를 기울여도 선정기준을 제외한 피험자가 임상시험에 참여하거나 피험자가 임상시험계획서를 위반하는 일이 생기게 되기 때문이다.

If all subjects randomized into a clinical trial satisfied all entry criteria, followed all trial procedures perfectly with no losses to follow-up, and provided complete data records, then the set of subjects to be included in the analysis would be self-evident. The design and conduct of a trial should aim to approach this ideal as closely as possible, but, in practice, it is doubtful if it can ever be fully achieved.

자, 위의 4가지 조건이 만족되지 않는 경우를 각각 살펴보자.

조건 1이 위반되는 예

1. 단순한 실수 및 착오로, 또는 선정기준과 제외기준이 매우 복잡하여 임상시험에 참여하지 말아야 할 피험자가 실수로 임상시험에 참여하는 경우.
2. 대부분의 경우 선정기준과 제외기준을 확인하는 작업은 무작위배정 이전에 이루어진

다. 하지만 어떤 임상시험에는 임상시험의 선정기준과 제외기준에 어떤 의학적 검사가 포함되어 있는데, 그 검사결과가 나오는 데까지 상당한 시간이 걸리는 반면, 그때까지 피험자를 치료 그룹에 무작위배정하지 않고 기다릴 수 없는 경우가 있다. 그리고 나중에 검사결과가 나온 것을 보니 선정기준 또는 제외기준이 위반되었음을 알게 되는 경우가 생길 수 있다.

예를 들면, 급성심근경색acute myocardial infarction을 경험한 피험자들의 치료법을 개발하는 임상시험을 생각해보자. 급성심근경색을 정의하는 데는 가슴통증, 혈액 내 특정 효소수치, ECG 측정 등이 필요한데, 이런 것들을 평가하는 데는 어느 정도 시간이 소요되며, 효과적으로 치료하기 위해 급성심근경색 후 가능한 빨리 치료를 시작할 필요가 있다. 그래서 일단 피험자들을 치료 그룹에 무작위배정하고 치료를 시작하는데, 모든 검사결과가 다 나온 후에 보면 일부 피험자는 선정기준 또는 제외기준을 만족하지 않는 경우가 발생할 수 있다.

조건 2가 위반되는 예

1. 7.1절에서 폐암 피험자를 대상으로 radiotherapy와 surgery를 비교하는 임상시험에 대하여 설명한 바 있다. 이 경우 surgery에 배치된 일부 피험자는 막상 절개를 해보니 수술을 할 상태가 아니라서, 그 대신 radiotherapy로 치료한 예를 들었다.
2. 치료제의 포장이나 투여 시 단순 실수로 치료제 A와 치료제 B가 뒤바뀌는 경우

조건 3이 위반되는 예

1. 임상시험 기간 도중 병용이 금지된 어떤 약물을 복용하는 경우
2. 치료제를 복용하지 않았으면서 제대로 잘 복용한 것처럼 거짓말을 하는 경우
3. 가끔 치료제를 제시간에 복용하는 것을 잊어버린 경우
4. 치료제를 잘못된 시간에 복용하는 경우
5. 치료제를 잘못된 방법으로 복용하는 경우

특히 조건 3은 경우에 따라서 실제로 위반되었는지의 여부를 완벽하게 평가하는 것이 불가능할 수 있다는 것을 명심할 필요가 있다. 예를 들면, 피험자가 치료제를 복용하지 않았으면서도 복용했다고 거짓말을 하면, 이런 거짓말을 완벽하게 찾아내는 일은 불가능하다.

조건 4가 위반되는 예

6개월 동안 매달 병원을 방문하여 1차 유효성 평가변수를 측정해야 하는 경우를 예로 든다면,

1. 어느 특정 달에 깜박 잊거나 급한 다른 일이 있어서 해당 기간에 병원을 방문하지 않는 경우.
2. 임상시험에 참여하는 피험자는 언제든지 본인의 자유의사에 따라 임상시험의 참여를 중단할 수 있다. 만일 어느 특정 시기 이후부터 임상시험에 참여하지 않는 경우, 이를 중도탈락dropout이라 부른다. 중도탈락하는 이유는 다양하다. 멀리 이사를 가는 경우도 있고, 자신이 투여 받는 치료제의 약효가 부족하여 치료를 거부한 경우도 있고, 부작용이 발현되어 중도탈락하는 경우도 있다.

앞에 나열한 4가지 조건이 위반되는 경우는 실제 임상시험에서 종종 발생한다. 또한 이러한 것들이 사람을 대상으로 하는 임상시험의 특징이라고 볼 수 있다. 동물실험의 경우 단순 실수를 제외하면 위의 경우들은 발생하지 않기 때문이다.

다시 원래 질문으로 돌아가서 앞의 4가지 사항들이 실제 임상시험에서 종종 발생하는데, 그런 경우가 발생한 피험자의 자료는 어떻게 분석해야 할까? 구체적으로 4가지 경우를 살펴본다면,

1. 선정기준 및 제외기준에 맞지 않는 피험자가 임상시험에 참여하였음을 나중에 발견하게 되면 이 피험자는 분석에서 제외하여야 할까? 아니면 포함시켜야 할까?
2. 치료제 A와 치료제 B가 있는데 무작위배정된 대로 치료제를 투여하지 않고 원래 A를 투여받을 사람이 B를 받거나 원래 B를 투여받을 사람이 A를 투여받은 경우 어떻게 분석을 해야 할까? 원래 A를 투여받기로 무작위배정되었는데 B를 받은 경우, 이 피험자를 분석할 때 A 그룹에 포함시켜야 할까? 아니면 B 그룹에 포함시켜야 할까?
3. 예를 들어, 금지된 병용약물을 복용한 경우와 같이 임상시험계획서 위반이 발생한 경우, 이는 임상시험계획서를 준수하지 않은 것이므로 분석에서 제외시켜야 할까? 아니면 여전히 분석에 포함시켜야 할까?
4. 결측치가 발생한 피험자는 자료가 완벽하지 않으므로 분석에서 제외시켜야 할까? 아니면 여전히 분석에 포함시켜야 할까?

ICH E9의 5.2절에는 위와 같은 문제들이 일어나면 어떻게 자료를 분석할 것인지를 사전에 임상시험계획서에 명기하라고 하고 있다. 또한 임상시험계획서에는 임상시험계획서 위반, 중도탈락, 결측치와 같은 예상되는 문제를 최소하기 위한 여러 절차들이 명시되어야만

한다(ICH E9 1998).

Hence, the statistical section of the protocol should address anticipated problems prospectively in terms of how these affect the subjects and data to be analyzed. The protocol should also specify procedures aimed at minimizing any anticipated irregularities in study conduct that might impair a satisfactory analysis, including various types of protocol violations, withdrawals and missing values.

핵심정리

(1) 임상시험에서 완벽한 자료가 얻어지지 않은 네 가지 이유는 다음과 같다.
(2) 첫째, 각 치료 그룹에 무작위배정된 일부 피험자들은 나중에 선정기준 또는 제외기준을 위반하였음이 밝혀지는 경우가 있다.
(3) 둘째, 의학적 그리고 윤리적 이유, 또는 단순 실수로 최초에 무작위배정된 그룹에서 투여되는 치료법을 다른 치료법으로 변경하는 경우가 있다.
(4) 셋째, 임상시험계획서를 위반하거나 순응도가 낮은 피험자들이 있을 수 있다.
(5) 넷째, 어떤 피험자는 1차 유효성 평가변수에 결측치가 발생하는 경우도 있다.
(6) 위와 같은 문제들이 일어나면 어떻게 자료를 분석할 것인지 사전에 임상시험 계획시에 명기하여야만 한다.

7.3 ITT intention-to-treat 원칙

7.2절에서는 임상시험에서 종종 발생하는 선정기준 및 제외기준 위반, 치료제의 뒤바뀜, 임상시험계획서 위반, 결측치 발생 등과 같은 문제가 발생한 경우, 그런 피험자들의 자료를 분석에 포함시켜야 하는지 아니면 제외시켜야 하는지, 포함시킨다면 어떻게 포함시켜야 하는지에 대한 질문을 던졌다. 다시 말하면 위 질문은 어떤 analysis set를 선택할 것이냐고 질문하는 것이다. 이 문제를 해결하기 위해 ICH E9은 다음 두 가지 원칙을 제시하고 있다(ICH E9 1998).

1. 편의bias를 최소화시킬 것
2. 제1종 오류가 커지는 것을 피할 것

Decisions concerning the analysis set should be guided by the following principles:(1) To minimize bias and(2) to avoid inflation of type I error.

사실 이 두 가지 원칙은 analysis set를 선택할 때만 사용하는 원칙이 아니라, 임상시험

자료를 분석하는 데 발생하는 모든 통계 문제를 해결하는 데 사용되는 원칙이라고 볼 수 있다.

어떤 analysis set를 선택할 것이냐는 질문에 대해서, ICH E9은 우위성 검정과 비열등성 검정에 대해 다른 권고안을 제시하고 있음을 먼저 말해둘 필요가 있다. 이에 대한 자세한 내용은 7.10절과 7.11절에서 다룰 것이다. 또한 그 권고안을 이해하기 위해서는 ITT 원칙 Intention-to-treat principle, full analysis set, per protocol set를 먼저 정확하게 이해해야 한다. 그래서 ITT 원칙을 먼저 설명하고자 한다. ICH E9의 용어사전에는 ITT 원칙을 다음처럼 설명하고 있다(ICH E9 1998).

> ITT(Intention–to–treat) principle:
> The principle that asserts that the effect of a treatment policy can be best assessed by evaluating on the basis of the intention to treat a subject(i.e., the planned treatment regimen) rather than the actual treatment given. It has the consequence that subjects allocated to a treatment group should be followed up, assessed, and analyzed as members of that group irrespective of their compliance with the planned course of treatment.

ITT 원칙이란 실제로 피험자들이 투여받은 치료제에 근거하여 두 그룹을 비교하는 것이 아니라, 원래 그 피험자에게 투여하고자 했던, 즉 무작위배정에 의하여 배정된 치료제에 근거해 두 그룹을 비교하는 방법이다. 또한 치료제 그룹에 배정된 모든 피험자들은 임상시험이 종료될 때까지 추적이 되어서 모든 자료를 얻어야 하고, 피험자들이 배정받은 치료제를 얼마나 충실히 순응compliance했는지의 여부에 관계없이, 즉 설령 치료제 그룹이 뒤바뀌거나 배정된 치료제를 임상시험계획서에 명시된 대로 치료제를 잘 시행하지 않거나 복용하지 않았다고 하더라도 원래 무작위배정에 의하여 배정된 그룹에 속하여 분석되어야 한다는 것이다.

예를 들어, 한 피험자에게 치료제 A가 무작위배정되었으나 7.2절의 두 번째 이유들에 의하여 치료제 B가 배정된 경우, 나중에 분석할 때 그 피험자는 B 그룹에 포함시키는 것이 아니라 A 그룹에 포함시킨다는 의미이다. 또 다른 예로는 어느 피험자가 7.2절의 세 번째 이유들에 의하여 임상시험계획서 위반이 발생했다 하더라도 그 피험자의 자료를 분석에서 제외시키지 말고 포함시켜야 한다는 의미이다. 위의 ICH E9의 용어사전에 적힌 ITT의 정의에서 'treatment policy'란 치료 strategy를 말한다. 7.1절에서 순수한 치료제의 효과는 비교하기 어렵고, 치료 strategy가 비교 가능한 것이라고 지적한 바 있다.

ICH E9의 5.2.1절은 full analysis set를 설명하는 데 많은 지면을 할애하고 있다. ICH E9의 5.2.1절의 첫 두 문장은 다음과 같다(ICH E9 1998).

The intention-to-treat(see Glossary) principle implies that the primary analysis should include all randomized subjects. Compliance with this principle would necessitate complete follow-up of all randomized subjects for study outcome.

즉, 용어사전에 정의된 ITT 원칙은 무작위배정된 모든 피험자들을 주분석에 포함시켜야 하고, 1차 유효성 평가변수에 대한 자료를 얻기 위해 모든 무작위배정된 피험자들을 임상시험이 종료할 때까지 완벽하게 추적해야 함을 의미한다.

ICH E9을 만든 전문가들은 왜 이러한 ITT 원칙을 생각하게 된 것일까? 그 이유는 7.1절에서도 강조한 바와 같이 **무작위배정이 핵심적인 개념**이기 때문이다. **시험군과 대조군에 배정된 피험자들을 모든 측면에서 비슷하게 만들어 비교 가능하게 만들 수 있는 방법은 무작위배정밖에 없기 때문**이다. 다르게 표현하면 **일단 무작위배정으로 얻어진 시험군과 대조군에 배치된 피험자들은 모든 측면에서 비슷하여 비교 가능**하지만, **무작위배정이 아닌 다른 방법**(예를 들면, 치료제가 뒤바뀌었거나 임상시험계획서를 위반했거나 하는 이유로 그런 피험자를 빼는 방법)**으로 일부 피험자를 제거하면, 시험군과 대조군에 남은 피험자들은 더 이상 모든 측면에서 비슷하지 않다.** 그렇기 때문에 모든 피험자들을 주분석에 포함시켜야 한다고 하는 것이다. 그리고 일단 주분석에 포함시키기로 한 이상 자료가 있어야 하므로, 모든 무작위배정된 피험자들을 임상시험이 종료될 때까지 완벽하게 추적하여 자료를 얻어내라고 하는 것이다.

핵심정리

(1) 선정기준 및 제외기준 위반, 치료의 뒤바뀜, 임상시험계획서 위반, 결측치 발생 등과 같은 문제들을 해결하는 원칙은 편의를 최소화하면서 제1종 오류가 커지는 것을 피하는 것이다.

(2) (1)에서 제기된 문제들을 해결하는 방법 중 하나가 ITT 원칙이다.

(3) ITT 원칙이란 첫째, 실제 피험자가 받은 치료제가 아니라 무작위배정에 의하여 배정된 치료제에 근거하여 두 그룹을 비교하는 방법이며, 둘째, 모든 피험자들은 임상시험이 종료될 때까지 추적이 되어서 모든 자료를 얻어야 하며, 셋째, 피험자들이 배정받은 치료제를 얼마나 충실히 순응compliance했는지의 여부에 관계없이 원래 무작위배정에 의하여 배정된 그룹에 속하여 분석하는 방법이다.

(4) ITT 원칙에 의하면 모든 무작위배정된 피험자들을 임상시험이 종료할 때까지 완벽하게 추적해야 하는데, 이는 현실적으로 달성하기 어려운 목표이다.

7.4 Full Analysis Set

7.3절에서 ITT 원칙을 살펴보았다. 하지만 실제로 무작위배정된 모든 피험자들을 주분석에

포함시켜야 하고, 1차 유효성 평가변수에 대한 자료를 얻기 위해 모든 무작위배정된 피험자들을 임상시험이 종료할 때까지 완벽하게 추적해야 한다는 ITT의 원칙은 현실적으로 달성하기 어렵다. 그래서 ICH E9은 ITT 원칙과 비슷한 full analysis set를 다음처럼 기술하고 있다(ICH E9 1998).

> In practice, this ideal may be difficult to achieve, for reasons to be described. In this document, the term "full analysis set" is used to describe the analysis set which is as complete as possible and as close as possible to the intention-to-treat ideal of including all randomized subjects.

ICH E9의 용어사전에는 full analysis set를 다음처럼 정의하고 있다(ICH E9 1998).

> Full analysis set: The set of subjects that is as close as possible to the ideal implied by the intention-to-treat principle. It is derived from the set of all randomized subjects by minimal and justified elimination of subjects.

실제로 무작위배정된 모든 피험자들을 주분석에 포함시켜야 하고, 1차 유효성 평가변수에 대한 자료를 얻기 위해 모든 무작위배정된 피험자들을 임상시험이 종료할 때까지 완벽하게 추적해야 한다는 ITT의 원칙은 현실적으로 달성하기 어렵다는 것은 이미 앞에서 지적하였다. 그러므로 ITT 원칙을 가능한 가깝게 지키면서도 현실적으로 얻을 수 있는 피험자 집단을 생각해낸 것이 바로 full analysis set이다.

즉, full analysis set란 ITT 원칙을 가능한 가깝게 지키면서 무작위배정된 피험자들 중 분석에서 제외되는 피험자의 수를 최소화하고, 제외되는 경우에는 그 타당성을 입증한 피험자들의 집합이다. 왜 무작위배정된 피험자들 중에서 분석에서 제외되는 피험자의 수를 최소화하고, 제외되는 경우에는 그 타당성을 입증하라고 하는 것일까? 다시 한 번 강조하지만 무작위배정만이 시험군과 대조군에 배정된 피험자들을 모든 측면에서 비슷하게 만들어줄 수 있고, 무작위배정이 아닌 다른 방법은 시험군과 피험자군에 배정된 피험자들을 더 이상 비슷하지 않게 만들어 놓을 가능성이 있기 때문이다. 그렇기 때문에 제외되는 피험자의 수는 최소화하고, 제외되는 경우에는 그렇게 제외하더라도 여전히 시험군과 대조군에 배정된 피험자들을 모든 측면에서 비슷하다는 타당성을 입증하라는 것이다.

결국 ITT 원칙이 완벽하게 지켜지지는 않았지만 시험군과 대조군에 배정된 피험자들이 모든 측면에서 비슷하므로, full analysis set를 분석하면 ITT 원칙이 지켜진 것으로 간주된다.

ITT 원칙이 처음에 무작위배정된 그룹별로 분석해야 한다고 주장하는 이유를 다시 한 번 정리해보면 다음과 같다.

(1) 그렇게 해야 편의bias 발생을 최소화할 수 있기 때문이다. 즉 무작위배정만이 시험군과 대조군에 배정된 피험자들을 모든 측면에서 비슷하게 만들어줄 수 있기 때문이다.
(2) 처음에 무작위배정된 그룹별로 분석을 해야만 randomized test를 사용할 수 있는 근거가 생기기 때문이다(ICH E9 1998). 무작위배정이 randomized test 사용에 왜 중요한지에 대해서는 7.12절에서 더 자세히 살펴볼 것이다.

Preservation of the initial randomization in analysis is important in preventing bias and in providing a secure foundation for statistical tests.

full analysis set를 분석하게 되면 많은 경우 결과가 보수적이게 된다. 즉, full analysis set의 분석을 통하여 얻어지는 시험약의 약효의 크기는 실제 약효의 크기보다 작아지는 경향이 있다는 것이다(ICH E9 1998). 그 이유는 full analysis set에는 임상시험계획서 위반, 순응도가 낮은 피험자, 결측치가 있는 피험자들이 모두 포함되어 있어 이런 피험자에게서 대체로 시험약의 약효가 좋지 않게 평가되기 때문이다.

In many clinical trial, the use of the full analysis set provides a conservative strategy.

ITT 원칙이 사용되어야 하는 또 다른 이유는, 앞에서 언급된 ITT의 첫 번째 원칙이(즉, full analysis set를 분석하는 것이) 실제 치료제가 사용되는 현실을 보다 더 잘 반영하고 있다고 보기 때문이다. 다시 말하면 치료제가 뒤바뀌거나, 금지된 병용약물을 복용하거나, 치료제를 정해진 시간이나 방법대로 사용하지 않거나 복용하지 않는 일은, 비교적 잘 관리되는 임상시험에 비하여 실제 의료현장에서는 더 자주 일어난다고 예상할 수 있다. 그래서 다시 말하지만 ITT의 원칙에 의하여 분석을 하는 것이, 실제 치료제가 사용되는 의료현장을 보다 더 잘 반영하고 있다고 생각하는 것이다(ICH E9 1998).

Under many circumstances, it may also provide estimates of treatment effects that are more likely mirror those observed in subsequent practice.

위에 반대되는 생각이 두 치료제의 순수한 약효의 크기 차이를 알아내려고 하는 것이다. 하지만 7.1절에서 순수한 치료제 효과의 크기를 알아내기 어렵다고 지적한 바 있다. 그리고 설령 순수한 치료제 효과의 크기를 알아냈다고 해도, 이것은 실제 우리가 치료제를 복용하는 현실을 잘 반영해 주지 못한다고 생각하는 것이다. 왜냐하면, 평소 치료제를 복용하는 현실에는 실수로 치료제가 뒤바뀌기도 하고, 용법대로 제대로 치료제를 복용하지 않는 경우가 종종 있다는 것이다.

핵심정리

(1) full analysis set란 ITT 원칙을 가능한 가깝게 지키면서 무작위배정된 피험자들 중 분석에서 제외되는 피험자의 수를 최소화하고, 제외되는 경우에는 그 타당성을 입증한 피험자들의 집합이다.
(2) full analysis set 분석을 통하여 얻는 시험약 약효의 크기는 실제 시험약 약효의 크기보다 작아지는 방향으로 편의가 발생할 가능성이 있다.
(3) full analysis set를 분석하는 것이 실제 치료제가 사용되는 현실을 보다 더 잘 반영한다고 볼 수 있다.

7.5 Full Analysis Set에서 피험자들을 제거해도 되는 경우

7.4절에서 full analysis set를 'ITT의 원칙을 가능한 가깝게 지키면서, 무작위배정된 피험자들 중 분석에서 제외되는 피험자의 수를 최소화하고, 제외되는 경우에는 그 타당성을 입증한 피험자들의 집합'이라고 정의하였다. 그렇다면 과연 무작위배정된 피험자들 중에 full analysis set에서 제거해도 되는 피험자들은 어떤 피험자들일까? ICH E9은 다음과 같은 기준을 제시하였다(ICH E9 1998).

1. 중요한 선정기준을 만족하지 못한 경우
2. 임상시험에서 투여되는 치료제를 한 번도 복용하지 않은 경우
3. 무작위배정 이후에 한 번도 평가되지 않아, 어떠한 자료도 수집하지 못한 경우

There are a limited number of circumstances that might lead to excluding randomized subjects from the full analysis set, including the failure to satisfy major entry criteria(eligibility violations), the failure to take at least one dose of trial medication, and the lack of any data post randomization. Such exclusions should always be justified.

위의 세 가지 이유로 어떤 피험자들을 full analysis set에서 제외하는 경우에 항상 그 제외 이유의 타당성을 설명할 수 있어야 한다. 이처럼 어떤 피험자들을 full analysis set에서 제외하는 것에 대해 ICH E9은 매우 조심스럽고 까다롭다. 그 이유는 이미 여러 번 강조한 바와 같이 무작위배정만이 시험군과 대조군에 배정된 피험자들을 모든 측면에서 비슷하게 만들어줄 수 있기 때문이다.

그러므로 그 외의 방법으로 일부 피험자를 제거하면 두 군에 배치된 피험자들은 더 이상 모든 측면에서 비슷하지 않을 수 있기 때문이고, 만일 이것이 사실이라면 이는 편의bias를 일으킬 것이기 때문이다. 다르게 표현하면 공평한 비교가 아닐 수 있는 것이다. 결국 편의의 발생을 최소화하는 것이 ICH E9의 핵심 내용이라는 것은 3장에서 이미 지적한 바 있다.

(1) 중요한 선정기준을 만족하지 못한 경우

위의 세 가지 이유 중에 첫 번째 이유인 "중요한 선정기준을 만족하지 못한 경우"에 대해 좀 더 자세히 살펴보자. ICH E9은 다음 네 가지 기준을 만족하는 경우에 한해서만 편의 발생 가능성 없이 피험자를 full analysis set에서 제외할 수 있다고 기술하고 있다(ICH E9 1998).

(a) 선정기준이 무작위배정 이전에 평가되고,
(b) 선정기준의 위반 여부를 완전히 객관적으로 평가할 수 있으며,
(c) 선정기준의 위반 여부를 모든 피험자들에게 동일한 강도로 조사해야 하며,
(d) 일단 찾은 선정기준 위반 피험자는 모두 예외 없이 full analysis set에서 제외되어야 한다는 것이다.

Subjects who fail to satisfy an entry criterion may be excluded from the analysis without the possibility of introducing bias only under the following circumstances:
a. The entry criterion was measured prior to randomization
b. The detection of the relevant eligibility violations can be made completely objectively
c. All subjects receive equal scrutiny for eligibility violations.
d. All detected violations of the particular entry criterion are excluded.

이러한 네 가지 조건을 '모두' 만족시키는 경우에는 피험자들을 분석에서 제외해도 편의를 일으킬 가능성이 적다는 것이다. 위 네 가지 경우를 쉽게 이해하기 위해서는 어떤 비양심적인 사람이 임상시험을 수행하여 임상시험결과를 자신에게 유리한 방향으로 왜곡하려 한다고 가정하여(물론 실제 그런 사람이 있다고 말하는 것은 아니다) 설명하면 이해가 쉽다.

(a) 무작위배정 이후에 임상시험이 진행되다 보면 아직 맹검이 해제되지 않은 상태임에도 불구하고, 임상시험에 참여한 의사나 간호사가 치료의 효과나 부작용을 통하여 특정 피험자가 어느 치료를 받았는지 짐작할 수 있는 경우가 있다. 만일 시험약을 받은 피험자에게서 효과가 별로 좋지 않다면, 이 피험자를 분석에서 제거하기 위해 이런 피험자들을 제거할 수 있도록 나중에 선정기준 위반여부를 조작해낼 수 있다. 임상시험이 종료되어 맹검이 해제된 이후에도 비슷한 일을 할 수 있다.
(b) 선정 및 제외기준에는 나이, 성별, 실험실적 검사결과와 같은 객관적인 요소들도 있지만, 질병의 심각도, 조직학적 형태, 피험자의 기능 수행 능력과 같은 임상적으로는 잘 정의된다 하더라도 어느 정도 임상전문가의 주관적 판단이 필요한 요소들도 있다. 이처럼 주관성이 개입될 수 있는 경우에는 자신의 입맛에 맞지 않는 자료를 분석에

서 제외시켜 버릴 소지가 생긴다.

(c) 예를 들어, 시험약을 받은 어떤 피험자의 결과가 안 좋은 경우, 그 피험자의 선정기준만을 매우 엄밀하게 검토하여 결국 선정기준 위반이라는 사실을 찾아내 그 피험자를 분석에서 제외하고, 대조군의 피험자들은 그 정도로 엄밀하게 선정기준을 조사하지 않고 대충 조사하면 자신의 입맛에 맞지 않은 자료를 분석에서 제외시켜 버릴 여지가 생긴다.

(d) 일단 특정 선정기준을 만족시키지 못한 피험자들은 모두 분석에서 제외해야지, 일부 자신의 입맛에 맞지 않은 피험자들만을 제외하면 최종 결과를 자신의 의도대로 만들어낼 여지가 생기게 된다.

이러한 네 가지 조건을 '모두' 만족시키는 경우에는 편의를 일으킬 가능성이 적으므로, 피험자들을 full analysis set에서 제외해도 무방하다는 것이다. 지금까지 '1. 중요한 선정기준을 만족하지 못한 경우'에 그 피험자들을 분석에서 제외시켜도 편의를 일으키지 않을 네 가지 조건들에 대하여 설명하였다.

(2) 임상시험에서 투여되는 치료제를 한 번도 복용하지 않은 경우

다음으로 '2. 임상시험에서 투여되는 치료제를 한 번도 복용하지 않은 경우'에 그런 피험자들을 제외시켜도 편의를 일으키지 않는 경우에 대하여 ICH E9은 다음과 같이 언급하고 있다(ICH E9 1998).

> In some situations, it may be reasonable to eliminate from the set of all randomized subjects any subject who took no trial medication. The intention–to–treat principle would be preserved despite the exclusion of these patients provided, for example, that the decision of whether or not to begin treatment could not be influenced by knowledge of the assigned treatment.

예를 들어, 치료를 시작했느냐의 여부가 피험자가 어느 치료를 받고 있느냐는 사실에 영향을 받지 않는다면, 그런 피험자들을 분석에서 제외한다고 해도 ITT 원칙은 보존된다고 볼 수 있어 편의를 일으키지 않을 것이다. 즉, 이런 경우는 그런 피험자들을 분석에서 제외해도 좋다는 것이다.

다시 말해, 어떤 비양심적인 사람이 임상시험을 수행하여 임상시험결과를 자신에게 유리한 방향으로 왜곡하려 한다고 가정해(물론 실제 그런 사람이 있다고 말하는 것은 아니다) 설명하면 이해가 쉽다. 예를 들어, 어떤 이유에서인가 맹검이 깨져 피험자들이 어느 치료를 받았는지 어느 정도 추측이 가능하다고 가정해보자. 매우 상태가 안 좋은 피험자가 시험약 그룹에 배치되었는데, 여러 핑계로 그 피험자에게 치료를 시작하지 않았다면, 이런 경우는 그 피험자를 분석에서 제외할 수 없다는 것이다. 제외시키면 편의를 일으키는 것이기 때문이다.

(3) 무작위배정 이후에 어떠한 자료도 수집하지 못한 경우

다음으로 ICH E9은 '3. 무작위배정 이후에 어떠한 자료도 수집하지 못한 경우'에 그런 피험자들을 제외시킬 수도 있다고 다음처럼 언급하고 있다. 하지만 구체적인 예는 들고 있지 않다(ICH E9 1998).

> In other situations it may be necessary to eliminate from the set of all randomized subjects any subject without data post randomization.

지금까지 분석, 즉 full analysis set에서 제외시킬 수 있는 세 가지 경우에 대하여 설명을 했으나 이렇게 일부 피험자를 분석에서 제외시키는 일이 잠재적으로 편의를 일으킬 가능성에 대하여 논의하지 않았다면, 어떠한 분석도 완벽하다고 볼 수 없다고 ICH E9은 다음처럼 말하고 있다(ICH E9 1998).

> No analysis should be considered complete unless the potential biases arising from these specific exclusions, or any others, are addressed.

핵심정리

(1) 무작위배정된 피험자들 중 full analysis set에서 제거해도 되는 피험자들은 다음 세 가지이다.
(2) 첫째, 중요한 선정기준을 만족하지 못한 경우
(3) 둘째, 임상시험에서 투여되는 치료제를 한 번도 복용하지 않은 경우
(4) 셋째, 무작위배정 이후에 한 번도 평가되지 않아, 어떠한 자료도 수집하지 못한 경우
(5) 위의 세 가지 이유 중 하나로 피험자를 full analysis set에서 제거하는 경우에는 그 이유의 타당성을 설명할 수 있어야 한다. 즉, 이러한 제거가 편의를 유발시키지 않고 제1종 오류를 증가시키지 않는다는 것을 입증해야만 한다.
(6) 피험자들을 full analysis set에서 제외시키는 것에 엄격한 기준을 적용하는 이유는 만일 그렇지 않으면 인위적인 결과조작이 가능할 수 있기 때문이다.

7.6 완벽한 자료가 얻어지지 않은 네 가지 경우들을 처리하는 방법

7.4절에서는 full analysis set에 대하여 살펴보았고, 7.5절에서는 full analysis set에서 피험자들을 제거해도 되는 경우에 대하여 살펴보았다. 이렇게 얻어진 full analysis set를 분석하면 무작위배정 이후에 발생한 임상시험계획서 위반은 결론에 영향을 미칠 수 있는데, 특히 치료제와 관련 있는 경우에는 더 큰 영향을 미칠 수 있다. 그럼에도 불구하고 이러한 경우에 피험자들을 분석에서 제외시키지 말고 분석에 포함시키는 것을 권고하고 있다(ICH E9 1998).

> When the full analysis set of subjects is used, violations of the protocol that occur after randomization may have an impact on the data and conclusions, particularly if their occurrence is related to treatment assignment. In most respects, it is appropriate to include the data from such subjects in the analysis, consistent with the intention-to-treat principle.

7.4절과 7.5절에서 임상시험계획서를 위반한 피험자를 분석에서 제거할 수 있는 경우는 그런 피험자를 분석에서 제거하는 것이 편의를 일으키지 않을 것이라고 확신할 수 있는 경우라고 지적한 바 있다. 따라서 그러한 경우를 제외하고는 임상시험계획서를 위반한 모든 피험자를 분석에 포함시키는 것이 적절하고, 그것이 ITT 원칙과 맞으며 그렇게 해서 얻어진 피험자 집단이 full analysis set가 되는 것이다. 이러한 원칙에 입각하여 7.2절 '임상시험에서 완벽한 자료가 얻어지지 않은 네 가지 경우들'을 어떻게 처리해야 하는지를 구체적으로 살펴보면 다음과 같다.

- **질문 1** 선정기준 및 제외기준에 맞지 않는 피험자가 임상시험에 참여하였음을 나중에 발견하게 되면, 이 피험자는 분석에서 제외하여야 할까? 아니면 포함시켜야 할까?

  답 7.5절의 full analysis set에서 피험자들을 제거해도 되는 경우를, 그 피험자를 제거하는 것이 편의를 일으키지 않는다고 확신할 수 있는 경우로 제한하였다. 그런 경우들을 제외하고는 분석에 포함시켜야 한다. 이것이 full analysis set이다. 분석에 포함시키는 이유는 편의 발생을 최소화하여 약효를 정확하게 평가하기 위해서이다.

  또 다른 이유는 임상시험이 완료되어 그 시험약이 시판승인을 받아 실제로 사용된다면, 실제로 그 치료제의 투여가 적절하지 않는 피험자(즉, 선정기준 및 제외기준에 맞지 않는 피험자)에게도 치료제가 투여되는 경우가 발생할 수 있기 때문이다. 사실 이런 경우는 잘 관리된 임상시험에서 보다 더 빈번하게 발생하리라 추측된다. 그러므로 이런 피험자들을 분석에 포함시켜 얻어진 약효의 추정치는 순수한 약효와는 좀 다를 수 있지만, 실제 의료현장에서 사용되는 치료제의 약효에 더 가까워질 수 있기 때문이다.

당연한 이야기이지만 제약회사는 선정기준 및 제외기준에 맞지 않는 피험자가 임상시험에 참여하는 것을 최소로 발생하도록 임상시험을 수행 및 관리하여야 한다. 만일 그렇지 않다면 심사기관은 그 임상시험으로부터 과학적으로 타당한 결과를 얻어낼 수 없다고 판단하여 그 임상시험에서 얻어진 결과 전체를 인정하지 않을 수도 있다. 경우에 따라서는 재시험을 하게 할 수도 있다.

- **질문 2** 치료제 A와 B가 있는데 무작위배정된 대로 치료제가 투여되지 않고 뒤바뀌어서 원래 A를 받을 사람이 B를 받거나, 원래 B를 받을 사람이 A를 받은 경우 어떻게 분석을 해야 할까? 원래 A를 받기로 무작위배정되었는데 B를 받은 경우, 이 피험자는 분석할 때 A 그룹에 포함시켜야 할까? 아니면 B 그룹에 포함시켜야 할까?
  답 실제 받은 치료제가 아니라, 원래 무작위배정된 그룹에 포함시켜 분석해야 한다. 즉, 원래 A를 받기로 무작위배정되었는데 B를 받은 경우 이 피험자를 분석할 때 A 그룹에 포함시켜야 한다. 그 이유는 7.1절에 설명되어 있다.

- **질문 3** 병용이 금지된 약물을 복용하거나, 치료제를 제시간에 복용하지 않거나, 또는 잘못된 용량을 복용한 피험자는 분석에서 제외하여야 할까? 아니면 포함시켜야 할까?
  답 포함시켜야 한다. 이렇게 포함시켜 분석하는 것이 full analysis set이다. 이유는 질문 1의 답에 나온 이유와 동일하다. 즉, 편의 발생을 최소화하여 약효를 정확하게 평가하기 위해서이다. 나중에 per protocol set를 소개할 때 설명하겠지만, 임상시험계획서를 위반한 피험자들을 분석에서 제외시키면 이는 편의를 일으킬 수 있다.
  또 다른 이유는 어떤 치료제가 임상시험이 완료되어 시판승인을 받아 실제 사용된다면, 실제 치료제를 정해진 용법 및 용량대로 사용하지 않는 경우가 발생할 수 있기 때문이다. 사실 이런 경우는 잘 관리된 임상시험에서 보다 더 빈번하게 발생하리라 추측된다. 따라서 이런 피험자들을 분석에 포함시켜 얻은 약효의 추정치는 순수한 약효와는 좀 다를 수 있지만, 실제 의료현장에서 사용되는 약효에 더 가까워질 수 있다.

- **질문 4** 결측치가 발생한 피험자는 자료가 완벽하지 않으므로 분석에서 제외시켜야 할까? 아니면 여전히 분석에 포함시켜야 할까?
  답 7.5절에서 설명한 대로 그런 피험자를 제거하는 것이 편의를 일으키지 않는다고 확신할 수 있는 경우를 제외하고는 포함시켜야 한다. 이렇게 포함시켜 분석하는 것이 full analysis set이다. 위의 다른 답들과 마찬가지로 결측치가 발생한 피험자를 분석에서 제외하면 이는 편의를 일으킬 수 있기 때문이다.

핵심정리

7.2절에서 살펴본 '임상시험에서 완벽한 자료가 얻어지지 않은 네 가지 경우들'을 ITT 원칙에 의하여 처리하면 다음과 같다.

(1) 선정기준 및 제외기준에 맞지 않는 피험자는 제거하지 말고 full analysis set에 포함시켜 분석해야 한다(단, 예외는 7.5절에 있음).

(2) 무작위배정된 대로 치료제가 투여되지 않고 뒤바뀐 경우, 실제 받은 치료제가 아니라 원래 무작위배정된 그룹에 포함시켜 분석해야 한다.

(3) 병용이 금지된 약물을 복용하거나, 치료제를 제시간에 복용하지 않거나, 또는 잘못된 용량을 복용한 피험자는 제거하지 말고 full analysis set에 포함시켜 분석하여야 한다.

(4) 결측치를 포함한 피험자는 제거하지 말고 full analysis set에 포함시켜 분석하여야 한다(단, 예외는 7.5절에 있음).

7.7 중도탈락dropout

7.6절에서는 결측치가 발생한 피험자의 경우 자료가 완벽하지 않지만 분석에서 제외시키지 말고 분석에 포함시키는 것이 ITT 원칙에 부합한다고 지적하였다. 하지만 이 경우에 통계분석은 그런 피험자를 포함시켰으나, 정작 분석할 자료는 결측치라 자료가 없어 분석할 수 없는 문제가 발생한다. 이것이 바로 결측치 처리 문제이고, 임상시험 자료를 분석하는 통계 방법론에서 논쟁이 많은 분야 중 하나이다. 이 문제를 다루기 위해 먼저 중도탈락dropout의 정의를 소개하겠다(ICH E9 1998).

Dropout: A subject in a clinical trial who for any reason fails to continue in the trial until the last visit required of him/her by the study protocol.

예를 들면, 6개월간의 임상시험 동안 매달 병원을 방문하여 1차 유효성 평가변수를 측정하는 임상시험을 생각해보자. 어떤 이유에서든지 마지막 6개월째 방문 이전에 임상시험에서 탈락하는 피험자를 중도탈락이라 부른다. 임상시험에 참여한 피험자는 언제 또는 어떠한 이유든지 본인의 의사에 의하여 임상시험에 참여하는 것을 중단할 수 있다. 중도탈락의 이유는 다양할 수 있다. 단순히 다른 곳으로 멀리 이사 가는 경우도 있고, 자신이 받은 치료제의 약효가 부족하여 치료를 그만두는 경우도 있고, 부작용이 발현되어 임상시험을 계속 진행하지 못하는 경우도 있다(ICH E9 1998).

Special problems arise in connection with subjects withdrawn from treatment after receiving one or more doses who provide no data after this point, and subjects otherwise lost to follow-up, because failure to include these subjects in the full analysis set may seriously undermine the approach.

이와 같은 중도탈락이 발생한 경우 이러한 피험자들을 full analysis set에서 제거하고 분석한다면 이는 결과의 타당성에 큰 영향을 미칠 수 있다(ICH E9 1998).

Measurements of primary variables made at the time of the loss to follow-up of a subject for any reason, or subsequently collected in accordance with the intended schedule of assessments in the protocol, are valuable in this context; subsequent collections is especially important in studies where the primary variable is mortality or serious morbidity. The intention to collect data in this way should be described in the protocol.

만일 중도탈락이 발생하면 이는 그 피험자가 더 이상 임상시험에 참여하지 않음을 의미한다. 그럼에도 불구하고 임상시험에서 탈락한 이후의 시점에서도 가능하다면 그 피험자에게서 1차 유효성 평가변수의 값을 계속해서 얻는 것이 중요한데, 특히 1차 유효성 평가변수가 사망률mortality이나 이환율serious morbidity인 경우에는 더욱 그러하다. 이렇게 자료를 모으겠다는 의도가 임상시험계획서에 명기되어야 한다.

중도탈락이 발생한 피험자는 ITT 원칙에 의하면 분석에서 제외시키지 말고 포함시켜야 하는데, 그러기 위해서는 결측치 문제를 해결해야 한다. 예를 들면, 6개월간의 임상시험 동안 매달 병원을 방문하여 1차 유효성 평가변수를 측정하는 임상시험을 생각해보자. 홍길동이라는 피험자의 첫 번째 달 1차 유효성 평가변수값이 120이고, 두 번째 달에서의 1차 유효성 평가변수값이 115인데, 세 번째 달이 되기 전에 임상시험에서 중도탈락하였다고 하자. 그러면 홍길동의 세 번째부터 마지막 달까지의 1차 유효성 평가변수 값은 관측되지 않은 결측치가 된다. 이러한 결측치를 해결하는 방법 중에 간단하면서도 자주 사용되는 방법이 LOCFlast observation to carried forward이다. LOCF를 사용하면 실제 관측치가 있는 마지막 값인 115를 세 번째 달부터 마지막 달의 관측치로 삼게 된다. LOCF에 대한 좀 더 자세한 논의는 11.6절에서 할 것이다. 이처럼 ITT 원칙을 따르기 위해서는 중도탈락으로부터 발생하는 결측치를 처리해주어야 한다(ICH E9 1998).

Imputation techniques, ranging from the carrying forward of the last observation to the use of complex mathematical models, may also be used in attempt to compensate for missing data.

결측치 처리에 관련된 많은 이슈들이 11장에 소개되어 있다.

핵심정리

결측치가 있는 피험자를 제거하지 않고 full analysis set에 포함시켜 통계분석하기 위해서는 결측치를 어떠한 값으로 대체해주거나, 결측치가 있는 피험자도 통계분석에서 제거하지 않고 포함시켜 분석하는 통계분석방법이 필요하다.

7.8 Per Protocol Set

7.3절부터 7.7절까지 full analysis set에 대하여 설명하였다. full analysis set란 몇 가지 예외적인 상황을 제외하면 임상시험계획서를 위반한 피험자들을 모두 분석에 포함시키는 방법이다. 반면에 full analysis set의 부분집합으로서 임상시험계획서를 보다 잘 지킨 피험자 집합을 per protocol set라고 한다. per protocol set를 보다 정확히 표현하면 full analysis set의 부분집합으로서 다음의 세 가지 조건을 만족하는 피험자들의 집합이다(ICH E9 1998).

(1) 주어진 치료제를 미리 정해진 어떤 비율이나 양만큼 투여하여야 한다. 예를 들어 80%의 순응도compliance를 미리 정했다면, 주어진 치료제를 정해진 용량과 용법에 맞게 복용한 횟수가 전체 횟수에서 80% 이상은 되어야 한다는 의미이다.

(2) 1차 유효성 평가변수값이 측정되어야 한다. 즉, 그 피험자의 1차 유효성 평가변수값이 결측치가 아니라는 것이다.

(3) 선정기준 위반을 포함하여 주요한 임상시험계획서 위반이 없어야 한다.

The "per protocol set" set of subjects defines a subset of the subjects in the full analysis set who are more compliant with the protocol set and is characterized by criteria such as the following:
a. The completion of a certain prespecified minimal exposure to the treatment regimen
b. The availability of measurements of the primary variable
c. The absence of any major protocol set violations, including the violation of entry criteria

per protocol set란 쉽게 표현하면 임상시험계획서를 잘 지킨 피험자들의 집합이다. per protocol set도 나중에 자료를 다 보고난 후 사후에 기준을 정할 수 없도록 하기 위하여, 그 기준을 **맹검을 해제하기 전에** 사전에 정해야 한다(ICH E9 1998). 자료를 다 보고난 후 사후에 per protocol set에 들어가는 기준을 정하면, 입맛에 맞는 결과를 내주는 per protocol set를 만들 수 있는 여지가 생기기 때문이다.

> The precise reasons for excluding subjects from the per protocol set should be fully defined and documented **before breaking the blind** in a manner appropriate to the circumstances of the specific trial.

얼핏 생각하면 임상시험계획서를 잘 안 지킨 피험자들도 다 포함시켜 분석하는 full analysis set보다는, 임상시험계획서를 잘 지킨 피험자들만을 골라서 그 피험자들만을 분석하는 per protocol set가 보다 더 타당한 분석 대상이라는 생각이 든다. 하지만 반드시 그런 것은 아니다. 문제의 핵심은 편의bias이다. ICH E9은 다음과 같이 기술하고 있다(ICH E9 1998).

> The use of the per protocol set may maximize the opportunity for a new treatment to show additional efficacy in the analysis, and most closely reflects the scientific model underlying the protocol.

per protocol set는 임상시험계획서를 잘 지킨 피험자들만을 분석에 포함시키는 것이므로, 시험약의 효과를 보여 줄 기회가 더 많을 수 있다. 왜냐하면 임상시험계획서를 잘 지켜서 주어진 시험약을 정해진 용법 및 용량대로 잘 복용하고, 금지된 병용약물도 복용하지 않아야 그 시험약의 효과가(만일 효과가 있다면) 충분히 나타날 것이기 때문이다. 시험약을 제대로 복용하지도 않았는데 효과가(만일 시험약이 효과가 있다면) 나타날 리 없다. 이처럼 per protocol set는 임상시험계획서를 잘 지킨 것이므로, 시험약의 순수한 약효를 full analysis set에 비하여 더 잘 보여주리라 예상할 수 있다.

하지만 이러한 생각은 임상시험계획서 위반이 치료제와 무관하게 랜덤하게 발생한 경우에 한하여 맞는 말이다. 대부분의 임상시험에서는 임상시험계획서 위반이 치료제(시험약과 대조약)와 관련되어 발생하게 된다. 좀 더 정확하게 표현하면 임상시험계획서를 위반한 피험자마다 각자 나름대로 임상시험계획서를 위반한 다른 이유가 있다고 보는 것이 더 타당할 것이다. 이러한 임상시험계획서 위반 중에 치료제와 무관하게 랜덤하게 발생한 경우는 소수이고, 대부분의 임상시험계획서 위반은 치료제와 관련하여 발생하게 된다는 것이다. 하지만 이를 증명하기는 매우 어렵다. 왜냐하면 임상시험계획서 위반이 일어난 원인을 정확하게 알 수 없는 경우가 많기 때문이다.

임상시험계획서 위반이 치료제와 관련되어 발생되는 경우에 임상시험계획서를 위반한 피험자들을 분석에서 제외시키면 편의가 발생하게 된다. 그 이유는 앞에서 언급하였듯이 임상시험계획서를 위반했느냐의 여부가 피험자들이 받는 치료제와 관련이 있을 수 있기 때문이다. 예를 들어, 시험약 그룹에서의 임상시험계획서 위반의 비율이 대조군 그룹에서의 임상시험계획서 위반의 비율보다 높으면, 이는 편의를 일으킬 수 있다. 반대로 대조군 그룹에서의 임상시험계획서 위반의 비율이 더 높은 경우에도 역시 편의를 일으킬 수 있다. 심지어 시험약 그룹과 대조군 그룹 간에 임상시험계획서 위반 비율이 같다 하더라도, 임상시험계획서를 위반하게 된 이유는 다를 수 있다. 이 경우 역시 편의를 일으킬 수 있다. 문제의 핵심은 임상시험계획서 위반을 한 피험자들을 분석에서 제외시키면 이는 편의를 일으킬 가능성이 매우 높다는 것을 추측할 수 있지만, 이를 증명하기는 매우 어렵다는 것이다. 마찬가지로 편의가 절대 생기지 않는다는 것을 증명하는 것도 거의 불가능에 가까운 일이다. 이처럼 per protocol set를 분석하면 편의가 발생할 수 있다는 것을 ICH E9은 다음처럼 기술하고 있다(ICH E9 1998).

> However, the corresponding test of the hypothesis and estimate of the treatment effect may or may not be conservative, depending on the trial. The bias, which may be severe, arise from the fact that adherence to the study protocol may be related to treatment and outcome.

임상시험결과 보고서에는 per protocol set에서 제외된 피험자들이 왜 제외되었는지 그 이유를 쓰고 요약하여야 한다. 그리고 그렇게 제외된 이유들의 빈도와 그러한 이유들이 발생한 시간을 치료군 간에 비교해보는 것이 좋다. 그 이유는 편의가 발생할 가능성과 발생한다면 어느 방향(실제 약효보다 관측된 약효는 더 좋게 나올지, 아니면 더 좋지 않게 나올지)으로 발생할지를 추측해보고자 하는 것이다(ICH E9 1998).

> The problems that lead to the exclusion of subjects to create the per protocol set, and other protocol set violations, should be fully identified and summarized. Relevant protocol set violations may include errors in treatment assignment, the use of excluded medication, poor compliance, loss to follow-up, and missing data. It is good practice to assess the pattern of such problems among the treatment groups with respect to frequency and time to occurrence.

핵심정리

(1) per protocol set란 full analysis set의 부분집합으로서, 임상시험계획서를 보다 잘 지킨 피험자들의 집합이다.

(2) per protocol set가 임상시험계획서를 잘 지킨 것이므로, 시험약의 순수한 약효를 full analysis set에 비해 더 잘 보여주리라 예상할 수 있다. 하지만 이러한 생각은 임상시험계획서 위반이 치료제와 무관하게 랜덤하게 발생한 경우에 한하여 맞는 말이다.

(3) 임상시험계획서를 위반한 대부분의 경우에는 치료제와 무관하게 랜덤하게 발생하지 않고, 치료제와 관련되어 발생한다.

(4) per protocol set를 분석하면 편의가 발생할 수 있다. 그 이유는 전체 피험자 중에 임상시험계획서를 잘 준수한 일부 피험자만 추려내는 과정이 랜덤하게 되지 않고, 편향되게 일부 피험자들만을 추려내는 일이 발생할 수 있기 때문이다.

7.9 Full Analysis Set와 Per Protocol Set 주분석 선택

7.3절부터 7.8절까지 임상시험계획서를 위반한 대부분의 피험자를 포함시키고 ITT intention-to-treat 원칙에 가장 근접하도록 만들어진 full analysis set와 임상시험계획서를 위반한 피험자를 제외한 per protocol set에 대하여 설명하였다.

그렇다면 임상시험을 종료한 후에 이 두 개의 analysis set 중에 어느 set를 분석해야 할까? full analysis set와 per protocol set의 통계분석결과가 달라질 수 있기 때문에 이는 매우 중요한 질문이다. 이에 대해 ICH E9의 5.2.3절은 다음처럼 기술하고 있다(ICH E9 1998).

> In confirmatory trials, it is usually appropriate to plan to conduct both an analysis of the full analysis set and a per protocol analysis, so that any differences between them can be the subject of explicit discussion and interpretation.

확증적 임상시험에서는 full analysis set와 per protocol set를 모두 분석할 것을 권고하고 있다. 만일 두 분석군 사이에 차이가 난다면, 왜 이런 차이가 났는지에 대해 많은 논의가 이루어져야 한다는 것이다. 그 이유는 두 개의 분석군 모두 다 편의bias 때문에 실제 모집단의 참값과 차이날 수 있기 때문이다.

이처럼 두 개의 분석을 모두 한다고 해도 현실적으로는 어느 한 분석을 주분석primary analysis으로 삼고, 다른 한 분석을 보조분석secondary analysis으로 삼는 것이 일반적이다. 그렇게 미리 임상시험계획서에 정해 놓아야 나중에 두 분석군의 결과가 일치하지 않더라도 어느 분석결과를 최종 결과로 채택할지에 대한 혼란을 막을 수 있기 때문이다. ICH E9은 이처럼 주분석과 보조분석결과 사이에 차이가 존재하지 않음을 보이는 것이 좋다고 다음처럼 기술하고 있다(ICH E9 1998).

> In general, it is advantageous to demonstrate a lack of sensitivity of the principal trial results to alternative choices of the set of subjects analyzed.

이는 너무나 당연한 말이다. 두 개의 분석이 모두 편의 때문에 실제 결과가 차이날 수도 있는 상황에서, 두 결과가 일치한다면 우리의 결론이 옳다는 확신이 더 높아지기 때문이다. 다시 말하면 full analysis set를 분석하건, per protocol set를 분석하건 우위성 검정에서는 시험약의 약효가 더 우수하다고 결론지을 수 있다. 비열등성 검정에서는 시험약의 약효가 대조약에 비해 비열등하다는 결론을 얻게 되면, 그 결론에 대한 확신이 더 높아지게 되는 것이다(ICH E9 1998).

When the full analysis set and the per protocol set lead to essentially the same conclusions, confidence in the trial results is increased.

하지만 full analysis set의 결과와 per protocol set의 결과가 일치하지 않는다면 어떻게 될까? 위에서 언급했듯이 주분석을 무엇으로 할 것인지 미리 임상시험계획서에 정해 놓아야 하며, 대부분의 경우 사전에 정한 주분석을 최종 결론으로 인정하게 된다.

대부분의 경우 full analysis set에 속하는 피험자 수와 per protocol set에 속하는 피험자 수는 크게 차이나지 않는다. 그러나 드물지만 그 차이가 심각하게 나는 경우가 있다. 이 말은 많은 수의 피험자가 임상시험계획서를 위반했다는 의미로서, 그런 일이 일어나게 된 어떤 이유들이 존재할 가능성이 높다. 가능성 있는 이유들로는, 임상시험이 잘못 디자인 및 계획되었거나, 임상시험 관리가 매우 허술했거나 등이다. 이러한 이유들을 의심할 수 있기 때문에 이런 경우에는 그 임상시험에서 얻는 결과 자체의 신뢰성이 크게 떨어질 수 있고, 심사기관은 재시험을 요구할 수도 있다(ICH E9 1998).

The need to exclude a substantial proportion of subjects from the per protocol analysis throws some doubt on the overall validity of the trial.

핵심정리

(1) 확증적 임상시험에서는 full analysis set와 per protocol set를 모두 분석하는 것이 바람직하다. 그 이유는 두 개의 분석군 모두 다 편의 때문에 실제 모집단의 참값과 차이가 날 수 있기 때문이다.
(2) 두 개의 분석이 모두 편의 때문에 실제 결과가 차이날 수도 있는 상황에서, 두 결과가 일치한다면 우리의 결론이 옳다는 확신이 커지게 된다.
(3) 두 분석의 결과가 일치하지 않은 경우에 대비하여 주분석을 무엇으로 할 것인지 사전에 임상시험계획서에 정해 놓아야 하며, 대부분의 경우 주분석을 최종 결론으로 인정하게 된다.
(4) full analysis set에 속하는 피험자 수와 per protocol set에 속하는 피험자 수가 크게 차이가 나는 경우는 임상시험계획서를 위반한 피험자 수가 아주 많은 경우로서, 그러한 임상시험으로부터는 과학적으로 타당한 결론을 내리기 어려울 수도 있다.

7.10 우위성 검정에서는 full analysis set가 주분석으로 권고된다

7.9절에서는 full analysis set와 per protocol set 중에 하나의 분석을 주분석으로 사전에

임상시험계획서에 지정할 필요성에 대해 이야기하였다. 그렇다면 어느 분석군을 주분석으로 삼아야 할까? ICH E9의 5.2.3절에는 이 두 분석군의 선택이 우위성 검정과 동등성 검정(또는 비열등성 검정)에 따라 달라지는 것을 지적하고 있다(ICH E9 1998).

> The full analysis set and the per protocol set play different roles in superiority trials and in equivalence or non-inferiority trials. In superiority trials, the full analysis set is used in the primary analysis(apart from exceptional circumstances) because it tends to avoid over-optimistic estimates of efficacy resulting from a per protocol analysis. This is because the noncompliers included in the full analysis set will generally diminish the estimated treatment effect.

우위성 검정에서는 full analysis set를 주분석으로 삼는다는 것이다. 그 이유는 full analysis set에 포함된 임상시험계획서를 위반한 피험자들은 임상시험계획서를 잘 준수하지 않았기 때문에 대체로 시험약의 약효가 잘 나타나지 않을 가능성이 높다. 그래서 full analysis set를 분석하여 얻어진 시험약과 대조약 간의 약효의 추정치는 실제 참값보다 작아질 가능성이 높다. 다시 말하면 full analysis set의 분석으로부터 얻어지는 시험약과 대조약 간의 약효의 추정치는 실제 참값보다 작아지는 방향으로 편의bias가 일어날 가능성이 높다.

반면에 per protocol set의 결과는 임상시험계획서를 잘 준수한 피험자들만의 결과이므로, 실제 시험약의 효과보다 더 좋게 나오는 방향으로 편의가 발생할 가능성이 있다. 심사기관은 대체로 보수적인 결과를 선호하기 때문에 우위성 검정에서는 full analysis set가 주분석으로 사용되는 것이다. 13.4.5절에서는 EMA가 승인한 바이오시밀러 사례를 검토하는데 그 보고서에서는 우위성 검정에서 full analysis set를 주분석으로 삼고 분석하고 있다.

핵심정리

우위성 검정에서는 full analysis set를 주분석으로 삼는다. full analysis set를 분석하여 얻은 시험약과 대조약 간의 약효 추정치는 실제 참값보다 작아질 가능성이 높지만, 심사기관은 대체로 보수적인 결과를 선호하기 때문이다.

7.11 동등성 검정 또는 비열등성 검정의 경우에는 어느 분석을 주분석으로 삼을지 명확하지 않다

7.10절에서는 ICH E9이 우위성 검정에서는 full analysis set를 주분석으로 삼으라고 명확하게 권고하고 있는 것을 살펴보았다. 반면에 동등성 검정 또는 비열등성 검정의 경우 ICH E9은 다음처럼 매우 애매하게 쓰고 있다(ICH E9 1998).

However, in an equivalence or non-inferiority trial, use of the full analysis set is not conservative and its role should be considered very carefully.

도대체 이 문장이 의미하는 바는 무엇인가? 가이드라인에 이처럼 애매한 문장이 나올 때는 이 문제에 대한 전문가들의 의견이 엇갈려서 가이드라인에 명확하게 쓰기가 곤란하기 때문이다. per protocol set의 문제점은 전체 피험자 중에 임상시험계획서를 잘 준수한 일부 피험자만을 추려내는 과정이 랜덤하게 되지 않고, 편향되게 일부 피험자들만을 추려내어서 편의bias가 발생할 수 있기 때문이다. 이 경우 편의는 시험약의 효과를 부풀리는 방향으로 발생할까 아니면 줄이는 방향으로 발생할까? 사실 두 가지 모두 가능하다.

(1) 예를 들어 시험약과 대조약을 제대로 복용하지 않은 피험자들은 제거하고 시험약과 대조약을 임상시험계획서에 정해진 대로 잘 복용한 피험자들만을 추려낸다면, 이런 경우 시험약의 약효를 부풀리는 방향으로 편의가 발생할 가능성이 크다. 그 이유는 실제 현실에서는 사람들이 그렇게 철저하게 약을 잘 복용하지 않을 수도 있기 때문이다.
(2) 예를 들어 중도탈락한 피험자들을 제거했는데 그 시험약의 경우에 효능이 부작용과 매우 밀접한 관계가 있어서 효능이 있는 피험자들에게는 부작용도 거의 심하게 발생한다고 가정해보자. 이 경우 부작용 때문에 많은 피험자들이 중도탈락한다면 그 시험약은 효능을 증명할 기회가 없어지기 때문에, 이 경우에는 시험약의 약효를 줄이는 방향으로 편의가 발생할 수 있다.

반면에 full analysis set를 동등성 검정 또는 비열등성 검정에 적용할 때는 우위성 검정에 없었던 다음과 같은 문제가 발생하는데 동등성 검정의 가설은 다음과 같다.

- 귀무가설: 두 치료제 간에 약효의 차이가 존재한다
- 대립가설: 두 치료제 간에 약효의 차이가 존재하지 않으며, 두 치료제의 약효는 같다

하지만 대립가설에서 두 치료제의 약효가 정확히 같기는 어려우므로, 보통 양수인 동등성 마진을 정하고 동등성 검정의 가설은 다음과 같이 주어진다.

- 귀무가설: 두 치료제의 약효 차이가 동등성 마진보다 크거나 같다
- 대립가설: 두 치료제의 약효 차이가 동등성 마진보다 작다

동등성 검정과 비열등성 검정의 차이는, 동등성 검정의 귀무가설은 양측이고 비열등성 검정의 귀무가설은 단측이라는 점이다. 이러한 점들은 1.10절에 설명되어 있다.

만일 시험약과 대조약 사이에 상당한 약효의 차이가 존재하여 귀무가설이 참이라고 가정해보자. 하지만 실제 존재하는 약효의 차이를 보이기 위해서는 임상시험을 잘 계획하고 상당한 노력을 기울여야 한다. 구체적으로 살펴보면 표본크기를 충분히 크게 하고, 임상시험도 매우 잘 관리되어야 한다. 그래야만 실제 존재하는 두 치료제 사이의 약효 차이가 실제 임상시험에서 드러나게 된다.

이 내용은 4장에서 사용한 자유투 성공률이 다른 두 농구선수를 구별해내는 예제를 사용하면 쉽게 이해할 수 있다. 자유투 성공률이 40%인 농구선수 A와 30%인 농구선수 B를 데려와서, 여러분에게 누가 농구선수 A인지는 말해주지 않은 채 이 두 선수에게 직접 자유투를 몇 개 던져보게 해서, 여러분이 누가 농구선수 A인지를 맞히는 게임을 한다고 가정해보자. 만일 두 선수가 각각 자유투를 5회씩만 던진다면 여러분은 누가 농구선수 A인지 맞히기 어렵다. 표본크기가 너무 작기 때문이다.

반면에 각각 100회씩 던진다면 여러분은 누가 농구선수 A인지를 쉽게 맞힐 수 있을 것이다. 또한 두 농구선수는 성심껏 자유투를 던져야만 그 결과를 신뢰할 수 있다. 아무리 100회씩 자유투를 던지라고 해도 무성의하게 던진다면 그 결과에는 두 선수의 실력차이가 반영되지 않으므로, 여러분들이 그 결과를 보고 누가 농구선수 A인지를 맞히기는 어렵다. 이 예를 임상시험에 관련된 표현으로 바꾸면 비열등성 임상시험은 매우 잘 관리되어야만 한다는 것이다.

하지만 표본크기가 너무 작든지, 임상시험이 잘 관리되지 않으면 실제 존재하는 약효의 차이를 찾아내지 못해 두 치료제는 동등하다(또는 비열등하다)라고 잘못 결론 내릴 수 있게 된다. 동등성 또는 비열등성 임상시험이 잘 관리되지 않으면 어떤 일이 발생하는지에 대한 극단적인 예를 10.9절에 제시하였다.

full analysis set를 분석하게 되면 두 치료군 사이에 얻어진 약효의 차이 값은 실제의 참값인 약효보다 작아지는 방향으로 편의bias가 일어날 가능성이 높은데, 이는 잘못하여 대립가설을 채택할 가능성이 높아진다는 의미이다(FDA 2010). 즉, 시험약은 대조약에 비하여 동등하지 않은데(비열등하지 않은데), 동등하다고(비열등하다고) 잘못 결론 내릴 수 있다는 것이다. 이러한 현상은 귀무가설을 채택하는 방향으로 편의bias가 발생할 가능성이 있다고 해서 “bias toward the null”이라고 부른다.

A variety of study quality deficiencies can introduce what is known as a 'bias toward the null", where the observed treatment difference in a non-inferiority is decreased from the true difference between treatments. These deficiencies include imprecise or poorly implemented entry criteria, poor compliance, and use of concomitant treatments whose effects may overlap with the drugs under study, inadequate measurement techniques, or errors in delivering assigned treatments. It should be appreciated that intent-to-treat approaches, which preserve the principle that all patients are analyzed according to the treatment to which they have been randomized even if they do not receive it, although conservative in superiority trials, are not conservative in a non-inferiority trial, and can contribute to this bias toward the null.

이처럼 동등성 검정 또는 비열등성 검정에서는 full analysis set와 per protocol set에 나름대로의 단점이 존재한다. 즉 full analysis set는 시험약의 약효를 줄이는 방향으로 편의bias가 일어날 가능성이 있고, per protocol set는 시험약의 약효를 부풀리는 방향으로 편의가 발생할 수도 있고 줄이는 방향으로 편의가 발생할 수도 있다. 그래서 이 중에 어느 분석을 주분석으로 삼아야 하는지에 대해서는 아직도 전문가들 사이에 의견이 분분하다. 심사기관은 보수적이기 때문에 full analysis set의 결과와 per protocol set의 결과가 '모두' 5%에서 유의할 것을 요구하는 경우가 있는데 미국 FDA가 그러하다. 반면에 13.4.5절에서 살펴볼 EMA가 승인할 바이오시밀러에서는 동등성 검정이 사용되었는데, 그 보고서에서는 per protocol set이 주분석으로 사용되었다.

만일 full analysis set의 결과와 per protocol set의 결과가 '모두' 5% 유의수준에서 유의할 것을 요구한다면, full analysis set의 결과도 유의수준 5%에서 유의하고, per protocol set의 결과도 유의수준 5%에서 유의하여야 한다는 의미이다. 비록 두 번 검정을 했지만 두 분석 '모두' 유의해야만 임상시험이 성공한 것으로 간주되는 것이므로, Bonferroni와 같은 방법으로 다중성을 보정할 필요는 없다. 이에 대해서는 8.9절을 읽어보길 바란다.

동등성 또는 비열등성 임상시험에서 full analysis set의 결과와 per protocol set의 결과가 '모두' 5% 유의수준에서 유의할 것을 요구한다는 것은, 우위성 임상시험에서 full analysis set의 결과만을 5% 유의수준에서 유의할 것을 요구하는 것에 비하여 제약회사에게는 좀 더 통과하기 어려운 기준이다.

핵심정리

(1) 동등성 검정 또는 비열등성 임상시험에서 per protocol set를 분석하면 시험약의 약효를 부풀리는 방향으로 편의가 발생할 수도 있고 줄이는 방향으로 편의가 발생할 수도 있다.

(2) 동등성 검정 또는 비열등성 임상시험에서 full analysis set를 분석하게 되면, 시험약의 약효를 줄이는 방향으로 편의가 발생할 수 있다. 이는 시험약이 대조약에 비하여 동등하지 않은데(비열등하지 않은데), 동등하다고(비열등하다고) 잘못 결론 내려질 가능성이 높아지게 된다.

7.12 무작위배정이 통계적 추론의 근거가 되는 이유

통계학에서는 추정과 검정을 위하여 통계량이라는 것을 만든다. 통계량의 가장 쉬운 예가 바로 표본평균이다. 추정과 검정을 수행하기 위해서는 표본평균의 분포를 알아야만 한다. 그렇다면 우리는 표본평균의 분포를 어떻게 알 수 있을까? 통계학에서는 흔히 다음 두 가지 방법이 사용되고 있다.

(1) 자료들이 정규분포를 따른다고 가정

우리가 관찰한 자료들을 $X_1, X_2, \ldots, X_n$으로 표시하자. 만일 각 관측치들이 평균이 μ이고 분산이 σ^2인 정규분포를 따른다고 가정하는 경우, 표본평균($\overline{X}$)은 평균이 μ이고 분산이 σ^2/n인 정규분포를 따름이 알려져 있다. 하지만 이 방법의 단점은 각 관측치들이 정규분포를 따르지 않으면, 표본평균도 정규분포를 따르지 않게 된다는 점이다.

(2) 중심극한정리를 이용

통계학에서 가장 유명한 정리는 중심극한정리인데, 그 내용은 임의표본random sample에서 얻어진 표본평균의 분포는 표본크기가 증가함에 따라 근사적으로 표준정규분포로 수렴한다는 것이다. 하지만 임상시험에서 얻어지는 피험자들은 엄격히 말해 임의표본이라 간주하기 어렵다. 왜냐하면 모집단에 있는 모든 피험자들이 표본으로 추출될 동일한 확률을 가지고 있는 것이 아니기 때문이다.

예를 들어, 임상시험이 서울대 병원과 신촌 세브란스 병원에서 실시된다면 그 외 다른 병원에 있는 환자들은 표본으로 추출될 수 없다. 뿐만 아니라 서울대 병원과 신촌 세브란스 병원에 있는 환자들조차도 모두 표본으로 뽑히는 것이 아니라, 임상연구가가 그 환자에게 접근하여 임상시험 참여 의사를 물어보고 그 환자가 동의한 경우에 한하여 그 환자가 표본으로 뽑히게(즉 임상시험에 참여하게) 되는 것이다. 결국 다시 한 번 강조하지만, 임상시험에서 얻어지는 피험자들은 엄격히 말해 임의표본이라 간주하기 어렵고, 그러므로 중심극한정리를 적용할 수 없다.

위에서 살펴본 것처럼 평소 통계학에서 사용하는 방법으로는 임상시험에서 얻어진 표본평균의 근사분포를 알아내기 어렵다. 이때 사용할 수 있는 것이 바로 randomized test이고, 3.5절에서 간략히 소개되었다. randomized test의 검정통계량은, 자료들이 정규분포를 따른다는 가정이 없어도 무작위배정만 잘 수행되고 표본크기가 충분히 큰 경우, 정규분포로 근사적으로 수렴함이 이론적으로 알려져 있다. (사실은 이 결과도 다른 형태의 중심극한정리의 한 사례이다. 다만, 임의표본가정을 사용하지 않을 뿐이다). 그러므로 무작위배정은 우리가 추정과 검정에 사용하는 통계량의 극한분포를 구할 수 있게 해주는 대단히 중요한 도구인 것이다.

8장 다중검정

8.1 다중검정이 발생하는 경우

통계학에 대한 지식이 그리 많지 않은 통계비전공자들도 통계검정을 실시하면 p값이라는 것이 얻어지고, p값이 0.05보다 작으면 유의하다는 사실 정도는 알고 있다. 그러므로 임상시험에서도 1차 유효성 평가변수에 대한 검정을 실시하여 얻어진 p값이 0.05보다 작으면 이는 유의한 결과이고, 이는 시험약의 효능을 입증한 것이 되므로 시험약은 시판허가를 받을 조건을 충족시킨 것이라고 생각하기 쉽다. 하지만 1차 유효성 평가변수에 대한 p값이 0.05보다 작다고 하여 이것이 항상 시판허가를 받을 조건을 충족시킨 것은 아닐 수 있다. 도대체 왜 이런 일이 발생하는 것일까? 분명히 통계학에서는 p값이 0.05보다 작으면 유의한 결과라고 하는데, 왜 어떤 경우에는 1차 유효성 평가변수에 대한 p값이 0.05보다 작음에도 불구하고 이것이 시판허가를 받을 충족을 충족시키지 못하는 경우가 있다는 것일까? 그에 대한 답을 구하는 것이 이 장의 주제이며 그 이유는 다중검정이라는 것 때문이다.

다중검정multiple testing이란, 말 그대로 통계적 가설검정을 여러 번 하는 행위이다. 임상시험의 자료분석에서는 다중검정을 하게 되는 상황이 많이 생기는데, 다음의 경우들을 들 수 있다(ICH E9 1998). 이 책에서 '다중성multiplicity'이라는 단어는 다중검정이 발생하는 상황을 의미하는 용어로 사용할 것이다.

When multiplicity is present, the usual frequentist approach to the analysis of clinical trial may necessitate an adjustment to the Type I error. Multiplicity may arise, for example, from multiple primary variables, multiple comparisons of treatments, repeated evaluation over time, and/or interim analyses.

(1) 그룹수가 세 개 이상인 경우

예를 들어, 그룹 1에는 시험약 10밀리그램(mg), 그룹 2에는 시험약 20밀리그램(mg), 그리고 그룹 3에는 위약을 투여한다고 하자. 이런 임상시험을 마치고 나서 그룹 1과 그룹 3을 비교하게 되고, 그룹 2와 그룹 3을 비교하는 통계검정을 하게 되면 두 번의 통계검정을 하게 된다.

(2) 1차 유효성 평가변수를 여러 의미로 분석하는 경우

1차 유효성 평가변수의 정의를 임상시험계획서에 사전에 명확하게 기술해놓지 않으면, 임상시험 종료 후에 1차 유효성 평가변수를 여러 가지 방법으로 해석할 수 있게 된다. 예를 들어, 만성질환 치료제의 경우 여러 시간대에서 1차 유효성 평가변수를 반복 측정하게 된다. 이 경우 임상시작 전과 종료 후의 두 값만 이용하여 두 값의 차이를 비교할 수도 있고,

임상시험 동안 얻어진 모든 값들을 이용하여 얻어진 기울기를 이용하여 평가할 수도 있으며, 어떤 임계점을 넘는 피험자의 비율로 비교할 수도 있고, 반복측정된 모든 자료를 활용하는 반복측정 자료분석방법을 이용할 수도 있다. 이렇게 4가지 방법으로 1차 유효성 평가변수의 의미를 다르게 해석하여 각각 분석해보면 4번의 가설검정을 하게 되는 것이다.

(3) full analysis set와 per protocol set 분석

7장에서 살펴본 바와 같이 임상시험 종료 후 통계분석에 어느 피험자들을 포함시키느냐에 따라 full analysis set와 per protocol set가 존재한다. full analysis set와 per protocol set를 각각 분석하면 두 번 가설검정을 하게 된다.

(4) 임상시험계획서에 사전에 정한 방법으로 유의하지 않자 다른 방법으로 분석하는 경우

이러한 예는 매우 다양하다.

첫째, 사전에 지정한 시점에서 얻어진 1차 유효성 평가변수의 분석결과가 유의하지 않자 다른 시점에서 얻어진 1차 유효성 평가변수를 분석하는 경우.

둘째, 사전에 명기한 임상시험계획서에는 공변량을 보정하지 않겠다고 명기하여 놓았는데 공변량을 보정하지 않고 수행한 분석이 유의하지 않자, 공변량을 보정한 분석을 실시하는 경우.

(5) 하위군분석

임상시험 종료 후 모든 피험자에 대하여 1차 유효성 평가변수를 분석한 후, 다시 각각의 하위군에서 1차 유효성 평가변수를 다시 검정해보게 되는 경우가 있다. 만일 하위군이 남자와 여자라면, 전체 분석 한 번과 두 번의 하위군 분석을 실시했으므로 총 3번의 가설검정을 하게 된다.

위에서 기술한 (1) (2) (3) (4) (5)의 경우 다중검정으로 인해 familywise type I error가 증가한다고 FDA 가이드라인은 다음처럼 명확하게 기술하고 있다(FDA 2017). familywise type I error가 무엇인지는 8.2절에서 자세하게 설명할 것인데, 지금은 시험약이 실제로는 효과가 없으나 효과가 있다고 잘못 결론을 내릴 오류라고 이해하면 충분하다.

1차 유효성 평가변수가 한 개인 경우에도 다중성 문제가 발생하여 familywise type I error가 증가할 수 있다. 그러한 경우는 1차 유효성 평가변수의 여러 측면(예를 들면, 여러 개의 용량 그룹, 여러 개의 시점, 여러 개의 하위군)을 분석하여 여러 개의 결과 중에 하나만 유의한 결과가 나오더라도 시험약의 효과가 존재하는 것으로 인정하는 경우이다.

> Even when a single outcome variable is being assessed, if the approach to evaluating the study data is to analyze multiple facets of that outcome (e.g., **multiple dose groups**, **multiple time points**, or **multiple patient subgroups** based on demographic or other characteristics) and regard the study as positive (i.e., conclude that the drug has been shown to produce a beneficial effect) if any one analysis is positive, the multiplicity of analyses causes inflation of the Type I error rate, thus increasing the probability of reaching a false conclusion about the effects of the drug.

이와 유사하게 familywise type I error를 증가시키는 경우로는 하나의 1차 유효성 평가변수를 여러 분석방법으로 분석한 후, 그 여러 개의 분석결과 중에 하나만 유의한 결과가 나오더라도 시험약의 효과가 존재한다고 인정하는 경우이다. 그러한 사례로는 공변량을 보정한 분석과 보정하지 않은 분석을 수행한 후 그 중 한 결과만 유의하게 나오면 시험약의 약효가 존재한다고 결론 내리는 경우를 들 수 있다. 그리고 여러 분석군(ITT군, PP군, 임상시험을 완벽하게 마친 피험자만 포함한 군)에 대한 분석을 수행하여 그 중 한 가지 결과만 유의하게 나와도 시험약의 약효가 존재한다고 결론 내리는 경우도 해당된다.

또 다른 사례로는 1차 유효성 평가변수를 다른 방법들(임상시험수행 연구자의 평가 또는 중앙평가변수소속위원회의 평가)로 평가한 결과들 중에 한 결과만 유의하게 나오면 시험약의 효과가 있다고 판단하는 경우이다. 이렇게 familywise type I error가 증가하면 임상시험 결과 해석에 불확실성이 생기고, 시험약이 효과가 있다는 결론이 신뢰하기 어려워지게 된다(FDA).

> Similarly, application of more than one analytic approach to one endpoint introduces multiplicity by providing additional ways for the trial to be successful (to "win"). Examples include conducting **both unadjusted and covariate-adjusted analyses**, **use of different analysis populations** (intent-to-treat, completers, per protocol), **use of different endpoint assessments** (by investigator vs. a central endpoint assessment committee), and many others. By inflating Type I error, multiplicity produces uncertainty in interpretation of the study results such that the strength of a finding becomes unclear, and conclusions about whether effectiveness has been demonstrated in the study become unreliable.

그 외에도 임상시험에서 다중검정을 수행하게 되는 사례로는 다음과 같다.

(6) 1차 유효성 평가변수가 두 개 이상인 경우

3상 임상시험에서 1차 유효성 평가변수(임상시험에서 효과를 측정하는 데 사용되는 가장 중요한 변수)가 두 개 이상인 경우에는 각 1차 유효성 평가변수에 해당하는 여러 개의 가설이 존재하게 되므로 다중검정을 하게 된다.

(7) 중간분석interim analysis

중간분석을 허락하도록 사전에 디자인된 임상시험은 자료가 어느 정도 모아진 중간단계에서 약효에 대한 통계적 검정을 실시하고, 만일 그것이 유의하면 일찍 임상시험을 종료하는 것을 허락한다. 이런 디자인에서 두 번의 중간분석을 허락한다면, 최종분석과 함께 총 세 번의 가설검정을 하게 되는 것이다. 중간분석을 허락하는 디자인에 대해서는 14장에 자세하게 설명되어 있다. 단, 중간분석을 수행하는 것이 사전에 임상시험계획서에 명시되지 않은 경우에 맹검을 깨서 중간분석을 해보는 일은 중대한 임상시험 관리기준KGCP 위반으로서(자세한 내용은 3.6절을 참고할 것), 중간분석을 허락하도록 사전에 디자인된 임상시험의 중간분석과는 명확하게 구별되어야만 한다.

(8) 2차 유효성 평가변수

거의 모든 임상시험계획서에는 2차 유효성 평가변수가 존재하고 1차 유효성 평가변수와 마찬가지로 5% 유의수준으로 검정하게 된다. 그러므로 만약 3개의 2차 유효성 평가변수가 있다면, 1개의 1차 유효성 평가변수를 합쳐서 총 4번의 가설검정을 하게 된다.

(9) 민감도분석

6장에서는 공변량을 보정하는 경우, 그 공변량이 포함되는 경우와 포함되지 않은 경우를 모두 분석하여 민감도분석을 실시할 것을 권고하고 있다. 이 경우 두 번의 검정을 하게 된다. 11장에서는 결측치를 임상시험계획서에 사전에 명기된 방법으로 분석한 후에도, 다양한 다른 결측치 분석방법으로 민감도분석을 실시할 것을 권고하고 있다. 만일 3번의 민감도분석을 실시하면 1번의 임상시험계획서에 명기된 방법을 합쳐서 총 4번의 검정을 실시하게 된다.

(10) 안전성 변수들 분석

안전성 자료를 분석하는 경우, 두통, 메스꺼움, 졸림 등과 같은 많은 안전성 변수들에 대해 여러 번 검정을 실시하게 된다.

(11) 복합제

기허가된 용량이 하나만 있는 두 단일제 A와 B를 합쳐 복합제 A+B를 만드는 경우에는 그 복합제 A+B가 단일제 A보다도 우수하고, 그리고 복합제 A+B가 단일제 B보다 우수함을 보여야 한다. 이 경우 두 번의 가설검정을 실시하게 된다.

(12) 통계적 검정의 성격상 첫 번째 검정 결과에 따라 두 번째 수행할 검정방법이 달라지는 경우

예를 들어 정규성 검정을 먼저 해본 후, 정규성 가정이 만족된다고 판단되면 이표본 t 검정을 실시하고, 정규성 가정이 만족되지 않는다고 판단되면 윌콕슨 순위합 검정을 실시하는 경우, 두 번의 검정을 하게 된다.

(13) 생물학적 동등성에서 추가시험과 재시험

우리나라 규정에 의하면 생물학적 동등성 시험 결과가 5% 유의수준에서 유의하지 않으면 추가시험을 실시해서 두 자료를 합쳐서 분석하는 것을 허락해주고 있다. 이 경우 두 번의 검정을 실시하게 된다. 만일 생물학적 동등성 시험이 실패하여 재시험을 하게 된다면, 이 경우에도 두 번의 가설검정을 실시하게 된다.

사실 실제 임상시험에서는 위 상황들 중 한 가지 상황만 발생하는 것이 아니라, 여러 가지의 상황들이 동시에 발생하므로 검정횟수는 더 많아진다고 볼 수 있다. 임상시험의 수행에는 많은 비용이 들어가기 때문에, 그 임상시험에서 얻어진 자료로부터 우리가 얻어내고 싶어 하는 정보들이 많게 되고, 그렇기 때문에 여러 번의 가설검정을 해보는 것은 일부의 경우를 제외하면 자연스럽다고 볼 수 있다.

핵심정리

5% 유의수준에서 여러 번의 가설검정을 실시하게 되는 다중검정은 실제 임상시험에서는 거의 항상 발생하는 일이다.

8.2 다중검정으로 인해 발생하는 문제

그렇다면 다중검정으로 인해 발생하는 문제는 무엇인가? 그 문제란 바로 개별가설검정을 5%의 유의수준에서 검정한다면 familywise type I error(모든 귀무가설이 참임에도 불구하고, 적어도 하나의 귀무가설을 기각하게 되는 오류)가 5%보다 커지게 된다는 것이다. 이처럼 familywise type I error가 5%보다 커지는 문제를 쉽게 이해하기 위해 다음의 사례를 살펴보자.

어느 대학교 입학시험은 단 한 문제로 이루어져 있고, 20개의 보기가 주어지는 객관식이라고 가정해보자. 이 경우 전혀 공부를 하지 않은 학생은 20개의 보기 중에 하나를 무작위로 고를 것이므로, 전혀 공부하지 않고 그 대학교에 합격할 확률은 1/20로 5%이다. 그 대학교는 이런 식의 입학시험을 치루는 한, 공부를 전혀 하지 않은 학생을 실수로 합격시킬 오류 확률을 항상 5% 갖게 된다. 이번에는 그 대학교 입학시험에 20개의 보기가 주어지는 객관식 문제가 두 문제 주어지고, 이 두 문제 중에 한 문제 '이상'을 맞히면 합격시켜준다고 가정해보자. 이 경우 전혀 공부하지 않은 학생이 그 대학교에 합격할 확률은 5%보다 더 높다는 것이 명확하다. 분명 두 문제 중에 우연히 한 문제 이상을 맞히는 것은, 한 문제 중에 우연히 한 문제를 맞히는 것보다 더 쉽기 때문이다.

이 예에서 5%를 '유의수준'으로 바꾸고, 공부를 전혀 하지 않은 학생은 '약효가 없는 시험약'으로 바꾸고, 대학에 합격하는 것은 '심사기관이 그 약의 효과를 인정하여 시판허가를 하는 것'으로 바꾸면, 신약개발에서 다중검정이 일으키는 문제가 무엇인지 명확해진다. 다시 말하면 신약개발에서 **familywise type I error는 시험약이 약효가 없음에도 불구하고 5%의 유의수준에서 통계적 검정을 여러 번 실시하여 그 중 적어도 한 번 유의한 결과가 나와서 그 시험약을 시판허가를 내주는 오류를 의미**한다. 그런데 문제는 바로 이런 **familywise type I error가 5%를 넘게 된다는 것이다.** 이는 대단히 심각한 오류이다.

더욱 극단적인 예는 5%의 유의수준으로 검정을 20번만 하면 20개의 각 귀무가설이 모두 참임에도 불구하고 평균적으로 한 번은 유의한 결과가 나오게 된다는 것이다. 다시 말해 심사기관이 5%의 유의수준에서 가설검정을 20번 하는 것을 허락해주고, 그중에 적어도 한 번만 유의하게 나오면 시험약의 효과를 인정해준다고 하면, 어떠한 약효 없는 시험약이라도 약효가 있다고 잘못 판단할 확률은 100%라는 것이다. 이처럼 5%의 유의수준에서 가설검정을 계속하다 보면, 설사 모든 귀무가설이 참이라고 하더라도 언젠가는 적어도 귀무가설을 기각하게 된다는 것이다.

다중검정의 문제점을 설명할 수 있는 또 다른 방법은 암벽등반가가 로프를 이용하여 절벽을 오르는 경우를 생각해볼 수 있다. 다중검정의 문제점을 설명하기 위하여 그 암벽등반가가 사용하는 로프는 사실 두 개의 로프를 묶어서 매듭을 지어 만든 로프라고 가정해보자. 그리고 그 매듭이 풀릴 확률은 5%라고 가정해보자. 그러면 그 암벽등반가가 그 로프를 사용하여 절벽을 등반하는 도중에 매듭이 풀려 추락하는 사건이 발생할 확률은 5%이다.

자 이번에는 그 로프에 그런 매듭이 두 군데가 있고 각 매듭이 풀릴 확률은 5%라고 가정해보자. 그 암벽등반가가 매듭이 두 군데 있는 로프를 사용하여 절벽을 등반하는 도중에 매듭이 풀려 추락하는 사건이 발생할 확률은 분명히 5%보다 크다. 왜냐하면 두 개의 매듭 중에 한 개의 매듭만 풀려도 그 암벽등반가는 추락할 것이기 때문이다. 다시 말하면 매듭이 한 개인 로프보다 매듭이 두 개인 로프가 더 위험한 것이다.

여기서 각 매듭이 풀리는 사건은 각 개별가설검정에서 제1종 오류(귀무가설이 참임에도 불구하고 귀무가설을 기각하는 오류, 즉 시험약이 효과가 없음에도 불구하고 효과가 있다고 잘못 결론 내리는 오류)가 발생하는 사건에 비유할 수 있다. 그리고 **모든 귀무가설이 참임에도 불구하고 적어도 하나의 귀무가설을 기각하게 되는 오류인 familywise type I error(즉 시험약은 약효가 없음에도 불구하고 5% 유의수준을 사용하는 여러 번의 가설검정 결과 그 중에 한 번만 유의한 결과가 나오면, 그 시험약의 시판허가를 내주는 오류)는, 여러 개의 매듭이 있는 로프를 사용하여 등반하다가 적어도 하나의 매듭이 풀려 암벽등반가가 추락하는 사건에 비유할 수 있다.** 분명히 매듭이 한 개인 로프보다 매듭이 두 개인 로프가 더 위험하고, 매듭의 개수가 증가할수록 점점 더 위험해져서 적어도 하나의 매듭이 풀려 암벽등반가가 추락할 가능성은 커지게 된다. 마찬가지로 5% 유의수준에서 여러 번 가설검정을 해보고 그 중에 적어도 한 번만 유의한 결과가 나오면 그 시험약의 시판허가를 내준다면, 약효 없는 시험약을 약효가 있다고 잘못 판단할 확률은 5%보다 커지게 되고, 가설검정의 횟수가 증가할수록 그 오류 확률도 따라 증가하게 된다.

결국 개별 가설검정을 5% 유의수준을 정한 후 그런 가설검정들을 계속 수행하면, 모든 귀무가설이 참임에도 불구하고 적어도 하나의 귀무가설을 기각하는 사건은 언젠가는 발생할 수밖에 없음을 의미한다. 이것이 바로 다중검정의 문제점인 것이다.

이러한 사실을 익살스럽게 잘 표현한 다음과 같은 문구가 잘 알려져 있다(Mills 1993).

> If you torture the data long enough, they will admit to anything.

즉, 자료는 아무런 죄도 짓지 않고 무고하지만(실제로는 모든 귀무가설들이 참이지만), 여러 분들이 그 자료를 충분히 오랫동안 고문을 하면(5% 유의수준에서 가설검정을 계속하면), 자료는 어떤 것이라도 자신이 했다고 인정할 것이라는 것이다(모든 귀무가설이 참임에도 불구하고 적어도 하나의 귀무가설을 기각하는 사건은 언젠가는 발생할 수밖에 없다는 것이다).

구체적으로 각 가설검정을 5%의 유의수준으로 검정하면서 여러 개의 가설검정을 하는 경우 familywise type I error(모든 귀무가설이 참임에도 불구하고, 적어도 하나의 귀무가설을 기각하게 되는 오류)가 얼마나 증가하는지를 보여 주는 결과가 표 8.1에 제시되어 있다.

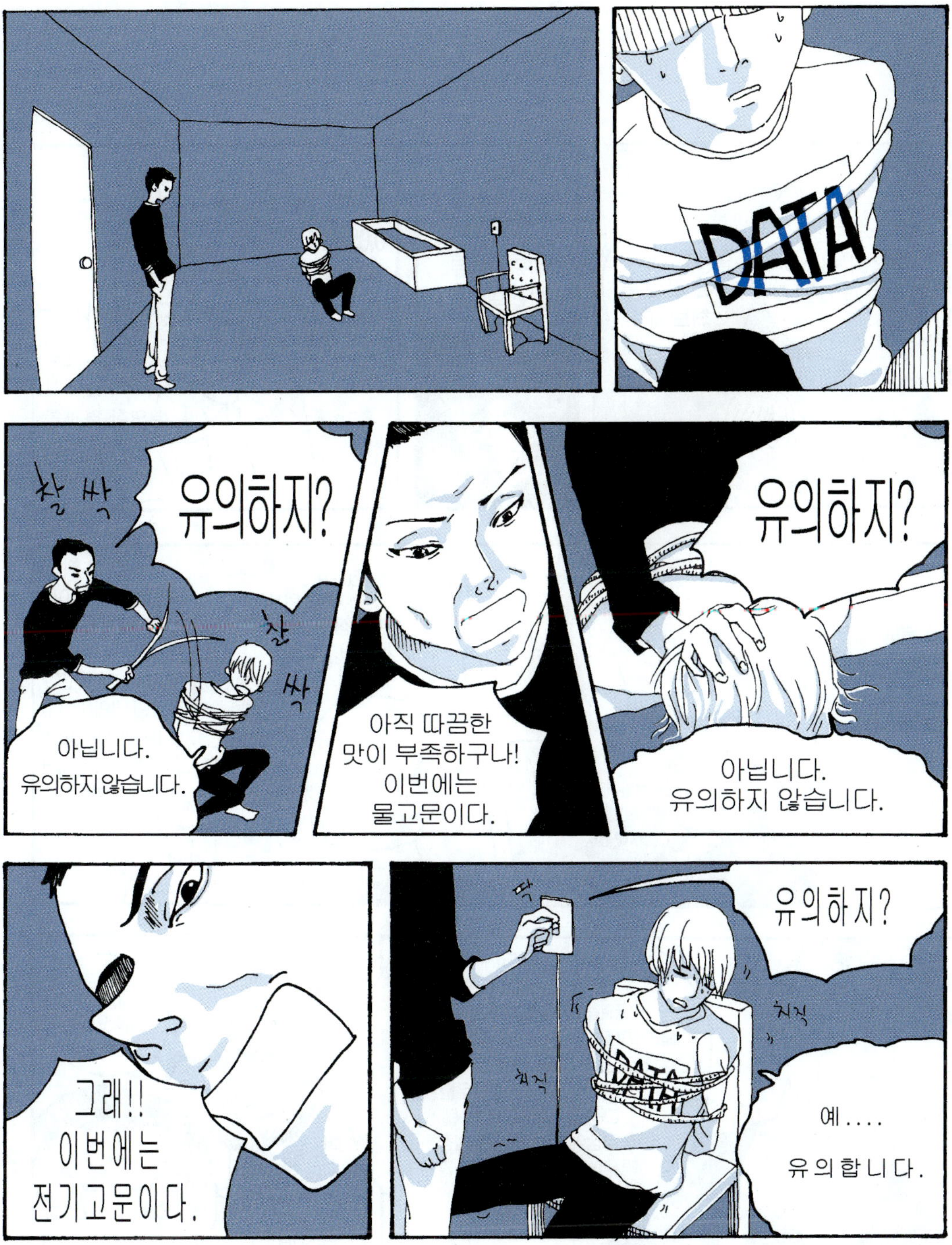
DATA
찰싹
유의하지?
찰싹
아닙니다.
유의하지 않습니다.
아직 따끔한
맛이 부족하구나!
이번에는
물고문이다.
유의하지?
아닙니다.
유의하지 않습니다.
그래!!
이번에는
전기고문이다.
딱
유의하지?
치직
치직
예....
유의합니다.

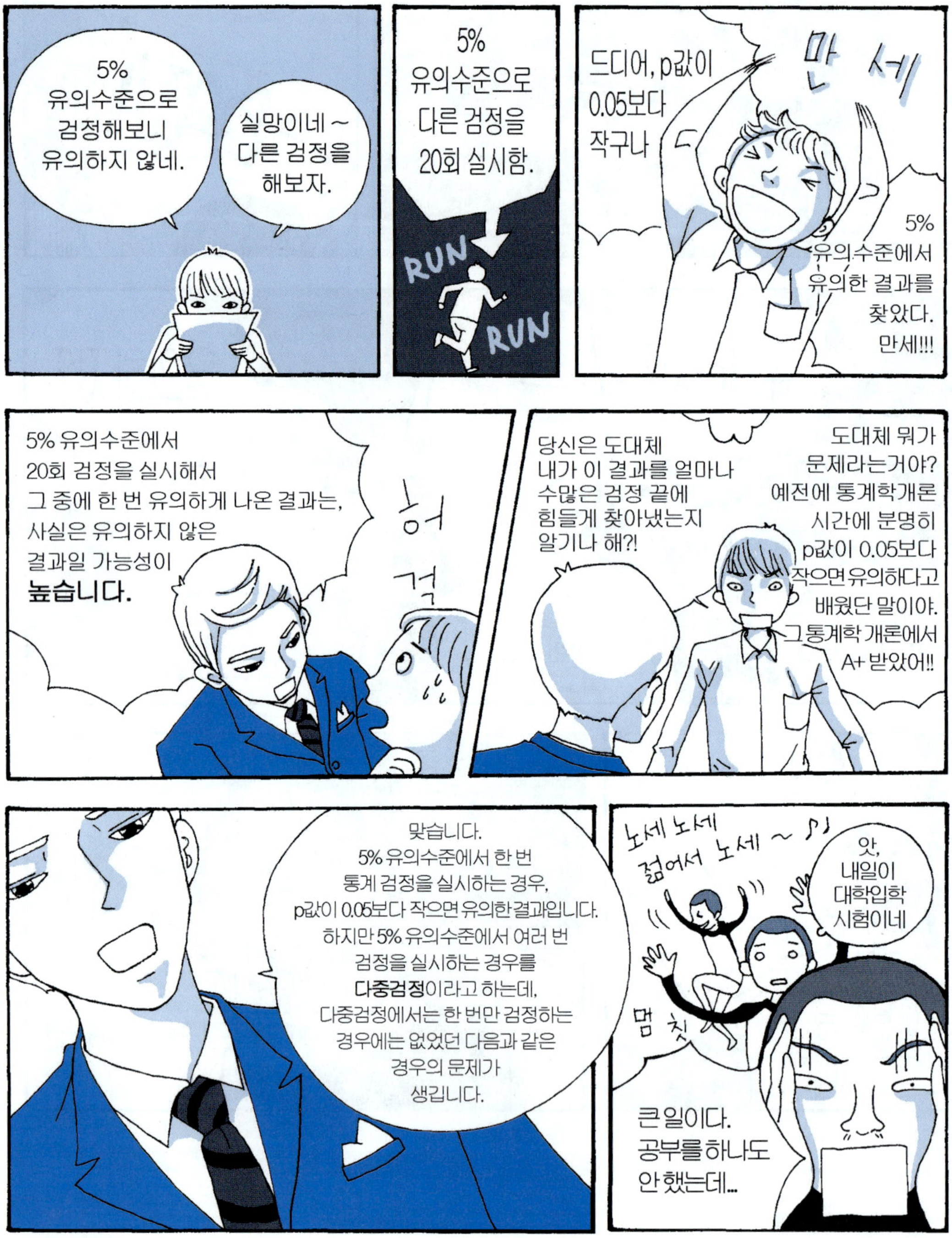
5% 유의수준으로 검정해보니 유의하지 않네.
실망이네 ~ 다른 검정을 해보자.
5% 유의수준으로 다른 검정을 20회 실시함.
RUN
RUN
드디어, p값이 0.05보다 작구나
만세
5% 유의수준에서 유의한 결과를 찾았다. 만세!!!
5% 유의수준에서 20회 검정을 실시해서 그 중에 한 번 유의하게 나온 결과는, 사실은 유의하지 않은 결과일 가능성이 **높습니다.**
허걱
당신은 도대체 내가 이 결과를 얼마나 수많은 검정 끝에 힘들게 찾아냈는지 알기나 해?!
도대체 뭐가 문제라는거야? 예전에 통계학개론 시간에 분명히 p값이 0.05보다 작으면 유의하다고 배웠단 말이야. 그 통계학 개론에서 A+ 받았어!!
맞습니다. 5% 유의수준에서 한 번 통계 검정을 실시하는 경우, p값이 0.05보다 작으면 유의한 결과입니다. 하지만 5% 유의수준에서 여러 번 검정을 실시하는 경우를 **다중검정**이라고 하는데, 다중검정에서는 한 번만 검정하는 경우에는 없었던 다음과 같은 경우의 문제가 생깁니다.
노세 노세 젊어서 노세 ~ ♪♩
앗, 내일이 대학입학 시험이네
멈칫
큰일이다. 공부를 하나도 안 했는데...

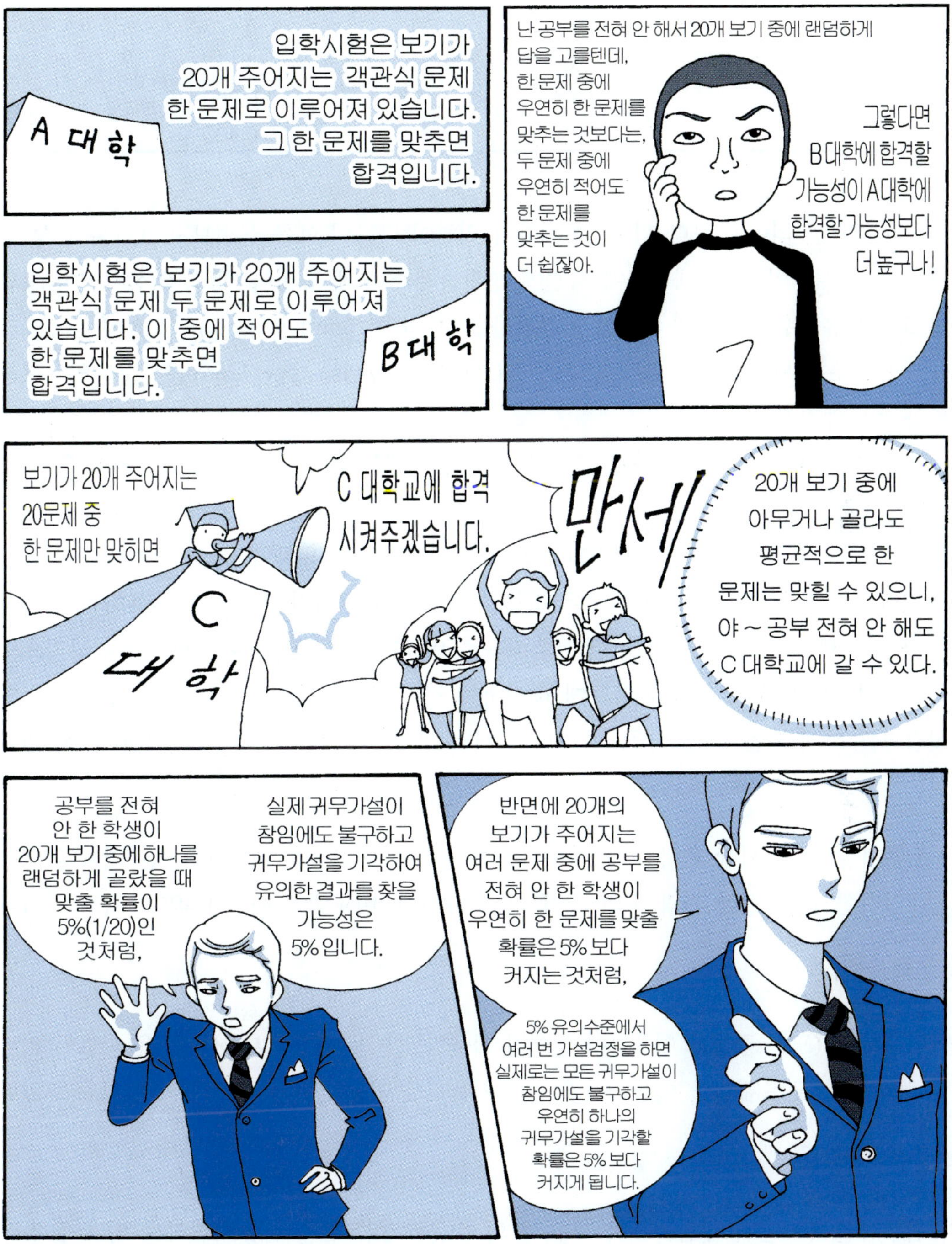
입학시험은 보기가 20개 주어지는 객관식 문제 한 문제로 이루어져 있습니다. 그 한 문제를 맞추면 합격입니다.
A 대학
입학시험은 보기가 20개 주어지는 객관식 문제 두 문제로 이루어져 있습니다. 이 중에 적어도 한 문제를 맞추면 합격입니다.
B 대학
난 공부를 전혀 안 해서 20개 보기 중에 랜덤하게 답을 고를텐데, 한 문제 중에 우연히 한 문제를 맞추는 것보다는, 두 문제 중에 우연히 적어도 한 문제를 맞추는 것이 더 쉽잖아.
그렇다면 B대학에 합격할 가능성이 A대학에 합격할 가능성보다 더 높구나!
보기가 20개 주어지는 20문제 중 한 문제만 맞히면
C 대학교에 합격 시켜주겠습니다.
C 대학
만세
20개 보기 중에 아무거나 골라도 평균적으로 한 문제는 맞힐 수 있으니, 야~ 공부 전혀 안 해도 C 대학교에 갈 수 있다.
공부를 전혀 안 한 학생이 20개 보기중에 하나를 랜덤하게 골랐을 때 맞출 확률이 5%(1/20)인 것처럼,
실제 귀무가설이 참임에도 불구하고 귀무가설을 기각하여 유의한 결과를 찾을 가능성은 5% 입니다.
반면에 20개의 보기가 주어지는 여러 문제 중에 공부를 전혀 안 한 학생이 우연히 한 문제를 맞출 확률은 5% 보다 커지는 것처럼,
5% 유의수준에서 여러 번 가설검정을 하면 실제로는 모든 귀무가설이 참임에도 불구하고 우연히 하나의 귀무가설을 기각할 확률은 5% 보다 커지게 됩니다.

표 8.1 다중검정 횟수와 familywise type I error의 관계

다중검정 횟수	개별 가설검정 유의수준	familywise type I error
1	0.05	0.050
2	0.05	0.098
3	0.05	0.143
4	0.05	0.186
5	0.05	0.250
10	0.05	0.400

표 8.1의 결과의 의미를 보다 더 잘 이해하기 위하여 다음의 예를 살펴보자. 1차 유효성 평가변수의 정의는 임상시험계획서에 사전에 명확하게 기술해 놓아야 하고, 임상시험이 종료되면 5%의 유의수준으로 단 한 번만 분석을 하게 되면 familywise type I error는 5%가 된다. 이 경우는 단 한 번만 분석을 하게 되므로 familywise type I error는 보통의 제1종 오류와 동일해지게 된다.

자 이번에는 1차 유효성 평가변수를 여러 의미로 해석하여 여러 번 분석하는 경우를 살펴보자. 예를 들어, 만성질환 치료제의 경우 여러 시간대에서 1차 유효성 평가변수를 반복 측정하게 된다. 이 경우 임상시작 전과 종료 후의 두 값만 이용하여 두 값의 차이를 비교할 수도 있고, 임상시험 동안 얻어진 모든 값들을 이용하여 얻어진 기울기를 이용하여 평가할 수도 있고, 어떤 임계점을 넘는 피험자의 비율로 비교할 수도 있다. 이렇게 3가지 방법으로 1차 유효성 평가변수의 의미를 다르게 해석하여 각각 5% 유의수준으로 분석해보면 3번의 가설검정을 하게 되는 것이다. 즉 이 경우 3개의 가설은 각각 다음처럼 주어진다. 첫 번째 가설은

- 귀무가설: (임상시작 전과 후의 차이만을 이용하여 비교했을 때) 시험약은 약효가 없다
- 대립가설: (임상시작 전과 후의 차이만을 이용하여 비교했을 때) 시험약은 약효가 있다

두 번째 가설은

- 귀무가설: (모든 값들을 이용하여 얻어진 기울기를 이용하였을 때) 시험약은 약효가 없다
- 대립가설: (모든 값들을 이용하여 얻어진 기울기를 이용하였을 때) 시험약은 약효가 있다

세 번째 가설은

- 귀무가설: (어떤 임계점을 넘는 피험자의 비율로 비교했을 때) 시험약은 약효가 없다
- 대립가설: (어떤 임계점을 넘는 피험자의 비율로 비교했을 때) 시험약은 약효가 있다

이 경우 실제로는 3개의 귀무가설이 모두 참임에도 불구하고(시험약이 실제로는 효과가 없음에도 불구하고), 적어도 하나의 귀무가설을 기각하게 되는 familywise type I error(시험약이 효과가 있다고 잘못 결론 내리는 오류)는 표 8.1에 의하면 0.143이라는 것이다(엄밀하게는 3개의 검정이 독립적이지는 않으므로, 실제 확률은 0.143과는 조금 다르게 된다).

또 다른 예로는 그룹 1에 위약을 투여하고 그룹 2, 3, 4에는 시험약을 각각 10밀리그램(mg), 20밀리그램(mg), 40밀리그램(mg)을 투여하는 2상 임상시험을 생각해보자. 2상 임상시험에서는 위약과 유의하게 다른 시험군을 찾아내는 것이 목표이므로, 그룹 1과 그룹 2를 비교하는 검정과 그룹 1과 그룹 3을 비교하는 검정, 그룹 1과 그룹 4를 비교하는 검정을 실시하게 된다. 이 세 개의 가설들을 각각 5%의 유의수준으로 검정하는 경우, 세 개의 귀무가설이 모두 참이라 하더라도(시험약 10, 20, 40밀리그램(mg)이 모두 위약과 효과의 차이가 없더라도) 그 세 개의 귀무가설 중에 적어도 하나가 기각되어, 시험약 세 개의 용량 중에 위약과 약효 차이를 보이는 용량이 적어도 하나 존재한다고 잘못 결론 내릴 확률이 0.143이라는 것이다(엄밀하게는 세 개의 검정이 독립적이지 않으므로, 실제 확률은 0.143과는 조금 다르게 된다).

많은 통계비전공자들은 통계검정 결과 p-value가 0.05보다 작기만 하면 유의한 결과라고 생각한다. 그래서 5% 유의수준에서 여러 번 검정을 실시하고 나서 그중에 한 결과만 p-value가 0.05보다 작으면 그 결과를 골라내어도 여전히 아무런 문제가 없이 결과는 유의하다고 생각한다. 하지만 이 절에서 5% 유의수준에서 여러 번 검정하는 경우에 발생하는 문제를 여러 비유를 통하여 살펴보았다. **이처럼 다중검정의 문제점을 잘 이해하지 못하여 발생하는 문제는 임상시험 분야에서 가장 통계학의 오남용이 심한 분야라고 할 수 있다.**

핵심정리

다중검정의 문제는 5%의 유의수준에서 여러 번의 통계적 가설검정을 실시하면, 설사 모든 귀무가설이 모두 참인 경우에도 적어도 하나의 대립가설을 채택할 오류 확률이 5%보다 커진다는 것이다. 다시 말하면 5%의 유의수준에서 여러 번의 통계적 가설검정을 실시하여 적어도 한 번 유의한 결과가 나와 시험약을 시판허가해준다면, 약효 없는 시험약이 시판허가를 받을 확률이 5%를 넘게 된다는 의미이다. 이는 심사기관에게는 치명적인 오류이다.

8.3 다중검정으로 인해 발생하는 문제를 해결하는 방법

그렇다면 다중검정으로 인해 발생하는 문제를 어떻게 해결할 수 있을까? 이 문제에 대한 첫 번째 해결책은 다중검정을 하지 않는 방향으로 자료를 분석하는 것이다. 만일 1차 유효성 평가변수가 여러 개인 경우에는 가장 중요한 변수만 1차 유효성 평가변수로 선택하고, 나머지는 2차 유효성 평가변수로 변경하는 방법이다. 또는 여러 그룹 간에 비교하는 검정을 여러 번 실시하는 경우에는 가장 중요한 두 그룹 간의 비교만 확증적 분석으로 지정하고, 나머지 비교는 탐색적 비교로 지정하는 방법이다. 또는 여러 시간대에 걸쳐 반복 측정된 자료인 경우에는 각 시간대별로 검정하면 다중검정이 되므로, 반복 측정된 자료로부터 하나의 요약값을 만들어내서 그 요약값을 1차 유효성 평가변수로 삼는 방법이다(ICH E9 1998).

Methods to avoid or reduce multiplicity are sometimes preferable when available, such as the identification of the key variable(multiple variables), the choice of a critical treatment contrast(multiple comparisons), and the use of a summary measure such as area under the curve(repeated measures).

하지만 이런 방법들이 항상 적용 가능한 것은 아니다. 앞에서 살펴보았듯이 임상시험에서는 분명히 가설검정을 여러 번 해야 하는 상황들이 발생한다. 이러한 경우에는 다중검정으로 인해 발생하는 문제를 인지하고, 사전에 이를 어떻게 보정할지를 반드시 임상시험계획서에 명시해야 한다(ICH E9 1998).

In confirmatory analyses, any aspects of multiplicity that remains after steps of this kind have been taken should be identified in the protocol; adjustment should always be considered and the details of any adjustment procedure or an explanation of why adjustment is not thought to be necessary should be set out in the analysis plan.

미국 FDA 가이드라인은 다중검정으로 인해 발생하는 문제를 해결하는 중요한 원칙을 다음처럼 제시하고 있다(FDA 2017). 다중성 문제를 해결하는 중요한 원칙은 평가변수, 평가시점, 분석군 및 분석방법 모두를 사전에 임상시험계획서에 명기하는 것이다. 일단 이러한 것들이 모두 사전에 명기되고 난 후, 만일 사전계획에 의해 다중검정을 실시하게 되는 경우에는 적절한 방법을 사용하여 제1종 오류를 보정하면 된다. 그러나 사전에 계획되지 않은 평가변수, 평가시점, 분석군 및 분석방법의 변경은 다중성 문제를 일으켜서 임상시험 결과 해석에 부정적인 영향을 미칠 수 있다.

An important principle for controlling multiplicity is to prospectively specify all planned endpoints, time points, analysis populations, and analyses. Once these factors are specified, appropriate adjustments for multiple endpoints and analyses can be planned and applied, as needed. Changes in the analytic plan to perform additional analyses, however, can reintroduce a multiplicity problem that can negatively impact the ability to interpret the study's results unless these changes are made prior to data analysis and appropriate multiplicity adjustments are performed.

핵심정리

(1) 다중검정으로 인해 발생하는 문제를 해결하는 방법은 통계적 가설검정을 한 번만 하도록 사전에 임상시험계획서를 작성하는 것이다.

(2) 부득이하게 다중검정을 해야 하는 경우에는 다중검정으로 인해 발생하는 문제를 어떻게 해결할 것인지 사전에 임상시험계획서에 반드시 명시해야 한다.

8.4 Bonferroni 방법

다중검정의 문제를 해결하는 방법으로서 가장 기초적이면서도 중요한 방법이 Bonferroni 방법이다. Bonferroni 방법에서는 통계 가설검정 횟수가 총 k개이면, familywise type I error를 5% 이하로 통제하기 위하여 각 개별 가설검정을 $0.05/k$ 유의수준에서 검정하는 방법이다. 예를 들어, 검정의 총 횟수가 2회이면 각 개별검정에서 얻어진 p-value가 0.025(=0.05/2)보다 작은 경우에만 그 개별 귀무가설을 기각하는 것이다. 즉 두 번의 가설검정을 각각 5% 유의수준에서 실시한 결과 첫 번째 가설검정에서 얻은 p-value는 0.001이고, 두 번째 가설검정에서 얻은 p-value는 0.035인 경우, 다중성을 보정하지 않으면 두 p-value 모두 0.05보다 작으므로 유의한 결과인 것처럼 보이지만, 다중검정의 문제점을 인식하고 나서 Bonferroni 방법으로 다중성을 보정하고 나면 p-value가 0.025보다 작은 경우에만 유의하다. 그러므로 다중성을 보정하고 나면 첫 번째 결과는 유의하지만($0.001 < 0.025$), 두 번째 결과는 유의하지 않다($0.035 > 0.025$).

Bonferroni 방법은 사용하기가 편리하며, 어떠한 다중검정 문제에서도 Bonferroni 방법을 사용하면 familywise type I error는 5% 이하로 항상 통제된다는 장점을 가지고 있다. 다중검정 문제를 해결하는 통계방법들이 너무나 많아 어느 것을 선택할지 초보자들은 알기 어려운 경우가 많은데, 이때 앞의 장점은 매우 유익한 길잡이가 된다. 앞의 말을 다시 바꾸어 말하면 Bonferroni 방법을 사용하여 분석한 경우 유의하게 나온다면 다른 어떤 방법(Hochberg 방법, Tukey 방법 등)을 사용해도 유의하다는 의미이다. 또 다르게 표현한다면 Bonferroni 방법을 사용하여 유의하게 나온 결과에 대해서는 심사기관이 문제를 제기하지 않는다는 의미이기도 하다. 왜냐하면 심사기관의 관심은 familywise type I error를 5% 이하로 통제하는 것인데(1.13절 참고), Bonferroni 방법은 어떠한 경우에도 이를 보장해주기 때문이다.

Bonferroni 방법의 장점에서 '어떠한 다중검정 문제에서도'라는 문구는 다음의 두 가지 측면에서 상관없다는 뜻이다. 첫째는 분석하는 변수의 확률분포이고, 둘째는 여러 검정에 사용되는 검정통계량들 사이의 상관관계이다. 그러므로 위의 장점을 다시 표현하면 다음과 같다.

"분석하는 변수들의 분포에 상관없이, 그리고 여러 검정에 사용되는 검정통계량들 사이의 상관관계에 상관없이, 어떠한 다중검정 문제에서도 Bonferroni 방법을 사용하면 familywise type I error는 5% 이하로 통제된다."

Bonferroni 방법이 어떠한 경우에도 familywise type I error를 5% 이하로 통제한다는 사실은 다음의 Bonferroni 부등식에 근거한 것이다.

$$P(A \cup B) \leq P(A) + P(B)$$

설명의 편의상 1차 유효성 평가변수가 2개만 존재하는 경우, 사건 A와 사건 B를 각각의 1차 유효성 평가변수에서 제1종 오류를 범할 사건이라고 하자. 그러면 $A \cup B$는 사건 A와 사건 B 중에 적어도 하나가 발생하는 사건이므로 위 부등식의 왼쪽은 바로 familywise type I error가 되게 된다. 그런데 위 부등식의 오른쪽을 5% 이하로만 맞추어 놓으면, 왼쪽은 항상 5% 이하가 된다. 그래서 Bonferroni 방법은 $P(A)$와 $P(B)$를 각각 2.5%가 되도록 만들어 놓는 것이다. 위 Bonferroni 부등식은 언제나 성립한다. 그래서 Bonferroni 방법은 언제나 familywise type I error를 5% 이하로 통제하는 것을 보장해주는 것이다.

하지만 세상에는 공짜란 없다. 위의 말에 의하면 Bonferroni 방법은 만능이라는 말인데, 세상에 만능인 것치고 모든 기능을 가장 우수하게 하는 것을 본 적이 있는가? Bonferroni 방법의 단점은 어떠한 경우에도 familywise type I error를 5% 이하로 통제하다 보니, 실제 범하는 familywise type I error는 5%보다 매우 낮다는 것이고(이를 '보수적'이라고도 표현함), 이는 제2종 오류가 크다는 말인데 이는 검정력(100% − 제2종 오류 확률)이 낮아진다는 의미이다. 제약회사가 임상시험을 하는 이유는 대립가설을 채택하기 위해서이다. 그런데 대립가설이 참인 경우 그 대립가설을 채택할 확률인 검정력(시험약이 정말로 효과가 있을 때 임상시험이 그것을 찾아줄 확률)이 떨어진다는 것은 제약회사에게는 치명적인 단점이다.

이런 단점을 극복하기 위하여 통계학자들은 (1) 어떤 경우에도 사용할 수 있는 방법 중에 Bonferroni 방법보다 더 높은 검정력을 주는 방법을 개발하였고, (2) 분석하는 변수들의 분포가 주어지거나(예를 들면, 정규분포), 여러 검정에 사용되는 검정통계량들 사이의 상관관계가 주어지는 경우 Bonferroni 방법보다 더 높은 검정력을 주는 방법을 개발하였다. (1)에 대한 예가 8.15절에 나오는 Holm 방법과 Hochberg 방법이고, (2)에 대한 예가 분산분석에 나오는 Tukey 방법이다. 이렇게 개발된 다중검정방법들이 정말 많은데, 이는 주어진 조건을 총동원하여 familywise type I error는 5% 이하로 통제하면서 검정력은 조금이라도 높이려는 통계학자들의 몸부림인 것이다. 만일 검정력이 낮은 방법으로는 p-value가 0.051인데, 검정력이 높은 방법으로는 p-value가 0.049가 나온다고 생각해보자. 이런 경우는 현실에서 얼마든지 일어날 수 있다. 수억 또는 수십억 원을 쏟아 부은 임상시험의 결과를 조금 복잡하지만 검정력이 높은 통계방법을 사용하여 유의하지 않았던 결과를 유의하게 만들어 줄 수 있는 것이다. 그래서 통계전문가가 필요한 것이다.

참고로 앞에서는 5% 유의수준을 사용하고 총 k회의 가설검정이 있는 경우, Bonferroni 방법은 각 개별검정에서 5% 유의수준을 동일하게 나누어서 사용하는 방법이라고 설명하였다. 하지만 각 개별검정에서 5% 유의수준을 반드시 동일하게 나누어야만 하는 것은 아니며 여러 개의 유의수준으로 나누더라도 그 합만 5%가 되면 된다. 그 이유는 앞에서 소개한 Bonferroni 부등식을 보면 자명하다. $P(A)$와 $P(B)$의 합만 5%만 이하이면 $P(A \cup B)$가 5%보다 작게 되는 것은 당연하다. 5% 유의수준을 동일하게 나누지 않을 경우 어떻게 다르게 나눌지는 임상적 중요성 및 성공 가능성 등을 감안하여 결정하게 된다. 19.12절에서 살펴볼 MERIT-HF trial에서는 두 개의 1차 유효성 평가변수가 있는데, 5% 유의수준을 각각 4%와 1%로 나누어 사용하였다.

핵심정리

(1) 어떠한 다중검정 문제에서도 Bonferroni 방법을 사용하면 familywise type I error(모든 귀무가설이 참임에도 불구하고, 적어도 하나의 귀무가설을 기각하게 되는 오류)는 5% 이하로 항상 통제된다.
(2) 심사기관 입장에서는 Bonferroni 방법을 사용하여 유의하게 나온 결과는 무조건 인정해주면 되는데, 그 이유는 Bonferroni 방법은 어떠한 경우에도 familywise type I error를 5% 이하로 통제하는 것을 보장해주기 때문이다.
(3) 제약회사 입장에서는 Bonferroni 방법을 사용하면 검정력이 낮기 때문에 손해이다. 더 높은 검정력을 갖는 다중검정방법을 찾는 것이 이익이다.
(4) 분석하는 변수의 분포를 이용할 수 있거나 여러 검정에 사용되는 검정통계량들 사이의 종속관계를 이용할 수 있는 경우에는 Bonferroni 방법보다 검정력이 더 높은 다중검정방법이 많이 존재한다.

8.5 다중검정으로 인해 생기는 문제를 언제 보정해주어야 하는가?

8.2절에서 다중검정으로 인해 생기는 문제가 무엇인지 살펴보았고, 8.4절에서는 다중검정으

로 인해 생기는 문제를 해결하기 위한 방법으로 Bonferroni 방법을 살펴보았다. 임상시험에서 얻어진 자료를 분석할 때, 8.1절에서 살펴본 것처럼 가설검정을 여러 번 하는 경우가 많은데, 그런 경우마다 다중검정으로 인해 생기는 문제를(예를 들어 Bonferroni 방법을 이용하여) 항상 보정해주어야 하는 것은 아니다. 그렇기 때문에 우선 중요한 일은 다중검정으로 인해 생기는 문제를 보정해주어야 하는 경우가 언제인지를 명확하게 이해할 필요가 있다. 원칙은 다음과 같다.

첫째, 확증적 분석에 대해서만 다중검정으로 인한 제1종 오류를 보정할 필요가 있으며, 탐색적 분석에 대해서는 보정이 필요하지 않다. 그 이유는 탐색적 분석은 말 그대로 탐색적 분석이므로 그 분석결과가 어떻게 나오던 시험약의 시판허가에 영향을 미치지 않는다.

둘째, **확증적 분석에서는 여러 가지 검정 결과 중에 자신에게 유리한 결과를 고를 기회가 있는 경우에 다중검정으로 인한 제1종 오류를 보정해주어야 한다**(CHMP 2002). 8.2절에서 사용한 예를 들어 설명하면 공부를 전혀 안 한 학생에게 두 문제를 주고 두 문제를 한 문제만 맞히면 대학에 합격시켜주겠다고 하는 경우가 바로 이 경우에 해당한다. 왜냐하면 그 학생은 두 문제를 풀고 그 중에 한 문제를 맞히고 다른 문제는 틀리면, 그 학생은 틀린 문제에 대해서는 아무런 언급도 하지 않고 맞힌 문제만 지적하면서 그 문제를 맞추었으니 합격시켜달라고 할 것이기 때문이다. 즉 여러 결과 중에 자신에게 유리한 결과를 고를 기회가 있는 것이다.

> Multiplicity can have a substantial influence on the rate of false positive conclusions which may affect approval and labelling of an investigational drug **whenever there is an opportunity to choose the most favourable result from two or more analyses.**

이 두 원칙을 잘 이해하고 있으면, 다중검정으로 인해 생기는 문제를 언제 보정해야 하는지, 할 필요가 없는지를 쉽게 이해할 수 있다. 8.1절에서 살펴본 경우들에 대해 과연 다중성을 보정해주어야 하는지 각각의 경우를 살펴보자.

(1) 그룹수가 세 개 이상인 경우

2상 임상시험인 경우에는 그 2상 임상시험이 확증적 임상시험으로 간주되면 다중성을 보정해주어야 하고, 탐색적 임상시험으로 간주되면 다중성을 보정할 필요가 없다. 반면에 3상 임상시험인 경우에는 확증적 임상시험이므로 다중성을 보정해주어야 한다. 우리나라에서는 3상 임상시험에서 그룹 수가 세 개 이상인 경우가 매우 드물지만, 외국의 경우에는 종종 있는 편이다.

(2) 1차 유효성 평가변수를 여러 의미로 분석하는 경우

1차 유효성 평가변수의 정의를 임상시험계획서에 사전에 명확하게 기술해놓지 않으면, 임상시험 종료 후에 1차 유효성 평가변수를 여러 가지 방법으로 해석할 수 있게 된다. 예를 들어, 만성질환 치료제의 경우 여러 시간대에서 1차 유효성 평가변수를 반복 측정하게 된다. 이 경우 임상시작 전과 종료 후의 두 값만 이용하여 두 값의 차이를 비교할 수도 있고, 임상시험 동안 얻어진 모든 값들을 이용하여 얻어진 기울기를 이용하여 평가할 수도 있으며, 어떤 임계점을 넘는 피험자의 비율로 비교할 수도 있고, 반복 측정된 모든 자료를 활용하는 반복측정 자료분석방법을 이용할 수도 있다. 이렇게 4가지 방법으로 1차 유효성 평가변수의 의미를 다르게 해석하여 각각 분석해보면 4번의 가설검정을 하게 되는 것이다.

이 경우에는 Bonferroni 방법을 사용하여 각 검정을 0.05/4의 유의수준으로 검정하면 모든 문제가 해결되는 것일까? 그렇지 않다. 위의 예에서는 4가지 다른 방법으로 1차 유효성 평가변수의 의미를 해석했지만, **실제 상황에서는 몇 가지 가능한 상황을 모두 고려해본 후 자신에게 유리한 결과를 골랐는지 알아낼 길이 없다.** 이것이 바로 사전에 임상시험계획서에 명기하지 않았을 때 생기는 문제점이다. 그러므로 **사전에 임상시험계획서에 명기된 분석방법으로 통계분석을 하는 원칙을 지키지 않으면, 다중성을 보정하고 싶어도 어떻게 보정해야 하는지 알 길이 없다.** 그래서 임상시험계획서에 1차 유효성 평가변수의 정의를 명확하게 기술하는 원칙을 지키는 것의 중요성을 아무리 강조해도 지나치지 않다.

(3) full analysis set와 per protocol set 분석

대부분의 경우 full analysis set와 per protocol set 중에 하나를 주분석으로 임상시험계획서에 사전에 명기하게 된다. 만일 이처럼 한 방법을 주분석으로 명기했다면 그 분석만 주분석이 되고, 다른 방법은 탐색적 분석이 된다. 이 경우 주분석은 단 한 번이므로 다중성을 보정할 필요가 없게 된다. 만일 full analysis set와 per protocol set를 모두 주분석으로 명기한 경우에 두 분석이 모두 유의해야만 시험약이 시판허가를 받는다면, 이 경우에는 두 검정 결과 중에 자신에게 유리한 결과를 고를 기회가 있는 것이 아니므로 다중성을 보정할 필요는 없다. 사실 이 경우는 8.9절에서 더 자세하게 살펴볼 것이다.

(4) 임상시험계획서에 사전에 정한 방법으로 유의하지 않자 다른 방법으로 분석하는 경우

이러한 예는 매우 다양하다.

(i) 사전에 지정한 시점에서 얻어진 1차 유효성 평가변수의 분석결과가 유의하지 않자 다른

시점에서 얻어진 1차 유효성 평가변수를 분석하는 경우. 예를 들면, 사전에는 1차 유효성 평가변수를 6개월 시점에서 분석하겠다고 했는데 분석결과가 유의하지 않자 3개월 시점의 자료를 분석하는 경우.

(ii) 사전에 명기한 임상시험계획서에는 공변량을 보정하지 않겠다고 써놓았는데 공변량을 보정하지 않고 수행한 분석이 유의하지 않자 공변량을 보정한 분석을 실시하는 경우.

이 경우 발생하는 문제에 대해서는 6.4절에서 더 심도 있게 논의하였으므로 6.4절을 참고하길 바란다. 사실 이미 앞에서 임상시험계획서에 사전에 정한 방법으로 유의하지 않자 다른 방법으로 분석하는 경우에는 familywise type I error(시험약은 사실 유의하지 않지만 5% 유의수준으로 여러 번 검정하다 보니 그 중에 한 번 우연하게 유의한 결과가 나오는 오류)가 5%를 초과하게 된다는 것을 지적한 바 있다. 그러면 이렇게 증가된 familywise type I error를 Bonferroni 방법을 사용하여 보정해주면 될까? 그렇지 않다. **문제는 몇 가지 가능한 상황을 모두 고려해본 후, 자신에게 유리한 결과를 골랐는지 알아낼 길이 없다.** Bonferroni 방법을 사용하는 경우, 두 가지 방법 시도 후 유의한 결과를 찾았다면 0.05/2를 유의수준으로 사용하고, 열 가지 방법 시도 후 유의한 결과를 찾았다면 0.05/10을 유의수준으로 사용하면 되지만, 임상시험계획서에 명기하지 않았기에 도대체 몇 가지 방법을 시도한 후 유의한 결과를 찾아내었는지 증명할 길이 없는 것이다. 이것이 바로 사전에 임상시험계획서에 명기하지 않았을 때 생기는 문제점이다. 그러므로 **사전에 임상시험계획서에 명기된 분석방법으로 통계분석을 하는 원칙을 지키지 않으면 다중성을 보정하고 싶어도 어떻게 보정해야 하는지 알 길이 없다.** 그래서 임상시험계획서를 사전에 잘 작성하는 것의 중요성을 아무리 강조해도 지나치지 않다.

(5) 하위군 분석

하위군 분석에는 확증적 하위군 분석과 탐색적 하위군 분석이 있고, 그 차이를 명확하게 이해할 필요가 있다. 확증적 하위군 분석에서는 다중성을 보정해주어야 한다. 하지만 우리나라에서 확증적 하위군 분석은 극히 드물다. 대부분의 경우 하위군 분석은 탐색적 분석이므로 다중성을 보정할 필요가 없다. 하위군 분석에 대한 더 자세한 내용은 9장에 설명되어 있다.

(6) 1차 유효성 평가변수가 두 개 이상인 경우

3상 임상시험에서 1차 유효성 평가변수가 두 개 이상인 경우, 만일 두 개 이상인 1차 유효성 평가변수 중에 적어도 한 개의 1차 유효성 평가변수만 유의하면 시험약이 시판허가를 받는 경우에는 여러 검정 결과 중에 자신에게 유리한 결과를 고를 기회가 있는 것이므로 다중성을 보정해주어야 한다. 이런 경우에 대해서는 8.9절에서 다시 자세하게 살펴볼 것이다.

반면에 두 개 이상인 1차 유효성 평가변수가 모두 유의한 경우에만 시험약이 시판허가를 받는 경우에는 두 검정 결과 중에 자신에게 유리한 결과를 고를 기회가 있는 것이 아니므로 다중성을 보정할 필요가 없다. 이 경우는 8.10절에서 더 자세하게 살펴볼 것이다.

(7) 중간분석interim analysis

중간분석이 허락된 사전에 디자인된 임상시험이 확증적 임상시험이라면 다중성을 보정해주어야 한다. 이런 디자인으로는 집단축차디자인이 있는데 14.4.4절에서 더 자세하게 살펴볼 것이다. 반면에 탐색적 임상시험이라면 다중성을 보정해줄 필요는 없다.

단 중간분석을 수행하는 것이 사전에 임상시험계획서에 명시되지 않은 경우에 몰래 맹검을 깨서 중간분석을 해보는 일은 중대한 임상시험 관리기준KGCP 위반이며 처벌 대상이 된다. 자세한 내용은 3.6절을 참고하길 바란다. 이 경우에 다중검정으로 인해 familywise type I error가 증가하는 것을 인정하여 Bonferroni 같은 방법으로 다중성을 보정해주면 되는 것이 아니냐고 주장하는 사람이 있을 수도 있다. 하지만 임상시험계획서에 사전에 중간분석의 횟수를 명시하지 않은 이상, 몇 번 중간분석을 수행하였는지 확인할 길이 없고 그러므로 보정하기도 어렵게 된다. 뿐만 아니라 설사 다중성 문제가 해결된다고 하더라도 중간분석 결과로 인해 생기는 수행상의 편의operational bias가 더 큰 문제가 된다. 이에 대한 내용은 14.6.1절에서 설명되어 있다.

(8) 2차 유효성 평가변수

필자가 이해하기로는 우리나라 임상시험에서 모든 2차 유효성 평가변수 분석은 탐색적 분석이다. 그러므로 다중성을 보정할 필요가 없다. 하지만 미국 등 선진국의 경우에는 2차 유효성 평가변수에 두 종류가 존재한다. 첫 번째 종류는 label을 변경하려는 목적의 2차 유효성 평가변수이고, 두 번째 종류는 순순히 탐색적 목적의 2차 유효성 평가변수이다. 이러한 경우 두 번째 종류의 순수한 탐색적 목적의 2차 유효성 평가변수는 다중성을 보정할 필요가 없지만, 첫 번째 종류의 label을 변경하려는 목적의 2차 유효성 평가변수는 다중성을 보정해주어야 한다. 8.14절에서 이에 대해 좀 더 자세하게 논의하였다.

(9) 민감도분석

민감도분석은 탐색적 분석이므로 다중성을 보정할 필요가 없다. 민감도분석에서 다중성 보정이 필요하지 않다는 것은 EMA 가이드라인에 다음처럼 명확하게 설명되어 있다(CHMP 2002).

> In general, multiple analyses on varying subsets of subjects or with varying measurements for the purpose of investigating the sensitivity of the conclusions drawn from the primary analysis should not be subjected to adjustment for type I error. The main purpose of such analyses is to increase confidence in the results obtained from the primary analysis.

(10) 안전성 변수들 분석

안전성 자료분석에서는 제1종 오류보다 제2종 오류가 더 심각한 오류가 된다. 그러므로 다중성을 보정할 필요가 없게 된다. 이 점은 8.10절에서 더 자세하게 설명되어 있다.

(11) 복합제

기허가된 용량이 하나만 있는 두 단일제 A와 B를 합쳐 복합제 A+B를 만드는 경우, 그 복합제 A+B가 단일제 A보다도 우수하고, 복합제 A+B가 단일제 B보다 우수함을 보여야 한다. 이 경우 두 번의 가설검정을 실시하지만 두 검정 모두가 유의해야 하기 때문에 두 번의 검정 결과 중에 자신에게 유리한 결과를 고를 기회가 존재하지 않는다. 따라서 다중성을 보정할 필요가 없다. 이에 대한 내용은 8.10절에 더 자세하게 설명되어 있다.

(12) 통계적 검정의 성격상 첫 번째 검정 결과에 따라 두 번째 수행할 검정방법이 달라지는 경우

예를 들어 정규성 검정을 먼저 해본 후, 정규성 가정이 5% 유의수준에서 만족된다고 판단되면 이표본 t 검정을 실시하고, 정규성 가정이 만족되지 않는다고 판단되면 윌콕슨 순위합 검정을 실시하는 경우, 두 번의 검정을 하게 된다.

이처럼 순차적으로 검정을 실시하는 경우 처음 검정 결과를 가지고 두 번째 검정들 중에 선택하는 방법을 명확하게 사전에 임상시험계획서에 기술해 놓은 경우에는 여러 가지 검정 결과 중에 자신에게 유리한 결과를 고를 기회가 존재하지 않는다. 그러므로 다중성을 보정할 필요가 없다. 이를 보다 더 명확하게 이해하기 위해 다음의 두 가지 경우를 확실하게 이해해보자.

(i) 두 검정 중에 자신에게 유리한 결과를 고를 기회가 있는 경우
정규성 검정 결과 없이, 이표본 t 검정과 윌콕슨 순위합 검정을 두 번 5% 유의수준에서 실

시하여 이 중에 한 결과만 유의하면 시험약의 시판허가를 준다면, 이는 두 검정 중에 자신에게 유리한 결과를 고를 기회가 있는 것이므로 다중성을 보정해주어야 한다.

(ii) 두 검정 중에 자신에게 유리한 결과를 고를 기회가 없는 경우
정규성을 검정하는 어떤 검정을 실시하여 p-value가 0.05보다 크면 이표본 t 검정을 실시하고, p-value가 0.05보다 작으면 윌콕슨 순위합 검정을 실시하겠다고 사전에 임상시험계획서에 명기한 경우라고 가정해보자. 이 경우 분석자는 이표본 t 검정의 결과와 윌콕슨 순위합 검정의 결과 중에 자신에게 유리한 결과를 고를 기회는 없다. 이표본 t 검정과 윌콕슨 순위합 검정 중에 어느 결과를 고를지는 분석자의 의지가 아니라, 정규성 검정 결과에 따라 달라지기 때문이다. 그러므로 이 경우에는 다중성을 보정할 필요가 없다.

(13) 생물학적 동등성에서 추가시험과 재시험

(i) 추가시험
우리나라 규정에 의하면 생물학적 동등성 시험 결과가 5% 유의수준에서 유의하지 않으면 추가시험을 실시해서 두 자료를 합쳐서 다시 한 번 분석하는 것을 허락해주고 있다(12.11절 참고). 이 경우 두 번의 검정을 실시하게 되고 두 번의 결과 중에 자신에게 유리한 결과를 고를 기회가 있다. 왜냐하면 첫 번째 검정이 유의하지 않으니 두 번째 검정을 하고, 두 번째 검정이 유의하면 그 두 번째 검정 결과를 고를 것이기 때문이다. 즉 이 경우에는 familywise type I error(그 복제약은 대조약과 생물학적으로 동등하지 않음에도 불구하고 동등하다고 잘못 결론 내리는 오류)는 5%를 초과하게 된다. 구체적으로 얼마나 초과하는지는 더 연구가 필요하다. 이 경우 familywise type I error가 5%를 초과한다는 것이 문제가 될까? 이는 심사기관이 판단할 문제이다. 생물학적 동등성 시험에서 제1종 오류는 신약개발에서의 제1종 오류보다 덜 심각할 수 있다. 그러므로 5%를 넘는 유의수준을 허락해줄 수도 있는 일이다.

(ii) 재시험
만일 생물학적 동등성 시험이 실패하여 재시험을 하게 된다면, 이 경우에도 두 번의 가설검정을 실시한 셈이 된다. 이 경우 두 번의 검정 결과 중에 자신에게 유리한 결과를 고를 기회가 존재하므로 다중성을 보정해주어야 한다. 하지만 첫 번째 시험이 어떠한 이유로 명백한 시험상의 오류가 존재하였다면, 이 경우에는 첫 번째 시험에서 유의한 결과를 보일 기회가 아예 존재하지 않았던 것이므로 두 번의 검정 결과 중에 자신에게 유리한 결과를 보일 기회가 존재하지 않는다. 즉 이 경우에는 다중성을 보정할 필요가 없다.

위에서 살펴본 여러 경우들 중에서 탐색적 분석이라 다중성을 보정할 필요가 없는 경우가 여러 경우 존재하였다. 다중성을 보정하면 5%보다 더 작은 유의수준을 사용해야 하기 때문에 유의한 결과를 찾아내기가 힘들어진다. 그러므로 다중성을 보정하지 않아도 된다는 말은 얼핏 듣기에는 제약회사에게 유리한 것처럼 보인다.

하지만 탐색적 분석에서 다중성을 보정할 필요가 없다고 해서 제약회사에 반드시 유리한 것은 아니다. 다중성을 보정하지 않는 이유는 그 결과를 확증적 결과로 간주하지 않겠다는 의미이다. 다시 말하면 그냥 탐색적인 결과로만 인정하겠다는 것이다. 탐색적 결과로는 심사기관으로부터 시험약의 시판허가를 받지 못한다. 예를 들어, 우위성 검정의 임상시험계획서에서 ITT 분석을 주분석으로 삼겠다고 임상시험 시작 전에 정했다고 하자. 이 경우 PPper protocol 분석은 단지 탐색적 분석일 뿐이어서 다음과 같은 결과를 낳게 된다.

(i) ITT 분석은 5%에서 유의하지 않은데 PP 분석은 5%에서 유의한 경우.
그 시험약은 허가되지 않는다. 이유는 간단하다. 주분석인 ITT가 유의하지 않기 때문이다. 실패한 ITT 분석을 PP 분석이 살릴 수는 없다. PP 분석은 단지 탐색적 분석일 뿐이다.

(ii) ITT 분석은 5%에서 유의한데, PP 분석은 5%에서 유의하지 않은 경우.
그 시험약은 허가된다. 그 이유 역시 간단하다. 주분석인 ITT가 유의하기 때문이다. 하지만 심사기관은 PP 분석이 유의하지 않는 것에 대해 추가적인 설명을 요구할 수도 있다.

핵심정리

(1) 다중검정으로 인한 제1종 오류를 보정해주어야 하는지 결정할 때 두 가지 원칙을 이해하는 것이 중요하다.
(2) 첫 번째 원칙은 확증적 분석에 대해서만 다중검정으로 인한 제1종 오류를 보정할 필요가 있다는 것이다.
(3) 두 번째 원칙은 여러 가지 검정 결과 중에 자신에게 유리한 결과를 고를 기회가 있는 경우에는, 다중검정으로 인한 제1종 오류를 보정해주어야 한다.
(4) 민감도분석은 탐색적 분석이므로 다중성을 보정할 필요가 없다.

8.6 유의수준이 '사용되었다used, spent'는 표현의 의미

다중검정을 이해하는 데 도움이 되는 또 다른 방법은 유의수준이 '사용되었다used, spent'는 표현을 사용하는 것이다. 다중검정에 대한 미국 FDA 가이드라인은 영어로 'used'라는 단어를 사용하였고, 14.4.4절에 소개된 집단축차디자인에서 나오는 'alpha-spending 함수'에서는 'spend'라는 단어를 사용하였지만, 결국 우리말로 표현하면 '사용되어 없어져버렸다'는 의미이다(FDA 2017).

여기서 유의수준이 '사용되었다used'와 '사용되지 않았다unused'라는 말의 의미를 먼저 파악할 필요가 있다. 주어진 유의수준으로 어떤 가설검정 수행을 수행할 때 그 귀무가설이 기각되지 않으면 해당 유의수준은 '사용되었다used'라고 표현하고 반면에 그 귀무가설이 기각되면 해당 유의수준은 '사용되지 않았다unused'라고 표현한다.

만일 처음에 주어진 유의수준이 0.05인데, Bonferroni 방법을 사용하여 두 개의 1차 유효성 평가변수 A와 B에 유의수준을 각각 0.02와 0.03을 배정했다고 가정해보자. 1차 유효성 평가변수 A에 대한 가설검정에서 얻어진 p값이 0.025로 0.02보다 큰 경우, 1차 유효성 평가변수 A에 대한 귀무가설은 기각되지 않게 되고, 배정된 유의수준 0.02는 '사용되어 없어져 버리게 된다.' 그러므로 남은 유의수준은 0.03(= 0.05 − 0.02)밖에 없다. 이는 마치 내 지갑에 돈 5만 원이 있다가 무언가를 사는데 2만 원을 써 버려서 이제 내 지갑에는 남은 돈이 3만 원밖에 없는 상황이라고 표현할 수 있다. 이처럼 우리는 가설검정을 수행할 때마다 유의수준을 사용use, spend하게 되고, 그러므로 남은 유의수준은 점점 줄어들게 된다.

만일 처음에 주어진 유의수준 0.05를 다 사용해버려서 남은 유의수준이 0인 경우에는 더 이상 가설검정을 사용할 수 없게 된다. 이는 마치 처음에는 내 지갑에 5만 원이 있었으나 무언가를 구입하는 데 차례로 5만 원을 다 사용해서, 내 지갑에 돈이 하나도 남지 않으면 그 다음에는 더 이상 무언가를 구입할 수 없게 되는 상황과 마찬가지이다. 이처럼 주어진 유의수준을 마치 자신에게 주어진 '돈'(또는 재화, 시간, 에너지)처럼 간주하여, 가설검정을 수행할 때마다 그 유의수준이 줄어드는 것을 마치 '돈'을 사용해버려서 돈이 줄어드는 것처럼 표현하는 것은 다중검정을 이해하는 데 큰 도움이 된다. 8.7절, 8.15절, 8.16절에서는 이러한 표현을 사용하여 다중검정의 문제를 설명할 것이다.

이번에는 귀무가설이 기각되어 그 귀무가설에 배정된 유의수준이 '사용되지 않은unused' 경우를 살펴보자. 이 경우에는 유의수준이 사용되지 않았으므로, 그 남은 유의수준을 다른 가설검정에 사용할 수 있을까? 이 질문에 대한 답은 '예'일 수 있는데, 다만 축차적sequential 다중검정방법을 사용한 경우에 한해서이다. 이처럼 축차적 다중검정방법은 사용되지 않은 유의수준을 다음 단계의 가설검정에 전달하여 사용할 수 있는 장점을 가지고 있다. 축차적 다중검정방법에 대해서는 8.15절과 8.16절에서 살펴볼 것이다.

핵심정리

(1) 주어진 유의수준으로 어떤 가설검정을 수행할 때 그 귀무가설이 기각되지 않으면 해당 유의수준은 '사용되어used' 없어진 것으로 표현할 수 있는데, 이는 마치 무언가를 구입하면 내 지갑에 있는 돈이 사용되어 내 지갑에 있는 남은 돈이 줄어드는 것에 비유할 수 있다.

(2) 내 지갑에 남은 돈이 없으면 무언가를 구입할 수 없는 것처럼 남은 유의수준이 없으면 더 이상 확증적 가설검정을 수행할 수 없게 된다. 그러므로 돈을 아껴 쓰듯 유의수준도 아껴서 신중하게 써야 한다.

(3) 축차적 다중검정방법을 사용하면 이전 가설검정에 사용되지 않은unused 유의수준을 다음 가설검정에 전달하여 사용할 수 있으므로 제약회사에게는 매우 유리한 방법이 된다.

8.7 2차 유효성 평가변수는 유의한데 1차 유효성 평가변수가 유의하지 않은 경우, 그 시험약은 시판허가를 받을 수 없는 이유

요즘은 임상시험에 대한 통계학 지식이 많이 알려져서 이런 주장을 하는 사람을 보기 어렵지만, 약 10년 전만 해도 1차 유효성 평가변수가 유의하지 않아도 2차 유효성 평가변수가 유의하면 그 시험약은 시판허가를 받을 수 있는 것이 아니냐고 묻는 사람들이 종종 있었다. 통계비전공자들에게는 일단 어떤 평가변수이든지 간에 p값이 0.05보다 작아서 유의한 결과가 나오면 시험약은 시판허가를 받을 수 있을 거라고 생각하기 쉽다. 이런 생각이 왜 잘못되었는지 이 절에서 살펴보기로 하자. 특히 8.6절에서 소개한 유의수준이 '사용되었다used'라는 표현을 사용하여 설명할 것이다.

5% 유의수준을 사용하기로 한 임상시험에서 1차 유효성 평가변수 A가 있고, 2차 유효성 평가변수 B가 있다고 하자. 1차 유효성 평가변수 A를 5%의 유의수준으로 검정을 하였는데 유의하지 않게 나왔다. 반면에 2차 유효성 평가변수 B는 5% 유의수준에서 검정하니 유의한 결과가 나왔다. 그 시험약은 시판허가를 받을 수 있을까? 시험약의 시판허가는 오로지 1차 유효성 평가변수가 유의한 경우에만 주어진다. 그러므로 위의 경우에는 시판허가를 받지 못한다.

이것을 어떻게 통계학적으로 설명할 수 있을까? 어떤 사람들은 '이 임상시험의 표본크기는 1차 유효성 평가변수에 맞추어서 계산되었으므로 2차 유효성 평가변수에 사용하는 것은 부적절하다'고 설명한다. 하지만 이 설명은 문제의 핵심을 파악한 설명이 아니다. 문제의 핵심은 만일 2차 유효성 평가변수 B의 유의한 결과를 인정하여 시험약의 시판허가를 내 준다면 familywise type I error가 5%를 넘는 데 있다. 이 문제에서는 1차 유효성 평가변수 A에 대한 검정과 2차 유효성 평가변수 B에 대한 검정이 존재하므로, 다중검정의 문제가 된다. 하지만 1차 유효성 평가변수 A에 대한 분석만이 확증적 분석이고, 2차 유효성 평가

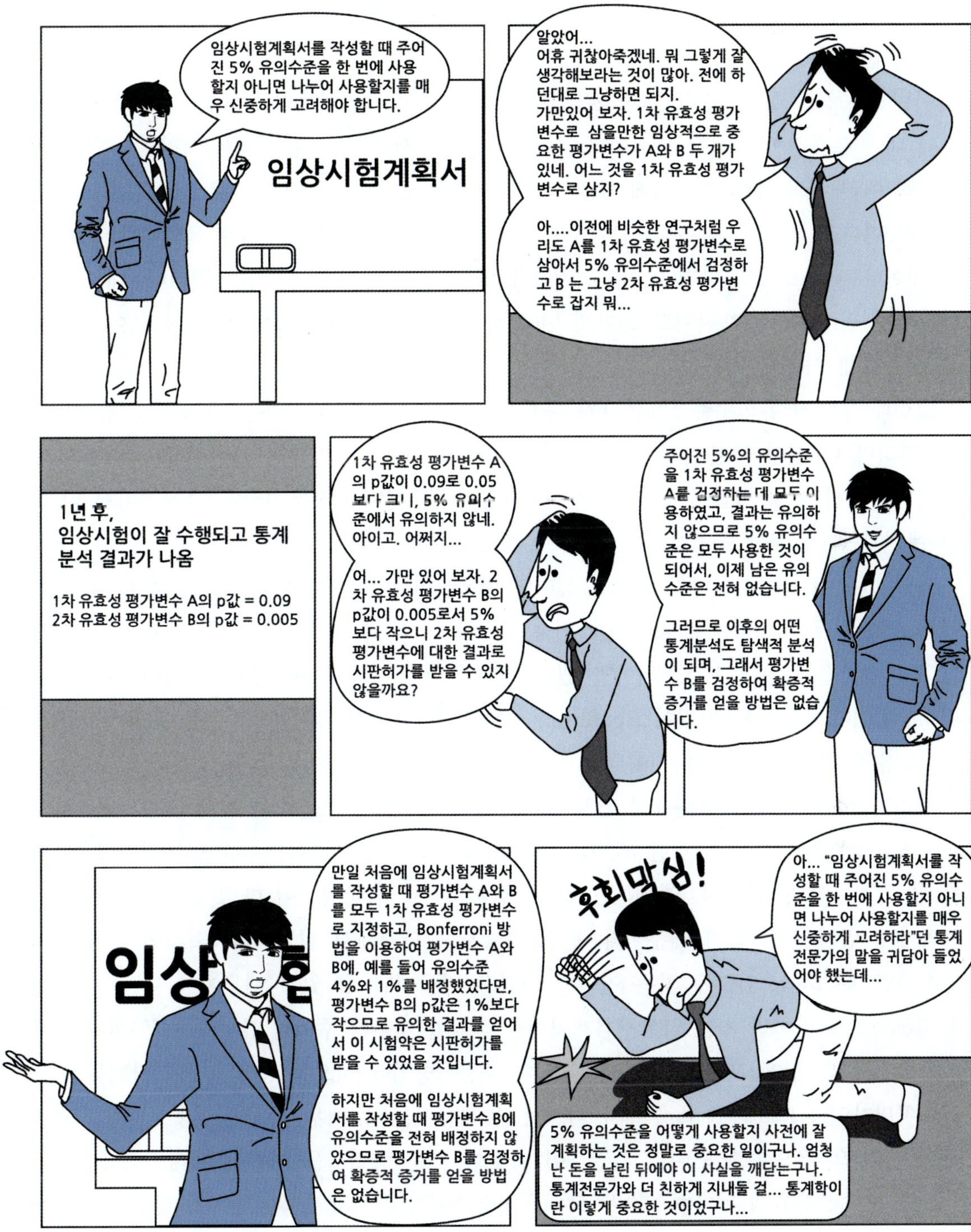
임상시험계획서를 작성할 때 주어진 5% 유의수준을 한 번에 사용할지 아니면 나누어 사용할지를 매우 신중하게 고려해야 합니다.
임상시험계획서
알았어...
어휴 귀찮아죽겠네. 뭐 그렇게 잘 생각해보라는 것이 많아. 전에 하던대로 그냥하면 되지.
가만있어 보자. 1차 유효성 평가변수로 삼을만한 임상적으로 중요한 평가변수가 A와 B 두 개가 있네. 어느 것을 1차 유효성 평가변수로 삼지?
아....이전에 비슷한 연구처럼 우리도 A를 1차 유효성 평가변수로 삼아서 5% 유의수준에서 검정하고 B 는 그냥 2차 유효성 평가변수로 잡지 뭐...
1년 후,
임상시험이 잘 수행되고 통계 분석 결과가 나옴
1차 유효성 평가변수 A의 p값 = 0.09
2차 유효성 평가변수 B의 p값 = 0.005
1차 유효성 평가변수 A의 p값이 0.09로 0.05보다 크니, 5% 유의수준에서 유의하지 않네. 아이고, 어쩌지...
어... 가만 있어 보자. 2차 유효성 평가변수 B의 p값이 0.005로서 5%보다 작으니 2차 유효성 평가변수에 대한 결과로 시판허가를 받을 수 있지 않을까요?
주어진 5%의 유의수준을 1차 유효성 평가변수 A를 검정하는 데 모두 이용하였고, 결과는 유의하지 않으므로 5% 유의수준은 모두 사용한 것이 되어서, 이제 남은 유의수준은 전혀 없습니다.
그러므로 이후의 어떤 통계분석도 탐색적 분석이 되며, 그래서 평가변수 B를 검정하여 확증적 증거를 얻을 방법은 없습니다.
만일 처음에 임상시험계획서를 작성할 때 평가변수 A와 B를 모두 1차 유효성 평가변수로 지정하고, Bonferroni 방법을 이용하여 평가변수 A와 B에, 예를 들어 유의수준 4%와 1%를 배정했었다면, 평가변수 B의 p값은 1%보다 작으므로 유의한 결과를 얻어서 이 시험약은 시판허가를 받을 수 있었을 것입니다.
하지만 처음에 임상시험계획서를 작성할 때 평가변수 B에 유의수준을 전혀 배정하지 않았으므로 평가변수 B를 검정하여 확증적 증거를 얻을 방법은 없습니다.
후회막심!
아... "임상시험계획서를 작성할 때 주어진 5% 유의수준을 한 번에 사용할지 아니면 나누어 사용할지를 매우 신중하게 고려하라"던 통계전문가의 말을 귀담아 들었어야 했는데...
5% 유의수준을 어떻게 사용할지 사전에 잘 계획하는 것은 정말로 중요한 일이구나. 엄청난 돈을 날린 뒤에야 이 사실을 깨닫는구나. 통계전문가와 더 친하게 지내둘 걸... 통계학이란 이렇게 중요한 것이었구나...

변수 B에 대한 분석은 탐색적 분석이므로, 8.3절에서 살펴본 첫 번째 원칙에 의해 2차 유효성 평가변수 B에 대한 분석은 다중성을 보정할 필요가 없지만 그 결과는 단지 탐색적 결과일 뿐이다. 8.5절에서 이미 살펴보았듯이 탐색적 결과로는 심사기관으로부터 시험약의 시판허가를 받지 못한다.

이번에는 같은 문제를 다른 각도로 설명해보자. 앞에서 살펴보았듯이 1차 유효성 평가변수에 대한 분석만이 확증적 분석이고, 8.5절의 원칙에서 확증적 분석에서 여러 번 검정하여 얻어진 여러 결과 중에 자신에게 유리한 결과를 선택할 기회가 있는 경우 다중성을 보정해주어야 한다고 하였다. 이는 다시 말하면 확증적 분석에 사용할 수 있는 유의수준은 5%라는 것이다. 비유로 표현하면 마치 내 지갑에 있는 돈이 5만 원뿐이라는 것이다. 내 지갑에 있는 5만 원이 내 전 재산이므로 아껴 써야 하는 것처럼 주어진 유의수준 5%도 아껴서 매우 신중하게 사용해야만 한다.

그런데 주어진 유의수준 5%를 1차 유효성 평가변수 A를 검정하는 데 모두 사용해버렸다. 그러니 더 이상 남은 유의수준이 없고, 따라서 더 이상 확증적 가설검정을 수행할 수 없게 된다. 마치 내 지갑에 있는 전 재산인 5만 원을 어딘가에 써 버리고 나니 이제 더 이상 무언가를 더 이상 구입할 수 없게 된 것이다.

만일 변수 B로도 시판허가를 받고 싶다면 처음부터 변수 B를 1차 유효성 평가변수로 잡아서 A와 B 두 개의 1차 유효성 평가변수를 갖는 임상시험계획서를 작성한 후, 주어진 5%의 유의수준을 나누어 사용했어야만 했다. 5% 유의수준을 나누어 갖는 방법이 사실 다중검정방법이다. 가장 흔한 것이 Bonferroni 방법으로, A도 2.5% 유의수준을 사용하고 B도 2.5% 유의수준을 사용하는 것이다.

그러면 A가 5% 유의수준에서 검정해보니 유의하지 않자 B를 2차 유효성 평가변수에서 1차 유효성 평가변수로 변경한 후, Bonferroni에 의하여 2.5% 유의수준으로 검정할 수 있을까? 답은 '안 된다'이다. 왜냐하면 임상시험계획서를 임상시험이 다 끝난 후인 자료분석 단계에서 변경할 수 없기 때문이다. 만일 자료분석 단계에서 임상시험계획서의 변경이 가능하다면 분석자의 입맛에 맞는 어떠한 결과도 만들어낼 수 있기 때문이다.

결론적으로 말하면 처음 임상시험계획서를 작성할 때부터 주어진 유의수준 5%를 어떻게 사용할지 주의 깊게 계획을 세워야 한다. 다중검정방법에 나오는 수많은 통계방법들과 집단축차디자인group sequential design에서 나오는 통계방법들은, 매우 복잡하지만 궁극적으로는 주어진 5%의 유의수준을 여러 검정들이 나누어 갖는 방법들을 다루고 있다.

그러면 1차 유효성 평가변수 A는 5% 유의수준에서 유의하지 않는데 2차 유효성 평가변수 B가 5% 유의수준에서 유의하고, 제약회사는 B에 근거하여 시험약의 시판허가를 받고 싶다면 전혀 방법이 없을까? 답은 간단하다. B를 1차 유효성 평가변수로 갖는 새로운 임상시험을 실시하여(B를 1차 유효성 평가변수로 잡는 것이 그 질병 분야에서 임상적으로 인정된다면) 그 임상시험에서 B가 유의하다는 것을 보이면 된다. 하지만 이는 엄청난 시간과 비용을 요구하는 일이다. 그래서 다시 한 번 강조하지만, 임상시험에서 주어진 5%의 유의수준을 잘 나누어 사용하는 일은 엄청난 시간 및 비용과 직접적으로 연관되어 있다. 통계전문가가 필요한 것이 바로 이런 이유 때문이다.

다중검정의 문제를 다른 각도에서 이해하기 위해 다음의 가상 상황을 생각해보자. 주어진 유의수준이 5%인데, 1차 유효성 평가변수 A는 5%에서 유의하지 않게 나왔다. 반면에 5% 유의수준에서 유의한 2차 유효성 평가변수가 있어 그 결과에 근거해 그 시험약의 시판허가를 해준다면 어떤 일이 벌어질까? 우선, 이 경우는 5%의 통계검정을 두 번(A 한 번과 B 한 번)하여, 그중에 한 번만 유의하면 시험약의 시판허가가 나가게 되어 있으므로 familywise type I error(모든 귀무가설이 참임에도 불구하고, 적어도 하나의 귀무가설을 기각하게 되는 오류, 즉 약효 없는 시험약이 시판허가를 받는 오류)가 허용되는 유의수준 5%를 넘게 된다. 그래서 안 되는 것이다.

하지만 이런 일을 허락해준다고 가정해보자. 그러면 어떤 일이 벌어질까? 간단하다. 2차 유효성 평가변수를 온갖 임상적 이유를 들어서 많이 만드는 것이다. 실제 그런 사례는 없겠지만 20개의 2차 유효성 평가변수를 만들었다고 가정해보자. 각각의 2차 유효성 평가변수를 5%에서 검정하면 설사 20개의 2차 유효성 평가변수가 모두 유의하지 않더라도 20개 중 하나는 평균적으로 항상 유의하게 나온다. 그러므로 그 시험약은 늘 시판허가를 받게 되는 모순이 생긴다.

결국 요약하면 임상시험계획서에 사전에 명기된 1차 유효성 평가변수를 분석하는 방법으로 유의한 결과를 내지 못한 경우, 나중에 자료를 이러저리 분석해본 후 유의한 결과를 찾는다고 하더라도 그 결과는 확증적 증거가 될 수 없다. 사전에 명기된 1차 유효성 평가변수를 분석하는 주어진 유의수준을 다 사용해버려서 남은 유의수준이 없기 때문이다. 이에 대해 FDA 가이드라인은 다음처럼 기술하고 있다(FDA 2017).

과거에는 임상시험이 실패하면, 즉 임상시험계획서에 사전에 명기된 통계분석방법으로 분석하여 유의한 결과를 얻지 못하면, 유의한 결과를 얻기 위하여 맹검이 해제된 이후에도 평가변수를 바꾸거나 통계분석방법 등을 바꾸어서 여러 가지 분석을 해보는 것이 가끔 있었다. 이러한 분석은 흔히 'data-dredging'이라고 불린다. 이처럼 실패한 임상시험을 사후에 여러 가지 다른 방법으로 분석해보는 것은 미래의 연구를 위한 가설을 만들기 위해 유용할 수도 있으나, 이러한 분석결과는 결코 확증적 결과가 될 수 없다.

In the past, it was not uncommon, after the study was unblinded and analyzed, to see a variety of post hoc adjustments of design features (e.g., endpoints, analyses), usually plausible on their face, to attempt to elicit a positive study result from a failed study — a practice sometimes referred to as data-dredging. **Although post hoc analyses of trials that fail on their prospectively specified endpoints may be useful for generating hypotheses for future testing, they do not yield definitive results.**

그러한 분석결과는 편의bias가 발생할 수 있는데, 그 이유는 분석방법의 선택이 성공에 대한 욕망에 영향을 받을 수 있기 때문이다. 다르게 표현하면 이미 맹검이 해제되었으므로 평가변수, 평가시점, 분석군을 변경하여 온갖 분석을 수행한 후, 자신에게 유리한 결과를 고른 뒤 그 결과에 온갖 임상적 근거를 찾기 때문에 그러한 분석결과의 신뢰성이 떨어지게 되는 것이다. 이러한 임상시험계획서에 사전에 기술되지 않은 사후분석들은 Bonferroni와 같은 적절한 통계기법을 사용하여 familywise type I error가 증가하는 것을 보정할 수도 없다. 그 이유는 얼마나 많은 횟수의 사후검정이 수행되었는지 알 길이 없기 때문이다. 결론적으로 말하면 임상시험계획서에 사전에 기술되지 않은 사후분석post hoc analyses은 시험약의 효능을 입증할 수 없다.

The results of such analyses can be biased because the choice of analyses can be influenced by a desire for success. The results also represent a multiplicity problem because there is no way to know how many different analyses were performed and there is no credible way to correct for the multiplicity of statistical analyses and control the Type I error rate. Consequently, post hoc analyses by themselves cannot establish effectiveness.

핵심정리

(1) 1차 유효성 평가변수는 유의하지 않은데 2차 유효성 평가변수가 유의한 경우, 시험약은 시판허가를 받을 수 없다.

(2) 시험약의 시판허가는 오로지 1차 유효성 평가변수가 유의한 경우에만 주어진다.

(3) 다중검정이 필요한 경우에는 주어진 5%의 유의수준을 어떻게 나누어 사용할지 사전에 신중하게 임상시험계획서에 계획해야만 한다.

8.8 1차 유효성 평가변수의 정의가 명확하지 않은 경우

1차 유효성 평가변수는 사전에 임상시험계획서에 명확하게 명기되어야만 한다. 이러한 사실을 심사기관이나 제약회사 모두 잘 알고 있는 것 같지만 의외로 종종 문제를 발생시킨다. 예를 들어, 1차 유효성 평가변수는 사망률이라고 정의하는 경우를 생각해보자. 이러한 정의는 명확한 것 같아 보이지만 그렇지 않다. 1년 동안의 임상시험 동안 시험약과 대조약을 각각 200명에게 투여하여, 각 200명의 피험자 중에 20명이 사망한 경우를 생각해보자. 이 경우 사망률을 1년 동안 사망한 사람의 비율을 비교하는 방법으로 비교한다면, 시험약과 대조약의 사망률은 동일하다. 하지만 시험약에서는 사망자가 시간이 경과함에 따라 일정하게 늘어난 반면, 대조약에서는 초반에 급격하게 사망자가 발생하고 나중에는 사망자가 거의 발생하지 않았다고 가정해보자. 이 경우 임상적 의미는 분명히 다르다. 그래서 1년 동안 생존시간의 분포를 비교하는 방법으로 평가한다면, 시험약과 대조약의 약효는 다르게 나올 수도 있다. 그렇기 때문에 단지 1차 유효성 평가변수를 사망률이라고 명기할 것이 아니라, 보다 구체적으로 사망률을 어떻게 정의할 것인지를 임상시험계획서에 사전에 정확하게 명기해야 한다(ICH E9 1998).

In many cases, the approach to assessing subject outcome may not be straightforward and should be carefully defined. For example, it is inadequate to specify mortality as a primary variable without further clarification; mortality may be assessed by comparing proportions alive at fixed points in time or by comparing overall distributions of survival times over a specified interval.

또 다른 예는 임상적으로 재발하는 어떠한 사건이다. 이 경우 어떤 정해진 기간 동안 그 사건이 재발했는지, 안 했는지로 평가할 수도 있고, 처음 재발할 때까지의 시간으로 평가할 수도 있으며, 단위시간당 사건 발생 비율로 평가할 수도 있다(ICH E9 1998). 그러므로 단지 어떤 임상적 사건의 재발률이라고 1차 유효성 평가변수를 정의해서는 안 되고, 보다 구체적이고 명확하게 1차 유효성 평가변수를 정의해야만 한다.

Another example is a recurring event; the measure of treatment effect may again be a simple dichotomous variable(any occurrence during a specified interval), time to first occurrence, rate of occurrence(events per time units of observation), and so on.

만성질환 치료제 임상시험의 경우 1차 유효성 평가변수를 정하는 방법은 더욱 다양할 수 있다. 이 경우 여러 시간대에서 반복측정치를 얻게 된다. 이 경우 임상시작 전과 종료 후의 두 값만 이용하여 두 값의 차이를 비교할 수도 있고, 임상시험 동안 얻어진 모든 값들을 이용하여 얻어진 기울기를 이용하여 평가할 수도 있으며, 어떤 임계점을 넘는 피험자의 비율로 비교할 수도 있고, 반복측정된 모든 자료를 활용하는 반복측정 자료분석방법을 이용할 수도 있다(ICH E9 1998).

The assessment of functional status over time in studying treatment for chronic disease presents other challenges in selection of the primary variable. There are many possible approaches, such as comparisons of the assessments done at the beginning and end of the interval of observation, comparisons of slopes calculated from all assessments throughout the interval, comparisons of the proportions of subjects exceeding or declining beyond a specified threshold, or comparisons based on methods for repeated measure data.

이처럼 1차 유효성 평가변수를 정의하는 방법이 다양할 수 있기 때문에 사전에 임상시험계획서에 명확하게 명시하지 않으면, 나중에 어떠한 방법으로는 결과가 유의하게 나오는데 다른 방법으로는 유의한 결과가 나오지 않는 문제가 발생할 수 있다. 그러므로 이런 문제가 발생하지 않도록 사전에 1차 유효성 평가변수에 대한 정의를 명확히 하는 것이 중요하다. 하지만 실수로 이런 경우가 발생했다면 유의하지 않은 결과는 버리고, 유리한 결과만을 이용할 수 있는가 하는 문제가 발생한다. 8.3절에서 살펴본 두 번째 원칙은 다음과 같다. '확증적 분석 중 여러 가지 검정 결과 중에 자신에게 유리한 결과를 고를 기회가 있는 경우에는 다중검정으로 인한 제1종 오류를 보정해주어야만 한다.' 그러므로 Bonferroni 방법으로 보정을 한다면 각 검정을 각각 5%의 유의수준이 아니라, 5%를 검정의 개수로 나눈 유의수준에서 검정해야 한다(ICH E9 1998). 문제는 몇 개의 검정 중에 자신에게 유리한 결과를 선택했는지 판단하기 쉽지 않은 경우가 발생할 수 있다는 점이다. 그래서 사전에 임상시험계획서에 1차 유효성 평가변수를 명확하게 정의하는 것이 중요하다는 걸 아무리 강조해도 지나치지 않다.

To avoid multiplicity concerns arising from post hoc definitions, it is critical to specify in the protocol the precise definition of the primary variable as it will be used in the statistical analysis.

앞의 문장에서 'post hoc'이란 임상시험이 종료된 후에 자신의 입맛에 맞게 1차 유효성 평가변수의 정의를 해석하는 것을 말한다. 만일 그런 일을 한다면 다중검정이 발생한다는 것이다. 그러므로 그런 일이 발생하지 않도록 1차 유효성 평가변수의 정확한 정의를 임상시험계획서에 명기하는 것이 중요하다.

비슷한 사례로 1차 유효성 평가변수를 두 번 측정하였는데, 어느 시점의 자료를 1차 유효성 평가변수로 삼을지 명확하게 정하지 않은 경우를 들 수 있다. 다시 한 번 강조하지만 이런 일은 발생하지 말아야 한다. 1차 유효성 평가변수는 사전에 임상시험계획서에 명확하게 정의되어야만 한다. 하지만 이런 일이 실수로 발생하여 두 결과 중에 유리한 결과가 나오는 것을 선택할 수 있다면, 그만큼의 대가를 치루어야 한다. 대가란 바로 5%의 유의수준이 아니라 각 검정을 2.5%의 유의수준으로 검정해야만 한다. 유의수준이 낮아졌으므로 그만큼 유의한 결과를 보이기가 어려워지는데, 이것이 바로 두 결과 중에 유리한 결과를 선택하는 것에 대한 대가인 것이다.

핵심정리

1차 유효성 평가변수는 매우 구체적이고 정확하게 정의해서 나중에 여러 해석이 나오지 않도록 해야 한다. 그냥 '사망률' 또는 '재발률'이라고 정의해서는 안 된다.

8.9 1차 유효성 평가변수가 두 개 이상이고 그중 하나만 유의해도 시험약의 효과가 있다고 인정하는 경우

1차 유효성 평가변수는 임상적 연관성이 가장 높고 임상시험의 주요 목적과 직접적으로 연관되는 증거를 나타내주어야 하며, 일반적으로 임상시험에 1차 유효성 평가변수는 하나가 존재한다(ICH E9 1998).

> The primary variable should be the variable capable of providing the most clinically relevant and convincing evidence directly related to the primary objective of the trial. There should generally be only one primary variable.

하지만 질병에 따라 하나의 1차 유효성 평가변수만으로는 치료효과를 평가하기에 충분하지 않아 두 개 이상의 1차 유효성 평가변수를 사용해야만 하는 경우가 존재한다(ICH E9 1998).

> It may sometimes be desirable to use more than one primary variable, each of which could be sufficient to cover the range of effects of the therapies.

만일 두 개 이상의 1차 유효성 평가변수가 존재하고, 이 중에 하나의 1차 유효성 평가변수만 유의해도 시험약의 효과가 있는 것으로 인정된다면, 다중검정의 문제가 발생하게 된다. 8.5절에서 살펴본 두 번째 원칙에 의해 "확증적 분석 중 여러 가지 검정 결과 중에 자신에게 유리한 결과를 선택할 기회가 있는 경우에는 다중검정으로 인한 제1종 오류를 보정해주어야만 한다"에 의하여, 만일 Bonferroni 방법으로 보정을 한다면 각 검정을 각각 5%의 유의수준이 아니라 5%를 검정의 개수로 나눈 유의수준에서 검정해야 한다(ICH E9 1998).

> The effect on the type I error should be explained because of the potential for multiplicity problems; the method of controlling type I error should be given in the protocol.

두 개 이상의 1차 유효성 평가변수가 존재하고 이 중에 하나의 1차 유효성 평가변수만 유의해도 시험약의 효과가 있는 것으로 인정하는 이유는, 그 질병의 어느 측면에 시험약이 효과를 보일지 또는 시험약의 효과를 측정할 평가방법이 사전에 알려지지 않아서 단 하나의 1차 유효성 평가변수를 임상시험계획 단계에서 결정하기 어려울 수 있기 때문이다. 이러한 경우에는 여러 개의 1차 유효성 평가변수를 지정하고, 그 여러 개의 1차 유효성 평가변수 중에 단 하나만 유의해도 시험약의 효과가 존재하는 것으로 인정할 수 있다. 예를 들어, 화상burn wounds 치료제의 경우 시험약이 상처봉합wound closure 비율을 높여주는지 또는 흉터scarring를 줄여주는지 사전에 알려지지 않을 수 있다. 이 경우 상처봉합이나 흉터 중에 하나에만 효과가 있어도 그 시험약은 효과가 있는 것으로 인정하게 된다(FDA 2017).

Selection of a single primary endpoint may be difficult, however, if the aspect of a disease that will be responsive to the drug or the evaluation method that will better detect a drug effect is not known a priori (at the time of trial design). In this circumstance, a study might be designed such that success on any one of several endpoints could support a conclusion of effectiveness. This creates a primary endpoint family. For example, consider a drug for the treatment of burn wounds where it is not known whether the drug will increase the rate of wound closure or reduce scarring, but the demonstration of either effect alone would be considered to be clinically important.

핵심정리

두 개 이상의 1차 유효성 평가변수가 존재하고, 이 중에 하나의 1차 유효성 평가변수만 유의해도 시험약의 효과가 있는 것으로 인정된다면 다중성을 보정해주어야만 한다.

8.10 1차 유효성 평가변수가 두 개 이상이고 그 모든 1차 유효성 평가변수가 유의한 경우에만 시험약의 효과가 있다고 인정하는 경우

사람들은 흔히 다중검정으로 인해 제1종 오류가 증가하는 문제를 배우고 나면, 여러 번 통계검정을 할 때 항상 다중성을 보정해주어야 한다고 생각한다. 하지만 항상 그런 것은 아니다.

8.1절에서 살펴보았던 예제를 다시 한 번 생각해보자. 어느 대학교 입학시험은 단 한 문제로 이루어져 있고, 20개의 보기가 주어지는 객관식이라고 가정해보자. 이 경우 전혀 공부를 하지 않은 학생은 20개의 보기 중에 하나를 무작위로 고를 것이므로, 전혀 공부를 하지 않고 그 대학교에 합격할 확률은 1/20으로 5%이다. 그 대학교는 이런 식의 입학시험을 치르는 한 실력 없는 학생을 실수로 합격시킬 오류 확률을 항상 5% 갖게 된다.

이번에는 그 대학교 입학시험에 20개의 보기가 주어지는 객관식 두 문제가 주어지고, 이 두 문제를 '모두' 맞히면 합격시켜 준다고 가정해보자. 이 경우 전혀 공부를 하지 않은 학생이 그 대학교에 합격할 확률은 5%보다 더 작다는 것이 명확하다. 두 문제를 우연히 모두 맞히는 것은 한 문제 중에 우연히 한 문제를 맞히는 것보다 더 어렵기 때문이다. 이 예에서 5%는 '유의수준'으로 바꾸고, 공부를 전혀 하지 않은 학생은 '약효가 없는 시험약'으로 바꾸고, 대학에 합격하는 것은 '심사기관이 그 시험약의 효능을 인정하여 시판허가하는 것'으로 바꾸어 보자. 이 예에서는 공부를 전혀 하지 않은 학생이 우연히 대학에 합격하는 오류가 제1종 오류가 된다. 즉, 효능이 없는 시험약을 우연히 잘못하여 심사기관이 효능이 있다고 잘못 판단하여 시판승인을 하는 경우가 제1종 오류가 된다.

위의 예를 정리하면 다음과 같다. 두 번의 가설검정을 각각 5% 유의수준에서 검정하고, 두 결과가 '모두' 유의해야만 시험약의 효능을 인정해준다면 제1종 오류가 5%보다 증가하지 않은 것은 확실하다. 사실 제1종 오류는 5%보다 더 작아졌다. 그러므로 이 경우에는 Bonferroni 같은 방법을 사용하여 다중성을 보정할 필요가 없다. 통계학 용어로 이런 통계검정을 intersection-union test라고 한다.

이 절에 있는 예와 8.1절에 있는 예의 차이는 무엇인가? 두 예 모두 두 번 가설검정을 한 것은 같지만, 제1종 오류에서 차이가 나는 이유는 이 절의 두 문제는 'AND'로 이어져 있어서 두 문제를 모두 맞혀야만 대학에 합격하지만, 8.1절에서는 두 문제가 'OR'로 이어져 있어서 두 문제 중 한 문제만 맞혀도 되기 때문이다. 즉, 대학에 합격하기 위해서는 두 문제가 AND로 이어져 있는지 OR로 이어져 있는지가 다중성을 보정해주어야 하는지 보정해주지 않는지를 결정하는 기준이 된다. 이게 뭐 그리 중요한 문제냐고 묻는 사람들도 있겠지만, 이는 정말로 중요한 문제이다. 다중성을 보정하느냐 하지 않느냐에 따라, 우리가 구한 p값의 유의성을 판단할 기준이 달라지고, 이는 엄청난 시간과 비용을 들인 임상시험의 성공과 실패를 결정하는 기준이기 때문이다.

다시 임상시험의 문제로 돌아와서 지금까지 서술한 것을 정리해보자. 어떤 임상시험에 두 개의 1차 유효성 평가변수가 있다고 가정하자. 흔하지는 않지만 이런 경우는 가끔 발생한다. 이 경우 다중성을 보정해주어야 하는가? 두 1차 유효성 평가변수 모두 유의해야 최종적으로 시험약의 약효를 인정하는 경우에는 다중성을 보정할 필요가 없다. 그러므로 두 1차 유효성 평가변수 모두 각각 5%에서 검정하면 된다. 반면에 두 개의 1차 유효성 평가변수 중에 하나만 유의하면 최종적으로 시험약의 약효를 인정하는 경우, 다중성을 보정해주어야 한다. 다중성을 보정하는 방법으로 Bonferroni 방법을 사용하기로 했다면 각각의 1차 유효성 평가변수를 2.5%의 유의수준에서 검정해야 하며, 이때 적어도 하나의 1차 유효성 평가변수가 2.5%의 유의수준에서 유의하게 나오면 그 시험약은 약효를 인정받게 된다.

위에서 설명한 두 1차 유효성 평가변수가 모두 유의해야 최종적으로 시험약의 효과를 인정하는 경우, 다중성을 보정하기 전에 얻어진 p값이 각각 다음과 같다고 가정해보자.

- 1차 유효성 평가변수 A의 p값 = 0.035
- 1차 유효성 평가변수 B의 p값 = 0.045

만일 위에서 설명한 사실을 모르고 Bonferroni 방법으로 다중성을 보정한다면, 위의 두 p값 모두 0.025보다 크므로 시험약의 효과는 없다고 잘못 결론 내릴 것이다. 하지만 이 경우에는 다중성을 보정할 필요가 없으므로 유의수준 0.05보다만 작으면 되는 것이다. 두 변수의 p값 모두 0.05보다 작으므로 그 시험약은 약효가 있다고 결론 내릴 수 있는 것이다. 앞의 예는 엄청난 시간과 비용을 들여 수행한 임상시험이 사실은 유의한데, 통계학을 잘 몰라서 날려버릴 수 있는 한 예이다. 그래서 통계전문가가 필요한 것이다.

이러한 예가 발생할 수 있는 경우가 복합제를 개발하는 경우이다. 약 A의 10밀리그램(mg)과 약 B 20밀리그램(mg)을 합쳐 만든 복합제의 경우, 그 복합제는 약 A의 10밀리그램(mg)보다 효능이 좋아야 하고, 약 B의 20밀리그램(mg)보다 효능이 좋아야 한다. 두 조건을 '모두' 만족시켜야 하므로 두 번 검정을 하지만 다중성을 보정할 필요는 없다. 즉, 각각의 검정을 5%의 유의수준에서 실시하면 된다.

이 절에서는 1차 유효성 평가변수가 두 개 이상이고 그 모든 1차 유효성 평가변수가 유의한 경우에만 시험약의 효과가 있다고 인정하는 경우를 다루고 있다. 이러한 1차 유효성 평가변수를 co-primary endpoint라고 한다. co-primary endpoint의 구체적인 사례를 살펴보자(FDA 2017).

(1) 편두통 치료제

편두통의 경우 비록 통증이 가장 두드러진 특징이지만, 눈부심photophobia, 소리공포증phonophobia, 메스꺼움nausea도 임상적으로 중요한 편두통의 중요한 특징들이다. 편두통 치료제에 대한 최근의 접근 방법은, 통증과 각 환자별로 가장 괴로운 특징이 모두 시험약에 의해 개선된 경우에 한해서만 그 시험약이 편두통을 치료하는 효과가 있다고 인정하고 있다.

(2) 알츠하이머병 치료제

알츠하이머병에 대한 치료제는 일반적으로 두 개의 영역에 효과를 줄 것으로 기대된다. 하나는 그 질병의 핵심 특징인 감소하는 인지기능cognitive function에 대한 효과이고, 다른 하나는 그 효과에 대한 임상적 영향력을 측정하는 것이다. 하지만 이 두 개의 영역 모두에 확실한 효과를 측정해줄 단 하나의 평가변수는 존재하지 않으므로, 두 개의 1차 유효성 평가변수가 사용된다. 첫 번째 1차 유효성 평가변수는 알츠하이머병에서 인지 기능 측정(예를 들면, Alzheimer's Disease Assessment Scale-Cognitive Component)이고, 두 번째는 임상연구자의 종합평가 또는 일상생활평가와 같은 임상적으로 해석 가능한 기능 측정이다.

(3) 복합백신

복합백신은 한 번의 접종으로 여러 병원체가 발생시키는 질병들을 예방하는 백신이다. 그러므로 복합백신 임상시험에는 각 질병에 대한 1차 유효성 평가변수가 존재하게 되고, 그 모든 1차 유효성 평가변수가 유의한 경우에만 복합백신으로서 효과가 있다고 인정하게 된다.

그 외에도 Offen et al. (2007)은 co-primary endpoint가 사용되는 사례들로 다음을 제시하였다. 아래는 각 질병 이름과 사용되는 co-primary endpoint의 이름들이다.

(4) 급성통증single-day multiple doses

환자종합평가, 24시간 동안 통증강도 변화의 합, 24시간 동안 통증 경감의 합.

(5) 섬유근육통Fibromyalgia

통증감소, 환자종합개선, 건강결과측도health outcome measure

(6) 요통Low back pain

통증강도, 기능적 상태, 환자종합평가

(7) 골관절염Osteoarthritis

통증척도, 환자종합평가, 기능(예를 들면, HRQOL)

(8) 폐경기증상Menopausal symptoms

4주에서의 안면홍조 횟수, 4주에서의 안면홍조 심각도 점수, 12주에서의 안면홍조 횟수, 12주에서의 안면홍조 심각도 점수

(9) 골절치료Fracture healing

방사선 치료, 기능/임상적 평가변수

(10) 여드름Acne

육체적 종합평가physical global assessment, 염증병변개수, 비염증병변개수

(11) 남성형 대머리Male pattern baldness

머리카락 개수, 환자평가

두 개 이상의 1차 유효성 평가변수가 모두 유의해야만 최종적으로 시험약의 약효를 인정하는 경우, 1차 유효성 평가변수가 하나만 있는 경우에 비하여 제1종 오류가 줄어들며 따라서 다중성을 보정할 필요가 없다고 앞에서 언급하였다. 제약회사 입장에서 이는 반드시 좋은 일만은 아니다. 제1종 오류가 줄어든 만큼 제2종 오류가 늘어나서 검정력이 줄어들게 된다. 즉, 대립가설이 참인 경우(시험약의 약효가 정말로 존재하는 경우), 그 대립가설을 채택할(그 시험약의 약효가 있다고 결론을 내릴) 확률이 줄어든다는 것이다. 이는 모든 1차 유효성 평가변수가 모두 유의해야만 대립가설(시험약이 약효가 있다)을 채택하는 것이므로 당연한 일이다. 그러므로 이러한 경우에는 검정력이 줄어들지 않도록 하기 위하여 1차 유효성 평가변수가 하나만 있는 경우에 비하여 더 큰 표본크기를 사용해야만 한다. 즉, 더 많은 비용이 발생하게 된다(ICH E9 1998). 이러한 사례가 13.4.7절에 제시되어 있다.

> If the purpose of the trial is to demonstrate effects on all of the designated primary variables, then there is no need for adjustment of the type I error, but the impact on type II error and sample size should be carefully considered.

또한 13.4.4절에서는 바이오시밀러 개발에서 비록 두 번 가설검정을 실시하였지만, 두 번 모두 유의한 결과를 내어야만 바이오시밀러가 대조약과 동등하다고 결론을 내리는 경우에 다중성을 보정할 필요가 없는 사례가 제시되어 있다.

두 개 이상의 1차 유효성 평가변수가 모두 유의해야만 최종적으로 시험약의 약효를 인정하는 경우, 제1종 오류가 줄어든 만큼 제2종 오류가 늘어난다고 앞에서 설명하였다. 그럼 제2종 오류 확률은 얼마나 늘어나게 될까? 다르게 표현하면 검정력은 얼마나 줄어들게 될까? 이는 1차 유효성 평가변수들 사이의 상관관계에 따라 달라지게 된다(FDA 2017).

표 8.2 각 1차 유효성 평가변수가 같은 시험약의 효과의 크기를 가지며 검정력이 80%인 경우, 모든 1차 유효성 평가변수가 유의할 확률

	1차 유효성 평가변수의 개수		
상관계수	2	3	4
0.0	64%	51%	41%
0.2	66%	55%	47%
0.5	69%	61%	56%
0.8	73%	69%	66%

Therefore, testing all of the individual endpoints at the 0.05 level does not cause inflation of the Type I error rate; rather, the impact of co-primary endpoint testing is to increase the Type II error rate. The size of this increase will depend on the correlation of the co-primary endpoints.

표 8.2는 각 1차 유효성 평가변수가 같은 시험약의 효과의 크기를 가지며 검정력이 80%인 경우, 모든 1차 유효성 평가변수가 유의할 확률을 보여준다. 예를 들어 1차 유효성 평가변수가 두 개이고 두 1차 유효성 평가변수 사이의 상관계수가 0.0인 경우, 두 1차 유효성 평가변수가 모두 유의할 확률은 $0.8 \times 0.8 = 0.64$가 되게 된다. 1차 유효성 평가변수의 개수가 증가할수록 모든 1차 유효성 평가변수가 유의할 확률은 감소하는 것을 알 수 있다. 그리고 1차 유효성 평가변수의 개수가 일정한 경우, 상관계수가 감소할수록 모든 1차 유효성 평가변수가 유의할 확률은 감소하는 것도 알 수 있다.

핵심정리

(1) 1차 유효성 평가변수가 여러 개이고 모든 1차 유효성 평가변수가 유의한 경우에만 시험약의 효과가 있다고 인정하는 경우에는 다중성을 보정해줄 필요가 없다.

(2) 표본크기가 동일한 경우 (1)의 경우는 1차 유효성 평가변수가 한 개만 존재하는 경우에 비하여 검정력이 떨어지게 된다.

8.11 안전성 변수들에서의 다중검정

안전성 변수가 1차 유효성 평가변수인 임상시험은 드문 편이다. 하지만 “약 A가 약 B보다 독성이 덜하다”는 주장처럼, 안전성 변수가 그 임상시험의 확증적 결과를 내는 데 사용되는 경우 여러 번의 검정이 있다면, 이 경우도 효능을 평가하는 1차 유효성 평가변수를 다루던 것과 똑같은 방법으로 다루어야 한다(CHMP 2002).

When a safety variable is part of the confirmatory strategy of a study and thus has a role in the approval or labelling claims, it should not be treated differently from the primary efficacy variables.

하지만 위와 같은 상황은 드문 편이다. 가장 흔한 경우는 시험약의 효과를 나타내는 1차 유효성 평가변수에 대해 분석한 후 안전성을 평가하는 경우이다. 예를 들면, 시험약 그룹과 위약군에 대해 효과를 나타내는 1차 유효성 평가변수에 대하여, 이표본 t 검정을 사용해 유의한 유효성을 얻은 다음 안전성을 평가하는 것이다. 즉, 시험약 그룹과 위약군에 대해 복통, 설사, 두통 등의 발생비율이 차이가 나는지 검정하게 된다. 이처럼 여러 개의 안전성을 평가하는 변수들에 대해 검정을 실시하는 경우, 과연 다중성을 보정해주어야 하는 것일까?

두통의 경우 귀무가설과 대립가설은 다음처럼 주어진다고 하자.

- 귀무가설: 두통의 발생비율은 시험약과 위약 간에 차이가 없다.
- 대립가설: 두통의 발생비율은 시험약과 위약 간에 차이가 있다.

제1종 오류는 두통의 발생비율이 시험약과 위약 간에 차이가 없음에도 차이가 난다고 잘못 결론 내리는 것이고, 제2종 오류는 두통의 발생비율이 시험약과 위약 간에 차이가 있음에도 차이가 없다고 잘못 결론을 내리는 것이다. 심사기관 입장에서는 제2종 오류가 제1종 오류보다 더 심각한 오류가 된다. 시험약의 효능을 나타내는 1차 유효성 평가변수에서는 제1종 오류가 제2종 오류보다 더 심각한 오류였음을 생각해보면, 안전성 변수의 검정에서는 더 심각한 오류가 뒤바뀜을 알 수 있다.

안전성 변수를 여러 개 검정하면 분명히 familywise type I error는 증가하게 된다. 하지만 이는 그리 중요한 이슈가 아니다. 안전성 변수에서는 제2종 오류가 제1종 오류보다 더 심각한 오류이기 때문이다. 그러므로 안전성 변수의 다중검정에서는 다중성을 보정하지 않아도 된다(CHMP 2002).

In those cases where a large number of statistical test procedures is used to serve as a flagging device to signal a potential risk caused by the investigational drug it can be generally be stated that an adjustment for multiplicity is counterproductive for consideration of safety.

이 문제와 관련하여 안전성 평가에 대한 이슈를 다룬 ICH E9의 6.4절에서는 다음과 같이 언급하고 있다(ICH E9 1998).

If hypothesis tests are used, statistical adjustment for multiplicity to quantify the type I error are appropriate, but the type II error is usually of more concern.

위 문장은 얼핏 보면 안전성 변수에서는 다중성 보정이 적절하다는 것으로 보인다. 하지만 위 문장의 뒷부분에 제2종 오류가 더 중요하다고 말하고 있다. 예를 들어, Bonferroni 방법을 사용하여 다중성을 보정한다고 하자. 안전성 변수가 10개 있으면 유의수준 5%를 10으로 나눈 0.5%보다 p값이 작아야만 유의하다고 판단하는데, 이렇게 유의성을 판단하는 기준을 낮추면(즉, 다중성을 보정하면) 제2종 오류 확률(시험약은 위약에 비하여 안전성에 문제가 있음에도 불구하고 없다고 결론 내리는 오류)이 증가하게 된다. 다시 말하면, 안전성 변수의 검정은 제1종 오류보다 제2종 오류가 더 심각한 오류이다. 그러므로 다중성 보정은 적절하지 않다고 판단된다. ICH E9의 6.4절에서는 다음과 같이 언급하고 있다(ICH E9 1998).

> Care should be taken when interpreting putative statistically significant findings when there is no multiplicity adjustment.

즉, 다중성 보정을 하지 않은 상태에서 유의한 결과를 내는 안전성 변수가 있으면, 그러한 안전성 변수가 정말로 안전성에 문제를 나타내는지 주의 깊게 살펴야 한다고 주장하고 있다.

안전성 변수를 여러 번 검정할 때 다중성을 보정하지 않아도 되는 이유는 또 다른 각도로 설명이 가능하다. 8.5절에서 설명한 다중성 보정의 첫 번째 원칙은 확증적 검정인 경우만 다중성을 보정하고 탐색적 검정의 경우에는 다중성을 보정할 필요가 없다는 것이다. 그런데 안전성 평가변수를 1차 평가변수로 지정하지 않은 이상, 대부분의 3상 임상시험에서 안전성 변수에 대한 검정은 탐색적 검정이다. 그러므로 안전성 변수에 대한 다중검정을 실시한 경우에도 다중성은 보정하지 않아도 된다.

핵심정리

(1) 시험약의 효과를 나타내는 1차 유효성 평가변수에 대한 분석을 하고 나서 안전성을 평가하는 경우, 안전성 변수에 대한 가설검정은 제2종 오류가 제1종 오류보다 더 심각한 오류이기 때문에 다중성을 보정하지 않아도 된다.

(2) 안전성 변수에 대한 검정은 탐색적 검정이므로 다중성을 보정하지 않아도 된다.

8.12 복합변수에서는 다중검정 문제가 발생하는가?

이 절에서는 복합변수에서 다중검정의 문제가 발생하는지를 살펴보겠다. 이 절의 내용은 미국 FDA 가이드라인을 근거로 하고 있다(FDA 2017). 어떤 질병의 경우에는 임상시험에서 치료제를 투여하고 나면 여러 개의 가능한 임상적 결과들이 존재하고, 각 임상적 결과를 평가하는 평가변수들이 존재하는 경우가 있다. 다중검정의 측면에서 이러한 평가변수들을 처리하는 방법은 다음과 같다.

(1) 각 평가변수들을 모두 1차 유효성 평가변수로 지정하는 방법
(2) 단 하나의 평가변수만 1차 유효성 평가변수로 지정하고, 나머지 평가변수들은 2차 유효성 평가변수로 지정하는 방법
(3) 이러한 평가변수들을 합쳐서 단 하나의 평가변수로 만드는 방법

(3)의 방법에서 만든 단 하나의 평가변수가 바로 '복합변수composite endpoint'이다. 복합변수를 구성하는 요소들 중에 어느 하나만이라도 발생하면, 그 복합변수는 발생한 것으로 정의하게 된다.

복합변수가 실제로 사용된 사례를 살펴보기 위하여 RENAAL trial에서 사용된 다음의 복합변수를 살펴보자. RENAAL trial은 당뇨병성 신장 질환diabetic nephropathy의 진행을 늦추기 위해 losartan이라는 시험약의 효능을 위약과 비교한 임상시험이다. 1차 유효성 평가변수는 복합변수로서, 다음 3가지 구성요소들 중에 처음 발생한 구성요소가 발생할 때까지의 시간이다. 그 3가지 구성요소는 혈청크레아틴의 두 배 증가doubling of serum creatinine, 신장병 마지막 단계로 진행progression to end-stage renal disease (ESRD), 또는 사망death이다.

RENAAL trial의 사례처럼 복합변수의 각 구성요소들이 서로 겹치지 않는 사건으로 이루어진 경우, 복합변수는 종종 그 구성요소들 중 어느 것이든 처음 발생할 때까지의 시간으로 정의되어 분석되곤 한다. 예를 들어, 복합변수가 임상적 사건 A, 임상적 사건 B, 임상적 사건 C로 이루어졌다고 가정해보자. RENAAL trial의 사례에서는 임상적 사건 A가 혈청크레아틴의 두 배 증가이고, 임상적 사건 B가 신장병 마지막 단계로 진행이며, 임상적 사건 C가 사망인 경우이다. 이때 임상적 사건 A, B, C가 동시에 발생할 수 없는 경우, 복합변수는 임상적 사건 A, 임상적 사건 B, 임상적 사건 C 중 처음 발생할 때까지의 시간으로 정의된다는 것이다.

반면에 복합변수를 구성하는 여러 요소들이 한 피험자에게서 여러 번 발생 가능한 경우에는 구성요소들이 발생한 총 횟수로 복합변수가 정의되기도 한다. 예를 들어, 복합변수가 임상적 사건 A, 임상적 사건 B, 상적 사건 C로 이루어졌고, 임상적 사건 A, B, C가 한 환

자에게서 동시에 발생 가능한 경우, 복합변수는 임상적 사건 A, 임상적 사건 B, 임상적 사건 C가 발생한 총 횟수로 정의될 수도 있다는 것이다. 일단 복합변수가 정의되고 나면, 단 한 번의 통계적 검정이 복합변수에 대해 수행되므로 다중성 문제는 발생하지 않는다. 그러므로 다중성을 보정할 필요 없다.

복합변수를 사용하는 중요한 이유는 각 구성요소들의 발생빈도가 너무 낮아서, 각 구성요소들을 1차 유효성 평가변수로 사용하면 검정력이 너무 낮기 때문이다. 다르게 표현하면 표본크기가 너무 많이 필요하게 되기 때문이다. 반면에 복합변수는 각 구성요소들이 합쳐서 정의되는 것이므로, 복합변수의 발생빈도는 각 구성요소들의 발생빈도보다 현저히 많아지게 되어 적절한 표본크기를 사용하여도 충분한 검정력을 확보할 수 있게 되고, 임상시험 수행기간도 지나치게 길어지지 않게 된다. 복합변수는 치료의 목적이 임상적으로 중요하지만 흔하지 않은 사건을 예방하거나 지연시키고자 하는 경우 종종 사용된다. 예를 들면, 관상동맥질환coronary artery disease에서 심근경색증, 뇌졸중, 사망을 예방하기 위하여 항혈소판제anti-platelet drug를 사용하는 경우이다.

복합변수의 구성요소 선택은 신중하게 이루어져야 한다. 복합변수의 각 구성요소 중 어느 요소가 발생하더라도 복합변수가 발생한 것으로 간주되므로 복합변수의 각 구성요소들은 복합변수의 분석에서 그 중요성이 동일하다. 복합변수의 각 구성요소들이 유사한 임상적 중요성을 갖는 경우, 복합변수에 대한 시험약의 효과는 전체적인 임상적 효과를 기술함으로써 해석될 수 있다. 그러나 각 구성요소들의 중요도가 매우 다르고 시험약의 효과가 주로 가장 덜 중요한 구성요소에 의존하는 경우, 복합변수에 대한 시험약의 효과는 모든 구성요소들에 효과를 나타내주지 못하거나 시험약의 혜택을 정확히 기술해주지 못하게 된다.

더욱 심각한 경우는, 가장 중요한 구성요소에서는 시험약의 효과가 대조약보다 못한데 덜 중요한 구성요소에서는 시험약의 효과가 대조약보다 우월하여 전체적으로 복합변수를 분석하면 통계적으로 유의한 결과를 내는 경우가 발생할 수도 있다. 이러한 경우에는 시험약의 임상적 가치에 대한 의문이 발생할 수 있다.

이런 경우 비록 전체 통계분석결과는 시험약이 효능이 있다고 하더라도, 복합변수의 구성요소들을 자세하게 조사해보면 그러한 결론에 의문이 들 수도 있다. 이러한 이유뿐만이 아니더라도 시험약의 효능에 대한 더 깊은 이해를 하기 위해 복합변수의 각 구성요소들을 분석해보는 것이 중요하며, 그러한 분석결과는 전체 임상시험결과 해석에 영향을 줄 수 있다.

먼저 복합변수를 분석하는 방법을 살펴보자. 각 구성요소들이 특정 사건들에 해당되는 복합변수들의 경우, 복합변수가 발생한 것은 각 구성요소들 중 어느 하나라도 처음 발생할 때까지의 시간으로 정의된다. 그런 복합변수를 분석하는 방법은 크게 다음 두 가지이다.

(1) 임상시험이 종료된 후 시험군과 대조군 간에 복합변수가 발생한 비율을 비교
(2) 생존분석기법을 이용하여 복합변수가 발생할 때까지의 시간을 두 군 간에 비교

임상시험 기간 동안 복합변수가 발생하지 않은 기간이 임상적으로 의미 있는 경우, 두 번째 방법인 생존분석기법으로 두 군을 비교하는 방법이 더 흔하다.

시험약이 복합변수의 모든 구성요소들에게서 좋은 효과를 나타낼 것으로 기대되는 경우에라도 실제로 시험약이 그러한 효과를 보일지는 확실하지 않다. 그러므로 각 구성요소들에 대한 결과들은 각 구성요소 개별적으로 조사되어야 하고, 그러한 결과가 결과보고서에 포함되어야만 한다. 이러한 분석은 1차 유효성 평가변수인 복합변수의 통계적 유의성에 대한 결론을 바꾸지는 않으며, 가설검정이 아니라 단지 자료를 요약하는 기술적 분석descriptive analysis으로 간주된다. 다시 말하면 확증적 증거는 아니라는 말이다. 또 다르게 표현하면 시험약의 효능은 복합변수 전체에 대해서만 입증되는 것이지 각 개별 구성요소들에 대해 입증되는 것은 아니라는 말이다. 만일 한 개 또는 두 개 이상의 구성요소들에서 시험약의 효능을 입증하기 위하여 복합변수의 한 개 또는 두 개 이상의 구성요소들을 별개의 가설검정으로 분석하고자 하는 경우에 그러한 가설은 다중성을 보정하여 통계분석계획에 사전에 기술되어야만 한다.

지금부터는 복합변수의 각 구성요소들을 분석하는 방법을 살펴보자. 복합변수의 각 구성요소들을 분석하고자 하는 경우, 두 개 이상의 구성요소들을 경험한 환자들을 어떻게 고려할 것인가에 따라 두 가지 다른 분석방법이 존재한다.

(1) 각 환자에게서 발생한 첫 번째 구성요소만을 고려하는 방법이다. 예를 들어, 복합변수가 구성요소 A, 구성요소 B, 구성요소 C로 이루어져 있고, 임상시험 시작 후 구성요소 A는 45일 만에 발생하고, 구성요소 B는 30일 만에 발생하며, 구성요소 C는 발생하지 않은 경우를 생각해보자. 첫 번째 방법은 이 특정 환자에게서는 구성요소 B만 발생한 것으로 간주하는 것이다. 이 방법은 각 환자에게서 처음 발생한 구성요소들만의 발생비율을 보여주는 방법이다. 각 환자는 단 한 번만 발생비율에 계산되므로, 모든 구성요소들을 통틀어 처음 발생한 구성요소들의 총 발생빈도는 복합변수의 총 발생빈도와 같아지게 된다.
(2) 각 환자에게서 발생한 각각의 구성요소들을 모두 고려하는 방법이다. 예를 들어, 복합변수가 구성요소 A, 구성요소 B, 구성요소 C로 이루어져 있고, 임상시험 시작 후 구성요소 A는 45일 만에 발생하고, 구성요소 B는 30일 만에 발생하며, 구성요소 C는 발생하지 않은 경우를 생각해보자. 두 번째 방법은 이 특정 환자에게서는 구성요소 A와 구성요소 B가 모두 발생한 것으로 간주하는 것이다. 즉 이 방법에서 각 구성요소들은 발

생순서에 무관하게 마치 별개의 평가변수처럼 간주되며, 각 구성요소들을 경험한 환자의 총 수를 계산하게 된다. 위 환자는 구성요소 A와 구성요소 B가 발생했으므로 구성요소 A가 발생한 횟수에도 1회 발생한 것으로 간주되고, 구성요소 B가 발생한 횟수에도 1회 발생한 것으로 간주된다. 이 경우 모든 구성요소들이 발생한 총 횟수는 오직 첫 번째 구성요소만을 사용하는 복합변수의 총 발생횟수보다 더 커지게 된다.

표 8.3은 RENAAL trial에서 사용된 복합변수 발생빈도를 보여준다. 복합변수는 시험군losartan에서 327회 발생하였고, 위약군에서 359회 발생하였다. 이를 생존분석을 이용한 time-to-event analysis로 분석해보니 두 군 간에 통계적으로 유의한 차이가 발견되었다.

임상시험 종료 후 각 구성요소들에서 발생한 환자들의 수는 두 가지 방법으로 표에 정리되었다. 첫 번째 방법은 각 환자에게서 처음 발생한 구성요소들의 빈도만을 보여준다. 그래서 시험군losartan에서는 162명의 환자에게서 혈청크레아티닌의 두 배 증가가 처음 발생하였고, 64명의 환자에게서 신장병 마지막 단계로 진행이 발생하였으며, 101명의 환자가 사망하였다. 총 빈도는 327회로서 이는 복합변수의 발생빈도와 동일한데, 그 이유는 오직 첫 번째 발생한 구성요소의 발생빈도만 계산하였기 때문이다. 표 8.3에는 1차 유효성 복합변수에 대해 hazard ratio, 신뢰구간, p값 등이 제시되어 있다. 복합변수의 각 구성요소들에 대해서는 신뢰구간과 p값이 계산되어 있지 않은데, 그 이유는 그러한 구성요소들이 2차 유효성 평가변수로 지정되지 않았고, 다중성을 보정할 방법도 사전에 지정되지 않았기 때문에 검정은 실시하지 않은 것이다.

표 8.3 RENAAL trial에서 복합변수 발생빈도

Endpoint	Losartan (N=751)	Placebe (N=762)	Hazard ratio± (95% CI)	p-value
Primary endpoint				
Doubling of serum creatinine, ESRD, or death	327	359	0.84(0.72, 0.97)	0.022
Decomposition of the primary endpoint				
Doubling of serum Creatinine	162	198	0.75	
ESRD	64	65	0.93	
Death	101	96	0.98	
Any occurrence of individual components				
Doubling of serum Creatinine	162	198	0.75(0.61, 0.92)	
ESRD	147	194	0.71(0.57, 0.89)	
Death	158	155	1.02(0.81, 1.27)	

각 환자에게서 발생한 모든 구성요소들을 보여주는 두 번째 분석방법의 결과는 처음 발생한 구성요소만 보여주는 첫 번째 분석방법의 결과와는 다소 다르다. 어떤 환자들에서는 두 개 이상의 구성요소 사건이 발생하였고, 이런 환자들은 발생한 각 구성요소의 발생빈도에 포함되었으므로 총 발생빈도가 처음 방법보다 더 많아지게 된다. 이 사례에서 신장병 마지막 단계로 진행이라는 구성요소를 시험군과 대조군 간에 비교한 hazard ratio는 0.71로서, 첫 번째 발생한 구성요소만 보여주는 첫 번째 분석방법의 hazard ratio인 0.93과는 많이 다르다. 그래서 첫 번째 분석방법은 신장병 마지막 단계로 진행에 대한 시험약losartan의 효과를 다 보여주지는 못하고 있다.

그러나 각 환자에게서 발생한 모든 구성요소들을 보여주는 두 번째 분석방법은 통계학에서 'competing risk'라고 널리 알려진 문제가 발생하게 된다. 'competing risk'란 어떤 구성요소가 발생했다는 것이 동일한 환자에게서 다른 구성요소들은 발생하는 것이 불가능하도록 만드는 현상이다. 예를 들어 위에서 사례로 든 RENAAL trial의 경우, 첫 번째 발생한 구성요소가 사망인 경우에 그 환자는 사망했으므로 그 환자에게서 나중에 혈청크레아틴의 두 배 증가하는 구성요소가 관찰되는 것이 불가능하게 된다. 만일 시험군이 대조군에 비해 사망률이 더 높다면, 시험군은 단지 생존한 환자 수가 대조군에 비해 작다는 이유로 다른 구성요소들이 적게 관찰되어, 그 다른 구성요소 측면에서는 시험약의 결과가 대조군에 비해 더 좋아 보이는 현상이 발생할 수 있다.

각 환자에게서 발생한 모든 구성요소들을 보여주는 두 번째 분석방법의 또 다른 단점은 임상시험 디자인과 환자 관리가 이러한 분석방법의 해석을 더 복잡하게 만들 수 있다는 것이다. 예를 들어, 어떤 임상시험에서는 특정 구성요소가 발생하면 그 환자를 임상시험에서 탈락시켜서 다른 대체 치료제를 투여하게 되어 있는 경우가 있다. 여기서 대체 치료제는 그 임상시험에서 사용된 대조약이 될 수도 있다. 이처럼 치료제를 변경하는 것은 처음에 투여한 치료제와 나중에 발생한 구성요소 간의 해석을 어렵게 만들게 된다. 이런 경우에는 처음 발생한 구성요소만 보여주는 첫 번째 분석방법만이 유용하게 된다.

핵심정리

(1) 여러 구성요소로 이루어진 복합변수가 일단 정의되고 나면, 단 한 번의 통계적 검정이 복합변수에 대해 수행되므로 다중성 문제는 발생하지 않는다. 그러므로 다중성을 보정할 필요 없다.

(2) 복합변수의 각 구성요소들에 대한 결과들은 각 구성요소 개별적으로 조사되어야 하고, 그러한 결과가 결과보고서에 포함되어야만 한다. 이러한 분석은 1차 유효성 평가변수인 복합변수의 통계적 유의성에 대한 결론을 바꾸지는 않으며, 가설검정이 아니라 단지 자료를 요약하는 기술적 분석descriptive analysis으로 간주된다. 다르게 표현하면 시험약의 효능은 복합변수 전체에 대해서만 입증되는 것이지 각 개별 구성요소들에 대해 입증되는 것은 아니라는 말이다.

8.13 Patient-Reported Outcome

복합변수 이외에 여러 개의 구성요소를 갖는 또 다른 형태의 평가변수로는 2개 이상의 환자 내within-patient 요소들의 조합으로 이루어진 patient-reported outcome을 들 수 있다(FDA 2017). 이런 형태의 평가변수에서는 각 개별 환자에 대한 평가가 그 환자에게서 얻어진 모든 구성요소들의 관측값에 의존하게 된다. 그리고 그 모든 구성요소들에서 얻어진 값들은 사전에 정해진 규칙에 의해 단 하나의 전체 순위overall rating 또는 상태status로 변환된다.

각 구성요소들이 순서가 있는 범주형이거나 연속형인 경우, 각 환자에게서 전체 순위를 만드는 한 가지 방법은 각 구성요소들 값의 합 또는 평균을 사용하는 것이다. 그리고서 이렇게 얻어진 전체 순위를 각 환자에게서 얻어진 관찰값으로 간주하여, 시험군과 대조군 사이의 전체 순위들의 평균을 비교하는 통계적 가설검정을 수행하게 된다. 이런 형태의 평가변수로는 정신분열증에서 사용되는 PANSSPositive and Negative Syndrome Scale, 경부근긴장이상cervical dystonia에 사용되는 Toronto Western Spasmodic Torticollis Rating Scale, 우울증에서 사용되는 Hamilton Rating Scale 등을 들 수 있다.

복합변수의 경우와 마찬가지로 patient-reported outcome에서 어느 구성요소가 전체적인 통계적 유의성에 가장 많이 기여를 했는지를 이해하는 것은 시험약의 임상적 약효를 이해하는 데 중요하다. 그러므로 각 구성요소들에 대한 연구결과를 기술할 수도 있다. 그러나 이런 기술적 분석descriptive analysis을 하는 경우, 각 구성요소들에 대한 결과를 지나치게 강조한 나머지, 전체 결과를 뒤집는 방식으로 분석결과가 서술되어서는 안 된다.

outcome studies에 사용되는 복합변수의 경우, 각 구성요소들은 명확한 임상적 중요성이 있다. 예를 들면, 사망, 심근경색, 뇌졸중, 입원 등이다. 하지만 환자들 본인들이 주관적으로 평가하는 patient-reported outcome의 구성요소들은 그 임상적 중요성이 덜 명확할 수 있다. 그래서 이러한 patient-reported outcome 평가변수들은 많은 경우 전체 점수overall score가 포괄적이면서도 임상적으로 해석 가능한 것으로 간주된다.

반면에 각 개별 구성요소들은 독립적으로 임상적으로 해석 가능하지 않을 수 있다. 각 개별 구성요소들이 전체 점수의 해석 가능한 부분집합으로 개발되는 경우도 존재하기는 하지만, 일반적으로는 각 개별 구성요소와 유사한 개별 구성요소들로 이루어진 부분점수는 가설검정을 위해 사전에 지정되지는 않는다. 만일 전체 점수 이외에 특정한 부분점수에 대해서도 시험약의 효과를 입증하고 싶은 경우에는 다중성을 보정해주어야 한다.

핵심정리

(1) 여러 구성요소로 이루어진 patient-reported outcome 평가변수는 일단 각 환자들에 대한 전체 순위가 얻어지고 나면, 단 한 번의 통계적 검정이 patient-reported outcome 평가변수에 대해 수행되므로 다중성 문제는 발생하지 않는다. 그러므로 다중성을 보정할 필요 없다.

(2) patient-reported outcome 평가변수의 각 구성요소들에 대한 연구결과는 단지 기술적 분석 descriptive analysis으로 간주된다. 즉 특별한 경우가 아니면 각 구성요소들에 대해 확증적 가설검정을 수행하지는 않는다.

8.14 2차 유효성 평가변수 결과를 label에 추가하려는 경우

필자가 알기로 아직 우리나라에서는 2차 유효성 평가변수의 결과를 label에 넣는 명확한 제도가 존재하지 않는 것으로 알고 있다. 하지만 선진국의 경우에는 2차 유효성 평가변수의 결과를 label에 넣는 것도 다중검정의 중요한 이슈이다. 비록 우리나라에는 아직 명확한 제도가 없다고 하더라도, 우리나라 심사기관이나 제약회사에 계신 분들이 선진국의 임상시험 자료를 평가해야 하는 경우가 있을 것이다. 그러므로 이 절에서는 미국 FDA 가이드라인에 근거하여 2차 유효성 평가변수 결과를 label에 추가하려는 경우에 대해 논의하고자 한다 (FDA 2017).

시험약의 효능을 입증하는 방법은 1차 유효성 평가변수가 유의함을 보이는 것이다. 그러므로 시험약이 선진국 심사기관으로부터 시판허가를 받을 수 있는지의 여부는 1차 유효성 평가변수의 결과에 달려 있다. 그러나 임상시험 종료 후 1차 유효성 평가변수가 유의함을 보여서 시험약의 효능을 입증한 후에는 기술하고 싶은 시험약의 속성이 더 존재할 수도 있다. 시험약의 이러한 속성을 기술하는 분석은 시험약에 대한 중요한 정보를 제공할 수 있고, physician labeling에 포함될 수도 있다. physician labeling이란 미국 FDA가 시판허가를 한 약의 적응증, 효능 및 안전성에 대한 정보를 기술한 문서이다. 그러므로 제약회사 입장에서는 시험약의 1차 유효성 평가변수의 유의성을 입증하는 것이 가장 중요한 일이지만, 일단 그 목표를 달성하고 나면 2차 유효성 평가변수 및 기타 다른 시험약에 유리한 임상시험 결과도 physician labeling에 포함시키는 것이 중요해진다. 왜냐하면 그런 추가 정보가 그 시험약의 판매량에 영향을 미칠 수 있기 때문이다.

Once a trial is successful (demonstrates effectiveness or “wins” on the primary endpoint(s)), there are many other attributes of a drug’s that may be described. Analyses that describe these other attributes of a drug can be informative and are often included in physician labeling.

시험약의 효능을 더 잘 나타내기 위하여 사용되는 2차 유효성 평가변수의 사례가 있는데 1차 유효성 평가변수는 6개월 시점에서의 측정값인데 2차 유효성 평가변수는 동일한 평가변수를 30일 시점에서 측정하는 경우이다. 다른 사례로는 1차 유효성 평가변수가 증상이 개선된 환자의 비율인 경우, 2차 유효성 평가변수는 동일한 증상이 '매우 개선'된 환자의 비율이다.

An example of a secondary endpoint used to further characterize the drug's effect is a measurement of the primary outcome variable at 30 days in a trial whose primary endpoint is the same outcome measured at 6 months. Another example is a secondary endpoint of the percentage of patients whose symptoms are "very improved," when the primary endpoint is the percentage of patients with any amount of improvement for the same symptoms.

2차 유효성 평가변수에 대한 유의한 결과는 오직 1차 유효성 평가변수에 대해 유의한 결과를 입증한 경우에 한하여 해석이 가능하다. 다시 말하면 만일 1차 유효성 평가변수가 유의하지 못하면, 2차 유효성 평가변수에 대한 결과로는 시판허가를 받을 수도 없고 별 소용이 없게 된다. 그러므로 가장 중요한 변수는 역시 1차 유효성 평가변수이다.

Positive results on the secondary endpoints can be interpreted only if there is first a demonstration of a treatment effect on the primary endpoint family.

하지만 1차 유효성 평가변수가 유의한 경우, 2차 유효성 평가변수 분석결과를 시험약의 부가적인 효능으로 주장하여 physician labeling에 넣고자 한다면, 그러한 부가적인 분석은 사전에 임상시험계획서에 기술되어야 하고 적절한 다중성이 보정되어야만 한다. 8.15절과 8.16절에 소개된 다중검정에 사용되는 통계방법들 중에 특히 gatekeeping 방법이 1차 유효성 평가변수가 유의한 경우, 그 다음 단계로 2차 유효성 평가변수의 유의성을 검정하는 데 유용하다. 그 이유는 1차 유효성 평가변수가 유의한 경우에 한하여 2차 유효성 평가변수에 대한 검정을 실시할 수 있도록 해주기 때문이다.

Nevertheless, it is important to understand that these descriptions with respect to additional attributes are not demonstrated additional effects of a drug unless the analyses were prespecified, and appropriate multiplicity adjustments were applied.

핵심정리

(1) 시험약이 선진국 심사기관으로부터 시판허가를 받을 수 있는지의 여부는 1차 유효성 평가변수의 결과에 달려 있다.

(2) 2차 유효성 평가변수의 결과를 physician labeling에 넣으면 시험약의 판매량 증진에 도움이 될 수

있다.

(3) 2차 유효성 평가변수의 결과를 physician labeling에 넣고자 한다면 적절한 방법을 사용하여 다중성을 보정해야 한다.

8.15 다중검정에 자주 사용되는 통계방법

(1) 서론

다중검정에서 familywise type I error가 증가하는 것을 보정해주는 통계방법들은 아주 많이 개발되어 있다. 그중에 가장 기본적이고도 간단한 방법이 8.4절에 소개된 Bonferroni 방법일 것이다. 그러므로 원래는 Bonferroni 방법도 이 절에서 소개해야 맞지만, 다중검정에 대한 이슈와 해결책을 설명하는 전체적인 목적을 달성하기 위하여 편의상 8.4절에서 소개된 것이다.

Bonferroni 방법의 장점과 단점은 8.4절에 설명되어 있다. Bonferroni 방법의 단점은 검정력이 낮다는 것이다. 검정력이란 4장에서 이미 살펴본 바와 같이 시험약의 효과가 존재할 때 임상시험을 통하여 이를 입증할 확률이다. 따라서 검정력이 낮다는 것은 큰 문제이다. 설령 시험약의 효과가 존재하는 경우에도 Bonferroni 방법을 사용하면 이를 입증할 확률이 낮다는 것이기 때문이다.

이에 통계학자들은 Bonferroni 방법에 만족하지 않고 검정력을 더 높일 수 있는 방법들을 연구하여 수많은 방법들을 개발하였는데, 이 절에서는 그러한 방법들 중 임상시험에서 발생하는 다중검정에서 자주 사용되는 통계방법을 살펴볼 것이다. 이 절의 내용은 다중검정에 대한 미국 FDA의 가이드라인을 기반으로 하여 작성되었다(FDA 2017). 다중검정에 대한 통계방법은 통계학과 대학원에서도 잘 다루어지지 않는 분야라서, 통계학 석사학위를 소지한 분들에게도 다소 생소한 내용일 수 있다. 그러므로 통계비전공자들에게는 더욱 어려운 내용이 될 것이다. 그러므로 어려운 다중검정 문제에 봉착하면 통계전문가에게 맡길 것을 권고한다.

Consequently, when a multiple endpoints problem arises in designing a clinical trial and one or more of these methods are to be considered, consultation with knowledgeable experts is important.

제약회사는 다중검정을 다루는 많은 통계방법들 중에 그 해당 임상시험의 디자인과 목적에 알맞으면서, familywise type I error는 유의수준 이하로 통제하고 동시에 검정력을 최대로 하는 방법을 사전에 임상시험계획서에 기술해야 한다.

> Sponsors should consider the variety of methods available and in the prospective analysis plan select the most powerful method that is suitable for the design and objective of the study and maintains Type I error rate control.

다중검정을 다루는 통계방법들은 크게 single-step 방법과 multi-step 방법으로 나누어진다. single-step 방법은 동시에 여러 가설검정을 수행하는 것으로서 Bonferroni 방법이 single-step 방법의 한 사례이다. 반면에 multi-step 방법의 사례로는 step-down 방법, step-up 방법, 축차적sequential 방법 등이 있다.

step-down 방법에서는 고려하고 있는 모든 검정들의 p값들을 한 번에 계산한 후, 가장 작은 p값을 먼저 검정하고 그 다음에는 두 번째로 작은 p값을 검정하는 식으로 검정이 진행된다. 반면에 step-up 방법에서는 가장 큰 p값을 먼저 검정하고 그 다음에는 두 번째로 큰 p값을 검정하는 식으로 검정이 진행된다. 다음에 소개될 Holm 방법은 step-down 방법 중 하나이고, Hochberg 방법은 step-up 방법 중 하나이다.

다음 절부터는 여러 다중검정방법들을 설명할 것이다. 설명 중 나오는 평가변수와 가설(또는 귀무가설)은 서로 같은 의미로 사용되었다. 즉 평가변수가 있으면 그 평가변수의 효능을 검정하는 가설이 있을 것이고, 반대로 가설이 있으면 그 가설이 평가하고자 하는 평가변수가 있을 것이다. 그러므로 평가변수와 가설을 혼용하여 사용하여도 문맥에 맞게 평가변수와 가설(또는 귀무가설)의 의미를 이해하길 바란다.

(2) Holm 방법

Holm 방법은 multi-step 방법으로서 평가변수들 사이에 상관관계가 존재할 때 유용하며, Bonferroni 방법보다 더 검정력이 높다고 알려져 있다.

Holm 방법을 수행하는 절차는 다음과 같다. 먼저 각각의 유효성 평가변수들에 대하여 통계검정을 실시하여 p값들을 계산한다. 여기서 통계검정이란 어떤 통계검정도 가능하다. 예를 들어, 이표본 t 검정일 수도 있고 카이제곱검정일 수도 있다. 만일 m개의 유효성 평가변수가 존재한다면 총 m개의 가설검정이 수행될 것이고 m개의 p값이 얻어질 것이다. 이렇게 얻어진 m개의 p값을 작은 값에서부터 큰 값 순서로 정렬하여, 가장 작은 p값은 $p_{(1)}$, 두 번째로 작은 p값은 $p_{(2)}$, 세 번째로 작은 p값은 $p_{(3)}$이라고 표시하자. p-value들의 순서가 바뀐 것에 대응해, 귀무가설들도 대응해서 순서를 바꾼다. 예를 들어 $H_{0(1)}$은 $p_{(1)}$에 대응하는 귀무가설이 되고, $H_{0(2)}$은 $p_{(2)}$에 대응하는 귀무가설이 된다.

Holm 방법은 다음과 같이 수행된다.

1. $p_{(1)}$과 0.05/m을 비교한다. 여기서 0.05는 우리가 원하는 familywise type I error이다. m은 총 검정의 개수를 나타낸다. $p_{(1)} > 0.05/m$이면 모든 귀무가설 $H_{0(1)}, H_{0(2)}, ..., H_{0(m)}$을 채택한다. 그리고 가설검정을 종료한다. $p_{(1)} \leq 0.05/m$이면 귀무가설 $H_{0(1)}$을 기각하고 다음 단계로 넘어간다.
2. $p_{(2)}$과 0.05/$(m-1)$를 비교한다. 여기서 $(m-1)$은 아직 검정하지 않고 남아 있는 가설의 개수를 나타낸다. 단계 1에서 첫 번째 가설만 검정하였으므로 아직 $(m-1)$개의 가설이 남아 있다. $p_{(2)} > 0.05/(m-1)$이면 뒤에 남아 있는 총 $(m-1)$개의 귀무가설인 $H_{0(2)}, H_{0(3)}, .., H_{0(m)}$을 채택하고 가설검정을 종료한다. $p_{(2)} \leq 0.05/(m-1)$이면 귀무가설 $H_{0(2)}$를 기각하고 다음 단계로 넘어간다.
3. $p_{(3)}$과 0.05/$(m-2)$를 비교한다. $p_{(3)} > 0.05/(m-2)$이면 뒤에 남아 있는 총 $(m-2)$개의 귀무가설인 $H_{0(3)}, H_{0(4)}, .., H_{0(m)}$을 채택하고 가설검정을 종료한다. $p_{(3)} \leq 0.05/(m-2)$이면 귀무가설 $H_{0(3)}$를 기각하고 다음 단계로 넘어간다.
4. 이런 식으로 계속 진행하여 맨 마지막에는 $p_{(m)}$과 0.05/1를 비교한다.

다음의 사례를 이용하여 Holm 방법을 이해해보자. 설명의 편의상 4개의 귀무가설 A, B, C, D의 p값이 각각 0.012, 0.026, 0.016, 0.055라고 가정하자. 가장 작은 p값인 0.012가 0.0125(=0.05/4)보다 작으므로 귀무가설 A가 기각되고 다음 단계로 넘어가게 된다. 두 번째로 작은 p값인 0.016은 0.0167(=0.05/3)보다 작으므로 귀무가설 C가 기각되고 다음 단계로 넘어간다. 세 번째로 작은 p값인 0.026은 0.025(=0.05/2)보다 크므로 귀무가설 B와 D는 기각되지 않고 가설검정은 여기서 중단된다.

위 Holm 방법을 자세히 살펴보면 Holm 방법이 Bonferroni 방법보다 더 검정력이 높다는 것을 알 수 있다. 왜냐하면 Holm 방법의 첫 단계에서 사용하는 유의수준은 0.05/m으로서 Bonferroni 방법에서 사용하는 유의수준과 동일하다. 하지만 그 다음 단계에서는 Holm 방법에서 사용하는 유의수준이 Bonferroni 방법에서 사용하는 유의수준보다 더 높기 때문이다. 예를 들어, Holm 방법은 단계 2에서 p값을 0.05/$(m-1)$과 비교하게 되지만, Bonferroni 방법은 0.05/m과 비교하게 된다. 위 사례에서도 Holm 방법으로는 귀무가설 A와 C가 기각되지만, Bonferroni 방법을 사용한다면 귀무가설 A만 기각된다. 즉 Holm 방법이 더 검정력이 높기 때문에 유의한 결과를 더 많이 찾아낸 것이다.

Holm 방법의 또 다른 장점은 어느 귀무가설에 대한 p값이 가장 작을지 사전에 모르더라도, 가장 작은 p값을 먼저 검정하게 된다는 점이다. 이런 점은 뒤에 소개될 fixed-sequence

방법보다 유리한 측면이 있다. Holm 방법의 단점은 사용하지 않은unused 유의수준을 2차 유효성 평가변수군으로 전달할 수 없다는 점이다. 왜냐하면 순서대로 검정하는 과정 중에 한 번 유의하지 않은 결과가 나오면 그 이후의 검정은 허락되지 않기 때문이다.

(3) Hochberg 방법

Hochberg 방법은 multi-step이고 step-up인 방법이다. Holm 방법처럼 Hochberg 방법에서도 각 p값들은 $0.05/m$, $0.05/(m-1)$,.., 0.05/1의 유의수준과 비교한다. 하지만 Hochberg 방법에서는 가장 큰 p값을 0.05/1과 비교하는 것으로 시작된다. 구체적으로 살펴보면 Hochberg 방법은 다음과 같이 수행된다.

1. $p_{(m)}$과 0.05/1을 비교한다. m은 총 검정의 개수를 나타내고 0.05는 우리가 원하는 familywise type I error이다. $p_{(m)} \leq 0.05/1$이면 모든 귀무가설 $H_{0(1)}, H_{0(2)}, \ldots, H_{0(m)}$을 기각하고 가설검정을 종료한다. $p_{(m)} > 0.05/1$이면 귀무가설 $H_{0(m)}$을 채택하고, 다음 단계로 넘어간다.
2. $p_{(m-1)}$과 0.05/2를 비교한다. 여기서 $(m-1)$은 아직 검정하지 않고 남아 있는 가설의 개수를 나타낸다. 단계 1에서 하나의 귀무가설 $H_{0(m)}$만을 검정하였으므로 아직 $(m-1)$개의 가설이 남아 있다. $p_{(m-1)} \leq 0.05/2$이면 뒤에 남아 있는 총 $(m-1)$개의 귀무가설인 $H_{0(1)}, H_{0(2)}, \ldots, H_{0(m-1)}$을 기각하고 가설검정을 종료한다. $p_{(m-1)} > 0.05/2$이면 귀무가설 $H_{0(m-1)}$를 채택하고, 다음 단계로 넘어간다.
3. $p_{(m-2)}$과 0.05/3를 비교한다. $p_{(m-2)} \leq 0.05/3$이면 뒤에 남아 있는 총 $(m-2)$개의 귀무가설인 $H_{0(1)}, H_{0(2)}, \ldots, H_{0(m-2)}$을 기각하고 가설검정을 종료한다. $p_{(m-2)} > 0.05/3$이면 귀무가설 $H_{0(m-2)}$를 채택하고, 다음 단계로 넘어간다.
4. 이런 식으로 계속 진행하여 맨 마지막에는 $p_{(1)}$과 $0.05/m$를 비교한다.

Holm 방법을 설명할 때 사용하였던 다음의 사례를 이용하여 Hochberg 방법을 설명해보자. 설명의 편의상 4개의 귀무가설 A, B, C, D의 p값이 각각 0.012, 0.026, 0.016, 0.055라고 가정하자. 먼저 가장 큰 p값인 0.055가 0.05(=0.05/1)보다 크므로 귀무가설 D가 채택되고 다음 단계로 넘어간다. 두 번째로 큰 p값인 0.026이 0.025(=0.05/2)보다 크므로 귀무가설 B도 채택되고 다음 단계로 넘어간다. 세 번째로 큰 p값인 0.016은 0.0167(=0.05/3)보다 작으므로 귀무가설 C와 A는 기각되고 가설검정은 종료된다.

위 사례에서는 Holm 방법과 Hochberg 방법의 검정결과가 동일하다. 그러나 일반적으로는 Hochberg 방법이 Holm 방법보다 더 검정력이 높다고 알려져 있다. 이는 다음의 사례로도 알 수 있다. 설명의 편의상 2개의 귀무가설 A와 B의 p값이 각각 0.026, 0.045라고 가정하자. Hochberg 방법에서는 가장 큰 p값인 0.045가 0.05(=0.05/1)보다 작으므로 귀무가설 B와 A가 모두 기각된다. 반면에 Holm 방법에서는 가장 작은 p값인 0.026이 0.025 (=0.05/2)보다 크므로 귀무가설 A와 B가 모두 채택된다.

Bonferroni 방법과 Holm 방법은 familywise type I error를 유의수준 이하로 통제하기 위하여 어떤 특별한 가정을 요구하지 않는다. 다시 말하면 Bonferroni 방법과 Holm 방법은 어떠한 경우에도 familywise type I error를 유의수준 이하로 통제해주는 것이 보장된다. 평가변수의 종류, 분포, 상관관계 구조에 상관없이 항상 그러하다. 그러므로 확증적 임상시험에 사용 가능하다(FDA 2017).

The Bonferroni and the Holm procedures are well known for being assumption-free. The methods can be applied without concern for the endpoint types, their statistical distributions, and the type of correlation structure.

반면에 Hochberg 방법은 특정한 조건이 만족되는 경우에 한하여 familywise type I error가 유의수준 이하로 통제되는 것이 보장된다. 구체적으로 살펴보면 Hochberg 방법은 평가변수가 독립인 경우, 표준정규분포, t 분포, 그리고 자유도 1인 카이제곱분포를 따르는 두 개의 평가변수가 양의 상관관계를 가지는 경우에는 familywise type I error가 잘 통제된다 (FDA 2017).

The Hochberg procedure, on the other hand, is not assumption-free in this way. The Hochberg procedure is known to provide adequate overall alpha-control for independent endpoint tests and also for two positively-correlated dependent tests with standard test statistics, such as the normal Z, student's t, and 1 degree of freedom chi-square.

반면에 상관관계 구조가 동일하지 않은 두 개 이상의 평가변수가 존재하는 일반적인 경우에 대한 다양한 시뮬레이션 연구 결과, Hochberg 방법은 양의 상관관계를 가지는 평가변수들의 경우에는 대체로 familywise type I error를 유의수준 이하로 통제해주지만, familywise type I error를 항상 유의수준 이하로 통제해준다고는 보장해주지 못했다. 그리고 일부 음의 상관관계를 갖는 평가변수들의 경우에는 familywise type I error를 유의수준 이하로 통제해주지 못하였다. 따라서 Hochberg 방법은 familywise type I error를 유의수준 이하로 통제해주는 것이 확실한 경우를 제외하고는 일반적으로 확증적 임상시험에 사용되는 것이 권고되지 않는다(FDA 2017).

Various simulation experiments for the general case (e.g., for more than two endpoints with unequal correlation structures) indicate that the Hochberg procedure usually will, but is not guaranteed to, control the overall Type I error rate for positively-correlated endpoints, but fails to do so for some negatively-correlated endpoints. Therefore, beyond the aforementioned cases where the Hochberg procedure is known to be valid, its use is generally not recommended for the primary comparisons of confirmatory clinical trials unless it can be shown that adequate control of Type I error rate is provided.

(4) Prospective Alpha Allocation Scheme

Prospective Alpha Allocation Scheme은 Bonferroni 방법보다 약간 더 검정력이 높은 single-step 방법이다. Prospective Alpha Allocation Scheme에서 검정할 각 가설에 배정될 유의수준은 다음의 식을 만족해야 한다.

$$(1-\alpha_1)(1-\alpha_2)\ldots(1-\alpha_k)\ldots(1-\alpha_m)=(1-\alpha)$$

위 식에서 α는 전체 유의수준으로서 대부분의 경우 0.05이다. α_k는 k번째 가설검정에 배정된 유의수준이다.

예를 들어, 3개의 가설을 검정한다고 하고, 첫 번째와 두 번째 가설에는 각각 $\alpha_1=0.02$와 $\alpha_2=0.025$를 배정했다고 가정해보자. 전체 유의수준이 $\alpha=0.05$인 경우

$$(1-0.02)(1-0.025)(1-\alpha_3)=1-0.05$$

를 만족해야 하므로, 세 번째 가설에 대한 유의수준은 $\alpha_3=0.0057$이 되어야 한다. 반면에 Bonferroni 방법을 사용하는 경우에는 $0.02+0.025+\alpha_3=0.05$가 만족되어야 하므로 $\alpha_3=0.005$가 된다. 따라서 Prospective Alpha Allocation Scheme에서 배정한 유의수준 값이 Bonferroni 방법에서 배정한 유의수준 값보다 크다. 유의수준이 클수록 검정력도 증가하므로 Prospective Alpha Allocation Scheme이 Bonferroni 방법보다 더 검정력이 높다는 것을 알 수 있다.

만일 모든 가설에 동일한 유의수준을 배정하는 경우 Prospective Alpha Allocation Scheme은 각 가설에 $1-(1-\alpha)^{1/m}$의 유의수준을 배정하게 되는데, 이 방법은 사실 Sidak의 방법이다. 각 가설들이 서로 독립이거나 또는 양의 상관관계를 가지는 경우에는 Prospective Alpha Allocation Scheme이 familywise type I error를 유의수준 이하로 잘 통제함이 알려져 있다. 반면에 음의 상관관계가 있는 경우에는 familywise type I error가 유의수준 이하로 잘 통제되는지에 대해서는 확신하지 못한다.

(5) The Fixed-Sequence 방법

fixed-sequence 방법은 임상적 중요성 또는 입증할 가능성에 따라 검정할 귀무가설들의 순서를 사전에 정한다. 그 다음 맨 앞에 위치한 귀무가설부터 검정하고 그 다음 차례대로 그 다음 귀무가설들을 검정하는데, 각 검정에서 모두 동일한 유의수준(예를 들면, 0.05)을 사용하여 검정한다. 다만 중요한 점은 오직 이전 단계의 귀무가설이 기각된 경우에 한하여 그 다음에 위치한 귀무가설이 검정할 기회를 가지며, 만일 이전 단계의 귀무가설이 기각되지 않으면 거기서 검정은 종료되게 된다. 그러므로 fixed-sequence 방법에서는 검정 순서를 사전에 잘 정하는 것이 대단히 중요하다.

앞에서 이미 설명했지만 강조하기 위하여 fixed-sequence 방법은 다음 두 조건을 만족하는 경우에 familywise type I error를 0.05로 이하로 통제하는 것을 보장해준다.

(1) 각 귀무가설의 검정은 사전에 정한 순서에 의해 이루어지고

(2) 각 귀무가설을 (1)에서 정한 순서대로 유의수준 0.05에서 검정을 수행하다가 유의하지 않은 결과가 나오면 검정은 그 단계에서 종료된다. 이 단계보다 더 뒤에 위치한 귀무가설은 검정할 기회조차 가지지 못한 채 유의하지 않은 것으로 간주한다. 즉 그 귀무가설들은 채택된다.

fixed-sequence 방법은 사전에 정한 순서대로 검정을 수행하는 축차적sequential 방법이다. 이러한 **축차적 다중검정방법의 핵심 아이디어는 어떤 가설검정에서 유의한 결과를 얻으면 그 가설검정의 유의수준은 사용되지 않은 것unused으로 간주하여 다음 단계의 가설로 전달할 수 있다는 것**이다. 8.6절에서 이미 주어진 유의수준으로 어떤 가설검정 수행을 수행할 때 그 귀무가설이 기각되지 않으면 해당 유의수준은 '사용되어서used' 없어져 버렸다고 설명한 바 있다. 반면에 그 귀무가설이 기각되면 해당 유의수준은 '사용되지 않았다unused'라고 설명한 바 있다. 그리고 이런 설명이 다중검정의 문제를 이해하는 데 매우 도움이 된다는 것도 8.7절에서 설명한 바 있다. 이처럼 축차적 다중검정방법의 핵심 아이디어는 이 절 다음에 소개되는 여러 축차적 다중검정방법에도 모두 적용되는 핵심 아이디어이다.

반면에 축차적 다중검정방법에서는 어떤 가설검정에서 유의한 결과를 얻지 못하면 그 가설검정의 유의수준은 이미 사용된 것으로 간주하여 다 없어져 버렸으므로 다음 단계의 가설로 전달되지 않는다.

fixed-sequence 방법에 대한 이해를 높이기 위해 다음 사례를 고려해보자. 3개의 1차 유효성 평가변수 A, B, C가 있고, 각각의 p값이 $p_A = 0.045$, $p_B = 0.016$, $p_C = 0.065$인 임상시험을 고려해보자. 만일 Bonferroni 방법으로 다중성을 보정한다면 $p_B = 0.016 < 0.0167$

(= 0.05/3)이므로 1차 유효성 평가변수 B만이 유의하다고 결론 내리게 되고, 1차 유효성 평가변수 A와 C는 유의하지 않다고 결론 내리게 된다. Holm 방법을 사용하여도 동일한 결론을 얻는다.

이번에는 C → B → A의 순서로 검정하는 fixed-sequence 방법을 사용하는 경우를 살펴보자. $p_C = 0.065 > 0.05$이므로 처음 검정하는 1차 유효성 평가변수부터 유의하지 않게 되고, 그러므로 자동으로 나머지 두 1차 유효성 평가변수는 검정할 기회조차 가지지 못하고 유의하지 않다고 결론 내리게 된다.

이번에는 B → A → C의 순서로 검정하는 fixed-sequence 방법을 수행하는 경우를 살펴보자. $p_B = 0.016 < 0.05$이고, $p_A = 0.045 < 0.05$이므로 1차 유효성 평가변수 B와 A는 유의하다고 결론 내리게 된다. 그러므로 fixed-sequence 방법은 검정 순서에 따라 Bonferroni 방법보다 검정력이 더 높아질 수도 있고, 더 낮아질 수도 있다.

fixed-sequence 방법의 장점은 각 개별 검정에서 줄어든 유의수준이 아니라 전체 유의수준인 0.05로 검정할 수 있다는 것이다. 반면에 fixed-sequence 방법의 단점은 어떤 가설이 기각되지 않으면 그 뒤에 나오는 모든 가설은 검정할 기회조차 갖지 못하고 유의하지 않다고 결론 내리게 된다는 점이다. 예를 들어, fixed-sequence 방법의 첫 번째 평가변수에 대한 p값은 p = 0.250이고, 두 번째 평가변수에 대한 p값은 p = 0.0001로서 두 번째 평가변수가 대단히 유의한 경우를 생각해보자. 하지만 이렇게 두 번째 평가변수가 대단히 유의함에도 불구하고 첫 번째 평가변수가 유의하지 않으므로 두 번째 평가변수는 유의하지 않다고 결론 내리게 된다. 이처럼 fixed-sequence 방법에서는 검정할 순서를 사전에 잘 정하는 것이 중요한데, 사전에 검정 순서를 잘 정하는 것이 쉽지 않은 경우가 있다. 이런 경우 다음에 소개되는 방법들이 유용할 수 있다.

(6) The Fallback 방법

fallback 방법은 fixed-sequence 방법을 수정한 것인데, 설사 앞에 있는 가설을 기각하지 못했다고 하더라도, 다음 단계에 있는 가설을 검정할 기회를 가지도록 하는 방법이다. fallback 방법에서도 검정하는 순서는 여전히 중요하다. fallback 방법의 장점은 앞에 있는 가설을 기각하지 못한 경우에도 대비책fallback이 있어서, familywise type I error를 증가시키지 않고 다음 단계에 있는 가설을 검정할 유의수준이 약간은 남아 있게 할 수 있다는 점이다.

fallback 방법을 수행하려면 전체 유의수준을 각 가설에 나누고(반드시 동일하게 나눌 필요는 없음), 검정할 순서를 사전에 정하는 것이다. 각 가설을 초기에 배정된 유의수준으로 검정한 후, 만일 유의하면 그 사용되지 않은unused 유의수준을 다음 단계의 가설검정에 전달한다. 이렇게 전달된 유의수준은 다음 단계의 가설에 초기 배정된 유의수준에 합쳐진다. 이렇게 합쳐져서 증가된 유의수준으로 다음 단계의 가설을 검정하게 된다. 만일 여러 번 가설검정이 연속적으로 유의한 경우에는 각 가설들에 초기 배정된 유의수준들이 계속 누적되어 합해져서 뒤에 나오는 가설들은 더 큰 유의수준으로 검정할 수 있게 된다.

fallback 방법을 설명하기 위하여 다음의 사례를 살펴보자. 이 심혈관계 질환 임상시험에서 1차 유효성 평가변수는 운동능력exercise capacity이고, 표본크기는 이 1차 유효성 평가변수가 충분한 검정력을 가지도록 결정되었다. 2차 유효성 평가변수는 사망률mortality인데 사망사건은 일반적으로 발생빈도가 낮으므로, 현재 표본크기로는 2차 유효성 평가변수에 대한 검정력이 높지 않다.

(i) 전체 유의수준 0.05는 1차 유효성 평가변수와 2차 유효성 평가변수에 각각 $\alpha_1 = 0.04$와 $\alpha_2 = 0.01$로 나누어 배정되었다.

(ii) 만일 1차 유효성 평가변수가 $\alpha_1 = 0.04$에서 유의하면, 이 사용되지 않은 유의수준 $\alpha_1 = 0.04$는 2차 유효성 평가변수 검정에 전달된다. 그러면 2차 유효성 평가변수를 검정하는 유의수준은 이렇게 전달받은 $\alpha_1 = 0.04$와 초기에 배정 받은 $\alpha_1 = 0.01$의 합이 되어 총 0.05(=0.04+0.01)가 된다. 즉 2차 유효성 평가변수는 유의수준 0.05로 검정하게 된다.

(iii) 만일 1차 유효성 평가변수가 $\alpha_1 = 0.04$에서 유의하지 않으면, 이 유의수준 $\alpha_1 = 0.04$는 사용되어used 없어져 버린 것이므로 2차 유효성 평가변수 검정에 전달되지 않는다. 그러면 2차 유효성 평가변수는 초기에 배정 받은 유의수준인 $\alpha_2 = 0.01$로 검정하게 된다. 이처럼 fallback 방법은 이전 단계의 가설이 유의하지 않은 경우에도 뒤에 나오는 가설을 검정할 수 있도록 처음부터 뒤에 나오는 가설에 약간의 유의수준을 배정해두는 방법이다.

(7) Gatekeeping 검정 전략

임상시험에서 시험약의 효과를 평가하는 여러 개의 평가변수들이 존재하는 경우가 있다. 이 경우 여러 개의 평가변수들은 1차 유효성 평가변수군primary endpoint family과 2차 유효성 평가변수군secondary endpoint family으로 종종 나누어진다. 1차 유효성 평가변수군이란 1차 유효성 평가변수들의 집합이고, 2차 유효성 평가변수군이란 2차 유효성 평가변수들의 집합이다. 1차 유효성 평가변수군에는 단 하나의 1차 유효성 평가변수가 존재할 수도 있고 여러 개의

1차 유효성 평가변수가 존재할 수도 있다. 2차 유효성 평가변수군도 마찬가지이다.

이 경우 흔히 사용되는 다중검정방법은 1차 유효성 평가변수군에 있는 모든 1차 유효성 평가변수를 Bonferroni 방법이나 fallback 방법 등을 사용하여 검정하고, 1차 유효성 평가변수군에서 통계적 유의성을 입증한 후에 한하여 2차 유효성 평가변수군의 검정을 수행하는 것이다. 이 방법은 1차 유효성 평가변수들과 2차 유효성 평가변수들 모두에 유의수준을 나누어주는 방법보다 검정력이 더 높아지게 된다. 그 이유는 주어진 유의수준을 더 중요한 1차 유효성 평가변수들에게만 먼저 나누어 주어서 검정을 하고, 1차 유효성 평가변수군에서 통계적 유의성을 입증한 후에 한하여 2차 유효성 평가변수군의 검정을 수행하기 때문이다.

이처럼 1차 유효성 평가변수군을 먼저 검정하고, 1차 유효성 평가변수군에서 통계적 유의성을 보인 경우에만 2차 유효성 평가변수군에 대한 검정을 실시하는 방법을 gatekeeping 검정 전략이라고 한다. 그 이유는 각 유효성 평가변수군들이 순서대로 검정되며, 1차 유효성 평가변수군이 2차 유효성 평가변수군에 대한 문지기gatekeeper 역할을 하기 때문이다. 1차 유효성 평가변수군에서 통계적 유의성을 보인 후 2차 유효성 평가변수군에 대한 검정을 실시하는 경우, 1차 유효성 평가변수군에 여러 개의 1차 유효성 평가변수들이 존재하면 적절한 방법으로 다중성을 보정하고, 마찬가지로 2차 유효성 평가변수군에 여러 2차 유효성 평가변수들이 존재하면 또 다른 적절한 방법으로 다중성을 보정하게 된다.

임상시험에서 흔히 사용되는 gatekeeping 검정 전략에는 1차 유효성 평가변수군에 있는 1차 유효성 평가변수들이 어떻게 검정되느냐에 따라 두 종류가 있는데, 하나는 serial 전략이고 다른 하나는 parallel 전략이다.

(i) serial 전략

serial 전략은 1차 유효성 평가변수군들에 있는 1차 유효성 평가변수들을 co-primary 평가변수로 간주하는 방법이다. 즉 1차 유효성 평가변수군들에 있는 모든 1차 유효성 평가변수들이 동일한 유의수준(예를 들면, α=0.05)에서 통계적으로 유의한 경우에만 시험약의 효능을 입증한 것으로 인정하여, 다음 단계인 2차 유효성 평가변수군에 대한 검정을 실시하게 된다. 2차 유효성 평가변수군에 있는 2차 유효성 평가변수들은 Bonferroni 방법, Holm 방법, fixed-sequence 방법 등과 같은 방법들 중에 한 가지 방법으로 검정되게 된다. 반면에 1차 유효성 평가변수군들에 있는 1차 유효성 평가변수들 중에서 적어도 하나의 1차 유효성 평가변수가 통계적 유의성을 보이지 못하는 경우에는 2차 유효성 평가변수들에 대한 검정이 실시되지 않는다.

(ii) parallel 전략

parallel 전략은 1차 유효성 평가변수군에 있는 1차 유효성 평가변수들 중에서 적어도 하나만 통계적 유의성을 보이면 시험약의 효능을 입증한 것으로 인정하여, 다음 단계인 2차 유효성 평가변수군에 대한 검정을 실시하게 된다. parallel 전략에서는 종종 1차 유효성 평가변수군에 있는 1차 유효성 평가변수들을 검정하는 방법으로 Bonferroni 방법이 사용되는데, 그 이유는 간단하기 때문이다. 2차 유효성 평가변수군에 있는 2차 유효성 평가변수들을 검정하는 데는 Holm 방법이나 fixed-sequence 방법 등, 1차 유효성 평가변수군을 검정하는 방법과는 다른 검정방법을 사용할 수도 있다.

parallel 전략에서는 1차 유효성 평가변수군에 있는 어떤 1차 유효성 평가변수가 그 평가변수에 초기에 배정된 유의수준에서 통계적으로 유의한 경우, 그 초기에 배정된 유의수준은 사용되지 않은 것unused로 간주되어 2차 유효성 평가변수군으로 전달된다. 반면에 유의하지 않은 경우, 그 초기에 배정된 유의수준은 사용된 것used으로 간주되어 2차 유효성 평가변수군으로 전달되지 않는다. 2차 유효성 평가변수군을 검정하는 데 사용되는 전체 유의수준은 1차 유효성 평가변수들 중에서 통계적으로 유의한 결과를 낸 1차 유효성 평가변수들에게 초기에 배정된 유의수준의 누적된 합이 된다.

parallel gatekeeping 검정 전략을 설명하기 위하여 다음의 사례를 고려하자. 5개의 유효성 평가변수 A, B, C, D, E에 대해 시험약의 효능이 위약보다 효능이 우월함을 보이는 것이 목적인 임상시험을 고려해보자. 이 5개의 유효성 평가변수들은 그 임상적 중요성 또는 성공 가능성에 따라 1차 유효성 평가변수군인 F1 = {A, B}과 2차 유효성 평가변수군인 F2 = {C, D, E}으로 나누었다고 가정하자.

본 임상시험에서 세운 parallel gatekeeping 검정 전략은 전체 유의수준인 0.05를 1차 유효성 평가변수군에 모두 초기 유의수준으로 배정하고, 2차 유효성 평가변수군에는 아무런 초기 유의수준을 배정하지 않는 방법을 사용하기로 하였다. 그리고 1차 유효성 평가변수군에 배정된 유의수준 0.05는 Bonferroni 방법을 사용하여 1차 유효성 평가변수 A에 0.04를 초기 유의수준으로 배정하고, 또 다른 1차 유효성 평가변수 B에 0.01을 초기 유의수준으로 배정하기로 하였다. 그리고 2차 유효성 평가변수군은 1차 유효성 평가변수군 검정 후 사용되지 않아서 전달되는 유의수준을 사용하여 Holm 방법으로 검정하기로 하였다.

임상시험 종료 후 5개의 유효성 평가변수들에 대한 p값으로, 1차 유효성 평가변수 A와 B의 p값은 각각 0.035와 0.055이고, 2차 유효성 평가변수인 C, D, E의 p값은 각각 0.011, 0.045, 0.019가 각각 얻어졌다고 가정하자. 그러면 어떤 결과가 얻어지는지 살펴보자.

(i) 1차 유효성 평가변수 A의 p값인 0.035는 초기 배정된 유의수준 0.04보다 작으므로

1차 유효성 평가변수 A는 유의하고, 초기 배정된 유의수준 0.04는 사용되지 않아서 2차 유효성 평가변수군 검정에 전달된다. 반면에 1차 유효성 평가변수 B의 p값인 0.055는 초기 배정된 유의수준 0.01보다 크므로 1차 유효성 평가변수 B는 유의하지 않고, 초기 배정된 유의수준 0.01은 사용되어서 없어져 버렸으므로 2차 유효성 평가변수군 검정에 전달되지 않는다.

(ii) 그러므로 2차 유효성 평가변수군 검정에 사용 가능한 총 유의수준은 0.05가 아니라 0.04이다.

(iii) 2차 유효성 평가변수군에 있는 2차 유효성 평가변수들을 유의수준 0.04로 Holm 방법을 사용하여 검정해보자. Holm 방법에서는 p값이 작은 순서대로 검정을 수행하게 되므로 2차 유효성 평가변수 C → E → D 순서로 검정하게 되고, 각 검정에서 사용하는 유의수준은 0.0133(=0.04/3), 0.02(=0.04/2), 0.04(=0.04/1)가 된다. 2차 유효성 평가변수 C의 p값인 0.011은 0.0133보다 작고, 2차 유효성 평가변수 D의 p값인 0.019는 0.02보다 작으므로 유의하다고 결론 내린다. 반면에 2차 유효성 평가변수 E의 p값인 0.045는 0.04보다 크므로 유의하지 않다고 결론 내리게 된다.

gatekeeping 검정 전략의 핵심 원칙은 이전 단계에서 유의한 결과를 보여서 사용되지 않은 유의수준만 다음 단계로 전달하는 것이다. 이 원칙만 지켜지면 gatekeeping 검정 전략의 familywise type I error는 유의수준 0.05 이하로 잘 통제됨이 알려져 있다.

(8) Parallel Gatekeeping 검정 전략에 대한 Truncated Holm 방법과 Truncated Hochberg 방법

parallel gatekeeping 검정 전략에서 1차 유효성 평가변수를 검정하는 데 Bonferroni를 사용하면, 유의한 1차 유효성 평가변수에 배정된 유의수준은 2차 유효성 평가변수를 검정하는 데 넘겨져 합해진다. 예를 들어 1차 유효성 평가변수가 2개이고 Bonferroni 방법으로 각각 0.025의 유의수준을 사용하는 경우, 유의한 1차 평가변수의 개수 2개, 1개, 0개에 따라 2차 평가변수에 전달되는 유의수준은 0.05, 0.025, 0.0이다.

반면에 1차 유효성 평가변수군에 있는 1차 유효성 평가변수들을 검정하는데, Bonferroni 방법보다 검정력이 더 높은 Holm 방법과 Hochberg 방법을 사용하는 것을 고려할 수도 있다. 그러나 Holm 방법과 Hochberg 방법은 1차 유효성 평가변수들을 검정하는 데는 Bonferroni 방법보다 검정력이 높은 장점이 있지만, 사용하지 않은 유의수준을 2차 유효성 평가변수군으로 전달하는 데는 단점이 있다. 즉 이 두 방법은 모든 1차 유효성 평가변수가 유의한 경우에 한하여 1차 유효성 평가변수에서 사용한 모든 유의수준을 2차 유효성 평가변수에 전달한다. 만일 단 하나의 1차 유효성 평가변수라도 유의하지 않은 경우에는 검정이 중단되므로, 1차 유효성 평가변수군 검정에 사용한 유의수준이 2차 유효성 평가변수군 검정에 전혀 전달되지 않는다.

그러나 truncated Holm 방법과 truncated Hochberg 방법은 보통의 Holm 방법과 보통의 Hochberg 방법이 갖는 검정력이 높다는 장점은 유지하면서, 동시에 1차 유효성 평가변수들 중 적어도 하나만 유의하면 일부 유의수준을 2차 유효성 평가변수들 검정에 전달할 수 있는 장점이 있다. 또한 보통의 Holm 방법과 보통의 Hochberg 방법을 Bonferroni 방법과 섞어 놓은 방법이라 볼 수 있다. truncated Holm 방법과 truncated Hochberg 방법에서 각 평가변수에 초기에 배정되는 유의수준들은 보통의 Holm 방법과 보통의 Hochberg 방법에서 초기에 배정되는 유의수준보다는 약간 작아지게 된다.

truncated Holm 방법과 truncated Hochberg 방법 모두에서 만일 1차 유효성 평가변수군에 있는 모든 1차 유효성 평가변수들이 유의하다고 결론 내려지면, 전체 유의수준인 0.05가 2차 유효성 평가변수군 검정에 전달되게 된다. truncated Holm 방법과 truncated Hochberg 방법에서 전달될 유의수준의 양은 조심스럽게 결정해야 하는데, 그 이유는 그 양이 1차 유효성 평가변수군에 대한 검정력과 2차 유효성 평가변수군에 대한 검정력 사이의 균형을 조절할 것이기 때문이다. 즉 전달되는 유의수준의 양이 많으면 1차 유효성 평가변수군에 대한 검정력이 감소하게 되고 그 대신 2차 유효성 평가변수군에 대한 검정력은 늘어나며, 전달되는 유의수준의 양이 작으면 그 반대 현상이 일어난다.

다음의 사례를 이용하여 truncated Holm 방법을 설명해보기로 하자. 1차 유효성 평가변수군에는 3개의 1차 유효성 평가변수가 존재하고, 전체 유의수준은 0.05라고 가정하겠다. 일반적인 Holm 방법을 사용하는 경우 3개의 1차 유효성 평가변수에 초기에 배정되는 유의수준은 각각 0.05/3, 0.05/2, 0.05/1이고, Bonferroni 방법을 사용하는 경우에는 0.05/3, 0.05/3, 0.05/3이다. truncated Holm 방법에서 각 1차 유효성 평가변수에 초기에 배정되는 유의수준은 0과 1 사이의 'truncation fraction'이라 불리는 f 값을 사용하여, 일반적인 Holm 방법에 의해 초기 배정된 유의수준과 Bonferroni 방법에 의해 초기 배정된 유의수준을 합치는 것이다. f 값은 사전에 지정되어야만 한다.

예를 들어, $f = 1/2$인 경우 truncated Holm 방법에서 각 1차 유효성 평가변수에 초기에 배정되는 유의수준은 다음과 같이 계산된다. f가 곱해진 값은 일반적인 Holm 방법에 의해 초기 배정된 유의수준이고, $(1-f)$가 곱해진 값은 Bonferroni 방법에 의해 초기 배정된 유의수준이다. truncated Holm 방법에 의해 3개의 1차 유효성 평가변수에 배정되는 유의수준을 각각 α_1, α_2, α_3로 표시하기로 한다면, α_1, α_2, α_3의 값은 다음처럼 계산된다.

$$\alpha_1 = \frac{0.05}{3}f + \frac{0.05}{3}(1-f) = 0.0167$$

$$\alpha_2 = \frac{0.05}{2}f + \frac{0.05}{3}(1-f) = 0.0208$$

$$\alpha_3 = \frac{0.05}{1}f + \frac{0.05}{3}(1-f) = 0.0333$$

그러므로 $f = 1/2$인 경우의 truncated Holm 방법에서 첫 번째 가설검정은 유의수준 $\alpha_1 = 0.0167$에서 수행되게 되는데, 이는 보통의 Holm 방법의 경우와 동일하다. 그러나 첫 번째 검정이 유의한 후, 두 번째 검정은 유의수준 $\alpha_2 = 0.0208$에서 수행된다. 그리고 첫 번째 검정과 두 번째 검정이 모두 유의한 후, 세 번째 검정은 유의수준 $\alpha_3 = 0.0333$에서 수행된다. 사용되지 않아서 2차 유효성 평가변수군 검정에 전달되는 유의수준은 다음과 같이 계산된다.

(i) 3번의 검정이 모두 유의한 경우, Bonferroni 방법에 배정된 유의수준 0.025와 Holm 방법에 배정된 유의수준 0.025 모두가 전달되기 때문에, 전달되는 유의수준의 총 합은 0.05(= 0.025 + 0.025)가 된다.

(ii) 첫 번째와 두 번째 검정은 유의한데 세 번째 검정이 유의하지 않은 경우, Bonferroni 방법에 배정된 유의수준 0.025 중에 첫 번째와 두 번째 검정에 배정된 유의수준은 전달되므로 0.025/3 + 0.025/3 = 0.0167이 전달된다. 반면에 Holm 방법에 배정된 유의수준 0.025는 전혀 전달되지 않는다. 그러므로 전달되는 유의수준의 총합은 0.0167(= 0.0167 + 0.0)이 된다.

(iii) 첫 번째 검정은 유의한데 두 번째와 세 번째 검정이 유의하지 않은 경우, Bonferroni 방법에 배정된 유의수준 0.025 중에 첫 번째에 배정된 유의수준은 전달되므로 0.025/3 = 0.0083이 전달된다. 반면에 Holm 방법에 배정된 유의수준 0.025는 전혀 전달되지 않는다. 그러므로 전달되는 유의수준의 총합은 0.0083(= 0.0083 + 0.0)이 된다.

(9) Multi-Branched Gatekeeping 방법

어떤 다중성 문제는 다차원적이다. 예를 들어, 한 임상시험에 여러 개의 평가변수가 존재할 수 있고, 여러 개의 용량 그룹이 존재할 수도 있고, 각 용량 그룹과 평가변수마다 비열등성 검정과 우월성 검정이 존재할 수도 있다.

이처럼 다중성의 원인이 다양한 경우, 가설검정을 수행하는 다양한 길들이 존재할 수 있다. 예를 들어, 유효성 평가변수 A와 B가 존재하는 경우, 유효성 평가변수 A에 대한 비열

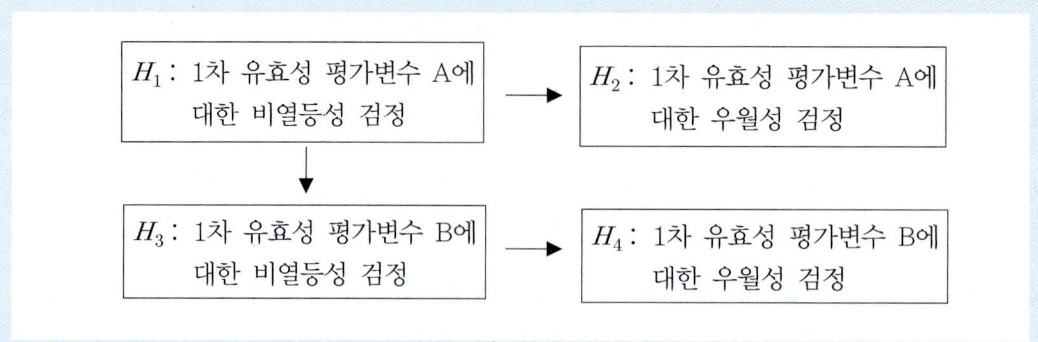

그림 8.1 Multi-Branched Gatekeeping 방법

등성을 검정 입증한 후, 두 가지 갈래로 나뉘어서 두 가지 추가 분석을 수행하는 것이 가능하다. 그 두 가지 추가 분석이란 유효성 평가변수 A에 대한 우월성 검정을 수행하는 것과 유효성 평가변수 B에 대한 비열등성 검정을 수행하는 것이다. 만일 이 경우 Bonferroni 방법을 사용한다면 전체 유의수준을 각 가설검정에 나누어주어야 하므로 검정력이 떨어지게 된다. 만일 fixed-sequence 방법을 사용한다면, 가장 적절한 검정순서를 사전에 정하기 어렵기 때문에 잘못하여 중간에 유의하지 않은 검정결과가 있으면 그 이후에 나오는 검정은 검정할 기회조차 가지지 못하게 된다. 이와 같은 다차원의 다중성 문제는 multi-branched gatekeeping 방법으로 다루면 적절하다. multi-branched gatekeeping 방법에서는 앞 단계의 검정이 유의한 경우 여러 갈래의 길로 나뉘어져 검정을 수행하는 것이 가능하다.

설명의 편의를 위하여 그림 8.1에 제시된 사례를 살펴보자. 그림 8.1에 제시된 임상시험에는 시험약과 대조약의 효능을 평가하는 1차 유효성 평가변수 A와 B가 존재하는데, 임상시험의 첫 번째 목적은 적어도 한 개의 1차 유효성 평가변수에 대하여 시험약이 대조약에 비해 비열등한지를 평가하는 것이다. 만일 이 첫 번째 목적을 입증하는 데 성공하면 두 번째 목적은 해당 유효성 평가변수에서 시험약이 대조약보다 효능이 우월함을 입증하는 것이다. 그래서 이 임상시험에서는 다음과 같은 분석계획을 수립하였다.

(i) 1차 유효성 평가변수 A에 대한 비열등성을 입증한 이후에만 1차 유효성 평가변수 B에 대한 검정을 수행한다.

(ii) 먼저 비열등성이 입증된 1차 유효성 평가변수에 한하여 우월성 검정을 수행한다.

그림 8.1은 이 임상시험의 검정 전략을 보여준다. 그림 8.1에서 4개의 네모는 다음 검정에 대한 귀무가설을 나타낸다.

(a) 왼쪽 위 H_1 : 1차 유효성 평가변수 A에 대한 비열등성 검정

(b) 오른쪽 위 H_2 : 1차 유효성 평가변수 A에 대한 우월성 검정

(c) 왼쪽 아래 H_3 : 1차 유효성 평가변수 B에 대한 비열등성 검정

(d) 오른쪽 아래 H_4 : 1차 유효성 평가변수 B에 대한 우월성 검정

이 임상시험의 검정 전략은 2차원 계층구조를 가지고 있다. 한 개의 차원은 두 개의 1차 유효성 평가변수에 대한 것이고, 다른 차원은 비열등성과 우월성 검정에 대한 것이다. 뿐만 아니라 (i)과 (ii)에 기술된 제한조건도 존재한다. 3차원 계층구조를 가지는 경우도 존재할 수 있다. 예를 들면, 두 개의 용량에서 두 개의 1차 유효성 평가변수를 비열등성과 우월성 검정을 실시하는 것이다.

위 문제에 대한 검정 전략으로서 4개의 가설을 유의수준을 보정하지 않고, 각 가설들을 유의수준 0.05로 검정하는 방법을 생각해볼 수도 있다. 하지만 이는 부적절한 방법이다. 먼저 4개의 가설을 유의수준을 보정하지 않고, 각 가설들을 유의수준 0.05로 검정하는 방법이 부적절함에도 불구하고, 얼핏 생각하기에는 그 방법이 적절하다고 잘못 생각하게 되는 이유부터 먼저 살펴보자.

그 이유는 두 개의 1차 유효성 평가변수 A와 B에 대하여 비열등성을 보이는 방법이 1차 유효성 평가변수 A에 대한 비열등성을 입증한 후에야 1차 유효성 평가변수 B에 대한 비열등성을 보이는 축차적sequential 순서를 따랐고, 각 1차 유효성 평가변수에 대한 우월한 검정은 비열등성 검정을 입증한 후에만 수행되었기 때문이다. 그러므로 fixed-sequence 방법처럼 수행되었다고 생각하고, 각 검정을 유의수준 보정 없이 0.05의 유의수준으로 검정할 수 있다고 생각하는 것이다.

하지만 이 방법이 잘못된 이유는 그림 8.1에 있는 귀무가설 H_1을 검정하고 난 후에는 검정을 수행하는 방법이 귀무가설 H_2를 검정하는 방법과 귀무가설 H_3를 검정하는 방법으로 두 가지로 나누어진다는 점이다. 결과적으로 1차 유효성 평가변수 A에 대한 비열등성을 일단 입증한 후에는 귀무가설 H_2와 귀무가설 H_3에 대한 잘못된 결론을 내리게 될 가능성이 여러 가지 방법으로 발생할 수 있다는 것이다. 즉 H_2를 잘못 기각하든지, 또는 H_3를 잘못 기각하든지, 또는 H_2와 H_3 둘 다 잘못 기각하든지 이다. 만일 H_2와 H_3를 모두 유의수준 0.05로 검정한다면 이는 명백하게 familywise type I error를 증가시킬 것이다. 8.5절에 있는 원칙으로 설명하자면, 자신에게 유리한 결과를 고를 기회가 생기는 셈이다.

그림 8.1에 제시된 다중성 문제를 해결하는 한 가지 방법은 Bonferroni 방법에 근거한 gatekeeping 방법을 사용하는 것이다. 이를 위해 가설들을 다음처럼 4개의 그룹으로 묶는다.

(i) 그룹 1 : 가설 H_1

(ii) 그룹 2 : 가설 H_2와 가설 H_3

(iii) 그룹 3 : 가설 H_4

Bonferroni 방법에 근거한 gatekeeping 방법은 그룹 1에 있는 가설 H_1을 유의수준 0.05로 검정하면서 시작한다. 그룹 1은 그룹 2에 대한 gatekeeper 역할을 한다. 그러므로 가설 H_1이 유의하면 초기에 배정된 유의수준 0.05가 그룹 2로 전달된다. 그룹 2에 있는 가설 H_2와 가설 H_3의 검정은 Bonferroni 방법을 사용하여 유의수준 0.05를 균등하게 나누어 각 가설을 유의수준 0.025로 검정한다.

만일 가설 H_2와 가설 H_3가 모두 유의하면 사용하지 않은 유의수준 0.05(= 0.025+ 0.025)가 그룹 3로 전달되어 가설 H_4는 유의수준 0.05로 검정하게 된다. 그러나 만일 가설 H_2는 유의하지 않고 가설 H_3만 유의한 경우, 가설 H_3의 검정에 배정되었던 유의수준 0.025만 그룹 3로 전달되므로 가설 H_4는 유의수준 0.025로 검정하게 된다. 가설 H_2는 유의하고 가설 H_3만 유의하지 않은 경우에도 분석계획에 의하면 가설 H_4는 유의수준 0.025로 검정하게 된다. 하지만 이는 비논리적인데 왜냐하면 1차 유효성 평가변수 B가 비열등성을 입증하는 데 실패했는데, 1차 유효성 평가변수 B의 우월성을 입증하겠다는 것이기 때문이다.

8.16 The Graphical Approach

graphical approach는 계층적 다중검정 전략을 개발하고 평가하는 데 유용하다. graphical approach는 여러 다른 계층적 다중검정 전략을 기술하고 서로 의사소통하고 평가하는 방법이지, graphical approach 자체가 새로운 다중검정방법은 아니다. graphical approach는 8.15절에서 살펴본 fixed-sequence 방법, fallback 방법, gatekeeping 방법 등을 간단명료하게 표현하는 수단이다.

graphical approach는 평가변수들 간의 중요도 차이와 평가변수들 간의 관계를 보여주고, 다중검정방법을 그림으로 표현함으로써 familywise type I error가 유의수준 이하로 잘 통제되는 것을 확인하게 해준다. graphical approach는 평가변수가 여러 개여서 유의수준을 나누어야 하고, 평가변수들 사이에 중요도에 따른 계층이 존재하여 분석방법이 복잡할 때, 그 복잡성을 간단명료하게 표현할 수 있는 장점이 있다. 특히 graphical approach는 초기에 배정된 유의수준에서는 통계적으로 유의하지 않았으나, 통계적 유의성을 보인 다른 유효성 평가변수에서 사용하지 않은 유의수준을 전달 받을 수 있는 경우를 표현하는 데 유용하다. 이러한 특징을 loop-back feature라 부르며 뒤에서 설명할 것이다.

(1) graphical approach의 기초

graphical approach에서 다중검정방법은 동그라미 형태의 꼭짓점과 꼭짓점들을 연결하는 화살표로 표현된다. 동그라미 형태의 꼭짓점들은 귀무가설들을 나타낸다. 만일 귀무가설의 총 개수가 m개여서 $H_1, H_2, ..., H_m$으로 표현된다면 총 m개의 동그라미 형태의 꼭짓점들이 그려지게 된다. graphical approach에서 대립가설들은 그림에 표현하지 않는다. 그 이유는 예를 들어 k번째 귀무가설 H_k가 채택이 되면 그에 대응하는 대립가설은 기각된 것이 명백하고, 귀무가설 H_k가 기각되면 그에 대응하는 대립가설은 채택된 것이 명백하기 때문이다.

꼭짓점들을 연결하는 화살표는 검정순서를 나타낸다. 각 꼭짓점, 즉 각 귀무가설에는 유의수준의 초깃값이 배정된다. 이렇게 초기에 배정된 유의수준을 'endpoint-specific alpha'라고 한다. 각 꼭짓점, 즉 각 귀무가설에 배정된 유의수준의 초깃값의 합은 그 임상시험에 배정된 전체 유의수준(예를 들면, 0.05)과 같아야만 한다. 단, 예외는 두 개 이상의 가설이 co-endpoint group, 즉 그 두 개 이상의 가설이 모두 유의해야만 시험약의 효과를 인정하는 경우, 동일한 초기 유의수준 값을 모든 가설에 적용하게 된다.

꼭짓점들을 연결하는 화살표에는 0과 1 사이의 값이 배정되는데, 이 값은 그 화살표에 대한 가중치라고 부르며, 화살표 바로 위에 표시하게 된다. 앞 단계의 귀무가설이 기각된 경우, 그 기각된 귀무가설에서 뻗어 나온 화살표에 대응하는 다음 단계의 귀무가설은 검정할 기회를 가지게 되는데, 앞 단계의 귀무가설검정에서 사용된 유의수준의 일부를 사용하게 된다. 화살표 위에 표시되는 가중치는 바로 이 다음 단계의 귀무가설을 검정할 때 앞 단계의 귀무가설검정에서 사용된 유의수준의 일부를 나타내준다. 예를 들어, 앞 단계의 귀무가설은 0.02의 유의수준으로 검정하고, 화살표 위에 표시되는 가중치가 0.5인 경우 다음 단계의 귀무가설은 0.01(=0.02 × 0.5)의 유의수준으로 검정하게 된다. 각 꼭짓점에서 뻗어 나온 모든 화살표 위에 표시된 가중치의 합은 항상 1.0이 되어야만 한다. 그래야만 앞 단계의 귀무가설검정에서 사용한 모든 유의수준이 보존되어 다음 단계의 귀무가설들 검정에 사용될 수 있기 때문이다.

탐색적 분석을 제외한 모든 확증적 분석에 해당하는 가설들은 graphical approach에서 꼭짓점으로 표현되게 된다. 즉 1차 유효성 평가변수와 다중성을 보정하고자 하는 2차 유효성 평가변수들에 대한 가설들은 모두 꼭짓점으로 표현하여야 한다. 반면에 탐색적 분석인 2차 유효성 평가변수는 다중성을 보정할 필요가 없으므로 꼭짓점으로 표현할 필요 없고 그러므로 graphical approach에 표현되지 않는다. 초기에 배정되는 유의수준 값이 0인 꼭짓점에 해당하는 귀무가설은 상대적으로 덜 중요한 가설이며, 2차 유효성 평가변수에 해당하는 가설이라고 볼 수 있다.

앞 단계의 귀무가설이 기각된 경우에 한하여, 그 앞 단계 귀무가설에 초기에 배정된 유의수준이 그 앞 단계 귀무가설 꼭짓점에서 뻗어 나온 다음 단계의 귀무가설들로 화살표 위에 적힌 가중치대로 전달되게 된다. 다시 한 번 강조하지만 앞 단계 귀무가설에 배정된 초기 유의수준이 다음 단계의 귀무가설로 배정되는 경우는 오직 앞 단계 귀무가설이 기각되는 경우에 한해서이다. 만일 앞 단계 귀무가설이 기각되지 않으면, 그 귀무가설에 배정된 초기 유의수준은 다음 단계의 귀무가설로 전달되지 않는다.

(2) Fixed-Sequence 방법

그림 8.2는 검정해야 할 귀무가설이 H_1, H_2, H_3로서 3개이고 fixed-sequence 방법으로 검정하는 경우를 graphical 방법으로 표현한 것이다. 3개의 귀무가설 H_1, H_2, H_3는 각각 동그라미 형태의 꼭짓점으로 표현되었다. 각 꼭짓점에 초기에 배정된 유의수준은 각각 α, 0, 0으로서 꼭짓점 안에 표시되어 있다. 꼭짓점을 연결하는 화살표는 왼쪽에서 오른쪽을 향하고 있어서 맨 왼쪽의 귀무가설인 H_1을 초기에 배정된 유의수준 α로 검정하게 된다.

만일 귀무가설인 H_1이 기각되게 되면, 그때 초기에 배정된 유의수준 α는 사용되지 않아서unused 다음 단계의 귀무가설인 H_2로 전달되게 되는데, H_1과 H_2 사이에 있는 화살표 위에 있는 가중치가 1이므로 유의수준 $\alpha(=\alpha\times1)$가 다음 단계의 귀무가설인 H_2로 전달되게 된다. 귀무가설 H_2는 자신에게 초기에 배정된 유의수준(이 경우는 0)과 귀무가설 H_1에서 전달받은 유의수준인 α를 합하여 검정하게 된다. 즉 귀무가설 H_2는 유의수준 $\alpha(=0+\alpha\times1)$로 검정하게 된다.

반면에 귀무가설인 H_1이 기각되지 않으면, 귀무가설인 H_1에 초기에 배정된 유의수준 α는 사용되어 없어져 버렸기 때문에 다음 단계의 귀무가설인 H_2로 전달되지 않는다. 그러면 귀무가설인 H_2가 사용할 수 있는 유의수준은 초기에 배정된 유의수준인 0밖에 없게 된다. 유의수준이 0이라는 것은 가설검정을 할 수 없는 것이므로 귀무가설인 H_2는 검정할 기회조차 가지지 못하고 여기서 중단하게 된다. 즉 한 마디로 정리하면 귀무가설인 H_1이 기각

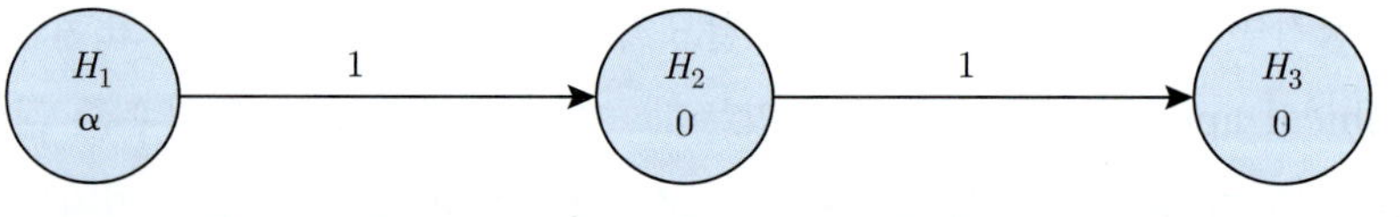

그림 8.2 3개의 귀무가설이 있는 fixed-sequence method를 graphical approach로 표현

되지 않으면 그 다음 귀무가설 H_2와 H_3는 검정할 기회조차 가지지 못한 채 가설검정 절차가 중단되게 된다.

만일 귀무가설인 H_1이 기각되고 그 다음 귀무가설인 H_2도 기각되면, 똑같은 방법으로 귀무가설인 H_2의 검정에 이용된 유의수준 α가 귀무가설 H_3에 전달되게 되는데, 가중치가 1이므로 귀무가설 H_3는 유의수준 $\alpha(=0+\alpha\times1)$로 검정하게 된다.

사실 이 경우는 fixed-sequence 방법을 굳이 graphical approach로 표현한다고 해서 별 장점이 있는 것은 아니다. 일단 지금은 graphical approach의 기본 아이디어를 이해하는 것이 목표이다. 하지만 뒤에 가서 다중검정 절차가 매우 복잡해지면 graphical approach는 그 복잡한 절차를 간단명료하게 표현할 수 있는 장점을 가지고 있다.

(3) 유의수준을 전달하는 두 가지 가능한 길을 보여주는 loop-back feature

graphical approach의 또 다른 놀라운 장점은 전체 유의수준이 두 개 이상의 귀무가설에 나누어진 경우, 초기 배정된 유의수준을 이전 단계의 귀무가설검정으로 전달하는 방법, 즉 'loop-back feature'를 표현할 수 있다는 것이다. loop-back feature란 첫 번째 귀무가설은 기각되지 않고 두 번째 귀무가설은 기각된 경우, 기각된 두 번째 귀무가설에 초기 배정된 유의수준이 사용되지 않았으므로unused, 이 사용되지 않은 유의수준을 첫 번째 귀무가설에 전달하여 더 높은 유의수준으로 첫 번째 귀무가설을 다시 검정할 기회를 제공하는 방법을 말한다.

8.6절에서 이미 살펴본 바와 같이 유의수준이 '사용되었다used'와 '사용되지 않았다unused' 라는 말의 의미를 이해하면 큰 도움이 된다. 주어진 유의수준으로 어떤 가설검정 수행을 수행할 때 그 귀무가설이 기각되지 않으면 해당 유의수준은 '사용되었다'라고 표현하고, 그 해당 유의수준은 다음 단계의 가설검정으로 전달되지 않는다. 반면에 그 귀무가설이 기각되면 해당 유의수준은 '사용되지 않았다'라고 표현하고, 그 해당 유의수준은 다음 단계의 가설검정으로 전달될 수 있다. 만일 처음에 주어진 유의수준이 0.05인데, 0.02의 유의수준이 사용되어 버리면 남은 가설검정에 사용할 유의수준은 0.03(= 0.05 − 0.02)밖에 남지 않게 된다. 만일 처음에 주어진 유의수준 0.05를 다 사용해버려서 남은 유의수준이 0인 경우에는 더 이상 가설검정을 사용할 수 없게 된다. 이처럼 주어진 유의수준을 마치 자신에게 주어진 '돈'(또는 재화, 시간, 에너지)처럼 간주하여 가설검정을 수행할 때마다 그 유의수준이 줄어드는 것을 마치 '돈'을 사용해버려서 줄어드는 것처럼 표현하는 것은 다중검정을 이해하는 데 큰 도움이 된다.

loop-back feature를 설명하기 위하여 그림 8.3에 그려진 graphical approach를 살펴보

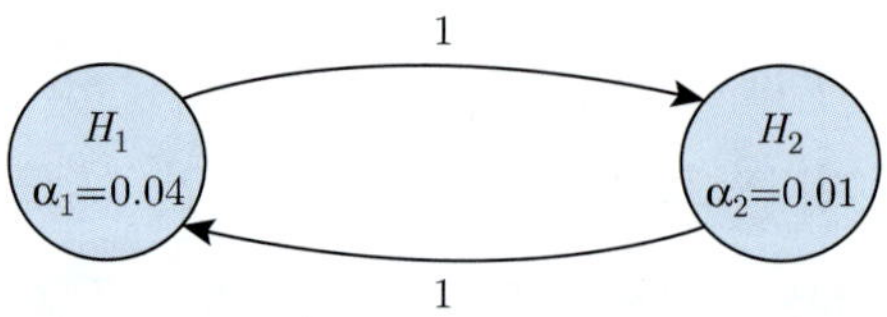

그림 8.3 귀무가설 H_2에 초기에 배정된 유의수준을 귀무가설 H_1으로 전달하는 loop-back feature를 보여주는 graphical approach

자. 두 개의 귀무가설 H_1과 H_2에는 초기 배정 유의수준으로 각각 0.04와 0.01이 배정되었다. 만일 귀무가설 H_1은 기각되지 않고 귀무가설 H_2는 기각되는 경우, 귀무가설 H_2의 사용되지 않은unused 유의수준 0.01은 귀무가설 H_1로 전달된다. 그러면 귀무가설 H_1에 초기에 배정 받은 유의수준 0.04와 전달 받은 유의수준 0.01을 합쳐서 유의수준 0.05로 다시 한 번 귀무가설 H_1을 검정할 수 있게 된다. 이처럼 graphical approach는 사용되지 않은 유의수준을 '재활용'하는 것을 아주 간편하게 표현할 수 있는 장점이 있다. 그림 8.3에서 아래쪽 화살표를 없애서 loop-back feature를 없애버리면 fallback 방법이 된다.

귀무가설이 두 개만 있는 경우의 Holm 방법은 loop-back feature를 가지고 있는데 graphic approach를 사용하여 이를 쉽게 표현할 수 있다. 그림 8.4는 검정할 귀무가설이 두 개만 있는 경우의 Holm 방법을 graphical approach로 표현한 것이다. 그림 8.4를 이해하려면 먼저 검정할 귀무가설이 두 개만 있는 경우의 Holm 방법을 먼저 복습해야 한다. 8.15절에 소개된 귀무가설의 개수가 여러 개인 경우의 Holm 방법을 귀무가설의 개수가 두 개만 있는 경우로 적용해보면, Holm 방법은 다음처럼 수행된다.

(1) 두 개의 귀무가설에 대한 p값을 각각 p_1과 p_2로 표시한다. 그 다음 p_1과 p_2 사이의 크기 순서를 매겨서 작은 값은 $p_{(1)}$이라 표시하고 큰 값은 $p_{(2)}$라 표시한다.

(2) 만일 $p_{(1)} \leq 0.05/2$를 만족하면 $p_{(1)}$에 해당하는 귀무가설을 기각하고 단계 (3)으로

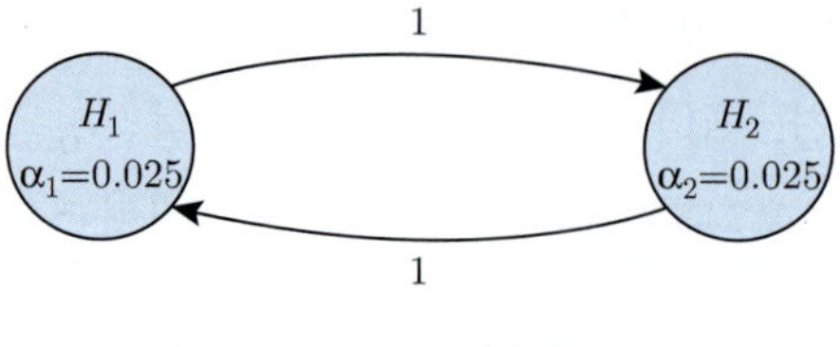

그림 8.4 귀무가설이 두 개인 Holm 방법의 graphical approach

넘어간다. 만일 $p_{(1)} > 0.05/2$이면 $p_{(1)}$에 해당하는 귀무가설을 채택하고 검정은 여기서 종료된다.

(3) 만일 $p_{(2)} \le 0.05/1$를 만족하면 $p_{(2)}$에 해당하는 귀무가설을 기각하고 그렇지 않으면 채택하고 검정을 종료한다.

그림 8.4에는 두 개의 동그라미 형태의 꼭짓점이 있고, 이들은 각각 두 개의 귀무가설 H_1과 H_2에 해당한다. 그리고 그림 8.4에는 두 개의 화살표가 있는데, 위에 있는 화살표는 왼쪽에서 오른쪽을 향하고, 아래에 있는 화살표는 오른쪽에서 왼쪽을 향하고 있다. 화살표는 검정을 수행하는 순서를 나타내는데, 이처럼 두 개의 화살표가 각각 다른 방향에서 엇갈려 표시되어 있다는 것은 왼쪽에 있는 귀무가설인 H_1을 먼저 검정할 수도 있고, 오른쪽에 있는 귀무가설인 H_2를 검정할 수도 있음을 나타내고 있다.

위에서 복습한 Holm 방법의 (1)과 (2)를 보면 두 개의 p값 중에 더 작은 p값을 0.05/2와 비교하는 것으로 Holm 방법은 시작된다. 그런데 귀무가설인 H_1에 해당하는 p값이 더 작을 수도 있고, 귀무가설인 H_2에 해당하는 p값이 더 작을 수도 있다. 더 작은 p값을 갖는 귀무가설을 먼저 검정하게 되므로 귀무가설 H_1을 먼저 검정할 수도 있고 귀무가설 H_2를 먼저 검정할 수도 있다. 따라서 그림 8.4를 보면 위에 있는 화살표는 왼쪽에서 오른쪽을 향하고 아래에 있는 화살표는 오른쪽에서 왼쪽을 향하고 있어서, 귀무가설 H_1을 먼저 검정할 수도 있고 귀무가설 H_2를 먼저 검정할 수도 있다는 것을 나타내주고 있는 것이다. 이처럼 화살표가 한 장소를 출발하여 다시 되돌아 올 수 있는 형태를 'loop-back feature'라고 한다.

그림 8.4에 있는 두 개의 동그라미 형태의 꼭짓점 안에는 초기에 배정된 유의수준 0.025가 각각 표시되어 있다. 초기에 배정된 유의수준의 총합은 전체 유의수준과 같아야 한다는 조건이 있는데, 그림 8.4에서는 0.025+0.025=0.05이므로 이 조건이 잘 만족되고 있음을 알 수 있다.

설명의 편의상 귀무가설 H_1에 해당하는 p값이 더 작아서 귀무가설 H_1을 먼저 검정한다고 가정해보자. 그러면 귀무가설 H_1에 초기에 배정된 유의수준이 0.025이므로 $p_{(1)} \le 0.025$이면 귀무가설 H_1을 기각하게 되고, 위에 있는 화살표는 왼쪽에서 오른쪽을 향하고 있으므로 다음에 귀무가설 H_2를 기각하게 된다. 그리고 그 화살표 위에 가중치가 1로 주어져 있으므로 귀무가설 H_1에서 귀무가설 H_2로 전달되는 유의수준의 양은 0.025(=1 $\times$ 0.025)가 된다. 그러면 귀무가설 H_2에 초기에 배정된 유의수준 0.025와 귀무가설 H_1에서 전달받은 유의수준 0.025의 합인 0.05가 귀무가설 H_2를 검정하는 데 사용되는 유의수준이 된다.

만일 $p_{(1)} >$ 0.025인 경우 귀무가설 H_1은 기각되지 않고, 귀무가설 H_1에 초기에 배정된 유의수준이 0.025는 다음 단계인 귀무가설 H_2로 전달되지 않는다. 그러므로 귀무가설 H_2의 검정에 사용할 유의수준은 귀무가설 H_2에 초기에 배정된 유의수준 0.025밖에 없게 된다. 따라서 귀무가설 H_2를 유의수준 0.025로 검정하면 귀무가설 H_2에 해당하는 p값인 $p_{(2)}$가 $p_{(2)} > 0.025$임을 만족하는 것은 자명하다. 왜냐하면 $p_{(1)} > 0.025$이고 $p_{(1)} \leq p_{(2)}$이기 때문이다. 즉 귀무가설 H_2는 검정할 필요조차 없는 것이다. 그러므로 귀무가설 H_1은 기각되지 않은 순간 바로 거기서 검정을 종료하면 된다.

이번에는 그림 8.4에 그려진 Holm 방법의 loop-back feature를 설명해보자. Holm 방법을 말로 설명하려면 두 귀무가설의 p값 중에 더 작은 p값을 가진 귀무가설을 먼저 검정한다고 설명해야 한다. 하지만 loop-back feature를 가진 graphic approach를 사용하면 그렇게 길게 말로 설명할 필요 없이 그림 8.4처럼만 표현해주면 충분하다. loop-back feature로 표현된 그림에서 가설검정은 초기에 배정된 유의수준이 0이 아닌 어느 꼭짓점부터 시작해도 무방하다. 즉 왼쪽에 있는 귀무가설 H_1부터 검정을 시작해도 되고 오른쪽에 있는 H_2부터 검정을 시작해도 된다. 어느 쪽에서 먼저 시작하든 첫 번째 귀무가설을 유의수준 0.025로 검정을 하게 되고, 만일 유의하면 그 유의수준 0.025는 두 번째 귀무가설로 전달되고, 두 번째 귀무가설은 전달받은 유의수준 0.025와 초기에 배정된 유의수준 0.025를 합쳐서 유의수준 0.05(= 0.025 + 0.025)로 검정하게 된다.

만일 첫 번째 귀무가설이 유의하지 않으면 그 유의수준 0.025는 두 번째 귀무가설로 전달되지 않는다. 두 번째 귀무가설은 초기에 배정된 유의수준 0.025로 검정하게 되는데, 만일 유의하면 그 유의수준 0.025는 다시 첫 번째 귀무가설로 전달된다. 첫 번째 귀무가설은 전달받은 유의수준 0.025와 초기에 배정된 유의수준 0.025를 합쳐서 유의수준 0.05(= 0.025 + 0.025)로 '다시' 한 번 검정하게 된다. 이처럼 첫 번째 귀무가설은 처음에 초기에 배정된 유의수준 0.025로 검정을 하고 유의함을 보이지 못하자 나중에 늘어난 유의수준 0.05로 '다시' 한 번 더 검정하게 되는 것이 바로 loop-back feature인 것이고, 그만큼 유의한 결과를 찾아낼 가능성이 높아진다.

이번에는 구체적인 p값을 이용하여 loop-back feature를 설명해보자. 그림 8.4에 표현된 왼쪽 귀무가설의 p값이 0.031이고 오른쪽 귀무가설의 p값이 0.019라고 가정해보자. 먼저 왼쪽 귀무가설부터 검정한다고 가정해보자.

(i) 왼쪽 귀무가설의 p값은 0.031로 0.025보다 크기 때문에 왼쪽 귀무가설은 기각되지 않고, 초기에 배정된 유의수준 0.025는 오른쪽으로 전달되지 않는다.

(ii) 오른쪽 귀무가설의 p값은 0.019로 초기에 배정된 유의수준인 0.025보다 작기 때문에 오른쪽 귀무가설은 기각된다. 그리고 그 초기에 배정된 유의수준 0.025는 왼쪽으

로 전달된다.

(iii) 왼쪽 귀무가설은 전달받은 유의수준 0.025와 초기에 배정된 유의수준 0.025를 합친 유의수준 0.05로 가설검정을 한다. $0.031 < 0.05$이므로 왼쪽 귀무가설은 기각하게 된다.

이러한 검정 결과를 글로 표현된 Holm 방법의 결과와 비교해보자. Holm 방법에 의하면 가장 작은 p값부터 검정을 시작하게 되므로 0.019를 0.025와 비교할 것이다. 이 결과는 유의하므로 이번에는 두 번째로 큰 p값인 0.031과 0.05를 비교할 것이다. 결국 두 개의 귀무가설 모두 기각되어 유의한 결과를 얻을 것이다.

loop-back feature를 가진 그림에서 검정의 일반적인 원칙은 다음과 같다. 초기에 배정된 유의수준 값이 0이 아닌 어느 꼭짓점부터라도 가설검정을 시작할 수 있다. 초기에 배정된 유의수준 값이 0이 아닌 어느 꼭짓점들은 유의한 결과가 얻어질 때까지 검정되게 된다. 어느 귀무가설이 유의한가에 대한 최종 결론은 어느 꼭짓점부터 가설검정을 시작했느냐에 무관하게 동일하다.

(4) 개선된 fallback 방법

그림 8.5(a)는 3개의 귀무가설이 있는 보통의 fallback 방법을 보여준다. 각각의 귀무가설에는 초기 배정된 유의수준 α_1, α_2, α_3가 있고, 이들의 합은 전체 유의수준과 동일하다. 즉 $\alpha_1 + \alpha_2 + \alpha_3 = 0.05$. 화살표가 왼쪽에서 오른쪽을 향하므로 가설검정은 맨 왼쪽 귀무가설 H_1부터 수행하게 된다.

만일 귀무가설 H_1이 유의하면, 그 유의수준 α_1은 화살표 위에 있는 가중치만큼 귀무가

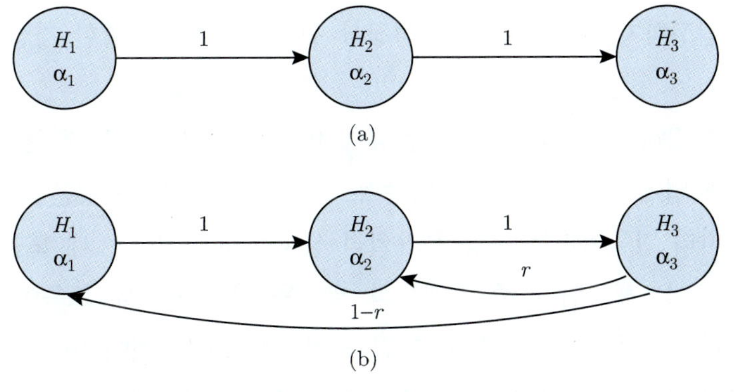

그림 8.5 fallback 방법(a)과 개선된 fallback 방법(b)

설 H_2로 전달된다. $\alpha_1 \times 1 = \alpha_1$이므로 유의수준 α_1이 귀무가설 H_1으로부터 귀무가설 H_2로 전달된다. 그러면 귀무가설 H_2는 유의수준 $\alpha_1 + \alpha_2$로 검정하게 된다. 그리고 귀무가설 H_2가 유의하면 다시 유의수준 $\alpha_1 + \alpha_2$는 귀무가설 H_3로 전달되어, 귀무가설 H_3는 유의수준 $\alpha_1 + \alpha_2 + \alpha_3$로 검정하게 된다.

만일 귀무가설 H_1이 유의하지 않으면 그 유의수준 α_1은 귀무가설 H_2로 전달되지 않는다. 그러면 귀무가설 H_2는 초기에 배정된 유의수준 α_2로 검정하게 된다. 만일 귀무가설 H_2가 유의하면 유의수준 α_2가 귀무가설 H_3로 전달되어, 귀무가설 H_3는 유의수준 $\alpha_2 + \alpha_3$로 검정하게 된다. 반면에 만일 귀무가설 H_2가 유의하지 않으면 유의수준 α_2는 귀무가설 H_3로 전달되지 않게 되고, 귀무가설 H_3는 초기에 배정된 유의수준 α_3로 검정하게 된다.

그림 8.5(a)에 표현된 보통의 fallback 방법에서는 귀무가설 H_3가 유의하더라도 귀무가설 H_3에 배정된 유의수준이 다른 귀무가설로 전달되지 않는다. 그림 8.5(b)에 표현된 개선된 fallback 방법은 바로 이 점을 개선하여, 귀무가설 H_3에 배정된 유의수준이 귀무가설 H_1과 귀무가설 H_2로 전달될 수 있도록 해주고 있다. 귀무가설 H_2에는 가중치 r만큼 전달하고 귀무가설 H_1에는 가중치 $(1-r)$만큼 전달하고 있다. 가중치 r의 값은 사전에 지정되어야만 한다. 그림 8.5(b)에 표현된 개선된 fallback 방법은 loop-back feature에 의하여 귀무가설 H_1과 귀무가설 H_2를 더 늘어난 유의수준으로 다시 한 번 검정할 기회를 가지게 되므로, 그만큼 보통의 fallback 방법보다 검정력이 더 높아지게 된다.

(5) 귀무가설들이 연속적으로 기각되는 경우 그림을 업데이트하기

graphical approach는 귀무가설이 연속적으로 기각될 때마다 초기의 그림을 연속적으로 업데이트하여 계층적 다중검정을 안내해주게 된다. 초기 그림은 모든 귀무가설들이 포함된 전체 가설검정 전략을 나타낸다. 그리고 매번 업데이트되는 새 그림은 기각된 귀무가설을 제거하고 아직 검정하지 않았거나 다시 검정할 귀무가설들을 포함한 가설검정 전략의 진행 정도를 보여준다.

유의수준을 복잡하게 나누는 다중검정 전략을 수행하려고 하는 경우, graphical approach와 그 방법에서 그린 그림을 계속적으로 업데이트 하는 것은 복잡한 다중검정 전략이 수행됨에 따라 만들어지는 다양한 가설적 상황들을 이해하는 데 도움이 된다. 결국 이렇게 그림을 업데이트해보면 최종 통계분석 계획을 선택하는 데 도움이 될 수 있다.

그림 8.6에 주어진 경우를 이용하여 그림을 업데이트하는 것이 어떻게 도움이 되는지를 살펴보자. 여기서 귀무가설 H_1과 H_2는 1차 유효성 평가변수에 해당하는 귀무가설로 지정

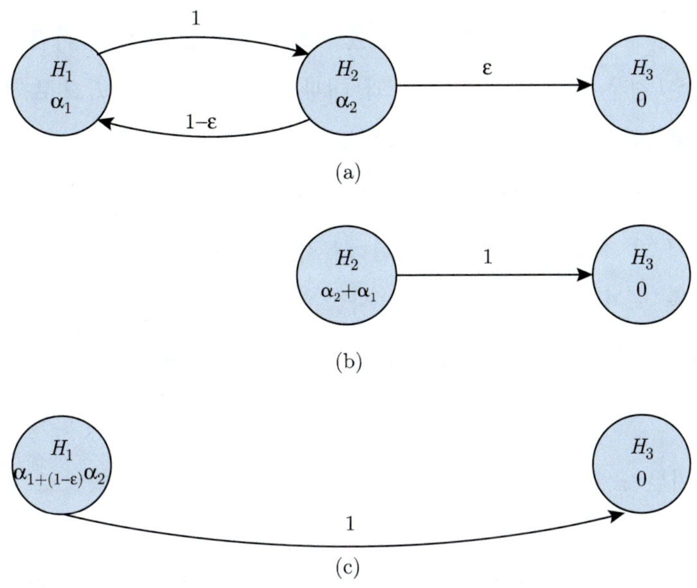

그림 8.6 귀무가설 H_1과 H_2가 모두 기각된 경우에 한하여 귀무가설 H_3를 검정하는 fallback 방법을 graphical approach로 업데이트하기

되었고, 귀무가설 H_1과 H_2가 모두 유의한 경우에 한하여 2차 유효성 평가변수를 검정하는 귀무가설 H_3를 검정하도록 지정되었다.

검정 전략은 귀무가설 H_1과 H_2 중에 하나가 유의하면 그 유의한 귀무가설에 초기에 배정된 유의수준을 다른 귀무가설로 전달하여 검정력이 최대가 되도록 하는 것이었다. 그래서 그림 8.6(a)에서 보듯이 만일 귀무가설 H_1이 유의하면 초기에 배정된 유의수준 α_1은 귀무가설 H_2로 전달되어, 귀무가설 H_2는 유의수준 $\alpha_1+\alpha_2$로 검정하게 된다. 반면에 귀무가설 H_1이 유의하지 않으면 초기에 배정된 유의수준 α_1은 귀무가설 H_2로 전달되지 않고, 귀무가설 H_2는 초기에 배정된 유의수준인 α_2로 검정하게 된다. 만일 귀무가설 H_2가 유의하면 유의수준 α_2가 귀무가설 H_1으로 다시 전달되어, 귀무가설 H_1은 늘어난 유의수준인 $\alpha_1+\alpha_2$로 재검정하는 기회를 가지게 된다. 이처럼 graphical approach는 늘어난 유의수준으로 귀무가설 H_1을 다시 검정할 기회를 갖는 것이 원래 계획임을 알게 해준다.

만일 초기에 배정된 유의수준을 이용하든 아니면 전달받아 늘어난 유의수준을 이용하든 귀무가설 H_1과 H_2가 모두 유의하면, 모든 이용 가능한 유의수준을 귀무가설 H_3로 전달하는 것이 원래 분석 전략이었다. 그래서 귀무가설 H_2로부터 귀무가설 H_3로 향하는 화살표가 있는 것이다.

여기서 핵심 이슈는 바로 그 화살표 위에 표기된 가중치 ϵ이다. 아직 어느 검정도 수행하지 않은 시작 단계에서는 가중치 ϵ의 값을 아주 작게 잡는다. 그러면 귀무가설 H_1이 아직 기각되지 않은 경우에는 유의수준 α_2의 대부분이 귀무가설 H_1으로 전달되어 귀무가설 H_3보다 귀무가설 H_1을 기각하는 것이 더 중요한 일임을 표시하고 있다.

그림 8.6(b)는 유의수준 α_1에서 귀무가설 H_1이 유의하고, 유의수준 α_1이 귀무가설 H_1에서 귀무가설 H_2로 전달되어서 귀무가설 H_2가 유의수준 $\alpha_1+\alpha_2$로 검정을 수행하기 직전 상태의 상황을 보여준다. 주목할 만한 사실은 귀무가설 H_2에서 귀무가설 H_3로 향하는 화살표 위의 가중치가 ϵ에서 1로 업데이트 되었다는 것이다.

그림을 업데이트하는 과정은 다음과 같다.

(i) 기각된 귀무가설에 초기에 배정된 유의수준을 화살표 방향으로 가중치를 이용하여 전달한다.

(ii) 기각된 귀무가설에 해당하는 꼭짓점은 삭제하고, 삭제된 꼭짓점에서 출발하는 모든 화살표와 삭제된 꼭짓점에서 다른 꼭짓점으로 향하는 모든 화살표를 연결한다.

(iii) 새로운 화살표 위의 가중치는 이전 화살표에 있는 상대적 가중치relative weight를 이용하여 업데이트한다. 가중치 업데이트의 핵심 원칙은 각 꼭짓점에서 출발하는 모든 화살표 위의 가중치 합은 1.0이 되어야 한다는 것이다.

위 (iii)에서 기술한 원칙에 따라 귀무가설 H_2에서 귀무가설 H_3로 향하는 화살표 위의 가중치는 ϵ에서 1로 업데이트되었다. 왜냐하면 귀무가설 H_2에서 출발하는 화살표는 그 화살표 하나밖에 없기 때문이다.

그림 8.6(c)는 귀무가설 H_1은 초기에 배정된 유의수준인 α_1에서 유의하지 않고, 귀무가설 H_2는 초기에 배정된 유의수준인 α_2에서 유의하여, 유의수준인 α_2의 일부인 $(1-\epsilon)\alpha_2$가 귀무가설 H_1로 전달되어, 귀무가설 H_1을 유의수준 $\alpha_1+(1-\epsilon)\alpha_2$로 검정하기 직전 상태를 표현해주고 있다. 귀무가설 H_2에 해당하는 꼭짓점은 삭제되고, 귀무가설 H_1과 H_3는 직접 연결되었다.

8.17 키트루다 다중검정 사례

8.17.1 다중검정 4가지 차원

비소세포성폐암 환자들을 대상으로 하는 키트루다Keytruda 임상시험의 사례는 실제 임상시험에서 다중검정이 얼마나 복잡하게 발생할 수 있고, 그런 복잡한 다중검정 속에서도 familywise type I error는 주어진 유의수준 이하로 통제하면서, 동시에 검정력은 최대로 만들려고 노력하는 모습을 보여준다. 또한 본 사례는 확증적 하위군 분석의 사례이기도 한다.

적어도 1%의 종양세포에서 PD-L1이 발현된 비소세포성폐암 환자들을 대상으로 키트루다 2 밀리그램, 키트루다 10 밀리그램, 도세탁셀docetaxe을 비교하는 3상 임상시험이 수행되었다(Herbst et al. 2016). 총 1,034명의 환자들이 세 군에 1:1:1의 비율로 무작위배정되었다. 본 임상시험은 다음 4가지 차원으로 다중검정이 복잡하게 수행되었다. 주어진 유의수준은 단측검정으로 2.5%이다.

(1) 1차 유효성 평가변수는 전체 생존시간overall survival time과 무진행 생존시간progression free survival time이다. 전체 생존시간과 무진행 생존시간 중에 적어도 하나만 유의하더라도 시판허가를 받을 수 있도록, 2.5% 유의수준을 무진행 생존시간 분석에는 유의수준 0.35%를 배정하고 전체 생존시간 분석에는 2.15%를 배정하였다.
(2) 중간분석과 최종분석을 수행하였다. 만일 중간분석에서 매우 유의한 결과가 나오면 임상시험을 조기 종료할 기회를 갖기 위하여 각 평가변수에 배정된 유의수준을 다시 중간분석과 최종분석으로 나누었다. 자세한 내용은 뒤에서 더 설명할 것이다.
(3) 전체 환자군과 PD-L1 양성하위군에서 각각 확증적 분석을 수행하고 싶다. 그러므로 전체 환자군과 PD-L1 양성하위군에서 다중성을 보정할 것이고, 만일 다중성 보정 후 PD-L1 양성하위군에서 유의한 결과를 얻는다면 PD-L1 양성하위군 결과는 확증적 결과로 간주될 것이다.
(4) 키트루다 2 밀리그램군과 도세탁셀군을 비교하고 싶고, 그리고 키트루다 10 밀리그램군과 도세탁셀군도 비교하고 싶다. 다시 말하면 시험군의 두 용량을 각각 대조군과 비교하고 싶은 것이다. 시험군의 두 개의 용량 중에 적어도 하나의 용량에서만 시험군의 효능이 대조군보다 우수하면, 그 시험약의 용량에서 시판허가를 받을 수 있도록 다중성을 보정할 것이다.

자 이제 이렇게 4가지 차원에서 발생한 다중성 문제를 키트루다 임상시험 개발자는 어떻게 해결했는지 좀 더 구체적으로 살펴보자. 그림 8.7을 보면 전체적인 다중검정 전략을 이해하는 데 도움이 될 것이다. 그림 8.7은 Herbst et al. (2016)의 supplement에 실린 그림이다. 우리는 4차원 다중성 문제를 해결해야 하는데, 2차원 평면에 4차원 그림을 그리는 것은 불가능하다. 그러므로 그림 8.7은 일단 3차원까지는 그림으로 그리고, 나머지 남은 1차원은 그림으로 표현하지 못하니 말로만 기술하였다.

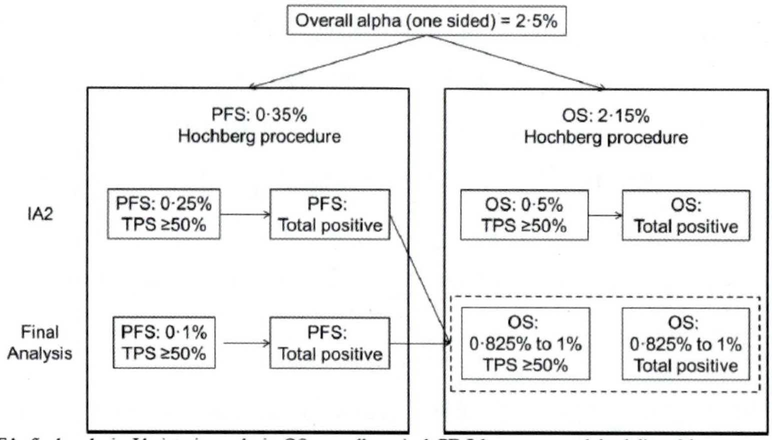

FA=final analysis; IA=interim analysis; OS=overall survival; PD-L1=programmed death ligand 1; PFS=progression-free survival; TPS=tumour proportion score.

그림 8.7 키트루다 임상시험의 다중검정 전략. Total positive는 전체 환자군, TPS ≥ 50%는 PD-L1 tumore proportion score ≥ 50% stratum.

(1) 첫 번째 차원에 해당하는 무진행 생존시간과 전체 생존시간

주어진 유의수준은 단측검정으로 2.5%이다. 이 유의수준을 무진행 생존시간 분석에는 0.35%를 배정하고, 전체 생존시간 분석에는 2.15%를 배정하였다. 그림 8.7을 보면 맨 위에 있는 2.5%의 전체 유의수준overall alpha이 왼쪽에 있는 무진행 생존시간PFS에 0.35%로 나누어지고, 오른쪽에 있는 전체 생존시간OS에 2.15%로 나누어짐을 알 수 있다.

(2) 두 번째 차원에 해당하는 중간분석과 최종분석

그림 8.7 맨 왼쪽 열에 중간분석은 'IA2'로, 최종분석은 'Fianl Analysis'로 표시하였다. 이렇게 맨 왼쪽 열의 위와 아래에 각각 중간분석과 최종분석을 표시함으로써 두 번째 차원을 해결하였다.

(3) 세 번째 차원에 해당하는 PD-L1 양성하위군과 전체분석군

그림 8.7의 왼쪽에는 무진행 생존시간PFS에 해당하는 커다란 사각형이 있고, 오른쪽에는 전체 생존시간OS에 해당하는 커다란 사각형이 있다. 이 두 개의 커다란 사각형 각각에는 다시 작은 4개의 사각형들이 있다. 이 4개의 사각형들은 행row과 열column이 잘 정렬되게 그려져 있는데, 행에 해당하는 것이 바로 (2)에서 언급한 중간분석과 최종분석이다. 그리고 열에

해당하는 것이 바로 세 번째 차원에 해당하는 PD-L1 양성하위군과 전체 분석군이다. PD-L1 양성하위군은 'TPS ≥ 50%'라고 표시되어 있고, 전체 분석군은 'Total Positive'라고 표시되어 있다.

(4) 네 번째 차원에 해당하는 키트루다의 두 용량과 대조군과의 비교

2차원 평면에 이미 3차원을 표시하였으므로 나머지 남은 1차원은 표시할 길이 없다. 그러므로 하는 수 없이 그림 8.7의 왼쪽과 오른쪽에 있는 커다란 사각형 위에 유의수준이 적혀 있는데, 그 유의수준 아래 'Hochberg procedure'라고 표시한 것으로 만족할 수밖에 없다. 이 'Hochberg procedure' 표시는 그림 8.7에 있는 총 8개의 작은 사각형 안에서, 키트루다의 두 용량과 대조약을 비교하는 다중검정에서 Hochberg procedure가 사용되었음을 표시하고 있다.

8.17.2 무진행 생존시간 분석

자, 이제 그림 8.7의 의미를 이해했다면 키트루다 사례의 4차원의 복잡한 다중성 문제를 이해할 수 있게 된다. 무진행 생존시간 분석에서 배정된 0.35%의 유의수준 중, 0.25%의 유의수준은 중간분석에 배정되었고, 0.1%의 유의수준은 최종분석에 배정되었다. 그림 8.7의 왼쪽 커다란 사각형 안에 있는 4개의 작은 사각형 중, 왼쪽에 있는 두 개의 작은 사각형을 보면 위에 있는 작은 사각형과 아래 있는 작은 사각형에 각각 0.25%와 0.1%의 유의수준이 배정된 것을 확인할 수 있다. 그러므로 무진행 생존시간의 PD-L1 양성하위군 중간분석에서는 0.25%의 유의수준을 사용하여, 키트루다의 두 용량과 대조약을 비교하는 데 Hochberg procedure를 사용할 것이다.

그림 8.7을 보면 왼쪽에 위에 있는 작은 사각형에서 화살표가 출발하여 오른쪽에 있는 작은 사각형에 화살표가 도달한 것을 볼 수 있다. 이는 gatekeeping 방법이 사용된 것을 표시하고 있다. 즉 무진행 생존시간의 PD-L1 양성하위군 중간분석에서 키트루다의 두 용량 모두 대조약보다 효능이 우월한 경우에 한하여, 주어진 0.25%의 유의수준을 그대로 무진행 생존시간의 전체 환자군 중간분석에 사용한다는 의미이다. 그리고서 무진행 생존시간의 전체 환자군 중간분석에서는 0.25%의 유의수준을 사용하여, 키트루다의 두 용량과 대조약을 비교하는 데 Hochberg procedure를 사용한다는 것이다.

무진행 생존시간의 최종분석에 배정된 0.1%의 유의수준도 유사한 방법으로 사용할 것이다. 따라서 설명을 반복하지 않을 것이므로 그림 8.7을 참고하길 바란다.

8.17.3 전체 생존시간 분석

전체 생존시간 분석에서 배정된 2.15%의 유의수준 중, 0.5%의 유의수준은 중간분석에 배정되었고, 1.65%의 유의수준은 최종분석에 배정되었다. 나머지 절차는 위 무진행 생존시간에서 사용한 방법과 동일하고 다만 배정된 유의수준만 다르다. 그러므로 전체 생존시간의 중간분석에 대해서는 더 이상 설명을 하지 않겠다.

하지만 전체 생존시간의 최종분석에서는 하위군과 전체 환자군 분석에서의 다중성을 보정하기 위하여 더 이상 gatekeeping 방법을 사용하지 않고, Bonferroni 방법이 사용되었으며 그래서 이용 가능한 유의수준을 각각 절반씩 나누었다. 그림 8.7의 오른쪽 큰 사각형 안에 있는 4개의 작은 사각형 중 아래에 있는 두 작은 사각형은 화살표로 이어져 있지 않다. 그 이유는 더 이상 gatekeeping 방법이 사용되지 않았고 대신 Bonferroni 방법이 사용되었기 때문이다.

전체 생존시간의 최종분석에서 PD-L1 양성하위군과 전체 환자군 분석에서의 다중성을 보정하기 위하여 Bonferroni 방법을 사용한다면, 주어진 유의수준인 1.65%를 2로 나누어서 유의수준은 0.825%가 될 것이다. 하지만 그림 8.7의 오른쪽 큰 사각형 안에 있는 4개의 작은 사각형 중 아래 있는 두 작은 사각형은 점선으로 둘러싸여 있고, 유의수준은 0.825%에서 1%라고 적혀 있다. 왜 그런 것일까?

그 이유는 무진행 생존시간에 대한 검정이 유의하면, 무진행 생존시간 검정에 배정된 유의수준을 전달 받을 수 있기 때문이다. 즉 만일 무진행 생존시간이 중간분석과 최종분석의 전체 환자군에서 키트루다 2 밀리그램군과 도세탁셀군의 비교 및 키트루다 10 밀리그램군과 도세탁셀군의 비교 모두에서 유의한 경우에는 무진행 생존시간에 초기에 배정되었던 유의수준 0.35%가 전체 생존시간의 최종분석으로 전달될 것이다. 반면에 만일 이 조건이 만족되지 않으면 유의수준 0.35%는 전달되지 않는다. 그러므로 전체 생존시간의 최종분석에 사용할 유의수준은 1.65%(= 1.65% + 0.0%)이거나 또는 2.00%(= 1.65% + 0.35%)가 될 것이다. Bonferroni 방법에 사용될 유의수준은 이용 가능한 유의수준을 검정의 횟수로 나눈 것이므로 0.825%(= 1.65%/2)이거나 또는 1.00%(= 2.00%/2)가 될 것이다.

8.17.4 임상시험결과 분석

이번에는 분석결과를 살펴보자. IDMC는 중간분석결과 검토 후 본 임상시험을 계속 수행할 것을 권고하여 본 임상시험은 원래 계획한 대로 모든 환자들을 모집한 후 종료되었다. 전체 환자군에서 전체 생존시간은 키트루다의 두 용량 모두에서 대조약보다 효능이 우월하였다. 이 결과는 확증적 결과이므로 당연히 FDA label에 기술되었다.

중요한 점은 PD-L1 양성하위군에서 전체 생존시간은 키트루다의 두 용량 모두에서 대조약보다 효능이 우월하였다. 이 하위군에서의 결과도 다중성을 보정한 확증적 결과이므로 FDA label에 표 8.4처럼 명시적으로 기술되었다. 이처럼 하위군 분석결과를 FDA label에 자세하게 기술하는 경우는 매우 드문데, 키트루다의 사례는 PD-L1 양성하위군에서의 결과가 확증적 결과이기 때문이다.

표 8.4 미국 FDA의 키트루다 label에 명기된 확증적 하위군 분석결과

Endpoint	KEYTRUDA 2mg/kg every 3 weeks n=139	KEYTRUDA 10mg/kg every 3 weeks n=151	KEYTRUDA 75mg/kg every 3 weeks n=152
OS			
Deaths (%)	58 (42%)	60 (40%)	86 (57%)
Meidan in months (95% CI)	14.9 (10.4 NR)	17.3 (11.8, NR)	8.2 (6.4, 10.7)
Hazard ratio* (95% CI)	0.54 (0.38, 0.77)	0.50 (0.36, 0.70)	–
p-Value (statified log-rank)	〈0.001	〈0.001	–
PFS			
Events (%)	89 (64%)	97 (64%)	118 (78%)
Meidan in months (95% CI)	5.2 (4.0, 6.5)	5.2 (4.1, 8.1)	4.1 (3.6, 4.3)
Hazard ratio* (95% CI)	0.58 (0.43, 0.77)	0.59 (0.45, 0.78)	–
p-Value (statified log-rank)	〈0.001	〈0.001	–
Objective response rate			
ORR† (95% CI)	30% (23, 29)	29% (22, 37)	8% (4, 13)
p-Value (miettinen-Nurminen)	〈0.001	〈0.001	–
Median duration of response in months (range)	NR (0.7+, 16.8+)	NR (2.1+, 17.8+)	8.1 (2.1+, 8.8+)

* Hazard ratio (KEYTRUDA compared to docetaxel) based on the stratified Cox proportional hazard model
† All responses were partial responses
NR = not reached

9장 하위군 분석

임상시험이 종료된 후 전체 자료에 대한 통계적 분석을 마친 후, 전체 자료를 여러 개의 하위군(예를 들면, 남자와 여자, 또는 중증 환자와 경증 환자)으로 나누어 각 하위군에서 통계분석을 실시하는 것을 하위군 분석이라고 한다. 이러한 하위군 분석은 실제에서 자주 사용되고 있으며 다른 두 가지의 종류가 있다. 이를 구별하지 못하면 많은 오류를 범하게 된다.

9.1 확증적 하위군 분석

첫 번째 하위군 분석은 확증적 하위군 분석이다. 확증적 하위군 분석이란 비록 특정 하위군에서 하위군 분석을 실시하지만 그 결과를 확증적 결과로 받아들일 수 있는 경우이다. 이와 같은 확증적 하위군 분석을 실시하는 이유는 특정 하위군에서 시험약의 약효가 전체 피험자에서의 시험약의 약효와 매우 다를 것이라는 충분한 사전 증거가 있고, 그 특정 하위군에서 시험약에 대한 확증적 결론을 내리고 싶기 때문이다. 실제 신약개발을 위한 3상 임상시험에서 이러한 확증적 하위군 분석은 상당히 드문 편이다.

특정 하위군에서의 분석이 확증적 분석이 되려면 다음 두 가지 조건을 임상시험계획서에 사전에 명확하게 명기하고 그렇게 임상시험을 수행해야만 한다.

(1) 하위군 분석을 실시하면 전체 분석과 함께 여러 번 가설검정을 하는 다중검정이 되기 때문에 familywise type I error가 증가하는 것을 막기 위하여 다중성을 어떻게 보정할지를 사전에 임상시험계획서에 명기해야만 한다(8장을 참고할 것).

(2) 그 특정 하위군을 층으로 삼아 층화 무작위배정을 해야 한다.

ICH E9의 5.7절에는 하위군 분석과 교호작용에 대하여 다음과 같은 설명이 있다(ICH E9).

> The treatment effect itself may also vary with subgroup or covariate. For example, the effect may decrease with age or may be larger in a particular diagnostic category of subjects.

ICH E9은 시험약의 약효의 크기가 하위군에 따라서 또는 공변량covariate 값에 따라 달라지는 경우도 실제 존재할 수 있다고 지적하고 있다. 예를 들어, 남자와 여자 사이에 약효의 크기가 다를 수도 있고 나이가 증가함에 따라 약효의 크기가 감소할 수도 있다. 이처럼 시험약의 약효의 크기가 공변량(예를 들면, 성별 또는 나이)의 값에 따라 달라지는 경우를 통계학에서는 치료제(시약험약과 대조약)와 공변량 사이에 교호작용이 존재한다고 말한다.

시험약의 약효값에서 대조군의 약효값을 뺀 값이 대조약 대비 시험약의 약효의 크기로

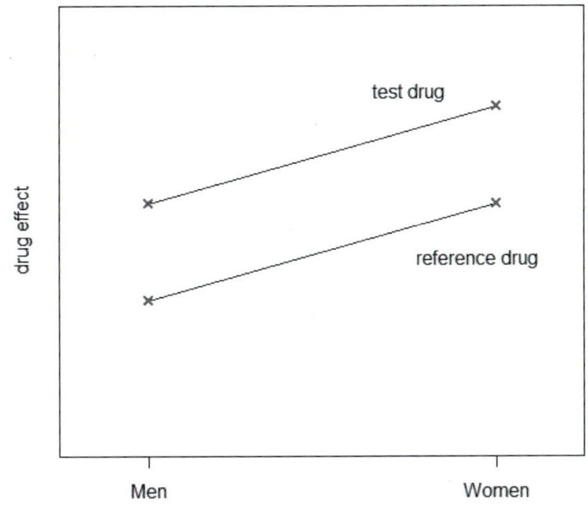

그림 9.1 치료제와 공변량(나이) 간에 교호작용이 존재하지 않는 경우

흔히 정의된다. 만일 이러한 시험약의 약효의 크기가 공변량(예를 들면, 성별 또는 나이)의 값에 따라 일정하다면, 치료제와 공변량 사이에 교호작용은 존재하지 않는다고 말한다. 그림 9.1을 보면 두 직선 사이의 거리가 시험약의 약효의 크기로 해석될 수 있는데, 두 직선 사이의 거리는 남자일 때와 여자일 때 동일하다. 즉 이런 그림을 그렸을 때 두 직선이 평행하다면 치료제와 공변량 사이에 교호작용은 존재하지 않는 것이다.

반면에 시험약의 약효의 크기가 공변량(예를 들면, 성별 또는 나이)의 값에 따라 다르다면, 치료제와 공변량 사이에 교호작용은 존재한다고 말한다. 그림 9.2를 보면 두 직선 사이의 거리가 시험약의 약효의 크기로 해석될 수 있는데, 두 직선 사이의 거리는 남자일 때와 여자일 때 동일하지 않다. 즉 이런 그림을 그렸을 때 두 직선이 평행하지 않다면 치료제와 공변량 사이에 교호작용은 존재하는 것이다. 그러므로 하위군 분석을 하는 목적을 통계학 용어로 다시 표현하면 치료제와 공변량 사이에 교호작용이 존재하는지의 여부를 조사하는 것이다.

드물지만 이러한 교호작용이 있으리라는 사전 정보가 충분히 존재하는 경우가 있고, 그러한 경우에는 이러한 교호작용을 찾아내는 것이 그 임상시험의 중요한 목적 중 하나일 수 있다. 그러므로 이러한 경우에는 하위군 분석(즉 교호작용을 검정하는 것)을 수행하겠다는 것과 하위군 분석을 수행하면 다중검정을 수행하게 되므로 다중검정에 따른 familywise type I error의 증가를 어떻게 통제할지를 사전에 임상시험계획서에 명기하여야 한다고 ICH E9은 다음처럼 지적하고 있다.

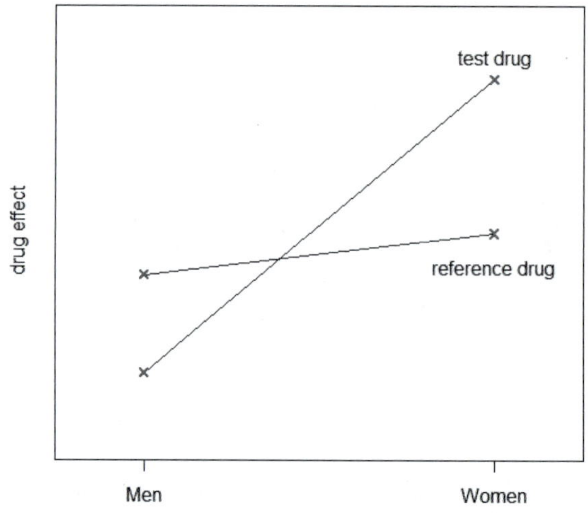

그림 9.2 치료제와 공변량(나이) 간에 교호작용이 존재하는 경우

In some cases such interactions are anticipated or are of particular prior interest (e.g. geriatrics); hence a subgroup or a statistical model including interactions is part of the planned confirmatory analysis.

교호작용을 검정하는 가장 손쉬운 방법은 교호작용 항을 회귀분석이나 로지스틱 회귀분석 같은 통계모형에 집어넣고, 그 교호작용 항의 통계적 유의성을 평가하는 것이다. 단, 교호작용을 검정할 때 유의할 점은 교호작용이 각 주효과가 유의한 경우에만 정의되고 의미가 있다는 점이다. 이처럼 주효과와 교호작용 중에 어느 것을 먼저 검정할 것인지에 대해서는 5.4절과 22.15절에서 논의한 바 있다.

구체적으로 살펴보기 위하여 1차 유효성 평가변수 y는 연속형 변수라고 가정하고, x_1을 치료제를 나타내는 변수라고 하자. 예를 들어 시험약이면 $x_1 = 1$이고, 대조약이면 $x_1 = 0$이다. x_2는 공변량인 나이를 나타내는 변수라고 가정해보자. 치료제와 공변량 나이 간에 교호작용을 검정하는 방법은 x_1과 x_2를 곱한 항인 x_1x_2를 회귀모형에 넣고, x_1x_2 앞에 있는 회귀계수가 유의한지를 평가하면 된다. 즉 다음과 같은 모형을 고려한 후

$$y = \beta_0 + \beta_1 x_1 + \beta_2 x_2 + \beta_{12} x_1 x_2 + \epsilon$$

다음의 가설을 세워서 가설검정을 수행하는 것이다.

- 귀무가설: 교호작용은 존재하지 않는다($\beta_{12} = 0$)

• 대립가설: 교호작용은 존재한다($\beta_{12} \neq 0$)

하지만 이러한 평가를 하기 전에 먼저 x_1의 회귀계수 β_1과 x_2의 회귀계수 β_2가 '모두' 통계적으로 유의해야만 한다. 만일 x_1의 회귀계수와 x_2의 회귀계수 중 어느 하나라도 유의하지 않다면 교호작용인 x_1x_2는 더 이상 고려할 필요가 없으므로 회귀모형에서 제거해야 한다.

교호작용을 검정할 때 또 하나 유의할 점은 교호작용의 통계적 검정에서 얼마의 유의수준을 사용해야 하는지에 대한 알려진 기준이 없다는 점이다. 흔히 임상시험 전체의 표본크기는 주효과인 β_1의 유의성을 찾아낼 확률(검정력)이 80%가 되도록 정해진다. 하지만 이러한 표본크기는 일반적으로 교호작용을 검정하기에는 충분하지 않음이 알려져 있다. 다시 말하면 주효과의 유의성을 찾아낼 검정력이 80%가 되도록 결정된 표본크기는 교호작용을 검정하기에는 충분히 많지 않아 검정력이 낮다는 것이다. 이는 실제 유의한 교호작용이 있어도 통계적 검정으로는 유의한 교호작용을 찾아내지 못할 가능성이 많다는 것이다. 이러한 점을 극복하기 위한 한 가지 방법이 5% 유의수준을 사용하지 않고 좀 더 높은 유의수준을 사용하는 것인데, 구체적으로 얼마나 높은 유의수준을 사용하는 것이 적당한지에 대해서는 아직까지 구체적으로 알려진 바 없다.

지금까지 확증적 하위군 분석에 대해서 살펴보았다. 하지만 실제 임상시험에서 확증적 하위군 분석은 매우 드문 편이다. 8.17절에 소개된 키트루다Keytruda의 임상시험에서는 확증적 하위군 분석이 사용되었으니 확증적 하위군 분석에 대한 실제 사례가 궁금한 독자들은 8.17절을 참고하길 바란다. 대부분의 하위군 분석은 다음부터 살펴볼 탐색적 하위군 분석이다.

핵심정리

(1) 특정 하위군에서의 분석이 확증적 분석이 되려면 다음 두 가지 조건을 임상시험계획서에 사전에 명확하게 명기하고 그렇게 임상시험을 수행해야만 한다.

(2) 첫째, familywise type I error가 증가하는 것을 막기 위하여 다중성을 어떻게 보정할지를 사전에 임상시험계획서에 명기해야만 한다.

(3) 그 특정 하위군을 층으로 삼아 층화 무작위배정을 해야 한다.

(4) 실제 임상시험에서 확증적 하위군 분석은 매우 드문 편이고, 대부분의 하위군 분석은 탐색적 하위군 분석이다.

9.2 탐색적 하위군 분석

두 번째 하위군 분석은 탐색적 하위군 분석이다. 탐색적 하위군 분석은 사전에 임상시험계획서에 명기된 바 없거나, 또는 처음부터 임상시험계획서에 탐색적 분석이라고 명기된 경우이다. 즉 다중검정을 실시하지만 다중성을 보정하지 않은 하위군 분석이다. 탐색적 하위군 분석의 가장 큰 목적은 다음의 질문에 대답하기 위해서이다.

만일 전체 피험자에서 시험약이 유의한 효과를 보인다면, 시험약의 약효가 각 하위군에서도 동일한가?

이러한 탐색적 하위군 분석의 예로는 남자와 여자로 나누어서 시험약의 약효가 동일한지 하위군 분석을 하는 것, 질병의 특정 세부 형태(예를 들면, 3기와 4기 피험자가 참여했다면, 3기와 4기 피험자 각각에서 하위군 분석)로 나누어 하위군 분석을 하는 것 등을 들 수 있다. 실제 신약개발을 위한 3상 임상시험에서, 시험약의 효과가 전체 피험자들에게서 유의한 경우에 이러한 탐색적 하위군 분석이 거의 대부분 수행되고 있다.

앞에서 이미 지적한 바와 같이 확증적 하위군 분석은 매우 드문 편이며, 대부분은 탐색적 하위군 분석에 해당한다. 탐색적 하위군 분석에서는 전체 피험자에게서 시험약의 효과가 유의한 경우, 그 시험약의 효과의 크기가 각 하위군에서(즉 공변량 값의 변함에 따라) 일정한지의 여부를 탐색적으로 평가해보게 된다. 이에 대해 ICH E9은 다음처럼 기술하고 있다(ICH E9 1998).

In most cases, however, subgroup or interaction analyses are exploratory and should be clearly identified as such; they should explore the uniformity of any treatment effects found overall. In general, such analyses should proceed first through the addition of interaction terms to the statistical model in question, complemented by additional exploratory analysis within relevant subgroups of subjects, or within strata defined by the covariates.

이러한 탐색적 하위군 분석에서 흔히 하는 실수는 각각의 하위군에서 각각 따로 시험약의 효능에 대한 통계적 검정을 실시하여 그 결과를 확증적 결과로 받아들이는 것이다. 예를 들어 하위군으로 남자와 여자 그룹을 고려한다고 가정해보자. 남자 피험자 하위군에서 시험약의 효능에 대한 통계적 검정을 실시하여 p-value 0.07이 얻어지자 남자군은 시험약의 약효가 없다고 판단하고, 여자 피험자 하위군에서 시험약의 효능에 대한 통계적 검정을 실시하여 p-value 0.01이 얻어지자 여자군은 시험약의 약효가 있다고 판단하는 경우이다. 이러한 통계분석이 왜 잘못되었는지를 좀 더 자세하게 살펴보자.

이러한 하위군 분석의 첫 번째 문제점은 사전에 시험계획서에 명기되지 않은 다중성을

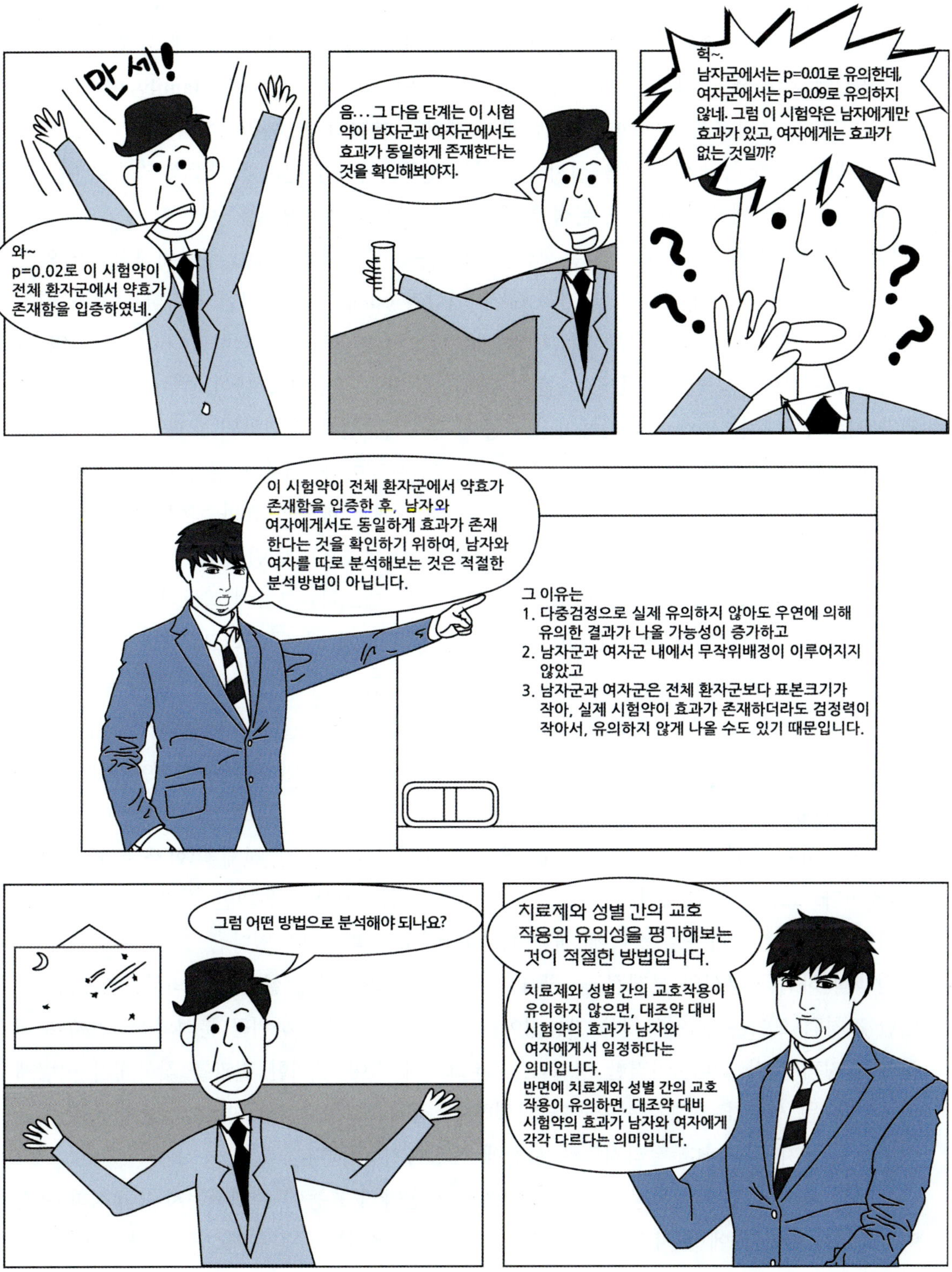

만세!
와~
p=0.02로 이 시험약이 전체 환자군에서 약효가 존재함을 입증하였네.
음... 그 다음 단계는 이 시험약이 남자군과 여자군에서도 효과가 동일하게 존재한다는 것을 확인해봐야지.
헉~.
남자군에서는 p=0.01로 유의한데, 여자군에서는 p=0.09로 유의하지 않네. 그럼 이 시험약은 남자에게만 효과가 있고, 여자에게는 효과가 없는 것일까?
이 시험약이 전체 환자군에서 약효가 존재함을 입증한 후, 남자와 여자에게서도 동일하게 효과가 존재한다는 것을 확인하기 위하여, 남자와 여자를 따로 분석해보는 것은 적절한 분석방법이 아닙니다.
그 이유는
1. 다중검정으로 실제 유의하지 않아도 우연에 의해 유의한 결과가 나올 가능성이 증가하고
2. 남자군과 여자군 내에서 무작위배정이 이루어지지 않았고
3. 남자군과 여자군은 전체 환자군보다 표본크기가 작아, 실제 시험약이 효과가 존재하더라도 검정력이 작아서, 유의하지 않게 나올 수도 있기 때문입니다.
그럼 어떤 방법으로 분석해야 되나요?
치료제와 성별 간의 교호작용의 유의성을 평가해보는 것이 적절한 방법입니다.
치료제와 성별 간의 교호작용이 유의하지 않으면, 대조약 대비 시험약의 효과가 남자와 여자에게서 일정하다는 의미입니다.
반면에 치료제와 성별 간의 교호작용이 유의하면, 대조약 대비 시험약의 효과가 남자와 여자에게 각각 다르다는 의미입니다.

보정하지 않은 다중검정이라는 점이다. 다중검정의 문제점은 5% 유의수준에서 통계적 가설검정을 여러 번 하다 보면, 실제는 유의하지 않지만 언젠가는 유의한 것처럼 보이는 결과를 찾아내게 된다는 것이다. 다중검정의 문제점에 대해서는 8장에 자세하게 설명되어 있다.

그러므로 이러한 하위군 분석의 결과를 확증적인 것처럼 간주하면 familywise type I error가 5%를 초과하게 된다. 따라서 탐색적 하위군 분석의 각 하위군에서 각각 따로 시험약의 효능에 대한 통계적 검정을 실시하는 하는 경우, 이러한 결과를 확증적 결과로 받아들여서는 안 된다. 탐색적 하위군 분석결과는 단지 탐색적 분석일 뿐이다.

탐색적 하위군 분석의 두 번째 문제점은 하위군에서는 피험자들이 무작위배정되지 않았다는 점이다. 예를 들어, 전체 피험자를 60세 이상과 60세 미만의 피험자로 나누어 각 하위군에서 시험약과 대조약을 비교하는 하위군 분석을 실시했다고 가정하자. 60세 미만의 하위군에서는 시험약을 받는 피험자 그룹과 대조약을 받는 피험자 그룹이, 투여 받는 약을 제외하고는 다른 모든 면에서 비슷해야만 나중에 두 그룹 간에 시험약의 효과 차이가 관측되면 이를 시험약과 대조약의 차이라고 주장할 수 있는 것이다. 전체 피험자에서는 분명히 무작위배정을 하므로, 시험약과 대조약을 받는 그룹 간에 시험약의 효과 차이가 관측되면 이를 시험약과 대조약의 약효의 차이라고 주장할 수 있게 된다. 반면에 60세 미만의 하위군에서는 무작위배정을 한 것이 아니므로, 시험약(또는 대조약) 그룹에 약효가 더 좋게 하는 어떤 변수를 가진 피험자들이 더 많이 있을 가능성이 있게 된다. 그러므로 60세 미만의 하위군에서 시험약과 대조약의 약효를 비교하는 일은 공정한 비교가 아니며, 이는 통계학적으로 탐색적 검정이 될 수는 있으나 확증적 검정의 결과로 받아들이기 어렵다. 무작위배정이란 매우 간단한 개념이라 많은 사람들이 그 중요성을 간과하지만, 무작위배정이야말로 임상시험 후 과학적으로 타당한 결과를 이끌어내게 해주는 대단히 중요한 도구인 것이다.

탐색적 하위군 분석의 세 번째 문제점은 하위군의 표본크기가 전체 피험자 수보다 적다는 것이다. 표본크기가 적어 검정력이 낮으므로 하위군에서는 유의한 결과를 찾아내기가 어려워진다. 표본크기와 검정력에 대해서는 4장에서 살펴본 바 있다.

탐색적 하위군 분석의 문제점 중 하나로, 다중검정으로 인해 실제는 유의하지 않지만 유의한 것처럼 보이는 결과를 찾을 가능성이 높아진다고 탐색적 하위군 분석의 첫 번째 문제점에서 지적한 바 있다. 이러한 성질과, 표본크기가 작아 유의한 결과를 찾아내기 어렵게 되는 성질은 서로가 상쇄되는 효과가 발생하여, 전체적으로는 어느 방향으로 결론을 이끌어내게 되는지 경우마다 달라지므로 사전에 예상하기 어렵다.

탐색적 하위군 분석의 목적은 각 하위군에서 시험약의 효능이 존재하는지를 검정하는 것이 아니다. 이미 위에서 지적한 바와 같이 각 하위군에서는 무작위배정도 되어 있지 않고, 다중검정의 문제 및 표본크기가 작은 문제로 인하여 각 하위군에서 시험약의 효능이 존재하는지를 확증적으로 알기는 어렵다.

탐색적 하위군 분석의 목적은 전체 피험자에게서 시험약의 효과가 유의한 경우, 그 시험약의 효과의 크기가 각 하위군에서(즉 공변량 값의 변함에 따라) 일정한지의 여부를 탐색적으로 평가해보는 일이다. 다시 말하면 치료제와 공변량 사이의 교호작용이 존재하는지를 평가하는 것이다. 치료제와 공변량 사이의 교호작용이 존재하는지를 평가하는 적절한 방법은 각 하위군에서 시험약의 효능이 존재하는지를 검정하는 것이 아니라, 교호작용을 나타내는 항을 회귀분석이나 로지스틱 회귀모형에 넣어서 그 교호작용의 유의성을 검정해보는 일이다.

앞의 확증적 하위군 분석에서 이미 살펴보았지만 치료제와 공변량 사이의 교호작용을 검정하는 방법을 다시 한 번 살펴보자. 확증적 하위군 분석에서는 설명의 편의상 1차 유효성 평가변수 y가 연속형 변수라고 가정했으므로, 이번에 탐색적 하위군 분석에서는 설명의 편의상 1차 유효성 평가변수 y가 두 개의 값만을 갖는 이진형 변수라고 가정해보자. 1차 유효성 평가변수 y가 두 개의 값만을 갖는 이진형 변수인 경우, 자주 사용되는 통계모형은 로지스틱 회귀분석이며 22.19절에서 더 자세하게 살펴볼 것이다.

i번째 환자의 1차 유효성 평가변수 y_i가 0 또는 1의 값을 취한다고 가정하자. 예를 들어 치료되는 경우는 1로 나타내고 치료되지 않은 경우는 0으로 표시하는 것이다. 독립변수 x_{1i}를 시험군에 속하면 1로 코딩하고, 대조군에 속하면 0으로 코딩하였다고 가정하자. 그 다음 나이나 성별 같은 공변량을 x_{2i}라고 표시하자. 치료제와 공변량 간에 교호작용을 검정하는 방법은 x_{1i}과 x_{2i}를 곱한 항인 $x_{1i}x_{2i}$를 로지스틱 회귀모형에 넣고, $x_{1i}x_{2i}$ 앞에 있는 회귀계수가 유의한지를 평가하면 된다. 즉 y_i는 성공확률이 $\pi(x_i)$인 베르누이 분포를 독립적으로 따른다고 가정하게 되므로, 다음과 같은 로지스틱 회귀분석을 고려한 후

$$\log\left(\frac{\pi(x_i)}{1-\pi(x_i)}\right) = \alpha + \beta_1 x_{1i} + \beta_2 x_{2i} + \beta_{12} x_{1i} x_{2i}$$

다음의 가설을 세워서 가설검정을 수행하는 것이다.

- 귀무가설: 교호작용은 존재하지 않는다 $(\beta_{12} = 0)$
- 대립가설: 교호작용은 존재한다 $(\beta_{12} \neq 0)$

결국 회귀분석을 사용하든 로지스틱 회귀분석을 사용하든 치료제와 공변량 간의 교호작용을 검정하는 방법은 기본적으로 동일하다. 다만, 사용하는 모형만 다를 뿐이다.

그래서 위의 ICH E9의 문구에 “In general, such analyses should proceed first through the addition of interaction terms to the statistical model in question”이라는 문장이 나오

는 것이다. 왜 그럴까? 교호작용이란 그 정의대로 교호작용이 존재하지 않으면 시험약의 약효의 크기는 공변량의 값에 관계없이 일정하기 때문이다.

다시 정리하면 탐색적 하위분 분석에서는 각 하위군에서 시험약의 효능이 존재하는지를 검정하는 것이 적절한 방법은 아니다. 적절한 방법은 치료제와 공변량 사이에 교호작용이 존재하는지를, 교호작용을 나타내는 항을 회귀분석이나 로지스틱 회귀분석에 넣어서 그 교호작용의 유의성을 검정해보는 것이다. 그리고 위에서 지적한 것처럼 이러한 교호작용의 검정에 얼마의 유의수준을 사용해야 하는가에 대한 명확한 기준은 없으며, 이러한 교호작용에 대한 검정은 탐색적 검정이다. 그러므로 이에 대한 해석은 주관적일 수 있다.

이러한 교호작용에 대한 개념은 5.4절에 이미 소개되었지만 다시 한 번 살펴보자. 질적 교호작용이란 시험약의 약효 크기 방향이 다른 것으로서, 예를 들면 남자에게서는 시험약이 대조약에 비하여 우수하나 여자에게서는 시험약이 대조약보다 오히려 못한 경우이다. 실제 질적 교호작용이 발생하는 경우는 매우 드물 것이라 추측된다. 양적 교호작용이란 시험약의 약효의 방향은 같으나 그 크기가 다른 경우이다. 예를 들어 고혈압 치료제인 경우 남자에게서는 위약 대비 시험약의 효과 크기가 이완기 혈압으로 10mmHg 감소한 반면, 여자에게서는 5mmHg 감소하는 경우이다.

심사기관은 이러한 하위군 분석, 다시 말하면 시험약과 공변량 사이에 유의한 교호작용이 존재하는지에 관심이 매우 깊을 수밖에 없다. 비록 전체 피험자에게서는 시험약의 약효가 유의하더라도 특정 하위군에서는 약효가 달라지는 경우가 존재할 수도 있을 것이라고 추측되기 때문이다. 그리고 다른 이유는 심사기관은 기본적으로 보수적인 판단을 하기 때문에 시판허가를 주는 데 조심스럽다는 점이다.

하지만 이런 하위군 분석은 사전에 임상시험계획서에 명기된 분석이 아니므로 당연히 탐색적 분석이고, 이 절 앞부분에서 설명한 3가지의 문제점을 갖고 있기 때문에 만일 시험약과 공변량 사이에 유의한 교호작용이 존재하는 것과 같은 통계분석결과가 얻어졌을 때, 심사기관은 이를 어떻게 해석해야 하는가 하는 고민에 빠지게 된다. 이러한 문제가 발생했을 때 현재 어떠한 뾰족한 해결책이 있는 것은 아니다. 다만 다음의 요소들을 고려해서 종합적인 판단을 내리게 된다.

(1) 그러한 교호작용이 일어날 생물학적 가능성biological plausibility을 따져보는 것이다.
(2) 수행한 하위군 분석의 수를 확인하는 것이다. 예를 들어, 많은 수의 하위군 분석을 5%의 유의수준에서 각 개별가설을 검정했다면 다중검정으로 인한 familywise type I error의 증가가 심할 것이므로, 훨씬 작은 p-value가 나와야만 유의한 결과로 생각할 수 있을 것이다.

(3) 임상시험에 참여한 전체 피험자 수를 확인해보는 것이다. 이를 확인해보면 시험약과 공변량 사이의 교호작용 검정에 대한 검정력을 어느 정도 가늠해볼 수 있을 것이다.

(2)와 (3)의 요소를 판단할 때 분명히 통계적인 판단이 어느 정도 들어가기는 하지만, 위 세 가지 요소를 동시에 종합적으로 판단하는 것은 통계적인 이유와 그 외 다른 이유들을 모두 고려하는 종합적인 판단으로서 다소 주관적인 판단이 될 수 있다.

핵심정리

(1) 탐색적 하위군 분석은 대부분 임상시험계획서에 사전에 계획되지 않은 하위군 분석이며 다중성을 보정하지 않는다. 설사 사전에 계획된 경우에도 다중검정을 실시하지만 다중성을 보정하지 않는다.
(2) 탐색적 하위군 분석의 목적은 전체 피험자에게서 시험약의 효과가 유의한 경우, 그 시험약의 효과의 크기가 각 하위군에서(즉 공변량 값의 변함에 따라) 일정한지의 여부를 탐색적으로 평가해보는 것이다.
(3) 즉, 탐색적 하위군 분석의 목적은 각 하위군에서 시험약의 효능이 존재하는지를 검정하는 것이 아니라, 치료제와 공변량 사이의 교호작용이 존재하는지를 평가하는 것이다.
(4) 탐색적 하위군 분석에서 치료제와 공변량 사이의 교호작용이 존재하는 것과 같은 통계적 결과가 얻어졌을 때, 이를 어떻게 해석해야 할지 어려운 문제가 된다.

9.3 Effect Domination Principle

탐색적 하위군 분석에서 교호작용에 대한 검정 내용을 해석하는 것이 다소 주관적일 수 있다는 점을 다른 각도에서 이해해보자. 설명의 편의상 고혈압 치료제에 대한 임상시험을 실시한다고 가정하자. 전체 피험자에서 위약 대비 시험약의 이완기 혈압 감소량의 표본평균은 10mmHg라고 가정하자. 또한 위약 대비 시험약의 이완기 혈압 감소량의 표본평균은 60세 미만과 이상의 피험자 하위군에서 각각 5mmHg와 15mmHg라고 가정해보자. 이 경우 60세 미만 피험자에서 시험약의 효과의 추정치를 60세 미만의 피험자들의 표본평균인 5mmHg라고 판단하는 것이 타당할까? 아니면 전체 피험자들의 표본평균인 10mmHg이라고 판단하는 것이 타당할까?

이는 간단한 질문인 것 같지만 상당히 복잡하면서도 그 의미가 중요한 질문이다. 그 이유는 전체 피험자들을 대상으로 한 결과가 유의하면 그냥 하위군 분석에 관계없이 모든 피험자들에게 적응증을 부여해도 되는 것인지, 아니면 특정 하위군에만 적응증을 부여하고 나머지 하위군에는 적응증을 주지 말아야 하는 것인지에 대한 질문과 연관되어 있기 때문이다.

만일 60세 미만 피험자에서 위약 대비 시험약의 효과의 추정치를 60세 미만의 피험자들의 표본평균인 5mmHg라고 판단한다면, 위에서 지적한 60세 미만의 피험자 하위군에서는 무작위배정이 되지 않아 그 결과를 신뢰하기 어렵다는 문제가 발생한다. 뿐만 아니라 이러한 논리를 받아들인다면, 60세 미만의 피험자 하위군도 다시 더 작은 하위군으로 수없이 쪼갤 수 있고, 20세 환자들에서의 효과, 21세의 환자들에서의 효과, 22세의 환자들에서의 효과 등을 얻을 수 있다는 논리가 성립한다. 하지만 이러한 작은 하위군에서는 무작위배정도 안 되었을 뿐만 아니라, 표본크기가 너무 작아 그 결과를 신뢰할 수 없음은 자명하다.

극단적인 경우로 20세 환자가 1명 있는데 마침 그 환자에게서는 위약 대비 시험약의 효과가 0mmHg인 경우, 위 논리에 의하면 그 시험약은 20세 환자에게서는 약효가 없다고 결론 내려야 한다. 반면에 21세 환자도 1명 있는데 마침 그 환자에게서는 위약 대비 시험약의 효과가 20mmHg로 매우 큰 경우, 위 논리에 의하면 그 시험약은 21세 환자에게서는 약효가 매우 크다고 결론 내려야 한다. 이러한 논리가 말이 안 된다는 것은 금방 이해할 수 있다.

이러한 문제점으로 인하여 60세 미만 피험자에서 시험약의 효과의 추정치는, 60세 미만의 피험자들의 표본평균인 5mmHg가 아니라 전체 피험자들의 표본평균인 10mmHg으로 판단하는 것이 우리가 가진 실험 결과를 가장 객관적으로 해석하는 길이다. 이러한 판단 방법을 "**effect domination principle**"이라고 한다. Effect domination principle이란

> 각 하위군에서 실시된 확증적 임상시험결과가 없는 한, 각 하위군에서의 시험약의 효과에 대한 신뢰할만한 추정치는 전체 피험자에게서 얻어진 추정치로 보는 방법이다.

여기서 '각 하위군에서 실시된 확증적 임상시험결과가 없는 한'이라는 전제조건이 붙어 있음을 다시 한 번 강조하고 싶다. 다시 말하면 effect domination principle이란 완벽한 방법이 아니라, 각 하위군에서 실시된 확증적 임상시험결과가 없는 한, 우리가 합리적으로 선택할 수 있는 방법은 이 방법밖에 없다는 것임을 강조하는 것이다. 이러한 effect domination principle은 많은 경우에 활용되고 있다.

Effect domination principle이 많이 활용된다고 하여, effect domination principle로 얻어진 하위군에서의 시험약의 약효에 대한 추정치가 항상 정답이라는 것은 아니다. 가장 확실히 답을 알 수 있는 방법은 그 특정 하위군에서 별도의 확증적 임상시험을 실시하는 것이다. 하지만 이는 시간과 비용 때문에 현실적으로는 매우 택하기 어려운 방법이다. 그렇기 때문에 그 특정 하위군에서의 시험약의 약효가 어떤지에 대해서는 확실하게 알기 어렵다. 다만 추가 임상시험을 하지 않고 주어진 자료만을 가지고 할 수 있는 방법 중에는 effect domination principle이 매우 합리적인 방법이라는 것이다.

그렇기 때문에 effect domination principle을 적용하는 것이 과연 적절한지 의심이 가는

경우도 발생할 수 있다. 예를 들어, 치료제와 공변량 사이의 교호작용이 유의하고, 특정 하위군에서 시험약의 효과가 전체 피험자에서의 시험약의 효과와 현저히 다르고, 그 특정 하위군에서는 결과가 그렇게 다를 것 같다는 어떤 임상적 이유(또는 그 이외의 이유)가 있는 경우, effect domination principle을 그냥 적용하는 것이 적절한지의 여부는 매우 판단하기 어렵다. 사실 이러한 경우가 발생하면 이는 더 이상 현재의 임상시험과 통계적 지식만으로 판단할 수 있는 문제가 아니다. 다시 한 번 강조하지만 이런 경우 이 문제에 대한 가장 확실히 답을 알 수 있는 방법은 그 특정 하위군에서 별도의 확증적 임상시험을 실시하는 것이다. 하지만 이는 시간과 비용 때문에 현실적으로는 매우 택하기 어려운 방법이다. 그 외 해결 방법은 그 특정 하위군이나 시험약의 특성에 대한 다른 지식을 활용하여 다소 주관적인 판단을 하는 방법밖에는 없다. 이러한 방법의 문제점은 정말로 옳은 결정을 내렸는지에 대해서는 확신하기 어렵다는 것이다.

핵심정리

(1) Effect domination principle이란 각 하위군에서 실시된 확증적 임상시험결과가 없는 한 각 하위군에서의 시험약의 효과에 대한 신뢰할만한 추정치를 전체 피험자에게서 얻어진 추정치로 보는 방법이다.

(2) 각 하위군에서의 시험약의 효과에 대한 신뢰할만한 추정치를 얻는 가장 확실한 방법은 그 특정 하위군에서 별도의 확증적 임상시험을 실시하는 것이다. 하지만 이는 시간과 비용 때문에 현실적으로는 매우 택하기 어려운 방법이다.

(3) 치료제와 공변량 사이의 교호작용이 유의한 것처럼 판단되는 경우 effect domination principle을 그냥 적용하는 것이 적절한지의 여부는 매우 판단하기 어렵다.

9.4 탐색적 하위군 분석의 사례 – 타세바 Tarceva

2004년 미국 FDA는 타세바Tarceva를 국소 진행형 및 전이형 비소세포성 폐암NSCLC 환자들의 치료에 2차 치료제로 승인하였다. 비소세포성 폐암은 폐암 중에서 가장 일반적인 형태이다. 타세바는 타이로신 카이네이즈tyrosine kinase라는 사람의 상피세포 성장인자에 관련된 효소를 저해하는 약이다. 타세바의 안전성과 유효성은 731명이 참여한 위약 대조 무작위 임상시험에서 확인되었다. 이 임상시험에서 1차 유효성 평가변수는 전체 생존기간으로 타세바 그룹에서 평균 전체 생존기간이 6.7개월인 것과 비교하여 위약 그룹에서는 4.7개월이었다(p-value < 0.001).

다른 임상시험과 마찬가지로 이 임상시험에서도 타세바의 효능이 전체 피험자에게서 유의함을 밝힌 후, 여러 탐색적 하위군 분석을 실시하였다. 그 중에서도 가장 관심을 끈 탐색적 하위군 분석은 전체 피험자를 EGFR Epidermal Growth Factor Receptor positive 그룹과 negative 그룹으로 나누어 수행된 탐색적 하위군 분석이었다. 그 이유는 타세바는 암세포의 성장촉진 신호를 저해하는 것으로 알려져 있는데, 이 신호에 타이로신 카이네이즈라는 효소가 일부 작용하며 타세바는 EGFR의 타이로신 카이네이즈를 저해한다고 추측되었기 때문이다. 다시 말하면 EGFR이 positive냐 negative냐에 따라 타세바의 약효가 달라지지 않을까 추측된 것이다.

결과는 매우 흥미로왔다. EGFR positive 그룹에서는 타세바 그룹이 위약군에 비하여 약효가 유의한 반면(p-value < 0.03), EGFR negative 그룹에서는 타세바 그룹이 위약군에 비하여 약효가 유의하지 않았다(p-value = 0.96) (9.2절에서 설명한 바와 같이 이러한 분석보다는 치료제와 EGFR 간의 교호작용을 먼저 평가하는 것이 더 적절한 방법인데 교호작용에 대한 결과는 알려지지 않음). 이 결과를 어떻게 해석해야 할까? effect domination principle에 충실하여 전체 피험자에게 적응증을 주어야 할까? 아니면 생물학적으로 타세바가 EGFR의 타이로신 카이네이즈를 저해한다는 사실이 어느 정도 알려져 있으므로, EGFR positive 그룹에만 적응증을 부여해야 할까?

이 결과를 두고 미국 FDA는 타세바의 적응증을 EGFR positive 그룹에만 한정하지 않고 전체 피험자에게 적응증을 주었다. 다시 말하면 EGFR negative 그룹에도 적응증을 준 것이다. 그 이유는 다음과 같다.

(1) 타세바가 약효를 발휘하는 기작이 정확하게 밝혀진 상태는 아니었다.
(2) 전체 피험자를 EGFR positive 그룹과 negative 그룹으로 나누어 분석한 하위군 분석은 사전에 임상시험계획서에 명기되지 않았으며 그래서 다중성을 보정하지 않은 탐색적 하위군 분석이었다.
(3) 임상시험에 참여한 모든 피험자에게서 EGFR에 대한 자료가 이용 가능하지는 않았다. 그 이유는 이러한 개인의 유전정보는 임상시험 참가 동의서 외에 별도의 정보 공개 동의서를 받아야 하는데 동의하지 않은 피험자들이 있었다. 그러므로 EGFR에 대한 정보가 공개된 피험자 집단이 전체 집단을 대표하지 못할 가능성이 있었다.
(4) EGFR assay 방법이 당시 적절히 밸리데이트된 것은 아니었다.
(5) EGFR positive 그룹과 negative 그룹에서 타세바의 효능에 대한 신뢰구간의 길이가 길고 서로 겹치는 부분이 많았다.

요약하면 EGFR positive 그룹과 negative 그룹별로 타세바의 효능이 달라질 수도 있을 것 같은 정보가 존재하였고, 실제로 탐색적 하위군 분석에서 EGFR positive 그룹에서는 타세바의 효능이 있는 것처럼 보이고, EGFR negative 그룹에서는 타세바의 효능이 없는 것처럼 보이는 분석결과가 얻어졌다. 이런 경우 탐색적 하위군 분석결과를 무시한 채 단순히 effect domination principle을 적용하여 결론을 내리기는 어려운 것이다. 미국 FDA는 effect domination principle 외에도 위에서 언급한 다양한 요소들을 고려하여 전체 피험자에게 적응증을 주는 결정을 내린 것이다.

9.5 탐색적 하위군 분석의 사례 – 발사르탄 valsartan

전체 피험자에서는 시험약의 약효가 통계적으로 유의하게 나왔지만, 시험약과 공변량의 교호작용을 확인하는 탐색적 하위군 분석에서 어느 특정 하위군에서의 시험약의 약효가 존재하지 않는 것으로 의심되자, 그 특정 하위군에서는 적응증을 제한한 사례로 다음을 들 수 있다.

디오반Diovan이라는 상품명으로 판매되는 발사르탄valsartan 제제에 대해 NYHA Ⅱ ~ Ⅳ 단계로, 좌심실박출률이 40% 미만인 심부전 환자 5,010명을 대상으로 다국가, 이중맹검 임상시험Val-HeFT을 실시하였다(Cohn and Tognoni 2001, Maggioni 2002). 이 임상시험은 이미 심부전에 대해 효과가 입증된 ACE 저해제에 발사르탄 또는 위약을 병용 투여하는 것을 비교하는 것이 주목적이었으나, 실제 약 7%의 환자가 ACE 저해제를 투여 받지 않았으며, 다른 심부전 치료제(예: 이뇨제, 디곡신, 베타차단제)를 투여 받은 환자도 이 임상시험에 포함되었다.

1차 유효성 평가변수는 두 개 있었는데, 하나는 모든 원인에 의한 사망률이었고, 다른 하나는 심부전 질환에 대한 이환율에 대한 복합변수(모든 원인의 사망, 갑작스런 사망, 심부전으로 입원, 적어도 4시간 이내의 정맥주사용 심근수축제 또는 혈관이완제 투여 중 어느 하나의 사건)였다. 임상시험에 대한 주요 결과는 표 9.1과 같으며, 사망률에 대해서는 위약군과 발사르탄 투여군 간의 유의한 차이가 없었으나, 심부전 질환 이환율에 대해 위약군 대비 발사르탄 투여군에서 통계적으로 유의한 위험성 감소효과가 나타났다(표 9.1 참고).

흥미로운 것은 이미 심부전에 대해 치료효과가 입증된 ACE 저해제를 투여 받은 환자군

표 9.1 일차 평가변수에 대한 주요 평가결과

	위약군(n=2,499명)	발사르탄 투여군 (n=2,511)	위험비 (95% 신뢰구간)	p-value
모든 원인의 사망	484 (19.4%)	495 (19.7%)	1.02 (0.90 – 1.15)	0.8
심부전 질환에 대한 이환율	801 (32.1%)	723 (28.8%)	0.87 (0.79 – 0.97)	0.009

표 9.2 ACE 저해제 투여여부에 따른 심부전 질환에 대한 이환율에 대한 하위군 분석결과

	ACE 저해제 비투여군		ACE 저해제 투여군	
	위약군 (n=181)	발사르탄 (n=185)	위약군 (n=2,318)	발사르탄 (n=2,326)
사건(%)	77(42.5%)	46(24.9%)	724(31.2%)	677(29.1%)
위험비 (95% 신뢰구간)	0.51(0.35, 0.73)		0.92(0.82, 1.02)	
p-value	0.0002		0.0965	

과 이를 투여 받지 않은 환자군에 대한 하위군 분석결과, ACE 저해제를 투여 받지 않은 환자는 전체 환자군의 7%임에도 불구하고 통계적으로 매우 유의한 위험성 감소효과가 나타났으나, ACE 저해제를 투여 받은 환자군은 피험자 수가 훨씬 더 많았음에도 불구하고 통계적으로 유의한 감소효과가 나타나지 않았다(표 9.2 참고, 9.2절에서 설명한 바와 같이 이러한 분석보다는 치료제와 ACE 하위군 간의 교호작용을 먼저 평가하는 것이 더 적절한 방법인데 교호작용에 대한 결과는 알려지지 않음).

이러한 결과에 대해 미국 FDA는 다음과 같은 3가지의 검토안에 대해 협의하였다.

1. 전체적으로 통계적 유의성이 입증되었으므로, ACE 저해제 투여여부에 따른 하위그룹 분석결과를 고려하지 않고, 발사르탄에 대해 심부전 치료제로 어떠한 제한없이 허가하는 방안
2. ACE 저해제 투여여부에 따른 하위그룹 분석결과, 명확하게 입증된 ACE 저해제를 투여 받지 않은 환자군에 대해 제한적으로 적응증을 부여하는 방안
3. (모든 원인의) 사망 위험성에 대한 명확한 효과가 입증되지 않아 이익/위험비benefit risk ratio를 고려해볼 때 발사르탄의 유용성에 대한 증거가 불충분하며, 사건 발생 시간에 대한 효과는 유의하였으나 심부전 질환과 밀접하게 관련되어 있지 않을 수 있으므로, 발사르탄에 대해 심부전 치료제로의 허가를 기각하는 방안

결국 미국 FDA는 Cardiovascular and Renal Drugs advisory committee를 열고 열띤 내부 논쟁을 거친 끝에, 상기 3가지 검토안 중 2번째 검토안을 채택하여 발사르탄을 심부전 질환의 치료제로 다음과 같이 허가하되, 심부전 질환에 대한 치료효과가 입증되어 널리 사용되고 있는 ACE 저해제와 병용 투여 시 효과가 입증되지 않았음을 허가사항에 반영하였다. 발사르탄에 대한 미국 FDA의 허가사항은 다음과 같다.

> Diovan is indicated for the treatment of heart failure (NYHA class II–IV). In a controlled clinical trial, Diovan significantly reduced hospitalizations for heart failure. **There is no evidence that Diovan**

provides added benefits when it is used with an adequate dose of an ACE inhibitor.

위 논의를 요약하면 다음과 같다. 비록 전체 피험자에게서는 시험약의 약효가 유의하더라도, 시험약과 공변량 사이에 유의한 교호작용이 존재하여 특정 하위군에서 약효가 달라진다고 추측되는 경우, 이에 대한 명확한 해결책은 없다. 각 경우마다 심사기관이 모든 상황을 종합적으로 판단하여 결정을 내릴 수밖에 없다. 위 발사르탄의 예는 미국 FDA가 특정 하위군에서 적응증을 제한한 사례이다. 반면에 비록 시험약과 공변량 사이에 유의한 교호작용이 존재하더라도, 전체 피험자에서 유의한 결과를 모든 하위군에 적용하여 모든 하위군에 적응증을 주는 경우는 더 많으리라 생각된다.

위 내용과 유사한 내용이 EMA 가이드라인에 있는데, 그 내용은 다음과 같다(CHMP 2002).

> Claims of efficacy on specific subgroup of patients are not acceptable for drugs unable to demonstrate to be effective and safe in the entire population studied. On the other hand, even if efficacy is satisfactory shown for the whole population of the study, specific subgroups of patients could be excluded from the indication if the benefit–risk ratio is observed to be unfavourable for them or if not adequately represented.

즉 전체 피험자에게서 시험약의 효능과 안전성을 보이지 못한 경우, 탐색적 분석결과로부터 특정 하위군에 효능이 있는 것처럼 보이는 결과가 얻어지더라도 그 하위군에는 시판허가를 내줄 수 없다(이 점에 대해서는 9.7절에서 사례를 살펴볼 것이다). 반면에 비록 전체 피험자에게서 시험약의 효능을 보인 경우에라도 만일 특정 하위군에서 이익에 비하여 위험이 더 크다고 판단되면, 그 특정 하위군에서는 시판허가를 주지 않을 수도 있다.

9.6 다국가임상시험에서 발생하는 탐색적 하위군 분석

이번에는 다국가임상시험을 생각해보자. 다국가임상시험에서는 여러 참여 국가의 피험자들을 모두 포함하는 시험약의 전체적인 약효에 대한 추정치가 있으며, 반면에 다국가임상시험에 참여한 특정 국가의 피험자들만을 포함하는 하위군에서의 시험약의 약효에 대한 추정치가 존재하게 된다. 만일 하위군에서 추정치가 모든 피험자들을 대상으로 하는 추정치와 상당히 안 좋은 방향으로 다른 경우, 그 하위군에 해당하는 국가의 심사기관은 effect domination principle에 의하여, 단순히 모든 피험자들을 대상으로 하는 시험약의 약효에 대한 추정치를 그 특정국가(즉 하위군)에서의 시험약에 약효에 대한 추정치로 받아들 수 있을까? 이는 쉽지 않은 문제이다. 단순히 우연에 의하여 그 특정 하위군의 추정치가 달라 보이는 것일 수도 있는 반면에, 각 나라들만의 인종적, 문화적 차이로 인해 다를 수도 있기 때문이다. 이러한 어려움이 발생하는 것은 미국이라고 예외가 아니다.

다국가임상시험에 대해서는 19장에서 더 자세하게 살펴볼 것이다. 특히 19.11절의 PLATO trial과 19.12절의 MERIT-HF trial은 특히 주의 깊게 읽어볼 필요가 있다. 이 두 다국가임상시험에서는 전체 환자군에서는 시험약의 효과가 존재하지만, 미국에서는 시험약의 효과가 존재하지 않는 것 같은 결과가 얻어졌다. 19.11절과 19.12절을 읽어보면 미국 FDA가 이 문제를 어떻게 대처했는지를 알 수 있다.

9.7 실패한 임상시험을 탐색적 하위군 분석으로 구할 수는 없다

어떤 시험약을 위약과 비교하는 확증적 임상시험을 실시하였다고 하자. 결과는 불행하게도 p-value가 0.06으로서 아슬아슬하게 유의하지 않게 나왔다고 하자. 간발의 차이로 유의한 것을 놓쳤으므로 그 제약회사에게는 너무나 억울한 일일 것이다. 그런데 남자와 여자를 따로 분석해보았더니, 남자에게서는 p-value가 0.01이고 여자에게서는 p-value가 0.08이 나왔다고 하자. 이 경우 남자에서의 p-value는 0.05보다 작으므로, 남자에 대해서만 그 시험약의 시판허가를 받을 수 있을까? 답은 '아니다' 이다. 그렇다면 어떤 근거에 의하여 아니라고 할 수 있는가? 그 이유는 두 가지가 있다.

첫 번째 이유는 다중검정 때문이다. 위의 예에서 그 회사는 처음에 전체 피험자들을 분석할 때, 주어진 5%의 유의수준을 모두 사용해버렸다. 그래서 더 이상 사용할 유의수준이 남아 있지 않다. 그래서 그 다음의 어떠한 분석도 모두 탐색적 분석이 되어버린다. 탐색적 분석이란 확증적 분석의 반대되는 개념으로서, 말 그대로 자료에 대한 탐색인 것이다. 탐색적 분석은 탐색으로 끝나는 것이어서, 탐색적 분석으로 시험약의 시판허가를 받을 수는 거의 없다. 신약의 시판허가와 같은 최종 결정은 확증적 분석에서만 얻어져야 한다(ICH E9 1998).

> In most cases, however, subgroup or interaction analyses are exploratory and should be clearly identified as such ; ……. **Any conclusion of treatment efficacy or safety based on solely exploratory subgroup analyses is unlikely to be accepted.**

다른 각도로 설명하면 남자군과 여자군을 분석한 것은 임상시험계획서에 사전에 명시하지 않았기 때문에 탐색적 분석인 것이다. 설사 이 탐색적 분석을 확증적 분석이라 인정한다고 해도, 여러 번의 검정으로 familywise type I error(시험약은 유의하지 않지만 5% 유의수준으로 여러 번 검정하다 보면 우연에 의해 한 번 유의한 결과가 나와서 시험약을 시판허가

주게 되는 오류)가 5%를 넘게 된다.

그래서는 안 되는 것이지만, 설명의 편의상 탐색적 하위군 분석의 결과로 시험약의 시판허가를 받을 수 있다고 가정해보자. 그럼 어떤 일이 벌어질까? 간단하다. 온갖 임상적 이유를 들어서 탐색적 하위군 분석을 하는 것이다. 남자와 여자, 40대 미만과 40대 이상, 3기 피험자와 4기 피험자, 다른 약을 동시 복용하는 피험자와 그렇지 않은 피험자 등. 이런 식으로 나누어서 각 검정을 5%에서 검정하면, 정말로 시험약의 약효가 없다고 하더라도 20번만 검정하면 평균적으로 하나의 검정 결과는 항상 유의하게 나와서, 그 특정 하위집단에서는 약효를 인정받게 되는 모순이 발생한다. 즉, 탐색적 하위군 분석으로 시판허가를 내준다면 familywise type I error(시험약은 유의하지 않지만 5% 유의수준으로 여러 번 검정하다 보면 우연에 의해 한 번 유의한 결과가 나와서 시험약을 시판허가 해주는 오류)는 5%를 넘어버린다.

그렇다면 하위군 분석에 다중검정으로 인한 제1종 오류(보다 정확히 표현하면 familywise type I error) 증가에 문제가 있다는 것을 인정하고, 이것을 보정하기 위하여 Bonferroni 방법을 사용한다고 하자. 위의 예에서는 전체 피험자 그룹, 남자 그룹, 여자 그룹 이렇게 세 번 검정을 했으므로, 각 p-value가 0.05/3보다 작으면 유의하므로 남자의 경우 p값인 0.01이 0.01667(= 0.05/3)보다 작아서 남자에게서는 약효가 존재한다고 주장할 수 있을까?

답은 사전에 그렇게 분석할 것을 계획해서 임상시험계획서에 명기했느냐 아니냐에 따라 달라진다. 위의 예에서는 사전에 그렇게 하겠다는 것을 명기하지 않았으므로, 남자에게서의 약효는 인정되지 않는다. 왜냐하면 이미 전체 피험자를 검정할 때 5%의 유의수준을 다 사용해버려서 더 이상 사용할 유의수준이 없기 때문이다. 또한 이것이 신약개발에 사용되는 임상통계와 보통의 통계와의 결정적인 차이이다. 신약개발을 위한 임상시험에서는 임상시험 전체뿐만 아니라 통계분석까지도 사전에 임상시험계획서에 작성하여, 이를 심사기관의 승인을 받은 후 임상시험계획서대로 분석한 것만 최종 인정을 받는다. 그렇기 때문에 사실 전체 피험자를 5% 유의수준으로 분석해놓고는, 나중에 남자와 여자의 탐색적 하위군 분석의 결과를 보고난 후 마음을 바꾸어서 Bonferroni 방법을 쓰겠다고 하고 Bonferroni 방법에 의해서 남자에게 유의하다고는 주장할 수가 없는 것이다. 다시 한 번 강조하지만 임상시험계획서를 임상시험이 종료된 후 자료분석 단계에서 변경이 가능하다면, 분석자의 입맛에 맞게 어떠한 결과도 만들어 낼 수 있기 때문이다.

남자에게서 약효를 인정받으려면 임상시험을 시작하기 전에 이런 분석을 미리 계획하여 임상시험계획서에 사전에 명기해야만 한다. 즉 확증적 하위군 분석을 실시해야 하는 것이다. 예를 들어, 남자와 여자 분석을 따로 할 계획이면 전체분석, 남자분석, 여자분석 이렇게 세 번의 검정이 있으므로, 다중성을 어떤 방법으로 보정할지 명기해야만 하는 것이다. 예를 들어, Bonferroni 방법을 사용한다면 각 검정에서의 p-value가 0.05/3보다 작으면 유의하다고 인정받게 되는 것이다. ICH E9의 5.7절에는 확증적 하위군 분석이 필요한 경우가 간혹 있을 수 있음을 다음과 같이 지적하고 있다(ICH E9 1998).

> The treatment effect itself may also vary with subgroup or covariate. For example, the effect may decrease with age or may be larger in a particular diagnostic category of subjects. In some cases such interactions are anticipated or are of particular prior interest; hence a subgroup analysis or a statistical model including interactions is part of the planned confirmatory analysis.

특별한 이유가 없는데 제약회사가 이렇게 확증적 하위군 분석을 하겠는가? 웬만하면 안 할 것이다. 왜냐하면 만일 한다면 제일 중요한 전체 피험자에서의 유의성을 판단하는 기준이 0.05에서 0.05/3으로 줄어들어, 그만큼 전체 피험자에게서 유의한 결과를 찾기가 어려워지기 때문이다. 아직 임상시험을 시작하지 않은 계획 단계에서는 시험약의 효과를 확신할 수 없으므로, 유의성 기준이 0.05에서 0.05/3으로 줄어드는 것은 대단히 부담스러운 일이 될 것이다.

결국 다중검정의 문제는 주어진 5%의 유의수준을 어떻게 하면 아껴서 효율적으로 사용하느냐가 문제인 것이다. 전체 그룹 검정에 5%를 모두 사용해버릴 것인지, 아니면 1/3으로 나누어서 전체, 남자, 여자에 골고루 나누어서 쓸 것인지가 문제인 것이다.

다시 맨 처음의 예로 돌아가자. 앞에서 설명한 이유에 의하여 남자 피험자에서의 p-value는 0.01이지만, 남자 피험자에서만 신약의 시판허가를 받는 것은 불가능하다. 그러면 남은 방법이 혹시 없을까? 시험약의 약효를 내는 생물학적 약학적 메커니즘을 잘 연구해서, 성별 간에 정말로 약효의 차이가 날 가능성이 있는지 먼저 조심스럽게 연구해보아야 한다. 그리고 만일 그럴 가능성이 매우 높다면 남자 피험자들만을 대상으로 하는 새로운 임상시험을 수행해서, 그 임상시험에서 유의한 결과가 나오면 남자 피험자에게서만 신약의 시판허가를 받을 수 있게 된다.

핵심정리

(1) 임상시험계획서에 미리 계획되어 명기되지 않은 탐색적 하위군 분석으로는 시험약의 시판허가를 받을 수 없다.

(2) 하위군 분석으로 시험약의 시판허가를 받고자 하는 경우에는 확증적 하위군 분석을 실시해야 한다. 즉 사전에 그러한 하위군 분석계획을 미리 임상시험계획서에 명기하고, 다중성을 보정할 방법을 명시해야만 한다.

9.8 암로디핀 Amlodipine 사례

미국 FDA의 CDER에서 30년 이상 일한 Dr. Hung의 개인적인 경험에 의하면, 전체 분석은 5% 유의수준에서 유의하지 않았으나 사전에 미리 계획되지 않고 다중성을 보정하지 않은 사후에 실시한 탐색적 하위군 분석에서 유의한 결과가 나온 경우, 제약회사가 그 특정 하위군을 모집단으로 하는 추가 임상시험을 실시했을 때 대부분의 경우 그 추가 임상시험은 실패하였고 성공한 경우는 소수였다고 한다. Rothwell(2005)은 탐색적 하위군 분석에서 유의한 결과가 나온 경우, 그 후 그 특정 하위군을 모집단으로 하는 추가 임상시험을 실시했을 때 실패한 사례들을 제시하였다. 각 사례들에 대한 참고문헌은 Rothwel(2005)을 참고하길 바란다.

이러한 결과가 의미하는 바는, 사전에 미리 계획되지 않고 다중성을 보정하지 않은 사후에 실시한 탐색적 하위군 분석에서 유의한 것처럼 평가된 결과는 대부분 유의하지 않은 결과이며, 유의하지 않은 결과가 다중검정에 의해 유의한 결과인 것처럼 보이는 현상이라는 것을 알 수 있다. 이러한 구체적인 사례로는 표 9.3의 맨 마지막에 나열된 고혈압 치료제로 유명한 Amlodipine에 대한 PRAISE I과 II 임상시험을 들 수 있다(Packer et al 1996, Packer 2000).

Prospective Randomized Amlodipine Survival Evaluation(PRAISE-I) 임상시험은 다음과 같이 수행되었다. 이전의 연구결과들에 의하면 calcium-channel blocker들이 만성 심부

표 9.3 탐색적 하위군 분석에서 유의한 결과가 나온 경우, 그 후 그 특정 하위군을 모집단으로 하는 추가 임상시험을 실시했을 때 실패한 사례들
Aspirin is ineffective in secondary prevention of stroke in women.
Antihypertensive treatment for primary prevention is ineffective in women.
Antihypertensive treatment is ineffective or harmful in elderly people.
Angiotension-converting enzyme inhibitors do not reduce mortality and hospitality admission in patients with heart failure who are also taking aspirion.
β blockers are ineffective after acute myocardial infarction in elderly people, and in patients with inferior myocardial infarction.
Thrombolysis is ineffective 〉6 hours after myocardial infarction.
Thrombolysis for acute myocardial infarction is ineffective or harmful in patients with a previous myocardial infarction.
Tamoxifen citrate is ineffective in women with breast cancer aged 〈 50 years.
Benefit from carotid endarterectomy for symptomatic stenosis is reduced in patients with taking only low-dose aspision due to an increased operative risk.
Amlodipine reduces mortality in patients with chronic heart failure due to non-ischaemic cardiomyopathy but not in patients with ischaemic cardiomyopathy.

전 환자들에게서 사망률mortality과 이환율morbidity을 증가시킨다고 보고되어 있었다. 그래서 새로운 calcium-channel blocker인 amlodipine도 만성 심부전 환자들에게서 사망률과 이환율에 어떤 영향을 미치는지 연구하게 되었다.

PRAISE-I 임상시험에는 중증 만성 심부전 환자 1,153명이 참가하였고, 한 그룹에는 표준치료제와 amlodipine이, 다른 그룹에는 표준치료제와 위약이 투여되었다. 1차 유효성 평가변수는 모든 원인에 의한 사망 또는 심혈관 질환으로 인한 입원이 발생할 때까지의 시간time to all-cause mortality or cardiovascular hospitalization이었고, 2차 유효성 평가변수는 모든 원인에 의한 사망all-cause mortality이었다. 그 당시 amlodipine은 원래 고혈압 및 허혈성 질환인 협심증 치료제로 허가된 약이었다. 그래서 PRAISE-I 임상시험 수행 전에 비허혈성 환자보다 허혈성 환자에 더 효과가 있을 것이라고 추측하게 되었다. 이런 이유로 임상시험 수행 전에 비허혈성 질환 환자와 허혈성 질환 환자로 나누어 층화 무작위배정을 하였다.

임상시험 종료 후 amlodipine은 다른 calcium-channel blocker들과는 달리 위약에 비하여 사망률을 증가시키지 않았다. 오히려 amlodipine은 위약에 비하여 1차 유효성 평가변수에 해당하는 사건의 위험도가 위약에 비하여 9% 감소하였다. 하지만 이 결과가 통계적으로는 유의하지 않았다(1차 유효성 평가변수 p=0.31, 2차 유효성 평가변수 p=0.07). 그러나 문제는 amlodipine의 약효와 두 하위군(비허혈성 질환 환자군과 허혈성 질환 환자군) 사이에 통계적으로 유의한 교호작용이 발견되었다(p=0.04).

통계학적으로 교호작용이 존재한다는 말은 두 그룹에서 약효가 다르다는 것을 의미이다. 그래서 각 그룹별로 1차 유효성 평가변수를 다시 분석해보았더니, 비허혈성 질환 환자군에서는 hazard ratio에 대한 점 추정치가 0.69, 95% 신뢰구간은 (0.49, 0.98)로서 유의한 결과가 있는 것처럼 보였고, 반면에 허혈성 질환 환자군에서는 hazard ratio에 대한 점 추정치가 1.04, 95% 신뢰구간은 (0.83, 1.29)로서 유의하지 않은 결과가 존재하는 것처럼 보였다(hazrd ratio에 대한 95% 신뢰구간이 1.0을 포함하지 않으면 그 결과는 5% 유의수준에서 유의한 것이고, 95% 신뢰구간이 1.0을 포함하면 그 결과는 5% 유의수준에서 유의하지 않은 것이다). 이처럼 amlodipine이 비허혈성 질환 환자군에게는 위약에 비하여 사망률을 더 감소시키는 효과가 있고, 허혈성 질환 환자군에서 효과가 없다는 것은 임상시험을 시작하기 전에 예상한 결과와는 상반된 결과이다.

전체 임상시험결과가 유의하지 않은 경우, 사전에 미리 계획되지 않고 다중성을 보정하지 않은 탐색적 하위군 분석에서 특정 하위군에서 유의한 결과가 나온다 하더라도 일반적으로 그 결과는 탐색적인 결과로만 받아들이고 확증적인 결과로 받아들여지지 않는다. 그래서 amlodipine이 비허혈성 질환 환자군에는 효과가 있는 것처럼 보이는 결과를 확인하기 위하여, 비슷한 임상시험계획서를 사용해 비허혈성 질환 환자만을 대상으로 1,652명이 참여하는 추가 임상시험인 PRAISE-II 임상시험을 실시하였다. 그러나 PRAISE-II 임상시험에서의 결과는 유의하지 않았다(p=0.28). PRAISE-I의 자료와 PRAISE-II의 자료를 합쳐서 분석한 결과도 역시 유의하지 않았다(p=0.81).

PRAISE II 임상시험과 PRAISE I 임상시험은 거의 유사하나 다음 사항이 서로 상이하였다. PRAISE I 임상시험에서는 주치의의 임상적 판단에 기초하여 '허혈'과 '비허혈' 군으로 분류하였으나, PRAISE II 임상시험에서는 관상동맥조영술을 통해 '허혈이 아니라고' 판명된 피험자를 '비허혈'로 분류하였다.

PRAISE I 임상시험에서 amlodipine이 비허혈성 질환 환자군에서 효과가 있다는 결과는 사전에 계획되지 않은 다중성을 보정하지 않은 사후에 실시한 하위군 분석이라는 점, PRAISE II 임상시험에서의 결과는 비허혈성 질환 환자만을 대상으로 하는 확증적 시험이었다는 점, PRAISE II 임상시험에서 허혈 질환과 비허혈 질환의 구분이 더 정확했다는 점을 감안해보면, amlodipine은 비허혈성 질환 환자군에서는 효과가 없다고 결론 내리는 것이 타당해보인다. 위 사례는 사전에 계획되지 않고, 다중성을 보정하지 않고, 사후에 실시한 탐색적 하위군 분석에서의 결과를 확증적 증거로 받아들이는 것이 얼마나 위험한지를 보여 주는 좋은 사례이다.

9.9 베스나리온 Vesnarinone 사례

만성심부전 환자들은 심장의 펌프기능이 약화된 경우를 의미하는데, 심장의 펌프기능을 강화해주는 약물 중에 vesnarinone이라는 약물이 있다. vesnarinone의 효능을 연구하기 위하여 수행된 다음의 임상시험에서 환자들은 다음의 세 그룹 중 하나로 무작위배정되었다. 첫 번째 그룹에 배정된 피험자들은 그때까지 알려진 표준치료법에 placebo를 추가한 치료법을 투여 받고, 두 번째 그룹에 배정된 피험자들은 표준치료법에 vesnarinone 60mg을 추가한 치료법을 투여 받았으며, 세 번째 그룹에 배정된 피험자들은 표준치료법에 vesnarinone 120mg을 추가한 치료법을 투여 받았다.

임상시험 시작 전에 사전에 명기된 1차 유효성 평가변수는 모든 원인에 의한 사망all-cause mortality과 주요 심혈관 질병률morbidity이 합쳐진 복합변수였다. 2차 유효성 평가변수는 모든 원인에 의한 사망이었다. '사망'이라는 임상적 사건은 자주 발생하는 사건이 아니기 때문에, 모든 원인에 의한 사망으로는 vesnarinone의 약효를 보이기 어려울 것이라고 예상하였다. 그래서 1차 유효성 평가변수가 모든 원인에 의한 사망과 주요 심혈관 질병률이 합쳐진 변수로 복합 선택되었다. 임상시험은 각 그룹에 150명의 환자를 무작위배정하고 6개월 동안 추적하는 것으로 디자인되었다. vesnarinone 120mg을 투여 받은 세 번째 그룹은 사망하는 환자가 너무 많이 발생되어 도중에 중단되었다.

임상시험 종료 후, vesnarinone 60mg을 투여 받은 두 번째 그룹과 placebo를 투여 받은 첫 번째 그룹을 비교하였는데, vesnarinone 60mg 그룹은 placebo 그룹에 비하여 1차 유효성 평가변수가 50% 감소하였고, 이는 통계적으로 유의하였다(p = 0.003). 이는 다시 말하면 vesnarinone 60mg 그룹은 placebo 그룹에 비하여 모든 원인에 의한 사망all-cause mortality과 주요 심혈관 질병률morbidity이 50% 감소하고 이는 통계적으로 유의하다는 것을 의미한다.

이런 유의한 결과를 얻고 나자, 제약회사는 2차 유효성 평가변수인 모든 원인에 의한 사망의 결과에 관심을 기울이게 되었는데, 그 이유는 만일 vesnarinone이 placebo에 비하여 사망률을 줄인다는 결론을 내릴 수 있다면 이는 더 엄청난 결과이기 때문이다. 분석결과는 vesnarinone 60mg 그룹에서는 총 13명이 사망하였고, placebo 그룹에서는 총 33명이 사망하여, 62%의 사망률 감소가 관측되었고 이는 통계적으로 유의한 것처럼 보였다(p = 0.002). 제약회사는 vesnarinone 60mg이 placebo에 비하여 사망률을 낮춘다는 것을 label에 넣으려고 하였으나, FDA는 사망자 수 자체가 너무 적고, 이 결과가 2차 유효성 평가변수의 결과였으며, 호중구감소증에 대한 염려로 이를 받아들이지 않았다.

그래서 이를 확인하기 위한 2차 임상시험이 수행되었다. 2차 임상시험에는 3,833명의 만성심부전 환자가 참여하였고, 첫 번째 그룹에 배정된 피험자들은 그때까지 알려진 표준치료법에 placebo를 추가한 치료법을 투여 받고, 두 번째 그룹에 배정된 피험자들은 표준치료법에 vesnarinone 60mg을 추가한 치료법을 투여 받았고, 세 번째 그룹에 배정된 피험자들은 표준치료법에 vesnarinone 30mg을 추가한 치료법을 투여 받았다. 1차 유효성 평가변수는 모든 원인에 의한 사망이었고, 임상시험의 목적은 vesnarinone 30mg과 60mg을 placebo와 비교하는 것이었다. 임상시험결과 vesnarinone 30mg과 60mg의 사망률은 각각 21%와 22%로서, placebo의 사망률인 18.9%보다 유의하게 낮기는커녕 더 높았다. 그래서 첫 번째 임상시험에서 vesnarinone 60mg의 사망률에 대한 유의한 결과는 다중검정에 의한 우연이라고 판단되었다.

9.10 허셉틴Herceptin, Bidil 그리고 이레사Iressa 사례

9.7절에서는 실패한 임상시험을 탐색적 하위군 분석으로 구할 수 없음을 지적하였다. 또한 EMA 가이드라인도 다음처럼 지적하고 있다(CHMP 2002).

> Claims of efficacy on specific subgroup of patients are not acceptable for drugs unable to demonstrate to be effective and safe in the entire population studied.

9.7절에는 사전에 계획되지 않고 다중성이 보정되지 않은 탐색적 하위군 분석subgroup analysis으로부터 확증적 결과를 얻으려는 시도의 위험성을 지적한 바 있다. 즉 전체 임상시험은 실패하였지만 탐색적 하위군 분석으로부터 특정 하위군에서는 유의한 결과를 얻은 경우, 그 특정 하위군에서만이라도 시험약의 판매허가를 받을 수 있느냐는 이슈였다. 답은 아니라고 지적하였고, 다중검정에 따른 familywise type I error의 증가 때문이라고 지적한 바 있다. 그리고 만일 그 특정 하위군에서만이라도 판매허가를 받고자 한다면, 그 특정 하위군을 대상으로 하는 추가 임상시험을 실시해서 유의한 결과를 얻어야 한다고 지적하였다.

또한 9.8절에는 Amlodipine에 대한 탐색적 하위군 분석 사례를 들었다. 이 사례에서는 사전에 계획되지 않고 다중성이 보정되지 않은 탐색적 하위군 분석에서 얻은 유의한 결과를 확인하기 위하여, 그 특정 하위군을 대상으로 하는 추가 임상시험을 실시하지만 추가 임상시험의 결과는 실패하였다는 내용이다.

이번에는 유방암 치료제로 잘 알려진 허셉틴herceptin, trastuzumab으로 눈을 돌려보자. 허셉틴은 모든 유방암 환자가 아니라, 유방암 환자의 약 15 ~ 20%에 나타나는 HER-2 유전자 과발현을 보이는 경우에만 효과가 있다고 알려져 있다. 그렇다면 허셉틴은 전체 유방암 환자를 대상으로 하는 임상시험을 수행하다가, 우연히 전체 환자에서는 유의하지 않지만 탐색적 하위군 분석에서 HER-2 유전자 과발현을 보이는 특정 하위군에서만 유의한 것을 찾아내게 되어 시판허가를 받게 된 것일까? 만일 그렇다면 다중검정의 이슈는 어떻게 해결했을까? 이처럼 탐색적 하위군 분석에서 특정 하위군에서만 약효가 나타나는 약의 경우에는 다중검정의 이슈를 어떻게 처리했는지 통계전문가로서 궁금하지 않을 수 없게 된다.

허셉틴의 유방암 적응증을 받기 위하여 미국 FDA에 제출된 3상 임상시험결과는 모든 유방암 환자를 대상으로 수행된 것이 아니라, 선정기준에 HER-2 유전자 과발현을 보이는 환자들만 임상시험에 참여할 수 있도록 되어 있었다. 즉 3상 임상시험 이전에 수행된 많은 과학적 연구들에 의하여 허셉틴이 모든 유방암 환자가 아니라, HER-2 유전자 과발현을 보이는 환자들에게서만 효과가 있을 것이라는 충분한 사전증거를 가지고 있었다. 그래서 3상 임상시험 자체가 모든 유방암 환자를 대상으로 수행되도록 설계되지 않고, HER-2 유전자 과발현을 보이는 환자들만을 대상으로 하도록 설계되었다. 그러므로 허셉틴은 비록 특정 하위군에서만 약효를 발휘하지만, 통계학적으로 다중검정의 이슈는 전혀 발생하지 않았으며, 탐색적 하위군 분석으로 시판허가를 받은 것이 전혀 아니다.

Hydralazine과 Isosorbide dinitrate이라는 두 가지 혈관 확장제로 구성된 복합제인 Bidil은 심부전 치료제로서 미국 FDA에 의해 흑인들에게만 약효가 있다고 2005년에 판매 승인된 약이다. Bidil 역시 전체 환자를 대상으로 임상시험을 하다가 흑인들에게서만 효과가 있는 것을 우연하게 탐색적 하위군 분석으로 발견한 것이 아닌가 하는 생각을 하게 된다. 그리고 만일 그렇다면 다중검정 문제를 어떻게 해결했을지 궁금해진다.

하지만 Bidil 역시 사전에 V-HeFT I과 V-HeFT II 임상시험결과의 탐색적 분석을 통하여 Bidil이 백인들에게는 효과가 없고 흑인들에게만 효과가 있을 것이라는 충분한 사전 정보가 있었다. 그래서 흑인들만을 대상으로 하는 3상 임상시험A-HeFT trial을 수행하였고, 결과가 유의하자 흑인들에게만 약효가 있다고 판매 승인된 것이다. 결국 Bidil도 탐색적 하위군 분석으로 시판허가를 받은 것이 전혀 아니다.

또 다른 예로 이레사Iressa라는 항암제가 흡연자보다는 비흡연자, 남자보다는 여자에게서, 다른 인종적 그룹보다는 아시아인에게서 효과가 더 우수하다는 결과는 어떻게 된 것일까? 관심 있는 독자는 스스로 관련 자료를 찾아보길 바란다. 명백한 사실은 이레사도 탐색적 하위군 분석으로 시판허가를 받은 것이 아니라는 사실이다.

10장 비열등성 임상시험

10.1 비열등성 검정의 목적

비열등성 임상시험Non-Inferiority Trial이란 시험약(T)의 약효가 활성대조약active control(C)의 약효보다 나쁘지 않음(즉 비열등함)을 입증하기 위한 임상시험이다. 1차 유효성 평가변수가 연속형 변수인 경우, μ_T와 μ_C를 각각 시험약과 활성대조약의 모평균이라 하고, 큰 값일수록 더 좋은 값이라고 할 때, 비열등성 시험의 가설은 다음과 같이 주어진다.

$$H_0 : \mu_T \le \mu_C - \mathrm{M} \quad \text{vs} \quad H_1 : \mu_T > \mu_C - M \tag{10.1}$$

여기서 M는 비열등성 마진이라 불리는 어떤 작은 양수 값이다. 다음 쪽에 나오는 만화에 비열등성 임상시험에서 검정할 가설 (10.1)에 대한 내용이 제시되어 있다.

비열등성의 개념을 설명하기 위하여 고등학교 영어성적을 예를 들어 설명해보자. 기준점에 해당하는 점수가 90점이라고 가정해보자. 이 예에서 기준점수인 90점은 가설 (10.1)에서 μ_C에 해당한다. 어떤 학생의 영어점수가 90점을 초과하면 그 학생의 영어실력은 기준점보다 우월한 것이고, 90점보다 미만이면 열등한 것이고, 정확히 90점이라면 기준점수와 동등한 것이다. 하지만 이는 수학적으로 그런 것일 뿐이다.

예를 들어, 어떤 학생의 영어점수가 89.9라고 해보자. 분명히 89.9는 수학적으로 기준점보다 낮은 것임에는 틀림없다. 하지만 89.9라는 영어점수를 가진 학생의 영어실력이 90점을 맞은 학생에 비하여 정말로 영어 성취도 측면에서 유의하게 차이가 난다고 말할 수 있을까? 0.1점 차이는 너무 미미한 차이므로 대부분 아니라고 대답할 것이다.

만일 1점의 차이가 나는 정도는 실제로 영어 성취도 측면에서 차이가 난다고 볼 수 없다고 가정해보자. 이 경우 기준점은 90점이지만, 실제로는 89점 이하를 받으면 기준점에 비하여 실력이 못한 것이고(열등한 것이고), 89점을 초과하여 91점 미만이면 기준점과 실제 영어실력은 같다고 볼 수 있는 것이고(왜냐하면 1점 차이는 무시 가능하므로), 91점을 이상이면 기준점보다 실제 영어실력이 우월하다고 볼 수 있는 것이다. '비열등'이란 열등하지 않은 것은 말하므로, 89점을 초과하면 그 학생의 영어실력은 기준점에 비하여 비열등하다고 말하게 되는 것이다.

위의 예를 똑같이 임상시험에서 사용되는 1차 유효성 평가변수에 적용할 수 있다. 1차 유효성 평가변수의 값이 높을수록 더 좋은 경우, 예를 들어 활성대조약의 1차 유효성 평가변수의 모평균인 μ_C가 10이라고 가정해보자. 수학적으로는 9.9만 되어도 분명히 10에 비하여 열등한 것은 사실이지만, 임상적 측면에서 볼 때 어느 정도의 차이까지는 임상적으로 차이가 난다고 볼 수 없다. 예를 들어, 그런 값이 2라고 가정해보자. 그러면 시험약의 모평

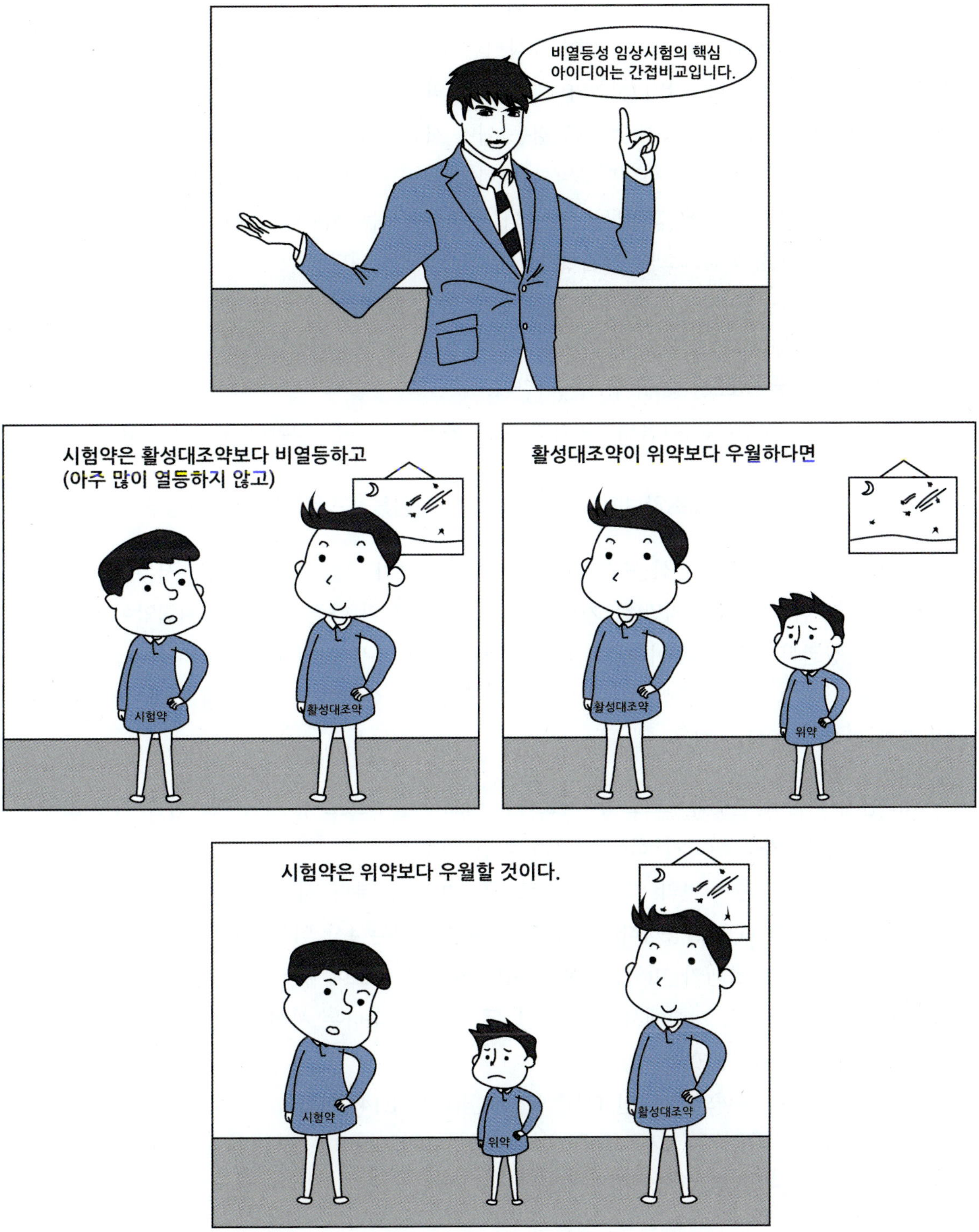
비열등성 임상시험의 핵심
아이디어는 간접비교입니다.
시험약은 활성대조약보다 비열등하고
(아주 많이 열등하지 않고)
시험약
활성대조약
활성대조약이 위약보다 우월하다면
활성대조약
위약
시험약은 위약보다 우월할 것이다.
시험약
위약
활성대조약

균이 μ_T가 $10-2=8$보다만 크면, 시험약은 활성대조약보다 비열등하다고 말하게 되는 것이다. 이 예에서 가설 (10.1)의 M은 2가 되게 되는 것이다.

독자들 중에는 그냥 시험약이 활성대조약보다 효능이 우월함을 보여 버리면, 이렇게 복잡하게 비열등성 시험을 할 필요 없이 임상시험이 더 간단해지는 것이 아니냐고 반문하는 분도 있다. 사실 그렇다. 만일 시험약이 활성대조약보다 효능이 우월함을 보일 수 있다면 이는 가장 좋은 경우이다. 하지만 많은 경우 이미 시중에서 팔리고 있는 활성대조약의 효능은 대단히 좋다. 그래서 그 활성대조약보다 더 효능이 우월한 신약을 개발하는 일은 매우 어려운 일이 되는 것이다. 그러므로 제약회사 입장에서는 시험약이 활성대조약에 비하여 비열등하다는 것을 보임으로써 시판허가를 받고자 하게 된다.

그러면 이번에는 이미 시장에서 효능이 좋은 활성대조약이 팔리고 있는데, 그와 효능이 비슷한(즉 비열등한) 시험약을 개발하고 시판허가를 줄 필요가 있느냐고 반문할 수 있다. 이 점에 대해서는 10.2절을 읽어보길 바란다.

비열등성 임상시험에는 다음의 두 가지 다른 목적이 있음을 명확히 구별할 필요가 있다.

(1) 단지 시험약이 활성대조약보다 M만큼 나쁘지 않음을 증명하려고 하는 경우

이러한 비열등성 시험에 관심을 가지게 되는 이유는, 1차 유효성 평가변수에서는 시험약이 활성대조약보다 나쁘지 않지만(즉 거의 비슷하지만), 그 외 다른 측면에서 시험약이 활성대조약보다 장점이 있는 경우이다. 예를 들면, 시험약이 독성이 덜 하거나, 투여하기가 쉽거나, 비용이 싸거나 하는 등의 이유이다. 이런 목적으로 수행되는 비열등성 임상시험으로는 다음과 같은 것들이 있다.

(a) 단지 의학적 연구목적으로 두 치료법을 비교하는 것으로서, 시험약을 심사기관으로부터 시판허가를 받고자 하는 경우가 아닌 경우.
(b) 시험약이 다른 이전의 임상시험으로 심사기관으로부터 시판허가를 받은 후, 경쟁사 제품에 비하여 비열등하다는 것으로 보이고자 하는 4상 임상시험. 이처럼 경쟁사 제품에 비하여 효과가 비열등함을 보이면 제품의 광고에 유리해질 수 있다.
(c) 생물학적 동등성 시험에서 보여야 할 두 가설 중 하나는 사실 식 (10.1)에 주어진 가설이다(12.6절 참고).
(d) 안전성 임상시험의 하나인 QTc 임상시험(ICH E14 2005).

(2) 시험약의 시판허가를 심사기관으로부터 받으려는 경우

시험약은 시판허가를 받으려면 유효성과 안전성을 임상시험을 통하여 입증하여야 하는데,

유효성을 보이는 기준은 위약에 비하여 효과가 우위함을 보이는 것이 원칙이다. 그래서 시험약과 위약을 비교하는 우위성 임상시험을 실시하게 되는 것이다. 하지만 위약을 대조군으로 사용하는 원칙은 지키기 어려운 경우가 종종 발생한다.

예를 들어, 그 질병이 심각한 질병이거나 목숨을 위태롭게 하는 질병이며, 그 질병을 치료할 활성대조약active control이 이미 존재한다고 가정해보자. 활성대조약이란 과거의 임상시험을 통하여 위약보다 효과가 우월함이 입증된 약이다. 이처럼 질병이 심각하고 이를 치료할 활성대조약이 존재하는 경우에 위약을 대조군으로 사용하는 임상시험은 위약에 배정되는 피험자들을 위험에 처하게 하므로 윤리적으로 받아들여지기 어렵다.

이러한 경우에는 그 활성대조약을 대조군으로 사용하는 비열등성 임상시험을 실시하게 된다. 하지만 비록 시험약과 활성대조약을 비열등성 임상시험으로 비교하여 식 (10.1)에 있는 비열등성 가설을 검정하지만, 궁극적인 목표는 여전히 시험약이 위약에 비하여 우월함으로 보이는 것이다.

그러므로 두 번째 목표에서 우리가 검정하고자 하는 가설은 사실 다음과 같다.

$$H_0 : \mu_T \le \mu_{P,put} \quad \text{vs} \quad H_1 : \mu_T > \mu_{P,put} \tag{10.2}$$

여기서 μ_T는 시험약의 모평균이고, $\mu_{P,put}$는 만일 현재의 비열등성 임상시험에서 위약을 투여 받는 피험자들이 있었다면, 그런 피험자들의 1차 유효성 평가변수의 모평균 값이다. 하지만 실제 현재 비열등성 임상시험에서는 위약을 받는 투여군이 존재하지 않으므로 $\mu_{P,put}$은 가상putative의 값이다. $\mu_{P,put}$는 현재의 비열등성 임상시험 자료만으로는 추정이 불가능한 모수이다.

위 가설을 검정하는 데 생기는 문제점은, 시험약과 활성대조약active control을 투여 받는 두 그룹만이 존재하는 비열등성 임상시험에서는 위약군이 존재하지 않음에도 불구하고, 시험약이 위약보다 우위함을 보이고자 한다는 데 있다. 이런 목적을 달성하기 위해서는 시험약과 활성대조약을 비교하는 현재의 비열등성 임상시험 자료와, 활성대조약과 위약을 비교하는 과거의 임상시험 자료를 합쳐서, 시험약과 위약을 비교하게 된다. 다시 한 번 강조하지만 두 번째 목적에서는 위약대조군 없이 시험약과 활성대조약만을 투여 받는 두 그룹만이 있는 상태에서, 시험약이 위약에 비하여 효과가 우위함을 보이고자 함으로써 문제가 복잡해지게 된다. 이 점을 명심하고 있어야 두 번째 목적을 가진 비열등성 임상시험의 여러 복잡한 이슈들을 쉽게 이해할 수 있다.

그러므로 명심할 것은 비열등성 3상 임상시험을 수행하여 심사기관으로부터 시판허가를 받고자 하는 경우, 비열등성 임상시험의 목적이 두 번째 목적이지 첫 번째 목적이 아니라는 사실이다. 그럼에도 불구하고 많은 사람들이 첫 번째 목적과 두 번째 목적을 구별하지 못하는 경우가 있다. 그러므로 10장 내용의 대부분은 두 번째 목표에 대한 내용이다. 사실 첫 번째 목적에 대한 것은 통계학적으로 그리 새롭게 더 추가될 내용이 없다. 우리가 평소에 우위성 검정에 사용하던 검정통계량을 조금만 바꾸면 첫 번째 목적을 달성하기 위하여 사용 가능하기 때문에 지금부터는 두 번째 목적에 대해서만 집중적으로 살펴보고자 한다.

또 한 가지 지적하고 싶은 사항은 우리가 비열등성 임상시험의 두 번째 목표에 관심을 갖는 경우, '비열등성' 임상시험이란 용어는 다소 부적절한 용어라는 사실이다. 왜냐하면 비열등성 임상시험의 두 번째 목적은 시험약이 가상의 위약보다 '우월'하다는 것을 보이는 것인데, '비열등성'이라는 용어를 사용하고 있기 때문이다. 이처럼 부적절한 용어를 사용하게 된 이유는 '비열등성' 임상시험이란 용어가 첫 번째 목적에서 유래했기 때문이다. 그래서 첫 번째 목적으로 비열등성 임상시험이 상당기간 사용되다가 시간이 흐른 뒤에 사람들이 두 번째 목적을 위하여 비열등성 임상시험을 사용할 수 있음을 알게 되었는데, 설사 두 번째 목적을 위하여 비열등성 임상시험을 수행한다고 하더라도 일단 (10.1)에 주어진 가설을 검정하는 것은 동일하므로 '비열등성' 임상시험이란 용어를 계속 사용하고 있기 때문이다.

핵심정리

(1) 비열등성 임상시험에는 두 가지 다른 목적이 있음을 명확히 구별할 필요가 있다.
(2) 첫 번째 목적은 단지 시험약이 활성대조약보다 비열등성 마진만큼 나쁘지 않음을 증명하려는 것이다.
(3) 두 번째 목적은 시험약이 가상의 위약보다 약효가 우위함을 보여서, 심사기관으로부터 시판허가를 받고자 하는 것이다. 신약개발을 위한 비열등성 임상시험에서는 두 번째 목적이 첫 번째 목적보다 훨씬 더 중요하다.
(4) 비열등성 임상시험의 두 번째 목적을 달성하기 위하여, 시험약과 활성대조약을 비교하는 현재의 비열등성 임상시험 자료와, 활성대조약과 위약을 비교하는 과거의 임상시험 자료를 합쳐서, 시험약이 위약보다 약효가 우위함을 보이게 된다.

10.2 시험약의 효능을 입증하기 위한 최소한의 요건은 시험약이 위약에 비하여 효능이 있음을 보이는 것이다

특정한 질병이나 증상을 치료할 효능이 입증된 약이 없는 경우, 시험약의 효능을 입증하기 위한 최소한의 요건이 시험약이 위약에 비하여 효능이 있음을 보이는 것이라는 것은 자명하다. 하지만 만일 과거에 수행된 임상시험을 통하여 위약보다 효능이 우월함이 입증된 활성대조약이 이미 시판허가를 받아서 사용되고 있는 경우에는 어떻게 될까? 시판허가를 받기 위해서 시험약은 여전히 위약보다 효능이 우월함만을 보이면 되는 것일까? 아니면 시험약은 활성대조약보다 효능이 우월함을 보여야 하는 것일까?

예를 들어, 위약의 치료율이 20%라고 하고, 어떤 활성대조약의 치료율이 50%라고 하자. 이 경우 시험약의 치료율이 40%이고, 이 시험약의 40% 치료율은 위약의 치료율 20%보다 통계적으로 그리고 임상적으로 유의하다고 가정해보자. 이 경우 시험약의 효능은 위약보다는 우월하지만 활성대조약의 효능보다는 낮다. 이런 경우 그 시험약을 시판허가를 주어야 하는 것일까? 얼핏 생각하기에는 이미 치료율이 50%인 활성대조약이 시판허가를 받아 사용 중인데 비록 위약보다는 효능이 우월하지만 활성대조약보다는 치료율이 떨어지는 시험약을 시판허가를 줄 필요가 있을까 하는 생각이 들 수도 있다. 그러나 이 생각은 잘못된 생각이고 시험약이 시판허가를 받을 최소한의 요건은 위약보다만 효능이 우월함을 보이면 되는 것이다. 왜 그럴까?

(a) 분명히 활성대조약의 치료율은 50%로서 시험약의 치료율 40%보다 높다. 하지만 이는 전체적으로 그렇다는 것이고, 시험약의 효과가 활성대조약보다 더 높은 하위군 subgroup이 존재할 수도 있다. 이런 경우에 그 하위군에 속한 환자들은 활성대조약보다는 시험약을 투여 받는 것이 더 치료될 가능성이 높아진다.
(b) 시험약의 부작용이 활성대조약의 부작용보다 덜 심각할 수 있다. 약을 투여할 때는 단지 치료 효과만을 생각하지 않고 부작용도 함께 종합적으로 고려하여야 한다. 그러므로 시험약의 부작용이 활성대조약의 부작용보다 덜 심각하다면, 시험약을 투여하는 것이 활성대조약을 투여하는 것보다 효능과 안전성을 동시에 고려해보면 더 나을 수도 있다.
(c) 시험약이 활성대조약보다 복용이 더 간편할 수도 있다.
(d) 시험약은 활성대조약보다 다른 약들과 병용 투여가 더 쉬울 수도 있다.
(e) 심지어 시험약은 활성대조약보다 가격이 더 저렴할 수도 있다. 이 경우 경제적으로 어려운 사람들에게는 시험약이 더 도움이 될 수도 있다.

이러한 이유들로 인하여 시험약의 효능을 입증하기 위한 최소한의 요건은 시험약이 위약에 비하여 효능이 있음을 보이는 것이 되는 것이다. 이러한 조건을 갖춘 시험약이 시판허가를 받아 일단 시장에 나가게 되면, 그 시험약이 선택을 받아 사용될지의 여부는 의사와 환자들에게 맡겨지게 된다.

핵심정리

시험약의 유효성을 입증하여 시판허가를 받기 위한 최소한의 요건은 시험약이 위약에 비하여 질병이나 증상을 치료하는 데 우위함을 증명하는 것이다.

10.3 과거의 임상시험을 통해 이미 효과가 증명된 활성대조약이 현재의 임상시험에서 그 효과가 재현되지 않을 수 있다

사람들이 가장 흔히 하는 실수는, 활성대조약active control은 과거의 임상시험을 통하여 위약보다 효과가 우위에 있음이 입증된 약이므로 시험약이 활성대조약보다 비열등하다는 식 (10.1)에 있는 대립가설을 보이면 시험약이 위약보다 효과가 우위할 것이라고 생각하는 것이다. 하지만 이는 오류일 수 있음이 밝혀졌다. 비록 활성대조약이 과거의 임상시험을 통하여 위약보다 효과가 우위에 있음이 입증되었다 하더라도, 현재의 비열등성 임상시험에서는 활성대조약이 위약보다 효과가 있지 않을 수도 있음이 경험적으로 밝혀졌기 때문이다. 예를 들어 과거에 이미 위약에 비하여 효능이 있음이 입증된 항우울증제의 경우, 현시점에서 다시 위약과 비교하는 임상시험을 하면, 전체 임상시험 중 약 50%에서는 항우울제와 위약 사이에 차이를 발견하지 못하는 일이 발생하였다(US FDA 2010a).

> For example, we have seen that approximately 50% of all placebo–controlled antidepressant trials of effective agents cannot distinguish drug from placebo.

어떻게 그런 일이 발생할 수 있는지 살펴보자. 실제 비열등성 임상시험에는 시험약군과 활성대조약군의 두 군만이 존재하지만, 위약군이 세 번째 그룹으로 비열등성 임상시험에 포함되었다고 가정해보자. 이 경우 활성대조약은 위약보다 효과가 좋게 나타날 것이라 예상할 수 있다. 왜냐하면 활성대조약이란 그 질병을 치료하는 데 있어 위약에 비하여 효과가 있음이 과거의 임상시험을 통해 이미 입증된 약을 말하므로, 이는 너무나 당연한 것이 아니냐고 생각할 수 있지만 모든 경우가 그런 것은 아니다.

통계전문가들은 수학을 공부한 사람들이라, 수학에서 한 번 $a > b$를 증명하면 하늘과 땅이 무너져도 이 사실이 변하지 않는다는 사실을 알 것이다. 따라서 임상시험에서도 같은 일이 생길 거라고 생각하기 쉽다. 즉, 활성대조약이 위약보다 효과가 좋음을 과거의 임상시험에서 보였으므로, 그 이후의 임상시험에서는 다시 보일 필요 없이 늘 그렇다고 생각하는 것이다. 하지만 이는 사실이 아니라는 것이 여러 경험을 통하여 알려지게 되었다. 그 이유는 다음과 같다.

(1) 임상시험이란 전체 모집단 피험자에서 무작위로 표본을 추출하는 시험이 아니다. 지정된 병원에서 모을 수 있는 피험자들을 편의상 모아서 표본을 이루게 되므로, 이러한 표본이 진정으로 모집단을 대표하는지 확신할 길은 없다. 그러므로 과거의 임상시험에서 모집한 피험자군과 현재의 임상시험에서 모집한 피험자군은 비록 같은 질병의 피험자들이라 하더라도 질병의 심각성, 나이, 성별, 경제적 수준 등, 그 특성이

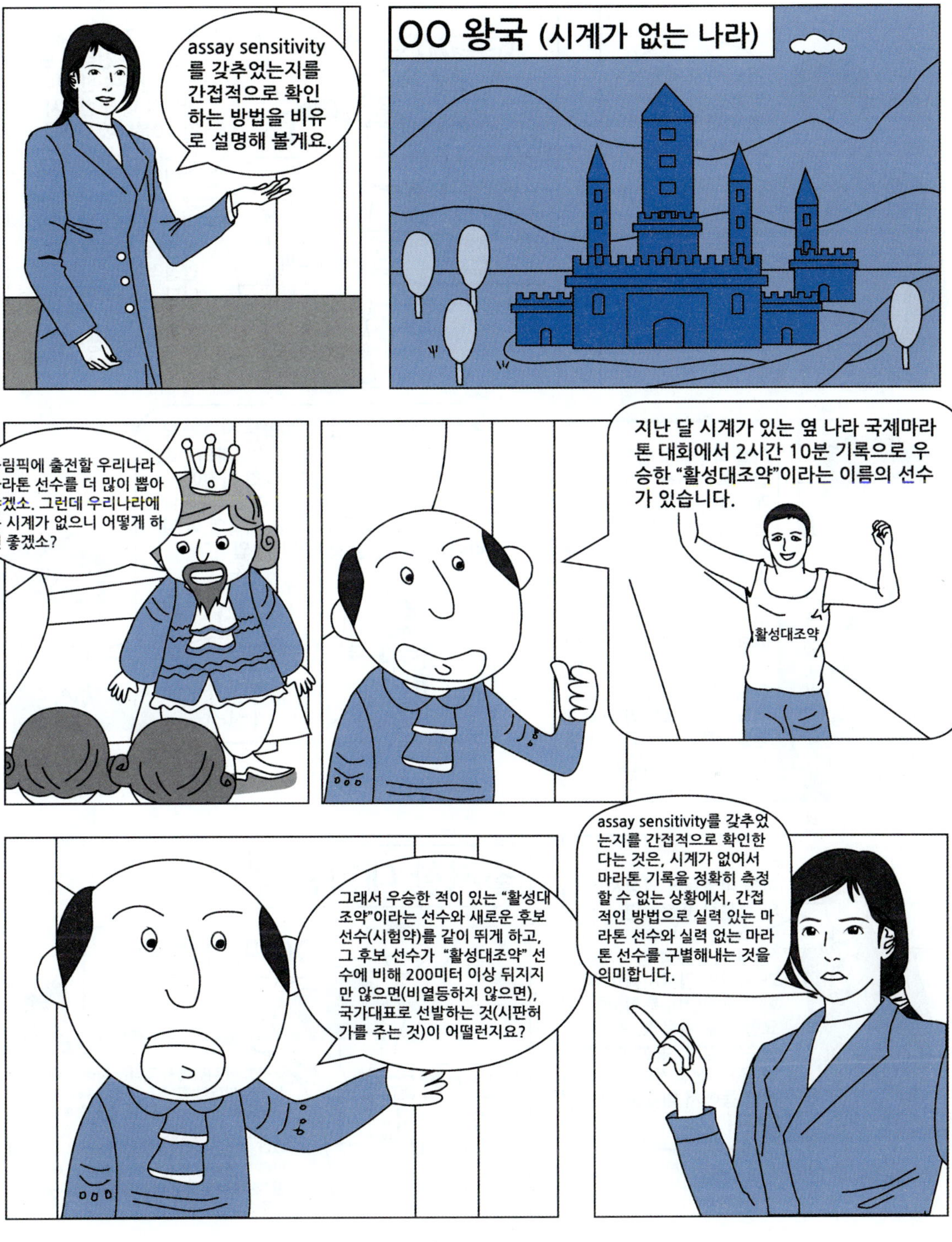
assay sensitivity를 갖추었는지를 간접적으로 확인하는 방법을 비유로 설명해 볼게요.
OO 왕국 (시계가 없는 나라)
올림픽에 출전할 우리나라 마라톤 선수를 더 많이 뽑아야겠소. 그런데 우리나라에는 시계가 없으니 어떻게 하면 좋겠소?
지난 달 시계가 있는 옆 나라 국제마라톤 대회에서 2시간 10분 기록으로 우승한 "활성대조약"이라는 이름의 선수가 있습니다.
활성대조약
그래서 우승한 적이 있는 "활성대조약"이라는 선수와 새로운 후보 선수(시험약)를 같이 뛰게 하고, 그 후보 선수가 "활성대조약" 선수에 비해 200미터 이상 뒤지지만 않으면(비열등하지 않으면), 국가대표로 선발하는 것(시판허가를 주는 것)이 어떨런지요?
assay sensitivity를 갖추었는지를 간접적으로 확인한다는 것은, 시계가 없어서 마라톤 기록을 정확히 측정할 수 없는 상황에서, 간접적인 방법으로 실력 있는 마라톤 선수와 실력 없는 마라톤 선수를 구별해내는 것을 의미합니다.

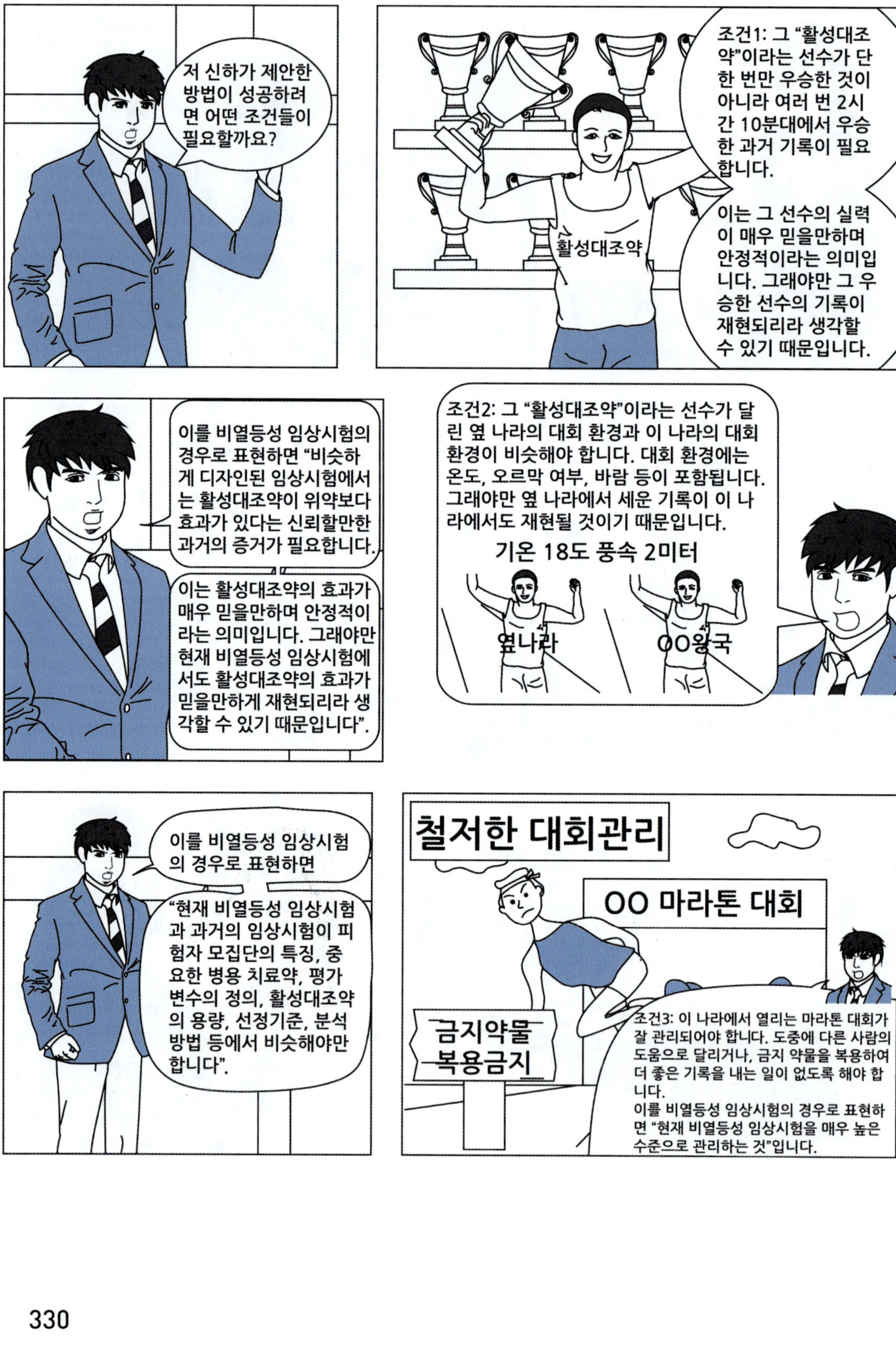
저 신하가 제안한 방법이 성공하려면 어떤 조건들이 필요할까요?
조건1: 그 "활성대조약"이라는 선수가 단 한 번만 우승한 것이 아니라 여러 번 2시간 10분대에서 우승한 과거 기록이 필요합니다.
이는 그 선수의 실력이 매우 믿을만하며 안정적이라는 의미입니다. 그래야만 그 우승한 선수의 기록이 재현되리라 생각할 수 있기 때문입니다.
활성대조약
이를 비열등성 임상시험의 경우로 표현하면 "비슷하게 디자인된 임상시험에서는 활성대조약이 위약보다 효과가 있다는 신뢰할만한 과거의 증거가 필요합니다.
이는 활성대조약의 효과가 매우 믿을만하며 안정적이라는 의미입니다. 그래야만 현재 비열등성 임상시험에서도 활성대조약의 효과가 믿을만하게 재현되리라 생각할 수 있기 때문입니다".
조건2: 그 "활성대조약"이라는 선수가 달린 옆 나라의 대회 환경과 이 나라의 대회 환경이 비슷해야 합니다. 대회 환경에는 온도, 오르막 여부, 바람 등이 포함됩니다. 그래야만 옆 나라에서 세운 기록이 이 나라에서도 재현될 것이기 때문입니다.
기온 18도 풍속 2미터
옆나라
OO왕국
이를 비열등성 임상시험의 경우로 표현하면
"현재 비열등성 임상시험과 과거의 임상시험이 피험자 모집단의 특징, 중요한 병용 치료약, 평가변수의 정의, 활성대조약의 용량, 선정기준, 분석방법 등에서 비슷해야만 합니다".
철저한 대회관리
OO 마라톤 대회
금지약물 복용금지
조건3: 이 나라에서 열리는 마라톤 대회가 잘 관리되어야 합니다. 도중에 다른 사람의 도움으로 달리거나, 금지 약물을 복용하여 더 좋은 기록을 내는 일이 없도록 해야 합니다.
이를 비열등성 임상시험의 경우로 표현하면 "현재 비열등성 임상시험을 매우 높은 수준으로 관리하는 것"입니다.

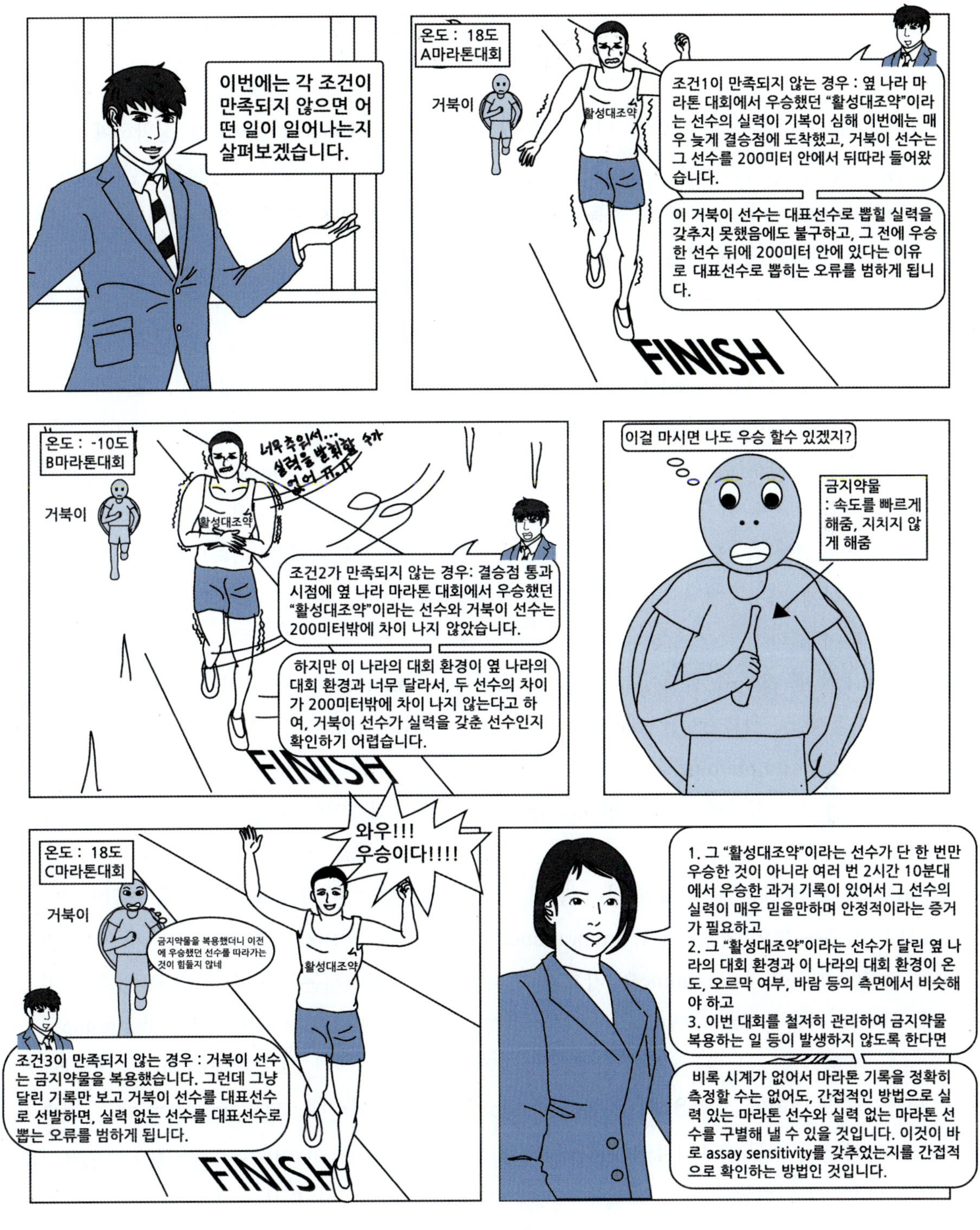
이번에는 각 조건이 만족되지 않으면 어떤 일이 일어나는지 살펴보겠습니다.
온도 : 18도
A마라톤대회
거북이
활성대조약
조건1이 만족되지 않는 경우 : 옆 나라 마라톤 대회에서 우승했던 "활성대조약"이라는 선수의 실력이 기복이 심해 이번에는 매우 늦게 결승점에 도착했고, 거북이 선수는 그 선수를 200미터 안에서 뒤따라 들어왔습니다.
이 거북이 선수는 대표선수로 뽑힐 실력을 갖추지 못했음에도 불구하고, 그 전에 우승한 선수 뒤에 200미터 안에 있다는 이유로 대표선수로 뽑히는 오류를 범하게 됩니다.
FINISH
온도 : -10도
B마라톤대회
거북이
활성대조약
너무 추워서... 실력을 발휘할 수가 없어 ㅠ.ㅠ
조건2가 만족되지 않는 경우: 결승점 통과 시점에 옆 나라 마라톤 대회에서 우승했던 "활성대조약"이라는 선수와 거북이 선수는 200미터밖에 차이 나지 않았습니다.
하지만 이 나라의 대회 환경이 옆 나라의 대회 환경과 너무 달라서, 두 선수의 차이가 200미터밖에 차이 나지 않는다고 하여, 거북이 선수가 실력을 갖춘 선수인지 확인하기 어렵습니다.
FINISH
이걸 마시면 나도 우승 할수 있겠지?
금지약물
: 속도를 빠르게 해줌, 지치지 않게 해줌
온도 : 18도
C마라톤대회
거북이
와우!!!
우승이다!!!!
금지약물을 복용했더니 이전에 우승했던 선수를 따라가는 것이 힘들지 않네
활성대조약
조건3이 만족되지 않는 경우 : 거북이 선수는 금지약물을 복용했습니다. 그런데 그냥 달린 기록만 보고 거북이 선수를 대표선수로 선발하면, 실력 없는 선수를 대표선수로 뽑는 오류를 범하게 됩니다.
FINISH
1. 그 "활성대조약"이라는 선수가 단 한 번만 우승한 것이 아니라 여러 번 2시간 10분대에서 우승한 과거 기록이 있어서 그 선수의 실력이 매우 믿을만하며 안정적이라는 증거가 필요하고
2. 그 "활성대조약"이라는 선수가 달린 옆 나라의 대회 환경과 이 나라의 대회 환경이 온도, 오르막 여부, 바람 등의 측면에서 비슷해야 하고
3. 이번 대회를 철저히 관리하여 금지약물 복용하는 일 등이 발생하지 않도록 한다면
비록 시계가 없어서 마라톤 기록을 정확히 측정할 수는 없어도, 간접적인 방법으로 실력 있는 마라톤 선수와 실력 없는 마라톤 선수를 구별해 낼 수 있을 것입니다. 이것이 바로 assay sensitivity를 갖추었는지를 간접적으로 확인하는 방법인 것입니다.

조금씩 다를 수 있다.

(2) 두 임상시험에서 사용한 시험약의 용량이 다른 경우, 두 임상시험에서 피험자를 다루는 방법이 다른 경우, 어느 한 임상시험은 부주의하게 진행되어 임상시험계획서 위반이 많은 경우 등 여러 이유가 있을 수 있다.

(1)과 (2)의 이유 외에도 많은 이유들로 인하여 과거와 현재의 임상시험을 정확하게 같은 특징을 같은 피험자들에게, 정확하게 똑같이 수행하는 일은 현실적으로 불가능한 일이다. 또한 위약의 효과가 매우 크고 변동이 심할 수도 있고, 활성대조약의 약효 크기가 아주 작거나 또는 변동이 심할 수도 있다. 그러므로 과거의 임상시험에서는 활성대조약이 위약보다 효과가 있음이 증명되었지만, 현재 임상시험에서는 그렇지 않은 경우도 생길 수 있는 것이다.

Leber(1989), Temple and Ellenberg(2000)는 과거의 임상시험을 통해 이미 효과가 입증된 활성대조약이 현재의 임상시험에서 그 효과가 재현되지 않은 다음의 예를 제시하였다. 우울증 치료의 활성대조약으로 알려진 imipramine과, 시험약인 nomifensine, 그리고 위약을 비교하는 6회의 임상시험이 실시되었고, 1차 유효성 평가변수는 Hamilton depression scale로 측정되었다. Hamilton depression scale은 낮을수록 약효를 나타낸다. 임상시험을 시작하기 전에 기저치에서 측정한 값들의 평균과 4주 뒤에 측정한 값의 평균들이 표 10.1에 요약되어 있다.

표 10.1의 맨 오른쪽 칼럼에는 "nomifensine과 imipramine 간에 차이가 없다"라는 귀무가설을 검정한 결과가 p-value로 제시되어 있다. 임상시험 V311(2)를 제외하고, nomifensine과 imipramine 간에는 p-value가 0.05보다 커서 유의한 차이가 없다. 즉 비열등성 검정을 실시한다면, 시험약인 nomifensine는 활성대조약인 imipramine에 비열등하다고 결론을 내리게 될 것이다.

하지만 표 10.1의 네 번째와 다섯 번째 칼럼을 비교해보면 과거 임상시험에서 위약보다 효과가 있음을 보인 활성대조약 imipramine는 V311(2)를 제외하고 위약과 차이가 거의 없다. 즉 활성대조약 imipramine의 약효가 현재의 임상시험에서는 재현되지 않고 있는 것이다. 이 임상시험에서는 다행히도 위약을 투여한 그룹이 존재하여 활성대조약 imipramine의 약효가 재현되지 않는다는 것을 알았지만, 만약 위약을 투여한 그룹이 존재하지 않았다면 어떤 결론을 내리게 되었을까? 시험약인 nomifensine과 활성대조약인 imipramine의 결과만을 비교하게 되므로, (위약에 비하여 약효가 없는) 시험약 nomifensine이 활성대조약인 imipramine에 비열등하므로, 시험약 nomifensine는 (위약에 비하여) 약효가 있다고 잘못된 결론을 내리게 된다.

표 10.1 nomifensine, imipramine, 위약을 비교한 6개의 임상시험 결과. 괄호 안의 숫자는 피험자 수.

임상시험 이름	baseline	4주 후			p-value: nomifensine vs imipramine
		nomifensine (시험약)	imipramine (활성대조약)	위약	
R301	23.9	13.4 (33)	12.8 (33)	14.8 (36)	0.78
G305	26.0	13.0 (39)	13.4 (30)	13.9 (36)	0.86
C311(1)	28.1	19.4 (11)	20.3 (11)	18.9 (13)	0.81
V311(2)	29.6	7.3 (7)	9.5 (8)	23.5 (7)	
F313	37.6	21.9 (7)	21.9 (8)	22.0 (8)	1.0
K317	26.1	11.2 (37)	10.8 (32)	10.5 (36)	0.85

위의 예처럼, 현재의 비열등성 임상시험에서는 활성대조약이 위약보다 효과가 있지 않다고 가정해보자. 물론 우리는 이 가정이 사실인지 아닌지는 알 수 없는데, 그 이유는 현재 비열등성 임상시험에는 시험군과 활성대조군만이 존재하며, 위약군은 윤리적인 이유로 존재하지 않기 때문이다. 활성대조약이 위약보다 효과가 있지 않은 경우, 시험약이 활성대조약에 비하여 비열등하다는 결론은 시험약과 활성대조약 모두 위약보다 효과가 있지 않음을 나타낸다. 이러한 오류는 심사기관 입장에서는 심각한 오류이다. 약효가 없는 시험약이 약효가 있다고 시판허가될 것이기 때문이다.

핵심정리

(1) 과거의 임상시험에서 위약보다 효과가 우위함을 보여 시판허가된 활성대조약을, 현시점에서 다시 위약과 비교하는 임상시험을 실시하면 이번에는 활성대조약의 효능이 위약에 비하여 우위함을 보이지 못하는 경우도 발생할 수 있다.

(2) 그 이유는 피험자의 특징을 포함하여 임상시험의 여러 측면이 과거의 임상시험과 현재의 임상시험에서 정확하게 동일하지 않아서일 수도 있고, 위약의 효과가 매우 크고 변동이 심해서일 수도 있으며, 활성대조약의 약효 크기가 아주 작거나 또는 변동이 심해서일 수도 있다.

10.4 Assay Sensitivity

과거의 임상시험을 통해 이미 효과가 입증된 활성대조약active control이 현재의 임상시험에서 그 효과가 재현되지 않을 수 있다는 것을 10.3절에서 살펴보았다. 그래서 시험약이 활성대조약보다 비열등함을 보임으로써, 시험약이 위약보다 효과가 우위함을 보이고자 한다면 과거의 임상시험을 통해 이미 효과가 입증된 활성대조약이 현재의 임상시험에서도 그 효과가 그대로 재현된다는 조건이 만족되어져야 한다. 이러한 개념을 나타내주는 것이 비열등성 임상시험에서의 assay sensitivity이다. ICH E10에 의하면 assay sensitivity의 정의는 다음과 같다(ICH E10 2001).

> Assay sensitivity is a property of a clinical trial defined as the ability to distinguish an effective treatment from an ineffective treatment.

즉 assay sensitivity를 갖춘 임상시험은 효과 없는 치료제와 효과 있는 치료제를 구별해낼 수 있도록 설계된 임상시험을 말한다. assay sensitivity를 비유로 설명하면 '변별력이 있는 시험문제'로 설명해볼 수 있다. assay sensitivity란 효과 있는 치료제와 효과 없는 치료제를 구별해줄 수 있는 임상시험의 성질이다. 마찬가지로 변별력이 있는 시험문제란 공부를 열심히 한 학생과 공부를 전혀 하지 않은 학생을 구별해줄 수 있는 문제를 말한다.

ICH E10은 assay sensitivity를 직접적으로 확인할 수 있는 방법을 다음처럼 제시하고 있다(ICH E10 2001).

> When two treatments within a trial are shown to have different efficacy (i.e., when one treatment is superior), that finding itself demonstrates that the trial had assay sensitivity.

즉 어떤 임상시험이든지 그 임상시험 안에 두 치료제의 효능이 다른 것을 보인 경우, 다시 말하면 한 치료제가 다른 치료제보다 효능이 우월한 것을 보인 경우, 그러한 발견 자체가 그 임상시험은 assay sensitivity를 갖춘 것을 입증한다는 것이다. 그 이유는 이러한 발견이 효과 있는 치료제와 효과 없는 치료제를 구별해내었다고 보기 때문에, assay sensitivity의 정의에 의하여 그 임상시험은 assay sensitivity를 갖추었다고 판단하는 것이다.

자 그럼 우월성 임상시험에서 assay sensitivity를 갖추려면 어떤 조건을 만족해야 하는지 살펴보자. 시험약과 위약을 비교하여, 시험약이 위약보다 우월함을 보임으로써 그 시험약의 시판허가를 받고자 하는 우월성 임상시험에서 assay sensitivity의 개념은 쉽고 단순하다. 만일 그 시험약이 효과가 있다면 이를 위약과 비교해서 그 효과의 차이를 찾아내는 방법은 높은 검정력을 가지면 충분하기 때문이다. 검정력을 높이기 위해서는 표본크기를 크게 하면 된다. 그러므로 우위성 임상시험에서 assay sensitivity의 문제는 표본크기를 충분히 크게 하여 충분히 높은(80% 또는 90%) 검정력을 갖도록 하는 것이므로 특별히 더 논의할 것이 없다.

반면에 비열등성 임상시험에서는 시험약이 활성대조약보다 비열등함을 보이는 것이 목표

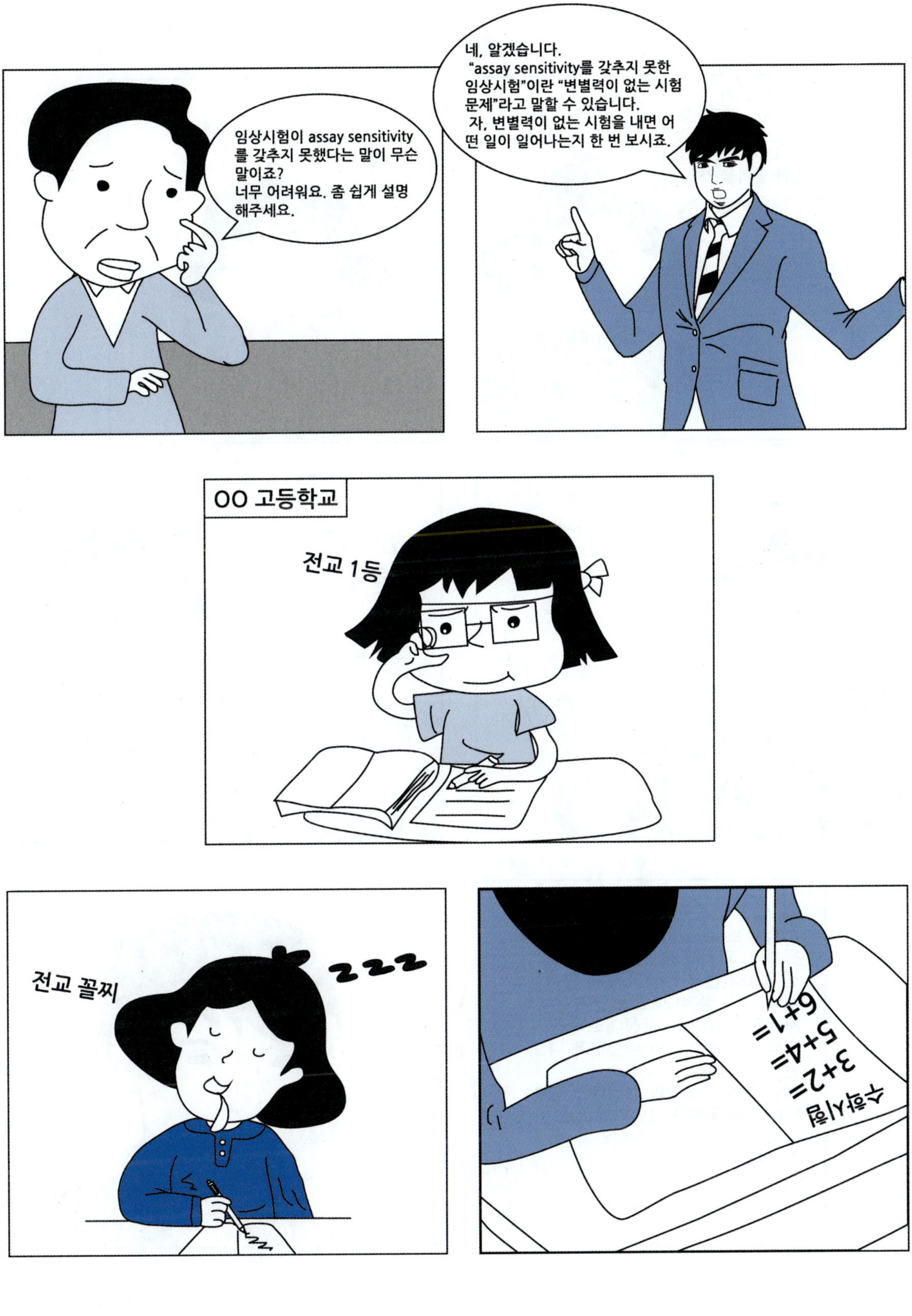

임상시험이 assay sensitivity를 갖추지 못했다는 말이 무슨 말이죠?
너무 어려워요. 좀 쉽게 설명해주세요.
네, 알겠습니다.
"assay sensitivity를 갖추지 못한 임상시험"이란 "변별력이 없는 시험문제"라고 말할 수 있습니다.
자, 변별력이 없는 시험을 내면 어떤 일이 일어나는지 한 번 보시죠.
OO 고등학교
전교 1등
전교 꼴찌
수학시험
3+2=
5+4=
6+1=

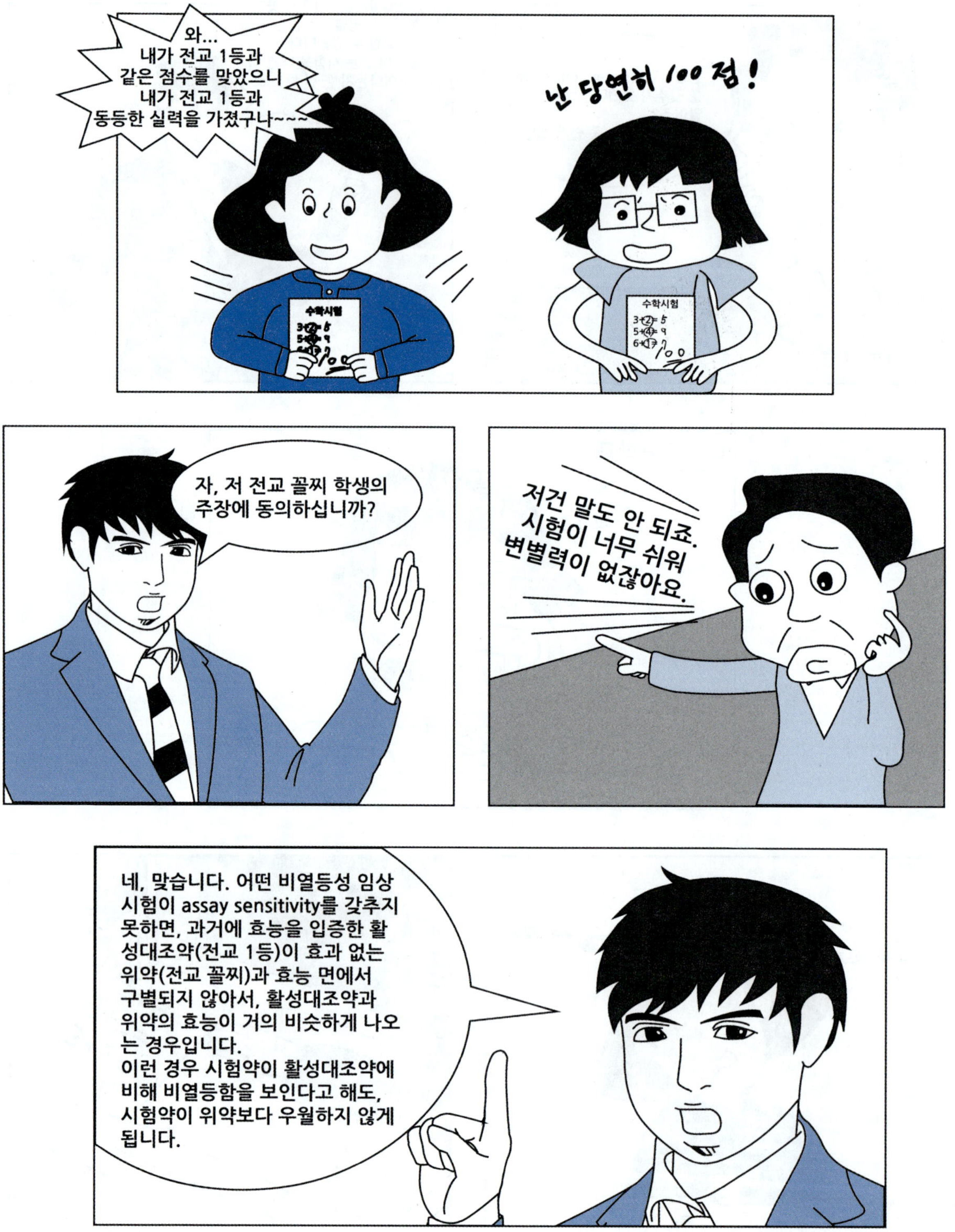
와…
내가 전교 1등과
같은 점수를 맞았으니
내가 전교 1등과
동등한 실력을 가졌구나~~~
수학시험
난 당연히 100 점!
수학시험
3+②=5
5+④=9
6+①=7
100
자, 저 전교 꼴찌 학생의
주장에 동의하십니까?
저건 말도 안 되죠.
시험이 너무 쉬워
변별력이 없잖아요.
네, 맞습니다. 어떤 비열등성 임상
시험이 assay sensitivity를 갖추지
못하면, 과거에 효능을 입증한 활
성대조약(전교 1등)이 효과 없는
위약(전교 꼴찌)과 효능 면에서
구별되지 않아서, 활성대조약과
위약의 효능이 거의 비슷하게 나오
는 경우입니다.
이런 경우 시험약이 활성대조약에
비해 비열등함을 보인다고 해도,
시험약이 위약보다 우월하지 않게
됩니다.

이므로, 한 치료제가 다른 치료제보다 우월함을 보일 기회가 거의 없다. 그러므로 비열등성 임상시험이 assay sensitivity를 만족시킨다는 것은 다음과 같다. 활성대조약은 과거의 임상시험을 통하여 이미 위약에 비해 효과가 M_1만큼 더 좋음을 보였으므로, 현재 비열등성 임상시험에서도 만일 위약군이 포함된다면(물론 실제로는 윤리적인 이유로 위약군은 포함되지 않는다), 활성대조약은 위약보다 효과가 M_1만큼 더 좋아야 한다는 의미이다. FDA 가이드라인은 다음처럼 기술하고 있다(US FDA 2010a).

> Assay sensitivity is an essential property of a non-inferiority trial. Assay sensitivity is the ability of the trial to have detected a difference between treatments of a specified size, M_1 (the entire assumed treatment effect of the active control in the non-inferiority trial), if such a difference were present. Stated in another way, assay sensitivity means that had the study included a placebo, a control drug-placebo difference of at least M_1 would have been demonstrated.

하지만 현재의 임상시험에 위약군이 존재하지 않으므로, assay sensitivity를 확신할 수 있는 방법은 엄격한 의미에서는 없다고 볼 수 있다. 하지만 FDA 가이드라인은 다음의 세 조건이 만족되면 간접적으로 assay sensitivity를 확인할 수 있는 방법을 제시하고 있다(US FDA 2010a, ICH E10).

(1) HESDE(Historical evidence of sensitivity of drug effects)

비슷하게 디자인된 임상시험에서는 활성대조약이 위약보다 항상 효과가 있다는 과거의 증거가 필요하다. 이는 활성대조약의 효과가 매우 믿을만하며 안정적이라는 의미이다. 그래야만 현재 비열등성 임상시험에서도 활성대조약의 효과가 믿을만하게 재현되리라 생각할 수 있기 때문이다(US FDA 2010a).

> HESDE means that appropriately designed and conducted trials in the past that used a specific active treatment regularly showed this treatment to be superior to placebo. These consistent findings allow for a reliable estimate of the drug's effect size compared to placebo in those past studies, a reasonable starting point for estimating its effect in the non-inferiority trial.

반면에 우울증, 불안증, 불면증, 협심증, 증상성 심부전(즉, 증상이 있는 심부전), 과민성 대장증후군 증상, 통증에 대한 치료제 경우에는 과거의 임상시험에서 위약에 비하여 효과를 보인 시험약이 현재 임상시험에서는 위약보다 효과가 우위함을 보이지 못하는 사례가 종종 발생하였다. 따라서 그러한 증상치료제인 경우에는 HESDE가 성립한다고 말하기 어렵다(US FDA 2010a). 다시 말하면 이러한 질병의 치료제들은 비록 과거의 임상시험에서는 위약보다 효과가 있음을 입증했다고 하더라도, 현재의 임상시험에서는 위약보다 효과를 보이지 못할 가능성이 있다는 것이다.

> HESDE cannot be determined for many symptomatic treatment, where well-designed and conducted often fail to distinguish drug from placebo (e.g., treatments for depression, anxiety, insomnia, angina, symptomatic heart failure, symptoms of irritable bowel disease, and pain). In those cases, there is no reason to assume that an active control would have shown superiority to a placebo in any given non-inferiority study.

(2) 현재 비열등성 임상시험과 과거의 임상시험과의 유사성(Similarity of the current non-inferiority trial to the historical studies – the "constancy assumption")

만일 활성대조약이 위에서 설명한 HESDE를 만족한다면, 이는 그 활성대조약의 (위약에 비한) 약효의 크기가 (어느 정도의 변동이 있기는 하지만) 상당히 일정하고 안정적이라는 결론을 내릴 수 있다. 그러므로 현재 비열등성 임상시험을 과거에 활성대조약과 위약을 비교한 임상시험과 아주 비슷하게 디자인한다면, 현재 비열등성 임상시험에서도 그 활성대조약은 (비록 위약군이 존재하지 않지만) 위약에 비하여 일정한 약효의 크기를 가질 것이라고 예상할 수 있다.

구체적으로는 피험자 모집단의 특징, 중요한 병용 치료약, 평가변수의 정의, 활성대조약의 용량, 선정기준, 분석방법 등이 현재 비열등성 임상시험과 과거에 활성대조약과 위약을 비교한 임상시험이 아주 비슷해야 한다는 것이다. 만일 HESDE를 만족하는 활성대조약을 사용하여 현재 비열등성 임상시험과 과거 임상시험이 아주 비슷하게 디자인된다면, 활성대조약의 효과는 과거에나 현재에나 변하지 않고 일정하리라 예상할 수 있으므로, 이를 constancy assumption이라고 부른다(US FDA 2010a). Constancy assumption에 대해서는 다음 절에서 보다 자세히 살펴볼 것이다.

> The conclusion that HESDE can be used to choose M_1 for the new non-inferiority study can be reached only when it is possible to conclude that the non-inferiority study is sufficiently similar to the past studies with respect to all important study design and conduct features that might influence the effect size of the active control. This is referred to as the "constancy assumption". The design features of interest include the characteristics of the patient population, important concomitant treatments, definitions and ascertainment of study endpoints, dose of active control, entry criteria, and analytic approaches.

(3) 현재 비열등성 임상시험을 매우 높은 수준으로 관리하는 것(Good study quality)

만일 활성대조약이 위에서 설명한 HESDE를 만족하고, 현재 비열등성 임상시험을 과거에 활성대조약과 위약을 비교한 임상시험과 아주 비슷하게 디자인하고 나면, 현재 비열등성 임상시험을 매우 잘 관리해서 높은 질적 수준을 유지해야 한다.

이렇게 세 가지 조건이 모두 만족이 된다면, 현재 비열등성 임상시험에서도 그 활성대조약은 (비록 위약군이 존재하지 않지만) 위약에 비하여 일정한 약효의 크기를 가질 것이라고 예상할 수 있다. 만일 현재 비열등성 임상시험이 잘 관리되지 않는다면 임상시험 도중에 여러 가지 오류들이 발생하여, 관측된 시험약과 활성대조약의 차이는 실제 시험약과 활성대조약의 차이보다 줄어드는 현상이 발생할 수 있다. 이러한 일이 발생하면 실제로는 시험약이 활성대조약에 비하여 비열등하지 않은데(즉 열등한데), 비열등하다고 잘못 결론을 내릴 가능성이 커지게 된다. 비열등성 임상시험이 잘 관리되지 않는 예로는 선정기준을 제대로 준수하지 않았다거나, 피험자들의 순응도가 낮거나, 시험약의 효과에 영향을 줄 수 있는 병용 약물을 복용하거나, 측정방법이 부정확하거나, 배정된 치료법을 수행함에 오류가 있는 경우 등이 있다(US FDA 2010a). 비열등성 임상시험이 잘 관리되지 않는 경우, 극단적으로 발생할 수 있는 문제점은 10.9절에 기재하였다.

A variety of study quality deficiencies can introduce what is known as a "bias toward the null", where the observed treatment difference in an non–inferiority study is decreased from the true difference between treatments. These deficiencies include imprecise or poorly implemented entry criteria, poor compliance, and use of concomitant treatments whose effects may overlap with the drugs under study, inadequate measurement techniques, or errors in delivering assigned treatments. Many such defects have small (or no) effects on the variability of outcomes (variance) but reduce the observed difference C–T, potentially leading to a false conclusion of non–inferiority.

위 세 조건을 요약하면 다음과 같다. 활성대조약은 (위약에 비하여) 존재하는 약효의 크기가 변동이 심하지 않고 상당히 안정적이면서 일정하다는 것이다. 그래서 현재 임상시험의 디자인을 과거 임상시험과 가능한 같게 해주고, 현재 비열등성 임상시험도 오류 없이 높은 질적 수준으로 수행하면, 현재 임상시험에서도 활성대조약은 여전히 위약보다 효과가 우월하리라 예상할 수 있다는 것이다. 이는 약효 없는 위약과 약효가 있는 활성대조군을 구별해낼 수 있는 능력을 비열등성 임상시험이 갖고 있는 것이므로, 비열등성 시험을 assay sensitivity를 갖추었다고 말할 수 있는 것이다.

위 세 조건이 만족되어 비열등성 임상시험에서 assay sensitivity가 존재한다고 가정해보자. 즉 활성대조약이 가상의 위약에 비하여 효과가 있다고 가정해보자. 물론 위약군이 없으므로 이는 확인할 수 없는 가정이다. 이 경우 시험약이 활성대조약에 비하여 비열등하다면, 우리는 시험약이 위약보다 효과가 있다고 결론 내리게 된다. 그렇게 결론을 내릴 수 이유는 비열등성 마진을 그렇게 잡기 때문인데, 이는 10.6절에서 그 이유를 설명할 것이다.

비열등성 임상시험을 마치고 나서 비열등성 임상시험에서 기저치 대비 활성대조약의 효과와, 과거 임상시험에서의 기저치 대비 활성대조약의 효과를 비교해보는 것은 assay sensitivity를 불완전하게나마 어느 정도 확인해 볼 수 있는 또 하나의 방법이다. 만일 두 효과가 크게 다르면 현재 비열등성 임상시험이 assay sensitivity를 갖추었는지에 대한 의심이 커지게 된다.

반면에 13.4.1절에서는 바이오시밀러와 대조약과의 동등성을 보이는데 assay sensitivity를 보이기 위하여 위약군을 포함하는 3개의 군(시험군, 대조군, 위약군)으로 이루어진 임상시험을 실시하여, 대조군이 위약군보다 효능이 우월함을 직접 보임으로써 assay sensitivity를 확인하는 방법을 사용하였다.

그렇다면 과거 임상시험에서는 활성대조약이 위약보다 효과가 우위하였는데, 현재의 비열등성 임상시험에서는 그 활성대조약의 효과가 재현되지 않는 이유는 무엇일까? 명확하게 알 수는 없지만 다음의 이유들을 추측해볼 수 있다.

(i) 위약 효과가 대단히 큰 경우이다. 아마도 표 10.1의 결과가 이에 해당할 수 있을 것이다. 특히 우울증 같은 분야에서 위약 효과가 크다고 알려져 있다.

(ii) 활성대조약의 약효 크기가 아주 작거나 또는 변동이 심한 경우이다. 이런 경우 활성대조약의 효과는 재현되지 않을 수 있다.

(iii) 과거의 임상시험과 현재의 비열등성 임상시험의 주요한 특징들이 다른 것이다. 그러한 특징으로는 피험자 선정기준, 실제로 투여된 활성대조약, 용량, 1차 유효성 평가

표 10.2 임상시험의 assay sensitivity를 감소시키는 요소(ICH E10 2001)
(1) Poor compliance with therapy
(2) Poor responsiveness of the enrolled study population to drug effects
(3) Use of concomitnat non-protocol medication or other treatment that interferes with the test drug or that reduces the extent of the potential response
(4) An enrolled population that tends to improve spontaneously, leaving no room for further drug-induced improvement
(5) Poorly applied diagnostic criteria (patients lacking the disease to be studied)
(6) Biased assessment of endpoint because of knowledge that all patients are receiving a potentially active drug, e.g. a tendency to read blood pressure responses as normalized, potentially reducing the difference between test drug and control

변수를 평가한 방법, 부적격 피험자를 제외시키기 위한 run-in period, 약 투여 방법 및 투여 시기 등이 있을 수 있다. 그 외에도 ICH E10에는 assay sensitivity를 감소시키는 요소들을 언급하였는데, 표 10.2에 제시되어 있다.

Assay sensitivity를 만족하지 못하는 대표적인 분야가 우울증antidepressant 분야이다. 그 외에도 진통제analgesics, 불안완화제anxiolytics, 항고혈압제antihypertensives, 수면제hypnotics, 항협심증제antianginal agents, 심부전 치료제로서의 ACE 저해제angiotensin-converting enzyme inhibitors for heart failure, 심근경색 후의 베타차단제postinfarction beta-blockers, 항히스타민제antihistamines 등에서 종종 assay sensitivity를 만족하지 못함이 알려져 있다(Temple and Ellenberg 2000).

반면에 종양cancer, 감염증infectious disease과 같은 분야에서는 assay sensitivity가 잘 만족되는 것으로 알려져 있다(Temple and Ellenberg 2000). 일반적으로 위약 대비 활성대조약의 효과가 클수록, 활성대조약과 위약을 비교하는 임상시험 결과들 사이의 변동이 작을수록, 활성대조약이 위약보다 일정하게 우위함을 여러 번의 임상시험에서 증명될수록, 비열등성 임상시험을 사용하는 것이 적절하게 된다. 그러므로 비열등성 임상시험을 수행하고자 하는 경우에는 활성대조약과 위약을 비교하는 과거 임상시험(들)을 검토하여 이러한 조건들이 얼마나 만족되는지를 조사해야 한다.

assay sensitivity는 매우 중요한 개념이므로 다른 가이드라인에도 여러 번 등장한다. 질병별 가이드라인에 나오는 assay sensitivity에 대해 살펴보자.

(1) 진통제

미국 FDA 진통제 가이드라인에 assay sensitivity가 등장하는 부분은 다음과 같다(US FDA 2014).

비열등성 임상시험은 진통제의 효과를 입증해줄 디자인이 될 수 없다. 진통제 임상시험에서 만일 두 치료군 사이에 차이가 존재하지 않으면, 이는 두 치료제 모두 효능이 있을 수도 있고, 또는 두 치료제 모두 효능이 없을 수도 있다. 다르게 표현하면 assay sensitivity를 갖추지 못한 것이다.

> As a result, non–inferiority designs cannot provide definitive evidence of efficacy in analgesic trials. In an analgesic trial, if there is no difference between two active treatment groups, it may be because both treatments are successful in managing pain or because neither treatment was successful in managing pain. Another way to describe this is that the trial lacked **assay sensitivity.**

설사 위약대조군을 사용하는 경우에도 활성대조군을 포함시킬 것이 권고된다. 활성대조군이 있으면, 이는 시험약과 활성대조약의 효능을 비교할 수 있는 유용한 정보를 제공해주게 된다. 또한 시험약의 효능이 활성대조약과 차이를 보이지 못한 경우, 그 원인이 시험약의 효능이 정말로 존재하지 않는 것인지, 아니면 임상시험의 디자인 및 수행에 문제가 있는 것인지를 구별하는 데 활성대조군이 유용한 부가적인 정보를 제공해준다. 다르게 표현하면 활성대조군은 그 임상시험이 assay sensitivity를 갖추었는지를 평가하는 데 도움을 준다. 이러한 3군 임상시험에 대해서는 10.14절과 10.15절을 참고하길 바란다.

Even if a placebo-controlled design is used, sponsors are encouraged to include an active comparator in single-dose as well as multiple-dose trials. An active comparator may provide useful information on the relative utility of the investigational drug in that population, particularly when there is already an analgesic that is commonly used for the type of pain under evaluation. An active comparator also can provide additional information on **assay sensitivity** in a given trial, which can be helpful in distinguishing a trial that doesn't show a difference because of a lack of efficacy from one that failed because of problems with the design.

(2) 우울증

EMA 우울증 가이드라인의 경우에는 assay sensitivity 만족 여부에 대한 염려를 해결하기 위하여 위약군을 포함한 3군(시험군, 활성대조군, 위약군) 임상시험을 표준임상시험 디자인으로 다음처럼 권고하고 있다(EMA 2013). 그러면 시험약과 위약을 직접 비교할 수 있어서 내적으로 타당한internally validated 결과를 얻을 수 있고, 활성대조약과 위약을 직접 비교함으로써 assay sensitivity도 직접 확인할 수 있기 때문이다. 이러한 3군 임상시험에 대해서는 10.14절과 10.15절을 참고하길 바란다.

The dossier should include parallel group studies against placebo and active comparator (generally accepted standard treatment). Three-arm or multi-arm studies are strongly recommended for pivotal studies in phase III of development, as the trials will be internally validated and the problem of **assay sensitivity** can be addressed.

(3) 고혈압

고혈압 임상시험을 다룬 ICH E12에는 assay sensitivity가 아래와 같이 여러 군데서 등장한다(ICH E12A 2000).

시험약의 효능을 입증할 장기간 임상시험은 대개 활성대조약을 대조군으로 사용한다. 이러한 장기간 임상시험은 장기간 안전성을 평가하기 위해서도 필요하며, 임상시험 마지막 단계에서 시험약을 투여 받은 피험자들을, 시험약을 계속 투여 받는 군과 위약군으로 무작위배정하는 randomized withdrawal study 형태를 가지게 하는 것이 선호된다. 그 이유는 시험약을 계속 투여 받는 군과 위약군을 비교해보면 assay sensitivity를 평가할 수 있기 때문이다. 뿐만 아니라 시험약 투여를 중지한 경우 발생하는 withdrawal effect를 평가할 수 있기 때문이다.

> Long-term studies to show efficacy (and which are also needed for assessment of long term safety) would usually active controls, preferably with a placebo-controlled randomized withdrawal study at the end of treatment to establish **assay sensitivity** and assess possible withdrawal effects.

assay sensitivity를 확인해볼 수 있는 다른 장기간 임상시험 디자인은 환자들을 시험약, 활성대조약, 위약, 이렇게 3개의 군에 처음에 무자위배정하는 것이다. 그 후 위약군은 짧은 기간(예를 들면, 한 달) 동안만 유지하는 것이다.

> Another long-term active control trial design that could support **assay sensitivity** would be one in which patients are initially randomized to three treatments (test drug, active control drug and a placebo), with the placebo only maintained for short time (e.g.,one month).

ICH E12의 3.4절은 표준치료제와의 비교Comparison with Standard Therapy를 다루고 있는데, 그 내용은 다음과 같다. 시험약을 표준치료제와 비교하는 임상시험을 수행해야 하는지에 대한 여부는 각 지역(미국, 유럽, 일본 등)마다 다르다. 하지만 시험약과 표준치료제를 비교하는 비교연구comparative study는 모든 지역에서 관심을 가지는 사항이다.

> The need for studies comparing the new drug with current standard therapy varies among regions but comparative studies are of interest in all regions.

이러한 비교연구에서 고혈압 효능을 적절히 평가하기 위해서는 비교연구가 assay sensitivity를 갖추어야만 하는데 그 방법은 두 가지가 있다. 첫째는 위약군을 포함하는 것이고, 둘째는 임상시험 마지막에 위약군과 시험약(또는 활성대조약)을 두는 randomized withdrawal study를 하는 것이다.

> In order to assess antihypertensive efficacy, these trials need to document **assay sensitivity** through a placebo arm or a terminal placebo-controlled randomized withdrawal phase.

특히 단기간 임상시험의 경우에는 시험약, 활성대조약, 위약으로 이루어진 3개의 군을 두는 디자인이 특히 유용한데, 그 이유는 시험약과 위약을 비교하여 시험약의 효능에 대한 증거를 얻을 수 있고, 시험약과 활성대조약을 비교할 수 있기 때문이다. 만일 위약 대비 시험약의 효과가 예상보다 작은 경우에는 이러한 결과가 모집단 때문인지, 아니면 시험약과 활성대조약이 위약에 비하여 작은 효과를 갖는 것과 같은 임상시험의 특징 때문인지, 아니면 활성대조약의 약효가 시험약보다 커서인지를 아는 것이 도움이 될 수 있다. 위약군 사용이 불가능한 장기 비교연구의 경우에는 ICH E12의 3.1절에서 기술한 방법을 사용하여 assay sensitivity를 보이는 것을 고려해보아야 한다. 이러한 3군 임상시험에 대해서는 10.14절과 10.15절을 참고하길 바란다.

For the short-term studies, a 3-arm design (test drug, active control drug, and placebo) may be particularly helpful as a study that not only supports efficacy but also makes a comparison with standard therapy. If the effect size (vs. placebo) is unusually small, it can be helpful to know whether this was the result of the study population, or other study features (test and control drugs both have small effects vs. placebo), or the drug (active control drug has a larger effect than test drug compared to placebo). For longer-term comparative studies, where concurrent placebo-control is not possible, the approaches to demonstrating **assay sensitivity** described in Section 3.1 should be considered.

핵심정리

(1) 우위성 임상시험에서 assay sensitivity는 표본크기가 충분히 커서 검정력이 충분히 높은 임상시험을 의미한다.

(2) 비열등성 임상시험이 assay sensitivity를 갖추었다고 말하는 경우는, 과거의 임상시험을 통하여 위약에 비해 효과가 M_1만큼 더 좋음을 보인 활성대조약이 현재의 비열등성 임상시험에서도 활성대조약이 가상의 위약(윤리적인 이유로 위약군은 현재 임상시험에서는 존재하지 않으므로)보다 효과가 M_1만큼 더 좋은 경우를 의미한다.

(3) 현재 임상시험에는 위약군이 없으므로 엄격한 의미에서는 비열등성 임상시험이 assay sensitivity를 갖추었는지를 평가할 방법은 없다.

(4) 하지만 활성대조약의 (위약에 비하여) 존재하는 약효의 크기가 상당히 안정적이고, 현재 비열등성 임상시험과 과거 임상시험이 디자인 측면에서 가능한 비슷하고, 현재 비열등성 임상시험이 높은 질적 수준으로 수행되면, 간접적으로 assay sensitivity가 만족된다고 평가할 수 있다.

10.5 Constancy Assumption

앞 절에서 여러 번 강조하였듯이 현재의 비열등성 임상시험에서는 위약군이 없다. 그런데 이 비열등성 임상시험의 목적은 시험약이 위약에 비하여 효능이 있음을 보이고자 하는 것이다. 이처럼 존재하지도 않는 위약군에 비하여 효능을 보이고자 하므로 추가적인 가정과 조건들이 필요하게 된다. 추가적인 가정이란 constancy assumption을 말하며, 아래에서 설명할 것이다. 추가적인 조건이란, 활성대조약이 위약에 비하여 효과가 있음을 보인, 과거 임상시험의 자료가 이용 가능하다는 것이다. 따라서 시험약 T와 활성대조약 C를 갖는 현재의 비열등성 임상시험과, 활성대조약 C와 위약 P를 갖는 과거의 임상시험자료를 합쳐서, 시험약 T가 위약 P에 비하여 효과가 있음을 보이려고 하게 된다. 우선 다음의 기호들을 정의해야 한다.

μ_T = 현재의 비열등성 임상시험에서 시험약 T를 투여 받는 피험자들의 1차 유효성 평가변수의 모평균,

μ_C = 현재의 비열등성 임상시험에서 활성대조약 C를 투여 받는 피험자들의 1차 유효성 평가변수의 모평균,

$\mu_{P,put}$ = 만일 현재의 비열등성 임상시험에서 위약 P를 투여 받는 피험자들이 있었다면, 그런 피험자들의 1차 유효성 평가변수의 모평균, 하지만 실제 현재 비열등성 임상시험에서는 위약군이 존재하지 않으므로, $\mu_{P,put}$는 가상(putative)의 값이다.

$\mu_{C|H}$ = 과거의 임상시험에서 활성대조약 C를 투여 받는 피험자들의 1차 유효성 평가변수의 모평균,

$\mu_{P|H}$ = 과거의 임상시험에서 위약 P를 투여 받는 피험자들의 1차 유효성 평가변수의 모평균

이라 하고, 1차 유효성 평가변수는 높은 값일수록 더 좋다고 가정하자.

현재의 비열등성 임상시험에서 위약을 투여 받는 피험자들이 있었다면, 그런 피험자들의 1차 유효성 평가변수의 모평균 $\mu_{P,put}$와, 과거의 임상시험에서 위약을 투여 받는 피험자들의 1차 유효성 평가변수의 모평균 $\mu_{P|H}$가 같은 경우를 생각해보자. 즉 $\mu_P = \mu_{P,put} = \mu_{P|H}$. 마찬가지로 활성대조군의 모평균도 현재 임상시험과 과거 임상시험에서 모두 같다고 가정해보자. 즉 $\mu_C = \mu_{C|H}$. 이 경우에는 현재 비열등성 임상시험에서 얻어진 결과와 과거의 활성대조군에 대한 임상시험 결과를 다음처럼 간단하게 합쳐볼 수 있다.

$$(\mu_T - \mu_C) + (\mu_C - \mu_P) = \mu_T - \mu_P > 0$$

식 왼쪽의 두 번째 항이 양수로서 M보다 크고($\mu_C - \mu_P > M$), 식 왼쪽의 첫 항이 $-M$보다 크면($\mu_T - \mu_C > -M$), 식 오른쪽은 당연히 양수가 되어 우리가 원하는 $\mu_T > \mu_P$, 즉 시험약이 위약보다 약효가 우위함을 얻게 되는 것이다. 이것이 바로 비열등성 임상시험의 기

본 아이디어이다. 다시 말하면, 시험약과 활성대조군을 비교하는 현재 비열등성 임상시험의 결과와 과거에 활성대조군과 위약을 비교한 임상시험 결과를 합쳐서 궁극적으로 시험약이 위약보다 효과가 있음을 보이고자 하는 것이다.

다르게 표현하면 시험약과 위약의 '직접비교'가 어려우니까, '간접비교'를 사용하는 것이다. 하지만 위의 기본 아이디어에서는 $\mu_P = \mu_{P,put} = \mu_{P|H}$와 $\mu_C = \mu_{C|H}$라는 가정을 했으나 이 가정을 보다 완화한 constancy assumption을 가지고 논리를 전개할 것이다. constancy assumption 가정을 수식으로 표현하면 다음과 같다.

$$\mu_C - \mu_{P,put} = \mu_{C|H} - \mu_{P|H} \tag{10.3}$$

이 식의 왼편은 현재 비열등성 임상시험에서 활성대조약의 가상의 위약에 대비한 약효이고, 식의 오른쪽은 과거의 임상시험에서 활성대조약의 위약에 대비한 약효이다. 즉 constancy assumption이란, 위약에 대한 활성대조약의 효과가 과거의 임상시험에서나 현재의 비열등성 임상시험에서 똑같다는 가정이다. 하지만 현재 비열등성 임상시험에서는 위약군이 없으므로 constancy assumption은 현실적으로 확인해볼 길이 없는 가정인 셈이다.

만일 우리가 양의 값인 비열등성 마진을 다음의 식을 만족하도록 잡았다고 가정해보자.

$$\mu_{C|H} - \mu_{P|H} \geq M \tag{10.4}$$

그러면 우리에게 주어진 3개의 조건인 (10.1)에서의 대립가설, (10.2), (10.3)을 사용하여, 식 (10.2)의 대립가설을 다음처럼 보일 수 있게 된다.

$$\begin{aligned} & \mu_T - \mu_C > -M \geq -(\mu_{C|H} - \mu_{P|H}) && \because \text{(10.1) 대립가설과 (10.4)로부터} \\ \Rightarrow\ & (\mu_T - \mu_C) + (\mu_{C|H} - \mu_{P|H}) > 0 && \\ \Leftrightarrow\ & (\mu_T - \mu_C) + (\mu_C - \mu_{P,put}) > 0 && \because \text{(10.3)으로부터} \\ \Leftrightarrow\ & \mu_T - \mu_{P,put} > 0 && \end{aligned}$$

위 식이 의미하는 바는 비열등성 마진을 식 (10.4)를 만족하도록 잡고 constancy assumption이 만족된다면, 식 (10.1)의 대립가설인 $H_1 : \mu_T - \mu_C > -M$가 채택된다는 것은, 식 (10.2)의 대립가설인 $H_1 : \mu_T > \mu_{P,put}$를 만족시키게 된다는 것이다. 즉 시험약의 효과가 가상의 위약보다 효과가 더 크게 되는 것이다.

하지만 이 논리에는 우리가 증명하거나 확인해볼 수 없는 constancy assumption에 의존한다. 그러므로 constancy assumption이 성립하지 않으면, 비열등성 시험의 가설검정결과가 잘못될 수 있는데, 이는 제1종 오류가 우리가 목표로 하는 2.5%보다 크거나 작을 수 있는 것이다. 일반적으로 질병의 정의나 치료 방법이 세월의 흐름에 따라 현저한 변화가 있는 경우에는 constancy assumption이 만족된다고 주장하기 어려울 것이다(US FDA 2010a).

In general, where there has been substantial evolution over time in disease definition and treatment, supporting the constancy assumption may be difficult.

예를 들어 ACE inhibitor의 경우, 심부전 환자를 대상으로 한 임상시험에서 이뇨제diuretics 및 디곡신digoxin과 병용 투여 시 사망률을 감소시킨다고 보고되었다. 그러나 시간이 경과함에 따라 베타차단제beta blocker나 spironolactone과 같은 새로운 약들이 심부전 질환의 표준 치료제로 개발되었고, 이러한 약물과 ACE inhibitor 병용 투여 시에도 ACE inhibitor의 약효(심부전 환자에서의 사망률 감소효과)가 여전히 존재하는지에 대해 의문이 생기게 된 것이다(US FDA 2010a).

The effect of an ACE inhibitor on heart failure mortality has repeatedly been shown in studies where the drugs were added to diuretics and digoxin, but evolution in treatment since those studies were conducted raised questions about our understanding of the present-day effect of these drugs. Since the time of those studies, new medications (beta blockers, spironolactone) have come into standard care.

10.4절에서 논의한 assay sensitivity와 이 절에서 논의한 constancy assumption이 만족되는지의 여부에 대한 평가는 다소 주관적이다. 결국 이런 가정에 대한 검토는 먼저 제약회사가 하게 되고, 이러한 서류들을 심사기관에 제출하여 이에 대해 논의하게 된다. 이러한 논의 과정에서 위 가정들이 만족되는지를 판단하는 것은 심사기관의 고유한 영역이다.

각 질병마다 위 가정들이 만족되는지의 여부가 미리 결정되어 있는 것은 결코 아니다. 위 가정들은 각 질병마다가 아니라 각 활성대조약마다 평가되어야 할 것이다. 하지만 각 활성대조약마다 위 가정들이 만족되었는지의 여부가 어떤 논문이나 책에 명시되어 있는 것은 아니다. 또한 특정 활성대조약에 대해 과거에 위 가정들이 만족되었다고 하여도 현재에는 질병의 특성이 달라지거나 치료방법의 변화가 생겨서, 현재 시점에서는 다시 같은 활성대조약에 비하여 위 가정들이 만족되는지의 여부를 평가해야 할 수도 있다.

핵심정리

(1) 시험약 T와 활성대조약 C를 갖는 현재의 비열등성 임상시험과, 활성대조약 C와 위약 P를 갖는 과거의 임상시험 자료를 합쳐서, 시험약 T가 위약 P에 비하여 효과가 있음을 보이려는 것이 시험약의 시판허가를 받기 위한 비열등성 임상시험의 목적이다.

(2) Constancy assumption이란, 위약에 대한 활성대조약의 효과가 과거의 임상시험에서나 현재의 비열

등성 임상시험에서 똑같다는 가정으로서, 엄밀한 의미에서는 확인이 불가능한 가정이다.

(3) Constancy assumption이 만족되고 비열등성 마진을 $\mu_{C|H}-\mu_{P|H}\geq M$하게 잡으면, $H_1:\mu_T-\mu_C>-M$가 채택된다는 것이, 시험약이 가상의 위약보다 우위함을 나타내게 된다.

(4) 질병의 정의나 치료 방법이 세월이 흐름에 따라 현저한 변화가 있는 경우에는 constancy assumption이 만족된다고 주장하기 어려울 수 있다.

10.6 비열등성 마진을 정하는 방법

비열등성 임상시험에서 비열등성 마진의 선택은 대단히 중요한 일이며 어려운 일이고 논쟁이 많을 수 있는 분야이다(US FDA 2010a).

> Determining the NI margin is the single greatest challenge in the design, conduct, and interpretation of NI trials.

제약회사는 대체로 더 넓은 비열등성 마진을 선택하려고 할 것이다. 비열등성 검정에서 대립가설의 형태가 $H_1:\mu_T-\mu_C>-M$이므로, 비열등성 마진($M>0$)이 클수록 시험약이 활성대조약에 비하여 비열등하다고 결정되어 시판허가를 받을 가능성이 높아지기 때문이다. 반면에 심사기관은 넓은 비열등성 마진에 조심스러울 수밖에 없다. 왜냐하면 비열등성 마진을 너무 넓게 잡으면, 효과 없는 시험약을 활성대조약에 비하여 비열등하다고 판단하여 시판허가를 주는 오류를 범할 수 있기 때문이다.

비열등성 마진($M>0$)을 정하는 방법으로 미국 FDA 가이드라인은 통계적 마진(M_1)과 임상적 마진(M_2)을 사용하는 방법을 권고하고 있다(US FDA 2010a).

(1) 통계적 마진

통계적 마진은 $\mu_{C|H}-\mu_{P|H}\geq M_1$을 만족해야만 한다(US FDA 2010a).

> The margin $(M>0)$ can be no larger than the presumed entire effect of the active control in the non-inferiority trial, and the margin based on that whole active control effect is generally referred to as M_1.

통계적 마진은 현재 비열등성 임상시험에서 활성대조군의 갖으리라 예상되는 약효 $(\mu_C-\mu_{P,put})$의 크기보다 작아야만 한다는 것이다. 하지만 현재 비열등성 임상시험에서 활

성대조군이 갖으리라 예상되는 약효는 현재 비열등성 임상시험으로는 추정이 불가능한 $\mu_{P,put}$를 포함하고 있기 때문에 부득이하게 과거 임상시험의 자료를 활용하여 $\mu_C - \mu_{P,put} = \mu_{C|H} - \mu_{P|H}$라는 constancy assumption을 가정한 후, $\mu_{C|H} - \mu_{P|H} \geq M_1$을 만족하도록 비열등성 마진을 설정하는 것이다. 뿐만 아니라 현재 비열등성 임상시험은 assay sensitivity를 만족시켜야 한다(US FDA 2010a).

> M_1 is based on (1) the treatment effect estimated from the historical experience with the active control drug, (2) assessment of the likelihood that the current effect of the active control is similar to the past effect (the constancy assumption), and (3) assessment of the quality of the non-inferiority trial, particularly looking for defects that could reduce a difference between the active control and the new drug.

10.5절에서 설명하였듯이 통계적 마진($M_1 > 0$)이 $\mu_{C|H} - \mu_{P|H} \geq M_1$를 만족하도록 잡는 이유는 그래야만 constancy assumption 아래에서 식 (10.1)의 대립가설인 $H_1 : \mu_T - \mu_C > -M$가 채택된다는 것이 식 (10.2)의 대립가설인 $H_1 : \mu_T > \mu_{P,put}$를 만족하는 것이 되기 때문이다. ICH E9에도 통계적 마진은 다음을 만족해야 한다고 적혀있다(ICH E9 1998).

> The margin should be smaller than differences observed in superiority trials of the active comparator.

그렇다면 통계학적으로 어떻게 $\mu_{C|H} - \mu_{P|H} \geq M_1$을 만족하는 M_1을 잡을 수 있을까? 가장 간단한 방법은 활성대조약에 대한 과거의 임상시험 자료를 이용하여 $\mu_{C|H} - \mu_{P|H}$의 점추정치를 M_1으로 잡는 것이다. 하지만 assay sensitivity와 constancy assumption 등 확인하기 어려운 가정들 때문에 비열등성 임상시험의 결과를 잘못 해석할 수 있으므로, 보다 보수적인 방법인 $\mu_{C|H} - \mu_{P|H}$의 95% 또는 99% 신뢰구간의 하한을 M_1으로 잡는 방법이 널리 사용되는 것이다. 이렇게 잡은 M_1는 $\mu_{C|H} - \mu_{P|H} \geq M_1$를 만족한다는 것을 95% 또는 99% 확신할 수 있게 된다.

(2) 임상적 마진

임상적 마진($M_2 > 0$)이 필요한 이유는 통계학적으로는 시험약이 활성대조약에 비하여 M_1만큼 비열등하다는 것이 받아들여질 수 있다고 하더라도, 임상적으로는 받아들여질 수 없을 수도 있기 때문이다(US FDA 2010a).

> After all, the reason for using the non-inferiority design is the perceived value of the active control

drug. It would not usually be acceptable to lose most of that active control's effect in a new drug. It is therefore usual in non-inferiority studies to choose a smaller margin $(M_2 > 0)$ that reflects the largest loss of effect that would be clinically acceptable.

임상적 마진$(M_2 > 0)$의 결정은 통계적 이슈가 포함되지 않은 순수한 임상적 판단으로 이루어진다. 하지만 의사(또는 임상전문가)들마다 임상적 의견에 대한 다른 의견을 가질 수 있으므로, 명백한 하나의 값이 존재하지 않을 수도 있다. 이렇게 결정된 임상적 마진$(M_2 > 0)$은 통계적 마진$(M_1 > 0)$보다 클 수도 작을 수도 있다. 하지만 만일 임상적 마진$(M_2 > 0)$이 통계적 마진$(M_1 > 0)$보다 크게 나온다면, 임상적 마진은 통계적 마진까지만 갖는 것이 허용된다. 다시 말하면, 항상 $M_2 \le M_1$이라는 조건이 만족되어야만 한다. 그 이유는 비열등성 마진 M은 M_1보다 작거나 같아야 시험약이 위약에 비하여 효능이 있다는 것을 보일 수 있기 때문이다(US FDA 2000).

M_2 is a matter of clinical judgement, but M_2 can never be greater than M_1, even if, for active control drugs with small effects, a clinical judgement might argue that a larger difference is not clinically important. Even if that clinical judgement were reasonable, an M_2 greater than M_1 cannot be used to demonstrate that the test drug has any effect.

(3) 비열등성 마진

요약하면 비열등성 마진(M)은 M_1과 $M_2(M_2 \le M_1)$ 중 최솟값이어야 한다. 즉 $M = \min(M_1, M_2)$.

(4) 비열등성 검정 절차

(i) (1) (2) (3)에서 정해진 방법대로 비열등성 마진(M)을 결정한다.

(ii) 비열등성 마진(M)의 값이 결정되었으므로, 식 (10.1)에 있는 비열등성 임상시험에서 검정할 가설이 결정된다.

(iii) 식 (10.1)에 있는 $\mu_T - \mu_C > -M$은 $\mu_C - \mu_T < M$과 동일하므로, $\mu_C - \mu_T$에 대한 95% 신뢰구간의 상한이 M보다 작으면 시험약이 활성대조군보다 비열등하다고 결론을 내리게 된다.

(iv) 만일 assay sensitivity가 만족되고 constancy assumption이 만족된다고 판단되면, 시험약이 가상의 위약보다 효과가 있다고 결론 내리게 된다.

우월성 임상시험에서 일단 통계적 유의성을 보이고 나서는 임상적 유의성을 보여야 한다. 임상적 유의성을 판단하기 위해서는 통계적 유의성과는 별도로 임상전문가들의 판단이 필요하게 된다. 왜냐하면 통계적 유의성이 임상적 유의성을 의미하지 않을 수도 있기 때문이다. 반면에 비열등성 검정에서는 미리 정해진 마진을 통하여 일단 대립가설이 채택되면(비열등성을 입증하면) 임상적 유의성도 보여진 것이 된다(CHMP 2005). 그 이유는 비열등성 마진 M을 결정할 때, 이미 통계적 마진과 임상적 마진을 모두 고려하였기 때문이다.

Whether the observed difference is indeed clinically relevant is a matter of judgement. In contrast to an equivalence or non-inferiority trial where clinical relevance is addressed through the pre-study choice of Δ, in a superiority trial clinical relevance requires separate consideration: a statistical significant difference may not be clinically relevant.

위에서 살펴본 것처럼 비열등성 마진 M의 결정에는 임상적 마진(M_2)이 포함된다. 임상적 마진은 임상전문가들의 주관적인 판단이다. 그러므로 비열등성 마진은 명확한 하나의 정답이 있는 것이 아니며, 그 사회가 감내할 수 있는 적절한 값을 설정하면 그 값이 정답인 것이다.

최근에는 공통의 임상시험계획서를 사용하여 여러 지역(미국, 유럽, 일본 등)에서 동시에 임상시험을 진행하는 다지역임상시험이 큰 관심을 끌고 있다. 다지역임상시험에 대한 자세한 사항은 19장을 참고하길 바란다. ICH는 최근에 다지역임상시험에 대한 가이드라인을 발표하였는데(ICH E17 2016), 그 내용 중에는 각 지역이 다른 비열등성 마진을 포함할 수도 있다고 다음처럼 기술하고 있다. 이러한 내용은 비열등성 마진이 명확한 하나의 정답이 있는 것이 아니며, 그 사회가 감내할 수 있는 적절한 값을 설정하면 그 값이 정답이라는 점을 잘 보여준다고 볼 수 있다.

다지역임상시험의 주목적이 두 제품 간의 비열등성(또는 동등성)을 보이는 것인 경우, 마진은 전체 표본크기를 결정하는 데 매우 중요한 요소이며, 임상시험계획서에 사전에 명기되어야만 한다. 이상적으로는 동일한 마진이 모든 심사기관에 의하여 받아들여지는 것이다. 하지만 그렇게 되지 않는 경우에는 각 지역별로 받아들여지는 마진을 명확하게 임상시험계획서에 명기해야만 한다. 전체 표본크기는 가장 엄격한 마진에 근거하여 계산되어야 한다. 동일한 마진을 얻기 위한 모든 노력이 기울여져야 한다. 그러나 각 심사기관마다 다른 마진을 요구하는 경우에는 이에 대한 타당한 사유가 임상시험계획서에 명시되어야 한다(ICH E17 2016).

Where the primary objective of an MRCT is to assess non-inferiority (or equivalence) of two products, then the margin is a critical factor in determining the overall sample-size and should be pre-specified in the study protocol. Ideally, the same margin would be acceptable to all regulatory authorities, but if this is not the case, sections of the protocol should clearly specify which margin is in effect for which region and/or country involved in the trial, and the sample size calculation should take into consideration the most stringent margins. Every effort should be made to harmonize the choice of margin, but if different margins are required for different regulatory regions, the rationale should be provided in the protocol.

지금까지의 논의한 내용들을 그림으로 표현하여 다른 시각으로 이해해보자. 먼저 그림 10.1의 왼쪽은 현재 비열등성 임상시험을 나타내고, 3개의 막대그래프는 각각 시험약(mu_T), 활성대조약(mu_C), 가상의 위약(mu_P, put)의 효과크기를 나타낸다. 여기서 효과크기란 임상시험에서 관찰된 값이 아니라 모집단에 속하는 미지의 값이다.

예를 들어, 시험약의 막대그래프의 높이가 8이라는 것은, 현재 비열등성 임상시험에서 시험군에서 관찰된 값이 8이 아니라, 현재 시험약을 (우리나라의 또는 전 세계의) 모든 가능한 환자들에게 투여하였을 때 시험약의 효과 크기가 8이라는 의미이다. 즉 이 값은 원래 알 수 없는 값이지만 설명의 편의상 안다고 가정한 것이다. 통계학에서는 이런 값을 모수라고 하며 일반적으로 모르는 값이고, 따라서 추정 및 검정의 대상이 된다.

그림 10.1의 오른쪽은 과거 임상시험을 나타낸다. 과거 임상시험에서 활성대조약(mu_C|H)과 위약(mu_P|H)의 효과 크기는 각각 10과 3이므로, 과거 임상시험에서 위약 대비 활성대조약의 효과 크기는 7(= 10 − 3)이다.

현재 비열등성 임상시험에는 윤리적인 이유로 위약군은 존재하지 않는다. 그러므로 그림

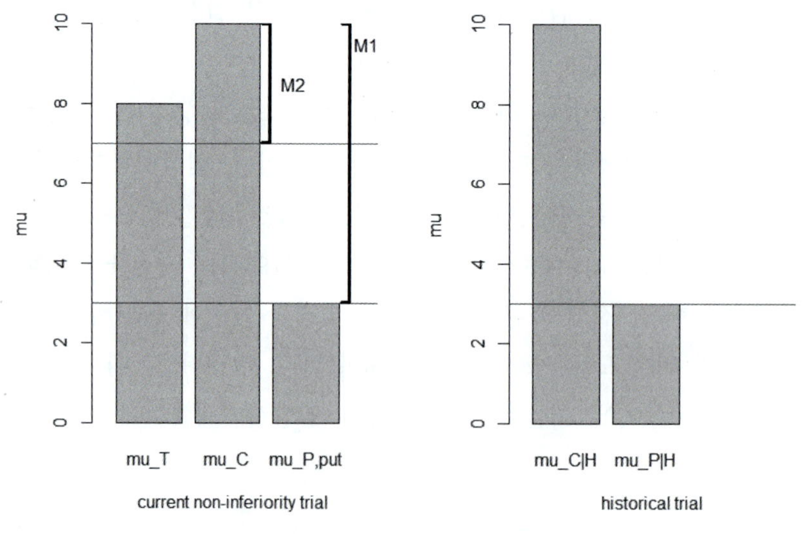

그림 10.1 통계적 마진 M1과 임상적 마진 M2

10.1의 왼쪽에는 원래 시험약과 활성대조약을 나타내는 두 개의 막대그래프만 있어야 한다. 하지만 설명의 편의상 가상의 위약이 존재한다고 가정하여 가상의 위약에 해당하는 막대그래프도 그려 넣은 것이다. 그리고 그림 10.1의 왼쪽에 있는 활성대조약과 가상의 위약의 효과 크기는 각각 10과 3이므로, 현재 임상시험에서 (가상의) 위약 대비 활성대조약의 효과 크기는 7(= 10 − 3)이다. 이 값은 과거 임상시험에서 위약 대비 활성대조약의 값과 동일하므로, 그림 10.1은 constancy assumption이 만족되는 경우를 표현하고 있다.

10.2절에서 시험약이 시판허가를 받기 위한 최소한의 요건은 시험약의 효능이 위약보다 우월함을 보이는 것이라고 설명한 바 있다. 그러므로 그림 10.1의 왼쪽에 있는 시험약의 막대그래프(효과크기)는 3보다만 크면 된다. 따라서 이론적으로 통계적 마진 M1은 7(= 10 − 3)이다. 하지만 실제 비열등성 임상시험에서는 M1 값을 추정해야 하고 확인이 불가능한 assay sensitivity와 constancy assumption 때문에, 이 절에서 이미 설명한 바와 같이 신뢰구간의 하한을 사용하여 보수적으로 추정하게 되므로 실제 추정하여 사용하는 M1 값은 7보다는 작게 될 것이다.

하지만 설명의 편의상 통계적 마진 M1을 7로 잡았다고 가정해보자. 그 다음은 임상적 마진 M2를 결정해야 하는데, 임상전문가들의 판단에 의하면 임상적으로 받아들일 수 있는 시험약과 활성대조약 간의 최대 약효 차이가 3이라고 가정해보자. 그러면 임상적 마진 M2는 3이 된다. 최종적으로 비열등성 마진은 통계적 마진과 임상적 마진의 최솟값이므로 7과 3 중에 최솟값을 취하니, 3이 최종적인 비열등성 마진이 되는 것이다.

최종적으로 비열등성 마진을 3으로 잡은 경우, 시험약의 효과는 활성대조약의 효과와 그 차이가 3 미만이어야 비열등하다고 결론 내리게 된다. 다시 말하면 활성대조약과 비열등성 마진 간의 차이가 3이므로 시험약의 효과는 7보다 커야만 시험약이 활성대조약에 비하여 비열등하다고 결론 내리게 된다. 만일 시험약의 효과 크기가 7보다 큰 경우, 그 시험약의 효과는 가상의 위약보다 우월하고, 활성대조약과 임상적으로 의미 있는 차이가 나지도 않아서 시판허가를 받는 데 필요한 모든 조건을 만족하게 된다.

비열등성 마진에 대한 이슈에서 가장 중요한 점은 비열등성 마진은 사전에 결정하여 임상시험계획서에 명기해야 하며, 임상시험이 종료된 후에 변경할 수 없다는 점이다. 그 이유는 너무 자명하다. 임상시험이 종료된 후에 시험군과 활성대조군 간에 관찰된 값의 차이를 알고 나면, 시험약이 활성대조약에 비해 비열등하다는 결론을 내리게 해주는 비열등성 마진을 고르는 것이 항상 가능하기 때문이다. 예를 들어, 시험약과 활성대조약의 관찰된 약효 크기가 각각 6과 10이라고 가정해보자. 그러면 비열등성 마진을 4보다만 크게 잡으면, 시험약은 활성대조약에 비하여 비열등하게 되기 때문이다. 이처럼 임상시험 종료 후에 비열등성 마진을 변경하면 안 된다는 것을 EMA 가이드라인은 다음처럼 강조하고 있다(CHMP

2005).

A conclusion of equivalence or non-inferiority clearly depends upon the value of Δ chosen as the maximum acceptable difference. **It is always possible to choose a value of Δ which leads to a conclusion of equivalence or non-inferiority if it is chosen after the data have been inspected.**

핵심정리

(1) 비열등성 마진($M>0$)은 통계적 마진(M_1)과 임상적 마진(M_2)을 사용하여 결정된다.

(2) 통계적 마진(M_1)은 과거 임상시험 자료를 이용하여 $\mu_{CH}-\mu_{PH}$의 95% 또는 99% 신뢰구간의 하한으로 잡는 방법이 흔히 사용된다.

(3) 임상적 마진($M_2>0$)은 임상적 판단에 의하여 이루어지므로, 명백한 하나의 값이 존재하지 않을 수도 있다.

(4) 임상적 마진은 통계적 마진보다 작거나 같은 것만이 허용된다.

(5) 비열등성 마진(M)은 통계적 마진과 임상적 마진 중 최솟값으로 정의된다.

10.7 과거의 다수의 임상시험을 통하여 효능이 믿을만하게 입증된 대조약을 선택하는 것이 중요하다

비열등성 임상시험에서는 결국 식 (10.1)에 주어진 가설을 검정하게 되는 것이므로 어떤 대조약을 선택하느냐에 따라 결과가 달라질 수 있다. 그러므로 비열등성 임상시험에서 대조약을 잘 선택하는 일은 대단히 중요한 일이라고 할 수 있다. 비열등성 임상시험에서 대조약이 갖추어야 할 조건은 다수의 과거 임상시험을 통하여 그 효능이 믿을만하게 입증되었고, 그러한 증거들이 문서로 남아 있어서 사용 가능해야 하며, 현재 임상시험에서도 그 효능이 비슷하게 나타나리라고 예상할 수 있어야 한다. 또한 현재 비열등성 임상시험은 1차 유효성 평가변수, 대조약의 용량, 선정기준 등과 같은 임상시험의 중요한 특징들이 과거의 임상시험과 같도록 디자인해야 한다. 그래야만 대조약의 효능이 현재 비열등성 임상시험에서도 과거 임상시험에서처럼 나타날 것이라고 예상할 수 있기 때문이다(ICH E9 1998).

Active comparators should be chosen with care. An example of a suitable active comparator would be a widely used therapy whose efficacy in the relevant indication has been clearly established and quantified in well-designed and well-documented superiority trial(s) and that can be reliably expected to exhibit similar efficacy in the contemplated active control trial. To this end, the new trial should have the same important design features (primary variables, the dose of the active comparator, eligibility criteria, and so on) as the previously conducted superiority trials in which the active comparator clearly demonstrated clinically relevant efficacy, taking into account advances in medical or statistical practice relevant to the new trial.

10.8 비열등성 임상시험이 관리가 제대로 되지 않으면 시험약이 효능이 있다고 잘못 판단할 가능성이 커진다

우월성 임상시험에서는 시험약의 효능이 대조약의 효능보다 우월함을 보이는 것이 목표이므로 임상시험이 제대로 관리되지 않으면(예를 들어, 피험자들이 약을 잘 복용하지 않으면) 그 임상시험은 실패할 가능성이 높아지게 된다. 그렇기 때문에 우월성 임상시험에서는 임상시험계획서 위반사항이 가능한 발생하지 않도록 최선을 다하게 된다.

하지만 비열등성 임상시험에서는 임상시험이 제대로 관리되지 않아 임상시험계획서 위반이 많이 발생하면, 사실은 시험약이 대조약에 비하여 열등함에도 불구하고 비열등하다고(즉 비슷하다고) 잘못 결론을 내리는 경우가 가끔 발생할 수 있다. 설명의 편의상 극단적인 예를 들어보자. 우선 시험약이 대조약보다 효능이 열등하다고 가정해보자. 임상시험을 통하여 시험약이 대조약보다 효능이 열등함을 보이기 위해서는 모든 피험자들이 자신에게 배정된 약을 제대로 잘 복용해야만 한다. 하지만 시험군과 대조군에 있는 많은 수의 피험자들이 약을 제대로 복용하지 않은 경우에는 시험약과 대조약이 효능에 차이가 있음에도 불구하고 이를 보여줄 기회가 충분하지 않아 시험약과 대조약의 효능이 비슷해 보이게 결과가 나올 것이고, 이를 통계분석하면 시험약은 대조약보다 비열등하다고 잘못 결론을 내릴 가능성이 생기게 된다. 다른 경우로는 중도탈락이 많이 발생하여 표본크기가 줄어드는 경우를 생각해볼 수 있다. 표본크기가 줄어들면 실제로는 시험약이 대조약에 비하여 효능이 열등함에도 불구하고, 이를 찾아줄 검정력이 부족하여 시험약과 대조약의 효능은 비슷해 보이게 하는 결과가 나올 수 있고, 이를 통계분석하면 시험약은 대조약보다 비열등하다고 잘못 결론을 내릴 가능성이 생기게 된다. 그러므로 우월성 임상시험에서도 임상시험을 높은 수준으로 수행해야 하지만, 비열등성 임상시험에서는 특히 더 높은 수준으로 임상시험을 계획하고 수행해야만 한다(US FDA 2010a).

It should be recognized that although most investigators seek to carry out high quality trials, the incentives in an NI are perverse, and quite different from those in superiority trials. In a superiority trial, sloppiness can lead to study failure, and major efforts in trial conduct and monitoring are therefore devoted to avoiding it. In general, sloppiness of any sort obscures true treatment differences. In an NI trial, in contrast, where the goal is to show no difference (or no difference greater than M), poor quality can sometimes lead to an apparent finding of non-inferiority that is incorrect. There is therefore a critical need for particular attention to study quality and conduct when planning and executing an non-inferiority trial.

이러한 비열등성 임상시험의 특징에 대해 ICH E9도 다음처럼 비슷한 내용을 기술하고 있다. 즉 임상시험의 디자인과 수행에서 많은 문제가 발생하면 시험약과 대조약의 효능이 비슷해 보이는 방향으로 편의bias가 발생하는 경향이 있다는 것이다. 그래서 실제로는 시험약이 대조약보다 효능이 열등함에도 불구하고 비슷하다고(비열등하다고) 잘못 결론을 내릴 가능성이 커질 수 있다는 것이다. 그러므로 선정기준 위반, 중도탈락, 임상시험계획서 위반과 같은 일들이 발생하는 것을 최소화는 것이 특별히 중요하다는 것이다(ICH E9 1998).

> The equivalence (or noninferiority) trial is not conservative in nature, so that many flaws in the design or conduct of the trial will tend to bias the results towards a conclusion of equivalence. For these reasons, the design features of such trials should receive special attention and their conduct needs special care. For example, it is especially important to minimize the incidence of violations of the entry criteria, noncompliance, withdrawals, losses to follow-up, missing data, and other deviations from the protocol, and also to minimize their impact on the subsequent analyses.

핵심정리

우위성 임상시험과는 달리 비열등성 임상시험은, 임상시험을 잘 관리하지 않으면 시험약이 대조약에 비하여 약효가 떨어짐(열등함)에도 불구하고, 시험약의 효능이 대조약의 효능과 비슷해 보이는 방향으로 편의가 발생하여, 시험약의 약효가 떨어지지 않는다고(비열등함) 잘못 판단할 가능성이 더 커진다.

10.9 비열등성 임상시험은 매우 잘 관리되어야 한다

어느 임상시험이나 잘 관리되어야 한다는 것은 너무 당연한 일이다. 하지만 비열등성 임상시험에서는 특히 그러하다. 극단적인 예를 들어보자. 1차 유효성 평가변수가 연속형 변수이고, 시험약과 위약을 비교하는 우위성 임상시험에서 귀무가설은 $H_0 : \mu_T = \mu_P$이고 대립가설은 $H_1 : \mu_T \neq \mu_P$가 된다. 임상시험은 대부분의 경우 이중맹검으로 진행되므로 임상연구자(의사)는 어느 피험자가 시험약을 투여 받는지 위약을 투여 받는지 알 수 없다. 시험군과 위약군에 100명씩 총 200명의 피험자가 있다고 가정하자. 만일 임상연구자(의사)가 모든 피험자들의 CRF에 동일한 1차 유효성 평가변수 값을 써 넣은 경우를 생각해보자(물론 실제로는 이런 경우는 없을 것이지만 설명의 편의상 생각해보자). 이 경우 시험군과 위약군의 표본평균은 같아지므로 우위성 검정의 경우에는 당연히 대립가설을 채택하지 못하고 귀무가설을 채택하게 되어, 우위성 임상시험의 목적인 대립가설을 채택하는 데 실패하게 된다.

반면에 시험약 T와 활성대조약 C를 갖는 비열등성 임상시험에서 위와 같은 일은 하면 어떻게 될까? 비열등성 임상시험의 대립가설은 $H_1 : \mu_T - \mu_C > -M$이고, $M > 0$이다. 위에서 한 것처럼 모든 피험자들에게 동일한 1차 유효성 평가변수의 값을 기록하게 되면, 두 그룹의 표본평균이 같아져서 두 표본평균 값의 차이는 0이 되어 대립가설이 채택되게 된다. 즉, 힘들게 임상시험할 것 없이 우리가 목표로 하는 대립가설을 채택할 수 있게 된다. (물론 실제로 이렇게 해서는 안 될 것이며, 이렇게 하는 경우는 없다고 생각한다.) 이는 무엇을 의미하는가? 비열등성 임상시험은 제1종 오류, 즉 실제로는 비열등하지 않은데(시험약이 약효가 없는데), 잘못하여 비열등하다고(시험약이 약효가 있다고) 잘못 판단할 확률이 임상시험을 잘 관리하지 않으면 매우 높아질 수 있다는 것이다.

사실 모든 피험자들에게 동일한 1차 유효성 평가변수 값을 기록한다는 것은 너무나 지나친 극단적인 상상이다. 만일 모든 피험자들의 1차 유효성 평가변수 값이 동일하다면 나중에 누가 보더라도 그 임상시험이 제대로 수행되었는지를 의심할 것이기 때문이다. 하지만 다음의 상황을 상상해보면 비열등성 임상시험의 문제점을 다시 한 번 생각해볼 수 있게 된다.

예를 들어, 비열등성 마진이 10인 비열등성 임상시험을 수행한다고 가정해보자. 만일 임상연구가가 각 피험자들의 1차 유효성 평가변수값을 실제로 관측하지 않고, 무작위로 얻은 숫자를 CRF에 기재하되 그 차이가 10 미만이 되는 숫자들을 기재한다고 가정해보자. 물론 실제 이런 일은 없겠지만 단지 설명의 편의상 이런 예를 드는 것이다. 구체적으로 살펴보면 1차 유효성 평가변수의 평균이 대략 120으로 예상된다면, 임상시험연구가는 115와 125 사이에서 숫자를 무작위로 얻어내 1차 유효성 평가변수 값으로 CRF에 기재하는 것이다. 각 피험자들은 시험군과 대조군에 무작위로 배정되었으므로, 이런 식으로 1차 유효성 평가변수 값을 계속 기재하면, '평균적으로는' 시험군과 대조군에서 1차 유효성 평가변수의 평균의 차이는 10을 넘지 않게 된다. 그래서 비열등성을 보일 수 있게 된다.

10.10 비열등성 임상시험 수행이 가능하지 않은 경우 그 대안은?

지금까지 설명한 바에 의하면 비열등성 임상시험을 성공적으로 수행하기 위해서는 여러 가지 조건들이 만족되어야만 한다. 예를 들면, 사용되는 활성대조약의 약효는 다수의 과거 임상시험을 통해 약효가 비교적 일정하게 재현된다는 조건이 필요하다. 하지만 이러한 조건들이 만족되지 않아 비열등성 임상시험을 수행하기는 어려운데, 그렇다고 해서 효능이 입증된 활성대조약이 존재하는데 위약을 대조약으로 사용할 수도 없는 경우가 발생할 수 있다.

미국 FDA 가이드라인도 위약대조군 사용이 비윤리적임에도 불구하고 비열등성 임상시험의 수행이 가능하지 않은 경우가 실제로는 상당히 많을 수 있다고 다음처럼 지적하고 있

다. 예를 들면,

(1) 대조약의 약효의 크기가 매우 작아 필요한 표본크기가 너무 많이 나오는 경우
(2) 다수의 과거 임상시험에서 대조약의 약효의 크기가 변동이 심한 경우. 이런 경우 대조약의 약효에 근거하여 신뢰할만한 비열등성 마진을 결정하기 어려울 수 있다.
(3) 비열등성 마진을 결정하는 데 사용할 과거 임상시험자료가 존재하지 않는 경우
(4) 의학적 치료방법이 과거에서 현재에 이르는 동안 너무 많이 변해서(예를 들면, 대조약은 항상 다른 치료제와 같이 병용 투여되었는데 병용 투여된 치료제가 시간에 따라 변한 경우), 과거 임상시험자료로부터 추정된 대조약의 약효의 크기가 현재 임상시험에서 대조약의 추정치로 사용이 가능하지 않은 경우(US FDA 2010a).

(Question) Are there circumstances where it may not be feasible to perform an non-inferiority study?
(Answer) Unfortunately, these are many, including some where a placebo-controlled study would not be considered ethical. Some examples include following:
(1) The treatment effect may be so small that the sample size required to do a non-inferiority study may not be feasible.
(2) There is large study-to-study variability in the treatment effect. In this case, the treatment effect may not be sufficiently reproducible to allow for the determination of a sufficiently reliable estimate of M1.
(3) There is no historical evidence to determine a non-inferiority margin.
(4) Medical practice has changed so much (e.g., the active control is always used with additional drugs) that the effect of the active control in the historical studies is not clearly relevant to the current study.

만일 위와 같은 이유에 의하여 비열등성 임상시험이 가능하지 않다면 참으로 곤란하게 된다. 그 이유는 심각한 질병의 경우 효과가 입증된 활성대조약을 사용하지 않고 위약을 사용하는 것은 윤리적으로 받아들여질 수 없기 때문이다. 그렇기 때문에 비열등성 임상시험이 가능하지 않은 경우 과연 어떤 대안이 있는지 물을 수밖에 없다. 미국 FDA 가이드라인과 ICH E10은 비열등성 마진을 결정하는 것이 어렵거나 또는 매우 불확실한 경우, 또는 비열등성 마진이 매우 작아 필요한 표본크기가 너무 크게 나와서 비열등성 임상시험을 수행하기 어려운 경우, 비열등성 임상시험 대신 사용할 수 있는 다양한 방법들을 소개하고 있다(FDA 2010a, ICH E10 2001).

(1) 시험약과 활성대조약이 약물학적으로 다른 경우, 시험약과 위약에 각각 활성대조약을 추가로 투여하는 부가요법 연구(add-on study)를 실시하는 방법

이 경우에는 시험약과 활성대조약을 동시에 투여 받는 그룹과 위약과 활성대조약을 동시에

투여 받는 두 그룹을 비교하게 된다. 그러면 위약과 활성대조약을 투여 받게 되는 피험자들에게도 활성대조약을 투여하게 되므로 윤리적인 이슈가 발생하지 않게 된다. 사실 약물학적으로 새로운 치료제의 경우, 대부분 우리가 관심 있는 사항은 그 새로운 치료제가 단독으로 사용될 때 효과가 있느냐의 여부가 아니다. 우리의 관심 사항은 그 새로운 치료제가 기존에 사용되고 있는 활성대조약에 병용 투여되는 경우의 효과가 활성대조약의 단독 투여보다 더 우월한가의 여부이다. 그래서 시험약과 활성대조약을 동시에 투여 받는 그룹이 위약과 활성대조약을 동시에 투여 받는 두 그룹에 비해 효과가 우월함을 보이는 것에 관심을 가지게 되는 것이다. 예를 들어, 심부전 치료제의 경우 활성대조약인 이뇨제diuretics 또는 디곡신digoxin에 새로운 치료제인 안지오텐신 전환효소 저해제ACE inhibitors, 베타-차단제beta blockers 또는 스피로노락톤spironolactone(이뇨제에 해당)을 추가로 투여하는 부가요법 연구add-on study를 수행하게 된다. 이렇게 새로운 치료제가 개발되면, 그 새로운 치료제는 다시 기저치료background therapy의 일부가 되게 되고, 추후에 다시 그 기저치료에 새로운 치료제와 위약을 추가로 투여하는 부가요법 연구를 실시하게 된다. 이러한 치료방법은 종양oncology, 발작seizure disorders, AIDS의 치료에서 흔히 사용되는 방법이다. 9.8절과 9.9절에 이러한 부가요법 연구가 수행된 실제 사례가 제시되어 있다.

(2) 활성대조약으로 치료가 되지 않은 환자들을 대상으로 하는 임상시험

이처럼 활성대조약으로 치료가 되지 않은 환자들에게는 활성대조약을 사용하지 않아도 더 이상 윤리적인 문제가 생기지 않게 된다. 이 경우 위약을 대조약으로 사용할 수도 있다. 또한 이러한 환자들을 대상으로 시험약과 활성대조약을 비교하여 시험약의 우월성을 보일 수도 있다.

(3) 활성대조약을 견디내지 못하는 환자들을 대상으로 하는 임상시험

이런 경우에도 활성대조약을 사용하지 않아도 더 이상 윤리적인 문제가 발생하지 않게 된다. 예를 들어, 효과가 있음이 알려진 안지오텐신전환효소 저해제ACE inhibitors를 견디내지 못하는 심부전 환자들을 대상으로 안지오텐신 수용제 억제제angiotension receptor blocker를 위약 대조군과 비교하는 임상시험이 가능할 수도 있다.

(4) 활성대조약의 약효가 아직 입증되지 않은 환자 모집단을 대상으로 하는 임상시험

활성대조약의 효과가 중증 환자에게는 입증되었으나 경증 환자에게는 아직 입증되지 않은 경우, 경증 환자들을 대상으로 위약대조군을 사용하여 임상시험을 수행하는 것이 가능할 수도 있다. 예를 들어, 심바스타틴simvastatin(고지혈증치료제)이 심근경색 후 고지혈증hypercholesterolemic post-infarction 환자에게 효과가 있음이 입증되었다고 하여, 심근경색이 없는 고지혈증hypercholesterolemic non-infarction 환자나 또는 단순 고콜레스테롤혈증hypercholesterolemia 환자에게까지 효과가 있음이 입증된 것은 아니다. 그러므로 심근경색이 없는 고지혈증 환자나 또는 덜 심각한 고콜레스테롤혈증 환자를 대상으로 위약대조군을 사용하여 임상시험을 수행하는 것이 가능할 수도 있다. 실제로 WOSCOPSWest of Scotland Coronary Prevention Study와 TEXCAPSTexas Coronary Atherosclerosis Prevention Study에서는 위약대조군이 사용되었다. 이러한 방법은 활성대조약이 새로운 환자 모집단에 효과가 있을지 알려지지 않은 경우에는 언제나 사용 가능한 방법이다.

(5) 낮은 용량의 시험약을 투여하는 것이 윤리적으로 받아들여지는 경우에는 용량반응 연구가 가능할 수도 있다(US FDA 2010a).

(Question) In a situation where a placebo-controlled trial would be considered unethical, but a non-inferiority study cannot performed, what are the options?

(Answer) In that case it may be possible to design a superiority study that would be considered ethical. These possibilities are discussed in section III of this guidance and ICH E-10, and include the following:

(1) When the new drug and established treatment are pharmacologically distinct, an add-on study where the test drug and placebo are each added to the established treatment.

(2) A study in patients who do not respond to the established therapy. It may be possible to do a placebo-controlled trial in those patients. To establish specific effectiveness in non-responders, the study should randomize to test drug and the failed therapy and show superiority of the test drug.

(3) A study in patients who cannot tolerate the established effective therapy.

(4) A study of a population in which the effect of available therapy is not established.

(5) For a drug with dose-related side effects, and where a dose lower than the usual dose would be considered ethical, a dose-response study may be possible.

그 외에도 early escape, rescue treatment(구제요법), randomized withdrawal 방법 등이 있다. 증상을 보이는 경우symptomatic conditions, 만일 효과가 있는 활성대조약이 존재한다면 피험자를 위약군에 오래 두는 것을 꺼리게 된다. 이 경우 위약군에 배정되어 특정한 시간까지 반응을 보이지 않은 피험자를 조기에 중도탈락시키거나 또는 효과 있는 활성대조약을 투여하는 방법을 사용하는 것이 가능할 수 있다. 또는 위약군에 배정되어 첫 번째 증상(예를 들면, 불안정형 협심증unstable angina, 대발작grand mal seizure, 발작성 상심실성 빈맥paroxysmal supra-ventricular tachcardia)이 나타난 피험자들을 중도탈락시키는 방법이 사용될 수도 있다.

만일 약효가 장기간 지속되는지를 평가하고 싶은데 위약을 장기간 투여하는 것이 어려운 경우에는 randomized withdrawal study를 사용할 수 있다. randomized withdrawal study에서는 그 시험약을 장기간 투여 받아온 피험자들을, 위약군과 그 시험약을 계속 투여 받은 두 그룹으로 무작위배정한다. 그 후 관심 있는 증상이 나타나면 바로 그 피험자는 관심 있는 1차 유효성 평가변수가 발생한 것으로 간주한다. 이러한 디자인은 협심증에서 시험약들의 장기간 효과를 평가하기 위하여 처음 제안되었다.

10.11 비열등성과 우월성의 전환 switch

수행하고자 하는 임상시험을 우월성 시험, 비열등성 시험 또는 동등성 시험 중의 하나로 **사전에** 정의하는 것이 필요한데, 그 이유는 다음과 같다(CHMP 2000).

(1) 대조약, 용량, 피험자 모집단, 평가변수를 적절히 선택하기 위하여
(2) 올바른 검정력 계산을 근거로 표본크기를 계산하기 위하여
(3) 비열등성 마진 또는 동등성 마진이 사전에 정해지기 위하여
(4) 적절한 통계분석 계획이 임상시험계획서에 기술되기 위하여
(5) 그 임상시험이 임상시험의 목적을 달성하기 위한 충분한 assay sensitivity를 갖도록 하기 위하여

Pre-definition of a trial as a superiority trial, an equivalence trial or a non-inferiority trial is necessary for numerous reasons including the following:

- to ensure that comparator treatments, doses, patient populations and endpoints are appropriate (see ICH E10)
- to allow sample size estimates to be based on the correct power calculations
- to ensure that equivalence and non-inferiority criteria are pre-defined
- to permit appropriate analysis plans to be described in the protocol
- to ensure that the trial has sufficient sensitivity to achieve its objective

활성대조약 대비 시험약의 효과 크기에 대한 95% 신뢰구간의 하한이 단지 -M보다 클 뿐만 아니라 0보다 크다면, 이는 단순히 시험약이 대조약에 비하여 비열등하다는 것만을 보인 것만이 아니라 우월함을 보인 것이 된다. 즉 우월성 검정에 대한 p값을 계산해보면 p값이 0.05보다 작게 될 것이다. 문제는 처음에 임상시험의 목적이 비열등성을 보이는 것이었는데, 비열등성을 보이는 원래 목적을 넘어서서 이처럼 우월성을 보였다고 주장할 수 있는 것일까? 무엇인가 잘못된 것은 없을까?

If the 95% confidence interval for the treatment effect not only entirely above –M but also above zero, then there is evidence of superiority in terms of statistical significance at the 5% level (p<0.05). In this case it is acceptable to calculate the p-value associated with a test of superiority and to evaluate whether this is sufficiently small to reject convincingly the hypothesis of no difference.

통계학적으로 볼 때 가장 우려되는 것은 8장에서 언급된 다중검정이다. 즉 5% 유의수준에서 여러 번 가설검정을 해본 후 자신에게 유리한 결과를 고를 경우, familywise type I error가 5%보다 증가할 염려이다. 하지만 아래 EMA 가이드라인이 지적하는 것처럼 이 경우에는 다중검정 문제가 발생하지 않는다. 그 이유는 비열등성을 보인 경우에 한하여 우월성 검정을 보일 수 있기 때문이다. 이러한 방법은 15장에 소개된 gatekeeping 방법이다. 정리하면, 5% 유의수준에서 비열등성을 보인 경우에 한하여 다시 5% 유의수준에서 우월성 검정을 보일 수 있으므로, 다중검정 문제가 발생하지 않는다. 그러므로 활성대조약 대비 시험약의 효과 크기에 대한 95% 신뢰구간의 하한이 단지 -M보다 클 뿐만 아니라 0보다 크다면, 이는 단순히 시험약이 대조약에 비하여 비열등하다는 것만을 보인 것만이 아니라 우월함을 보인 것이 된다.

There is no multiplicity argument that affects this interpretation because, in statistical terms, it corresponds to a simple closed test procedure.

이번에는 반대로 우월성 임상시험결과가 실패한 경우, 비열등성이라도 보일 수 있는지에 대해 관심을 가질 수 있다.

If a superiority trial fails to detect a significant difference between treatments, there may be interest in the lesser objective of establishing non-inferiority.

만일 우월성 임상시험이 실패한 경우, 비열등성을 보이고자 하는 경우에는 비열등성 마진이 사전에 임상시험계획서에 명기되어야만 한다. 사전에 비열등성 마진이 임상시험계획서에 명기되지 않은 경우에도 그 비열등성 마진의 타당성을 제시할 수 있으면 되기는 하는데, 그런 경우는 매우 드물다. 예를 들어, 널리 알려지고 받아들여지는 비열등성 마진이 있는 경우에는 비열등성 마진을 사전에 임상시험계획서에 명기하지 않아도 받아들여질 수 있다.

Switching the objective of a trial from superiority to non-inferiority may be feasible provided: the non-inferiority margin with respect to the control treatment was pre-defined or can be justified. (The latter is likely to prove difficult and to be limited to rare cares where there is a widely accepted value for M.)

10.12 항암제 비열등성 임상시험

다음은 미국 FDA 항암제 임상시험 가이드라인 중 비열등성 임상시험에 대한 내용이다(US FDA 2007). 항암제 비열등성 임상시험에서도 FDA 비열등성 임상시험 가이드라인에서 나온 비열등성 임상시험의 원칙들이 그대로 적용됨을 확인할 수 있다. 구체적으로 살펴보면 다음과 같다.

비열등성 임상시험을 통하여 시험약의 (위약 대비) 효능을 입증하고 하는 경우에는 시험약이 활성대조약에 비하여 사전에 정한 비열등성 마진보다 열등하지 않음을 보여야만 한다.

> A non-inferiority trial should demonstrate the new drug's effectiveness by showing that the new drug is not less effective than a standard regimen (the active control) by a pre-specified amount (non-inferiority margin).

비열등성 마진은 (위약 대비) 활성대조약의 약효 크기보다 크지 않으면서 임상적으로 받아들여지는 손실loss이어야 한다. 다르게 표현하면 비열등성 마진은 통계적 마진 M_1보다 작아야 하고 임상적 마진 M_2보다도 작아야만 한다.

> This non-inferiority margin should be a clinically acceptable loss that is not larger than the effect of the active control drug.

활성대조약은 (위약 대비) 효능이 잘 알려져 있고 입증되어야만 한다. 이는 과거에 여러 임상시험을 통해 위약 대비 활성대조약의 효능이 생존시간의 측면에서 안정적으로 잘 보여졌음을 의미한다.

> The standard regimen should have a well-characterized clinical benefit (survival benefit).

만일 시험약이 활성대조약에 비하여 비열등성 마진보다 더 열등하다면, 그 시험약은 효과가 없는 것으로 간주된다.

> If the new drug is inferior to the active control by more than the non-inferiority margin, it will be presumed to be ineffective.

비열등성 임상시험에서는 위약 대비 활성대조약의 약효의 크기를 알아야 하는데, 이를 알아내기 위하여 (활성대조약과 위약을 비교한) 과거 임상시험자료를 사용하게 된다. 하지만 항암제 임상시험에서는 위약 대비 활성대조약의 약효가 얼마인지 잘 알려져 있지 않은 경우가 많다. 그 이유는 위약과 활성대조약을 비교한 과거 임상시험이 없는 경우가 많기 때문이다. 비록 과거라 하더라도 항암제 임상시험에서 위약을 사용하는 경우는 비윤리적이었을 것이기 때문이다. 이 점이 항암제 비열등성 임상시험의 어려운 점이다.

Non-inferiority trials rely on external (historical) data to establish the active control's treatment effect size. In cancer trials, this effect frequently has not been adequately characterized.

비열등성 임상시험은 또한 constancy assumption를 필요로 하게 된다. constancy assumption이란 위약 대비 활성대조약의 효과가 과거 임상시험에서나 현재 임상시험에서나 변하지 않고 일정하다는 것이다. 이 가정은 활성대조약의 약효 크기를 도출해내는 두 임상시험 사이에 환자 모집단의 특징, 지지요법의 양supportive care measures, 평가기술 등이 변하지 않고 일정함을 의미한다.

Non-inferiority trials also rely on constancy assumption. This assumption includes that the active-control effect has remained constant between the historical study and the current study. This assumes constancy of patient population characteristics, supportive care measures, and evaluation techniques between the current trial and the historical data from which the active-control effect was derived.

활성대조약의 약효 크기를 추정하는 데는 위약과 활성대조약을 비교한 과거 임상시험이 여러 개 필요하다고 분명히 지적하고 있다. 그리고 이런 여러 개의 과거 임상시험에서 위약 대비 활성대조약의 약효 크기는 신뢰할 수 있게 안정적으로 나타나야만 한다. 이러한 여러 개의 과거 임상시험자료를 메타분석을 사용하여 통합해서 위약 대비 활성대조약의 약효 크기를 추정하게 된다.

The estimated size of the active-control's treatment effect should be based on a comprehensive meta-analysis of historical studies. These studies should reliably reproduce the active-control effect compared with **placebo** arm.

비열등성 임상시험을 수행하는 데 어려운 점은 위약 대비 활성대조약의 크기를 추정하는 것이다. 예를 들어, 위약 대비 과거 임상시험이 존재하지 않을 수도 있고, 여러 개의 과거 임상시험 중에 특정한 과거 임상시험은 포함해야 할지, 제거해야 할지 결정해야 하는 점 등이다. 또한 위약 대비 활성대조약의 약효 크기를 추정한 후에는(즉 통계적 마진 M1을 결정한 후에는) 임상적 마진을 결정하는 것이 어렵다.

Difficulties in conducting non-inferiority trials include the estimation of active-control effect and the determination of amount of effect (non-inferiority margin) to be retained.

비열등성 임상시험은 대개 우월성 임상시험보다 더 많은 표본크기를 필요로 하게 된다.

Non-inferiority trials usually involve large sample sizes compared with superiority trials and involve replication of clinical trial results.

1차 치료제가 실패하면 2차 및 3차 치료제를 사용하게 되는데, 1차 유효성 평가변수는 이 모든 영향들이 포함된 생존시간이므로 최종 분석결과에는 두 치료제의 효과만이 아니라 2차 및 3차 치료제의 영향도 포함되게 되어, 해석을 어렵게 만들 수 있다.

Furthermore, subsequent therapies and crossover to the active-control arm can confound any non-inferiority analysis.

생존시간 이외의 평가변수에 대한 비열등성 임상시험은 적절하지 않다.

Non-inferiority trials with endpoints other than survival are problematic.

10.13 비열등성 자료를 분석하는 통계기법

T는 시험약을 나타내고 C는 활성대조군을 나타낸다고 하자. μ_T와 μ_C를 각각 시험군과 대조군에서의 1차 유효성 평가변수의 모평균이라고 하고, 높은 값일수록 더 약의 효과가 더 좋은 것이라고 가정하는 경우, 비열등성 가설은 다음과 같이 주어진다.

$$H_0 : \mu_T \leq \mu_C - M \quad \text{vs} \quad H_1 : \mu_T > \mu_C - M$$

여기서 M은 양수로서 비열등성 마진을 나타낸다. 위 가설은 신뢰구간을 사용하여 검정할 수도 있고 통계적 가설검정을 사용해서 검정할 수도 있는데, 두 방법은 사실 동일하다. 이를 설명하기 위하여 먼저 자료 구조를 설명하도록 하자.

시험군에는 n_1명의 피험자가 배정되었고, 1차 유효성 평가변수의 관측치들은 $X_1, X_2,,, X_{n_1}$으로 표시되며, 이 자료들은 평균이 μ_T이고 분산이 σ^2인 정규분포에서 얻어졌다고 가정하자. 마찬가지로 활성대조군에는 n_2명의 피험자가 배정되었고, 1차 유효성 평가변수의 관측치들은 $Y_1, Y_2,,, Y_{n_2}$으로 표시되며, 이 자료들은 평균이 μ_C이고 분산이 σ^2인 정규분포

에서 얻어졌다고 가정하자. 시험군의 표본평균과 표본분산은 다음처럼 주어지고

$$\overline{X} = \frac{1}{n_1}\sum_{i=1}^{n_1} X_i \qquad S_x^2 = \frac{1}{n_1 - 1}\sum_{i=1}^{n_1}(X_i - \overline{X})^2$$

대조군에서도 비슷하게 표본평균과 표본분산이 정의될 수 있다. σ^2에 대한 공통분산 추정량은 다음과 같다.

$$S_p^2 = \frac{(n_1 - 1)S_x^2 + (n_2 - 1)S_y^2}{n_1 + n_2 - 2}$$

대립가설인 '$\mu_T > \mu_C - M$'라는 것은 '$\mu_C - \mu_T < M$'과 동일하므로, $\mu_C - \mu_T$에 대한 97.5% 단측 신뢰구간을 구해서 그 신뢰구간의 상한이 M보다 작으면 귀무가설을 기각하게 된다. $\mu_C - \mu_T$에 대한 97.5% 단측 신뢰구간은 다음과 같이 주어지므로,

$$(-\infty, (\overline{X} - \overline{Y}) + t_{\alpha/2}(n_1 + n_2 - 2)S_p\sqrt{\frac{1}{n_1} + \frac{1}{n_2}})$$

신뢰구간을 사용하는 방법과 가설검정을 사용하는 방법이 동일한 방법임을 보이기 위하여 다음의 수식들을 살펴보자.

$\mu_C - \mu_T$에 대한 97.5% 단측 신뢰구간의 상한이 M보다 작다

$$\Leftrightarrow \quad (\overline{X} - \overline{Y}) + t_{\alpha/2}(n_1 + n_2 - 2)S_p\sqrt{\frac{1}{n_1} + \frac{1}{n_2}} < M$$

$$\Leftrightarrow \quad T \equiv \frac{(\overline{X} - \overline{Y}) - M}{S_p\sqrt{\frac{1}{n_1} + \frac{1}{n_2}}} < -t_{\alpha/2}(n_1 + n_2 - 2)$$

그러므로 $\mu_C - \mu_T$에 대한 97.5% 단측 신뢰구간의 상한이 M보다 작으면 귀무가설을 기각하는 것은 검정통계량 T와 기각역 $-t_{\alpha/2}(n_1 + n_2 - 2)$를 사용하여 2.5% 유의수준에서 검정하는 것과 동일하다.

참고로 위에서는 $\mu_C - \mu_T$에 대한 97.5% 단측 신뢰구간을 사용하였지만 $\mu_C - \mu_T$에 대한 95% 양측 신뢰구간을 사용해도 무방한데, 그 이유는 $\mu_C - \mu_T$에 대한 95% 양측 신뢰구간이 다음처럼 주어져서 신뢰구간의 상한은 97.5% 단측 신뢰구간의 상한과 일치하기 때문이다.

$$((\overline{X} - \overline{Y}) - t_{\alpha/2}(n_1 + n_2 - 2)S_p\sqrt{\frac{1}{n_1} + \frac{1}{n_2}}, (\overline{X} - \overline{Y}) + t_{\alpha/2}(n_1 + n_2 - 2)S_p\sqrt{\frac{1}{n_1} + \frac{1}{n_2}})$$

10.14 3군 비열등성 임상시험 I – 시험약의 효능이 위약보다 우월함을 보여 시판허가를 받고자 하는 경우

보통 비열등성 임상시험은 시험약과 활성대조군만을 포함하는 2군 임상시험two-arm trial으로 수행된다. 하지만 위약 사용이 허락되는 경우에는 위약군을 추가하여 3군 비열등성 임상시험three-arm non-inferiority trial으로 수행하는 경우도 종종 있다. 그 중 첫 번째 사례인 시험약의 효능이 위약보다 우월함을 보여 심사기관으로부터 시판허가를 받고자 하는 경우를 먼저 살펴보자.

시험약의 효능을 입증하여 시판허가를 받는 가장 원칙적인 방법은 시험약의 효능이 위약보다 우월함을 보이는 것이다. 하지만 그 질병을 치료할 효과적인 활성대조약이 이미 존재하고, 그 질병이 매우 위험하여 위약을 투여하면 피험자들을 위험한 상태에 노출되게 하는 경우 위약 사용은 비윤리적이라 허락되지 않는다. 이 경우 대안으로 사용하는 방법이 바로 시험약과 활성대조약을 비교하는 2군 비열등성 임상시험two-arm non-inferiority trial으로 10.1절에서부터 10.13절까지 그 내용을 살펴보았다.

반면에 위약 사용이 윤리적으로 허락되는 경우에는 시험약과 위약을 직접 비교하는 것이 가장 원칙적인 방법이므로 이 경우에는 활성대조군을 반드시 포함시킬 필요는 없다. 하지만 활성대조군을 포함시키는 것이 바람직한 경우도 있는데, 이에 대해 살펴보자. **즉 이러한 3군 임상시험**three-arm trial**은 바로 임상시험의 목적이 시험약이 위약보다 우월함을 보이고자 하는 경우인데 활성대조약이 위약대조군 임상시험에 추가된 경우이다.**

위약대조군 임상시험에 활성대조약을 추가하는 목적은 다음 두 가지이다. 이러한 목적에 따라 분석방법과 결과해석방법이 달라지므로, 목적을 명확하게 이해하고 사전에 임상시험계획서에 기술하는 것이 중요하다. 이 두 가지 목적에 대해서는 10.14.1절과 10.14.2절에서 더 자세하게 살펴볼 것이다.

(1) **시험약이 단지 위약보다 우월할 뿐만 아니라 시험약이 활성대조약의 약효의 일정 부분을 보존하도록 하고자 하는 경우**

이 경우에 시험약이 시판허가를 받기 위해서는 단지 시험약의 효능이 위약보다 우월함을 보인 것만으로는 충분하지 않다. 추가적으로 시험약이 활성대조약의 효능의 일정부분을 보존한다는 것을 입증해야만 한다. 이 경우 활성대조약은 위약 대비 활성대조약의 효능을 평가할 수 있도록 해 준다.

예를 들어 활성대조약의 치료율이 70%이고 위약의 치료율은 10%라고 가정해보자. 원칙적으로는 시험약의 효능이 위약보다만 우월하면 시판허가를 위한 최소한의 요건은 만족시킨 것이므로, 만일 시험약의 효능이 40%이고 이 값이 통계학적 유의성과 임상적 유의성을 갖추었다면, 그 시험약은 일단 시판허가를 받기 위한 최소한의 조건은 만족시킨 것이 된다.

하지만 해당 질병이 아주 심각하고 효능이 매우 우수한 활성대조약이 존재하는 경우, 시험약의 효능은 단지 위약보다 우월할 뿐만 아니라 시험약이 활성대조약의 약효의 일정 부분을 보존할 것을 요구할 수도 있다. 그 이유는 그 질병이 아주 심각한 질병이고 효능이 매우 우수한 활성대조약이 이미 존재하므로, 비록 시험약이 위약보다는 효능이 우월하다고 하더라도, 활성대조약에 비해 너무 효능이 떨어지는 시험약은 받아들이기 어렵기 때문이다. 예를 들어, 시험약이 활성대조약의 약효의 50%를 보존하는 것을 요구하는 경우에는, 시험약의 효능은 적어도 40%는 되어야 시판허가를 받게 된다(10% + (70% − 10%) × 0.5 = 40%).

(2) 두 번째 목적은 시험약이 위약보다 우월함을 입증하지 못할 경우, 그 이유가 시험약이 정말로 위약보다 효능이 우월하지 않은 것인지, 아니면 assay sensitivity가 부족해서인지 구별할 수 있게 해 준다. assay sensitivity에 대해서는 10.4절에서 살펴본 바 있다. 이러한 경우는 시험약이 위약보다 우월하면 바로 승인을 받는다. 다만 시험약이 위약보다 우월함을 보이지 못한 경우, 그 원인 분석을 가능하게 해 준다. 이 경우 활성대조약은 단지 assay sensitivity를 평가하기 위해 추가된 것이다.

10.14.1 시험약이 단지 위약보다 우월할 뿐만 아니라 시험약이 활성대조약의 약효의 일정 부분을 보존하도록 하는 경우

활성대조약의 약효가 매우 크고 그 약효가 매우 중요한 질병 분야인 경우, 활성대조군 없이 시험약과 위약을 비교하여, 시험약이 위약보다 우월하면 시험약의 승인을 준다고 가정해보자. 이 경우 비록 위약보다는 우월하지만 활성대조약보다는 약효가 크게 떨어지는 시험약이 시판허가를 받는 경우가 발생하게 되는데, 이런 결과를 받아들일 수 없는 경우이다. 이 경우 활성대조군을 추가로 포함시키면 시험약이 단지 위약보다 우월할 뿐만 아니라, 시험약이 위약 대비 활성대조약의 효과를 일정 부분 보존하도록 추가로 요구할 수 있게 된다.

이러한 3군 임상시험three-arm trial의 경우 발생 가능한 결과들에 따라 시험약이 시판허가를 받을 수 있는지 여부를 살펴보자.

(a) 일단 시험약이 위약보다 우월함을 보이면 시판허가에 대한 최소한의 기준은 만족시킨 것이다. 하지만 시험약이 활성대조약의 약효의 일정 부분을 가져야 하는 추가 조건이 있는 경우에는 그 추가 조건을 만족시키면 시판허가를 받을 것이고, 추가 조건

을 만족시키지 못한 경우에는 시판허가를 받지 못할 것이다. 시험약이 활성대조약의 약효의 일정 부분을 가져야 하는 추가 조건이 없는 경우, 시험약은 위약보다 우월하므로 바로 시판허가를 받게 되고, 시험약과 활성대조약을 비교한 정보는 시판허가와는 무관하지만, 의사나 환자들에게 유익한 비교유효성comparative effectiveness에 대한 유용한 정보가 될 것이다.

활성대조약과 위약 간의 비교 결과는 별 의미가 없다. 이미 시험약이 위약보다 우월함을 보인 것으로서 assay sensitivity가 만족되는 것 또한 입증하였기 때문이다. 가장 바람직한 경우는 활성대조약이 위약보다 우월함을 보인 경우이다. 반면에 활성대조약이 위약보다 우월함을 보이지 못한다면, 이는 시험약과 위약 간의 비교만으로 시판허가를 받는 경우에는 아무런 문제가 없으나. 시험약이 활성대조약의 약효의 일정 부분을 보존해야 하는 추가 조건이 있는 경우에는 그 추가 조건을 확인하는 데 문제가 발생한다.

(b) 시험약이 위약보다 우월함을 보이지 못한 경우에는 어떤 경우에라도 시험약이 시판허가를 받을 수 없음은 자명하나. 문제는 그 원인을 알아낼 수 있느냐의 여부이다.

만일 활성대조약이 위약보다 우월함을 보였다면 이는 assay sensitivity를 갖춘 것이 되므로, 시험약이 위약보다 우월함을 보이지 못한 것은 assay sensitivity가 부족해서 그런 일이 발생한 것이 아니고, 정말로 시험약이 위약보다 우월하지 않기 때문이라 확신할 수 있게 된다.

반면에 활성대조약이 위약보다 우월함을 보이지 못했다면, 그 임상시험은 assay sensitivity를 갖추지 못했다고 보아야 할 것이다. 여기서 활성대조약은 그 효과가 과거 여러 번의 임상시험을 통하여 확실히 입증된 활성대조약을 의미하기 때문이다.

(c) 시험약이 위약보다 우월하지 못한데, 시험약이 활성대조약보다 우월한 경우가 발생하는 것이 가능할까? 확률적으로 매우 드물겠지만 이론적으로는 발생할 수도 있다.

이 경우 시험약과 위약은 효과가 서로 비슷한 반면, 시험약과 위약의 효과는 활성대조약보다 상당히 우월한 경우이다. 시험약이 활성대조약보다 우월하면 시판허가를 받을 수 있다고 알려져 있으나, 이는 활성대조약이 위약보다 우월하다는 전제조건이 만족되는 경우이다. 위 경우에는 이 전제조건이 충족되지 않으므로, 시험약은 시판허가를 받기 어렵다고 생각된다.

10.14.2 시험약이 위약보다 우월함을 입증하지 못할 경우, 그 이유가 시험약이 정말로 위약보다 효능이 우월하지 않은 것인지, 아니면 assay sensitivity가 부족해서인지 구별할 수 있게 해 준다

우월성 임상시험에서 시험약이 위약보다 효능이 우월함을 보이면 이는 해석상에 아무런 문제가 없다. 하지만 우월성 임상시험에서 시험약이 위약보다 효능이 우월함을 보이지 못한 경우에는 해석에 어려움이 생긴다. 즉 이 결과는 시험약이 위약에 비하여 효능이 우월하지 못할 수도 있지만, 그 임상시험이 assay sensitivity가 부족하여(즉 효과 있는 약과 효과 없는 약을 구별해낼 능력이 부족하여) 발생한 일일 수도 있다. 이 두 가지 경우를 구별해내는 방법으로 시험약과 위약만이 아니라 추가적으로 활성대조약을 포함하는 3군 임상시험 three-arm trial을 실시할 수 있다. 이러한 방법은 우울증, 알레르기비염allergic rhinitis, 협심증angina과 같은 증상에 기초한 질병symptomatic conditions에서, 효능이 과거에 입증된 약이 현재 임상시험에서는 위약과 효능이 잘 구별되지 않는다고 알려진 분야의 임상시험에서 유용하다. 이때 활성대조약이 위약에 비하여 우월함으로 보이면 그 임상시험은 assay sensitivity를 갖춘 것이고, 시험약은 위약에 비하여 효능이 없는 것이다. 반면에 활성대조약이 위약에 비하여 효능이 우월함을 보이지 못하면 그 임상시험은 assay sensitivity를 갖추지 못한 것으로서, 그 임상시험으로부터는 아무런 정보를 얻어낼 수 없게 된다. 단, 다시 한 번 강조하지만 여기서 활성대조약이란 그 효과가 과거 여러 번의 임상시험을 통하여 확실히 입증된 활성대조약을 의미한다.

10.15 3군 비열등성 임상시험 II – 비교효율성연구

비교효율성연구comparative effectiveness study의 목적은 시험약의 효능이 위약보다 우월함을 보여서 시판허가를 받으려는 것이 아니라, 과거에 다른 임상시험을 통해 이미 효과가 있음을 입증하여 시판허가를 받은 시험약과 활성대조약을 효능과 안전성 측면에서 직접 비교하여 각각의 환자와 의사에게 최적의 치료제가 무엇인지에 대한 정보를 제공하고, 보험재정 담당자에게는 각 치료제에 대해 어느 정도의 보험수가를 제공하는 것이 타당한지에 대한 정보를 제공하고자 하는 것이다.

비유를 들어 설명하면 우리가 자동차를 구입하고 하는 경우를 생각해보자. 이때 우리는 후보로 고려 중인 자동차들이 우리가 걷는 것보다는 더 빠르다는 것을 이미 잘 알고 있다(즉 이미 시판허가를 받은 치료제가 위약보다 더 효능이 우월함을 알고 있다). 그렇기 때문에 후보로 고려 중인 자동차들이 우리가 걷는 것보다 빠르다는 사실은 어느 자동차를 선택해야 할지 고민할 때 더 이상 중요한 정보가 아니다. 이때 우리에게 더 중요한 정보는 후보 자동차의 가격과 성능에 대한 정보이다. 마찬가지로 여러 후보 치료제가 있을 때, 우리에게 중요한 정보는 각 치료제의 효능, 부작용, 가격, 다른 치료제와의 병용 투여 가능 여부, 투여 경로, 환자의 특징(노인, 어린이, 신장 장애가 있는지 여부) 등이다. 이러한 정보가 충분하지 않은 경우 비교효율성연구가 수행되게 된다.

그러므로 이 절에서 고려하는 3군 임상시험three-arm trial은 시험약이 활성대조약에 비하여 비열등함을 입증하려는 비교효율성연구comparative effectiveness study에 위약군이 추가된 경우이다. 이 경우 위약군을 추가하는 주목적은 assay sensitivity를 평가하기 위해서이다. 위약군이 assay sensitivity를 평가하는 데 어떻게 도움이 되는지는 10.4절에서 이미 설명한 바 있다.

시험약이 활성대조약에 비하여 비열등함을 입증하려는 비교효율성연구에 assay sensitivity를 평가할 목적으로 위약군을 추가로 포함시키는 경우는 다음과 같다(Koch and Rohmel 2004).

(1) 활성대조약의 약효에 대한 명확한 증거가 부족하거나, 활성대조약의 약효에 대한 증거가 매우 오래 전에 얻어진 것이라 그 효능에 의심이 가는 경우이다.
(2) 위약 대비 활성대조약의 약효 크기가 작아서 활성대조약의 약효를 입증하기가 어려운 경우이다.
(3) 과거에 수행된 위약과 활성대조약을 비교한 임상시험들에서 활성대조약의 약효 차이가 많이 나는데 그 이유를 알 수 없는 경우이다.
(4) 활성대조약의 효과와 위약 효과들이 변동이 큰 경우이다.

10.16 3군 비열등성 임상시험에 대한 전반적인 사항

3군 비열등성 임상시험three-arm non-inferiority trial이 다음의 이유에 의하여 최적의 방법이라고 하는 주장이 있다.

(1) assay sensitivity를 그 임상시험 안에서 직접 평가할 수 있다. 10.4절에서 살펴본 바와 같이 위약군 없이 시험약과 활성대조약을 비교하는 비열등성 임상시험에서는 assay sensitivity를 직접 평가할 길이 없어서 간접적으로만 평가해야 하고, 그만큼 부정확하다. 하지만 3군 비열등성 임상시험에서는 그 임상시험 안에 있는 위약군에서 얻어진 정보를 이용하여 assay sensitivity를 직접 평가할 수 있게 된다.
(2) 시험약과 위약의 효능을 직접 비교할 수 있으므로, 위약 대비 시험약의 효과를 직접적으로 확실하게 평가할 수 있다. 반면에 10.5절에서 살펴본 바와 같이 위약군 없이 시험약과 활성대조약을 비교하는 비열등성 임상시험에서는 constancy assumption과 같은 가정에 근거하여 과거자료를 이용해 위약 대비 시험약의 효과를 간접적으로 평가하게 되는데 그래서 정확하지 않을 수도 있게 된다.
(3) 시험약과 활성대조약의 효과를 비교할 수 있게 된다. 10.14절에서는 이를 이용하여

시험약이 활성대조약의 효과를 일정부분 보존하도록 할 수 있다고 설명하였다. 그리고 10.15절에서는 비교효능연구의 주목적이 바로 시험약과 활성대조약의 효과를 직접 비교하는 것이라고 설명한 바 있다. 이 과정에서 위약 대비 활성대조약의 약효 크기를 직접적으로 추정할 수 있게 된다. 반면에 위약군 없이 시험약과 활성대조약을 비교하는 비열등성 임상시험에서는 위약 대비 활성대조약의 약효 크기를 과거 임상시험자료를 이용하여 추정해야 하기 때문에, 과거 임상시험자료에 근거한 추정치를 현재 임상시험에 적용하는 것이 적절한가 하는 문제가 항상 발생하게 된다.

시험군과 활성대조군에 추가적으로 위약군을 추가하여 3군 비열등성 임상시험three-arm non-inferiority trial을 실시하려면 다음의 조건이 만족되어야 한다.

(1) 위약 사용이 윤리적으로 받아들여져야 하고
(2) 위약을 사용한다고 해서 피험자들이 임상시험에 참여하는 것을 꺼리지 않아야 하고
(3) 시험약의 benefit과 risk에 대한 부가적인 정보를 제공해줄 수 있는 활성대조약이 존재해야 한다.

위 세 가지 조건을 모두 만족시켜서 3군 비열등성 임상시험이 가능한 질병 분야로는 아마도 다음의 경우들일 것이다.

(1) 심각한 결과를 초래하지 않는 만성 질병의 단기간 연구, 또는 상대적으로 경증의 증상을 갖는 급성 질병.
(2) 현재 연구 대상인 질병에서 활성대조약의 약효에 대해 연구되어진 바는 없으나, 효과가 있으리라 가정할 수 있는 경우. 왜냐하면 그 질병에서는 활성대조약의 효능이 입증된 것이 아니므로, 위약을 사용하여도 윤리적인 문제가 발생하지 않기 때문이다. 물론 이 경우 활성대조약을 포함하지 않아도 되지만, 활성대조약을 포함하면 위약 대비 활성대조약의 효과를 알 수 있어서 의학발전에 기여한다는 것이 장점이 된다. 예를 들면, 특별한 모집단special population에서의 고혈압 연구를 들 수 있다. 특정 활성대조약은 고혈압 1차 치료제로 효능이 충분히 입증되었으나, 장기이식을 받는 사람들에게서는 아직 그 효능이 입증되지 않은 경우를 들 수 있다.
(3) 활성대조약은 효능이 있다고 믿어져 왔으나 assay sensitivity가 부족한 경우. 예를 들면, 치매를 들 수 있는데 치매 임상시험은 일반적으로 assay sensitivity가 낮은 것으로 알려져 있다.
(4) 위약 사용이 윤리적으로 받아들여질 수 있는 경우에는 시험약의 새로운 투여 일정, 시험약의 이미 승인된 투여 일정과 위약을 비교할 수도 있다.

마지막으로 다시 한 번 요약하여 정리하면, 3군 비열등성 임상시험에서는 그 주목적이 무엇인지 임상시험계획서에 사전에 명확히 기술하는 것이 중요하다. 왜냐하면 그 목적에 따라 분석방법과 해석이 달라지기 때문이다.

10.17 비열등성 마진을 상수로 취급할 것인가? 확률변수로 취급할 것인가?

이 절의 내용은 통계비전문가들에게는 어려울 수도 있으니 통계비전공자들은 이 절은 읽지 않아도 무방하다고 생각한다. 10.6절에서 비열등성 마진은 통계적 마진 M1과 임상적 마진 M2를 이용하여 결정한다고 설명한 바 있다. 그러면 이렇게 결정된 비열등성 마진을 상수로 취급해야 할까? 아니면 확률변수로 취급해야 할까?

통계적 마진은 과거 임상시험자료를 이용하여 위약 대비 활성대조약의 약효 크기에 대한 95% 신뢰구간의 하한으로 잡는 방법이 미국 FDA 비열등성 가이드라인에 소개된 방법이다. 통계전공자들에게 신뢰구간의 하한은 상수가 아닌 확률변수임은 자명하다. 비열등성마진은 통계적 마진의 함수이므로 당연히 비열등성 마진은 확률변수로 취급해야 할 것 같다. 하지만 그러면 문제가 발생한다. 설명을 위하여 10.1절에서 소개한 비열등성 임상시험의 가설을 여기 다시 한 번 소개하도록 하자.

$$H_0 : \mu_T \leq \mu_C - \mathrm{M} \quad \text{vs} \quad H_1 : \mu_T > \mu_C - M \tag{10.1}$$

만일 위 가설에서 비열등성 마진을 확률변수로 취급하면, 통계적 가설에 확률변수가 포함되는 일이 벌어지게 되는데, 이는 빈도론적 원칙frequenstist principle에 어긋나게 된다. 여러분이 그동안 통계학에서 배웠던 내용 중에 베이지안 방법을 제외하고 통계적 가설에 확률변수가 포함된 것을 본 적이 있는가? 분명히 없다.

결국 이런 문제로 인하여 비열등성 임상시험에서 통계적 추론에는 전혀 다른 패러다임을 사용하는 두 가지 방법이 존재하고 있다. 자세한 내용은 Kang(2016)을 참고하길 바란다. 이 절에서는 핵심 아이디어만 간략하게 설명하고자 한다.

(1) within-trial inference

이 방법에서는 현재 비열등성 임상시험의 자료만 확률변수로 취급한다. 과거 임상시험자료를 사용하여 신뢰구간의 하한을 구하든 무엇을 하든 그 결과물은 상수로 취급한다. 즉 within-trial inference에서는 비열등성 마진을 상수로 취급하게 된다. 비열등성 마진을 상수로 취급함으로써 빈도론적 원칙을 위반하지는 않게 되었다. 하지만 분명히 과거 임상시험 자료를 이용하여 신뢰구간의 하한을 구했으므로, 과거 임상시험자료의 변동이 통계적 추론에 반영되어야 하는데, 그 변동이 전혀 통계적 추론에 반영되지 않게 된다. 10.13절에 소개된 비열등성 임상시험 통계분석방법이 바로 within-trial inference이다. 10.13절의 내용을 자세히 읽어보면 비열등성 마진을 상수로 취급하고 있음을 알 수 있다. 1차 유효성 평가변수가 연속형인 경우, 비열등성 임상시험 계획 시 표본크기 계산에 흔히 사용되는 공식은 다음과 같다.

$$n_1 = kn_2 \qquad n_2 = \frac{(z_{\alpha/2} + z_{\beta})^2 \sigma^2 (1 + 1/k)}{(|\mu_T - \mu_C| - \delta)^2}$$

이 공식도 within-trial inference에 의해 얻어진 공식이다. 결론적으로 말하면 현재 3상 비열등성 임상시험을 실시하여 심사기관으로 시판허가를 받기 위해 실시되는 통계적 추론에서는 within-trial inference이 사용되고 있다.

(2) across-trial inference

이 방법에서는 현재 비열등성 임상시험의 자료만이 아니라 과거 임상시험의 자료까지 확률변수로 취급한다. across-trial inference에 속하는 방법이 synthesis method와 fixed margin method with random margin이다(Kang 2016). 이 방법은 과거 임상시험자료의 변동이 통계적 추론에 반영되는 장점이 있다. 반면에 이미 과거에 수행되어 관측값이 알려져 있는 자료를 마치 앞으로 우리가 관찰할 확률변수처럼 취급하는 단점이 발생하게 된다.

11장 결측치의 처리

11.1 서론

결측치란, 말 그대로 임상시험계획서에 계획된 대로 특정 피험자에게서 특정 변수를 특정 시점에 측정하여 관측치를 얻어야 하는데 얻지 못한 경우를 말한다. 결측치가 발생하는 이유는 다양하다. 예를 들면 피험자는 언제라도 자유롭게 본인의 의사에 의하여 임상시험 도중에 임상시험 참여를 중단할 수 있다. 사실 이 점이 바로 사람을 대상으로 하는 임상시험과 동물실험의 차이점 중 하나이다. 동물실험에서는 실험동물의 의사에 관계없이 실험을 진행할 수 있지만, 임상시험에서는 그렇게 할 수 없다. 피험자가 임상시험 참여를 중단하는 경우 중단하는 이유를 알 수 없는 경우도 있고, 투여한 시험약(또는 대조약)이 효과가 없어서일 수도 있고, 또는 효과가 있어서 다 치료된 경우도 있을 수 있다. 그 외에도 부작용이 발생한 경우, 또는 다른 먼 지역으로 이사를 간 경우, 또는 측정기계가 고장 나서 결측치가 발생할 수도 있다. 결측치가 발생하는 정도도 다양할 수 있다. 어떤 피험자는 기저치baseline 값만 있고 나머지는 전체가 다 결측치일 수도 있고, 어떤 피험자는 반복측정 중에서 중간에 한 값만 결측치일 수 있고, 또는 특정 시점 이후부터는 모두 결측치일 수도 있다.

7장에서 full analysis set와 per protocol set를 설명하면서 ITTintention-to-treat의 원칙에 대해 설명하였다. ITT 원칙은 임상시험을 마친 후에 어떤 피험자는 분석에 포함시키고, 어떤 피험자는 분석에서 제외시켜도 되는지에 대한 중요한 원칙을 제공해준다. ITT 원칙을 지키려면 무작위배정된 모든 피험자들을 추적하여 자료를 얻어야 하는데, 실제 임상시험에서 이것을 지키는 일은 매우 어렵다. 심사기관 또한 이를 잘 알고 있다. 그래서 ITT 원칙과 가능한 비슷하면서 가능한 완벽한 피험자들의 집합을 full analysis set라고 하며, 무작위배정된 모든 피험자들 대신 full analysis set를 분석하여도 타당한 결론이라고 인정해준다. 7.4절부터 7.6절까지 full analysis set에 대하여 자세히 설명한 바 있다.

ITT 원칙에 의하면 결측치가 발생한 피험자도 매우 예외적인 상황을 제외하면 분석에서 제외시키지 말고 포함시켜야 한다. 이러한 결측치를 어떻게 처리해야 하는지가 임상시험에서 얻어진 자료를 분석하는 데 매우 중요한 이슈가 된다. 사실 이러한 결측치 처리 문제는 지금도 해결되지 않은 가장 논쟁이 많은 분야 중 하나이다. 결측치 처리 문제가 어려운 이유는 일단 결측치가 발생하면 우리가 관측하지 못한 결측치가 무엇인지를 결코 알 수 없다는 점이다. 통계학에서 할 수 있는 일이란 결측치가 어떤 메커니즘을 따라 발생했다고 '가정'한 후, 결측치를 추정하거나 결측치 없이 통계적 추론을 하는 것인데, 문제는 그러한 '가정'이 타당한지를 밝히기가 어렵다는 점이다. ICH E9은 결측치 처리에 대해 다음처럼 언급하고 있다(ICH E9 1998).

Missing values represent **a potential source of bias** in a clinical trials. Hence every effort should be undertaken to fulfill all the requirement of the protocol concerning the collection and management of data. In reality, however, there will almost always be some missing data. A trial may be regarded as valid, nonetheless, provided the methods of dealing with missing values are sensible, and particularly if those methods are pre-defined in the protocol.

ICH E9에서 가장 강조한 것 중 하나가 바로 편의를 최소화하는 일이었다. 이는 3.2절에서 강조한 바 있다. 그런데 바로 결측치의 처리가 편의를 일으킬 잠재적인 요소가 될 수 있다고 지적하고 있다. 그러므로 임상시험을 수행하면서 결측치가 발생하지 않도록 노력하는 것이 중요하다. 다시 말해, 결측치를 처리하는 가장 좋은 방법은 결측치가 발생하지 않도록 최대한 노력하는 것이다. 그럼에도 불구하고 거의 모든 임상시험에서 결측치가 발생한다고 ICH E9도 인정하고 있다. 결측치를 처리한 방법이 적절하다면, 그리고 특히 그 방법이 임상시험계획서에 미리 명시되어 있다면, 그 임상시험에서 얻어진 결론은 타당하다고 인정받을 수 있다는 것이다.

11.2 결측치는 골치 아프니 그냥 제거하면 안 될까?

결측치를 처리하는 방법으로 가장 손쉽게 머리에서 떠오르는 방법은 결측치가 있는 피험자들을 모두 분석에서 제외하고, 결측치가 없는 피험자들만을 분석하는 방법이다. 한마디로 말해 골치 아픈 결측치들을 모두 없애버리는 방법이다. 이는 결측치 없이 완벽한 자료만 분석하는 것이므로, 'Complete case analysis'라고 한다. 이 방법은 결측치를 처리하는 가장 간단한 방법으로서, 얼핏 생각하기에는 괜찮은 방법 같지만, 7장에 소개된 ITT 원칙에 위배된다. 그리고 가장 큰 문제점은 편의bias를 일으킬 수 있다는 점이다. EMA 가이드라인은 Complete case analysis의 문제점으로 검정력과 편의에 영향을 미친다고 지적하고 있다 (CHMP 2009).

(1) 검정력 감소

Complete case analysis에서는 결측치를 제거하여서 표본수가 줄어들었으므로 검정력이 줄어들게 된다. 검정력이란 시험약이 효과가 있는 경우 그 효과를 찾아줄 확률을 말하므로, 검정력이 줄어드는 것은 제약회사에게는 손해이다. 그러므로 Complete case analysis에서는 결측치가 많으면 많을수록 검정력의 손실이 커지게 된다(CHMP 2009).

If missing values are handled by simply excluding any patients with missing values from the analysis this will result in a reduction in the number of valid cases available for analysis and therefore normally result in a reduction of the statistical power. Clearly the greater the number of missing values the greater the likely reduction in power.

반면에 임상시험 도중에 탈락하는 피험자들은 극단적인 값을 가질 가능성이 있다. 예를 들면, 임상시험에 탈락한 피험자들은 임상시험에서 투여 받은 치료가 기대 이하의 치료효과를 나타내어 임상시험에 계속 참여하기를 포기할 수도 있다. 이러한 극단적인 값이 없어지게 된다는 것은 치료효과의 추정량에 대한 분산의 추정치가 실제 값보다 작게 추정될 수도 있다. 치료효과의 크기에 대한 추정량의 분포가 근사적으로 정규분포를 따른다고 가정할 수 있는 경우, 치료효과의 크기에 대한 95% 근사 신뢰구간은 다음처럼 주어진다.

$$(\text{치료효과의 점추정치} \pm 1.96 \times \sqrt{\text{치료효과의 추정량에 대한 분산}})$$

그러므로 치료효과의 추정량에 대한 분산의 추정치가 실제 값보다 작게 추정된다는 것은 얻어진 신뢰구간이 실제 신뢰구간보다 더 좁아지게 만들게 된다(CHMP 2009). 1.10절에 있는 그림들을 보면 신뢰구간의 하한이 우월성 임상시험인 경우에는 0, 비열등성 임상시험인 경우에는 비열등성 마진보다 크면 통계적 유의성이 얻어지게 된다. 그러므로 신뢰구간이 좁아진다는 것은 통계적 유의성을 이끌어낼 가능성이 높아진다는 말로서 다시 표현하면 검정력이 커질 가능성이 있다.

Non-completers might be more likely to have extreme values(treatment failure leading to dropout, extremely good response leading to loss of follow-up). Therefore the loss of these non-completers could lead to an underestimate of variability and hence artificially narrow the confidence interval for the treatment effect, potentially increasing the power of study.

결국 단지 표본수가 줄어들어서 검정력이 감소할지, 아니면 극단값의 제거로 검정력이 늘어나게 될지는 두 효과 중에 어느 것이 더 크냐에 따라 달라지는데, 이는 경우마다 다르므로 일반적으로 말하기 어렵다.

(2) 편의bias 발생

Complete case analysis의 문제점은 편의가 발생할 가능성이 높아진다는 것이다. 사실 검정력이 감소하는 것보다는 편의를 일으킬 수 있다는 점이 더 큰 문제이다. ICH E9의 가장 핵심적인 내용이 편의를 최소화시키는 것이었음을 기억한다면, Complete case analysis의 이러한 단점은 정말로 큰 문제이다(CHMP 2009).

> One approach used to handle incomplete data is to ignore them and to perform the statistical analysis with complete data only (complete case analysis). Complete case analysis violates the intention to treat principle and is subject to bias. Therefore this approach cannot be recommended as the primary analysis in a confirmatory trial.

즉, Complete case analysis는 ITT 원칙에 위배되고, 편의를 발생할 가능성이 높으므로, 확증적 임상시험에서 주분석primary analysis으로 권고될 수 없다는 것이다.

> If patients are excluded from the analysis this may affect:
> (1) The comparability of the treatment groups:
> (2) The representativeness of the study sample in relation to the target population.
> A consequence of this may be a bias in the estimation of the treatment effect.

결측치를 제거해버리면, 편의가 발생할 수 있는 이유는 크게 두 가지로 볼 수 있다(CHMP 2009).

(2-1) 무작위배정으로 얻은 시험군과 대조군의 유사성이 훼손된다

첫 번째는 무작위배정으로 인해 시험군과 대조군이 모든 면에서 거의 비슷한 특징을 가지고 있었는데, 한 그룹에서만 결측치가 많이 발생하면 그 그룹에서만 특정 성격을 가진 피험자들이 많이 제거되어 공평한 비교가 되지 않을 수 있기 때문이다. 예를 들어 시험약과 대조약을 비교하는 경우 시험약이 중증의 피험자에게는 심한 부작용을 일으킨다고 가정해보자. 그렇다면 시험약 그룹에 배치된 중증 피험자들 중 상당수는 중도탈락할 것이고, 경증 피험자들만 임상시험을 완료할 것이다. 반면에 대조약 그룹에서는 중증 피험자들과 경증 피험자들 모두 대부분 임상시험을 완료할 것이다. 결측치를 모두 제거하고 분석한다면, 시험약 그룹의 경증 피험자와 대조약 그룹의 전체 피험자를 비교하게 되는데, 이는 분명히 편의를 일으킨다. 다시 말해 공평한 비교가 아니다.

(2-2) 남은 피험자들이 전체 모집단을 대표하지 못할 수 있다.

두 번째 경우는 시험약과 대조약 모두에서 중증의 피험자에게는 심한 부작용이 있어서 상당수 중증 피험자가 시험군과 대조군 모두에게서 중도탈락했다고 가정해보자. 남은 피험자들에게서 얻어진 결과는 처음 임상시험계획서에 명기된 선정기준과 제외기준에서 정한 피험자 모집단을 대표한다고 보기 어렵게 된다. 즉 남은 피험자들이 전체 모집단을 잘 대표하지 못하게 되어 편의가 발생하게 된다.

Complete case analysis는 모든 결측치가 완벽하게 랜덤하게 발생한 MCAR인 경우에만 타당한 방법이다. MCAR에 대한 개념은 11.4절에 설명되어 있다.

핵심정리

결측치를 모두 제거하고 분석하는 방법은 편의를 발생할 가능성이 높으므로, 확증적 임상시험에서 주분석 primary analysis으로 받아들여지기 힘들다.

11.3 SAS는 결측치를 어떻게 처리하는가?

11.2절에서는 결측치를 모두 제거하고 분석하는 방법은 편의를 발생할 가능성이 높으므로, 확증적 임상시험에서 주분석primary analysis으로 받아들여지기 힘들다는 점을 지적하였다. 통계비전문가들은 자신의 자료에 결측치가 존재하여도 통계분석 프로그램을 수행시키면 분석결과가 잘 나왔던 것을 기억할 것이다. 그렇다면 도대체 통계분석 프로그램들은 결측치를 어떻게 처리하고 있을까? 대표적인 통계분석 프로그램인 SAS를 살펴보자.

SAS는 통계분석을 해주는 컴퓨터 패키지이다. 컴퓨터 패키지란 C++, JAVA와 같은 프로그래밍 언어와는 달리, 통계적 분석을 위한 기능들이 이미 프로그래밍되어 있어서 사용자는 분석하고자 하는 변수 이름과 적절한 옵션만을 지정하면, 우리가 원하는 분석결과를 얻을 수 있게 해주는 소프트웨어를 말한다. 신약개발에서 SAS가 중요한 이유는, 미국의 경우 미국 FDA에 제출하는 모든 자료는 SAS dataset 형태로 제출되어야 하기 때문이다. 미국의 경우에는 어떤 폴더에 어떤 파일을 넣어야 하며 각 파일 안에 변수 이름을 어떻게 지어야 하는 것까지 정해져 있다.

이러한 SAS는 과연 결측치를 어떻게 처리하여 분석할까? 설명을 위하여 시험약 A와 대조약 B를 투여한 후, 일정 시간 뒤의 혈압값을 1차 유효성 평가변수로 삼는 경우를 생각해보자. 또한 나이를 공변량으로 넣었다고 가정해보자. 시험약을 1로 코딩하고, 대조약을 0으로 코딩한다면, 자료는 다음과 같은 모양이 될 것이다.

id	혈압	약	나이
001	155	1	62
002	148	0	55
003	151	1	67
.	.	.	.

이 자료는 '나이'와 '약'이라는 두 변수를 독립변수로, '혈압'을 종속변수로 삼아 중회귀분석으로 분석하게 될 것이다. 중회귀분석을 하는 이유는 단순히 시험약 그룹과 대조약 그룹 간의 평균의 차이만을 비교하는 이표본 t 검정에 비하여, 나이라는 공변량을 보정하면 검정력이 더 높아질 가능성이 있기 때문이다. 공변량을 보정하는 이유에 대해서는 6장을 읽어 보길 바란다.

위의 자료에서 각 피험자는 세 개의 변수(혈압, 약, 나이)들의 값을 가져야 완전한 값을 취한 것이다. 만일 이 세 개의 변수 중에 어느 하나 값이라도 결측치가 되면, SAS는 그 피험자 전체 자료를 분석에서 제외하게 된다. 예를 들어 id = 002의 피험자의 경우 나이가 결측치라면 비록 혈압의 값이 148이고 약의 값이 0이라는 값은 결측치가 아님에도 불구하고, id = 002 피험자는 분석에서 제외된다는 것이다. 이러한 SAS의 결측치 방식은 우리가 자주 사용하는 대부분의 SAS procedure에 사용된다. 예를 들어 PROC TTEST, PROC REG, PROC GLM 등이다.

이처럼 SAS는 분석에 포함되는 변수 중에 어느 변수에라도 결측치가 있는 피험자는 분석에서 제외시키지만, 그렇다고 결과 창에 오류 메시지를 내보내지는 않는다. 오류 메시지가 뜨지 않으므로 통계비전공자뿐만 아니라 통계학과 학생들조차도 결측치는 통계분석에 어떠한 영향도 미치지 않았다고 생각하는 경향이 있다.

SAS가 채택한 결측치 처리 방식은 11.2절에서 언급한 complete case analysis와 동일한 것이 된다. 11.2절에서는 complete case analysis의 문제점을 지적한 바 있다. 그렇다면 SAS는 왜 그렇게 문제점이 있는 방법인, 분석에 포함되는 변수 중에 어느 변수에라도 결측치가 있는 피험자는 분석에서 제외시키는 방법을 택했을까? 내 개인적인 짐작이지만, 아마도 그 방법이 가장 손쉬운 결측치 처리방법이기 때문에 그렇게 한 것이라고 추측한다.

11.4 결측치의 분류

한 피험자에게 여러 다른 시점에서 1차 유효성 평가변수를 반복적으로 측정하는 일은 임상시험에서 자주 있는 일이다. 예를 들면, 각 피험자는 자신에게 배정된 약을 투약하고, 한 달에 한 번 병원을 방문하여 어떤 1차 유효성 평가변수를 측정하는 경우를 고려해 볼 수 있다. 가령 1월부터 6월까지 매달 방문하는 경우를 생각해보자. 특정한 달에 결측치가 발생한 경우를 'intermittent missing value'라고 부른다. 예를 들어 3월에는 피험자가 병원을 방문하지 않아서 자료가 없고, 나머지 달에는 모두 자료를 관측한 경우, 3월에 발생한 결측치는 intermittent missing value가 되는 것이다. 반면에 중도탈락dropout이라고 불리는 경우는 피험자가 특정시점부터 임상시험에서 빠지기로 한 경우이다. 이 경우에는 그 시점 이후의 자료 모두가 결측치가 된다. 예를 들어, 4월부터 임상시험에 더 이상 참여하지 않기로 한다면, 4월, 5월, 6월 자료는 모두 결측치가 된다.

결측치를 다루는 통계적 기법을 논하기 위해서, 통계학에서는 결측치를 다음의 3가지 범주로 나눈다. 이 내용은 통계학과 대학원 정도의 수업에서 배울 수 있는 내용이므로 좀 어렵다고 볼 수 있다. 여기서는 가장 핵심적인 아이디어만 직관을 이용하여 설명하도록 하겠다. 내용이 어렵다고 느껴지는 통계비전공자들은 이 부분은 읽지 않아도 무방하리라 생각한다. 우선, 설명을 위하여 기호를 먼저 소개한다.

Y_{ij}: i번째 피험자의 j번째 관측치

$Y_{i,(obs)}$: i번째 피험자의 관측된 반응값들로 이루어진 벡터

$Y_{i,(miss)}$: i번째 피험자의 관측되지 않아 결측치가 된 반응값들의 벡터. 다시 말하면, 결측치가 아니었더라면 관측되었을 i번째 피험자의 반응값.

$r_i=(r_{i1},r_{i2},,,,r_{ik})$: r_{ij}는 Y_{ij}가 결측치인지 아닌지를 나타내는 벡터.

예를 들어, 6개월 동안 매월 병원을 방문하여 1차 유효성 평가변수를 측정하는 경우, 홍길동이라는 피험자의 1월, 2월, 3월 관측치는 각각 110, 105, 120이고, 4월부터는 임상시험에 참여하는 것을 중단하기로 결정하였다면, 4월, 5월, 6월 관측치는 결측치가 된다. 이 경우 $Y_{i1}=110$, $Y_{i2}=105$, $Y_{i3}=120$, $Y_{i4}=$결측치, $Y_{i5}=$결측치, $Y_{i6}=$결측치이다. 이 경우 $Y_{i,(obs)}$=(110,105,120)이 된다. 만일 홍길동이라는 피험자가 임상시험 참여를 중단하지 않았다면 Y_{i4}, Y_{i5}, Y_{i6}의 값을 관측하였을 것이고, 만일 그랬다면 $Y_{i4}=125$, $Y_{i5}=130$, $Y_{i6}=123$이라고 가정해보자. 이 경우, $Y_{i,(miss)}$=(125,130,123)이 된다. r_{ij}는 1이 결측치가 발생한 경우를 나타내고, 0이 결측치가 발생하지 않은 경우를 나타낸다고 한다면, r_i =(0,0,0,1,1,1)이 된다. 이런 기호를 사용하여 통계학에서는 결측치를 다음의 3가지의 범주로 나눈다.

1. MCAR Missing completely at random

만일 r_i가 $Y_{i,(obs)}$와 $Y_{i,(miss)}$ 모두와 독립인 경우, 그 i번째 피험자의 결측치는 MCAR이라고 한다. 이 정의의 의미는 결측치가 발생했느냐의 여부가 반응값 Y_{ij}(즉 관측값인 $Y_{i,(obs)}$와 결측치인 $Y_{i,(miss)}$)에 의존하지 않는다는 것이다. 다시 말해 결측치는 Y_{ij}의 값에 상관없이 그야말로 완전히 랜덤하게 발생했다는 것이다. 예를 들면, 홍길동씨는 3월에 병원을 방문하기로 한 날에 갑자기 고향에 계신 부모님이 위독하시다는 소식을 듣고 병원을 방문하지 않고 고향에 내려갔다. 그리고 며칠 뒤에 서울에 올라온 뒤에도 경황이 없어서

3월의 다른 날에도 병원을 방문하지 못했다. 하지만 4월부터는 다시 정상적인 생활로 돌아와서 매달 병원을 방문하여 1차 유효성 평가변수를 측정하였다. 이 경우 3월에 발생한 결측치는 Missing completely at random으로 발생한 intermittent missing value가 되는 것이다. 다른 예로 홍길동씨는 4월에 갑자기 발령이 나 지방으로 이사 가면서 더 이상 서울에서 수행되는 임상시험에 참여하는 것을 포기했다. 이 경우 4월, 5월, 6월에 발생한 결측치는 Missing completely at random으로 발생한 중도탈락의 경우가 된다(CHMP 2009).

> If the probability of an observation being missing does not depend on observed or unobserved measurements, then the observation is Missing Completely At Random (MCAR). A typical example is a patient moving to another city for non-health reasons. Patients who drop-out of a study for this reason could be considered a random sample from the total study population and their characteristics are similar.

MCAR로 발생한 결측치는 완벽하게 랜덤하게 발생한 결측치이므로, 이렇게 결측치가 발생한 피험자들은 전체 모집단에서 랜덤하게 추출된 표본이라고 간주할 수 있고, 그러므로 결측치가 없는 피험자들과 여러 면에서 별 차이가 없는 비슷한 집단이라고 간주할 수 있다.

그러므로 만일 모든 결측치가 MCAR이라면(물론 임상시험에서 이는 비현실적인 가정이다), 편의bias는 발생하지 않을 것이다. 단순히 표본 수가 감소하였으므로 검정력의 손실이 있을 뿐이다. 손실된 검정력을 만회하는 방법은 4.5절에서 다음처럼 설명한 바 있다.

> 검정방법, 검정력, 시험약의 약효의 크기effect size, 모분산 값이 주어졌을 때 얻어진 표본크기를 n이라고 한 경우, 중도탈락률을 γ라고 하면, 최종적으로 필요한 표본크기는 $n/(1-\gamma)$이다.

이 방법은 모든 결측치가 MCAR인 경우 결측치로 인해 줄어드는 표본크기를 만회하게 해주는 방법이다. 하지만 임상시험에서 모든 결측치가 MCAR이라는 가정은 매우 비현실적인 가정이다. 그러므로 일단 MCAR이 아닌 MAR이나 NMAR인 결측치가 존재하면, 4.5절에서 제시된 방법으로 표본크기를 계산한다고 해도 편의가 발생할 가능성이 크며 목표로 한 검정력과 달라질 가능성이 커진다. 이 중에서도 심사기관 입장에서는 시험약에게 유리한 방향으로 편의가 발생하는 상황을 가장 우려하게 된다.

2. MARMissing at random

만일 r_i가 $Y_{i,(obs)}$에는 의존하지만 $Y_{i,(miss)}$에는 의존하지 않는 경우, 그 i번째 피험자의 결측치는 MAR이라고 한다. 이 정의는 의미는 결측치가 발생했느냐의 여부가 관측값 $Y_{i,(obs)}$에만 관련이 있고, 결측치 $Y_{i,(miss)}$와는 무관한 경우이다. 다르게 표현하면 MAR의 핵심 내용은 이미 관측한 자료를 사용하여, 만일 결측치가 결측되지 않고 관측되었다면 어떤 분석결과가 얻어질 수 있을지를 통계학적으로 모델링하는 것이 가능하다는 점이다. 예를 들어 중도탈락의 경우에는 중도탈락 이후의 값을 중도탈락 이전에 관측값만을 사용하여 편의 없이 예측할 수 있다는 의미가 된다(CHMP 2009).

> If the probability of an observation being missing depends only on observed measurements, then the observation is Missing At Random (MAR). This assumption implies that the behaviour of the post drop-out observations can be predicted from the observed variables, and therefore that response can be estimated without bias using exclusively the observed data. For example, when a patient drops out due to lack of efficacy reflected by a series of poor efficacy outcomes that have been observed, the appropriate value to assign to the subsequent efficacy endpoint can be calculated using the observed data.

예를 들면, 체중 감소제에 대한 임상시험을 6개월 동안 실시하고, 매달 병원을 방문하여 체중을 측정한다고 하자. 홍길동 씨는 평소에 너무 체중이 많이 나가 이 임상시험에 참여하기로 결정했고, 이 임상시험에 참여하면 체중을 줄일 수 있을 것이라고 희망했다. 하지만 두 달이 지나도 체중은 별로 감소하지 않았고, 이에 홍길동 씨는 낙담하여 세 번째 달에는 병원을 방문하지 않았다. 그러다가 다시 임상시험에 계속 참여하겠다는 결심을 굳혀 나머지 기간 동안에는 임상시험에 계속 참여하였다. 이 경우 세 번째 달에 발생한 결측치는 처음 두 달 동안에 관측한 값에는 의존하지만, 세 번째 달에 관측하지 못한 체중치에는 의존하지 않으므로, Missing at random으로 발생한 intermittent missing value라고 볼 수 있다. 하지만 이 예에서 우리는 홍길동 씨가 세 번째 병원에 방문하지 않은 이유가 단지 이전의 결과에만 의존하며, 실제 결측치가 발생한 세 번째 달의 체중 값에는 의존하지 않는다는 '가정'을 하고 있으나, 실제 임상시험에서는 이런 가정이 사실인지를 확인하기가 대단히 어렵다.

다른 예로는 거식증(체중에 대한 비정상적인 공포로 음식을 안 먹는 증상)을 앓는 젊은 여성이 거식증 치료 임상시험에 참여하는 경우를 고려해보자. 체중이 어느 임계점 이하로 감소하면 생명을 잃을 수도 있는 매우 위험한 상황이 되므로, 임상시험계획서에는 체중이 어느 임계점 이하로 감소하면 중도탈락시키기로 사전에 정하였다고 가정하자. 매주 체중을 측정하는데, 3~4주 뒤에도 계속 체중이 급격히 감소하여 중도탈락시키기로 사전에 정한 임계값보다도 더 작아져서 임상시험을 주관하는 의사들은 그 여성을 중도탈락시켰다. 이 경우 결측치의 발생 여부가 중도탈락 이전 시점에서 관측한 체중치에는 의존하지만, 그 후 관측하지 못한 체중치에는 의존하지 않는다고 볼 수 있으므로, Missing at random으로 발생한 중도탈락의 경우라고 볼 수 있다.

실제 임상시험에서 사전에 임상시험계획서에 정한 값을 벗어나면 중도탈락시키기로 한 경우에는 그 결측치가 MAR임을 확신할 수 있다. 하지만 이런 경우를 제외하면 실제 임상시험에서 MAR과 다음 절에 소개되는 MNAR을 자신 있게 구별할 수 있는 경우는 거의 없다. 미국 FDA에서 오랜 심사 경험이 있는 의사들은 임상시험에서 MAR은 매우 비현실적인 가정이라고 생각한다고 한다. 그러므로 임상시험에서 발생한 상당수의 결측치는 다음에 소개되는 MNAR이라고 추측된다. EMA 가이드라인도 MAR 가정이 실제 어떤 특정한 상황에서 적절한지를 알아내는 것은 거의 불가능하다고 다음처럼 말하고 있다. 그리고 임상시험에서 결측치 중에 MNAR이 없다는 주장은 현실성이 없다고 말하고 있다(CHMP 2009).

> It is not possible to know whether the MAR, never mind MCAR, assumptions are appropriate in any practical situation. A proposition that no data in a confirmatory clinical trials are MNAR seems implausible.

3. MNARMissing Not at Random

만일 r_i가 $Y_{i,(obs)}$에도 의존하고 $Y_{i,(miss)}$에도 의존하는 경우, 그 i번째 피험자의 결측치는 MNAR이라고 한다. 이 정의의 의미는 결측치가 발생했느냐의 여부가 반응값 $Y_{i,(obs)}$와 관측하지 못한 결측치 $Y_{i,(miss)}$에 모두 관련이 있는 경우이다. 특히 우리가 관측하지 못한 $Y_{i,(miss)}$의 값이 너무 높거나 너무 낮아서 발생할 가능성이 높다. 또는 다르게 표현하면 MCAR 또는 MAR이 아닌 결측치는 모두 MNAR이라고 간주된다(CHMP 2009).

> When observations are neither MCAR nor MAR, they are classified as Missing Not At Random (MNAR) or non-ignorable, i.e. the probability of an observation being missing depends on unobserved measurements.

NMAR의 핵심은 결측치가 발생한 이유가 우리가 관측하지 못한 값과 관련이 있다는 것이다. 이는 다시 표현하면 'you don't know what you don't know'라고 표현될 수 있다. 즉 우리가 관측값만으로는 결측치가 어떤 값인지 예측하는 것은 불가능하다는 것이다. 중도탈락의 경우에는 만일 MNAR이라는 가정이 사실이라면, 중도탈락 이후의 결측치 발생여부는 중도탈락 이전에 관측값만이 아니라 우리가 관측하지 못한 중도탈락 이후의 결측치에도 의존하게 된다. 문제는 중도탈락 이후의 관측하지 못한 결측치는 없는 자료이므로, 그 결측치가 이러저러할 것이라고 가정하는 수밖에는 없다. 즉 모형을 세울 수밖에는 없는데, 과연 그 모형이 맞는지 정보가 없기 때문에 그 타당성을 검증할 길이 없게 된다. 다시 말하면 결측치는 관측하지 못한 자료이기 때문에 결측치가 발생한 메커니즘을 올바르게 통계학적으로 모델링한다는 것은 거의 불가능한 일이다.

예를 들기 위해, MAR에서 예를 들었던 체중 감소제 임상시험에 참여한 홍길동 씨의 경우를 살펴보자. 처음 세 달은 체중이 잘 감소했는데, 네 번째 달 병원을 방문하기로 한 전날 집에서 혼자 체중을 측정해보니, 다시 맨 처음의 체중으로 돌아왔다고 가정해보자. 홍길동 씨는 너무 낙담하고 의사 선생님 보기가 민망하여 네 번째 달부터는 병원에 가지 않았다. 이 경우 네 번째 달 이후의 결측치 여부는 처음 세 달 동안의 체중 값만이 아니라 우리가 관측하지 못한 바로 그 네 번째 달 체중 값에 의존하다고 볼 수 있다. 그래서 네 번째 달 이후의 측정치는 Missing Not at Random으로 발생한 결측치라고 볼 수 있다.

만일 이 경우 결측치가 MAR이라고 잘못 가정한다면, 세 번째 달까지만의 관측치를 사용하여 네 번째 달의 결측치를 예측하려고 할 것인데, 세 번째 달까지의 체중 값이 적은 값이므로 당연히 네 번째 달에 결측된 체중 값을 적은 값으로 예측하려고 할 것이다. 하지만 이는 분명히 위의 실제 결측치가 발생한 상황과 다르다는 것을 알 수 있다. 즉 MAR를 가정하면 편의bias가 발생하게 된다.

이번에는 결측치가 MNAR이라고 바르게 가정한 경우를 생각해보자. 이 경우 네 번째 달의 결측치 발생 여부가 네 번째 달의 체중 값에 의존한다는 것은 아는데, 도대체 체중이 너무 증가하여 홍길동 씨가 병원에 오지 않았는지, 아니면 너무 줄어들어 더 이상 체중 감량을 할 필요가 없어 홍길동 씨가 병원에 오지 않았는지 알 길이 없다는 점이다. 우리가 통계학적으로 할 수 있는 일은 모형을 가정하고 그 모형이 맞다는 가정하에 통계적 추론을 하는 일뿐이다. 즉, 네 번째 달에 체중이 너무 증가하여 홍길동 씨가 병원에 오지 않았다는 모형을 '가정'하여 통계적 추론 결과를 얻고, 또는 네 번째 달에 체중이 너무 감소하여 홍길동 씨가 병원에 오지 않았다는 모형을 '가정'하여 통계적 추론을 얻는 일뿐이다. 문제는 우리가 관측하지 못한 결측치를 안다면 두 모형 중에 어느 모형이 적절한지를 알 수 있을 텐데, 결측치란 그 값을 알지 못하는 것이므로 이 두 모형 중에 어느 모형이 적절한지는 알 길이 없게 된다(CHMP 2009).

> In this scenario, the value of the unobserved responses depends on information not available for the analysis (i.e. not the values observed previously on the analysis variable or the covariates being used), and thus, future observations cannot be predicted without bias by the model. For example, it may happen that after a series of visits with good outcome, a patient drop-out due to lack of efficacy. In this situation, the analysis model based on the observed data, including relevant covariates, is likely to continue to predict a good outcome, but it is usually unreasonable to expect the patient to continue to derive benefit from treatment.

일부 결측치는 MNAR이라고 생각되므로, MCAR이나 MAR이라는 가정에 의존하는 결측치 처리방법은 적절하지 않다. 선택된 결측치 처리방법은 MCAR이나 MAR 가정에 지나치게 의존해서는 안 되며, 주어진 상황에서 적절하게 보수적인 결과를 내는지를 고려해보아야 한다(CHMP 2009).

> Because it is considered that some data are MNAR, the properties (e.g., bias) of any methods based on MCAR or MAR assumptions cannot be reliably determined for any given dataset. Therefore the method chosen should not depend primarily on the properties of the method under the MAR or MCAR assumptions but on whether it is considered to provide an appropriately conservative estimate in the circumstances of the trial under considerations.

요약하면 결측치가 MCAR 또는 MAR인 경우에는 불편추정량을 얻을 수 있는 통계적 분석방법이 존재한다. 하지만 결측치가 MNAR인 경우에는 결측치가 발생한 메커니즘을 바르게 모델링한 경우에 한하여 불편추정량을 얻을 수 있다. 문제는 결측치는 관측하지 못한 자료이기 때문에 결측치가 발생한 메커니즘을 바르게 모델링한다는 것은 거의 불가능한 일이다.

11.5 결측치 처리하는 방법을 선택하는 기준

11.4절에서 임상시험에서 발생하는 결측치를 세 가지로 분류하였다. 요약하면 MCAR은 비교적 구별이 쉽지만 임상시험에서 MCAR인 결측치의 비율은 매우 작다고 판단된다. 그 외 나머지 결측치들은 MAR이거나 MNAR인데, MAR과 MNAR의 구별은 거의 불가능하지만, 대부분은 MNAR이라고 판단된다는 것이다.

11.6절, 11.7절, 11.8절에서는 결측치를 처리할 수 있는 여러 가지 통계방법들을 소개할 것이다. 각각의 방법들을 사용하면 MCAR, MAR, 또는 MNAR의 가정에 따라 타당한 결과를 얻을 수 있기도 하고 얻지 못하기도 한다. 문제는 실제 임상시험에서 발생한 결측치들에는 MCAR, MAR, MNAR이 섞여 있고, 특히 대부분은 MNAR이라고 추측된다. 그래서 어느 한 방법이 적절한 방법인지를 판단하기는 매우 어렵다.

그렇기 때문에 결측치를 처리하는 방법을 고르는 기준은 보수성이어야 한다. 보수성이란 대립가설을 잘 채택하지 않는 방법을 말한다. 그러므로 우월성 검정에서는 시험군과 대조군 간에 차이가 나지 않도록 하는 방법이 보수적인 방법이고, 동등성 검정과 비열등성 검정에서는 시험군과 대조군 간에 차이가 나도록 하는 방법이 보수적인 방법이다(CHMP 2009).

> A positive regulatory decision should not be based on an analysis that is biased to an important degree in favour of the experimental agent. Hence when proposing methods to handle missing data it is

important that an analysis is provided for which the absence of a bias favourable to experimental treatment (i.e. conservative) can be established.

11.6 결측치를 처리하는 방법 – single imputation

11.6절, 11.7절, 11.8절에서는 결측치를 처리하는 다양한 방법들을 살펴볼 것이다. 특히 11.6절에서는 single imputation 방법들을 살펴볼 것이다. single imputation이란 각각의 결측치들을 각각 하나의 다른 값으로 대체하는 방법을 말한다. 이러한 다양한 방법들 중에서 결측치를 처리하는 방법을 선택할 때는 다음 사항들을 고려해야만 한다.

(1) 첫째는 결측치 발생 또는 중도탈락의 비율과 시점이 시험군과 대조군 사이에 차이가 나는가 하는 점이다.

(2) 둘째는 시간이 경과함에 따라 그 질병이 호전될 수 있는지 또는 악화될 수 있는지에 대한 방향성이다.

(3) 셋째는 결측치 발생 또는 중도탈락의 이유이다.

결측치를 처리하는 방법을 선택하여 그 방법의 타당성을 주장할 때는 이러한 이유들을 모두 자세하게 나열하고 위의 세 가지 요소들에 대하여 논의하여야 한다(CHMP 2009).

Factors that affect the acceptability of individual methods include differences between the treatment groups in the proportion and timing of withdrawals, the direction of any spontaneous changes over time, and the reason for the withdrawals. All of these factors must be comprehensively displayed and their influence discussed when the method used to impute missing data is justified.

11.6.1 LOCF Last Observation Carried Forward

이 방법은 과거에는 임상시험에서 결측치를 처리하는 방법으로 가장 널리 사용되었으나 미래에도 여전히 자주 사용될지는 의문이다. 이 방법은 다음과 같다. 예를 들어, 6개월 동안 매달 피험자가 병원에 내원하여 1차 유효성 평가변수를 측정하는 임상시험을 실시한다고 가정하자. 어느 피험자의 첫 번째 달에 평가한 1차 유효성 평가변수값이 124이고, 두 번째 달에 평가한 1차 유효성 평가변수값이 119이고, 세 번째 달에 평가한 1차 유효성 평가변수값이 110이고, 네 번째 달부터 마지막 달까지는 피험자가 병원에 내원하지 않아 결측치가 발생하였다고 가정하자. 이때 LOCF 방법은 그 피험자에게서 가장 마지막으로 관측치를 얻은 세 번째 달 1차 유효성 평가변수값인 110으로 결측치를 대체하는 것이다. 즉, 네 번째, 다섯 번째, 여섯 번째 달의 그 피험자의 1차 유효성 평가변수의 값은 모두 110으로 대체하는 것이다. EMA 가이드라인은 LOCF 방법에 대해 다음과 같이 기술하고 있다(CHMP 2009).

> To cope with situations where response collection is interrupted after one point, one widely used method is last observation carried forward(LOCF). This analysis uses the last measured response as an endpoint by itself, not necessarily attached to a particular study time point.

LOCF 방법을 사용한 경우, 시험약의 약효의 크기에 대한 불편추정량(추정량의 기댓값이 목표로 하는 모수 값과 같은 경우)을 얻을 수 있는 경우는 오로지 MCAR 가정에서만이다. MCAR은 결측치에 대한 가정 중에 가장 강한 비현실적인 가정이므로, LOCF는 통계 이론적 측면에서 볼 때 그리 좋은 방법이 아님을 알 수 있다. 하지만 어떤 경우에는 LOCF가 시험약의 약효의 크기에 대한 보수적인 결과를 내는 경우도 있다(CHMP 2009).

> LOCF only produces unbiased treatment estimates under the MCAR assumptions, but this approach can still provide a conservative estimate of the treatment effect in some circumstances.

LOCF가 매우 보수적인 방법일 수도 있는 예가 우울증 치료제 임상시험이다. 우울증 치료제에 대한 임상시험의 경우 우울증은 시간이 경과함에 따라 좋아질 것이라 기대되는데, 만일 시험약을 투여받은 피험자들이 안전성 문제 때문에 위약을 투여받은 피험자들에 비하여 더 일찍 그리고 더 자주 중도탈락한다고 가정해보자. 이 경우 LOCF 방법을 사용한다면 시험군이 위약군에 비하여 약효를 증명하는 측면에서 더 불리하게 되어 결측치에 LOCF를 적용하는 것이 보수적일 수 있다. 보수적인 방법을 사용한 경우에도 1차 유효성 평가변수가 유의한 것을 보일 수 있다면 이는 통계학적인 측면에서 볼 때 분명히 시험약의 약효에 대한 증거라고 판단할 수 있을 것이다(CHMP 2009).

> However, in other clinical situations (e.g. depression), where the condition is expected to improve spontaneously over time, LOCF (even though it has some sub optimal properties) might be conservative in the situations where patients in the experimental group tend to withdraw earlier and more frequently. Establishing a treatment effect based on a primary analysis which is clearly conservative represents compelling evidence of efficacy from a statistical perspective.

반면에 알츠하이머 질병이나 신부전증 또는 다발성경화증multiple sclerosis과 같이 시간이 경과됨에 따라 질병이 개선되지 않고 악화되는 경우에는 LOCF 방법이 타당하지 않을 수 있다. 설명의 편의상 1차 유효성 평가변수 값이 높을수록 질병의 악화를 나타낸다고 가정해보자. 6개월 동안 매달 1차 유효성 평가변수의 값을 측정하는데, 처음 세 달 동안의 값이 각각 100, 110, 120이고, 그 후 네 번째 달부터 여섯 번째 달까지 결측치가 발생했다고 해보자.

LOCF에 의하면 네 번째 달부터 여섯 번째 달까지의 결측치가 모두 120으로 대체될 것이다. 하지만 시간이 경과함에 따라 질병이 더 악화되었을 것이 명백하므로, 실제 결측치는 120보다 더 큰 값임이 분명할 것이다. 이처럼 질병의 속성상 시간이 경과함에 따라 질병이 계속 악화되기만 하는 경우에, LOCF를 사용하여 결측치를 처리하면 편의bias를 일으킬 가능성이 높아진다.

특히 대조군에 비하여 시험군에서 부작용 등의 이유로 중도탈락이 더 일찍 발생한다면, 시험약의 약효를 부풀리는 방향으로 편의가 발생할 수 있다. 그래서 이러한 경우에 LOCF는 적절한 방법이 아니다(CHMP 2009).

> To give some particular examples, if the patient's condition is expected to deteriorate over time(for example Alzheimer's disease) an LOCF analysis is very likely to give overly optimistic results for both treatment groups and if the withdrawals on the active group are earlier (e.g. because of adverse events) the treatment comparisons may be biased in favour of the test product. Hence in this situation an LOCF analysis is not considered appropriate.

LOCF의 문제점은 이를 뒷받침한 이론적 근거가 없으며, 편의가 어느 방향으로 발생할지, 발생한다면 어느 정도 발생할지 예측하기 어려운 경우가 많다는 것이다. 필자가 개인적으로 생각하는 LOCF의 더 큰 문제점은 그동안 많은 통계비전문가들이 LOCF를 결측치를 처리하는 '만병통치약'으로 생각하여 사용해 왔다는 점이다. LOCF는 현재까지도 사용되고 있고, 사용하기 편리하다는 나름대로 장점을 가지고 있기도 하지만, 많은 통계전문가들에 의해 가장 많이 비판받는 두 얼굴을 가진 방법이다. 많은 통계전문가들은 미래의 임상시험에서는 LOCF의 사용빈도가 줄어들고, 점차 다른 방법으로 대체될 것이라고 예상하고 있다. 예를 들어, 외국 의학 학술지인 Annals of internal medicine의 경우 LOCF로 결측치를 처리한 논문은 앞으로 받아들이지 않겠다고 다음과 같이 밝히고 있다. 이 글은 Annals of internal medicine의 Instruction for Authors에서 인용하였다.

> Always report the frequency of missing outcomes and follow-up data; reasons and any patterns for the missing data; and how you handled missing data in the analyses. **Do not use a last observation carried forward approach (LOCF)** to address incomplete follow-up even if the original protocol prespecified that approach for handling missing data. LOCF approaches understate variability and result in bias. The direction of the bias is not predictable. Although the method of addressing missing data may have little import on findings when the proportion of missing data is small (e.g., 〈5%), authors should avoid using outdated or biased methods to address incomplete follow-up. Appropriate methods for handling missing data include imputation, pattern-mixture (mixed) models, and selection models. Application of these methods requires consideration of the patterns and potential mechanisms behind the missing data.

위 글을 해석해보면 항상 결측치가 발생한 빈도, 결측치가 발생한 이유와 패턴 그리고 어떻게 통계분석에서 결측치를 다룰 것인지를 보고해야 하며, 설사 처음부터 임상시험계획서에 결측치를 다룰 방법으로 LOCF를 쓰겠다고 명시했더라도 LOCF를 사용하지 말라고 하고 있다. LOCF의 문제점은 편의bias를 일으키는데 편의가 시험약의 약효를 부풀리는 방향이 될지 줄이는 방향이 될지 예측하기 어렵다는 것이다. 그러므로 Annals of internal medicine은 결측치를 처리하는 방법으로 imputation, pattern-mixture (mixed) models, selection models 등의 사용을 권고하고 있다.

위 내용은 심사기관이 발행한 가이드라인은 아니다. 필자의 생각으로 LOCF는 여전히 임상시험에 사용될 것이다. LOCF의 사용이 보수적인 경우에 사용될 수도 있고, 적어도 LOCF가 민감도분석의 한 방법으로는 사용될 수 있기 때문이다. 그럼에도 불구하고 LOCF의 사용을 금지한 의학저널이 있다는 사실은 매우 흥미로운 사실이고 LOCF의 위험성을 알리는 데 좋은 역할을 하는 사례라고 볼 수 있다.

11.6.2 BOCFBaseline observation carried forward

BOCF는 중도탈락이 발생한 경우, 기저치baseline에서 관측한 1차 유효성 평가변수의 값을 결측치가 발생한 모든 1차 유효성 평가변수 값에 대체하여 넣은 방법이다. 예를 들어, 6개월 동안 매달 피험자가 병원에 내원하여 1차 유효성 평가변수를 측정하는 임상시험을 실시한다고 가정하자. 어느 피험자의 임상시험을 시작하기 직전에 측정한 1차 유효성 평가변수의 기저치는 115이고, 첫 번째, 두 번째, 세 번째 달에 평가한 1차 유효성 평가변수의 값이 각각 120, 112, 108이며, 네 번째 달부터 마지막 달까지는 피험자가 병원에 내원하지 않아 결측치가 발생하였다고 가정하자. 이때 BOCF 방법은 그 피험자에게서 기저치에서 얻은 115로 결측치를 대체하는 것이다. 즉, 네 번째 달부터 여섯 번째 달까지의 그 피험자의 1차 유효성 평가변수의 값은 모두 115로 대체되는 것이다.

BOCF는 퇴행성 관절염osteoarthritis, 류마티스 관절염rheumatoid arthritis, 만성요통chronic low back pain 임상시험과 같은 만성통증chronic pain 임상시험에서 적절할 수도 있다. 그 이유는 피험자가 중도탈락한 경우 그 피험자의 통증 상태는 기저치 값으로 돌아갈 것이고 치료제가 장기적으로는 별 효능이 없으리라고 가정하는 것이 타당할 수 있기 때문이다(CHMP 2009).

> Baseline observation carried forward (BOCF) is another single imputation approach that is sometimes used. The use of BOCF may be appropriate, for example, a chronic pain trial where when a patient withdrawals from treatment it may be reasonable to assume that their pain return to their baseline level and that the patient does not, in the long–term, derive benefit from treatment.

LOCF와 BOCF 외에도 결측치를 하나의 다른 값으로 대체하는 여러 다른 single imputation 방법이 존재하는데 이러한 방법들을 11.6.3절에서부터 11.6.6절을 통하여 살펴볼 것이다. 이러한 방법들은 마지막으로 관측된 값이나 기저치 이외에 다른 곳에서 얻은 정보들을 활용하여 결측치를 대체한다. 다른 곳에서 얻은 정보란 중도탈락 이전에 수집된 같은 피험자로부터 얻은 정보, 비슷한 기저치baseline 특징을 갖는 다른 피험자들로부터 얻은 정보, 경험적으로 개발된 모형으로부터 예측된 값, 또는 과거 자료들이다.

이러한 방법들로는 unconditional and conditional mean imputation, best or worst case imputation, regression method, hot-deck imputation 등이 있다. 이러한 방법들을 차례로 간략하게 살펴볼 것이다(CHMP 2009).

Another simple approach for imputing missing data is to replace the unobserved measurements by values derived from other sources. Possible sources include information from the same subject collected before withdrawals, from other subjects with similar baseline characteristics, a predicted value from an empirically developed model, historical data. Examples of empirically developed models are unconditional and conditional mean imputation, best or worst case imputation (assigning the worst possible value of the outcome to dropouts for a negative reason (treatment failure) and the best possible value to positive dropouts (cures)), regression methods and hot-deck imputation.

11.6.3. unconditional and conditional mean imputation

설명의 편의상 홍길동 씨의 혈압 값이 결측치라고 가정하자. 이 경우 unconditional mean imputation은 관측된 모든 혈압 값의 평균값으로 홍길동 씨의 혈압 값을 대체하는 방법이다. 이 방법에서는 홍길동 씨의 결측된 혈압 값만이 아니라, 그 외 결측인 다른 피험자의 모든 혈압 값이, 관측된 모든 혈압 값의 평균값으로 대체되는 방법이다. 즉 모든 결측치에 단 하나의 값인, 관측된 모든 혈압 값의 평균값을 대체하는 방법이다.

반면에 conditional mean imputation은 관측된 어떤 변수를 사용하여 피험자들을 비슷한 여러 세부집단으로 나눈다. 예를 들면, 남자와 여자로 나눈다. 그 후 관측된 모든 남자 피험자의 혈압의 평균값으로 남자인 홍길동 씨의 혈압을 대체하는 방법이다. 마찬가지로 관측된 모든 여자 피험자의 혈압의 평균값으로 결측된 여자 피험자의 혈압을 대체한다.

11.6.4 best or worst case imputation

시험군이나 대조군 모두에서 효능이 없거나 부족하여 중도탈락한 피험자에게는 현재 관측된 값들 중에서 가장 나쁜 값으로 대체하고, 효능이 좋아서 치료가 되어 중도탈락한 피험자에게는 현재 관측된 값들 중에서 가장 좋은 값으로 대체하는 방법이다.

또는 이 방법은 다음처럼 최악의 경우 어떤 일이 발생하는지를 살펴보는 데 사용될 수도 있다. 시험군에 있는 결측치들은 현재 관측된 값들 중에서 가장 나쁜 값으로 대체하고, 대조군에 있는 결측치들은 현재 관측된 값들 중에서 가장 좋은 값으로 대체하는 방법이다. 우월성 임상시험에서 만일 이러한 분석에서도 시험약이 대조약보다 효능이 우월하다면, 이는 결측치 처리방법에 상관없이 시험약이 대조약보다 효능이 우월하다는 것을 확신할 수 있을 것이다(CHMP 2009).

> A worst case analysis: compare the results of two analyses, one assigning the best possible outcome to missing values in the control group and the worst possible to those of the experimental group. If this extreme analysis is still favourable then it can be confidently concluded that the results are robust to the handling of missing data.

11.6.5 regression method

설명의 편의상, 100명의 피험자가 있고 $k-1$개의 변수들 $Y_1, Y_2,,,, Y_{k-1}$들에는 결측치가 전혀 없으며 Y_k에만 결측치가 있다고 가정하자. 또한 처음 90명에서는 Y_k가 관측되었고, 나머지 10명에서는 Y_k가 결측치라고 가정해보자. Regression method에서는 k개의 변수에 대해 모두 관측값이 존재하는 90명의 피험자를 이용하여 다음의 회귀모형을 적합시킨다.

$$Y_k = \widehat{\beta_0} + \widehat{\beta_1} Y_1 + \ldots + \widehat{\beta_{k-1}} Y_{k-1}$$

Y_k가 결측인 10명에서는 이 회귀모형에 $Y_1, Y_2,,,, Y_{k-1}$ 값들을 집어넣어서 Y_k에 대한 예측값을 얻고, 이 예측값으로 결측치를 대체하는 방법이다.

11.6.6 hot-deck imputation

Hot-deck imputation은 결측치를 하나의 다른 값으로 대체하는 방법인데, 현재 관측된 자료 중에 하나의 값으로 대체하는 방법이다. Hot-deck imputation에도 여러 가지 방법이 있는데 여기서는 세 가지 방법만 소개하도록 하겠다. 설명의 편의상 1차 유효성 평가변수는 혈압이라고 가정해보자.

(1) Hot-deck imputation by simple random sampling with replacement

결측된 혈압 값들은 관측된 혈압 값들 중에서 복원추출로 무작위로 뽑은 값으로 대체하는 방법이다. 예를 들어, 10명의 피험자들 중에 2명에게서 결측치가 발생하여 혈압 값을 관측하지 못했다고 가정해보자. 그러면 8명의 피험자에게서 얻어진 혈압 값들 중에서 복원추출로 두 개의 값을 뽑아 두 개의 결측된 혈압 값을 대체하는 방법이다.

(2) Hot-deck imputation within adjustment cells

각 피험자들에게서 얻어진 공변량을 이용하여 공변량 값이 같거나 유사한 피험자들로 그룹을 만든 후, 그 그룹 안에서 얻어진 혈압 값들 중에서 복원추출로 뽑아 결측치를 대체하는 방법이다. 예를 들어, 공변량이 성별이라고 가정해보자. 그러면 여성 피험자에서 발생한 결측치는 여성 피험자에서 얻어진 혈압 값들 중에서만 복원추출로 뽑아 결측치를 대체하고, 남성 피험자에서 발생한 결측치는 남성 피험자에서 얻어진 혈압 값들 중에서만 복원추출로 뽑아 결측치를 대체하는 방법이다.

(3) Nearest neighbor hoc-deck imputation

각 피험자들에게서 여러 개의 공변량 값이 관측되었다고 가정하자. 이러한 여러 공변량들을 이용하여 각 피험자들이 얼마나 가까운지를 나타내는 '거리척도'를 정의한다. 그 후 그 거리척도가 사전에 정한 일정한 값 안에 있는 피험자들에서 얻어진 혈압 값들 중에서 복원추출로 뽑아 결측치를 대체하는 방법이다.

11.6.7 single imputation 방법의 문제점과 single imputation 방법이 받아들여질 수 있는 경우

지금까지 11.6절에서 기술된 여러 가지 single imputation 방법은 추정량의 표준오차를 작아지게 하는 방향으로 편의를 일으키게 할 가능성이 있는 것이 문제점이다. 그 이유는 결측치가 발생하지 않았다면 다양하게 여러 값들이 관측되었을 것인데, single imputation에는 결측치를 하나의 값으로 대체하게 되고, 이러한 다양성 감소는 추정량의 표준오차를 작게 만들 가능성이 있다. 표준오차가 작아지면 신뢰구간이 좁아져서 실제로는 유의하지 않은데 유의한 것처럼 보이는 결과를 낼 가능성이 커지게 된다. 즉, 제1종 오류가 증가할 가능성이 있다. 그러므로 single imputation을 사용할 때는 이러한 가능성을 항상 기술하여야 한다.

신뢰구간이 좁아지면 유의한 결과를 낼 가능성이 많다는 말은 1.10절에 있는 그림들을 보면 이해하기 쉽다. 그 그림들을 보면 우월성 검정, 동등성 검정, 비열등성 검정 모두를 신뢰구간을 이용하여 검정할 수 있음을 알 수 있다(CHMP 2009).

A potential disadvantage of single imputation methods is that these methods risk biasing the standard error downwards by estimating a central value and ignoring its uncertainty. Therefore, the confidence intervals for the treatment effect calculated using single imputation methods may be too narrow and give an artificial impression of precision that doesn't really exist. This possibility should be addressed when results from these analyses are presented.

"그렇다면 LOCF와 BOCF와 같은 single imputation 방법은 확증적 임상시험에서 사용 가능한가?"라는 질문을 던질 수 있는데, EMA(2009) 가이드라인은 사용 가능하다고 주장하고 있다. 단, 추정된 시험약의 약효의 크기가 시험약에게 유리한 방향으로 편의bias가 일어나서는 안 되며, 추정량의 표준오차가 크게 줄어들어 신뢰구간의 길이가 좁아지지 않는다는 것을 보여야 한다는 것이다.

다시 말하면 비록 single imputation 방법은 간단한 방법이고 여러 가지 문제점이 있기는 하지만, 결측치 처리 문제는 11.7절이나 11.8절에 소개된 복잡한 통계방법을 사용한다고 하여 그 방법이 반드시 옳다고 확신할 수도 없다. 그러므로 시험약에 유리한 방향으로 편의가 발생하지 않는다면, 즉 보수적이라면 single imputation 방법도 받아들여질 수 있다는 것이다(CHMP 2009).

In conclusion, single imputation methods, including LOCF and BOCF, can be accepted as a primary analysis in confirmatory trials provided that the applicant has justified that the estimated treatment effect is not expected to be biased in favour of experimental treatment and the associated confidence interval does not underestimate the variability of this estimate to an important extent.

11.7 MAR 가정하에서 unbiased한 결과를 내는 방법

11.7.1 Multiple imputation

Single imputation 방법은 각각의 결측치들을 각각의 어떤 다른 값으로 대체한 후, 마치 그 대체한 값들이 실제 관측한 값들인 것처럼 분석하는 방법이다. 하지만 그 대체한 값들이 우리가 관측하지 못한 결측치들과 같으리라는 보장은 없다. 사실 알 수는 없지만(결측치를 관측하지 못했으므로) 다를 것이라고 생각하는 것이 더 타당할 것이다. Multiple imputation에서는 각각의 결측치들을 각각의 어떤 값으로 대체한 후 대체한 값들을 실제 관측한 값들인 것처럼 분석하여 통계분석결과를 얻는다. 그 후 다시 각각의 결측치들을 각각의 어떤 다른 값들로 대체한 후 대체한 값들을 실제 관측한 값들인 것처럼 분석하여 통계분석결과를 얻는다. 이런 과정을 여러 번 반복한 후, 그 후에는 이렇게 얻어진 여러 개의 통계분석결과를 통합하여 하나의 통계분석결과를 얻는 방법이다(CHMP 2009).

The risk of underestimating the variance when imputing can be avoided by some technique such as multiple imputation. Multiple imputation methods generate multiple copies of the original data set replacing missing values by randomly generated values, and analyse them as complete sets.

11.7.2 imputation을 하지 않는 방법

설명의 편의상 다섯 명의 피험자에게서 세 번의 반복측정치를 다음처럼 얻었다고 가정해보자.

표 11.1에 표시된 x_{ij}는 i번째 피험자의 j번째 시점에서의 관측치를 나타내며, '결측'은 결측치를 나타낸다. (x_{i1}, x_{i2}, x_{i3})의 우도함수를 $f_{1,2,3}(x_{i1}, x_{i2}, x_{i3} : \theta)$, (x_{i1}, x_{i2})의 우도함수를 $f_{1,2}(x_{i1}, x_{i2} : \theta)$, x_{i1}의 우도함수를 $f_1(x_{i1} : \theta)$라고 하자. 우도함수란 통계학적으로는 확률밀도함수를 말하며, 직관적으로는 각 자료에 포함된 정보량이라고 생각할 수 있다.

MMRMMixed-effect models for repeated measures이나 GLMMgeneralized linear mixed models과 같은 우도함수를 사용하는 방법은 다음의 우도함수를 최대화시켜주는 θ값을 이용하여 통계적 추론을 하는 방법이다. 이러한 값은 통계학에서는 최대우도추정량이라고 알려져 있으며 많은 좋은 통계적 성질을 가지고 있는 것으로 알려져 있다.

$$f_{1,2}(x_{11}, x_{12} : \theta) \times f_{1,2,3}(x_{21}, x_{22}, x_{23} : \theta) \times f_1(x_{31} : \theta) \times f_{1,2,3}(x_{41}, x_{42}, x_{43} : \theta)$$

만약 위 자료를 complete case analysis를 한다면, 결측치가 하나라도 존재하는 피험자1과 피험자3은 분석에서 제외되어 다음의 우도함수를 최대화시켜주는 θ 값을 찾아주게 된다.

$$f_{1,2,3}(x_{21}, x_{22}, x_{23} : \theta) \times f_{1,2,3}(x_{41}, x_{42}, x_{43} : \theta)$$

즉 complete case analysis에서는 결측치 없는 완벽한 자료만을 모아서 통계적 추론을 하는 반면, MMRM이나 GLMM은 결측치 있는 피험자를 분석에서 제거하지 않고 결측치 없는 관측된 부분의 정보($f_{1,2}(x_{11}, x_{12} : \theta)$과 $f_1(x_{31} : \theta)$)를 모두 모아 통계적 추론을 하는 방법이다. 다시 말하면 결측치를 다른 값으로 대체하지 않은 채, 결측치로 인하여 정보가 없는

표 11.1 결측치가 발생한 사례

	시점1	시점2	시점3
피험자1	x_{11}	x_{12}	결측
피험자2	x_{21}	x_{22}	x_{23}
피험자3	x_{31}	결측	결측
피험자4	x_{41}	x_{42}	x_{43}

부분은 분석에 포함시키지 않지만, 하나라도 관측치가 있는 피험자는 분석에 포함시켜서 관측된 정보는 모두 분석에 포함시키는 방법이다(CHMP 2009).

Some statistical approaches to handling missing data do not employ formal imputation. Likelihood-based methods (MMRM and GLMM) and some extended GEE (i.e. weighted GEE) models are applicable under MCAR and MAR assumptions.

11.7.3 MAR 가정하에서 unbiased한 결과를 내는 방법들은 확증적 임상시험에서 사용될 수 있는가?

우선 11.7.1절에 소개된 multiple imputation을 실제 수행하는 방법에는 다양한 방법이 존재한다. 마찬가지로 11.7.2절에 소개된 MMRM이나 GLMM을 실제 수행하는 방법에도 다양한 방법이 존재한다. 예를 들어, MMRM의 경우 한 피험자에게 반복 측정된 값들의 분산공분산행렬이 어떤 모양을 가정하느냐에 따라 결과가 조금씩 달라지게 된다. 예를 들어, 상관계수행렬로 compound symmetry, AR(1) 등 다양한 형태를 가정할 수 있다. 그러므로 구체적으로 어떤 방법을 사용한다는 것인지 사전에 자세한 내용을 임상시험계획서에 명기하고 그런 방법을 선택한 이유를 설명해야 한다. 그래서 나중에 다른 사람이 분석을 하더라도 똑같은 결과를 재현할 수 있어야 한다(CHMP 2009).

In many cases, there is a variety of different settings for each method which could lead to different conclusions (e.g. type of variance-covariance matrix for MMRM, method for imputation on MI approaches). Therefore, the precise option settings must be fully justified and predefined in advance in detail, so that the results could be replicated by an external analyst.

11.7.1절에 소개된 multiple imputation과 11.7.2절에 소개된 MMRM이나 GLMM은 MAR을 가정하는 경우 결과가 불편추정량이 된다는 성질이 알려져 있다. 불편추정량이란 추정량의 기댓값이 목표로 하는 모수와 같아지게 된다는 의미로서, 각각의 추정값은 목표로 하는 모수값과 달라질 수 있어도 평균적으로는 같아지게 된다는 의미이다. 그러므로 불편추정량unbiased estimator은 편의추정량biased estimator보다 통계학적으로 더 좋은 추정량이다. 이 결과는 통계학적으로 대단한 연구결과이다. 과학이란 항상 어떤 가정하에서 타당한 결론을 이끌어내는 것이라고 볼 수 있는데, 통계학도 과학의 한 분야이다. 그러므로 어떠한 가정하에서 타당한 결론을 이끌어낼 수 있는지를 명확하게 알아내는 일은 중요하다. 또한 조금이라도 적은 가정하에서 이전과 똑같은 결론을 이끌어낸다면 이는 대단한 과학적 성과인 것이다. 그런 측면에서 볼 때 위의 결론은 MCAR에서만이 아니라 좀 더 가정이 적어진

MAR에서도 타당한 결과를 얻을 수 있기 때문에 과학적으로 대단한 연구 성과라고 볼 수 있는 것이다.

하지만 편의bias를 발생시킬 가능성이 있다는 문제점도 있다. MAR이라는 가정은 결측치 발생 여부가 결측치에는 의존하지 않고 오직 관측한 값에만 의존한다는 가정이다. 다르게 표현하면 관측치들을 사용하여 결측치를 예측할 수 있다는 의미가 된다. 그러므로 MAR이라는 가정을 사용하는 방법은 모든 환자들이 결측치 없이 계속 모두 관측되었을 경우 관측될 시험약의 약효를 추정하는 것을 목표로 하게 된다. 만일 관측된 값에서 시험약이 대조약에 비하여 효과가 있는 경우에는 결측치에서도 같은 패턴이 유지되어 시험약이 대조약에 비하여 효과가 있을 것이라고 통계적 추론을 하게 되므로, 시험약의 효과를 실제보다 부풀리는 방향으로 편의를 발생시킬 가능성이 생기게 된다(CHMP 2009).

The methods above are unbiased under the MAR assumption and can be thought of as aiming to estimate the treatment effect that would have been observed if all patients had continued on treatment for the full study duration. Therefore, for effective treatments these methods have the potential to overestimate the size of the treatment effect likely to be seen in practice and hence to introduce bias in favour of experimental treatment in some circumstances.

이런 면에서 볼 때 11.7.1절과 11.7.2절에서 있는 방법으로 얻어진 결과들은 complete case analysis로 얻어진 결과와 유사하다고 볼 수 있다. 이러한 면은 시험약의 판매 승인을 얻는다는 측면에서는 문제일 수밖에 없다. 왜냐하면 확증적 임상시험이라는 것은 시험약의 약효의 크기를 타당한 분석 집단에서 얻어야지, 모든 피험자들이 모두 임상시험계획서를 잘 따르고 모두 추적하여 결측치 없이 모든 관측치를 얻었다는 비현실적인 상황에서 시험약의 약효의 크기를 추정하면 안 되기 때문이다(CHMP 2009).

In the light of this the point estimates obtained can be similar to those from a complete case analysis. This is problematic in the context of a regulatory submission as confirmatory clinical trials should estimate the effect of the experimental intervention in the population of patients with great external validity and not the effect in the unrealistic scenario where all patients receive treatment with full compliance to the treatment schedule and with a complete follow-up as per protocol.

11.7.1절과 11.7.2절에 있는 방법의 또 하나의 문제점은 실제 임상시험에서 발생한 결측치가 MAR인지 MNAR인지를 구별하는 것은 특수한 예외적인 경우를 제외하면 거의 불가능하다는 점이다. 이 점은 11.4절에서 지적한 바 있다. 그리고 MMRM이나 GLMM은 결측치가 MAR인 경우에는 불편추정량을 얻을 수 있으나, 결측치가 MNAR인 경우에는 편의된 추정량을 얻게 된다(Little and Raghunathan 1999). 이는 다시 말하면 실제 임상시험에

서는 결측치가 MAR이라고 확신할 수 없으므로 11.7.1절과 11.7.2절에 있는 방법을 사용해도 불편추정량을 얻으리라고 확신할 수 없게 된다는 의미이다.

11.7.1절과 11.7.2절에 있는 방법을 확증적 임상시험에서도 사용해도 되는가 하는 것을 판단하는 기준은 다른 결측치를 처리하는 방법의 기준과 같다. 즉 시험약에게 유리한 방향으로 중요한 편의bias가 발생하지 말아야 한다. 하지만 앞에서 이미 11.7.1절과 11.7.2절에 있는 방법은 시험약에게 유리한 방향으로 편의가 일어날 가능성이 있다고 지적하였다. 그런 점에서 볼 때, 오직 결측치의 양이 아주 적은 경우에만 11.7.1절과 11.7.2절에 있는 방법을 확증적 임상시험에 사용할 수 있으리라 여겨진다(CHMP 2009).

The appropriateness of these methods will be judged by the same standards as for any other approach to missing data (i.e. absence of important bias in favour of the experimental treatment) but in light of the concern above, the use of only these methods to investigate the efficacy of a medicinal product in a regulatory submission will only be sufficient if missing data are negligible. The use of these methods as a primary analysis can only be endorsed if the absence of important bias in favour of the experimental treatment can be substantiated.

11.8 MNAR을 가정하는 방법

11.4절에서 결측치를 MCAR, MAR, MNAR로 세 가지 종류로 분류한 바 있다. 이 중에서 MNAR은 결측치 발생 여부가 관측치만이 아니라 결측치에도 의존한다는 것으로서, 가장 다루기 어렵지만 사실상 임상시험에서 발생하는 결측치를 가장 잘 반영한다고 추측된다. EMA 가이드라인도 임상시험에서 발생한 결측치 중에 MNAR인 결측치가 없다고 말하기는 어려울 것이라고 말하고 있다. 또한 소량의 MNAR인 결측치가 임상시험의 결과에 영향을 미치는지의 여부도 명확하지 않다고 하고 있다(CHMP 2009).

Generally, MNAR data is difficult to rule out, and it is not clear whether even a small amount of MNAR data could have an impact on the study results in a particular experiment.

MNAR인 결측치를 다루는 통계적 방법으로는 pattern mixture model, selection model, shared parameter model 등이 알려져 있다. 이러한 모형들은 통계학과 대학원에서도 고급 과정에 속하는 어려운 내용이므로, 통계비전공자들에게는 매우 어려운 내용이 될 것이다. 하지만 핵심 아이디어를 대략적으로 이해하기 위해 pattern mixture model에 대해 간략히 살펴보자. pattern mixture model은 관측치에서의 1차 유효성 평가변수의 확률분포와 결측치에서의 1차 유효성 평가변수의 확률분포가 다르다고 가정한다. 말 그대로 두 확률분포의 패턴이 섞여 있는 것이다. 관측치에서의 1차 유효성 평가변수의 확률분포는 관측치를 사용하여 추정하면 되지만, 결측치에서의 1차 유효성 평가변수의 확률분포는 관측한 자료가 없으므로 추정이 불가능하게 된다. 추정이 불가능하므로 '가정'을 할 수밖에 없는데, 다양한 확률분포를 가정함으로써 여러 가지 시나리오를 조사해 볼 수 있는 장점이 있다. 이러한 장점을 활용하기 위하여 EMA 가이드라인은 pattern mixture model, selection model, shared parameter model 등과 같은 여러 다른 MNAR 모형을 사용하여 다양한 시나리오를 조사해보라고 권하고 있다.

반면에 이러한 방법들의 단점은 이러한 방법들이 사용한 '가정'을 확인해볼 방법이 전혀 없다는 것이다. 예를 들어, pattern mixture model의 경우 결측치에서의 1차 유효성 평가변수의 확률분포에 대해 가정을 하게 되는데, 이러한 가정을 확인할 자료가 모두 결측치가 되어 버렸기 때문에 이러한 가정을 확인할 길이 없다는 것이다. 그러므로 이러한 방법들도 결측치를 처리할 수 있는 완벽한 방법은 아니다(CHMP 2009).

> Therefore approaches that investigate different MNAR scenarios such as pattern mixture, selection and shared parameter models should be explored. A combined strategy incorporating several methods for handling missingness may also be considered. As described above, methods that do not assume MCAR or MAR such as pattern mixture models may offer a flexible framework to explore the impact of treating different types of missing data as MNAR and evaluating the impact different modelling strategies have on the estimated treatment effect.

11.9 결측치를 처리하는 만병통치약 같은 방법은 없다

11.6절에서부터 11.8절까지 결측치를 처리하는 다양한 방법들을 살펴보았다. 그리고 각 방법들의 장점과 단점을 살펴보았다. 이렇게 결측치를 처리하는 많은 방법들을 살펴보고 나면 당연히 머리가 아파서 어떠한 경우에라도 결측치를 처리하는 데 사용할 수 있는 방법은 없냐고 물을 수 있다. 답은 '없다'이다. 우선, 어떤 결측치라도 처리할 수 있는 한 가지 방법이 존재하기를 기대하는 자세부터가 잘못된 것이다. 배가 아프다고 병원을 찾아온 피험자에게 어떻게 항상 한 가지 방법으로 치료할 수 있겠는가? 마찬가지로 어떤 결측치라도 처리할 수 있는 만병통치약 같은 방법이 존재하지 않는 이유는 다음 두 가지이다.

(1) 각 피험자마다 결측치가 발생한 이유가 다르기 때문이다

표 11.2는 미국 FDA에 제출된 8개의 NDA 보고서에서 결측치들을 발생한 원인별로 요약한 내용이다(Flyer and Hirman 2009). 표를 보면 우선 결측치의 비율이 0%에서 24%까지

표 11.2 결측치가 발생한 원인(단위: %)

적응증	compound	관측치	연구계획서 위반	부작용	금지약물복용	동의서 철회	기타
Alzheimer's disease	memantine	80	1	10	1	6	2
transplant	sirolimus	100	0	0	0	0	0
HIV treatment	lopinavir	85	〈 1	4	0	2	7
antibiotic	retapamulin	77	〈 1	〈 1	17	〈 1	4
oncology	tersirolumus	97	0	0	0	1	2
type II diabetes	exenatide	78	2	6	4	7	4
lipid lowering	rosuvastatin	93	〈 1	4	0	1	1
hypercalcemia	cinacalcet	76	0	12	0	6	6

다양하다는 것을 알 수 있다(관측치의 비율이 100%에서 76%). 또한 알츠하이머병 치료제 memantine에서는 부작용으로 인한 결측치가 10%가 되지만, 항생제 retapamulin에서는 부작용으로 인한 결측치의 비율이 1% 이하라는 것도 알 수 있다.

(2) 각 질병마다 결측치의 의미가 다르기 때문이다

예를 들어, 퇴행성 관절염 임상시험에서 시험군에서의 중도탈락의 대부분의 이유는 부작용이고, 위약군의 중도탈락의 대부분의 이유는 효능이 없어서이다.

이처럼 **어떤 결측치라도 처리할 수 있는 만병통치약 같은 방법이 존재하지 않는 것**에 대해 ICH은 다음과 같이 기술하고 있다(ICH E9 1998).

> Unfortunately, no universally applicable methods of handling missing values can be recommended.

즉, 어떤 경우에도 적용 가능한 만병통치약 같은 결측치 처리방법은 존재하지 않는다는 것이다. 마찬가지로 EMA 가이드라인에도 다음과 같은 비슷한 내용이 있다(CHMP 2009).

> Many techniques have been used for the imputation of missing data, but none of them can be considered as the gold standard for every situation.

이처럼 어떤 경우에도 적용 가능한 만병통치약 같은 결측치 처리방법은 존재하지 않는다는 말은 결측치를 처리하기 위해 LOCF를 기계적으로 사용하는 사람들에게 큰 경종을 주는 말이다. 다시 한 번 강조하지만 LOCF 방법은 어떤 경우에도 적용 가능한 만병통치약 같은 결측치 처리방법이 아니라는 점이다.

11.10 결측치를 처리하는 최선의 방안

11.9절에서 어떤 결측치도 처리할 수 있는 만병통치약 같은 결측치 처리방법은 존재하지 않는다는 점을 강조하였다. 그렇다면 과연 어떻게 해야 하는 것일까? EMA 가이드라인은 다음 사항들을 권고하고 있다(CHMP 2009).

(1) 결측치 발생을 최대한 줄여라.

임상시험을 계획할 때부터 가능한 결측치를 최소화할 수 있는 방법으로 임상시험을 디자인하는 것이 좋다. 예를 들면, 병원을 방문하는 횟수는 꼭 필요한 만큼만 하고, 병원을 방문할 때 교통편의를 제공하는 것 등을 들 수 있다. 또한 피험자가 임상시험에서 탈락한 이후에도 가능하다면 계속 자료를 모으는 것이 좋다.

> It is extremely important to avoid the presence of unobserved measurements as much as possible, by favouring designs that minimize this problem, as well as strengthening data collection regardless of the patient's adhesion to the protocol and encouraging the retrieval of data after the patient's drop-out.

하지만 결측치가 발생하지 않도록 노력해도, 실제 임상시험에서 결측치는 어느 정도 발생한다. 그렇다면 확증적 임상시험에서는 어느 정도까지 결측치가 발생해도 받아들여질 수 있을까? 이에 대한 구체적인 가이드라인은 없다(CHMP 2009).

> There is no rule regarding the maximum number of missing values that could be acceptable.

결측치는 다음의 요소들에 의하여 달라진다.

(i) 1차 유효성 평가변수의 성질에 따라 달라진다. 1차 유효성 평가변수가 사망률인 경우에는 결측치 비율이 낮으리라 예상된다. 반면에 1차 유효성 평가변수를 평가하기가 어렵고, 피험자가 적극적으로 임상시험에 참여해야 하고 진단 방법이 복잡한 질병의 경우에는 결측치 비율이 사망률의 경우보다는 더 높으리라 예상된다.

(ii) 임상시험 참여기간이 긴 임상시험일수록 결측치가 발생할 가능성은 더 커진다.

(iii) 질병 분야에 따라 달라진다. 예를 들어 순응도 낮은 경우, 예를 들면 정신질환 psychiatric disorders의 경우에는 결측치가 더 자주 발생한다.

Wittes(2009)는 자신의 개인적인 경험을 근간으로 하여 다양한 질병 분야에서 결측치의 비

표 11.3 여러 질병 분야에서 결측치의 비율

질병	임상시험기간	1차 유효성 평가변수	결측치 비율
심혈관계질환	추적기간 약 2년	사망, 심근경색, 뇌졸증	< 2%
암	추적기간 약 2년	progression-free survival	2-20%
고혈압	12주	혈압	5-10%
퇴행성 관절염	12주	patient-reported assessment of pain	20-40%
정신분열증	12주	PANSS	30-50%
전염병	12주	치료	20-50%
백신임상시험	마지막 접종 후 2년	질병 발생	10-40%

율이 대략 어느 정도 되는지를 표 11.3으로 제시하였다.

같은 질병에서 한 임상시험의 결측치 비율이 다른 임상시험에 비하여 너무 높은 경우에 이는 단순히 통계학적인 문제가 아니라고 볼 수 있다. 이런 경우에는 결측치 문제를 단지 결측치를 처리할 적절한 통계방법을 선택하는 문제로 본다면 이는 적절하지 않을 수 있다. 그보다는 임상시험의 계획, 수행 및 관리가 제대로 이루어지지 않아서 결측치가 평소보다 많이 발생하였을 수도 있다. 결측치가 너무 많은 경우에는 그 임상시험의 결과를 해석하는 것이 불가능한 경우가 있을 수도 있다(CHMP 2009).

In certain circumstances, the influence of missing data is so great that it might not be possible to reliably interpret the results from the trial.

(2) 결측치를 처리할 방법을 사전에 임상시험계획서에 명기하라(CHMP 2009).

결측치를 처리하는 만병통치약 같은 방법은 없다는 점을 11.9절에서 강조하였다. 결측치를 처리하는 다른 방법을 사용하면 최종 결과는 당연히 다르게 나온다. 결과가 아주 조금만 달라질 수도 있고 상당한 차이가 날 수도 있다. 그럼 과연 어느 결과를 받아들여야 할까? 이런 문제점을 해결하기 위하여 사전에 결측치를 처리할 방법을 임상시험계획서에 명기하여야 한다. 그래서 임상시험계획서에 사전에 명기된 방법으로 분석한 결과만을 최종 결과로 인정된다(CHMP 2009).

There is no universally applicable method of handling missing values, and different approaches may lead to different results. To avoid concerns over data-driven selection methods, it is essential to pre-specify the selected methods in the statistical section of the study protocol or analysis plan.

임상시험계획서에 사전에 결측치를 처리하는 방법을 명기하기 위해서는, 어떤 종류의 결측치가 어느 비율로 발생할지를 예상하는 것이 대단히 중요하다. 그래야 보다 적합한 결측치를 처리하는 방법을 사전에 결정할 수 있기 때문이다. 이전에 수행된 탐색적 임상시험이나 비슷한 적응증을 갖는 다른 의약품의 임상시험에서의 경험을 참고하면, 앞으로 수행할 임상시험에서 발생할 결측치를 어느 정도 예상할 수 있게 된다(CHMP 2009).

It is very important when designing the study and specifying the statistical methods to be used, to anticipate the number of missing values likely to be observed in the trial. Experience from exploratory trials and from trials of other products in similar indications should inform expectations for missing data when planning the trial.

하지만 사전에 가장 적절한 결측치 처리방법을 정하는 일은 쉬운 일이 아니다. 그렇기 때문에 심사기관은 보수적인 방법을 사용할 것을 권고한다. 보수적인 방법이란, 대립가설이 참이라는(시험약이 약효가 존재한다는) 결론을 쉽게 잘 채택하지 않는 방법을 말한다. 결측치를 처리하는 방법 중에 어느 방법이 가장 적절한지를 잘 모르는 상황에서는 보수적인 방법이 심사기관으로서는 부담이 덜 가기 때문이다. 보수적인 방법이 무엇인지는 상황마다 달라질 수 있으므로, 임상시험의 디자인, 질병에 대한 지식과 통계학에 대한 지식이 모두 요구된다.

예를 들어, 비열등성 시험에서는 두 그룹 간의 차이를 실제 값보다 작게 추정하게 되는 결측치 처리방법은 피하라는 것이다. 비열등성 시험에서는 두 그룹 간의 차이를 실제 값보다 작게 추정하게 되면, 실제보다도 시험약이 약효가 존재한다는(즉 비열등하다는) 결론을 내릴 가능성이 커지기 때문이다. 우위성 시험에서는 두 그룹 간의 차이를 실제 값보다 크게 추정하게 되는 결측치 처리방법은 피하라는 것이다. 우위성 시험에서는 두 그룹 간의 차이를 실제 값보다 크게 추정하게 되면, 실제보다도 시험약이 약효가 존재한다는(즉 우위하다는) 결론을 내릴 가능성이 커지기 때문이다(CHMP 2009).

It is considered of particular importance to ensure that the selected method is a conservative approach that is not expected to favour the study's working (alternative) hypothesis (e.g. demonstration of superiority to placebo or demonstration of non-inferiority to active control).

(3) 민감도분석을 실시하라.

민감도분석이란 결측치를 각기 다른 통계분석방법으로 분석하였을 때 얻어지는 결과들의 집합으로 정의된다. 이와 같은 결측치를 처리하는 다양한 통계분석방법으로 분석한 결과들을 보면 결측치 처리방법이 분석결과에 어떤 영향을 미치는지를 알 수 있다(CHMP 2009).

Sensitivity analyses can be defined as a set of analyses where the missing data is handled in a different way in each analysis. This will show the influence of different methods of handling missing data on the study results.

결측치의 양이 아주 작은 경우가 아니라면, 민감도분석을 실시하여 그 결과를 임상시험계획서에 사전에 명기된 결측치를 처리하는 방법의 결과와 비교하여야 한다. 결측치가 상당한 경우에는 반드시 민감도분석을 실시해야 한다(CHMP 2009).

In all submissions with non-negligible amounts of missing data sensitivity analyses should be presented as support to the main analysis.

민감도분석의 결과들이 일치한다면 결측치는 결과에 별 영향을 미치지 않음을 알 수 있다. 이 경우에는 결측치가 별다른 문제를 야기하지 않음을 알 수 있다(CHMP 2009).

If the results of the sensitivity analyses are consistent and lead to reasonably similar estimates of the treatment effect this provides some assurance that the lost information had little or no effect on the overall study conclusions. In this situation the robustness of the results is clear and the missing values will not generally be considered to be a serious source of concern.

만일 민감도분석결과들이 일치하지 않고, 일부 결과는 유의한 결과를 내는데 반하여 나머지 결과는 유의한 결과를 내지 않는다면, 왜 이런 결과가 발생했는지에 대한 논의가 있어야 한다. 이러한 일이 발생하는 경우에는 비록 임상시험계획서에 사전에 정한 결측치를 처리 방법에 의한 결과가 아주 먼저 고려되어야겠지만, 최종 판단은 심사기관의 몫이다(CHMP 2009).

Conversely, whilst not all sensivitiy analyses must necessarily give statistically significant results, if they produce inconsistent results (e.g. a markedly smaller estimate of treatment effect), their repercussions on the conclusions of the trial must be discussed.

(4) 결측치가 발생한 이유를 찾아 보고하라.

피험자가 임상시험에서 중도탈락하는 경우 CRF의 별도 withdrawal sheet에 중도탈락한 이유들을 모두 보고하게 되어 있다. 이러한 보고서를 보면 중도탈락하게 된 가장 중요한 이유를 찾을 수도 있고, 만일 찾는다면 이는 그 중도탈락한 피험자를 결측치 분석에서 어떻게 처리해야 하는지에 영향을 미칠 수도 있다. 또한 설사 어떤 피험자가 중도탈락한다고 하더라도 중도탈락한 이후의 추적 자료를 가능하다면 계속 수집하는 것이 중요한데, 그 이유는 그러한 정보가 결측치 분석에서 중도탈락한 피험자를 처리하는 방법을 찾는 데 도움이 될 수 있기 때문이다(CHMP 2009).

> When a patient drops out of a trial full reporting of all reasons for their discontinuation should be given. This should allow identification of the most important reason that caused them to discontinue and this may influence how this subject is treated in the missing data analysis. Any follow-up information collected post drop out could be helpful in justifying how this patient is handled in all analyses.

또한 최종 보고서에는 결측치의 빈도, 시점, 패턴, 이유들에 논의가 포함되어야만 한다. 중도탈락한 패턴들을 그림(예를 들면 Kaplan-Meier plots)으로 요약하면, 시험군과 대조군 사이에 다른 중도탈락 패턴이 존재하는지를 판단하는 데 도움이 될 수도 있다(CHMP 2009).

> A critical discussion of the number, timing, pattern, reason for and possible implications of missing values in efficacy and safety assessments should be included in the clinical report as a matter of routine. Graphical summaries (e.g. Kaplan–Meier plots) of the dropout patterns should be provided so that it can be cleary seen if there is a differential dropout pattern between treatment groups.

12장 생물학적 동등성 시험

12.1 서론

신약의 특허기간이 만료되면 원개발 이외의 다른 제약회사들도 복제약을 생산하여 판매할 수 있게 된다. 복제약generic drug은 그 효능과 안전성을 증명하기 위하여 신약이 했던 모든 임상시험을 반복할 필요는 없다. 대신 생물학적 동등성 시험이라 불리는 비교적 간단한 시험을 통하여 복제약이 원개발의약품(오리지널약brand-name drug)과 생물학적으로 동등함을 보이면 심사기관으로부터 복제약으로서 시판허가를 받을 수 있다. 우리나라 심사기관은 생물학적 동등성 시험을 다음과 같이 정의하고 있다(식품의약품안전청 2010).

> '생물학적 동등성(이하 '생동성'이라 한다) 시험'이란 생동성 입증을 위하여 실시하는 생체 내 시험의 하나로 주성분이 전신순환혈에 흡수되어 약효를 나타내는 의약품에 대하여 동일 주성분을 함유한 동일 투여경로의 두 제제가 생체이용률에 있어서 통계학적으로 동등하다는 것을 입증하기 위해 실시하는 시험을 말한다.

그리고 위 글에서 나오는 생체이용률은 다음과 같이 정의하고 있다(식품의약품안전청 2010).

> '생체이용률'이란 주성분 또는 그 활성대사체가 제제로부터 전신순환혈로 흡수되는 속도와 양의 비율을 말한다.

생물학적 동등성 시험을 위한 디자인으로서는 2×2 교차시험이 권고되고 있다. 즉 그림 12.1에서처럼 피험자들은 순서1 또는 순서2에 무작위배정된다. 순서1에 배정된 피험자는 대조약(R)을 먼저 투여 받고 필요한 혈액을 채취하며 휴약기간washout period을 거친 후 다시 시험약(T)을 투여 받고 필요한 혈액을 채취한다. 반면에 순서2에 배정된 피험자는 시험약을 먼저 투여 받고 휴약기간을 거친 후 대조약을 투여 받게 된다. 여기서 시험약이란 복제약을 의미하고 대조약이란 원개발의약품을 의미한다(식품의약품안전청 2010).

> 원칙적으로 주성분 또는 활성대사체의 혈중농도를 측정하여 생체이용률을 산출하는 생체 내 시험으로 실시

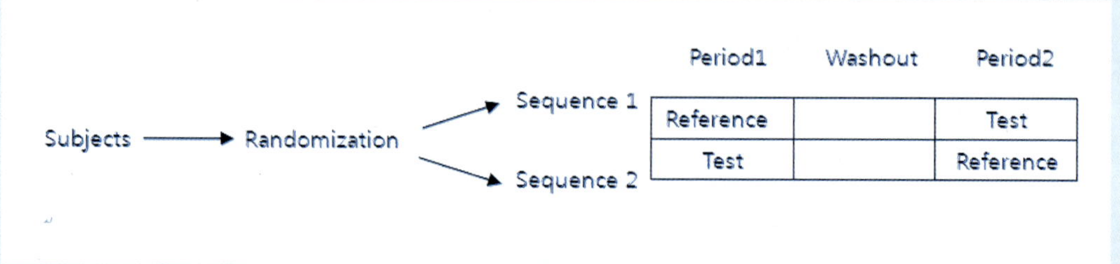

그림 12.1 생물학적 동등성 시험에 사용되는 2×2 교차시험

표 12.1 시간에 따라 측정된 혈중농도 값

시간	0	0.25	0.5	0.75	1	1.5	2	3	5	8
농도	0.0	34.9	136.8	197.9	185.4	137.0	90.8	46.0	19.4	9.7
시간	12	24	48	72	96	120	144	168	192	
농도	6.4	3.9	2.4	1.6	1.1	0.8	0.4	0.3	0.2	

한다. 시험대상을 무작위 배열한 후, 2×2 교차시험으로 ...

또한 생체이용률을 측정하기 위한 용도로는 AUCt와 Cmax가 사용되고 있다(식품의약품안전청 2010).

그림 12.2는 표 12.1에 있는 자료를 x축은 약 투여 후 혈액을 채취한 시간대를, y축은 얻어진 혈액샘플을 사용하여 구한 그 약의 혈중농도의 값을 사용하여 그린 그림이다. 그림 12.2에서 AUCArea under Curve는 '혈중농도-시간곡선하면적'을 나타내며, 이 중에서도 AUCt는 '투약시간부터 최종 혈중농도 정량 시간 t까지의 혈중농도-시간곡선하면적'을 나타낸다. AUCt가 높으면 그만큼 그 약이 몸 안에 많이 흡수되었다는 의미이고, AUCt가 높아질수록 약효가 커질 가능성이 있는 것이고, 어느 이상 더 높아지면 약효는 너 이상 증가하지 않고

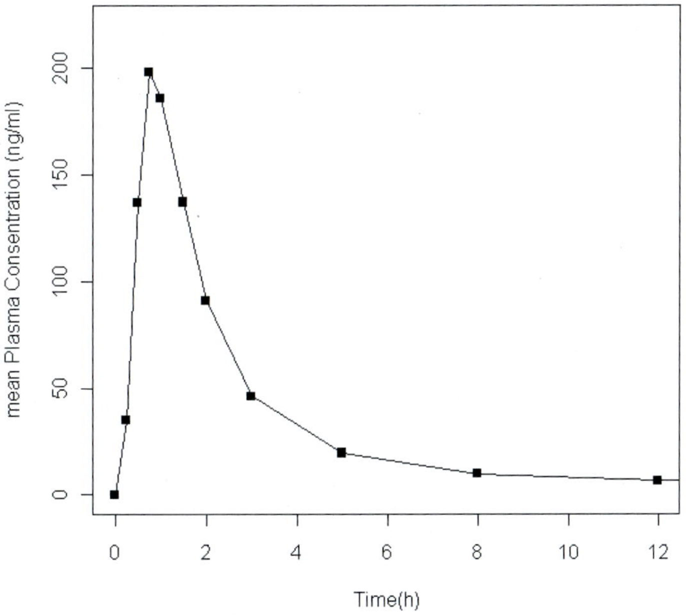

그림 12.2 x축은 약 투여 후 혈액을 채취한 시간대를, y축은 얻어진 혈액샘플을 사용하여 구한 그 약의 혈중농도의 값을 나타냄.

오히려 부작용을 우려하게 될 수도 있다. Cmax는 최고혈중농도를 나타내는데 Cmax 값이 너무 높으면 부작용을 우려하게 될 수 있다.

이렇게 얻어진 대조약과 시험약의 AUCt와 Cmax는 **로그변환**한 후 얻어지는 평균치의 차의 90% 신뢰구간이 log(0.8)과 log(1.25) 사이에 들어오면, 두 약은 생물학적으로 동등하다고 판단한다(식품의약품안전청 2010). 신약개발을 위한 임상시험에서와는 달리 생물학적 동등성 시험에서 95%가 아닌 90% 신뢰구간을 사용하는 이유에 대해서는 강승호(2008)를 참고하길 바란다.

> ... 대조약과 시험약의 비교평가항목치를 로그변환하여 통계처리하였을 때, 로그변환한 평균치 차의 90% 신뢰구간이 log 0.8에서 log 1.25 이내이어야 한다.

이를 수식으로 표현하기 위하여 **대조약과 시험약의 로그변환된 AUCt의 모평균을 각각 μ_T와 μ_R로 표시해보자. 그러면 위 기준은 $\mu_T - \mu_R$에 대한 90% 신뢰구간이 log(0.8) = −0.2231과 log(1.25) = 0.2231 사이에 있어야 함을 의미**한다. 이 기준은 AUCt만이 아니라 Cmax에도 동일하게 성립하여야만 생물학적으로 동등하다고 판단하게 된다. 사실 이러한 기준은 우리나라만이 아니라 미국을 포함하여 거의 전 세계적으로 통용되고 있는 기준이며, 우리나라는 선진국에서 사용되는 기준을 받아들여 사용하고 있다고 판단된다.

핵심정리

(1) 생물학적 동등성 시험은 두 제제가 생체이용률에 있어서 통계적으로 동등함을 입증하기 위한 시험이다.
(2) 생체이용률은 AUCt와 Cmax를 사용하여 측정한다.
(3) 대조약과 시험약의 AUCt와 Cmax는 로그변환한 후 얻어지는 평균치의 차의 90% 신뢰구간이 log(0.8)과 log(1.25) 사이에 들어오면, 두 약은 생물학적으로 동등하다고 판단한다.

12.2 생물학적 동등성 시험이 신약개발에 사용되는 3상 임상시험과 다른 점

12.1절에서 언급된 생물학적 동등성을 평가하는 기준에는 몇 가지 주목할만한 사실들이 있다.

첫 번째는 약간의 예외가 존재하기는 하지만(고변동성 약물, 전신순환혈로 흡수되지 않는 약물), 모든 약에 대해 한 가지 기준을 적용하고 있다는 놀라운 사실이다. 약의 종류가 매우 다양함을 고려해보면, 이렇게 모든 약들에 한 가지 기준을 적용하는 것이 과연 가능하며 타당할까 하는 의문이 든다. 이는 생물학적 동등성 시험이 비록 사람을 피험자로 하는 임상시험이기는 하지만, 신약개발에서 실시되는 3상 임상시험과는 상당히 성격이 다름을 의미한다. 신약개발에서 실시되는 3상 임상시험에서는 시험약의 효능을 평가할 통계분석방법을 제약회사가 알아서 적합한 방법으로 선택하도록 되어 있다. 그래서 ICH E9과 같은 가이드라인에 구체적으로 어떤 통계방법을 쓰라고 하는 내용은 없다. ICH E9과 같은 가이드라인에는 원칙만 제시되어 있을 뿐이다. 반면에 생물학적 동등성 시험에는 구체적인 통계분석방법뿐만 아니라, 1차 유효성 평가변수와 임상시험 디자인까지 구체적으로 명시되어 있다. 이처럼 생물학적 동등성 시험에 구체적인 통계분석방법 등을 제시한 이유는 다음과 같다. 첫째는 신약의 특허기간이 끝나면 많은 제약회사들이 동시다발적으로 경쟁적으로 복제약을 만든다는 사실이다. 게다가 복제약의 유효성분도 사실 동일하다. 그러므로 동일한 기준을 심사기관이 제시하는 것이 복제약의 판매승인을 관리하는 데 효율적이고 공정한 면이 있기 때문이다. 또 다른 이유는 다음에 나오는 Fundamental Bioequivalence Assumption 때문이다.

두 번째로 주목할 사실은 생물학적 동등성 시험을 사용하여 복제약을 판매승인하는 데는 다음의 Fundamental Bioequivalence Assumption이 사용되었다는 점이다.

> Fundamental Bioequivalence Assumption:
> If two drug products are shown to be bioequivalent in average bioavailability, it is assumed that they will reach the same therapeutic effect or they are therapeutically equivalent and can be used interchangeably.

이 가정은 만일 두 약이 생물학적으로 동등하다면 다시 말해서 생체이용률이 매우 비슷하다면, 두 약의 약효는 거의 동일할 것이라는 내용이다. 이 가정으로 인하여 복제약의 판매승인을 받기 위해서는 신약개발에서 실시되었던 모든 임상시험을 복제약에 대해 다시 실시할 필요 없이, 비교적 간단한 생물학적 동등성 시험을 통하여 복제약과 원개발의약품의 생체이용률이 매우 비슷하다는 것만을 보이면 복제약은 판매 승인을 받을 수 있게 된 것이다. 다시 말하면, AUCt와 Cmax는 약효를 예상하는 데 사용된 대리변수surrogate endpoint인 것이다. 위 가정은 약이 약효를 내기 위해서는 혈액 내에 그 약의 유효성분이 일정량 존재해야 한다는 매우 타당한 내용이지만, 이 가정이 적절함을 처음부터 완벽하게 알 수 있었던 것은 아니다. 이런 가정에 근거하여 생물학적 동등성 시험을 약 20년 이상 수행해보니 큰 문제가 없었다는 점이 이 가정이 적절함을 경험적으로 증명하는 것일 뿐이다.

세 번째 사실은 어떤 근거로 log 0.8과 log 1.25가 기준이 되었느냐 하는 점이다. 대조약과 시험약의 **로그변환**된 AUCt의 모평균을 각각 μ_T와 μ_R로 표시해보자. 이때 $\exp(\mu_T)/$

$\exp(\mu_R)$이 20% 정도의 차이까지는 동등하다고 평가할 수 있을 것이라 판단되었다. 여기서 20%란 어떤 과학적 근거가 있는 것은 아니었으며 전문가들의 다소 주관적 판단에 의해 $\exp(\mu_T)/\exp(\mu_R)$이 20% 정도의 차이까지는 임상적으로 의미 있는 약효의 차이를 내지는 않을 것이라 예상해서 그렇게 정해진 것이다. 이런 예상이 처음 이런 기준을 만들 때 완벽하게 맞으리란 보장은 없었으며, 이런 기준을 정하고 약 20년간 사용해보니 큰 문제는 없었음이 경험적으로 밝혀져 적절한 기준임을 알게 된 것이다. 20%의 차이를 비로 표현하면, 0.8과 1.25(=1/0.8)가 된다. 즉 다음의 조건을 만족시키면 생물학적으로 동등하다고 판단하게 되었다.

$$0.8 < \exp(\mu_T)/\exp(\mu_R) < 1.25(= 1/0.8)$$

이 기준에 로그를 취하면

$$\log(0.8) < \mu_T - \mu_R < \log(1.25)$$

이 되어, $\mu_T - \mu_R$에 대한 90% 신뢰구간이 $\log(0.8) = -0.2231$과 $\log(1.25) = 0.2231$ 사이에 들어오면 생물학적으로 동등하다고 판단하게 되는 것이다.

핵심정리

(1) (약간의 예외를 제외하고) 생물학적 동등성을 평가하는 데는 동일한 디자인, 동일한 평가변수, 동일한 평가기준이 사용된다.

(2) 생물학적 동등성 시험은 생체이용률이 매우 비슷하다면 두 약의 약효도 거의 동일할 것이라는 가정에 근거하여 개발되었는데, 약 20년간 생물학적 동등성 시험을 수행해보니 이 가정이 적절함이 경험적으로 증명되었다.

(3) AUCt와 Cmax의 20%의 차이까지는 시험약과 대조약이 약효가 동등하다고 판단한다. 20%의 차이는 어떤 과학적 근거에 의하여 만들어진 기준은 아니며 전문가들의 다소 주관적인 견해에 의하여 선택된 기준이며, 20년간 사용해보니 별 문제가 없다는 것이 경험적으로 증명되었다.

12.3 생물학적 동등성 시험의 활용범위

생물학적 동등성 시험은 단지 복제약의 판매 승인을 위해서만 사용되는 것은 아니다. 생물학적 동등성 시험의 사용범위는 그보다 더 넓으며 신약개발의 전체 과정 중에 중요한 역할을 차지하고 있다. 다음은 생물학적 동등성 시험의 사용범위이다(FDA 2001).

Bioequivalence involves comparison between a test (T) and reference (R) drug product, where T and R can vary, depending on the comparison to be performed (e.g., to-be-marketed dosage form versus clinical trial material, generic versus reference listed drug, drug product changed after approval versus drug product before the change).... Bioequivalance comparisons could also be used in certain pharmaceutical product line extensions, such as additional strengths, new dosage forms (e.g., changes from immediate release to extended release), and new routes of administration.

(1) 신약개발이 성공하여 심사기관으로부터 시판허가를 받은 경우, 제약회사는 신약개발 과정 중에 임상시험에 사용된 시험약과 본격적으로 시장에 판매하기 위해 생산되는 약이 생물학적으로 동등함을 보여야 한다.

(2) 복제약의 판매승인. 오리지널약의 특허가 끝난 후 복제약을 만들어 판매하고자 하는 경우에는 생물학적 동등성 시험을 실시하여 복제약과 오리지널약이 생물학적으로 동등함을 보여야 한다.

(3) 허가 후 formulation(예: 부형제 변경, 제조방법 변경 등)을 변경하는 경우 변경 후 제품과 변경 전 제품이 생물학적으로 동등함을 필요 시 보일 수 있다.

(4) 저함량 제제 허가 후 용량 범위 내에서 고함량 제제를 새롭게 개발하는 경우. 예를 들어, 100mg까지 복용할 수 있는 약에 대해 기존 50mg 제제 2정을 복용하던 것을 100mg 1정 복용하도록 신규 100mg 정제를 개발하는 경우. 이 경우 기존 50mg 제제 2정과 새로운 100mg 1정이 생물학적으로 동등함을 필요 시 보일 수 있다.

(5) 신약개발이 성공하여 심사기관으로부터 판매승인을 받은 후 판매하던 신약의 제형을 변경한 경우, 변경 전 제품과 변경 후 제품이 생물학적으로 동등함을 필요 시 보일 수 있다. 서방정을 개발하는 경우가 이에 해당한다. (4)번과 (5)번의 차이는 (4)번에서는 1회 두 정을 복용하는 것이고, (5)번의 경우에는 1일 2회 각 한 정을 복용하는 경우임. 후자의 경우 서방정을 개발하면 1일 1회 한 정과 1일 2회 각 한 정이 생물학적으로 동등함을 보이는 경우를 의미함.

(6) 투여경로를 변경한 제형을 개발한 경우, 변경 전과 변경 후 제품이 생물학적으로 동등함을 보여야 한다.

핵심정리

생물학적 동등성 시험은 단지 복제약의 판매 승인을 위해서만 사용되는 것은 아니며, 신약개발의 전체 과정 중에 중요한 역할을 차지하고 있다.

12.4 생물학적 동등성 시험 분석에 사용되는 통계모형

이 절에서는 생물학적 동등성 시험에 사용된 2 × 2 교차시험 분석을 위해 사용되는 통계모형을 소개할 것이다. 이 책 전체를 통하여 이 장을 제외하고는 수식 사용을 가급적 자제했지만, 생물학적 동등성 시험에서는 (약간의 예외를 제외하고) 동일한 디자인, 동일한 평가변수, 동일한 기준, 동일한 통계분석방법이 사용되므로, 통계모형을 소개하고 관련된 검정방법을 소개할 것이다. 이 절에서 사용된 기호들은 Chow and Liu(2008)를 참고하였다. 통계비전공자들에게는 다소 어려운 내용이 될 수도 있으므로 자세한 내용을 이해하지 못해도 무방하리라 생각한다.

Y_{ijk}를 $k(k=1,2)$번째 배정순서sequence에 있는 $i(i=1,2,,,n_k)$번째 피험자의 $j(j=1,2)$번째 투여기간에 얻어진 AUCt(또는 Cmax)의 **로그변환**된 값을 나타낸다고 하자. 이를 정리하면 표 12.2와 같다.

Y_{ijk}의 값은 시험약(T)을 투여 받았는지 대조약(R)을 투여 받았는지에 따라 달라질 것이므로, 투여 약의 효과를 나타내주는 항을

$$F_{(j,k)} = \begin{cases} F_R, \text{ if } k=j \\ F_T, \text{ if } k \neq j \end{cases} \qquad k=1,2; j=1,2$$

으로 표시하면,

$$Y_{ijk} = \mu + F_{(j,k)}, \quad i=1,2,,,n_k, \ j=1,2, \quad k=1,2.$$

로 나타낼 수 있다. 여기서 μ는 전체평균을 나타내며, 약효를 나타내는 $F_{(j,k)}$는 μ보다(즉 μ를 기준으로 하여) 더 커진(또는 작아진) 양만을 나타낸다. 이는 $F_R + F_T = 0$이라는 조건으로 표현할 수 있게 된다. 전체평균이 μ이므로, $F_T = -F_R$이 되어야 하기 때문이다. 대부분의 통계학개론 책에서 분산분석을 설명한 부분을 읽어보면 $F_R + F_T = 0$ 제한조건을 두는 것에 대한 설명이 있다. 사실 제한조건을 반드시 $F_R + F_T = 0$으로 놓아야만 하는 것은 아니다. 단지 제한조건을 두어서 모수의 개수를 줄이면 충분한데, 또 다른 흔히 사용되는 제한조건으로는 $F_R = 0$이라고 놓은 방법이다. 이 경우 μ는 대조약의 약효를 나타내며, F_T는

표 12.2 2 × 2 교차시험으로부터 얻어진 자료 구조

	period 1	washout	period 2
sequence 1	$Y_{111}, Y_{211},,, Y_{n_1 11}$		$Y_{121}, Y_{221},,, Y_{n_1 21}$
sequence 2	$Y_{112}, Y_{212},,, Y_{n_1 12}$		$Y_{122}, Y_{222},,, Y_{n_1 22}$

시험약과 대조약의 약효의 차이를 나타내게 된다. 그러므로 어떤 제한조건을 두느냐에 따라 모수의 의미는 달라지게 된다. 이 절에서는 $F_R + F_T = 0$라는 제한조건을 사용할 것이다.

그 외에도 Y_{ijk}에 영향을 미치리라 예상할 수 있는 요인은 투여기간효과 P_j인데, 이는 단지 투여기간이 다름으로 인해 발생하는 차이를 설명해주는 항이다. 투여기간효과 이외에도 잔류효과를 모형에 추가할 수 있다. 잔류효과 $C_{(j-1,k)}$는 배정순서 k에 있는 $(j-1)$번째 투여기간에 투여된 약이 j번째 투여기간에 잔류효과로 나타나는 것을 나타낸다. 2 × 2 교차시험에서는 오직 두 번째 투여기간에서만 잔류효과가 나타날 수 있으므로, 첫 번째 투여기간에 투여된 약이 두 번째 투여기간에 잔류효과로 나타나는 것을 다음처럼 나타낼 수 있다.

$$C_{(j-1,k)} = \begin{cases} C_R, \text{ if } & k=1, j=2 \\ C_T, \text{ if } & k=2, \ j=2 \end{cases}$$

전체평균 μ, 투여기간효과 P_j, 투여된 약의 효과 $F_{(j,k)}$, 잔류효과 $C_{(j-1,k)}$는 모두 고정효과fixed effect로 가정한다. 그리고 나면 2 × 2 교차시험의 네 개의 셀에서 얻어지는 고정효과들은 표 12.3처럼 정리될 수 있다.

이 표의 의미는 다음과 같다. 예를 들어, 배정순서1의 투여기간2에서 얻어지는 관측치 Y_{ijk}에 영향을 미치는 고정효과는, 전체평균 μ, 투여기간2의 효과 P_2, 투여된 약의 효과 F_T, 그리고 투여기간1에 투여된 대조약(R)이 투여기간2에 나타난 잔류효과(C_R)의 합으로 표현될 수 있다는 것이다. 단, 이 통계모형에서 우리가 추정할 수 있는 모수보다 더 많은 모수가 존재하여 추정이 불가능하게 되므로, 다음의 제한조건을 두어서 모수가 추정 가능하게 되도록 만든다.

$$P_1 + P_2 = 0, \quad F_R + F_T = 0, \quad C_R + C_T = 0.$$

지금까지는 모형에 고정효과만 고려하였지만 변량효과인 피험자효과와 오차항을 모형에 추가하게 된다. 피험자효과 S_{ik}는 각 피험자마다 고유의 효과가 있다고 생각하며 고정효과가 아닌 변량효과random effect로 가정한다. 고정효과fixed effect는 비록 미지이지만 고정된 상수라고 가정하는 것으로서 자료를 사용하여 통계적으로 추론을 하게 되는 반면, 변량효과는

표 12.3 2 × 2 교차시험에서 얻어지는 고정효과

배정순서	투여기간1	투여기간2
1(RT)	$\mu_{11} = \mu + P_1 + F_R$	$\mu_{21} = \mu + P_2 + F_T + C_R$
2(TR)	$\mu_{12} = \mu + P_1 + F_T$	$\mu_{22} = \mu + P_2 + F_R + C_T$

고정된 상수가 아닌 어떤 분포를 가지는 확률변수이다. 피험자효과를 변량효과로 가정하는 근거는 생물학적 동등성 시험에 참여한 피험자를 더 큰 모집단에서 추출된 표본으로 생각하기 때문이다. 피험자효과 S_{ik}는 서로 독립이고 평균이 0이고 분산이 σ_s^2인 동일한 정규분포를 따른다고 가정하게 된다. 피험자효과는 고정효과가 아닌 확률변수인 변량효과이므로 통계적 추론의 대상이 아니며, 분산인 σ_s^2이 미지의 모수이므로 통계적 추론의 대상이 된다.

오차 e_{ijk}는 관측치 Y_{ijk}에서 전체평균 μ, 피험자효과 S_{ik}, 투여기간효과 P_j, 투여된 약의 효과 $F_{(j,k)}$, 잔류효과 $C_{(j-1,k)}$로도 설명되지 않는 모든 부분을 나타내는 항이다. 오차 e_{ijk}는 서로 독립이고 평균이 0이고 분산이 σ_e^2인 동일한 정규분포를 따른다고 가정하게 된다. 또한 피험자효과 S_{ik}와 오차 e_{ijk}는 서로 독립이라고 가정하게 된다. 그러므로 생물학적 동등성 시험에서 얻어진 자료를 분석하기 위하여 최종적으로 우리가 사용할 모형은 다음과 같다.

$$Y_{ijk} = \mu + S_{ik} + P_j + F_{(j,k)} + C_{(j-1,k)} + e_{ijk}, \quad i = 1,2,,,n_k,\ j = 1,2, \quad k = 1,2.$$

이 모형에서 피험자효과 S_{ik}의 분산인 σ_s^2는 피험자들 간의 변동을 표시해주므로 개체 간 변동inter-subject variability을 나타내며, 오차 e_{ijk}의 분산인 σ_e^2는 개체 내 변동intra-subject variability을 나타낸다. 여기서 주목할 사실은 개체 내 변동을 시험약과 대조약별로 따로 다르게 가정하지 않고, 시험약에서의 개체 내 변동과 대조약에서의 개체 내 변동은 동일하다고 가정한다는 점이다($\sigma_T^2 = \sigma_R^2 = \sigma_e^2$). 이렇게 가정할 수밖에 없는 이유는, 2 × 2 교차시험에서는 각 피험자가 시험약과 대조약을 각각 한 번씩만 투여 받기 때문에 시험약과 대조약별로 각각 개체 내 변동을 추정하는 것은 불가능하기 때문이다.

개체 간 변동과 개체 내 변동을 좀 더 자세하게 이해하기 위해 다음의 예를 생각해보자. 총 4명의 피험자에게서 어떤 변수를 반복적으로 2번 측정했다고 가정해보자.

표 12.4의 경우 두 번 측정된 값들의 평균은 각 피험자별로 30, 40, 10, 50으로서 변동이 큰 데 이 값이 바로 개체 간 변동을 나타내주고 있다. 반면에 각 피험자에게서 반복 측정된 값들 사이에는 값의 차이가 기껏해야 2 이하로 작다. 즉 개체 내 변동이 작은 경우이다.

표 12.4 개체 간 변동은 크고 개체 내 변동은 작은 경우

	측정1	측정2	평균
피험자1	29	31	30
피험자2	42	38	40
피험자3	11	9	10
피험자4	49	51	50

표 12.5 개체 간 변동은 작고 개체 내 변동은 큰 경우

	측정1	측정2	평균
피험자1	40	50	30
피험자2	43	21	32
피험자3	39	15	28
피험자4	45	15	30

표 12.5의 경우 두 번 측정된 값들의 평균은 각 피험자별로 30, 32, 28, 30으로서 개체 간 변동은 작다. 반면에 각 피험자에게서 반복 측정된 값들 사이에는 값의 차이가 거의 20이나 차이나 난다. 즉 개체 내 변동이 큰 경우이다.

비록 위 모형에 투여기간효과와 잔류효과가 포함되기는 했지만, 생물학적 동등성 시험에 사용된 2 × 2 교차시험에서는 투여기간효과와 잔류효과는 존재하지 않는다고 가정하는 것이 일반적이다. 그 이유는 다음과 같다. 우선 투여기간효과란 단지 투여기간이 다름으로 인해 발생하는 차이를 나타내주는 것인데, 제대로 잘 수행된 생물학적 동등성 시험에서는 두 투여기간을 가능한 동일하게 관리하여 투여기간 간에 차이가 발생하지 말아야 하기 때문이다. 또한 잔류효과는 휴약기간을 충분히 길게 함으로써 잔류효과가 존재하지 않게 할 수 있기 때문이다. 잔류효과에 대해서는 12.9절에서 더 자세하게 살펴볼 것이다.

핵심정리

생물학적 동등성 시험 분석에 사용되는 통계모형은 각 피험자별로 각 투여기간에 관측된 AUCt(또는 Cmax)의 로그변환된 값이, 전체평균 μ, 피험자효과 S_{ik}, 투여기간효과 P_j, 투여된 약의 효과 $F_{(j,k)}$, 잔류효과 $C_{(j-1,k)}$와 오차항의 합으로 표현하는 것이다.

12.5 신뢰구간을 사용하여 생물학적 동등성을 보이는 방법

지금부터는 시험약과 대조약의 생물학적 동등성을 평가하기 위해 사용되는 통계분석방법을 자세하게 살펴볼 것이다. 우선 각 피험자에서 두 번째 투여기간에서 얻은 관측치에서 첫 번째 투여기간에서 얻을 관측치를 빼고 2로 나눈 값을 d_{ik}라고 정의한다.

$$d_{ik} = \frac{1}{2}(Y_{i2k} - Y_{i1k}) \qquad i = 1,2,,,n_k \quad k = 1,2.$$

즉 각 피험자에게서 하나의 관측치 d_{ik}를 관측했다고 생각할 수 있다. d_{ik}란 바로 시험약에서 얻어진 값에서 대조약에서 얻어진 값을(또는 반대로 대조약에서 얻어진 값에서 시험약에서 얻어진 값을) 뺀 값을 나타내므로, 직관적으로 판단하더라도 시험약과 대조약이 얼마나 차이가 나는지를 평가하는 데 사용될 수 있는 값이다. 이러한 직관적 판단을 보다 통계학적으로 평가해보기 위해서 다음의 계산이 필요하다.

배정순서1에서 얻어진 d_{i1}의 기댓값과 배정순서2에서 얻어진 d_{i2}의 기댓값은 각각 다음과 같이 주어지고

$$E(d_{i1}) = \frac{1}{2}[(\mu + P_2 + F_T + C_R) - (\mu + P_1 + F_R)] = \frac{1}{2}[(P_2 - P_1) + (F_T - F_R) + C_R]$$

$$E(d_{i2}) = \frac{1}{2}[(P_2 - P_1) + (F_R - F_T) + C_T]$$

d_{ik}들의 평균을 $\overline{d_{+k}}$로 정의하면($k = 1,2$)

$$\overline{d_{+k}} = \frac{1}{n_k}\sum_{i=1}^{n_k} d_{ik} \qquad E(\overline{d_{+1}} - \overline{d_{+2}}) = (F_T - F_R) + \frac{1}{2}(C_R - C_T)$$

을 얻을 수 있다. 즉 만일 잔류효과가 존재하지 않는다면 ($C_R = C_T$), $\overline{d_{+1}} - \overline{d_{+2}}$는 시험약과 대조약의 약효의 차이인 $F_T - F_R$에 대한 불편추정량이 된다. 그러므로 잔류효과가 존재하지 않아야 한다는 전제조건이 만족되어야 하는 것은 매우 중요하다. 반면에 투여기간효과는 전혀 영향을 미치지 않음을 알 수 있다. 지금부터는 잔류효과와 투여기간효과가 존재하지 않는다고 가정하겠다. 그러면 시험약과 대조약에서 얻어질 수 있는 전체적인 약효는 다음과 같다.

$$\mu_T = \mu + F_T \qquad \mu_R = \mu + F_R$$

일반적으로 불편추정량의 표준오차를 계산하여 불편추정량을 그 표준오차로 나누어주면 바로 원하는 검정통계량을 얻게 된다. 그러므로 $\overline{d_{+1}} - \overline{d_{+2}}$의 표준오차를 계산하기 위하여 d_{ik}의 분산을 계산해보면 다음을 얻는다.

$$Var(d_{ik}) \equiv \sigma_d^2 = \frac{1}{4}[Var(Y_{i2k}) + Var(Y_{i1k}) - 2Cov(Y_{i2k}, Y_{i1k})]$$
$$= \frac{1}{4}(\sigma_e^2 + \sigma_s^2 + \sigma_e^2 + \sigma_s^2 - 2\sigma_s^2) = \frac{1}{2}\sigma_e^2$$

d_{ik}의 분산에는 개체 간 변동인 σ_s^2은 없어지고, 개체 내 변동인 σ_e^2만 남게 되어 평행설계를

사용할 때에 비하여 추정치의 분산이 줄어드는 효과가 생기는데 이 점이 바로 교차시험의 장점인 것이다.

간단한 계산에 의해 $\overline{d_{+1}} - \overline{d_{+2}}$의 표준오차는

$$\sigma_d \sqrt{1/n_1 + 1/n_2}$$

임을 알 수 있다.

검정통계량을 얻는 방법을 다른 각도로 생각하면, 관측치 d_{ik}들은 두 개$(k=1,2)$의 독립이고 분산이 σ_d^2으로 동일한 정규모집단에서 얻어진 두 독립표본이라고 간주할 수 있으므로 $(k=1,2,,,n_k)$, 이표본 t 검정을 적용하면 $F_T - F_R$에 대한 다음의 검정통계량을 만들어낼 수 있다.

$$T_d = \frac{(\overline{d_{+1}} - \overline{d_{+2}}) - (F_T - F_R)}{\hat{\sigma}_d \sqrt{1/n_1 + 1/n_2}}, \qquad \hat{\sigma}_d^2 = \frac{1}{n_1 + n_2 - 2} \sum_{k=1}^{2} \sum_{i=1}^{n_k} (d_{ik} - \overline{d_{+k}})^2$$

$\overline{d_{+1}} - \overline{d_{+2}}$를 보다 더 직관적으로 잘 이해할 수 있게 하기 위하여 다음의 기호를 도입하자.

$$\overline{Y_{+jk}} = \frac{1}{n_k} \sum_{i=1}^{n_k} Y_{ijk} \quad j=1,2; k=1,2. \quad \overline{Y_R} = \frac{1}{2}(\overline{Y_{.11}} + \overline{Y_{.22}}) \quad \overline{Y_T} = \frac{1}{2}(\overline{Y_{.12}} + \overline{Y_{.21}})$$

그러면

$$\overline{d_{+1}} - \overline{d_{+2}} = \overline{Y_T} - \overline{Y_R}$$

이 성립한다. $(\mu_T - \mu_R) = (F_T - F_R)$이므로 우리는 보다 더 직관적으로 이해가 가능한 다음의 검정통계량을 얻는다.

$$T = \frac{(\overline{Y_T} - \overline{Y_R}) - (\mu_T - \mu_R)}{\hat{\sigma}_d \sqrt{1/n_1 + 1/n_2}}$$

정규분포 가정하에서 T는 자유도 $n_1 + n_2 - 2$인 t 분포를 따르므로, $\mu_T - \mu_R$에 대한 90% 신뢰구간은 다음처럼 주어진다.

$$(L, U) = ((\overline{Y_T} - \overline{Y_R}) - t_{0.05, n_1+n_2-2} \hat{\sigma}_d \sqrt{\frac{1}{n_1} + \frac{1}{n_2}},$$

$$(\overline{Y_T} - \overline{Y_R}) + t_{0.05, n_1+n_2-2}\hat{\sigma}_d\sqrt{\frac{1}{n_1}+\frac{1}{n_2}})$$

만일 이 신뢰구간이 (log(0.8),log(1.25)) 안에 포함되면, 시험약과 대조약은 생물학적으로 동등하다고 결론 내린다.

12.6 TOST를 사용하여 생물학적 동등성을 보이는 방법

이번에는 앞에서 구한 신뢰구간을 사용하여 생물학적 동등성을 검정하는 방법과 TOSTtwo one-sided test procedure가 동일한 방법임을 보여 보자. 생물학적 동등성 시험을 가설검정의 형태로 표현하면 귀무가설과 대립가설은 각각 다음처럼 주어진다.

$$H_0 : \mu_T - \mu_R \le \log(0.8) \text{ or } \mu_T - \mu_R \le \log(1.25)$$
$$H_A : \log(0.8) < \mu_T - \mu_R < \log(1.25)$$

TOST에서는 이 가설을 다음의 두 가지 가설을 분해하여 가설검정을 수행하게 된다. 첫 번째 가설은

$$H_{01} : \mu_T - \mu_R \le \log(0.8) \quad \text{vs} \quad H_{A1} : \mu_T - \mu_R > \log(0.8)$$

이고, 두 번째 가설은

$$H_{02} : \mu_T - \mu_R \ge \log(1.25) \quad \text{vs} \quad H_{A1} : \mu_T - \mu_R < \log(1.25)$$

로 주어지게 된다. TOST에서는 H_{01}과 H_{02}를 각각 5% 유의수준에서 '모두' 기각한 경우, 두 제품은 생물학적으로 동등하다고 판단하게 된다. 구체적으로 살펴보면,

$$T_L = \frac{(\overline{Y_T} - \overline{Y_R}) - \log(0.8)}{\hat{\sigma}_d\sqrt{1/n_1 + 1/n_2}} > t_{0.05, n_1+n_2-2}$$

이면 H_{01}이 기각되고,

$$T_U = \frac{(\overline{Y_T} - \overline{Y_R}) - \log(1.25)}{\hat{\sigma}_d\sqrt{1/n_1 + 1/n_2}} < -t_{0.05, n_1+n_2-2}$$

이면 H_{02}이 기각된다. 여기서 $\overline{Y_T}$는 AUCt(또는 Cmax)의 로그변환된 값을 나타내므로

$\overline{Y_T}$는 μ_T의 추정치가 된다.

$$T_L = \frac{(\overline{Y_T} - \overline{Y_R}) - \log(0.8)}{\hat{\sigma_d}\sqrt{1/n_1 + 1/n_2}} > t_{0.05, n_1 + n_2 - 2}$$

이 만족된다는 것은 이 부등식을 다시 풀어 써보면,

$$\log(0.8) < (\overline{Y_T} - \overline{Y_R}) - t_{0.05, n_1 + n_2 - 2}\hat{\sigma_d}\sqrt{\frac{1}{n_1} + \frac{1}{n_2}}$$

과 동일함을 쉽게 보일 수 있다. 마찬가지로

$$T_U = \frac{(\overline{Y_T} - \overline{Y_R}) - \log(1.25)}{\hat{\sigma_d}\sqrt{1/n_1 + 1/n_2}} < -t_{0.05, n_1 + n_2 - 2}$$

이 만족된다는 것은 이 부등식을 다시 풀어 써보면,

$$(\overline{Y_T} - \overline{Y_R}) + t_{0.05, n_1 + n_2 - 2}\hat{\sigma_d}\sqrt{\frac{1}{n_1} + \frac{1}{n_2}} < \log(1.25)$$

와 동일함을 보일 수 있다. 결국 다시 말하면, 신뢰구간을 사용하여 생물학적 동등성을 검정하는 방법과 TOST(two one-sided test procedure)는 동일한 방법인 것이다.

핵심정리

신뢰구간을 사용하여 생물학적 동등성을 검정하는 방법과 TOST two one-sided test procedure는 동일한 방법이다.

12.7 정규성 가정 검토

생물학적 동등성 시험에서는 AUCt와 Cmax 값이 로그정규분포를 따른다고 가정할 것을 가이드라인이 권고하고 있다. 이러한 가정의 타당성은 AUCt와 Cmax의 로그변환된 값들이 정규분포를 따르는지를 확인해봄으로써 검토할 수 있다. 통계학에서는 자료들이 특정 분포에서 얻어진 것인지를 검정해보는 방법들이 개발되어 있다. 가장 널리 알려진 방법이 Shapiro-Wilks 검정으로서, 이 검정방법은 자료가 정규분포를 따르는지를 검정하는 데 사용된다. 하지만 이런 검정방법에는 다음과 같은 문제점들이 존재한다. 우선 Shapiro-Wilks

검정의 귀무가설과 대립가설은 다음과 같이 주어진다.

- 귀무가설: 자료는 정규분포를 따른다.
- 대립가설: 자료는 정규분포를 따르지 않는다.

전형적인 생물학적 동등성 시험에서는 표본크기가 대체로 매우 작은 편이다. 표본크기가 매우 작은 상태에서 Shapiro-Wilks 검정을 실시하면, 검정력(대립가설이 참인 경우 대립가설을 채택할 확률)이 매우 낮기 때문에 웬만해서는 대립가설을 채택하지 못하고 귀무가설을 채택하게 된다. 이렇게 귀무가설이 채택된 것을 자료가 정규분포를 따른다는 증거로 받아들이기는 어렵다. 귀무가설이 채택된 것은 (표본크기가 작아서) 정규분포를 따르지 않는다는 증거를 찾지 못했다는 것뿐으로서, 만일 표본크기가 더 커진다면 그때에도 여전히 귀무가설이 채택될지 확신하기 어렵다. 그래서 미국 FDA 가이드라인은 생물학적 동등성 시험에서 얻어진 AUCt와 Cmax의 로그변환된 자료가 정규분포를 따르는지의 여부를 통계적으로 검정하는 것을 권하지 않고 있다. 뿐만 아니라 AUCt와 Cmax의 로그변환 이전의 원자료에 대해 정규분포를 따르는지 검정해보고, 정규분포를 따른다는 가설검정결과가 얻어져서 로그변환하지 않고 원자료를 분석하는 것도 권하지 않고 있다(US FDA 2001).

The limited sample size in a typical bioequivalence study precludes a reliable determination of the distribution of the data set. Sponsors and/or applicants are not encouraged to test for normality of error distribution after log-transformed, nor should they use normality of error distribution as a reason for carrying out the statistical analysis on the original scale.

결국 AUCt와 Cmax 값이 로그정규분포를 따른다고 가정을 확인하지 말고, 자동적으로 AUCt와 Cmax 값이 로그정규분포를 따른다고 가정하여 분석하라는 의미이다. 통계학 학문적인 관점에서 보면 이는 문제점이 있는 방법이다. 예를 들어, 정규분포를 따르는지 확인하기 어렵다면 정규분포 가정이 필요 없는 비모수방법도 얼마든지 개발되어 있기 때문이다. 하지만 비모수방법은 검정력이 떨어진다는 단점이 있고, 국내외적으로 심사기관들이 비모수방법을 채택하고 있지 않다. 결국 12.2절에서 지적하였듯이 생물학적 동등성 시험은 약의 종류에 관계없이 한 가지 방법으로 분석하는 것을 채택하고 있는데, 통계분석방법도 예외가 아니다.

핵심정리

AUCt와 Cmax 값이 로그정규분포를 따른다는 가정은 확인하지 말고 자동적으로 그러한 가정이 참이라고 간주하여 생물학적 동등성 자료를 분석할 것이 권고된다.

12.8 교차시험의 장점

교차시험의 장점은 자신을 대조군으로 사용함으로써 시험군과 대조군 사이에 비교의 정확도를 높일 수 있고, 이는 다르게 표현하면 더 적은 수의 피험자를 가지고서도 같은 정확도를 얻을 수 있음을 의미한다(US FDA 2001).

> Use of crossover designs for bioequivalence allows each subject to serve as his or her own control to improve the precision of the comparison.

12.5절에서 살펴보았듯이 교차시험을 사용한 경우 시험약과 대조약에 대한 약효의 차이를 추론하는 데 사용된 통계량의 분산에는 오직 개체 내 변동만이 포함되어 있다. 만일 평행설계를 사용하였다면 시험약과 대조약의 약효의 차이를 추론하는 데 사용된 통계량의 분산에는 개체 간 변동만이 아니라 개체 내 변동이 모두 포함되어 있게 된다.

12.9 잔류효과 carryover effect

교차시험의 문제점 중 하나는 잔류효과carryover effect가 있을 가능성이다. 잔류효과란 투여기간1에서 투여된 약의 효과가 투여기간2에도 계속 남아 있는 경우이다. 예를 들어 투여기간1에는 시험약이 투여되고 투여기간2에는 대조약이 투여된 경우, 만일 잔류효과가 남아 있다면 투여기간2에서 얻은 관측치에는 새로 투여된 대조약과 남아 있는 시험약의 효과가 뒤섞여 있게 된다. 이 경우 12.5절과 12.6절에서 소개된 방법은 편의bias를 발생시키게 된다. 2 × 2 교차시험을 사용하는 생물학적 동등성 시험에서의 잔류효과에 대해 미국 FDA 가이드라인은 다음처럼 기술하고 있다(US FDA 2001).

> One of the assumption underlying this principle is that "carryover effects" are either absent (the response to a formulation administered in a particular period of the design is unaffected by formulations administered in earlier periods) or equal for each formulation and preceding formulation. If carryover effects are present in a crossover design and are not equal, the usual crossover estimate of $\mu_T - \mu_R$ could be biased.

그러므로 생물학적 동등성 시험에서 사용되는 2 × 2 교차시험에서는 washout period를 충분히 길게 둠으로써 잔류효과가 존재하지 않도록 하는 것이 매우 중요하다.

12.5절에서 $\mu_T - \mu_R$의 추정량인 $\overline{d_{+1}} - \overline{d_{+2}}$의 기댓값이 다음과 같이 구해짐을 보인 적이 있다.

$$E(\overline{d_{+1}} - \overline{d_{+2}}) = (F_T - F_R) + \frac{1}{2}(C_R - C_T)$$

이 식에서 보듯이 만일 잔류효과인 C_R과 C_T가 같지 않다면, $\overline{d_{+1}} - \overline{d_{+2}}$는 더 이상 시험약과 대조약의 약효의 차이 $(F_T - F_R = \mu_T - \mu_R)$에 대한 불편추정량이 아니며 $(C_R - C_T)/2$만큼의 편의bias가 발생함을 알 수 있다. 그러므로 잔류효과가 존재하는지의 여부를 통계학적으로 검정해 볼 수 있다면 좋을 것이라는 생각이 든다. 하지만 잔류효과를 검정하는 것은 쉽지 않다.

첫 번째 이유는 잔류효과, 배정순서효과, 약효와 투여기간 간에 교호작용, 이 세 가지는 뒤섞여 있어 분리해내서 통계적으로 검정하는 것이 2 × 2 교차시험에서는 불가능하기 때문이다.

두 번째 이유는 그나마 이 세 가지 효과가 뒤섞여 있는 것을 검정하는 통계적 방법이 있다고 하더라도 검정력이 낮아, 실제 그런 효과들이 존재하더라도 찾아낼 가능성이 낮다는 것이다(US FDA 2001).

One limitation of a conventional two-formulation, two-period, two-sequence crossover design is that the only statistical test available for the presence of unequal carryover effects is the sequence test in the analysis of variance for the crossover design. This is a between-subject test, which would be expected to have poor discriminating power in a typical bioequivalence study. Furthermore, if the possibility of unequal carryover effects cannot be ruled out, no unbiased estimate of $\mu_T - \mu_R$ based on within-subject comparisons can be obtained with this design.

잔류효과, 배정순서효과, 약효와 투여기간 간에 교호작용, 이 세 가지는 뒤섞여 있어 분리해내서 통계적으로 검정하는 것이 2 × 2 교차시험에서는 불가능하다는 것을 설명해보자.

12.4절에서는 생물학적 동등성 시험에서 얻어진 자료를 분석하는 데 사용된 통계모형을 만들어가는 과정을 설명하고 있다. 그 과정 중에 약효를 나타내는 $F_{(j,k)}$와 투여기간효과까지를 모형에 넣은 단계를 생각해보자. 그 다음 잔류효과 대신에 모형에 배정순서효과를 넣는 것을 생각해보자. 생물학적 동등성 시험에서는 피험자들을 두 배정순서에 무작위배정하게 되므로, 사실 평균적으로는 두 그룹(즉 두 배정순서)에는 Y_{ijk}의 차이가 거의 없게 된다. 하지만 이는 평균적으로 그렇다는 말이고, 실제에서는 우연에 의하여 두 그룹에 차이가 어느 정도 발생할 수도 있으므로, 배정순서효과(즉 그룹효과) G_k도 모형에 추가해볼 수 있다. 그러면 이렇게 해서 얻어지게 되는 모형은 다음과 같아지게 된다.

$$Y_{ijk} = \mu + P_j + F_{(j,k)} + G_k, \quad i = 1,2,,,n_k, \; j = 1,2, \quad k = 1,2. \tag{12.1}$$

$F_{(j,k)}$와 마찬가지 이유로 인해, $P_1 + P_2 = 0$과 $G_1 + G_2 = 0$이라는 제한조건을 가지게 된

다. 지금까지 고려한 μ, $F_{(j,k)}$, P_j, G_k는 모두 고정효과fixed effect로서, 즉 미지의 고정된 상수이다. 뒤에서 고정효과 이외에 변량효과도 모형에 추가할 것이다. 2 × 2 교차시험에서 각 셀에서 얻어지는 고정효과들을 표로 정리해보면 다음과 같다.

표 12.6 2 × 2 교차시험에서 얻어지는 고정효과(잔류효과 대신 배정순서효과를 넣은 경우)

그룹	투여기간1	투여기간2
1(RT)	$\mu+F_R+P_1+G_1$	$\mu+F_T+P_2+G_1$
2(TR)	$\mu+F_T+P_1+G_2$	$\mu+F_R+P_2+G_2$

이 표에서 보면 모수가 총 7개$(\mu, F_R, F_T, P_1, P_2, G_1, G_2)$인 것처럼 보이지만, 사실은 $F_R+F_T=0$, $P_1+P_2=0$, $G_1+G_2=0$이라는 제한조건 때문에 모수는 총 4개 (μ, F_R, P_1, G_1)이다. 고정효과들은 4개의 셀에서 얻어지는 표본평균인 $\overline{Y_{+jk}}$ $(j=1,2; k=1,2)$를 사용하여 추정하기 때문에 더 이상 고정효과를 모형에 넣을 수는 없다.

하지만 위 모형에서는 시험약과 대조약의 약효의 차이(F_R-F_T)가 투여기간에 상관없이 동일하다고 가정하고 있다. 그림 12.3의 왼쪽이 시험약과 대조약의 약효의 차이(F_R-F_T)가 투여기간에 상관없이 동일한 경우이다. 투여기간효과가 존재하여 투여기간2에서의 약효가 투여기간1의 약효보다 더 높기는 하지만, 시험약과 대조약의 약효의 차이(F_R-F_T)는 투여기간에 상관없이 일정함(즉 두 직선이 평행함)을 알 수 있다. 하지만 그림 12.3의 오른쪽을 보면 시험약과 대조약의 약효의 차이(F_R-F_T)는 투여기간에 따라 다르다(즉 두 직선이 평행하지 않다). 이를 다시 표현하면 약효와 투여기간 간에 교호작용이 존재한다고 한다.

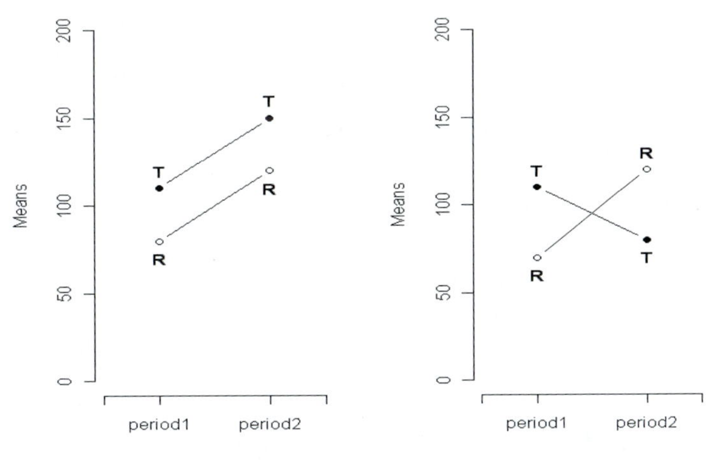

그림 12.3 약효와 투여기간 간에 교호작용이 존재하지 않는 경우(왼쪽)와 존재하는 경우(오른쪽)

교호작용을 모형에 추가하려면 $(FP)_{R1}, (FP)_{R2}, (FP)_{T1}, (FP)_{T2}$을 모형에 넣어야 하는데 비슷한 이유($F_R + F_T = 0,\ P_1 + P_2 = 0,\ G_1 + G_2 = 0$이라는 제한조건)로 이 네 모수 사이에는 다음과 같은 관계가 존재하게 된다.

$$(FP) = (FP)_{R1} = -(FP)_{R2} = -(FP)_{T1} = (FP)_{T2} \tag{12.2}$$

그러므로 식 (12.1)에 주어진 모형에 잠시 배정순서효과를 빼고 약효와 투여기간 간에 교호작용을 넣어서 각 셀별로 고정효과를 계산해보면 다음과 같다.

표 12.7 2 × 2 교차시험에서 얻어지는 고정효과(잔류효과 대신 약효와 투여기간 간의 교호작용을 넣은 경우)

그룹	투여기간1	투여기간2
1(RT)	$\mu + F_R + P_1 + (FP)$	$\mu + F_T + P_2 + (FP)$
2(TR)	$\mu + F_T + P_1 - (FP)$	$\mu + F_R + P_2 - (FP)$

표 12.6과 12.7을 비교해보면 똑같고 다만 $G_1 = (FP), G_2 = -(FP)$라는 것을 알 수 있다. 이런 현상을 배정순서효과와 약효와 투여기간 간의 교호작용은 교락confound되었다고 하는데, 이 말은 두 효과가 뒤섞여 있어서 구별해낼 수 없다는 뜻이다.

이번에는 잔류효과에 대해 생각해보자. 표 12.6에서 배정순서효과를 잠시 제거한 후 잔류효과를 모형에 넣으면 다음과 같은 결과를 얻는다.

표 12.8 2 × 2 교차시험에서 얻어지는 고정효과(배정순서효과 대신 잔류효과를 넣은 경우)

그룹	투여기간1	투여기간2
1(RT)	$\mu + F_R + P_1$	$\mu + F_T + P_2 + C_R$
2(TR)	$\mu + F_T + P_1$	$\mu + F_R + P_2 + C_T$

하지만 식 (12.2)에서 제한조건을 두는 방법은 임의적이다. 즉 어떻게 놓아도 되며, 단지 최종적으로 하나의 값만 나오면 된다. 그렇기 때문에

$$(FP)_{R1} = (FP)_{T1} = 0, (FP)_{T2} = (FP), (FP)_{R2} = -(FP)$$

라고 놓을 수도 있다. 하지만 이렇게 놓고 나면 $C_R = (FP)$라는 것을 알 수 있다. 즉 잔류효과는 약효와 투여기간 간의 교호작용과 교락되어 있다. 즉 두 효과는 뒤섞여 있어서 분리해낼 수 없다.

앞에서 배정순서효과를 잠시 모형에서 뺀 것에 대해 의문을 제기할 수도 있을 것이다. 만일 배정순서효과가 아니 약효를 나타내는 F를 모형에서 제거하고 약효와 투여기간 간의

교호작용을 모형에 넣으면 다음의 결과를 얻게 된다.

표 12.9 2 × 2 교차시험에서 얻어지는 고정효과(약효를 나타내는 항을 제거한 경우)

그룹	투여기간1	투여기간2
1(RT)	$\mu+P_1+G_1+(FP)$	$\mu+P_2+G_1+(FP)$
2(TR)	$\mu+P_1-G_2-(FP)$	$\mu+P_2-G_2-(FP)$

이미 약효를 제거하여 당연한 결과이기는 하지만, 여기서는 어떠한 항도 약효를 나타내주지 못한다. 약효를 나타내려면 (1,1) 셀과 (2,2) 셀에 어떤 동일한 항이 있고, (1,2) 셀과 (2,1) 셀에 동일한 항이 있어야 하는데 그렇지 못하기 때문이다.

지금까지 설명한 바를 요약하면 2 × 2 교차실험을 통해서 얻어지는 결과로는 배정순서효과, 잔류효과 그리고 약효와 투여기간 간의 교호작용, 이 세 가지가 서로 교락(뒤섞여 있어서)되어 있어서 구별할 수 없다는 것이다. 다르게 표현하면, 모형에 예를 들어 잔류효과를 나타내는 항을 넣는다면, 그 항은 잔류효과만 나타내는 것이 아니라 배정순서효과, 잔류효과 그리고 약효와 투여기간 간의 교호작용 이 세 가지 모두를 나타내고 있는 것이다. 그러므로 모형에 배정순서효과, 잔류효과 그리고 약효와 투여기간 간에 교호작용 중에 어느 한 가지를 넣어도 그 항은 사실상 위 세 가지 모두를 나타내고 있는 것이므로, 세 가지 중에 어느 것을 모형에 넣어도 상관없게 된다. 그래서 12.4절에서 고려한 모형에는 잔류효과만 넣은 것이다.

이처럼 잔류효과를 검정하는 데 어려움이 있음에도 불구하고, 잔류효과를 검정하는 방법을 알아보는 것은 도움이 되는 일이다. 각 피험자에게서 두 시험기간 동안에 얻어진 두 관측치를 합한 다음의 변수를 생각해보자.

$$U_{ik} = Y_{i1k} + Y_{i2k} \qquad i = 1,2,,,n_k \quad k = 1,2.$$

배정순서1에 배치된 피험자에게서 얻어지는 U_{ik}의 기댓값은 $P_1 + P_2 = 0$, $F_R + F_T = 0$이라는 제한조건으로부터 다음과 같다.

$$E(U_{i1}) = (\mu + P_1 + F_R) + (\mu + P_2 + F_T + C_R) = 2\mu + C_R$$

비슷한 방법으로 배정순서2에 배치된 피험자에게서는 다음을 얻을 수 있다.

$$E(U_{i2}) = 2\mu + C_T$$
$$Var(U_{ik}) = \sigma_u^2 = 2(2\sigma_s^2 + \sigma_e^2)$$

$C = C_T - C_R$이라고 C를 정의하면, $C_T + C_R = 0$인 제한조건으로부터 $C_R = C_T = 0$의 필요충분조건은 $C = 0$임을 알 수 있다. 다시 말하면, 잔류효과가 존재하지 않는다는 말은 시험약과 대조약의 잔류효과가 동일함과 같은 의미가 된다.

U_{i1}은 평균이 $2\mu + C_R$이고 분산이 σ_u^2인 정규분포에서 얻어진 관측치로 볼 수 있고, U_{i2}은 평균이 $2\mu + C_T$이고 분산이 σ_u^2인 정규분포에서 얻어진 관측치로 볼 수 있으므로, 이표본 t 검정을 사용하면 $C_R = C_T$를 검정할 수 있게 된다.

$$H_0 : C_R = C_T \quad \text{vs} \quad H_A : C_R \neq C_T$$

$C = C_T - C_R$의 추정량을 다음처럼 잡으면

$$\hat{C} = \overline{U_{+2}} - \overline{U_{+1}} \qquad \overline{U_{+k}} = \frac{1}{n_k}\sum_{i=1}^{n_k} U_{ik}, \ k = 1,2$$

다음의 검정통계량을 만들 수 있고,

$$T_c = \frac{\hat{C}}{\widehat{\sigma_u^2 \sqrt{1/n_1 + 1/n_2}}}$$

이 검정통계량은 귀무가설이 참인 경우 자유도 $n_1 + n_2 - 2$인 t 분포를 따른다.

이렇게 얻어진 잔류효과 검정을 다시 다른 시각으로 조사해보자. 다음의 표는 각 셀에서의 표본평균을 나타내는 기호를 정리하여 보여준다.

표 12.10 2 × 2 교차시험에서 각 셀에서 표본평균

그룹	투여기간1	투여기간2
1(RT)	$\overline{Y_{+11}}$	$\overline{Y_{+21}}$
2(TR)	$\overline{Y_{+12}}$	$\overline{Y_{+22}}$

$$\hat{C} = \overline{U_{+2}} - \overline{U_{+1}} = (\overline{Y_{+12}} + \overline{Y_{+22}}) - (\overline{Y_{+11}} + \overline{Y_{+21}})$$

앞에서 이 통계량 $\hat{C}$을 사용하여 잔류효과를 검정할 수 있음을 보였다. 하지만

$$(\overline{Y_{+12}} + \overline{Y_{+22}}) - (\overline{Y_{+11}} + \overline{Y_{+21}})$$

의 앞부분은 배정순서2에서 얻어진 값들이고, 뒷부분은 배정순서1에서 얻어진 값들이므로, 이 통계량은 사실 배정순서효과sequence effect를 검정하고 있는 것이다. 또한 위 통계량은 다

음처럼 다르게 표현해 볼 수 있다.

$$(\overline{Y_{+12}} - \overline{Y_{+11}}) - (\overline{Y_{+21}} - \overline{Y_{+22}})$$

앞부분은 시험기간1에서 약효의 차이 $F_T - F_R$에 대한 추정치이고, 뒷부분은 시험기간2에서 약효의 차이 $F_T - F_R$에 대한 추정치이다. 그러므로 만일 이 값이 0이라면 약효의 차이는 시험기간에 관계없이 일정하다는 의미가 된다. 즉 이 통계량은 약효와 시험기간 간의 교호작용을 검정하고 있는 것이다.

그러므로 잔류효과에 대한 검정이 유의하게 나온다면 그 이유는 다음 중 하나일 가능성이 높다.

(1) 무작위배정이 잘못되어 배정순서1과 배정순서2에 배정된 피험자들이 너무나 달라 배정순서효과가 유의하게 나왔거나(무작위배정이 잘못된 경우에 대해서는 6.4절을 참고할 것)
(2) 무작위배정이 잘못된 것은 아니지만 우연에 의하여, 배정순서1과 배정순서2에 배정된 피험자들이 너무나 달라 배정순서효과가 유의하게 나왔거나
(3) 정말로 배정순서효과가 유의하거나
(4) 정말로 잔류효과가 유의하거나
(5) 정말로 약효와 시험기간 간에 교호작용이 유의하거나 이다.

미국 FDA 가이드라인은 생물학적 동등성을 평가하기 위하여 사용된 교차시험에서 다음의 조건들이 모두 만족되는 경우에는 잔류효과가 존재할 가능성은 매우 낮다고 보고 있다(FDA 2001).

(1) 단회투여시험
(2) 시험약이 endogenous하지 않음(예: 혈중에서 검출되는 시험약의 성분이 체내에서 생성되는 성분이나, 음식 등의 섭취로 혈중에 나타날 수 있는 성분과 유사하거나 교란되지 않는 성분을 말함)
(3) 적절한 휴약기간보다 더 긴 휴약기간을 두었고, 투여기간2 시점 직전에 투여기간1에서 투여한 약이 검출 가능한 양이 나타나지 않음
(4) 생물학적 동등성 시험은 임상시험계획서를 잘 준수하고, 분석방법은 충분히 밸리데이트되는 것과 같은 모든 과학적 기준이 잘 만족된 경우

In most cases, for both replicated and nonreplicated crossover design, the possibility of unequal carryover effects is considered unlikely in a bioequivalence study under the following circumstances:

- It is a single-dose study.
- The drug is not an endogenous entity.
- More than an adequate washout period has been allowed between periods of the study and in the subsequent periods the predose biological matrix samples do not exhibit a detectable drug level in any of the subjects.
- The study meets all scientific criteria (e.g., it is based on an acceptable study protocol and it contains sufficient validated assay methodology).

그러므로 위 네 가지 조건들이 모두 만족되는 경우에는 잔류효과에 대한 통계적 검정이 유의하게 나오더라도 잔류효과를 염려할 필요는 없다고 보여진다. 반면에 만일 잔류효과가 존재한다는 증거가 있다면, 제약회사는 잔류효과를 검정하는 방법과 그 후 어떻게 생물학적 동등성을 평가할지에 대한 절차를 임상시험계획서에 기술하여야만 한다(FDA 2001).

If there is evidence of carryover effects, sponsors should describe their proposed approach in the study protocol, including statistical tests for the presence of such effects and procedures to be followed.

핵심정리

(1) 잔류효과가 남아 있다면 투여기간2에서 얻은 관측치에는 새로 투여된 대조약과 남아 있는 시험약의 효과가 뒤섞여 있게 된다. 이 경우 12.5절과 12.6절에서 소개된 방법은 편의를 발생시키게 된다.

(2) 잔류효과, 배정순서효과, 약효와 투여기간 간에 교호작용, 이 세 가지는 뒤섞여 있어서 분리해낼 수 없다. 즉 잔류효과에 대한 통계적 검정이 유의하다고 하여 반드시 잔류효과가 유의하다고 볼 수는 없다.

(3) 본문에 언급된 네 가지 조건들이 모두 만족되는 경우에는 잔류효과에 대한 통계적 검정이 유의하게 나오더라도 잔류효과를 염려할 필요는 없다고 보여진다.

12.10 이상치

생물학적 동등성 시험만이 아니라 모든 통계분석에서 이상치를 어떻게 처리할지는 항상 어려운 문제이다. 이상치를 다루면서 어려운 문제는 첫째, 이상치의 정의가 명확하지 않다는 점이다. 이상치란 대체로 나머지 다른 자료들과 현저히 다른 자료라고 정의한다. 하지만 어느 정도 달라야 현저히 다른 것인지에 대해서는 명확한 기준이 존재하는 것은 아니다. 둘째, 이상치를 제거하고 나머지 자료만 분석해도 타당한 분석인가 하는 점이다. 이 두 가지 문제를 다루기 전에 우선 통계학에서는 자료에 대해 어떠한 가정을 하고 있는지를 살펴볼 필요가 있다. 통계학이란 3.9절에서도 설명한 바와 같이 모집단에 속한 미지의 모수에 대한 추론을 하기 위하여, 모집단을 잘 대표하는 표본을 추출하고, 그 표본에서 얻은 정보를 사용하여 미지의 모수에 대한 추론을 하는 학문이다. 그러므로 우리가 분석하려는 표본에 있는 자료는 모집단을 잘 대표하는 자료라는 것을 통계학은 항상 가정하게 된다. 다르게 표현하면 우리가 가지고 있는 표본은 임의표본으로서, 확률변수 $X_1, X_2,,, X_n$으로 나타낼 수 있고, $X_i (i = 1, 2,,, n)$들은 서로 독립이고 동일분포를 따른다는 것이다. 이러한 임의표본을 얻은 후 자료분석 단계에서 자료의 일부를 제거할 수 있을까? 이러한 문제는 사실 결측치 자료분석에서 이미 발생한 이슈였으므로, 11장을 다시 읽어볼 필요가 있다. 결론부터 말하면 우리가 마음에 안 드는 자료 일부를 마음대로 분석에서 제외할 수 있다면 편의bias가 발생하게 되고, 우리가 원하는 어떤 결과도 마음대로 만들어낼 수 있는 여지가 생기게 된다. 그러므로 통계학에서는 원칙적으로 자료의 일부를 마음대로 제거하는 일은 금하고 있다.

하지만 모집단을 잘 대표하는 표본을 추출하는 일이 통계학의 이론처럼 현실에서도 항상 아무런 문제없이 잘 수행되지는 않을 수도 있다. 실험기계가 고장이 나서 이상한 값을 관측할 수도 있고, 실험결과를 기록하다가 실수로 다른 값을 적을 수도 있다. 이처럼 명백한 실험상의 오류인 경우(명백히 잘못 얻어진 자료인 경우)에는 그런 자료는 분석에서 제거해도 무방하다.

반면에 다른 자료들과 동떨어진 값을 임의로 제거하는 것이 얼마나 위험한 일인지를 다음의 예를 들어 살펴보자. 그림 12.4에는 우리나라 주요 도시들을 인구와 면적으로 나타낸

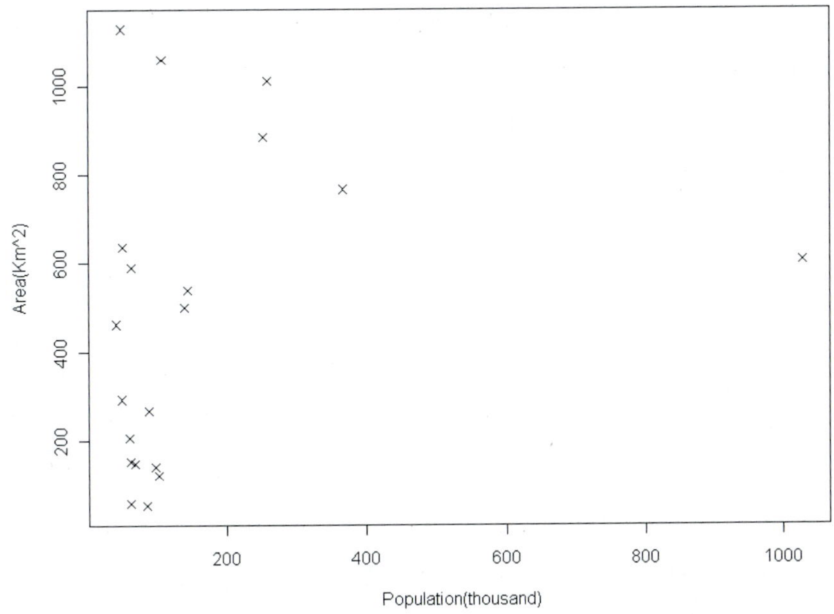

그림 12.4 우리나라 주요 도시들을 인구와 면적으로 나타낸 그림.

그림이 제시되어 있다. 오른쪽 끝에 나머지 다른 값들과 현저히 다른 값이 하나 존재하고, 이 값 때문에 통계적 분석이 어려워진다. 예를 들어, 회귀식을 적합하려고 해도 그 값 하나 때문에 회귀식이 엄청나게 영향을 받게 된다. 그러면 그 값을 제거해버릴까? 하지만 그 값은 서울을 나타내는 값이다. 서울은 면적이나 인구면에서 다른 도시들과는 현격이 다른 도시이다. 만일 서울을 분석에서 제거해버리면 어떻게 될까? 그런 분석이 우리나라 도시들을 나타내는 분석이라고 말할 수 있을까? 당연히 아니다. 그림 12.4의 경우에는 맨 오른쪽 값이 서울을 나타내고, 그 값이 의미하는 바를 우리가 잘 알고 있으므로, 그 값을 제거하는 것은 부적절한 방법임을 알게 된다.

하지만 이상치 처리가 정말로 어려운 경우는 명백한 실험상의 오류는 아닌데(명백히 잘못된 값은 아닌데), 특정값이 나머지 다른 값들과 현저히 다르고 그런 값이 관찰된 이유를 알지 못하는데, 그 한두 값 때문에 결과가 달라지는 경우이다. 이러한 경우는 어떻게 처리해야 할까? 안타깝게도 이런 경우에 언제나 사용 가능한 방법이 있는 것은 아니다. 유일한 해결책은 각 상황마다 이상치가 나머지 값들과 과연 얼마나 다른지, 각 값들이 의미하는 바는 무엇인지에 따라 이상치를 넣은 분석과 제거한 분석을 비교하여 종합적으로 판단해볼 수밖에 없다.

생물학적 동등성 시험에서도 마찬가지로 이상치 문제가 발생할 수 있다. 생물학적 동등성 시험은 대부분 2 × 2 교차시험으로 수행되므로, 생물학적 동등성 시험에서 중요한 이상치는 각 피험자마다 시험약에서 얻은 값에서 대조약에서 얻은 값을 뺀 값(12.5절의 기호로는 d_{ik}에 해당)이다. 이러한 값이 한 특정 피험자에게서 다른 피험자들과 패턴이 크게 다를 때 이러한 이상치가 생물학적 동등성 시험에서 중요한 이상치가 된다. 임상시험계획서를 위반한 경우가 아님에도 불구하고 이러한 이상치가 얻어졌다면 그 이유는 다음 두 가지 중 하나일 가능성이 크다(FDA 2001).

> Outlier data in bioequivalence studies are defined as subject data for one or more bioequivalence measure that are discordant with corresponding data for that subject and/or for the rest of the subjects in a study. Because bioequivalence studies are usually carried out as crossover studies, the most important type of subject outlier is the within-subject outlier, where one subject or a few subjects differ notably from the rest of the subjects with respect to a within-subject T-R comparison. The existence of a subject outlier with no protocol violations could indicate one of the following situations:

첫 번째 이유는 시험약이나 대조약 중 하나가 잘못 만들어져서 이상치가 발생하는 경우이다. 시험약이나 대조약의 생산과정에 문제가 발생하여 품질관리가 제대로 되지 않은 경우인데, 만일 이러한 이유로 이상치가 발생한 것을 확신할 수 있다면 그 이상치는 제거할 수 있을 것이다. 하지만 현실적으로는 생물학적 동등성 시험이 다 끝난 후 특정 시험약이나 대조약에 문제가 있는 것을 밝혀내는 것이 쉽지 않을 수 있다(FDA 2001).

Product failure could occur, for example, when a subject exhibits an unusually high or low response to one or the other of the products because of a problem with the specific dosage unit administered. This could, for example, with a sustained and/or delayed-release dosage form exhibiting dose dumping or a dosage unit with a coating that inhibits dissolution.

두 번째 이유는 전체 모집단(즉 전체 환자집단) 안에 특정한 소수의 부모집단이 존재하고 그 부모집단에서는 시험약과 대조약이 생물학적으로 동등하지 않은 반면, 나머지 다수의 피험자들에서는 시험약과 대조약이 생물학적으로 동등한 경우이다. 이는 다시 말하면 시험약과 대조약의 반응의 차이가 그 특정 부모집단에 속하느냐 아니냐에 따라 달라진다는 것을 의미하므로, 피험자와 약물 간의 교호작용subject-by-formulation interaction이라고 부를 수 있다. 하지만 어려운 점은 이러한 부모집단이 존재하는지의 여부는 생물학적 동등성 시험 자료만으로는 알기 어렵다는 점이다. 한두 명이 피험자에게서 특별히 다른 자료를 얻었다고 하여, 그것이 우연에 의한 것인지, 정말로 나머지 다수와 다른 특정한 부모집단이 존재하는지는 판단하기 어렵다. 만일 생물학적 동등성 시험 이외에 다른 정보로부터 그러한 부모집단이 존재한다는 것을 알 수 있다면, 특정한 이상치가 피험자와 약물 간의 교호작용subject-by-formulation interaction으로부터 얻어진 것인지를 판단하는 데 도움을 줄 수 있을 것이다(FDA 2001).

A subject-by-formulation interaction could occur when an individual is representative of subjects in the general population in low numbers, for whom the relative bioavailability of two products is markedly different than for the majority of the population, and for whom the two products are not bioequivalent, even though they might be bioequivalent in the majority of the population.

핵심정리

통계학에서는 자료는 모집단을 잘 대표한다고 가정한다. 그러므로 명백하게 잘못 관찰된 자료를 제외하고는 나중에 분석 단계에서 임의로 자료의 일부를 제거하는 방법은 부적절하다.

12.11 추가시험

미국 FDA는 허용하고 있지 않지만 우리나라 심사기관은 생물학적 동등성 시험이 실패한 경우 추가시험을 허용하고 있다. 우선 추가시험이라는 용어와 재시험이라는 용어를 명확하게 구별할 필요가 있다. 재시험이란 생물학적 동등성 시험이 실패한 경우, 그 실패한 결과는 버리고 다시 새로운 생물학적 동등성 시험을 실시하여 다시 실시한 시험에서 얻은 새로운 결과만을 이용하여 생물학적 동등성을 평가하는 경우를 말한다. 이러한 재시험의 문제점은 8장에서 언급한 다중검정이다. 즉 시험약과 대조약이 생물학적으로 동등하지 않아도, 5%의 유의수준에서 생물학적 동등성을 반복적으로 검정하면 familywise type I error(생물학적 동등성 시험을 여러 번 반복해 실시해서 5% 유의수준으로 여러 번 검정하면, 생물학적으로 동등하지 않음에도 불구하고 생물학적으로 동등하다고 잘못 결론을 내릴 확률)가 5%보다 커지게 되는 점이다. 그러므로 우리나라 심사기관에서는 재시험을 하는 경우에는 반드시 타당한 이유 제시를 요구하고 있다.

반면에 추가시험이란 처음에 실시한 생물학적 동등성 시험이 실패한 경우, 다시 생물학적 동등성 시험을 실시하여 처음 결과와 두 번째 결과를 합쳐서 분석하여 결론을 내리는 방법이다. 추가시험 역시 처음 생물학적 동등성 시험에서 5% 유의수준으로 검정하고, 두 번째에서 처음 결과와 두 번째 결과를 합친 자료를 5% 유의수준에서 분석하므로, 여전히 8장에서 지적한 다중검정의 문제가 발생하게 된다. 즉 familywise type I error는 5%를 넘게 된다. 즉 우리나라 심사기관은 생물학적 동등성 시험에서는 5%보다 넘는 제1종 오류를 허락해주고 있다. 필자의 개인적인 생각으로는 생물학적 동등성 시험에서 5%를 넘는 유의수준을 허락해준다고 해서 문제될 것은 없다고 생각한다. 유의수준이란 그 사회가 "이 정도까지는 괜찮다"고 생각하는 위험 부담률이기 때문이다. 하지만 항상 추가시험이 가능한 것은 아니며, 다음에 나오는 조건들을 모두 만족한 경우에 한하여 추가시험이 가능하다(식품의약품안전청 2010).

제16조(추가시험) 제13조의 시험예수로 생동성 입증이 안되는 경우에는 1회에 한하여 추가시험을 실시할 수 있으며, 그 결과는 선행된 결과와 총괄해서 최종 분석되어야 한다. 다만, 제17조의 평가에 이용되기 위해서는 다음 각 호의 사항 모두를 만족하여야 한다.

1. 본 시험과 동일한 시험계획서에 따라 시험
2. 군당 최소 12명 이상
3. 본 시험과의 일관성Consistency을 통계적으로 입증(유의수준 0.05 이하)하기 위하여 다음 각 항의 1을 만족하여야 한다. 단, 통계적으로 타당성 있는 다른 방법으로 일관성을 검정할 수도 있다.

가. 본 시험과 추가시험의 잔차평균제곱의 비(두 개 중 작은 값을 분모로 취함)의 값이 대응되는 자유도를 갖는 F-분포의 상위 5%값보다 작아야 한다.

나. 본 시험과 추가시험 간의 제제효과의 교호작용interaction이 유의수준 0.05에서 존재하지 않아야 한다.

4. 추가시험 실시 여부를 시험계획서에 명기

여기서 주의 깊게 보아야 할 조건은 본 시험과 추가시험의 일관성을 F 검정을 통하여 입증하여야만 한다는 사실이다. F 검정을 통하여 일관성을 보인 경우에만 본 시험과 추가시험의 자료를 합쳐서 분석이 가능하며, 만일 일관성을 보이지 못하면 두 자료를 합쳐서 분석하지 못한다. 일관성이 부족한 자료들은 합쳐서 분석한다는 것이 상식적으로도 말이 되지 않으므로, 이러한 일관성 조건은 추가시험에 대한 타당한 조건으로 생각된다.

하지만 이러한 일관성 조건에는 숨은 문제점이 있다. 본 시험이 실패했다는 것은 생물학적 동등성 시험을 실시하면서 무언가를 잘못 했을 가능성이 있다(그 무언가가 무엇인지는 잘 모르지만). 두 번째 추가시험에서는 이제 그 잘못된 것을 시정하여 제대로 생물학적 동등성 시험을 수행했을 가능성이 높다. 이런 경우 두 자료는 일관성 조건을 만족하지 못할 가능성이 있고, 만일 만족하지 못한다면 추가시험은 제약회사에게 별 도움이 안 되게 된다. 설사 일관성 조건을 만족시킨다고 하더라도 본 시험에서 생물학적으로 동등함을 보이지 못한 결과를 합친 결과가 생물학적으로 동등함을 보이려면 추가 시험의 결과가 매우 생물학적으로 동등하다고 나와야 하는데, 이것이 쉽지 않을 수 있다. 비유로 말하면 평균 80점을 넘어야 합격이라고 하자. 만일 첫 시험 결과가 65점이라면 두 번째 시험은 95점을 넘겨야만 평균이 80점을 넘을 수 있게 된다.

13장 바이오시밀러와 동등성 검정

13.1 바이오시밀러란?

의약품은 크게 합성의약품과 생물의약품으로 구분되는데, 합성의약품은 쉽게 표현하여 우리에게 친숙한 알약이나 캡슐처럼 화학적으로 합성하여 만들어진 약을 말할 수 있다. 합성의약푼의 한 예로 아스피린을 들 수 있는데, 합성의약품은 그 분자구조가 비교적 간단하고 크기 또한 작은 편이다. 합성의약품의 특허기간이 만료되어 그 복제약을 만드는 경우, 복제약과 오리지널약brand-name drug이 혈액 내에 흡수되는 정도와 비율이 같은지를 보이는 생물학적 동등성 시험을 실시하여 이를 증명해야 심사기관으로부터 판매승인을 받을 수 있다. 생물학적 동등성 시험에 대해서는 12장에서 살펴본 바 있다. 복제약은 연구개발비가 들지 않았으므로, 오리지널약보다 가격이 저렴하며 정부 입장에서는 의료보험 재정에 부담을 덜 수 있다는 장점이 있다.

반면에 생물의약품biologic product은 사람이나 다른 생물체에서 유래된 것을 원료 또는 재료로 하여 제조한 의약품으로 보건위생상 특별한 주의가 필요한 의약품을 말하며 생물학적 제제, 유전자재조합의약품, 세포배양의약품, 세포치료제, 유전자치료제 등을 포함한다. 생물의약품의 한 예로 허셉틴을 들 수 있는데 생물의약품은 그 분자구조가 합성의약품에 비하여 매우 복잡하고 크기 또한 매우 크다. 합성의약품과 마찬가지로 생물의약품도 특허기간이 만료되면 그 복제약을 만들어 팔 수 있는데, 이런 생물의약품의 복제약을 바이오시밀러biosimilar라고 한다. 이 장에서는 바이오시밀러에 관련된 온갖 이슈는 생략하고 바이오시밀러 개발에 관련된 통계적 이슈에 대해서만 살펴보도록 하겠다.

13.2 동등성 시험

바이오시밀러 개발의 마지막 단계인 3상 임상시험에서는 바이오시밀러와 오리지널 생물의약품의 유사성을 보여야 하는데, 그 방법으로 널리 사용되고 있는 방법은 동등성 시험이다. 즉 바이오시밀러는 오리지널 생물의약품에 비하여 열등해도 안 되지만, 더 우월해서도 안 된다는 것이다. 만일 바이오시밀러가 오리지널 생물의약품보다 효능이 많이 떨어지면 시판허가를 받기 어려운 것은 당연한 일일 것이고, 바이오시밀러가 오리지널 생물의약품보다 효능이 많이 더 좋은 경우에는 안전성에 문제가 발생할 수도 있기 때문이다(FDA 2010).

> Clinical studies should be designed such that they can demonstrate that the proposed product has neither decreased nor increased activity compared to the reference product. Decreased activity ordinarily would preclude licensure of a proposed product. Increased activity might be associated with more adverse effects.

......

A study employing a two-sided test in which the null hypothesis is that either (1) the proposed product is inferior product or (2) the proposed product is superior to the reference product based on a pre-specified equivalence margin is the most straightforward study design for accomplishing this objective.

동등성 시험에 대해서는 1.10절과 12.6절에서 간단히 살펴본 바 있는데 여기서 좀 더 다루도록 하겠다. 동등성 검정은 두 치료제 사이에 임상적으로 의미 있는 차이가 없음을 보이는 것을 목표로 한다. 설명의 편의상 1차 유효성 평가변수가 연속형 변수이고, 시험약과 대조약의 모평균을 각각 μ_1과 μ_2로 표기하는 경우, 동등성 시험의 귀무가설과 대립가설은 각각 다음처럼 주어진다.

$$H_0 : |\mu_1 - \mu_2| \geq \Delta \qquad \text{vs} \qquad H_A : |\mu_1 - \mu_2| < \Delta \tag{13.1}$$

여기서 Δ는 양수로서 동등성 마진이라고 불리는데, 1차 유효성 평가변수에서 Δ만큼의 차이는 임상적으로는 의미 있는 차이가 아님을 나타낸다.

동등성 시험에서 통계비전문가가 범하기 쉬운 실수는, 가설을 다음처럼 세운 후

$$H_0 : \mu_1 = \mu_2 \qquad \text{vs} \qquad H_A : \mu_1 \neq \mu_2 \tag{13.2}$$

귀무가설을 채택하게 되면 두 치료제가 동등함을 보였다고 주장하는 경우이다. 하지만 이는 통계학적으로 오류이다. 그 이유는 임상시험을 통하여 입증하고 싶은 가설을 대립가설로 놓아야 옳은 방법이기 때문이다. (13.2)에 있는 가설은 우월성 임상시험에 적절한 가설 형태이다. (13.2)의 형태의 가설을 세운 경우 만일 귀무가설이 채택되었다면, 이는 대립가설인 $H_A : \mu_1 \neq \mu_2$을 지지할 증거가 부족하다는 말이지, 귀무가설인 $H_0 : \mu_1 = \mu_2$에 대한 증거가 존재함을 의미하지는 않는다.

이는 검정력을 이용하여 설명할 수 있다. 검정력이란 대립가설이 참일 때 대립가설을 채택하게 되는 확률로서 다른 요소(제1종 오류 확률, 시험약의 약효의 크기, 모분산 등)들이 고정되어 있는 경우, 표본크기가 증가하면 검정력도 증가하게 된다(4장 참고). 이는 다시 말해 표본크기가 작다면 비록 대립가설이 참이라 하더라도 검정력이 부족하여 대립가설을 채택하지 못하고 귀무가설을 채택하게 된다는 의미이다. 즉 만일 동등성 시험에서의 가설을 (13.2)처럼 세우게 되면, 표본크기만 작게 하면 검정력이 작아져서 대립가설이 참인 경우에도 귀무가설인 $H_0 : \mu_1 = \mu_2$을 채택하게 되는 모순이 발생하게 된다. 표본크기가 작으면 μ_1과 μ_2가 다름에도 불구하고, 이를 보여줄 기회가 적어서 귀무가설을 채택하게 되는 현상이 발생하게 되는 것이다.

4장에서 사용한 두 농구선수의 예를 다시 한 번 사용하여 이 현상을 이해해보자. 자유투 성공률이 다른 두 농구선수 A(자유투 성공률 40%)와 B(자유투 성공률 30%)를 여러분 앞에 데려와서, 여러분들에게 두 농구선수의 자유투 성공률은 말해주지 않은 채 그 두 선수들이 던지는 자유투를 보고 과연 두 선수의 자유투 성공률이 같은지 다른지를 여러분이 맞추려 한다고 가정해보자. 자 일단 두 선수가 각각 10번씩 자유투를 던지면 성공한 개수가 거의 같아져서 여러분은 두 선수의 자유투 성공률은 같다고 결론을 내리기 쉽게 된다. 반면에 100번 또는 그 이상 자유투를 던지면 여러분은 두 농구선수의 자유투 실력 차이가 있다고 결론을 내리게 될 것이다. 즉, (13.2)처럼 가설을 세울 경우 표본크기만 작게 하면(자유투 던지는 횟수가 적으면) 두 선수의 실력은 같다고 결론을 내리게 되는 모순이 발생하는 것이다. 다시 말하면 (13.2)처럼 가설을 세우면 바이오시밀러를 개발하려는 제약회사는 표본크기를 작게 할수록(비용을 적게 지불할수록), 바이오시밀러와 오리지널 생물의약품의 효능이 동등하다고 결론을 내릴 수 있게 되는 모순이 발생한다.

이러한 현상은 제2종 오류를 사용하여서도 설명이 가능하다. 검정력이란 100%에서 제2종 오류 확률을 뺀 값이므로 검정력이 작다는 것은 제2종 오류가 크다는 의미이다. 제2종 오류란 대립가설이 참임에도 불구하고 귀무가설을 채택하게 되는 오류이므로, 표본크기가 작으면 제2종 오류가 증가하여 대립가설이 참임에도 불구하고 귀무가설인 $H_0 : \mu_1 = \mu_2$을 채택하게 될 가능성이 높아지게 되는 것이다.

(13.2)처럼 가설을 세운 후 귀무가설을 채택하게 되면 두 치료제가 동등함을 보였다고 주장하는 것이 잘못되었음을 ICH E9은 다음처럼 지적하고 있다(ICH E9 1998).

> Concluding equivalence or non-inferiority based on observing a non-significant test result of the null hypothesis that is no difference between the investigational product and the active comparator is inappropriate.

13.3 동등성 마진 결정

13.2절에서 바이오시밀러 개발의 마지막 단계인 3상 임상시험에서 바이오시밀러와 오리지널 생물의약품의 유사성을 보이는 데 널리 사용되고 있는 방법은 동등성 시험이라고 설명한 바 있다. 동등성 시험에서 가장 핵심적인 부분은 바로 동등성 마진(Δ)의 결정이다. 왜냐하면 동등성 마진이 넓으면 바이오시밀러와 오리지널 생물의약품 간의 유사성 보이는 것이 수월할 것이고, 반대로 동등성 마진이 좁으면 바이오시밀러와 오리지널 생물의약품 간의 유사성을 보이는 것이 어려워질 것이기 때문이다.

동등성 마진은 과학적으로 그 타당성이 입증되어야 하고, 효능과 안전성 측면에서 바이오시밀러와 오리지널 생물의약품 간의 임상적으로 의미 있는 차이를 찾아낼 수 있어야 한다. 제약회사는 적절한 동등성 마진을 계산하기 위하여 오리지널 생물의약품에 대한 임상적 지식과 치료범주therapeutic class를 사용해야만 한다(FDA 2010).

The margin should be scientifically justified and adequate to enable the detection of clinically meaningful difference in effectiveness and safety between the proposed product and the reference product. A sponsor should use clinical knowledge about the reference product and its therapeutic class to establish an appropriate equivalence margin.

하지만 구체적으로 동등성 마진을 어떻게 구하라는 명확한 설명은 없다. 가이드라인에는 구체적으로 동등성 마진을 구하는 방법이 설명되어 있지 않지만, 미국 FDA의 바이오시밀러에 대한 리뷰 보고서를 보면, 비열등성 임상시험에서 비열등성 마진을 구하는 방법을 이용하여 동등성 시험에서 동등성 마진을 구하고 있음을 추측할 수 있다.

이에 대한 설명을 위하여 식 (13.1)에 제시된 동등성 시험에 대한 가설을 다음처럼 두 개의 비열등성 시험에 대한 가설로 표현해보자.

$$H_{01}: \mu_1 - \mu_2 \geq \Delta \qquad \text{vs} \qquad H_{A1}: \mu_1 - \mu_2 < \Delta$$

and

$$H_{02}: \mu_1 - \mu_2 \leq -\Delta \qquad \text{vs} \qquad H_{A2}: \mu_1 - \mu_2 > -\Delta \tag{13.3}$$

즉 H_{A1}과 H_{A2}가 모두 채택되는 것은 식 (13.1)에 있는 동등성 시험에서 대립가설 $H_A: |\mu_1 - \mu_2| < \Delta$가 만족되는 것과 동일하게 된다. 그런데 식 (13.3)에 제시된 가설은 바로 10장에서 살펴본 비열등성 가설임을 알 수 있고, 식 (13.3)에 있는 Δ는 비열등성 마진임을 알 수 있다. 그러므로 비열등성 임상시험에서 비열등성 마진을 정하는 데 사용한 방법을, 동등성 임상시험에서 동등성 마진의 하한($-\Delta$)을 정하는 데 활용해볼 수도 있을 것이다. 그런 측면에서도 볼 때 2016년 미국 FDA가 발간한 비열등성 임상시험에 대한 가이드라인은 중요한 참고문헌이 될 수 있다(FDA 2016a).

구체적인 사례를 살펴보기 위하여 셀트리온이 개발한 램시마에 대한 FDA의 검토 보고서 내용을 살펴보자(FDA 2016b). 류마티스 관절염Rheumatoid Arthritis 환자들을 대상으로 한 임상시험에서 셀트리온은 FDA와 회의를 하기 전에 15% 동등성 마진을 사용하겠다고 사전에 기술한 바 있다. 하지만 FDA가 15% 동등성 마진을 인정할 수 없다고 하자, 셀트리온은 오리지널 생물의약품인 레미케이드Remicade의 과거 임상시험에 대한 메타분석에 근거하여, 레미케이드 효과 크기의 50%를 보전하는 것을 목표로 13%의 동등성 마진을 제안하였

표 13.1 FDA가 수행한 레미케이드 효과에 대한 메타분석결과						
Study	Week	N	ACR20 Response	N	ACR20 Response	Treatment Difference
Maini et al. 1999	30	88	20%	86	50%	30%
Westhoven et al. 2006	22	261	24%	360	55%	31%
Schiff et al. 2008	28	110	42%	165	59%	18%
Zhang et al. 2006	18	86	49%	87	76%	27%
Abe et al. 2006	14	47	23%	49	61%	38%
Meta-Analysis (Fixed Effect1): Difference (95% CI)						28.4% (23.6%, 33.3%)
Meta-Analysis (Random Effect2): Difference (95% CI)						28.3% (22.6%, 34.1%)

Source: FDA meta-analysis
[1]Based on Mantel-Haenszel weights
[2]Based on DerSimonian-Laird approach

다. 하지만 FDA는 셀트리온이 수행한 메타분석에서 중요한 임상시험이 하나 누락되었다는 이유로 13% 동등성 마진 사용에 동의하지 않았다. FDA는 12% 동등성 마진이 더 적절하다고 생각하였는데, 동등성 마진을 13%에서 12%로 줄임으로 인해서 표본크기가 증가하여 임상시험 수행이 어려워지는 것에 비해 시험약과 대조약의 약효 차이에 중요한 임상적 차이가 나지 않는 것이 더 중요하다고 판단하여 12%를 제안하였다. FDA가 수행한 메타분석 결과는 표 13.1에 제시되어 있다.

> Study 3.1 had a pre-specified similarity margin of ±15% and was completed prior to Celltrion's interactions with FDA. In response to comments from FDA indicating that the margin was not acceptable, the applicant provided justification for a revised margin of ±13% based on a meta-analysis of historical data from randomized clinical trials of Remicade and the goal of preserving at least 50% of the effect size of the reference product. The Agency does not agree with the applicant's selection of historical trials as, unlike the meta-analysis conducted by the Agency, the applicant did not include one important study (Schiff et al,2008) in their meta-analysis. The agency believes that a similarity margin of ±12% is more appropriate for this study. The agency's recommendation for a ±12% similarity margin is aimed at weighing the clinical importance of different losses in effect against the feasibility of different study sizes.

다음은 Amgen이 휴미라Humira에 대한 바이오시밀러를 개발하는 과정 중에 동등성 마진 결정을 위해 FDA와 회의한 내용이다(FDA 2016c). Amgen은 처음에 risk ratio를 사용하여 동등성 마진(0.748, 1/0.748)을 사전에 지정하였는데, 이 마진은 미국에서 시판허가 받은 휴미라 효과 크기의 50%를 보존하는 것을 목적으로 미국에서 시판허가 받은 휴미라의 과거 임상시험을 기반으로 정해졌다.

The Applicant pre-specified a similarity margin of (0.748, 1/0.748) with respect to the risk ratio and provided a justification for the margin based on historical data from one randomized clinical trial of adalimumab (Keystone 2004) and the goal of preserving at least 50% of the effect size of US-licensed Humira.

하지만 FDA는 3개의 중요한 과거 임상시험자료가 메타분석에서 제외되었다는 이유로 Amgen이 제안한 마진에 동의하지 않았다. 뿐만 아니라 FDA는 risk ratio 대신 risk difference를 사용할 것을 권고하였는데, 그 이유는 risk difference가 류마티스 관절염 임상시험에서 benefit-risk를 평가하는 데 임상적인 측면에서 중요하다고 생각되었기 때문이다.

The Agency does not agree with the Applicant's selection of historical studies, as three important studies were not included in the meta-analysis. The Agency also does not agree with the proposed (0.748, 1/0.748) margin. Instead, FDA recommends the use of the absolute difference scale, as this scale is considered important from a clinical perspective for an evaluation of benefit-risk in clinical trials in RA.

FDA는 4개의 휴미라 과거 임상시험에 근거하여 12% 마진을 사용할 것을 권고하였다. 그 이유는 12% 마진의 사용으로 인하여 임상시험 수행이 어려워지는 것에 비하여 시험약과 대조약의 약효 차이에 중요한 임상적 차이가 나지 않는 것이 더 중요하다고 판단하였기 때문이다. FDA가 수행한 메타분석결과는 표 13.2에 제시되어 있다.

The Agency also recommends a margin of ±12%. The ±12% similarity margin was based on considerations aimed at weighing the clinical importance of different losses in effect against the feasibility of different study sizes.

표 13.2 FDA가 수행한 휴미라 효과에 대한 메타분석결과

Study	Week	MTX+Placebo		MTX+Adalimumab		Difference in % Response
		N	ACR Response	N	ACR Response	
Keystone(2004)[27]	24	200	30%	207	63%	34%
Weinblatt(2003)[28]	24	62	15%	67	67%	53%
Kim(2007)[29]	24	63	37%	65	62%	25%
Chen(2009)[30]	12	12	33%	35	54%	21%
Meta-Analysis (fixed effects1): Difference (95% CI)						35.0% (28.2%, 41.9%)
Meta-Analysis (random effects2): Difference (95% CI)						35.4% (22.5%, 48.2%)
Heterogeneity p-value						0.04

[1]Based on Mantel-Haenszel weights
[2]Based on DerSimonian-Laird weights

13.4 EMA의 바이오시밀러 승인 실제 사례에 대한 분석

13.1절에서 지적한 바와 같이 바이오시밀러는 이제 막 시작되었으므로 과연 어떻게 평가해야 할지 그리고 통계적으로는 어떤 분석방법을 사용해야 할지 아직 명확하지 않은 부분들이 많다. 그래서 지금까지 바이오시밀러에 대한 승인 경험이 가장 많은 EMA가 판매 승인한 바이오시밀러에 대해 어떠한 임상시험이 수행되고 어떠한 통계방법이 사용되었는지를 살펴보는 것은 매우 유익할 것이다. 바이오시밀러를 만드는 회사들은 오리지널 생물의약품을 개발한 회사의 제조 공정 노하우에 대한 자세한 정보를 얻을 수 없기 때문에, 바이오시밀러에 생산된 제조 공정은 오리지널 생물의약품을 생산하는 데 사용된 제조 공정과는 다소 다를 수밖에 없다. 바이오시밀러의 질적 특성은 어떤 제조 공정에서 생산되느냐에 따라 매우 달라지기 때문에, 바이오시밀러와 오리지널 생물의약품 간에 어느 정도의 구조적 차이가 존재할 것이라는 것은 예상되는 일이다. 그러므로 철저한 물리화학적 생물학적 비교 분석이 바이오시밀러의 유사성을 증명하는 첫 번째 단계가 될 것이다. 그 후 EMA 가이드라인에 의하면, 비임상시험, PK/PD 시험, 효능과 안전성을 확인하는 임상시험이 순서대로 실시되어야 한다. 이 절에서는 임상시험에서 발생하는 통계적 이슈들을 중점적으로 살펴볼 것이다.

이 절에서 사용할 사례는 2008년 9월 EMA로부터 바이오시밀러로 판매승인을 받은 Filgrastim Raiopham에 대한 임상시험 사례이다. Filgrastim Raiopham은 암환자들에게 세포독성치료제를 투여 후 종종 발생하는 백혈구 감소증 회복에 사용되는 성장인자G-CSF: granulocyte colony-stimulating factor로서, 오리지널 생물의약품은 Amgen의 Neupogen이었다. 이 바이오시밀러와 오리지널 생물의약품의 효능과 안전성을 평가하기 위하여 세 번의 임상시험이 수행되었다. 이 절에서 살펴보는 내용들은 EMA가 2008년에 작성한 보고서에 근거한 것이다(EMA 2008). Filgrastim Raiopham의 판매승인을 위하여 모두 세 번의 임상시험(study XM02-02-INT, study XM02-03-INT, study XM02-04-INT)이 각각 유방암 환자, 폐암환자, non-Hodgkin's lymphoma를 대상으로 실시되었다. study XM02-03-INT와 study XM02-04-INT는 위약군 없이 시험군과 대조군만을 비교한 반면, study XM02-02-INT에는 추가로 위약군까지 포함되어 있다. study XM02-02-INT에 더 많은 통계적 이슈들이 포함되어 있으므로, 이 절에서는 study XM02-02-INT만을 살펴볼 것이다. 참고로 필자가 검토한 자료들 중에는 위약군이 포함되지 않은 경우가 포함된 경우보다 훨씬 더 많았다. 그럼에도 불구하고 이 절에서 위약군을 포함한 사례를 검토하는 이유는, 다시 한 번 강조하지만 위약군이 포함된 사례에서 훨씬 더 많은 통계적 이슈들을 공부할 기회를 가질 수 있기 때문이다.

임상시험 study XM02-02-INT은 유방암 환자들을 대상으로 실시되었다. 10개국 52개 센터에서 수행된 다국적 다기관임상시험이었으며, 시험군, 대조군, 위약군 이렇게 세 그룹에 피험자들이 2:2:1의 비율로 무작위배정되었다. 위약에 배정된 피험자는 첫 번째 사이클 후에 시험약 그룹으로 배정되었고, 총 4번의 사이클이 투여되었다. 1차 유효성 평가변수는 첫 번째 사이클 동안 심각한 백혈구 감소증이 지속된 기간DSN: duration of severe neutropenia이다. 이 임상시험에서 통계적으로 주목할만한 사항은 다음과 같다.

13.4.1 assay sensitivity

바이오시밀러와 오리지널 생물의약품이 유사함similar을 임상시험을 통해 보이기 위해서는 시험군(바이오시밀러)과 대조군(오리지널 생물의약품)만을 두고 동등성 시험을 실시하면 될 것 같고 위약군은 필요하지 않을 것이지만 항상 그렇지는 않다. 그전에 확인해야 하는 것이 바로 assay sensitivity이다(10.4절을 참고할 것). 대조약이 위약보다 우월함을 과거에 실시된 임상시험을 통하여 입증하였음에도 불구하고, 질병 분야에 따라 현재의 임상시험에서는 그 우월함이 재현되지 않는 경우가 있음이 경험적으로 알려져 있다. 만일 현재의 임상시험에서 대조약이 위약보다 우월함이 입증되지 않는다면, 설사 시험약과 대조약이 동등함을 보인다고 해도 이는 시험약이 위약과 별반 차이가 없음을 의미하게 된다. 시험약의 효능이 위약과 별 차이가 없다면 그런 시험약을 판매 승인할 수 없음은 당연한 일이다. 그러므로 시험약과 대조약의 동등함을 평가하기 이전에, 먼저 현재 임상시험에서 시험약(또는 대조약)이 위약보다 우월함을 확인하여야 한다. 이러한 필요에 의하여 위약군이 포함되어 있는 것이다.

ICH E10에 의하면 assay sensitivity의 정의는 다음과 같다(ICH E10 2001).

> Assay sensitivity is a property of a clinical trial defined as the ability to distinguish an effective treatment from an ineffective treatment.

assay sensitivity를 염려하는 이유는 비록 시험약이 대조약과 동등함에도 불구하고 시험약이 위약에 비하여 효능이 우월하지 않은 경우가 발생할 가능성이 있기 때문이다. 그러므로 이러한 우려를 불식시킬 수 있는 가장 확실한 방법은 현재 임상시험에 위약군을 포함시키고 시험약이 위약보다 효능이 우월함을 직접 보이는 것이다. 표 13.3에는 assay sensitivity를 평가하기 위하여, 즉 시험약Filgrastim Raiopham이 위약보다 우월함을 입증하기 위하여 full analysis set에 대해 공분산분석을 사용하여 분석한 결과가 요약되어 있다.

표 13.3을 보면 시험약과 위약의 차이에 대한 95% 신뢰구간의 상한이 −2.151로서 0보

표 13.3 시험약과 위약에 대한 공분산분석

변동	df	p-value	least square means		시험약 – 위약	
			시험약	대조약	점추정치	95% 신뢰구간 상한
baseline ANC	1	0.6039				
country	8	0.0145				
therapy	1	0.8642				
treatment	1	〈0.0001	1.141	3.823	−2.682	−2.151

다 작으므로, 시험약의 효능은 5% 유의수준에서 위약보다 우월하다고 결론 내릴 수 있다. 다시 말하면 이 임상시험은 assay sensitivity를 갖추었다고 말할 수 있다.

윤리적인 이유 때문에 모든 임상시험에서 assay sensitivity를 확인하기 위하여 위약군을 항상 포함시킬 수 있는 것은 아니다. 위약군을 포함시키지 않은 경우에도 간접적인 방법을 통하여 assay sensitivity가 만족되는지를 확인하여야 한다. 이러한 내용들은 10.4절에 더 자세하게 설명되어 있다.

13.4.2 공변량보정

두 모평균에 대한 차이에 대한 검정을 실시할 때 단순히 이표본 t 검정을 사용하는 대신, 1차 유효성 평가변수에 영향을 미치리라 예상되는 공변량을 추가하여 공분산분석을 실시하면 더 유의한 결과를 얻을 가능성이 높아짐은 6장에서 지적한 바 있다. 이 임상시험에서는 baseline ANC absolute neutrophil count, country, therapy가 공변량으로 사용되었다. 6.5절에서도 강조한 바와 같이 여기서 명심할 것은 공분산분석에 사용할 공변량을 사전에 임상시험계획서에 명기해야만 한다는 점이다. 임상시험이 완료되고 모든 분석을 다 마친 후 공변량을 추가로 공분산분석에 넣으면 분석자의 입맛에 맞는 결과가 나오도록 결과를 조작할 수 있는 가능성이 있기 때문이다.

표 13.3에서 주의 깊게 볼 또 하나의 사항은 baseline ANC와 therapy가 5% 유의수준에서 유의하지 않음에도 불구하고, 제거하지 않고 그대로 공분산분석모형에 두고 있다는 점이다. 이는 6.5절에서 지적한 바와 같이 사전에 임상시험계획서에 공분산분석모형에 넣겠다고 명기한 공변량은 나중에 얻어지는 통계적 유의성에 관계없이 그대로 모형에 두어야 하기 때문이다.

13.4.3 동등성 분석

Per protocol set에 대한 시험약과 대조약의 약효의 차이에 대한 95% 신뢰구간을 구한 결

표 13.4 시험약과 대조약에 대한 동등성 분석

	변동	df	p-value	신뢰구간	
				하한	상한
PP	baseline ANC	1	0.6245		
	country	9	0.0042		
	therapy	1	0.7583		
	treatment	1	0.8305	−0.262	0.325
FA	baseline ANC	1	0.4400		
	country	9	0.0034		
	therapy	1	0.4183		
	treatment	1	0.8508	−0.261	0.316

과(−0.262,0.325)가 표 13.4에 제시되어 있다. 이 신뢰구간은 사전에 정한 동등성 마진 (−1.0,1.0) 안에 들어오므로, 우리는 5% 유의수준에서 시험약과 대조약이 효능 면에서 동등하다고 결론을 내리게 된다. 여기서 주목할 점은 신뢰구간을 구할 때도 여전히 사전에 정한 공변량을 보정하고 있다는 점이다. 게다가 5% 유의수준에서 유의하지 않은 공변량도 공분산분석모형에서 제거하지 않고 그대로 두고 있다는 점이다.

13.4.4 다중검정

지금까지 assay sensitivity를 확인하기 위하여 대조약과 위약을 5% 유의수준으로 비교하였고, 그 후에 시험약과 대조약을 5% 유의수준에서 동등성 검정을 수행하였다. 이렇게 5% 유의수준에서 통계적 검정을 여러 번 수행하면 실제로는 유의하지 않음에도 불구하고 우연에 의해 유의한 결과를 얻게 되는 familywise type I error(모든 귀무가설이 참임에도 불구하고 우연에 의해 적어도 하나의 귀무가설을 기각하게 되는 오류)가 5%를 초과하게 됨을 8장에서 강조한 바 있다. 하지만 임상시험 study XM02-02-INT에서는 이렇게 두 번의 검정을 실시하였지만 familywise type I error는 여전히 5% 이하로 잘 통제된다. 그 이유는 assay sensitivity를 통과한 경우에만 시험약과 대조약의 동등성 검정이 의미가 있으며, assay sensitivity를 보이지 못한 경우에는 시험약과 대조약의 동등성 검정은 의미가 없기 때문이다. 이는 첫 번째 단계assay sensitivity를 통과해야만 두 번째 단계(시험약과 대조약의 동등성 검정)로 넘어갈 수 있는 구조로서, 이는 gatekeeping 방법의 한 예이기 때문이다. gatekeeping 방법에서는 다중성 보정 없이 각 단계에서 5%의 유의수준으로 가설검정을 하여도 familywise type I error가 5% 이하로 잘 통제됨이 알려져 있다. gatekeeping 방법에 대해서는 8.15절에 더 자세하게 설명되어 있다. 이 문제를 검정순서의 중요성에 의미를 두지 않고 다른 시각으로 보는 방법은 assay sensitivity를 보이는 것과 시험약과 대조약이 동등함을 보이는 것, 이 두 가지가 모두 만족되어야만 이 임상시험이 성공한 것으로 보는 것이다. 이처럼 두 가지 조건이 모두 만족되어야만 하는 경우에는 다중성 보정 없이 각 조건을 5% 유의수준으로 검정하여도 familywise type I error가 5% 이하로 잘 통제됨을 8.9절에서 설명한 바 있다.

동등성 검정은 표 13.4에서 보듯이 per protocol set와 full analysis set 모두에 대해 수행되었다. 하지만 동등성 검정에서는 per protocol set를 분석한 것을 주분석으로 삼겠다고 사전에 명시했으므로, full analysis set에 대한 분석은 탐색적 분석이 되므로 역시 다중검정에 따른 다중성 보정은 필요하지 않다. 이처럼 탐색적 분석에 대해 다중성 보정이 필요 없는 점에 대해서는 8.5절에 더 자세하게 설명되어 있다.

13.4.5 분석군analysis set

임상시험에서는 도중에 중도탈락하거나 임상시험계획서를 위반한 피험자들이 발생하기 때문에 임상시험을 종료한 후에 어느 피험자들을 분석에 포함시켜야 하는지가 중요한 이슈이다. 임상시험 study XM02-02-INT에서 assay sensitivity를 평가하기 위하여 대조약과 위약을 비교하는 것은 우월성 임상시험으로 full analysis set를 분석대상으로 삼았는데, 이는 ICH E9에서 권고하는 바이다(ICH E9 1998). full analysis set란 ITT intention to treat 원칙을 가능한 가깝게 지키면서 무작위배정된 피험자들 중 분석에서 제외되는 피험자의 수를 최소화하고, 제외되는 경우에는 그 타당성을 입증한 피험자들의 집합이다. 우월성 임상시험에서 full analysis set를 주분석군으로 삼는 것이 권고되는 이유에 대해서는 7.10절에 더 자세하게 설명되어 있다.

반면에 7.11절에서 언급한 바와 같이 시험약과 대조약을 비교하는 동등성 시험에서는 full analysis set와 per protocol set 중에 어느 분석군을 주분석으로 삼아야 하는지에 대해서는 일치된 의견이 존재하지 않는다. per protocol set는 full analysis set의 부분집합으로서 임상시험계획서를 보다 더 잘 지킨 피험자들의 집합이다. 임상시험 study XM02-02-INT에서는 per protocol set를 주분석으로 삼고, full analysis set에 대한 분석은 단지 탐색적 분석으로 삼았다. 왜 per protocol set를 주분석으로 선택했는지에 대한 설명은 보고서에 제시되어 있지 않지만, full analysis set를 선택하는 경우 발생하는 'bias toward the null' 현상이 더 심각한 문제라고 생각했기 때문에, per protocol set를 주분석군으로 삼은 것으로 추측된다.

13.4.6 맹검blindness

확증적 임상시험에서 편의bias 발생을 최소화하기 위하여 이중맹검을 사용하는 것은 매우 중요한 일이다(3.4절 참고). 임상시험 study XM02-02-INT에서는 시험약과 대조약의 투여되는 약물의 투여량이 달라서 완벽한 이중맹검은 가능하지 않았다. 그래서 편의 발생을 최소화하기 위하여 다음의 조치들을 취하였다.

첫째, ANC를 결정하기 위하여 혈액샘플을 뽑고 체온을 측정한 후에 약물이 투여되었다.

둘째, 맹검이 해제된 약물투여자가 정확한 약물을 투여하였다. 약물투여자에게는 IVRS interactive voice response system를 통하여 각 피험자가 시험약을 투여 받는지 대조약을 투여 받는지가 알려졌고, 체중에 맞는 약물의 양이 계산되었다.

셋째, 약물투여자는 약물투여일지에 투약한 약물의 종류, 투여량, batch 번호 등을 기록하였고, 임상연구자는 이 약물투여일지를 열람할 수 없었다.

넷째, '약물투여자 일지'라고 불리는 별도의 문서에 약물투여자는 측정한 체온, 혈액샘플 등을 기록하였다. 이 별도의 문서에는 투여된 약물의 종류(시험약인지 대조약인지 위약인지)와 투여된 양은 기록하지 않았다. 이 약물투여자 일지는 매일 임상연구자에게 제공되었고, 임상연구자는 이렇게 제공된 정보들에 대해 자신이 검토한 내용을 기록하였다.

13.4.7 표본크기 계산

식 (13.1)에서 주어진 동등성 시험에 대하여 유의수준 α, 검정력 $1-\beta$, 모분산 σ^2, 동등성 마진 Δ, 대립가설에서의 두 모평균의 차이가 $\mu_1-\mu_2$인 경우 각 그룹당 표본크기 계산공식은 다음과 같음이 알려져 있다. 그러므로 $\alpha=0.05$, $\beta=0.1$, $\sigma=1.7$, $\Delta=1.0$, $\mu_1-\mu_2=0.245$에 대하여 각 그룹당 109명의 피험자가 필요하게 된다.

$$n=\frac{2(z_\alpha+z_{\beta/2})^2\sigma^2}{(\Delta-|\mu_1-\mu_2|)^2}=\frac{2\times(1.645+1.645)^2(1.7)^2}{(1-0.245)^2}=109$$

per protocol set에 대해 20%의 탈락률을 감안하였을 때, 각 그룹당 총 140명의 피험자를 모집하였다.

13.4.8 안전성 변수들에 대한 분석

안전성 변수들의 통계적 분석에는 단지 기술통계량을 이용한 탐색적 분석만이 사용되었다. 이는 보통의 합성의약품 신약개발을 위하여 실시되는 3상 임상시험에서 수행되는 안전성 변수들에 대한 분석방법과 동일하다. 즉 안전성 변수들에 대한 분석은 확증적 증거를 얻으려는 것이 아니라, 시험약과 대조약 간에 상당한 차이가 날 수도 있다는 신호signal을 찾으려는 것이다. 안전성 변수들은 매우 많기 때문에 그 모든 안전성 변수들에 대해 확증적 증거를 얻기 위해서는 너무나 많은 표본크기가 필요하기 때문이다. 만일 안전성 변수들에 대한 탐색적 분석에서 시험약과 대조약 간에 상당한 차이가 날 것으로 우려되는 신호를 주는 중요한 안전성 변수가 있는 경우에 심사기관은 그 바이오시밀러의 판매승인을 기각하거나 또는 안전성에 대한 추가 정보를 얻기 위하여 안전성 평가를 주목적으로 하는 추가의 임상시험을 실시할 것을 요구할 수도 있다. 반면에 이러한 탐색적 분석에서 시험약과 대조약 간에 안전성 변수들이 큰 차이가 없는 것으로 관측되면, 일단은 잠정적으로 시험약은 안전하다고 결론 내리고, 시험약의 안전성에 대한 자료는 시판 후 감독post-marketing surveillance을 통하여 계속 얻게 된다. 시험약의 안전성에 대한 자료는 그 시험약이 시장에 남아 있는 한 계속 수집하게 된다. 만일 시판 후 감독을 통해 얻어진 자료에서 그 바이오시밀러에 심각한 안전성 문제가 있다는 것이 밝혀지면 판매승인이 취소될 수도 있다.

13.5 분석유사성 analytic similarity

13.5.1 서론

이 절의 분석유사성은 원고 작성 시 미국 FDA 가이드라인 드래프트를 기반으로 하여 작성되었으나, 원고 교정 시점에서 그 미국 FDA 가이드라인 드래프트가 철회되었다. 따라서 이 절의 내용을 삭제할까도 생각했으나, 아직 분석유사성을 다룰 대안이 없고, 선진국의 가이드라인도 만들어지고 철회하는 등의 일이 발생할 수 있다는 것을 보여주는 좋은 사례라고 생각되어 그냥 두기로 하였다. 바이오시밀러를 개발하고자 하는 제약회사들은 오리지널 생물의약품을 개발한 제약회사의 제조 공정 과정에 대한 자세한 정보를 얻을 수 없기 때문에, 바이오시밀러 생산에 사용되는 제조 공정은 오리지널 생물의약품을 생산하는 데 사용되는 제조 공정과는 다소 다를 수밖에 없다. 생물의약품의 질적 특성은 어떤 제조 공정에서 생산되느냐에 따라 그 질적 특성이 달라질 수 있기 때문에 바이오시밀러와 오리지널 생물의약품 간에 어느 정도의 구조적 차이가 존재할 것이라는 것은 예상되는 일이다. 그러므로 철저한 물리 화학적 생물학적 비교분석이 바이오시밀러의 유사성을 증명하는 첫 번째 단계가 될 것이다. 그 후 비임상시험, PK/PD 시험, 효능과 안전성을 확인하는 임상시험이 순서대로 실시되게 된다. 이러한 여러 단계의 비교분석결과를 얻은 후, 바이오시밀러가 오리지널 생물의약품과 '매우 유사'한지를 평가하는 데는 총체적 증거 활용법totality-of-the-evidence을 활용하게 된다.

이 절에서 다룰 분석유사성analytic similarity이란 바이오시밀러와 오리지널 생물의약품의 여러 로트를 사용하여 구조적/물리 화학적 및 기능적 속성attribute이 얼마나 유사한지 비교하는 것을 의미한다. 이 절에서는 이러한 분석유사성에 사용되는 통계분석방법에 대해서 살펴볼 것이고, 이 절의 내용은 미국 FDA의 가이드라인을 근간으로 작성되었다(FDA 2017d).

분석유사성 평가에서 통계분석이 중요한 이유는 적절한 통계분석방법으로 분석유사성을 평가하면 편의bias 가능성을 줄여주고, 분석결과에 대한 신뢰도가 높아지기 때문이다. 하지만 분석유사성 평가에서 적절한 통계분석방법을 사용하는 데는 다음과 같은 어려움이 존재한다. 여기서 대조약이란 오리지널 생물의약품을 의미한다.

첫째, 분석유사성 평가에 이용할 수 있는 대조약 로트의 수가 매우 적을 수 있다. 뿐만 아니라 이렇게 얻어진 대조약 로트들은 대조약 전체 로트를 대표하지 않은 편향된 표본biased sample일 수 있다. 만일 분석유사성 평가에 이용할 수 있는 대조약 로트가 정말로 대조약 전체 로트를 잘 대표해주지 못한다면, 이러한 대조약 로트를 분석해서 얻은 결과는 대조약의 중요한 품질속성분포distribution of quality attribute에 대한 부정확한 추정치가 되고 말 것이다.

둘째, 분석유사성 평가에 이용할 수 있는 바이오시밀러 로트의 수 역시 매우 적을 수 있다. 그러므로 이러한 적은 수의 바이오시밀러 로트의 분석으로는 바이오시밀러 제품 제조의 정확한 변동variability을 추정하기 어려울 수 있다.

셋째, 분석유사성의 평가에서 바이오시밀러와 대조약 간의 비교할 필요가 있는 잠재적인 품질속성potential quality attribute이 매우 많을 수 있다. 분석유사성의 평가에 이용할 수 있는 로트의 수는 매우 적은데, 이러한 많은 수의 품질속성을 통계검정을 사용하여 비교한다면 지나치게 엄격한 잣대를 사용하는 것이 되어서, 실제는 바이오시밀러와 대조약이 매우 유사함에도 불구하고 유사하지 않다고 잘못 결론을 내릴 수 있게 된다.

이러한 문제를 해결하기 위해 미국 FDA는 품질속성의 분석유사성 평가에 위험기반 접근법risk-based approach을 사용할 것을 권고하고 있다. 권고되는 위험기반 접근법은 다음의 여러 단계로 구성된다.

(1) 구조적/물리 화학적 및 기능적 속성의 측면에서 대조약을 특성화characterize하는 품질속성quality attribute을 결정하는 것이다.

(2) 이러한 품질속성들을 잠재적인 임상적 영향의 위험도에 따라 순위를 매긴다.
(3) 이러한 품질속성들은 단계 (2)에서 결정된 위험 순위와 그 외 다른 요소들을 고려하여, 3가지 다른 통계적 방법들 중에 하나로 평가된다. 이러한 3가지 다른 통계적 방법들은 13.5.4절에서 살펴볼 것이다.

13.5.2 분석유사성 평가에 필요한 대조약 및 바이오시밀러 로트의 양과 품질

이 절에서는 분석유사성을 평가하는 데 과학적으로 필요하다고 생각하는 대조약(오리지널 생물의약품) 및 바이오시밀러 로트의 양과 품질에 대하여 설명할 것이다. 분석유사성 평가의 첫 단계는 대조약의 구조적/물리 화학적 및 기능적 속성attribute에 대한 이해이다. 바이오시밀러를 개발하고자 하는 제약회사는 이러한 대조약의 속성에 대한 정보를 기반으로 바이오시밀러 개발 과정에서 분석유사성 평가 계획analytical similarity assessment plan을 개발해야 한다. 이러한 분석유사성 평가 계획의 핵심 구성 요소는 분석유사성 평가에 사용할 로트에 대한 설명이다. 분석유사성 평가에 사용할 로트를 선택할 때는 다음과 같은 요소를 고려해야 한다.

(1) 대조약 로트의 수

의미 있는 유사성 수용 기준similarity acceptance criteria을 만들기 위해, 바이오시밀러를 개발하고자 하는 제약회사는 충분한 양의 대조약 로트를 확보해야 한다. 최소한 10개의 대조약 로트를 표본추출하는 것을 권장하고 있다.

(2) 바이오시밀러 제품 로트의 수

의미 있는 비교를 수행하려면 분석유사성 평가에 최소한 10개의 바이오시밀러 로트를 포함시키는 것을 권장한다.

(3) 대조약 로트의 변동

선택된 대조약 로트는 대조약의 변동variability을 나타내야 하며 유효기간이 지나지 않아야 한다. 대조약 로트의 유효기간과 분석유사성 평가가 이루어진 날짜가 심사기관에 제출할 보고서에 포함되어야만 한다. 유효기간이 지난 대조약은 편의bias를 피하기 위해 분석유사성 평가에 포함되어서는 안 된다.

(4) 대조약 및 바이오시밀러 제품 로트의 설명

바이오시밀러를 개발하는 제약회사는 사용 가능한 모든 대조약 로트에 대해 설명해야 한다. 특정 로트가 최종 분석유사성 평가에서 사용되지 않았더라도 어떤 방법으로든 평가된 모든 로트의 목록이 심사기관에 제출할 보고서에 포함되어야만 한다. 그 목록에는 처분된 각 로트와 각 로트가 사용된 물리 화학적, 기능적, 동물 및 임상 연구가 포함되어야 한다. 어떤 로트가 특정 연구에 포함되거나 배제되는 경우, 그에 맞는 타당성을 제시해야 한다. 개발 중인 바이오시밀러 제품의 모든 원료의약품 및 의약품 로트에 대해서도 유사한 정보가 제공되어야 한다.

(5) 미국에서 허가된 대조약 및 기타 다른 대조약

분석유사성 수용 기준은 미국에서 허가된 대조약의 데이터에서 얻어져야 하며, 유사성 평가는 미국에서 허가된 대조약과 개발 중인 바이오시밀러 제품을 직접 비교하는 것을 기반으로 해야 한다. 수용 기준을 결정하거나 일반적으로 분석유사성 평가를 수행하기 위해 미국에서 허가된 대조약과 미국 이외의 국가에서 승인된 다른 대조약의 데이터를 결합하는 것은 일반적으로 권고되지 않는다. 이 절의 내용은 미국 FDA 가이드라인에 근거한 내용이므로 이처럼 미국에서 허가된 대조약만을 사용해야 한다는 내용이 포함되어 있는 것이다.

(6) 다른 공정으로 제조된 바이오시밀러 로트

분석유사성 평가에 다른 공정process 및/또는 다른 척도scale로 제조된 바이오시밀러 제품 로트로부터 얻어진 데이터를 결합하는 것이 가능할 수도 있다.

13.5.3 분석유사성 평가 계획

개발 중인 바이오시밀러가 대조약과 매우 유사한지를 결정하는 데 영향을 줄 수 있는 모든 요소를 확인하고 설명하기 위해 분석유사성 평가 계획analytical similarity assessment plan을 세심하게 준비해야 하며, 고려할 사항들은 다음과 같다.

(1) 분석유사성 평가 시점에서 바이오시밀러 및 대조약 로트의 제조 후 기간 차이

분석유사성 평가 시점에서 개발 중인 바이오시밀러 및 대조약 로트의 제조 후 기간 차이가 분석적 차이analytic difference를 유발할 수도 있다. 즉 어떤 로트는 방금 제조된 반면 어떤 로트는 제조된지 상당한 시간이 지났을 수도 있는데, 이러한 제조 후 기간 차이가 분석유사성 평가에 영향을 미칠 수도 있다는 것이다. 그러므로 유사성 수용 기준의 결정을 만들 때 각 로트들의 제조 후 기간 차이를 어떻게 다루고 반영할 것인지에 대한 사전에 지정된 계획이 있어야 한다.

(2) 여러 개의 테스트 결과

동일한 로트에서 주어진 품질속성quality attribute 또는 분석assay에 대한 여러 개의 테스트 결과가 나올 경우, 바이오시밀러를 개발하는 제약회사는 분석유사성 평가를 위해 어떤 결과를 선택할지를 사전에 명시해야 한다.

(3) 분석성능assay performance

분석유사성 평가에 사용된 분석방법assay methodologies 및 분석설계assay designs는 필요에 따라 신중하게 고려되고 최적화되어야 한다. 높은 분석변동assay variability은 분석성능이 좋지 않은 한 사례이다. 이처럼 분석성능이 좋지 않다는 것이 특정 평가 단계evaluation tie 또는 부적절하고 광범위한 유사성 수용 기준similarity acceptance criteria의 선택을 정당화하는 데 사용되어서는 안 된다.

(4) 수용할 수 있는 속성의 차이

바이오시밀러와 대조약 간에 특정 품질속성이 어떤 일정량 이하로 차이가 나더라도 그러한 차이가 임상적 결과에 영향을 미치지 않는다는 것을 사전에 알 수 있는 경우도 있다. 이런 경우에는 이를 뒷받침되는 정보와 그 허용되는 차이에 대한 적절한 타당성이 심사기관에 제출하는 보고서에 포함되어야 한다.

분석유사성을 평가하는 FDA의 현재 접근법은 속성을 비교하기 위해 사용되는 세 가지의 다른 방법에 해당하는 세 가지 단계tier를 정의하는 것이다. 위험 등급이 가장 높은 품질속성은 tier 1에 속하며, 이러한 품질속성에 대해서는 동등성 검정을 실시하게 된다. 특히 일반적으로 승인 받고자 하는 각 적응증에 대해 제품의 임상적 관련 메커니즘을 평가하는 분석assay은 1단계에 속해야 한다. 위험 등급이 낮은 품질속성은 tier 2에 속하며, 이러한 품질속성에 대해서는 품질범위quality range의 사용이 권장된다. 위험 순위가 가장 낮은 품질속성은 tier 3에 속하며, 이러한 품질속성에 대해서는 시각적 비교visual comparison의 사용이 권장되고 있다. 이 3가지 분석방법은 뒤에서 더 자세하게 설명할 것이다.

13.5.4 3가지 tier에 속하는 속성들을 평가하는 통계방법

(1) tier 1(동등성 검정)

잠재적인 임상적 영향이 가장 큰 것으로 결정된 품질속성의 분석유사성은 동등성 검정을 통하여 평가되어야 한다. 연속형 변수로 측정되는 속성의 경우, 동등성은 바이오시밀러와 대조약 간의 모평균의 차이 검정을 통해 평가할 수 있다. μ_T와 μ_R은 바이오시밀러와 대조약에서 측정되는 어떤 속성의 모평균이라 하고, σ_T^2과 σ_R^2은 바이오시밀러와 대조약에서 측정되는 어떤 속성의 모분산이라고 하자. 그러면 모평균에 대한 동등성 검정의 귀무가설과 대립가설은 다음과 같이 주어진다.

$$H_0 : \mu_T - \mu_R \leq -\delta \quad \text{or} \quad \mu_T - \mu_R \geq \delta \tag{13.4}$$
$$H_a : -\delta < \mu_T - \mu_R < \delta$$

위 가설에서 양수인 δ는 동등성 마진이라고 불리며, 바이오시밀러와 대조약 사이의 가장 큰 수용 가능한 차이를 나타낸다. 위 가설검정에서 동등하지 않음을 나타내는 귀무가설(H_0)이 기각되면, 바이오시밀러와 대조약 간에 특정 속성에 대해 분석유사성이 존재한다고 결론 내리게 된다.

12.6절에서 살펴본 것처럼, 여기서도 식 (13.4)에 주어진 가설을 다음처럼 두 개의 단측 가설로 쪼개어 표현한 후, 두 개의 단측 귀무가설(H_{01}과 H_{02})이 모두 기각되면, 식 (13.4)에 주어진 귀무가설(H_0)을 기각하게 된다.

$$H_{01} : \mu_T - \mu_R \leq -\delta \quad \text{vs} \quad H_{a1} : \mu_T - \mu_R > -\delta$$
$$H_{02} : \mu_T - \mu_R \geq \delta \quad \text{vs} \quad H_{a2} : \mu_T - \mu_R < \delta$$

만일 두 개의 단측 귀무가설(H_{01}과 H_{02})이 각각 유의수준 α에서 검정한다면, 식 (13.4)에 주어진 동등성 가설검정에 대한 제1종 오류(바이오시밀러 제품의 특정 속성이 대조약의 특정 속성과 실제로는 동등하지 않지만, 동등하다고 잘못 결론 내리는 오류) 확률은 유의수준 α 이하로 통제된다는 것이 알려져 있다.

식 (13.4)에 주어진 동등성 가설을 검정하는 다른 방법은 신뢰구간을 이용하는 것이다. 만일 모평균의 차이($\mu_T - \mu_R$)에 대한 $(1-2\alpha)100\%$ 양측 신뢰구간이 $(-\delta, \delta)$ 내에 있으면, 귀무가설(H_0)은 기각되며 제1종 오류 확률은 유의수준 α 이하로 통제된다는 것이 알려져 있다. 예를 들어, 유의수준이 5%인 경우($\alpha = 0.05$), 90% 신뢰구간이 $(-\delta, \delta)$ 이내에 존재하면 귀무가설을 기각하면 된다.

식 (13.4)에 주어진 동등성 가설에서 동등성 마진(δ)을 결정하는 일은 매우 중요하면서도 어려운 일이다. 이상적으로는 과학적 지식이나 과거의 경험에 근거하여 생물학적 또는 임상적으로 의미 있는 동등성 마진을 설정하고 사전에 지정하는 것이다. 그러나 그러한 동등성 마진은 tier 1에 속한 중요하다고 여겨지는 모든 품질속성에 대해 이용 가능하지는 않다. 이러한 제약으로 인하여, 미국 FDA는 현재 테스트 중인 속성에 대한 대조약 변동의 함수로 동등성 마진을 설정할 것을 권고하고 있다.

조금 더 구체적으로 살펴보면, 미국 FDA는 $f \times \sigma_R$ 형태의 동등성 마진 사용을 권고하고 있다. 여기서 f는 어떤 고정된 상수이고, σ_R은 대조약의 품질속성의 모표준편차이다. 이러한 형태의 동등성 마진은 다음 3가지 근거에 의하여 제안되었다.

(1) 개발 중인 바이오시밀러 속성의 값이 대조약 분포 안에 속하는 것을 확신하고,
(2) tier 1에 속하는 품질속성들의 변동이 매우 다양함에도 불구하고, tier 1에 속하는 모든 품질속성의 동등성 마진을 설정하는 데 통일된 방법을 갖도록 하고,
(3) 실제로 자주 사용되는 표본크기에 대해 충분한 검정력을 갖는 목표로 하는 것이다.

미국 FDA는 상수 f값에 대한 여러 연구를 수행한 뒤, $f = 1.5$가 합리적인 값이라고 결정하였다. 즉 동등성 마진은 $\delta = 1.5\sigma_R$이 되고, 바이오시밀러와 대조약의 모평균 차이에 대한 90% 신뢰구간이 $(-1.5\sigma_R, 1.5\sigma_R)$ 안에 들어오면, 특정 속성은 동등하다고 결론 내리게 된다. 문제는 σ_R이 아는 값이 아니라 미지의 값이므로 대조약 자료를 사용하여 추정해야 하는데, 이 경우 제1종 오류 확률이 유의수준 이하로 잘 통제되는지에 대해서는 더 연구가 필요한 상황이다.

(2) tier 2(품질 범위 접근법Quality Range Approach)

tier 2의 경우, 특정 품질속성에 대한 대조약 결과를 기반으로 한 유사성 수용 기준은 $(\widehat{\mu_R} - X\widehat{\sigma_R}, \widehat{\mu_R} + X\widehat{\sigma_R})$로 정의된다. 여기서 $\widehat{\mu_R}$는 대조약의 표본평균이고 $\widehat{\sigma_R}$는 대조약의 표본표준편차이다. 상수(X)는 해당 속성에 대해 과학적으로 입증되어야 하고, 미국 FDA와 협의되어야 한다. 현재까지의 경험을 토대로 하면, tolerance interval approach, min-max approach 방법은 권고되지 않는다. 대조약 로트 값의 충분한 비율(예를 들어, 90%)이 그 속성에 대해 앞에서 정의된 유사성 수용 기준$(\widehat{\mu_R} - X\widehat{\sigma_R}, \widehat{\mu_R} + X\widehat{\sigma_R})$ 내에 있는 경우, 일반적으로 품질속성에 대한 분석유사성은 입증된 것으로 간주한다.

(3) 3단계(시각적 비교visual comparison)

tier 3에서 평가될 속성은 잠재적인 임상적 영향에 대한 위험이 가장 낮은 것 또는 중요하지만 가설검정 또는 정량적 평가에 적절하지 않은 속성이다. 바이오시밀러와 대조약 로트의 값 분포를 비교하기 위해 다양한 형태의 그림으로 표현될 수 있으며, 그림으로 유사성을 평가하는 데는 객관적인 기준은 없으므로 주관적 판단으로 유사성을 판단하게 된다.

14장 Adaptive Design

14.1 서론

전통적인 임상시험에서는 사전에 임상시험계획서에 명기된 대로 임상시험이 수행되어야 하고 임상시험이 모두 종료된 후에 맹검을 해제하여 임상시험계획서에 사전에 명기된 통계방법으로 분석을 하게 된다. 3.6절에서도 강조한 바와 같이 전통적인 임상시험에서 임상시험 도중에 맹검을 깨서 중간분석을 해보는 일은 임상시험 관리기준KGCP 위반이다.

하지만 전통적인 임상시험에서도 사전에 아무리 임상시험계획서를 철저하게 준비하여 작성했다고 하더라도, 막상 임상시험이 시작되어 진행되다 보면 예상치 않은 일들이 발생하여 임상시험계획서를 변경하고 싶은 경우가 생길 수 있다. 예를 들면, 피험자의 모집 비율이 예상보다 너무 낮아 임상시험을 수행하는 기관을 추가하거나 선정기준과 제외기준을 완화하는 것이 한 예이다. 이런 경우 임상시험계획서 변경protocol amendments을 신청하게 되는데 이에 대해서는 1.4절에 설명되어 있다. 이와 같은 임상시험계획서 변경은 흔히 adaptive strategy라고 불리는데, adaptive design과 adaptive strategy의 차이는 adaptive design에서는 변경 가능한 것들이 사전에 임상시험계획서에 정해지는 반면, adaptive strategy에서는 사전에 임상시험계획서에 정해지지 않는다는 것이 큰 차이점이다(Wang and Hung 2008). 이 절에서의 논의는 adaptive design으로 한정한다.

전통적인 임상시험과는 달리 adaptive design은 임상시험 도중에 얻어진 정보를 이용하여 임상시험의 중요한 요소들을 변경할 수 있는 디자인으로서, 적절히 사용한다면 대단히 효율적인 방법으로 임상시험의 성공 확률을 높이거나 비용을 절감하게 해 줄 가능성이 있다. 우리 인간은 과거에 축적된 경험으로부터 배운 지식을 토대로 끊임없이 새로운 결정을 내리는 adaptive한 삶을 살아왔다. adaptive design이란 어떤 면에서 우리에게 매우 자연스러운 방법이다. 미국 FDA의 adaptive design에 대한 가이드라인은 adaptive design을 다음처럼 정의하고 있다(FDA 2010b).

> An adaptive design clinical study is defined as a study that includes a **prospectively** planned opportunity for modification of one or more specified aspects of the study design and hypotheses based on analysis of data (usually interim data) from subjects in the study.

즉 adaptive design이라고 해서 중간분석(맹검을 해제하는 경우와 맹검을 해제하지 않는 경우가 있음) 이후에 자신의 입맛에 맞도록 임상시험의 주요 요소들을 마음대로 변경할 수 있는 것은 명백히 아니다. 변경 가능한 임상시험의 주요 요소들은 **사전에** 임상시험계획서에 명기되어야 하고, **사전에** 명기된 옵션 안에서만 변경이 가능하다.

하지만 adaptive design이란 디자인 자체가 전통적인 임상시험 디자인보다 복잡하므로,

검정통계량이나 검정력을 구하는 공식이 등이 매우 복잡하다. 그래서 adaptive design에 대한 발표를 듣거나 논문을 읽어보면, 심지어 통계전문가조차도 adaptive design은 매우 복잡하고 정교한 디자인이라는 인상을 가지게 된다. 통계전문가조차 이렇게 느끼기 때문에 통계비전문가들은 더욱 adaptive design을 이해하기가 어려워 어떤 의견을 내기가 어려워진다. **통계비전문가들은 adaptive design에 나오는 복잡한 공식을 접하면, 통계전문가들이 알아서 그런 복잡한 공식들만 해결해주면 adaptive design이 잘 수행될 수 있으리라는 인상을 가지게 된다.** 하지만 미국 FDA에서 30년 이상 일한 Dr. Hung은 **adaptive design에 나오는 복잡한 통계공식보다 더 중요한 것은, adaptive design을 실제 수행할 때 발생할 수 있는 수행상의 편의**operational bias**라고 지적하였다.** 수행상의 편의에 대해서는 14.6.1절에서 자세히 설명할 것이다. 참고로 Dr. Hung은 미국 FDA가 adaptive design 가이드라인을 만드는데 핵심적인 역할을 한 분이다.

핵심정리

(1) 전통적인 임상시험에서는 사전에 임상시험계획서에 명기된 대로 임상시험이 수행되어야 하고 임상시험이 모두 종료된 후에 맹검을 해제하여 임상시험계획서에 사전에 명기된 통계방법으로 분석을 하게 된다. 전통적인 임상시험에서 임상시험 도중에 맹검을 깨서 중간분석을 해보는 일은 임상시험 관리기준KGCP 위반이다.

(2) adaptive design에서는 중간분석 이후에 임상시험의 주요 요소들을 변경할 수 있는 디자인이다.

(3) adaptive design의 핵심은 복잡한 통계공식이라기보다는 임상시험 도중에 발생할 수 있는 수행상의 편의operational bias이다.

14.2 Who see what?(누가 무엇을 보았는가?)

adaptive design에는 종류가 여러 가지이고 각 adaptive design마다 나름의 이슈들이 있어서 adaptive design의 핵심을 이해하기가 어렵다. 하지만 미국 FDA의 adaptive design 가이드라인을 만드는 데 많은 역할을 한 Dr. Hung은 adaptive design의 핵심은

Who see what? (누가 무엇을 보았는가?)

으로 요약될 수 있다고 말하였다. 이 말의 의미가 무엇인지 차차 살펴보기로 하겠다.

adaptive design에서는 임상시험 도중에 축적된 정보를 분석해서 어떤 결정을 내려야 하기 때문에 중간분석이 필수적이다. 중간분석이란 임상시험의 종료 이전에 시험약의 효능이나 안전성에 대하여 시험약과 대조약을 비교하는 분석이다. 중간분석의 횟수, 방법, 결과

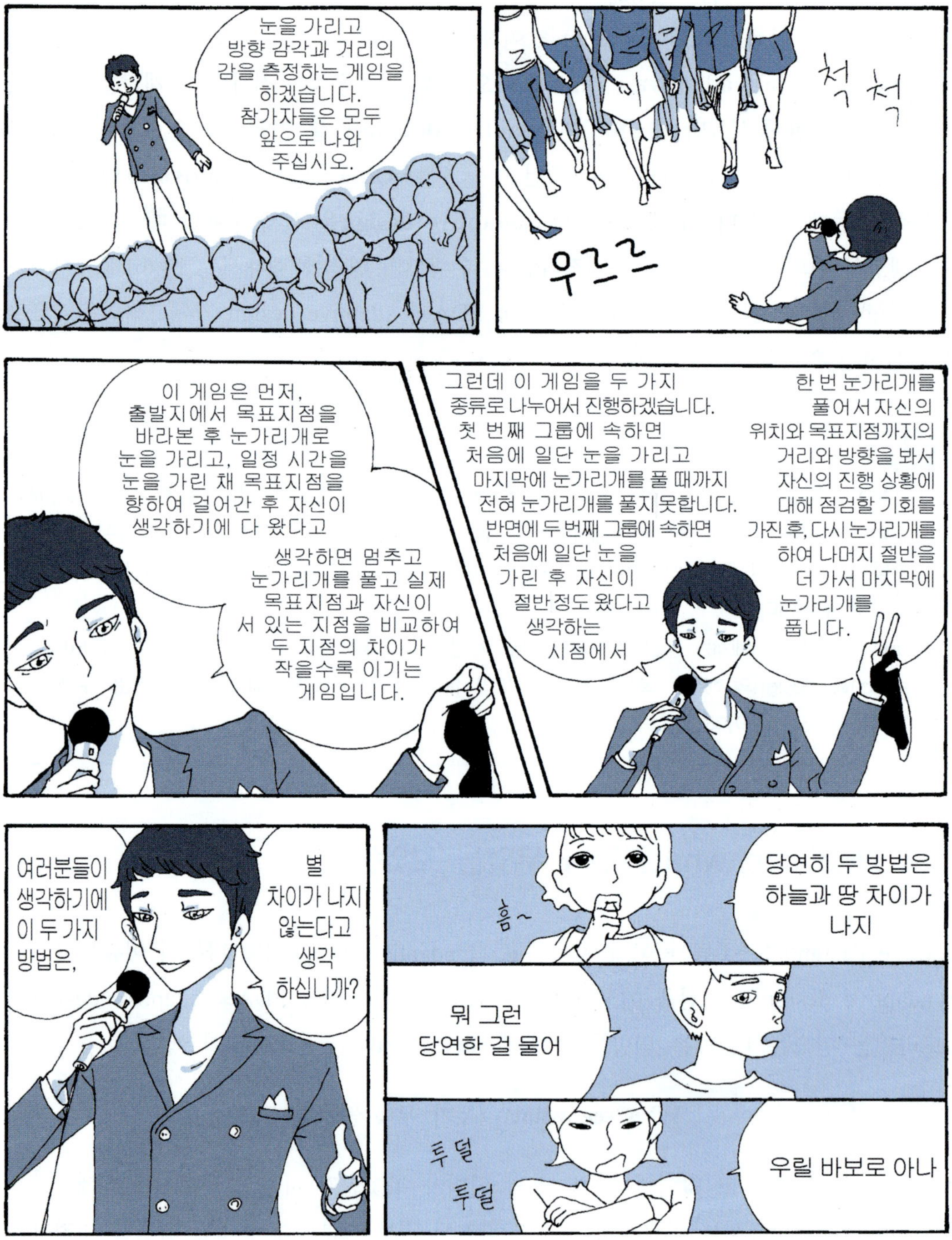
눈을 가리고 방향 감각과 거리의 감을 측정하는 게임을 하겠습니다. 참가자들은 모두 앞으로 나와 주십시오.
척 척
우르르
이 게임은 먼저, 출발지에서 목표지점을 바라본 후 눈가리개로 눈을 가리고, 일정 시간을 눈을 가린 채 목표지점을 향하여 걸어간 후 자신이 생각하기에 다 왔다고
생각하면 멈추고 눈가리개를 풀고 실제 목표지점과 자신이 서 있는 지점을 비교하여 두 지점의 차이가 작을수록 이기는 게임입니다.
그런데 이 게임을 두 가지 종류로 나누어서 진행하겠습니다. 첫 번째 그룹에 속하면 처음에 일단 눈을 가리고 마지막에 눈가리개를 풀 때까지 전혀 눈가리개를 풀지 못합니다. 반면에 두 번째 그룹에 속하면 처음에 일단 눈을 가린 후 자신이 절반 정도 왔다고 생각하는 시점에서
한 번 눈가리개를 풀어서 자신의 위치와 목표지점까지의 거리와 방향을 봐서 자신의 진행 상황에 대해 점검할 기회를 가진 후, 다시 눈가리개를 하여 나머지 절반을 더 가서 마지막에 눈가리개를 풉니다.
여러분들이 생각하기에 이 두 가지 방법은,
별 차이가 나지 않는다고 생각하십니까?
흠~
당연히 두 방법은 하늘과 땅 차이가 나지
뭐 그런 당연한 걸 물어
투덜 투덜
우릴 바보로 아나

등이 임상시험결과 해석에 영향을 미칠 수 있으므로, **모든 중간분석은 사전에 조심스럽게 계획되고 임상시험계획서에 기술되어야만 한다**(ICH E9 1998).

> An interim analysis is any analysis intended to compare treatment arms with respect to efficacy or safety at any time prior to formal completion of a trial. Because the number, methods, and consequences of these comparisons affect the interpretation of the trial, all interim analyses should be carefully planned in advance and described in the protocol.

다시 한 번 강조하지만 모든 중간분석은 사전에 계획되어 임상시험계획서에 명기되어야만 한다. 그러므로 중간분석을 사전에 계획하지 않았음에도 불구하고, 몰래 맹검을 깨서 시험약과 대조약의 효능을 비교해보는 일은 중간분석이 아닐 뿐만 아니라, 임상시험 관리기준 KGCP의 중대한 위반사항이 된다.

이러한 중간분석에는 두 가지 종류가 있는데 이를 구별하는 것이 대단히 중요하다.

(1) 맹검을 해제하여 시험군과 대조군을 비교하는 중간분석(맹검 해제를 사전에 임상시험계획서에 명기하는 경우임)
(2) 맹검을 해제하기 않고 시험군과 대조군을 비교하는 중간분석

여러분들은 이 두 중간분석의 차이가 어느 정도의 차이라고 생각하는가? 약간의 차이라고 생각한다면 여러분은 아직 임상시험의 기본을 모르는 상태라고 할 수 있다. **맹검을 해제하는 중간분석과 해제하지 않는 중간분석의 차이는 하늘과 땅의 차이라고 비유로 말할 수 있다.** 그 이유는 중간분석에서 맹검을 해제하는 경우와 해제하지 않는 경우에서 발생할 수 있는 편의bias의 양과 가능성이 엄청나게 차이가 나기 때문이다. 비유로 표현하면 3.6절에서 언급한 눈을 가리고 방향을 맞추는 게임에서, 맹검을 해제하여 얻은 중간분석결과는 게임 도중에 눈가리개를 벗고 자신의 위치를 확인하는 일이라고 말할 수 있기 때문이다. 게임 도중에 눈가리개를 벗고 자신의 위치를 확인한다면 그렇지 않은 경우에 비하여 훨씬 더 정확하게 목표지점에 도달할 수 있음은 너무나 당연한 일이다. 그렇기 때문에 편의 발생의 위험을 줄이거나 아예 없애는 방법은 맹검을 해제하지 말고 오직 맹검이 유지된 상태에서 얻어진 정보만을 이용하여 adaptation을 하고 맹검을 엄격하게 유지하는 것이라고 지적하고 있다(FDA 2010b).

> The risk of bias is greatly reduced or entirely absent when adaptation rely only on blinded analyses and **the blinding is strictly maintained.**

맹검을 엄격하게 유지하는 것의 중요성은 그림 14.1을 비유로 사용하여 설명할 수 있다. 그

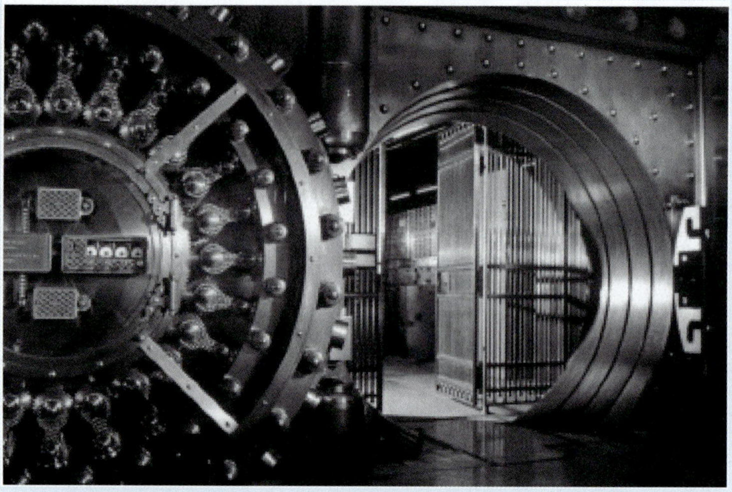

그림 14.1 은행금고의 모습

림 14.1은 은행금고가 얼마나 엄격하게 관리되고 있는지를 상징적으로 보여준다. 육중한 문의 두께와 여러 단계를 거치는 복잡한 보안 시스템이 은행직원이라고 해서 아무나 은행금고에 출입할 수 없음을 보여준다. 마찬가지로 제약회사의 포장부서에 있는 무작위배정 코드도 이렇게 관리되어야만 한다.

앞에서 adaptive design의 핵심은 "Who see what?"이라고 말할 수 있다고 했는데, 여기서 'what'은 맹검을 해제하여 얻은 중간분석결과이다. **결국 adaptive design의 핵심은 맹검을 해제하여 얻은 중간분석결과를 누가 보았는가 하는 점이다.**

(1) 맹검을 해제하여 시험군과 대조군을 비교하는 중간분석(맹검 해제를 사전에 임상시험계획서에 명기하는 경우임)

이 경우는 맹검을 해제하여 얻은 중간분석결과는 제3자인 독립적 자료모니터링위원회(14.3절에 자세히 설명됨)에 속한 위원들만 알아야 하며, 그 외 누구도 알아서는 안 된다. 참고로 독립적 자료모니터링위원회에 대해서는 14.3절과 15장에서 자세히 설명하였다. 결국 'who'에 해당하는 사람들은 독립적 자료모니터링위원들이다. 그러므로 **제약회사 직원들, 임상시험을 진행 중인 임상연구가(의사)와 간호원, 임상시험 모니터링 요원, CRO 직원들, 임상시험 디자인에 참여하고 무작위배정 코드를 만든 통계전문가들은 모두 맹검을 해제한 중간분석결과를 알아서는 안 된다.** 그 이유는 그 사람들이 맹검을 해제한 중간분석결과를 알게 되면 수행상의 편의operational bias를 일으킬 수 있기 때문이다.

(2) 맹검을 해제하기 않고 시험군과 대조군을 비교하는 중간분석

이 경우는 맹검을 해제하지 않으므로 그 누구도 맹검을 해제한 중간분석결과를 알 수 없고 알아서도 안 된다. 결국 이 경우에는 'who'에 해당되는 사람은 아무도 없다. 하지만 이 경우에도 3.6절에서 강조한 바와 같이 맹검을 해제하지 않고 중간분석을 하기로 했으면, 정말로 맹검을 해제하지 말아야 한다. 3.7절에서도 누누이 강조한 바와 같이 임상시험은 기본적으로 무감독시험이며, 무작위배정코드는 포장부서에 있기 때문에 중간분석에서 맹검을 해제하지 않았다는 원칙이 지켜지기 위해서는 심사기관과 제약회사 간에 높은 신뢰가 필요하다.

이처럼 중간분석에 두 가지 종류가 있으므로, 중간분석에 근거하여 하게 되는 adaptation (임상시험의 주요 특징을 변경하는 일)에도 두 가지가 있으며, 이 둘을 구별하는 것이 매우 중요하다고 FDA 가이드라인은 지적하고 있다.

(1) 중간분석에서 맹검을 해제하여 약효를 시험군과 대조군 간에 비교를 해 본 후 그 결과에 근거하여 adaptation을 하는 경우.

(2) 중간분석에서 맹검을 해제하지 않고 각 피험자가 시험군에 속하는지 대조군에 속하는지에 대해 전혀 알지 못하는 상태에서 얻은 정보를 근거하여 adaptation을 하는 경우. 예를 들면 시험군과 대조군에 모분산이 같다고 가정하고 모분산의 추정치를 얻는 경우가 이에 해당한다(FDA 2010b).

There is a critical distinction between adaptations based on an interim analysis of unblinded results of the controlled trial (generally involving comparative analyses of study endpoints or outcomes potentially correlated with these endpoints) and adaptations based on interim non-comparative analysis of **blinded data** (including study endpoint but also including data such as discontinuation rates and baseline characteristics).

이 두 가지 adaptation을 구별하는 것이 그렇게도 중요한 이유는, 이 두 가지가 편의를 일으킬 가능성이 다르기 때문이다. 당연한 이야기이지만 첫 번째 adaptation이 맹검을 해제한 중간분석결과에 근거하므로 편의를 일으킬 가능성이 더 높다. 다시 말하면 첫 번째 adaptation이 두 번째 adaptation에 비해 임상시험의 무결성integrity을 해칠 가능성이 더 높다. 단, 이 경우도 두 번째 adaptation에서 임상시험계획서에 작성된 대로 중간분석에서 맹검을 해제하지 않기로 하였으므로, 정말로 중간분석에서 맹검을 해제하지 않은 경우에 한해서이다.

3장에서 편의에 대하여 설명하였고, 편의를 최소화하는 것이 얼마나 중요한지 3장만이 아니라 저자의 책 전체에서 누누이 강조하였다. 편의bias란 시험약의 약효의 크기에 추정치가 실제 참값에서 벗어나게 하는 모든 요소들을 의미한다. 편의가 발생하면 시험약의 약효의 크기에 대한 추정치가 실제 참값보다 작을 수도 있고 클 수도 있지만, 심사기관이 특히 염려하는 부분은 큰 경우이다. 이 말은 다시 말하면 시험약의 약효의 크기에 대한 추정치가 실제 참값보다 부풀리는 방향으로 편의가 발생하는 경우를 말한다. 이를 통계학적인 의미에서 살펴보면 제1종 오류가 증가하는 상황을 특히 심사기관이 염려하는 것이다(FDA 2010b).

> Bias in general is a systematic tendency for the estimate of treatment effect to deviate from its true value or for **a statistical analysis to lead to an increased rate of type I error**. The biased of particular concern for this guidance are (1) those related to changes in study design or (2) analyses based on interim study information that have the effect of making a treatment-favorable study conclusion more likely when there is in fact no treatment effect, or that lead to overestimate of the magnitude of a true treatment effect.

핵심정리

(1) adaptive design의 종류는 많지만 누가 맹검을 해제한 중간분석결과를 알아도 되는지에 따라 분류해 보면 이해하기가 쉽다.
(2) 중간분석에는 맹검을 해제하는 경우와 맹검을 해제하지 않는 경우가 있다.
(3) 맹검을 해제한 중간분석결과를 임상연구가(의사)와 간호원, 제약회사 직원 및 관련자들이 알게 되면 편의를 일으킬 수 있다.

14.3 독립적 자료모니터링위원회 Independent Data Monitoring Committee

3.1절에서는 임상시험 자료분석으로 시험약의 효과가 존재한다고 결론을 내릴 경우, 그 원인으로 다음의 네 가지를 들었다.

(1) 첫 번째는 자료가 잘못된 경우,
(2) 두 번째는 편의,
(3) 세 번째는 우연,
(4) 네 번째는 정말로 시험약의 약효가 존재하는 경우.

이 네 가지 이유들을 열거하는 이유는 임상시험 후에 얻어진 통계적으로 유의한 결과가 정말로 시험약의 약효가 존재하여 얻어진 것이라고 확신하기 위해서는 이 네 가지를 분명히 이해하고 있어야 하기 때문이다.

이 절에서는 네 가지 이유 중 특히 편의bias에 초점을 맞출 것이다. 그 이유는 편의가 발생할 가능성을 줄이기 위하여, adaptive design에서는 맹검을 해제하는 중간분석을 제3의 독립적인 통계전문가들이 수행해야 하고, 그 결과를 독립적 자료모니터링위원회가 평가해야 하기 때문이다(자세한 내용은 15장 참고).

편의를 다루는 데 어려운 점은 편의가 발생했는지 여부, 발생했다면 얼마나 존재하는지 수량화하기가 거의 불가능하다는 것이다. 편의가 심하게 발생하면 임상시험 후에 얻어진 자료로부터 과학적으로 타당한 결론을 이끌어낼 방법이 없다. 이 경우 엄청난 비용과 시간을 들여 수행한 임상시험으로부터 과학적으로 타당한 어떠한 결론도 이끌어내지 못하고, 임상시험 결과를 버려야 하는 상황이 올 수도 있다. 그러므로 사전에 편의의 발생을 최소화되도록 최선을 다하는 것이 매우 중요하다(강승호 2009).

14.2절에서 중간분석에 대해 살펴보았다. 이러한 중간분석은 제3의 독립적인 통계전문가들이 수행해야 하고, 그 결과를 독립적 자료모니터링위원회가 평가하여, 시험약과 대조약을 효능과 안전성 측면에서 비교하여 임상시험을 계속할 것인지, 주요 특징을 변경할 것인지, 중단할 것인지를 제약회사에 권고할 수 있다(ICH E9 1998).

An independent data monitoring committee that may be established by the sponsor to assess at intervals the progress of a clinical trial, the safety data, and the critical efficacy endpoints, and to recommend to the sponsor whether to continue, modify, or stop a trial.

임상시험에서 이중맹검을 사용하는 이유는 임상시험 연구자가 각 피험자들이 어떤 치료군에 배정받았는지 알게 되면 편의를 일으킬 가능성이 있기 때문이다. 마찬가지로 중간분석에서 맹검이 해제된 자료들을 임상시험 연구자가 보게 되면, 편의를 일으킬 가능성이 생긴다. 맹검을 해제하는 중간분석의 경우 중간분석에 참여한 사람은 시험약의 약효가 대조약에 비하여 좋으면 얼마나 좋은지, 나쁘면 얼마나 나쁜지, 특정 피험자 집단에서 더 효과가 좋은지 아니면 나쁜지 등을 모두 알게 된다. 이것이 바로 편의의 근원이 될 수 있는데 구체적인 사례는 다음과 같다.

(i) 임상시험을 대하는 임상연구자(의사)들의 태도 변화이다.
(ii) 중간분석 전과 후의 피험자 구성이 달라지는 경우이다.
(iii) 중간분석 전과 후에 임상연구자들이 치료 효과를 비교하는 과정이 달라질 수 있다.

이러한 편의bias를 수행상의 편의operational bias라고 하며, 14.6.1절에서 자세하게 살펴볼 것이다. 그러므로 이러한 수행상의 편의를 막기 위하여 독립적 자료모니터링위원회가 중간분석을 수행하게 되는 것이다.

독립적 자료모니터링위원회는 IRBinstitutional review board, IECindependent ethnics committee와는 별개의 조직이며, 임상시험의 대상 질병에 대한 전문가와 통계전문가로 구성된다(ICH E9 1998).

The IDMC is a separate entity from an institutional review board(IRB) or an independent ethnics committee(IEC), and its composition should include clinical trial scientists knowledgeable in the appropriate disciplines, including statistics.

만일 제약회사가 통계자료분석을 어떤 CRO나 외부 통계전문가에 의뢰한 경우, CRO나 외부 통계전문가는 계약을 맺는 순간부터 제약회사와 한 팀을 이루어 임상시험을 수행하므로 독립적 자료모니터링위원회가 될 수 없다. 독립적 자료모니터링위원회란 이러한 CRO나 외부 통계전문가 외에 추가 독립적인 기구를 의미한다. 독립적 자료모니터링위원회의 구성 및 운영에 대한 자세한 사항은 15장에서 자세히 살펴볼 것이다.

핵심정리

맹검을 해제한 중간분석결과를 임상연구자(의사)를 비롯하여 관련자들이 알게 되면 편의를 일으키기 때문에, 맹검을 해제하는 중간분석은 제3자인 독립적 자료모니터링위원회가 수행하게 되고, 그 중간분석결과는 철저히 기밀에 붙이며 단지 임상시험의 주요 요소를 변경할지의 여부만을 임상연구자와 제약회사에게 알려주는 역할을 하게 된다.

14.4 well-understood adaptive design

adaptive design을 이해하기 위해서는 구체적으로 어떤 종류의 adaptive design이 있는지 알아보는 것이 도움이 될 것이다. FDA 가이드라인 5장에는 adaptive design 중에서, 그 방법이 잘 정립된 다섯 가지 디자인well-understood adaptive design에 대하여 기술하고 있다(FDA 2010b). 이러한 디자인들은 통계학적으로 제1종 오류 보정이 필요하지 않거나, 또는 보정하는 방법이 잘 정립된 경우이다. 이 다섯 가지 디자인의 대부분은 맹검을 해제하지 않은 상태로 중간분석을 해서, 시험약과 대조약 간의 약효의 차이에 대한 정보는 얻지 않은 상태에서 피험자의 기저치와 같은 정보만을 얻는 것이다.

이 다섯 가지 디자인에 포함되는 또 하나의 디자인은 집단축차디자인이다. 집단축차디자인에서는 비록 중간분석에서 맹검을 해제하여 시험약과 대조약 간의 약효의 차이에 대한 정보를 얻기는 하지만, 이 디자인은 오랜 기간 사용되면서 제1종 오류를 통제할 방법이 잘 정립되었다고 볼 수 있다. 자 이제 이 다섯 가지 디자인에 대해 좀 더 깊이 살펴보도록 하자.

14.4.1 맹검을 해제하지 않는 중간분석을 사용하여 피험자 선정기준을 변경하는 방법

임상시험이란 계획 단계에서 어떤 특징의 피험자들이 어떠한 속도로 모집될 것이란 기대를 가지고 계획하게 된다. 하지만 실제 임상시험이 항상 그러한 기대대로 진행되는 것은 아니다. 이 경우 맹검을 해제하지 않은 상태에서 기저치 자료를 분석해보면 과연 기대대로 임상시험이 진행되고 있는지를 어느 정도 확인해볼 수 있다. 예를 들어 기대했던 피험자 집단이 잘 모집되고 있지 않다면, 선정기준을 변경하여 기대하는 피험자 집단에서 더 많은 피험자가 모집될 수 있도록 할 수 있다. 맹검만 해제되지 않는다면 임상시험 도중에 피험자들의 기저치 자료를 분석해보는 일은 편의bias를 일으키지 않는다(FDA 2010b).

> Knowing the baseline characteristics of the overall study population at any time during the study does not generate concerns of introducing statistical bias **as long as the treatment assignment remains blinded.**

하지만 피험자 선정기준 변경은 많은 경우 임상시험이 시작된 이후에 임상시험계획서 변경으로도 가능한 경우가 많다. 14.1절에서 이런 방법은 adaptive strategy라 부르고 adaptive design과는 다른 방법이라고 지적한 바 있다.

반면에 임상시험 시작 전에 선정기준을 잡는 것에 정말 자신이 없다면 이 절에 소개된 adaptive design을 사용한다면 선정기준 변경을 확실히 보장받을 수 있는 장점이 있다고 하겠다. 이 절에서 소개된 디자인이 성공하기 위해서는 3.6절에서 강조한 바와 같이 맹검을 해제하지 않고 중간분석을 하기로 했으면, 정말로 맹검을 해제하지 말아야 한다. 하지만 3.7절에서도 누누이 강조한 바와 같이 임상시험은 기본적으로 무감독시험이며, 무작위배정 코드는 포장부서에 있기 때문에 중간분석에 맹검을 해제하지 않았다는 원칙이 지켜지기 위해서는 심사기관과 제약회사 간에 높은 신뢰가 필요하다.

또한 중간분석 이전과 이후에 변경된 피험자의 특징이 시험약의 약효의 크기와 관련이 있을 위험성이 존재한다. 그러므로 중간분석 이전과 이후에 얻어진 자료들에 대해 시험약의 약효의 크기가 차이가 나는지를 탐색적으로 분석해볼 필요가 있다(FDA 2010b).

> A possible risk of such an approach is the potential to impair the interpretation of the study result when the study population changes mid-way and an important relationship of treatment effect to the changed patient characteristic exists (i.e., a treatment-patient factor interaction). Exploratory analyses of the data obtained before and after the eligibility change can help to identify such problems.

14.4.2 맹검을 해제하지 않는 중간분석을 사용하여 표본크기 재계산

확증적 임상시험을 계획하는 단계에서 중요한 일 중 하나는 표본크기를 정하는 일이다. 표본크기를 정하기 위해서는 추정된 시험약의 약효의 크기, 1차 유효성 평가변수가 연속형 변수인 경우에는 모분산의 추정값 등이 필요하게 되고, 이전의 탐색적 임상시험이나 다른 유사한 임상시험에서 얻어진 자료를 사용하여 그러한 추정값을 얻게 된다(표본크기 계산에 대해서는 4장을 참고할 것). 하지만 이러한 추정값이 참값과 크게 차이가 나는 경우, 실제 확증적 임상시험의 검정력(시험약이 정말로 효과가 있는 경우 그 임상시험이 시험약이 효과가 있다고 결론을 내릴 확률)은 목표로 했던 검정력(예를 들면, 80%)보다 훨씬 작을 수 있다. 실제 이러한 일이 발생하면 검정력이 작아서 확증적 임상시험이 실패할 가능성이 높아지기 때문에 큰 문제가 된다. 그래서 목표로 한 검정력을 실제로도 유지하는 것이 대단히 중요한 일이다.

예를 들어, 1차 유효성 평가변수가 어떤 임상적 사건의 발생 비율인 경우를 생각해보자. 이 경우 맹검을 해제하지 않은 상태에서 시험군과 대조군이 합쳐진 자료를 중간분석해보면, 전체적인 사건 발생 비율을 임상시험 계획 단계에서 가정했던 값과 비교해 볼 수 있게 된다. 이처럼 맹검을 해제하지 않은 상태에서 이루어진 중간분석은 편의bais를 일으키지 않기 때문에 통계적인 보정이 필요하지 않다. 편의를 일으키지 않는 이유는 맹검이 해제되지 않았기 때문에 전체적인 사건 발생 비율을 안다고 해서 특별히 시험약의 약효의 크기에 대한 정보가 전혀 없고, 그렇기 때문에 시험약이 약효를 부풀리는 방향으로 편의를 일으킬 여지가 없기 때문이다(FDA 2010b).

In studies using a discrete outcome (event) endpoint, a blinded examination of the study overall event rate can be compared to the assumption used in planning the study. Examining the data in this **blinded analysis** does not introduce statistical bias, and no statistical adjustments are required.

하지만 이 경우에도 3.6절에서 강조한 바와 같이 맹검을 해제하지 않고 중간분석을 하기로 했으면, 정말로 맹검을 해제하지 않는 것이 중요하다. 하지만 3.7절에서도 누누이 강조한 바와 같이 임상시험은 기본적으로 무감독시험이며, 무작위배정코드는 포장부서에 있기 때문에 중간분석에 맹검을 해제하지 않았다는 원칙이 지켜지기 위해서는 심사기관과 제약회사 간에 높은 신뢰가 필요하다.

또 한 가지 주의할 점은 중간분석에서 얻어진 사건 발생 비율에 대한 추정치는 작은 표본크기를 사용하여 얻어진 추정치이기 때문에 추정치의 분산이 크다. 다시 말하면 상당히 부정확한 추정치이다. 그러므로 맹검을 해제하지 않은 상태에서 시험군과 대조군이 합쳐진 자료를 중간분석하여 검정력을 유지할 수 있도록 표본크기 조정을 허락하는 방법은, 임상시험 초기 단계에서는 매우 조심스럽게 사용되어야 하며 표본크기가 충분히 커진 임상시험 후기 단계에서 사용하는 것이 적절하다고 볼 수 있다. 마찬가지로 만일 1차 유효성 평가변수가 연속형 변수인 경우에도 이러한 중간분석을 이용하여 모분산에 새로운 추정치를 얻고 이에 근거하여 표본크기를 변경할 수 있다(FDA 2010b).

> Study resizing based on a revised estimate of event rate should be used cautiously early in the study, as variability of the estimated event rate can be substantial. Consequently, this adaptative approach may be best applied later in the study when population estimates of the event rates are more stable.

맹검을 해제하지 않은 상태에서 시험군과 대조군이 합쳐진 자료를 중간분석하여 검정력을 유지할 수 있도록 표본크기 조정을 허락하는 방법은 **표본크기를 늘리는 데는 사용할 수 있지만, 줄이는 데는 사용할 수 없다는 점**을 명심해야 한다. 그 이유를 1차 유효성 평가변수가 연속형 변수인 경우를 예를 들어 설명해보자. 중간분석에서 얻어진 추정치는 작은 표본크기로부터 얻어진 추정치라서 변동이 심할 수밖에 없고, 그러므로 우연에 의하여 모분산 추정치가 실제 참값보다 지나치게 작은 값이 얻어질 수도 있고, 만일 그런 잘못된 작은 추정치에 근거하여 표본크기를 줄인다면, 그 임상시험은 검정력이 떨어져 실패할 가능성이 커지게 된다(FDA 2010b).

> Usually, the blinded interim analyses considered here are used to make decisions to increase the sample size, but **not to decrease the study size.** Decreasing sample size is not advisable because of the chance of making a poor choice caused by the high variability of the effect size and event rate or variance estimates early in the study.

사실 많은 사람들이 표본크기 재계산을 허락하는 adaptive design을 사용하면 표본크기를 줄일 수 있고 그만큼 비용이 절감되므로 효율적인 디자인이라고 생각하였다. 하지만 이는 오해이다. 전통적인 임상시험이었다면 사전에 계획한 표본크기가 충분히 크지 않음을 나중에 안다고 하더라도 어떻게 손을 써 볼 길 없이 임상시험계획서에 사전에 기술된 대로 임상시험을 계속 수행해야 하고, 만일 그렇게 되면 임상시험이 실패할 가능성이 높아지게 된다.

반면에 표본크기 재계산을 허락하는 adaptive design은 맹검을 해제하지 않은 채 중간분석을 해보고 만일 표본이 더 필요하다면 늘릴 기회를 가지게 되어, 늘어난 표본크기만큼 추가 비용을 지불하기는 하지만, 일단 시작된 임상시험이 검정력이 부족하여 실패할 가능성을 줄여줄 기회가 있는 것이다. 다시 말하면 약간의 추가 비용을 지불하여 일단 지불된 많은 비용(이미 임상시험이 시작되어 지불된 비용)을 날려버릴 가능성을 줄일 수 있는 것이다. 즉 이러한 의미에서 표본크기 재계산을 허락하는 adaptive design이 효율적이라는 것이다. 중간분석을 통하여 표본크기를 줄일 수 있기 때문에 효율적이라는 의미가 아님을 다시 한 번 강조하는 바이다.

핵심정리

맹검을 해제하지 않는 중간분석을 사용하여 표본크기를 재계산하는 경우에는 표본크기를 줄이는 것은 허락되지 않으며 표본크기를 늘리는 것만이 허락된다.

14.4.3 맹검을 해제하지 않는 중간분석을 근거하여 임상시험의 어떤 요소를 변경하는 방법

시험약의 약효의 크기에 대한 정보는 전혀 없는 중간분석결과에 근거하여 임상시험의 어떤 요소를 변경하는 경우가 있다. 이 경우 맹검을 해제한 시험약의 약효의 크기에 대한 분석결과가 없다면, 통계적 편의bias나 수행상의 편의operational bias가 증가할 것이라는 염려는 없다. 왜냐하면 시험약의 약효의 크기를 부풀릴 가능성이 없기 때문이다. 그러므로 제1종 오류를 보정할 필요는 없다(FDA 2010b).

> There are some circumstances where study modifications are based on an interim analysis of outcomes that are independent of, and uninformative about, the treatment-related efficacy effect. Concerns about statistical and operational bias usually are not raised by such interim analyses and modifications **if there has been no unblinded analysis of any effectiveness-related data.** Control of type I error rate is thus maintained without a statistical adjustment for such adaptations.

시험약의 효능과는 무관한 중간분석결과에 근거하여 임상시험의 어떤 요소를 변경하게 할 정보로는 안전성에 대한 정보가 대표적이다. 예를 들어, 평행설계로 디자인된 용량 반응 임상시험을 고려해보자. 이러한 용량 반응 임상시험은 시험약의 넓은 용량을 포함해야 가장 많은 정보를 얻을 수 있으므로 고용량을 포함할 수 있다. 하지만 발생률이 너무 낮아 이전 임상시험에서는 추정이 거의 불가능했으나, 시험약의 효능으로부터 얻어지는 효능을 무위로 만들어버릴 심각한 이상반응이 그 고용량에서는 발생할 수 있다. 중간분석에서 이러한 일이 발생한 것이 확인되면, 중간분석 이후에는 그 고용량군을 임상시험에서 탈락시키는 것이 바람직하다. 반면에 전통적인 임상시험에서는 고용량군에서 그런 심각한 이상반응이 일어난다고 해도 고용량군을 없앨 수 없는 어려움이 생기게 된다.

14.4.4 맹검을 해제한 중간분석결과를 사용하는 집단축차디자인

집단축차디자인은 14.4절에 있는 다른 adaptive design과는 달리 중간분석에서 맹검을 해제하여 시험약과 대조약의 효능을 비교해보게 된다. 이 책에 소개된 임상시험 사례들 중 집단축차디자인을 사용하여 임상시험을 조기 종료한 사례는 22.5절에 소개된 CAST study와 19.12절에 소개된 MERIT-HF trial이다.

전통적인 임상시험의 디자인은 일단 임상시험이 시작되면 임상시험을 중단하지 않고 계속 수행하고, 임상시험이 종료된 후 모든 자료를 다 모은 후에 맹검을 해제하여 이 자료들을 분석해 시험약의 약효를 통계학적으로 평가하게 된다. 이러한 전통적인 임상시험방법은 다음의 문제점을 가지고 있다.

(1) 시험약의 약효가 예상보다 월등히 좋은 경우에도 임상시험 조기 종료 불가능

어떤 시험약의 경우에 약효가 너무나 명백하게 좋아서 임상시험을 일부만 수행했음에도 불구하고, 나머지의 결과에 상관없이 이 시험약이 통계적으로 유의할 것이라고 확신하는 경우도 있다. 이러한 경우 임상시험을 계속하는 것은 비윤리적이다. 시험약이 효과가 더 좋음이 확실함에도 불구하고, 열등한 치료방법에 배정된 피험자들은 계속 열등한 치료방법으로 치료되기 때문이다. 또한 제약회사 입장에서도 엄청난 시간과 비용의 낭비이다. 이미 결과가 명백한 것을 중단하지 않고 끝까지 임상시험을 해야 하기 때문이다.

(2) 시험약의 약효가 예상보다 매우 나쁜 경우에도 임상시험 조기 종료 불가능

어떤 시험약의 경우에는 임상시험을 일부만 수행했음에도 불구하고 약효가 없는 것이 너무나 명백해서 나머지의 결과에 상관없이 이 시험약이 통계적으로 유의하지 않을 것이라고 확신하는 경우도 있다. 이러한 경우 임상시험을 계속한다면 제약회사 입장에서는 엄청난 시간과 비용의 낭비이다. 이미 그 시험약이 실패임이 명백함에도 불구하고 끝까지 임상시험을 해야 하기 때문이다.

전통적인 임상시험 디자인은 임상시험을 다 마친 후에야 자료를 분석할 수 있으므로, 위의 두 가지 경우가 발생한다고 해도 중간에 임상시험을 중단할 수 없다. 사실 도중에 맹검을 해제하여 자료를 분석해보지 않으므로 위의 두 가지 경우가 발생하는지의 여부조차도 알지 못한다.

이러한 문제점을 해결할 수 있는 방법이 집단축차디자인group sequential design이다. 집단축차디자인은 임상시험 수행 도중에 맹검을 해제하여 시험약과 대조약의 효능을 비교 분석해본 후, 위에서 언급한 두 경우 중에 한 가지가 발생하면 중간에 임상시험을 종료하고, 시험약의 약효가 유의하게 존재한다(또는 존재하지 않는다)는 것을 결정하여 임상시험을 조기에 중단할 수 있게 해준다.

이처럼 집단축차디자인에서는 최종분석을 포함하여 여러 번의 중간분석을 하게 되므로, 다중검정의 문제가 발생하게 된다(다중검정에 대해서는 8장에 참고할 것). 다중검정의 문제란 5% 유의수준에서 통계적 검정을 여러 번 수행하면, 실제로는 그 시험약이 약효가 존재하지 않음에도 불구하고 약효가 존재한다고 잘못 결론을 내릴 확률familywise type I error이 5%를 초과하게 된다는 것이다.

그러면 이 다중성 문제를 어떻게 해결할 수 있을까? 기본 아이디어는 각 중간분석을 5%보다 더 작은 유의수준으로 검정하여 familywise type I error(5% 유의수준에서 통계적 검정을 여러 번 수행하면, 실제로는 그 시험약이 약효가 존재하지 않음에도 불구하고 약효가 존재한다고 잘못 결론을 내릴 확률)를 5% 이하가 되게 해주는 것이다. 가장 널리 사용되고 있는 방법이 O'Brien-Fleming 방법이다. O'Brien-Fleming 방법의 특징은 초기 중간분석에서는 매우 작은 유의수준을 사용하고, 후기 중간분석이나 최종분석에서는 좀 더 큰 유의수준을 사용하는 것이다. O'Brien-Fleming 방법에서 사용되는 유의수준은 다음과 같다.

O'Brein and Fleming 방법인데, 자주 사용되는 이유이다.

(i) 초기에 사용하는 유의수준은 매우 작다. 초기 중간분석에서 매우 작은 유의수준을 사용하는 이유는, 임상시험 초기에는 아직 적은 수의 피험자만이 분석된 것이므로 그 추정치의 분산이 커서 상당히 부정확한 추정치가 얻어지게 된다. 그런 부정확한 추정치에 근거하여 임상시험을 초기에 중단하는 것은 매우 부담스러운 일이므로 정말로 강력한 증거가 있는 경우에만 도중에 중단하는 것을 허락하겠다는 것이다. 임상시험의 또 다른 목적은 약효만이 아니라 안전성도 평가하는 것이다. 초기에 임상시험을 중단하게 되면 임상시험에 참여한 피험자 수가 너무 적어 안전성을 평가하기 어려워진다.

(ii) 임상시험이 진행됨에 따라 정보가 더 수집되고, 그럼에 따라 덜 엄격한 유의수준을 사용하게 된다.

(iii) 최종분석에서 사용하는 유의수준은 중간분석 없는 전통적인 임상시험에서 사용하는

표 14.1 O'Brien-Fleming 방법에서 사용되는 유의수준

중간분석 횟수	1차 중간분석	2차 중간분석	최종분석
1회	0.005	해당사항 없음	0.048
2회	0.0005	0.014	0.045

유의수준과 매우 비슷하다. 예를 들어, 표 14.1의 최종분석에서 사용되는 유의수준은 각각 0.048과 0.045로서 전통적인 임상시험에서 사용하는 유의수준인 0.05와 매우 비슷하다. 결국 표본크기를 별로 증가시키지 않으면서 검정력을 유지하게 된다. 이는 대단히 중요한데, 그 이유는 비용을 별로 증가시키지 않으면서 다중검정에 따른 제1종 오류 증가를 통제하면서 동시에 중간분석을 허락하고 있기 때문이다.

여기서 주의할 점이 하나 있다. 중간분석은 제약회사가 직접 하는 것이 아니라 독립된 제3자의 통계전문가가 맹검을 해제하여 중간분석을 수행하고, 그 결과를 독립적 자료모니터링위원회가 평가하게 된다. 이에 대한 내용은 14.3절과 15장을 읽어보길 바란다. 집단축차디자인은 전통적인 임상시험에 비하여 임상시험을 조기 중단할 수 있는 장점을 가진 반면, 독립적 자료모니터링위원회를 운영해야 하기 때문에 추가 비용이 들고 임상시험 절차가 복잡해진다.

또 한 가지 명심할 것이 있다. 집단축차디자인을 사용하고자 하는 제약회사는 자신들이 개발하는 시험약의 효과가 매우 뛰어나서 임상시험이 조기에 종료되기를 희망할 수도 있다. 하지만 집단축차디자인을 전공하는 외국 전문가에게 물어보면, 임상시험이 조기에 종료되어 약효를 증명하는 경우는 드물다고 한다. 왜 그럴까? 제약회사는 임상시험을 시작하기 전에 표본크기를 계산할 때, 시험약의 약효가 대략 어느 정도 될 것이라고 비슷한 임상시험이나 과거 2상 임상시험 자료를 이용하여 시험약의 약효의 추정치를 구하게 된다. 하지만 적은 수의 피험자만 분석되는 중간분석에서 매우 작은 유의수준에서 시험약이 약효가 있다고 판단되기 위해서는 실제 시험약의 약효의 크기가 임상시험 시작 전에 추정했던 약효의 크기보다 훨씬 커야 한다. 하지만 그런 일이 발생하는 일은 드물기 때문에 임상시험이 조기에 종료되어 약효를 증명하는 경우가 드문 것이다.

반면에 오히려 약효가 없음이 조기에 발견되는 경우가 약효가 있음이 조기에 발견되는 경우보다 더 많다고 한다. 사실 이 경우도 제약회사에게는 커다란 이익이다. 임상시험을 중단하지 않고 끝까지 진행하였다면 많은 시간과 비용을 지불한 이후에서야 시험약이 효과가 없다는 것을 알게 될 뻔 했는데, 집단축차디자인을 사용하면 도중에 알게 되기 때문이다. 이렇게 임상시험을 도중에 조기 중단하면 많은 시간과 비용을 절감한 셈이 된다. 그렇기 때문에 선진국에서는 중간분석에서 맹검을 해제하여 시험약과 대조약의 효능을 비교하되, 시험약의 효능이 아무리 좋아도 임상시험을 조기 중단하지는 않는 반면, 시험약의 효능이 매우 안 좋으면 임상시험을 조기 중단하도록 임상시험을 디자인하는 경우가 있다. 이러한 중간분석을 무익분석futility test라고 한다.

그리고 집단축차디자인의 대부분의 경우에는 시험약의 효과가 너무 좋아 생기는 조기 중간과 시험약의 효과가 너무 안 좋아 생기는 조기 중간, 이 두 가지 경우 모두 발생하지 않고 최종분석에서 시험약의 약효가 판명난다고 한다.

만일 임상시험이 도중에 중단되지 않고 최종분석까지 온다면, 집단축차디자인은 전통적인 방법보다 약간 불리하다. 왜냐하면 중간분석에서 유의수준을 조금 사용하였기 때문에 최종분석에서 사용할 유의수준(중간분석이 1회인 경우 0.048, 중간분석이 2회인 경우 0.045)은 전통적인 방법의 5%보다 작기 때문이다. 유의수준이 작아진 만큼 최종분석에서 시험약의 유의성을 보이기 어려워진 것이다. 결국 세상에는 공짜가 없다. 집단축차디자인 group sequential design은 중간분석에서 임상시험을 조기에 종료할 가능성을 가지고 있는데, 중간분석에서 임상시험을 중단하지 못하면 최종분석에 가서 전통적인 방법보다 불리해지는 것이다. 그리고 집단축차디자인은 독립적 자료모니터링위원회를 운영해야 하므로 전통적인 방법에 비해 추가 비용과 추가 시간이 소요된다.

핵심정리

(1) 집단축차디자인은 임상시험 수행 도중에 맹검을 해제하여 자료를 분석해 시험약의 약효가 너무나 우수하거나 너무나 명백하게 약효가 없는 경우 임상시험을 조기에 종료할 수 있다.
(2) 집단축차디자인은 중간분석과 최종분석을 포함하여 최소 두 번 이상의 통계적 검정이 있으므로 다중성을 보정해주어야 한다.
(3) 집단축차디자인에서 발생하는 다중성을 해결하는 방법으로 가장 널리 사용되는 방법은 O'Brien-Fleming 방법이다.

14.4.5 맹검을 해제하지 않는 중간분석을 사용하여 SAP를 변경함으로써 임상시험의 어떤 요소를 변경하는 방법

SAP는 통계분석계획을 의미하는 문서로서 1.5절에서 살펴본 바 있다. 통계분석계획SAP, Statistical Analysis Plan에서는 종종 1차 유효성 평가변수의 분포에 대한 가정을 한다. 만일 이 가정이 만족되지 못한다면 이러한 가정에 근거한 통계분석방법은 타당한 방법이 되지 못한다. 통계분석계획은 임상시험이 시작되기 전에 철저하게 완성되는 것이 원칙이다. 하지만 맹검이 철저하게 유지된다면 통계분석계획의 제한된 범위 내에서의 수정이 가능하다. ICH E9도 맹검 상태에서의 검토 후에 적절한 자료 변환, 다른 연구로부터 찾아낸 공변량의 추가, 모수적 통계분석방법 또는 비모수적 통계분석방법의 선택 등의 사항에 대하여 통계분석계획을 변경할 수 있다고 기술하고 있다. 어떤 경우에는 이처럼 통계분석계획을 변경하는 방법으로, 임상시험의 주요한 요소들을 변경할 수 있다. 단 맹검이 해제되지 않았다는 확신이 있어야 하며, 변경할 옵션들은 사전에 임상시험계획서에 명기되어야만 한다(FDA 2010b).

> Generally, the prospective SAP should be written carefully and completely, and implemented without further changes once the study has started. However, **if blinding has been unequivocally maintained**, limited changes to the SAP can be considered. The ICH E9 guidance suggests that after a blinded inspection of the data, the SAP can be updated regarding the appropriate data transformations, adding covariates identified from other research sources or reconstruction of parametric versus non-parametric analysis methods. In some cases, with unequivocal assurance that unblinding has not occurred, this approach can also be applied to changes in the primary endpoint, composition of the defined endpoint-event, or endpoint analytic sequence ordering.

위에서 언급한 통계분석계획의 변경을 통하여 임상시험의 주요한 요소들을 변경할 수 있는 예로 다음의 경우를 들 수 있다. 임상시험이 완료되고 최종 자료의 특징을 조사하기 전에는 적절한 통계방법을 지정하기가 어려운 경우가 있을 수 있다. 만일 맹검을 해제하지 않고 최종 자료의 특징을 조사하고, 이에 근거하여 통계분석계획을 변경하면 편의bias가 발생하지 않는다. 하지만 명심할 것은 어떠한 방법으로도 변경이 가능한 것은 아니며, 변경 가능한 옵션들을 사전에 임상시험계획서나 통계분석계획에 명기하여야 한다. 또한 여러 가능한 옵션 중에서 하나를 선택하는 과정도 명기되어서 그 과정에 의하여 객관적으로 한 가지 방법이 선택되어야 하며, 주관적으로 판단할 여지가 있어서는 안 된다(FDA 2010b).

> In certain situations, the optimal statistical analysis plan may be difficult to specify fully before completing the study and examining the relevant characteristics of the final outcome data. If these characteristics are examined for the entire population in a **blinded manner**, analytic plan modifications based on these characteristics do not introduce bias. The prospective analysis plan should clearly specify the characteristics and procedure for selecting the analysis methodology based on these data characteristics.

필자는 미국 FDA를 방문했을 때 외국계 제약회사들이 미국 FDA에 제출한 SAP를 볼 기회가 있었는데 그 분량이 우리나라에서 작성하는 임상시험계획서보다 더 많았다. 뿐만 아니라 제약회사 통계전문가와 FDA 내 통계전문가들이 여러 번 모여 SAP에 기술된 통계방법의 적절성에 대하여 논의하고 필요하면 수정을 하는 과정을 보았다. 반면에 우리나라에서는 비록 SAP를 작성하고는 있지만 선진국만큼 많은 분량을 작성하는 것도 아니고, 제약회사 통계전문가와 심시기관 통계전문가들이 모여 SAP에 대해 논의하지도 않는다. 그렇기 때문에 이 절에 나온 방법들을 그대로 우리나라에 적용이 가능한가에 대해서는 더 많은 논의가 필요하다고 생각한다.

14.5 Less-well understood adaptive design

FDA 가이드라인 6장에는 FDA가 상대적으로 다루어본 경험이 적은 6가지의 'less-well understood' adaptive design에 대해 설명하고 있다(FDA 2010b). 'less-well understood'라는 표현은 참 애매한 표현이다. 이러한 adaptive design의 사용을 권고하지 않는 것인지의 여부가 명확하지 않다. 14.5절에서 언급되는 adaptatative design의 주요 특징은, 14.4절에서 언급된 디자인으로는 임상시험의 주목적을 달성하기 어려운 경우에 사용할 수 있다는 점이다. 이 절에서 언급될 adaptive design들은 모두 **맹검을 해제하여** 시험약의 약효의 크기를 추정한 중간분석결과에 근거해 임상시험의 주요 요소들을 변경하는 방법이다.

1. 맹검을 해제한 상태에서 중간분석을 하여 특정 용량군을 제거하는 디자인
2. 맹검을 해제한 상태에서 얻은 여러 그룹 간에 1차 유효성 평가변수의 차이에 대한 중간분석결과에 근거하여 각 그룹에 무작위배정 확률을 변경하는 디자인
3. 맹검을 해제한 상태에서 얻은 중간분석에서의 시험약의 약효의 크기 추정치에 근거하여 표본크기를 다시 계산하는 디자인
4. 맹검을 해제한 상태에서 중간분석에서 얻은 시험약의 약효의 크기 추정치에 근거하여 피험자 모집단을 변경하는 디자인
5. 맹검을 해제한 상태에서 중간분석에서 얻은 시험약의 약효의 크기 추정치에 근거하여 1차 유효성 평가변수를 변경하는 디자인
6. 맹검을 해제한 상태에서 얻은 중간분석을 이용하여 임상시험의 여러 요소들을 변경하는 디자인

이러한 adaptive design은 제약회사에게는 임상시험의 여러 요소들을 변경할 수 있는 기회를 주는 장점이 있지만, 단점으로는 수행상의 편의operational bias가 발생할 가능성이 높아지게 된다. 수행상의 편의에 대해서는 14.6.1절에서 다룰 것이다.

이 절에서 소개된 adaptive design은 미국 FDA조차도 'less-understood'하다고 말하는 디자인들이다. 이런 디자인이 현재 우리나라 실정에 맞는지에 대해서는 전문가들 사이에 더 많은 논의가 필요하다고 본다.

위 여섯 가지 디자인 중 세 번째인 맹검을 해제한 중간분석에 근거하여 표본크기를 재계산하는 방법에 대해서만 조금 더 살펴보도록 하겠다. 이에 대해 FDA 가이드라인은 다음처럼 기술하고 있다(FDA 2010b).

> Adaptive designs employing these methods should be used **only for increases in the sample size, not**

for decreases. The potential to decrease the sample size is best achieved through group sequential designs with well-understood alpha spending rules structured to accommodate the opportunity to decrease the study size by early termination at the time of the interim analysis.

즉 이 경우도 맹검을 해제하지 않는 중간분석에 기초한 표본크기 재계산과 마찬가지로, 맹검을 해제하는 중간분석을 이용하는 표본크기 재계산의 경우에도 표본크기를 증가시키는 것은 허락되지만, 표본크기를 원래보다 줄이는 것은 허락되지 않는다고 설명하고 있다. 그 이유는 마찬가지로 중간분석에는 적은 수의 표본만을 사용하기 때문에, 그러한 중간분석을 통하여 얻어진 추정치는 분산이 매우 큰 불확실한 추정치이기 때문이다. 혹시라도 그렇게 불확실한 추정치에 근거하여 표본크기를 줄이게 되면, 그 임상시험의 검정력이 목표한 80%보다 작아지는 경우가 생길 수도 있기 때문이다.

표본크기를 혹시라도 줄이고 싶다면 이러한 맹검을 해제한 중간분석에 근거한 표본크기 재계산보다는 집단축차디자인이 더 적절한 방법이라는 것이다. 집단축차디자인에 대해서는 14.4.4절에 간략히 설명되어 있는데, 집단축차디자인은 중간분석을 통해 시험약의 효과가 매우 좋은 경우, 임상시험을 도중에 중단하는 것을 허락하고 있으며, 임상시험을 도중에 중단한다는 것은 바로 표본크기가 줄어드는 것을 의미하기 때문이다.

14.6 adaptive design의 문제점

14.4절과 14.5절에서 각 adaptive design의 특징을 설명하면서 장점들을 설명하였다. 하지만 장점이 있다면 그 반대급부로 단점이 있는 것이 자연스러운 일일 것이다. 미국 FDA 가이드라인에는 미국 FDA가 염려하는 사항들이 여러 곳에 등장한다. 이를 정리해보면 다음과 같다(FDA 2010b).

14.6.1 수행상의 편의

수행상의 편의operational bias란 임상시험 도중에 임상시험을 수행하는 도중에 발생하는 편의bias이다. 전통적인 임상시험에 비하여 **맹검을 해제하는 중간분석을 사용하는 adaptive design에서 수행상의 편의가 더 발생할 가능성이 많은 이유는 바로, 맹검을 해제한 중간분석 결과가 일급 비밀에 비유할 수 있는 핵심정보인데 그 정보가 만들어지기 때문이다.** 그렇기 때문에 맹검을 해제한 중간분석은 제3의 독립적인 통계전문가들이 수행해야 하고, 그 결과를 독립적 자료모니터링위원회가 평가하여야 한다. **중간분석의 세세한 결과는 독립적 자료모니터링위원회 위원들과 중간분석을 수행한 제3의 독립적인 통계전문가들만 알아야 하며,**

그 외 제약회사 직원들, 임상시험을 진행 중인 임상연구가(의사)와 간호원, 임상시험 모니터링 요원, CRO 직원들, 임상시험 디자인에 참여하고 무작위배정 코드를 만든 통계전문가들은 모두 맹검을 해제한 중간분석의 세세한 결과를 알아서는 안 된다. 하지만 아무리 표준작업절차SOP가 있다고 하더라도 맹검을 해제한 중간분석결과는 세어나갈 가능성이 있고, 만일 그러한 일이 일어난다면 다음과 같은 수행상의 편의operational bias가 발생할 수 있다.

(1) 임상시험 연구자들의 임상시험에 임하는 태도의 변화

중간분석의 결과는 아직 일부 자료만을 분석한 것이므로, 그 결과의 패턴이 끝까지 유지된다는 보장은 없다. 하지만 중간분석의 결과가 좋으면(임상시험을 일찍 종료할 만큼 좋지는 않고) 남은 임상시험에서도 계속 좋을 것이라는 생각을 갖게 할 가능성이 있다. 반대로 중간분석의 결과가 안 좋으면(임상시험을 일찍 종료할 만큼 나쁘지는 않고) 낙담해서 남은 임상시험을 소홀하게 대할 가능성도 있고, 또는 반대로 자신이 임상시험 시작 전에 시험약이 효과가 좋을 것이라는 예상과 다르자 중간분석 이후에는 중간분석 이전과 임상시험을 수행하는 태도를 변경해서 시험약의 약효를 부풀리는 방향으로 편의를 일으킬 수도 있다.

또한 활성대조약을 사용하는 경우 활성대조약보다 효과가 좋지 않은 시험약을 사용하는 것을 꺼려할 가능성도 있다. 만일 독자들 중에 이러한 편의bias가 별로 중요한 편의가 아니라고 생각한다면, 그런 분들은 국제 가이드라인에 나오는 내용들을 무시하는 것으로서, 임상시험에 대한 지식 수준이 국제적 수준에 도달했다고 보기 어렵다고 생각한다.

(2) 중간분석 전과 후의 피험자 구성이 달라지는 경우

중간분석 중 특정 피험자 집단에서 약효가 아주 좋거나 아주 나쁘면, 중간분석 후에는 그 특정 집단을 더 많이 임상시험에 참여시키거나 또는 덜 참여하게 해서 편의가 발생할 수도 있다.

(3) 치료효과를 비교하는 과정에 편의 발생 가능성

이는 임상시험에서 이중맹검을 사용하는 것과 같은 원리이다. 중간분석의 결과는 임상시험 연구자에게 어떻게든 영향을 미쳐서, 중간분석 이후의 치료효과를 비교하는 과정은 중간분석 이전의 치료효과를 비교하는 과정과 미세하지만 다를 가능성이 있다. 이러한 이유들로 인하여 중간분석의 실시는 철저히 기밀로 진행되어야 한다(ICH E9 1998).

> The execution of an interim analysis should be a **completely confidential process** because **unblinded data** and results are potentially involved. **All staff** involved in the conduct of the trial should remain

blind to the results of such analyses, because of the possibility that **their attitudes to the trial will be modified** and **cause changes in the characteristics of patients to be recruited** or **biases in treatment comparisons**. This principle may be applied to **all** investigator staff and to staff employed by the sponsor except for those who are directly involved in the execution of the interim analysis. **Investigators should be informed only about the decision to continue or to discontinue the trial, or to implement modifications to trial procedures.**

맹검을 해제하는 중간분석 후에, 제약회사 직원들, 임상시험을 진행 중인 임상연구가(의사)와 간호원, 임상시험 모니터링 요원, CRO 직원들, 임상시험 디자인에 참여하고 무작위배정 코드를 만든 통계전문가들에게도 알려주는 내용은, 단지 그 임상시험을 계속할지 또는 중단할 것인지와 같은 사전에 임상시험계획서에 명기된 임상시험의 주요 요소의 변경 여부이다.

adaptive design에 대한 가이드라인도 맹검을 해제한 중간분석결과가 임상연구자(의사)들이 임상시험을 대하는 태도를 변화하게 할 수 있으며, 이러한 변화가 수행상의 편의 operational bias를 일으킬 수 있다고 다음처럼 지적하고 있다(FDA 2010b).

Many study adaptations call for unblinding of the analysts charged with implementing the planned design revisions. Access by these analysts to the **interim unblinded results** raises concern about the possibility that the analysts might **influence investigators in how they manage the trial, manage individual study patients, or make study assessments**, bringing into question whether trial personel have remained unequivocally objective.

예를 들어 이 절에서 3번째에 소개된, '맹검을 해제한 상태에서 얻은 중간분석에서의 시험약의 약효의 크기 추정치에 근거하여 표본크기를 다시 계산하는 디자인'의 경우를 살펴보자. 만일 중간분석을 실시한 이후에 더 많은 표본크기가 필요하다고 판단되어 표본크기를 증가시키는 경우에 이러한 결과가 각 임상연구자에게 통보될 수밖에 없다. 즉 원래는 각 임상연구자에게 20명의 피험자를 임상시험에 참여시켜 달라고 했다가 중간분석 이후에는 30명을 임상시험에 참여시켜달라고 하는 경우이다.

하지만 표본크기가 처음 계획보다 더 많이 필요하다는 사실은, 중간분석결과 시험약의 약효의 크기가 처음에 예상했던 것보다 작음을 의미하게 된다. 결국 이 경우 임상연구자는 시험약의 약효의 크기가 처음에 예상했던 것보다 작다는 알게 되고, 이는 수행상의 편의를 일으키게 할 수 있다.

이러한 수행상의 편의는 통계적 편의가 아니므로, 통계적인 방법으로는 수정이 불가능하다는 것이 큰 문제점이다. 즉 우리가 관측한 시험군과 대조군의 차이에는 시험약이 약효에 의한 차이와 편의에 의한 차이가 섞여 있게 되고, 이 둘을 통계학적으로 분리하는 것이 불가능하다는 것이다. 이 경우 심사기관으로서는 이러한 결과로부터 과학적이고도 객관적인

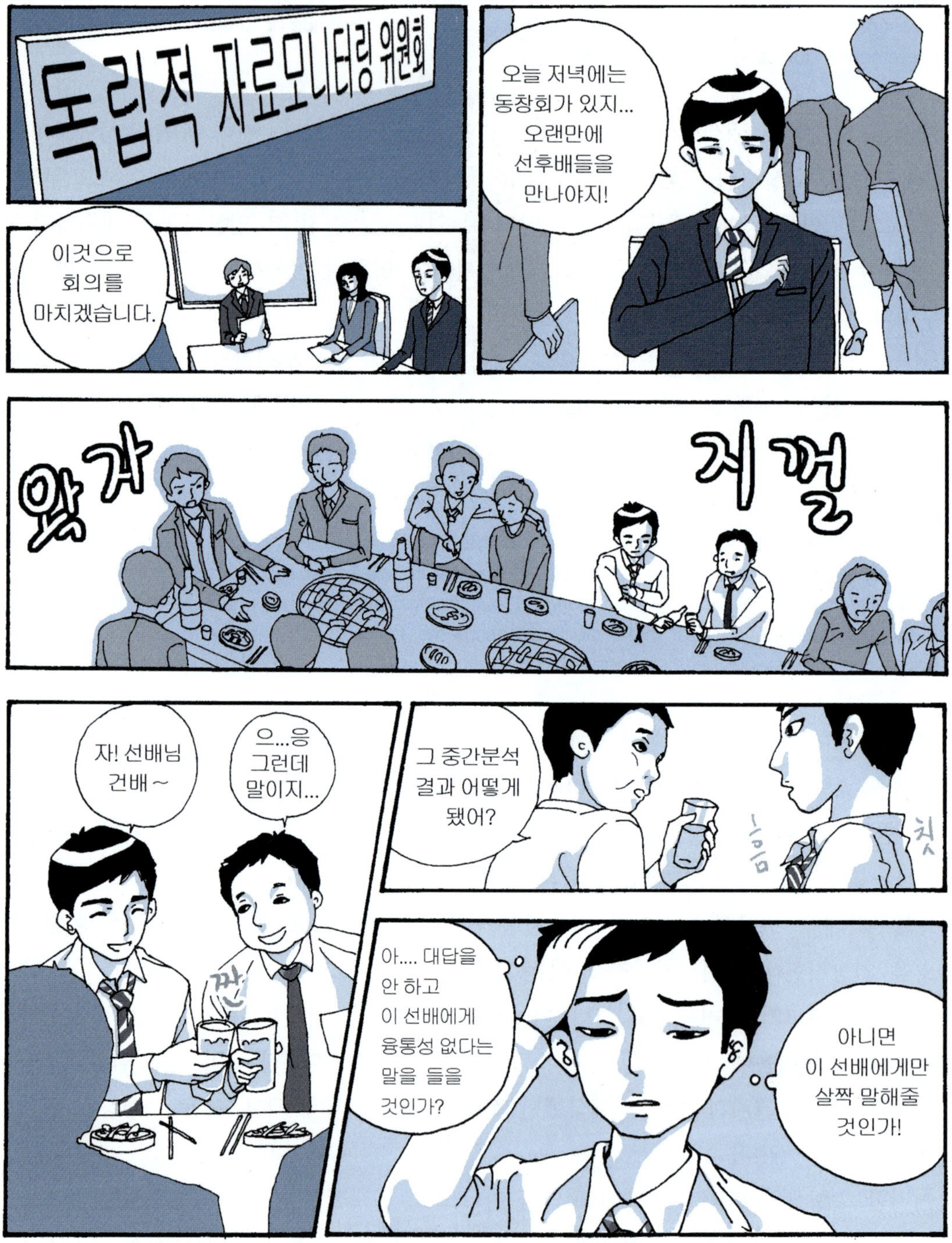
독립적 자료모니터링 위원회
이것으로 회의를 마치겠습니다.
오늘 저녁에는 동창회가 있지... 오랜만에 선후배들을 만나야지!
왁자
지껄
자! 선배님 건배~
으...응 그런데 말이지...
짠
그 중간분석 결과 어떻게 됐어?
흠
칫
아.... 대답을 안 하고 이 선배에게 융통성 없다는 말을 들을 것인가?
아니면 이 선배에게만 살짝 말해줄 것인가!

결론을 이끌어내기가 어렵게 된다(FDA 2010b).

Because operational bias is a nonstatistical source of bias, statistical methods cannot correct or adjust for this bias.

앞에서 맹검을 해제한 중간분석결과가 세어나가지 않는 것의 중요함을 강조하였다. 하지만 아무리 규정이 있고 표준작업절차SOP가 있다고 하더라도, 맹검을 해제한 중간분석결과를 알고 싶어 하는 경우에는 온갖 방법을 동원하여 알고자 할 수도 있다. 다음 신문기사는 경향신문 2012년 6월 5일자에 난 기사이다. 비록 임상시험과는 무관하지만 중요한 정보의 경우 알고 싶어 하는 측에서 온갖 인맥을 동원하여 알아내고자 한다는 사실을 보여주는 한 사례이다. 편의상 고유명사는 영어 알파벳으로 대체하였다.

〈A대학교가 B시와의 민사소송 과정에서 인맥을 동원해 재판부에 판결 결과를 미리 알려줄 것을 요청한 사실이 밝혀졌다. 이는 사법부의 중립과 독립성을 침해하는 행위라고 법조계는 비판했다.

의정부지법 고양지원 제1민사부 최모 부장판사는 지난 1일 원고 B시와 피고 학교법인 A대학교 간의 손해배상 청구소송 결심 선고공판에 앞서 A대학교 측의 '판결 결과 사전 귀띔' 요청 사실을 공개하며 강력히 경고했다.

최 부장판사는 "학교법인 A대학은 (선고일) 일주일 전부터 저의 고등학교 동문을 통해 판결 결과를 미리 귀띔해달라고 전화를 해왔다"며 "전통 명문 사학을 자처하는 학교에서 지금이 어느 시대인데 판결 선고 전에 결론을 채근하는 것이 가능하다고 생각하는지, 혹시 다른 사건에서도 그와 같은 방법으로 소송을 수행해온 것은 아닌지 참으로 개탄스럽다는 생각이 든다"고 밝혔다. 최 부장판사는 "정정당당하지 못한 (이런) 행동은 앞으로 항소심 이후에는 지양해주길 바란다"고 말했다.〉

핵심정리

adaptive design의 단점은 수행상의 편의인데, 맹검을 해제한 중간분석결과가 임상연구자에게 알려지면 임상연구자들이 임상시험을 대하는 태도가 달라지게 되며, 이러한 태도 변화가 바로 수행상의 편의를 일으키게 된다.

14.6.2 다중검정

미국 FDA가 염려하는 또 하나의 것은 다중검정에 따른 familywise type I error의 증가이다. familywise type I error의 원래 정의는 5%의 유의수준으로 검정을 여러 번 실시하면 모든 귀무가설이 참임에도 불구하고 적어도 하나의 귀무가설을 기각하게 되는 오류인데, 신약개발을 위한 임상시험에서는 그 의미가 시험약은 사실 유의하지 않지만 5% 유의수준으로 여러 번 검정하다 보니 그 중에 한 번 우연하게 유의한 결과가 나와 시판허가를 주게 되는 오류이다.

임상시험을 디자인할 때, 용량, 피험자 모집단, 1차 유효성 평가변수, 1차 유효성 평가변수 평가시점, 분석방법 등과 같은 임상시험 디자인의 여러 요소들을 선택하여야 한다. 전통적인 임상시험 디자인에서는 이러한 선택들이 임상시험 **이전에** 결정되기 때문에 편의bias 발생을 막을 수 있다.

하지만 adaptive design에서는 이러한 선택들이 중간분석결과에 근거하여 임상시험 도중에 이루어지므로, 당연히 가장 자신에게 유리한 옵션을 선택할 것이다. 여기서 다중검정의 문제가 발생한다. 저자는 8.5절에서 확증적 분석에서 여러 결과 중에 자신에게 유리한 결과를 고를 기회가 있는 경우에 다중검정으로 인한 제1종 오류 증가를 보정해주어야 한다고 지적한 바 있다.

제약회사 입장에서 볼 때 adaptive design이 매력적인 이유는 중간분석 이후 자신들에게 유리한 방향으로 임상시험 디자인을 변경할 수 있다는 것인데, 세상에 공짜는 없다. 여러 가지 옵션 중에 자신에게 유리한 것을 선택할 기회가 있다면 이에 따른 대가도 반드시 치러야 한다. 그렇지 않으면 제1종 오류(약효 없는 시험약을 약효 있다고 잘못 판단하는 오류)가 증가하게 된다. 그러므로 여러 가지 옵션 중에 제약회사에게 유리한 옵션을 선택할 기회가 있을 경우에는 다중성을 보정하여 제1종 오류를 보정해주는 방법을 임상시험계획서에 사전에 명시해야만 한다(FDA 2010b).

> Design of a clinical study calls for the selection of design features (e.g., dose, population, endpoint, timing of the endpoint, analysis method) from among multiple possibilities. For a conventional design study, the choices are usually made before enrolling the first study subject and before any study results are seen, which contributes to avoiding bias. Where there is the opportunity to choose a study result from among the results on many endpoints, study groups, or data time points, it is well recognized that bias is introduced because of the opportunity to choose the successful result from among the multiplicity of options. In this circumstance an approach to controlling the type I error rate should always be used.

하지만 어떤 adaptive design에서는 여러 가지 옵션 중에 자신에게 가장 유리한 결과를 선택하는 것이 제1종 오류를 증가시킨다는 것이 잘 이해가 되지만, adaptation이 복잡한 단계에서 이루어지는 adaptive design에서는 이러한 문제점을 어떻게 통계학적으로 보정해야 하는지를 파악하는 것이 어려운 경우도 있을 수 있다. 이런 경우에는 어떻게 해야 통계적으로 타당한 결과를 이끌어낼 수 있는지 알기 어렵게 되는 것이 미국 FDA가 염려하는 사항이다(FDA 2010b).

> Inherent most adaptative designs are choices made from among multiple candidates (e.g., doses,

population subsets, endpoints) after the study begins and at one or multiple time points during the study. Often the decisions are based on unblinded examination of interim study results. These adaptation choices create multiple opportunities to "succeed" in showing a treatment effect, with greater likelihood of dosing so than when there are no adaptation opportunities. This bias inherent in this multiplicity may be readily recognized, but in complex cases may be difficult to understand and account for with statistical adjustments.

만일 제약회사가 맹검을 해제하여 중간분석을 해 본 후, 가장 유리한 결과를 선택하기 위하여 시점, 공변량, 평가변수 등을 **사전에 임상시험계획서에 명기되지 않은 옵션 중에 선택한다고 가정해보자.** 여러 가지 옵션 중에 자신에게 가장 유리한 것을 선택함으로써 발생한 제1종 오류 증가를 보정하기 위해서는 **몇 개의 옵션 중에 자신에게 가장 유리한 것을 선택했는지를 아는 것이 필수적**이다.

예를 들어, k개의 옵션이 있었고, Bonferroni 방법으로 제1종 오류 증가를 보정한다면 유의수준은 0.05/k로 줄어들 것이다. **하지만 사전에 임상시험계획서에 명기되지 않은 옵션 중에 하나를 선택했다면 도대체 몇 개의 옵션 중에 자신에게 가장 유리한 것을 선택했는지 알 길이 없다.** 모든 가능한 경우를 다 세어보는 것은 불가능하기 때문이다. 그러므로 이 경우에는 통계학적으로 제1종 오류 증가를 보정할 길이 없다. 사실 이러한 디자인은 adaptive design이 아니다. 14.1절의 adaptive design의 정의에 의하면 중간분석 후에 택할 수 있는 옵션도 모두 사전에 임상시험계획서에 명기해야만 하기 때문이다. 이러한 디자인으로부터 얻어진 결과로부터는 과학적으로 타당한 결론을 이끌어낼 길이 없다(FDA 2010b).

Related to statistical multiplicity, but distinct because it is not possible to enumerate the universe from which choices are made, is the situation in which a sponsor chooses a particular analysis (e.g., time point, subset, covariates, endpoint) after an unblinded, not prospectively specified exploration of the study data to identify the analysis that provides the most favorable result. A study where this occurs cannot be regarded as an adequate and well-controlled effectiveness study and is outside the scope of adaptative design studies discussed in this document, where all adaptative choice options are prospectively specified.

핵심정리

중간분석 이후에 여러 가지 옵션 중 자신에게 유리한 것을 고를 기회가 있다면 다중성을 보정해주어야만 한다.

14.6.3 사전에 예상하지 못한 일이 일어날 수 있다

adaptive design의 핵심은 취할 수 있는 adaptation의 옵션들을 사전에 임상시험계획서에 명기해야 한다는 점이다. 14.1절에서 살펴본 adaptive design의 정의는 다음과 같다(FDA 2010b).

> An adaptive design clinical study is defined as a study that includes a **prospectively** planned opportunity for modification of one or more specified aspects of the study design and hypotheses based on analysis of data (usually interim data) from subjects in the study.

하지만 아무리 사전에 철저히 준비하여 임상시험계획서를 잘 작성한다고 해도, 막상 임상시험을 시작해보면 미처 생각하지 못한 문제가 발생하여 임상시험계획서를 변경해야 하는 경우가 발생할 수 있다. 우리는 경험상 임상시험 시작 후에 임상시험계획서 변경을 하는 경우가 일정 비율 발생한다는 것을 알고 있다. 이 말은 adaptive design의 경우에도 임상시험 시작 후에 임상시험계획서를 변경하는 일이 생길 수도 있음을 의미한다. 만일 이런 일이 발생하면 이는 adaptive design의 기본 원칙인 adaptation의 옵션들을 사전에 임상시험계획서에 명기해야 한다는 원칙에 어긋나게 된다. 실제 이러한 일이 발생하면 그 결과를 과학적으로 타당하게 해석하는 일이 어려울 수도 있다.

또 다른 예로는 맹검을 해제하는 중간분석 또는 맹검을 해제하지 않는 중간분석을 이용하던 표본크기 재계산을 들 수 있다. 이 경우 중간분석결과로부터 표본크기를 재계산해보니 엄청나게 많은 표본크기가 나올 수도 있다. 이 경우 제약회사 입장에서는 차라리 임상시험을 중단하고 싶을지도 모른다. 하지만 원칙에 의하면 임상시험계획서에 사전에 적힌 대로 표본크기 재계산에서 나온 표본크기대로 임상시험을 수행해야 하는 문제가 발생할 수도 있다. 반면에 맹검을 해제하는 중간분석을 이용하는 경우에는 중간분석에서 얻어진 시험약의 약효의 크기가 너무 작아 임상적으로 유의하지 않을 수도 있다. 이 경우 시험약의 약효의 크기가 너무 작기 때문에 엄청나게 많은 표본크기를 추가로 모집해야 할 뿐만 아니라, 그 시험약의 약효의 추정치가 임상적으로 의미가 없는데 임상시험을 계속해야 하는가 하는 문제에 봉착할 수 있다.

14.7 표준작업지침서SOP의 중요성

adaptive design이 성공하기 위해서는 완벽하게 작성된 임상시험계획서 이외에도 사전에 작성된 다양한 표준작업지침서SOP가 있어야 한다. 표준작업지침서에 대해서는 3.8절에서 살펴본 바 있다. 그 표준작업지침서에는 누가 중간분석을 수행하고, 누가 임상시험의 주요 요소를 변경하는지를 명시해야 한다. 또한 그 표준작업지침서에는 맹검을 해제한 자료에 접근하는 것을 엄격하게 통제하기 위하여, 이러한 임상시험의 수행에 관련된 모든 과정과 모니터링을 누가 할 것인지를 명시해야 한다(FDA 2010b).

In addition to the full documentation required for a study protocol, there should be comprehensive and prospective, written standard operating procedures (SOPs) that define who will implement the interim analysis and adaptation plan, and all monitoring and related procedures for accomplishing the implementation, providing for the strict control of access to unblinded data (see the DMC guideline).

이러한 표준작업지침서는 다음을 포함해야 한다(FDA 2010b).

(1) 누가 중간분석을 수행할 것인지, 그리고 누가 중간분석결과에 접근해도 되는지.
(2) 중간분석결과에 접근하는 것을 어떻게 통제하고, 어떻게 이를 증명할지, 그리고 중간분석을 어떻게 수행할 것인지. 예를 들면 중도탈락이나 결측치 같은 값들은 어떻게 처리할 것인지.
(3) 어떻게 임상시험의 주요 요소들을 변경할 것인지.

This written documentation should include (1) identification of the personnel who will perform the interim analyses, and who will have access to the interim results, (2) how that access will be controlled and verified, and how the interim analyses will be performed, including how any potential irregularities in the data (e.g, withdrawals, missing values) will be managed, (3) how adaptation decisions will be made.

표준작업지침서에 기술되어야 하는 다른 이슈들은 다음과 같다(FDA 2010b).

(1) 표준작업지침서를 수행하는 데 예상되는 장애물이 있는지의 여부
(2) 표준작업지침서가 잘 지켜졌는지의 여부를 어떻게 문서화할 것인지, 그리고 어떻게 모니터할 것인지.
(3) 어떤 상황 아래에서 어떤 정보가 독립적 자료모니터링위원회로부터 제약회사나 임상연구자에게 전달되어도 되는 것인지.

Other issues that should be addressed in these SOPs are (1) whether there are any foreseeable impediments to complying with the SOPs, (2) how compliance with the SOPs will be documented and monitored, and (3) what information, under what circumstances, is permitted to be passed from the DMC to the sponsor or investigators.

표준작업지침서에 따르면, 모든 위원회가 무엇을 검토했고, 논의하고, 결정한지에 대한 회의록을 문서로 남겨야 한다. 제약회사는 나중에 사전에 계획한대로 모든 것을 잘 준수했는지를 확인할 수 있도록 하기 위하여 이러한 모든 기록을 보관하는 절차를 미리 계획해야만 한다. 마찬가지로 실제 중간분석결과와 중간분석에 사용된 데이터베이스가 안전하게 보관

되어야만 한다(FDA 2010b).

> The planned operating procedures should call for written minutes of all committee meeting that describe what was reviewed, discussed, and decided. Sponsors should plan for procedures to maintain these records in a secure manner with restricted access to enable post-study review of adherence to the prospective process. For the same purpose, the actual interim analysis results and a snapshot of the database used for that interim analysis and adaptation decision should also be retained in a secure manner.

전통적인 임상시험에서도 표준작업지침서SOP의 역할은 중요하다. 하지만 adaptive design은 전통적인 임상시험보다 훨씬 더 복잡하므로 더 다양한 표준작업지침서가 필요하게 된다. 표준작업지침서와 관련된 중요한 이슈는 3.7절에서 살펴본 바와 같이 임상시험은 무감독시험에 비유할 수 있다는 것이다. 실제 표준작업지침서가 있더라도 그 표준작업지침서들을 잘 준수했는지 심사기관이 일일이 확인하기는 어렵다. 전통적인 임상시험에서도 표준작업지침서를 준수하는 일은 중요하다. 하지만 adaptive design에서 표준작업지침서를 준수하는 일은 더욱 중요하다. 그 이유는 **adaptive design에서 표준작업지침서를 준수하지 않았을 때 발생할 수 있는 편의**bias**와 잘못된 결과는, 전통적인 임상시험에서 표준작업지침서를 준수하지 않았을 때 발생할 수 있는 편의와 잘못된 결과보다 더 심각할 수 있기 때문이다.**

3.7절에서 살펴본 바와 같이 불행하게도 우리나라는 표준작업지침서SOP를 잘 준수하지 않는 문화를 가지고 있다. 표준작업지침서를 지키려고 하면 융통성 없는 사람이라는 말을 듣기 쉽다. "좋은 것이 좋은 것 아니냐." "시간도 없는데 왜 이리 일을 복잡하게 하느냐"라는 말을 듣기 쉽다. 표준작업지침서를 잘 준수했는지 어떻게 평가할 것이며, 만일 어긴 경우 어떠한 처벌이 있는지를 명확하게 하여야 한다. 이 모든 것이 서양문화에 기초한 것이다.

핵심정리

(1) adaptive design이 성공적으로 수행되기 위해서는 많은 표준작업지침서가 필요하다.

(2) 표준작업지침서가 잘 준수되었는지의 여부에 대해 제약회사와 심사기관 간에 높은 신뢰관계가 필요하게 된다.

14.8 adaptive design이 성공하기 위한 조건들

14.8.1 평소에 무작위배정 코드를 엄격하게 관리하는 것

심사기관 입장에서는 평소 전통적인 임상시험에서 맹검이 해제되지 않고 무작위배정 코드를 엄격하게 관리하고 있다는 확신이 필요할 것이다. 그 이유는 adaptive design의 핵심은 중간분석에서 맹검을 해제하느냐 또는 해제하지 않느냐이고, 만일 해제하는 경우에는 중간분석의 결과가 세어나가지 않도록 어떻게 관리하느냐가 핵심 이슈이기 때문이다.

반면에 제약회사 입장에서는 그 회사에서는 평소 전통적인 임상시험에서도 무작위배정코드를 엄격하게 관리하여 임상시험 관리기준KGCP를 잘 준수하고 있다는 것을 보여주어서 심사기관으로부터 신뢰를 얻어야 한다. 이러한 신뢰를 쌓은 제약회사는 adaptive design으로 임상시험을 계획해서 승인을 요청해도, 심사기관으로서는 덜 부담스러울 것이다.

14.8.2 임상시험 자료관리를 선진국 수준으로 수행하는 것

3.1절에서 임상시험 자료관리의 중요성을 강조했지만, 필자는 다시 한 번 임상시험 자료관리clinical data management의 중요성을 강조하고 싶다. 자료가 잘못되거나 자료를 신뢰할 수 없다면 그런 자료를 통계분석하는 의미가 없기 때문이다. 사실은 의미가 없는 정도가 아니라, 이 경우는 통계학이 오히려 신뢰할 수 없는 결과를 더욱 신뢰하도록 만드는 결과를 초래하게 되어 통계학 오용의 사례라고 생각할 수 있다. 왜 그럴까?

그 이유는 통계비전공자들은 자료관리의 중요성을 잘 모르기 때문에, 자료들은 어련히 알아서 정확히 관측되었고 정확히 기록되고 정확히 보존되었다고 생각한다. 그래서 '어렵고 복잡한' 통계방법으로 분석을 해 온 것을 보면, 통계분석방법을 이해할 수 없기 때문에 "어려운 통계방법으로 분석해 왔으니 당연히 결과는 맞겠지"라고 생각하기 쉽기 때문이다. 하지만 다시 한 번 강조하지만 잘못된 자료를 통계분석하면 잘못된 결과가 나올 뿐이지, 통계분석 절차가 잘못된 자료까지 바르게 수정하여 분석해주는 것은 아니라는 점을 명심해야 한다.

참고로 통계에 대해 잘 알려진 다음의 농담을 새겨들을 필요가 있다. 세상에는 세 가지 거짓말이 있다는 것이다. '첫째는 거짓말, 둘째는 새빨간 거짓말, 세 번째는 통계'라는 내용이다. 자료가 잘못되거나 자료를 신뢰할 수 없다면, 그런 자료는 차라리 통계분석조차 하지 말아야 한다. 그런 자료를 통계분석하는 순간, 통계학은 오히려 '거짓말'하는 데 일조하는 역할을 하게 되는 것이다.

나는 임상시험 자료관리 전문가가 아니라서 자세히는 모르지만, 임상시험 자료관리를 세계적인 수준으로 수행하는 데는 당연히 많은 비용이 소요될 것이다. 하지만 임상시험 자료관리를 선진국 수준으로 하지 않으면서 선진국에서도 극히 일부에서 수행되는 adaptive design을 하겠다는 말은, 일차 방정식도 잘 풀지 못하면서 미적분 문제를 풀겠다는 말이나 다름없다. 그 이유는 임상시험 자료관리는 모든 임상시험에서 반드시 필수적으로 지켜져야 할 기본 조건이기 때문이다. 외국의 다국적 제약회사들은 이러한 기본 조건을 다 만족시키고 있으므로, 더 높은 수준의 adaptive design을 수행해보고자 하는 것이다. 그러니 우리도 adaptive design을 수행하고 한다면 먼저 임상시험 자료관리부터 철저히 수행해야 할 것이다.

14.8.3 왜 선진국에서 adaptive design에 대한 연구가 활발한지 그 이유를 이해할 필요가 있다

몇 년 전부터 미국 FDA에서는 critical path에 대한 논의가 활발히 이루어졌고, 구체적인 방안으로 여러 가지 논의가 시작되었는데 그 중에 한 가지가 adaptive design이었다. 그런데 미국 FDA에서 critical path에 대한 논의가 활발하게 이루어진 이유는, 미국에서는 과거 10년간 신물질 신약의 3상 임상시험의 실패율이 거의 50%나 되었기 때문이다. 많은 시간과 비용을 투자하고도 이런 높은 실패율이 나오자 이를 좀 더 개선해보고자 하는 시도가 바로 critical path이고, adaptive design은 그 중의 한 주제로 활발하게 논의하게 된 것이다. 우리는 미국에서 adaptive design에 대한 논의가 활발하게 된 배경이 바로 3상 실패율이 50%나 될 만큼 높은 데 있다는 점을 명심하여야 한다.

자 그렇다면 우리나라에서는 과연 3상 임상시험의 실패율이 얼마나 될까? 미국처럼 50%나 된다면 미국처럼 adaptive design에 대해 논의를 활발하게 하여야 할 것이다. 정확한 통계는 없지만 내 개인적인 추측으로는 우리나라에서 3상 임상시험의 실패율은 낮은 편이다. 사람들 중에는 임상시험 실패율이 낮을수록 더 좋은 것이 아니냐고 반문할 수도 있다. 하지만 4.11절에서 이미 지적한 바와 같이 검정력을 80%로 하여 표본크기를 정한다면, 적어도 20%의 임상시험은 실패해야 통계적 논리에 맞는다. 만일 임상시험 실패율이 20%보다 낮다면, 사실은 편의bias가 발생하여 제1종 오류(약효 없는 시험약을 시판허가를 내주는 오류)를 5% 이상 범하고 있을 가능성이 있다. 어쨌든 만일 우리나라 3상 임상시험 실패율이 매우 낮고, 이러한 이유가 제1종 오류가 5%보다 커져서 생기는 일이 아니라면, 우리나라에서는 임상시험에 투자한 시간과 비용이 매우 효율적으로 사용되었음을 알 수 있다. 그런데도 adaptive design을 도입하여 더 효율을 높여야 하는가 하는 생각을 하게 된다.

또 하나 지적하고 싶은 것은 미국과 유럽에서는 동일한 3상 임상시험을 두 번 수행하여 두 번 모두 각각 5% 유의수준에서 유의한 결과가 나와야만 시판허가를 내주고 있다. 그렇기 때문에 첫 번째 3상 임상시험을 adaptive design으로 수행해도, 두 번째 임상시험을 전통적인 임상시험으로 수행하면서, 혹시라도 adaptive design에서 생길 수 있는 수행상의 편의operational bias를 확인할 수 있는 제도적 장치가 마련되어 있다. 반면에 우리나라는 3상 임상시험을 한 번만 수행하기 때문에 수행상의 편의를 확인할 제도적 장치가 미흡한 실정이다.

마지막으로 지적하고 싶은 것은 요즘 아무리 국제학회나 국제학술지에서 adaptive design에 대한 이야기가 많이 나와도 실제로는 전통적인 임상시험의 수가 adaptive design의 수보다 훨씬 더 많다는 점이다. 뿐만 아니라 세계적으로 유명한 약들은 많은 경우 전통적인 임상시험으로 개발되었다. 다시 말하면 **adaptive design을 사용하지 않는다고 하여 세계적인 신약을 개발 못하는 것이 아니라는 점이다.**

14.8.4 독립적 자료모니터링위원회가 잘 운영되는 것

adaptive design이 성공적으로 수행되기 위해서는 독립적 자료모니터링위원회가 잘 운영되어야 할 것이다. 15.7절에서는 실제 독립적 자료모니터링위원회 운영에서 발생할 수 있는 이슈들을 살펴보았다.

14.9 임상시험의 기밀유지원칙이 깨진 사례

앞에서 adaptive design을 수행하기 위해서는 중간분석이 필수적인데, 중간분석에는 맹검을 해제하지 않는 중간분석과 맹검을 해제하는 중간분석이 있다고 설명한 바 있다. 또한 adaptive design의 가장 큰 약점은 이러한 중간분석 도중에 수행상의 편의operational bias가 발생할 가능성이 크다고 지적하였다. 예를 들면, 맹검을 해제하는 중간분석에서는 시험약과 대조약의 효능과 안전성을 비교한 정보가 중간분석에 참여하지 않은 사람들에게는 알려지지 않도록 철저하게 관리해야 한다. 이를 위하여 규정을 만들거나 표준작업지침서SOP을 만들어야 한다고 되어 있는데, 과연 규정이나 표준작업지침으로 수행상의 편의를 확실하게 막을 수 있을까 하는 의문이 들 수 있다.

3.7절에서 "임상시험은 무감독시험에 비유될 수 있다"고 임상시험의 핵심을 지적한 바 있다. 즉 임상시험이란 임상시험의 수행을 심사기관이 바로 옆에서 지켜보면서 관리 감독하는 것이 아니라는 점이다. 그렇기 때문에 임상시험결과에 많은 경제적 이익이 관련된 경우에는 더욱 더 수행상의 편의가 발생할 가능성이 커지게 된다.

실제로 미국에서는 임상시험에 있는 규정이나 표준작업지침서SOP를 어기고 시험약의 효과에 대한 기밀을 누설하는 일들이 실제로 벌어진 적이 있고, 주요 언론에 소개된 바 있다. 다음은 2005년 8월 7일 The Seattle Times에 'Selling Drug Secrets'라는 제목으로 실린 기사내용을 요약한 것이다. 기사 원문은 구글에서 쉽게 검색할 수 있다. 아래의 기사를 통해 알 수 있는 점은 임상시험이 무감독시험처럼 수행되고, 임상시험에 많은 경제적 이익이 연관되어 있는 한, 단순히 규정이나 표준작업지침서SOP만으로는 수행상의 편의를 막는 것이 쉽지 않을 것이라는 점이다.

〈시험약을 연구하는 의사들은 제약회사가 최종결과를 공표할 때까지는 그들의 임상시험결과를 누설하여서는 안 되며 누설하지 않겠다고 서약한다. 하지만 월가Wall street에 있는 금융회사들은 최종결과가 공표되기 전에 연구진행 상황을 알 수 있는 방법을 발견한 것 같다. 연구를 진행하는 의사들에게 돈을 주고 연구진행 상황을 누설하도록 하는 것이다. Seattle Times의 조사에 따르면 지금까지 연구진행 중인 의사들이 연구 기밀사항을 월가에 누설한 경우를 적어도 26번 찾아냈다. 이처럼 연구 기밀사항을 누설하는 일에는 캘리포니아 주립대학이나 펜실베니아 대학과 같은 일류대학의 의사들과 Citigroup Smith Barney, UBS, Wachovia과 같은 금융회사들이 연루된 것으로 밝혀졌다. 26번의 사례 중 24번의 사례에서, 누설된 연구 기밀사항을 획득한 월가의 금융회사들이 자신들의 고객에게 특정 제약회사의 주식을 사거나 팔라는 조언이 담긴 보고서를 발행한 것으로 드러났다.

월가에 있는 사람들 말에 의하면 이러한 시험약에 대한 기밀을 파는 행위는 널리 퍼져 있다고 한다. 시험약에 대한 기밀을 파는 일들은 헤지펀드로부터 시작되었다. 헤지펀드는 주식가격이 심하게 변동하는 것을 이용하는 매우 공격적인 전략을 사용하여 돈을 버는데, 변동이 심한 바이오기술 산업은 그러한 기회를 많이 제공한다. 시험약에 대한 기밀정보는 그 작은 바이오기술 회사의 주식이 급상승하거나 급하락할 것을 예상하게 해주므로, 기밀정보의 가치는 대단한 것이 된다.

이러한 기밀정보는 매우 중요하기 때문에 일부 금융회사들은 이러한 정보를 사기 위해 1년에 백만 달러 이상을 중개자에게 지출하는 것으로 알려져 있다. 중개자들은 월가의 금융회사들과 임상시험에 참여 중인 의사들을 연결시켜 주는 역할을 한다. 그 중 가장 큰 중개자의 말에 의하면, 6만 명 정도의 의사가 이러한 정보를 월가에 제공할 의향이 있으며, 6만 명이라는 숫자는 3년 전에 비하여 두 배가 되었다고 한다. 의사들은 금융회사에 정보를 제공하는 대가로 시간당 300에서 500달러를 받는 것으로 알려져 있다. 일부 의사들은 그런 일로 일 년에 수만 달러를 벌어들이기도 한다고 한다. 제약회사들은 임상시험에 참여한 일부 의사들이 기밀정보를 누설하는 것을 알지만, 임상시험을 수행하는데 그 의사들에게 크게 의존하기 때문에 그 의사들에게 어떠한 조치도 취하지 못한다고 한다. 시험약이 성공할지 실패할지를 미리 아는 사람들은 주식을 쌀 때 사거나 비쌀 때 팔아서 쉽게 많은 돈을 벌 수 있는 반면, 이러한 기밀정보를 모르는 선의의 투자자는 피해를 보게 된다. 또한 현재 진행 중인 임상시험에 대한 기밀정보를 누설하는 행위는 임상시험 결과에 대한 편의bias를 초래하게 되는데, 이는 전체 사회에 대한 막대한 피해를 초래하게 된다. 만일 시험약의 효과를 부풀리는 방향으로 편의가 발생하면, 약효 없는 시험약이 시판허가를 받을 가능성이 높아지게 된다. 이는 전체 국민에게 막대한 손해를 입히게 된다. 만일 시험약의 효과를 줄이는 방향으로 편의가 발생하면 그 시험약이 실제 효과가 있음에도 불구하고 시판허가를 받을 가능성이 줄어들게 되어, 그 질병을 앓고 있는 환자들에게 피해가 돌아가게 된다.

월가의 금융회사들이 현재 진행 중인 임상시험에 대한 기밀사항을 알아내는 방법은 여러 가지가 있지만 다음 세 가지 방법에 주목할 필요가 있다.

첫 번째 방법은 임상시험이 종료되었으나 아직 최종 보고서가 발표되지 않은 시점에 월가의 금융회사들이 임상시험에 참여한 의사들에게 전화를 걸어 결과를 물어보는 방법이다. 실제 2002년 Isis Pharmaceuticals라는 제약회사가 폐암 치료제 Affinitak에 대한 임상시험을 수행하였을 때, 최종 결과 보고서가 나오기 일주일 전부터 주가가 20% 이상 곤두박질쳤다. 나중에 알고 보니 임상시험에 참여한 의사들이 기밀유지서약을 어기고 월가의 금융회사에 기밀정보를 알려주어서 발생한 일이라는 것이 밝혀졌다.

두 번째 방법은 임상시험들이 이중맹검double-blinded으로 진행되는 경우 사용된다. 현재 대부분의 3상 임상시험은 이중맹검으로 수행된다. 이중맹검으로 임상시험이 진행되면, 피험자와 의사 모두 피험자들이 시험약을 투여 받는지 혹은 대조약을 투여 받는지 모르는 상태로 임상시험이 진행되게 된다. 하지만 어떤 시험약의 경우에는 특정한 부작용으로 어느 피험자가 시험약을 투여 받았는지를 알 수 있는 경우가 있다. 예를 들어, 결장암 치료약인 ImClone's Erbitux의 경우 이 약은 발진rash을 유발한다. 임상시험이 진행되고 있던 중에 월가의 금융회사들은 임상시험에 참가 중인 의사들에게 전화를 걸어 돈을 지불하면서 발진 증상을 보인 환자들의 종양 크기가 줄어들었는지를 물어보았다. 금융회사들은 여러 의사들에게 물어본 정보를 모아서 종합하여 그 시험약의 성공 여부를 정확하게 예측하였다.

세 번째 방법은 임상시험 도중에 이중맹검이 해제되어 시험약과 대조약의 안전성을 비교한 완벽한 자료를 검토한 의사들로부터 자세한 정보를 얻는 방법이다. 안전성에 대한 우려가 있는 임상시험에서는 DSMBdata safety monitoring board라는 조직을 만드는 경우가 흔하다. DSMB는 임상시험에 참여하는 의사들과는 독립적인 의사들로 이루어지며 임상시험 도중에 피험자들의 안전을 검토하게 되어 있다. DSMB에 있는 의사들은 만일 시험약이 심각한 부작용을 보이면 임상시험을 중지시켜야 하는 역할을 수행해야 하므로, 이중맹검 상태가 아니게 된다. 즉, 어느 피험자가 시험약을 투여 받았는지 대조약을 투여 받았는지를 다 알도록 한다. 그러므로 DSMB에 있는 의사들로부터 시험약과 대조약의 안전성에 대한 완벽한 자료를 얻을 수 있다. 이는 물론 규정에 어긋나는 일이지만, 2005년 폐고혈압 치료제인 Thelin에 대한 임상시험에서 펜실베니아 대학의 Palevsky 교수가 이런 기밀정보를 누설한 사례가 발생하였다.

14.10 adaptive design에 대한 개인적인 견해

이 절에서는 adaptive design의 특징들을 살펴보았다. 필자는 adaptive design의 장점보다는 조심해야 할 점을 더 강조한 면이 있다. 그 이유는 장점은 너무나 눈에 잘 띄어 누구나 쉽게 이해할 수 있는 반면, 단점은 눈에 잘 띄지 않기 때문이다. 그리고 사전에 여러 주의할 사항들을 숙지해두지 않으면 나중에 임상시험이 종료되고 나서 과학적으로 타당한 결론을 이끌어내기가 어려울 수도 있기 때문이다. 이러한 글들로 인하여 독자들이 필자는 adaptive design의 사용에 반대한다고 오해할 수도 있으리라 생각된다.

하지만 본인은 adaptive design의 사용에 반대하지 않는다. 오히려 adaptive design이 잘못 수행될까봐 사전에 우리가 주의를 기울여야 하는 점들은 무엇인지를 짚어보고 싶었던 것이다. adaptive design이 잘 수행되기 위하여 임상시험 중에 맹검이 철저히 유지되고, 표준작업지침서SOP들은 철저히 준수되며, 자료들은 엄격한 임상시험 자료관리 규정에 의하여 관리되고, 중간분석에 임상통계전문가들이 참여하여 고급 통계기법을 마음껏 사용해볼 수 있다면, 우리나라 임상시험의 전반적인 수준이 크게 향상되는 바람직한 결과를 낳을 것이다.

15장 독립적 자료모니터링위원회

15.1 서론

이 장 내용의 대부분은 독립적 자료모니터링위원회Independent Data Monitoring Committee에 대한 우리나라 심사기관이 발행한 가이드라인에 기초하여 작성되었다(식품의약품안전처 2009).

먼저 'sponsor'라는 용어의 의미를 먼저 설명하고자 한다. 임상시험에 대한 여러 국제가이드라인뿐만 아니라 독립적 자료모니터링위원회에 대한 우리나라 심사기관이 발행한 가이드라인도 'sponsor'라는 용어를 흔히 사용하고 있다. sponsor는 임상시험을 시작 및 관리하며 심사기관과 신약개발 과정에 대해 소통하고, 임상시험 종료 후에는 시험약의 시판허가를 심사기관에 요청하는 단체이다. 다르게 표현하면 sponsor란 임상시험을 통하여 신약을 개발하고자 하는 주체이다. 선진국의 경우에는 sponsor로 제약회사, 정부기관, 학술기관, 사설기관 등이 된다. 하지만 우리나라에서는 sponsor란 거의 대부분 제약회사를 의미한다. 그리고 sponsor란 우리말로 '의뢰자'라고 번역되는데, 그리 익숙한 용어가 아니다. 그래서 이 장뿐만 아니라 이 책에서는 sponsor를 제약회사로 기술하였다.

임상시험에 대한 최종책임은 제약회사에게 있으나, 각 시험의 특정 영역을 감시하는 기능을 수행하는 다양한 집단들이 있는데, 이를 나열하면 다음과 같다.

(a) 독립적 자료모니터링위원회

독립적 자료모니터링위원회Independent Data Monitoring Committees, IDMC는 자료 및 안전성 모니터링 위원회Data and Safety Monitoring Boards, DSMB라고도 불리며 임상시험 외부의 독립적인 전문가로 구성된 집단으로 임상시험의 과정, 안전성 데이터, 그리고 필요할 경우 1차 유효성 평가변수에 대한 중간분석결과를 평가한다.

이런 일을 수행하기 위해서 독립적인 자료모니터링위원회는 임상시험을 수행하는 동안에 맹검을 해제 상태로 중간분석결과를 검토하게 되고, 이러한 검토를 바탕으로 제약회사에게 임상시험의 중요한 특징의 변경, 임상시험의 지속적 수행, 또는 임상시험의 중단에 관련된 권고사항을 제공한다.

독립적 자료모니터링위원회가 아래에 나열된 임상시험의 특정 영역을 감시하는 다른 집단들과의 차이는 **맹검이 해제된 채로** 안전성과 유효성에 대한 중간분석결과를 평가함으로써, 시험약이 대조약에 비해 효과가 얼마나 좋은지 또는 나쁜지, 시험약이 대조약에 비해 얼마나 더 안전한지 아니면 그렇지 않은지를 평가할 수 있게 된다. 따라서 임상시험 외부의 독립적인 전문가로 구성된 집단인 독립적인 자료모니터링위원회를 수립, 운영함으로써 피험자의 안전과 임상시험의 과학적 타당성을 극대화할 수 있게 된다.

(b) 임상시험심사위원회Institutional Review Board, IRB

임상시험심사위원회는 의료계 및 비의료계 구성원으로 이루어지며 사람을 대상으로 하는 모든 임상시험은 임상시험심사위원회의 검토를 의무적으로 받아야 한다. 임상시험심사위원회는 시험대상자의 위험을 최소화하고 임상시험의 이득을 고려할 때, 임상시험의 잠재적 위험성이 타당한지를 검토하게 된다. 또한 임상시험계획서를 검토하고 임상시험에 대한 적절한 배경 정보, 동의서, 임상시험에 관한 내용을 피험자에게 알릴 계획, 기타 임상시험의 절차나 임상시험 규정 등을 검토하게 된다.

(c) 임상시험운영위원회Steering Committees

임상시험운영위원회는 특히 대규모 다기관임상시험에서 조직되는데 보통 이러한 운영위원회는 제약회사가 임명하며 시험자, 임상시험에 직접 관여하지 않는 임상전문가, 제약회사 대표로 구성된다. 맹검을 유지한 상태이기는 하지만, 임상시험운영위원회는 종종 임상시험의 과학적 무결성에 대해 책임을 지는 기구의 역할을 하는 경우가 많다. 특히 최종 시험보고서의 과학적 질quality뿐만 아니라 임상시험계획서의 과학적 타당성, 임상시험의 품질과 수행에 대한 평가에 대해 책임을 진다.

(d) 평가변수endpoint 평가위원회

평가변수 평가위원회는 평가변수의 결과가 주관적이거나 복잡한 정의가 적용되는 경우 혹은 임상시험을 맹검 상태로 할 수 없는 임상시험에서, 시험자들이 보고한 중요한 평가변수들을 검토하여 임상시험계획서 상의 규정을 준수했는지를 판단하기 위해 특정 임상영역에서의 임상전문가들로 구성된다.

(e) 임상모니터링팀

임상모니터링팀은 제약회사의 내부 담당자나 제약회사와 계약을 체결한 그룹의 담당자로 개개 사례를 현장에서 모니터링하고 임상시험계획서를 제대로 이행하고 있는지 평가하며, 적절한 데이터 입력수행이 이루어지는지 그리고 임상시험 관리기준Good Clinical Practices, GCP을 준수하는지 등을 평가한다.

(f) 시험자

누구보다도 피험자와 가장 밀접한 관계에 있는 당사자인 시험자는 안전성 평가를 위해서 병상에서 피험자를 관찰하거나 방문한다. 예기치 않게 시험대상 약물이 초래한 것으로 여겨지는 약물이상반응을 알게 된 시험자는 규정에 의해서 이런 약물이상반응을 제약회사에 보고해야 한다. 또한 대부분의 제약회사는 소위 '약물감시pharmacovigilance' 팀을 고용한다. 의사, 약사, 약리학자 등으로 구성된 이 집단은 실험적 치료의 안전성을 평가하기 위해서 약물이상반응, 특히 '중대한serious' 이상반응을 검토하는 책임을 진다.

15.2 독립적 자료모니터링위원회가 필요한 경우

모든 임상시험은 시험기간 전체에 걸쳐서 안전성 모니터링이 필요하지만, 모든 임상시험에 독립적 자료모니터링위원회가 필요한 것은 아니다. 특정 임상시험에 독립적 자료모니터링위원회를 조직해야 할지의 여부를 여러 측면에서 평가하는데, 임상시험을 기획하는 단계에서 제약회사가 아래와 같은 사항들을 고려하여 그 여부를 결정한다.

(1) 다음처럼 피험자들의 안전성이 우려되는 상황에서는 독립적 자료모니터링위원회의 필요성이 더 증대될 것이다.

a. 1차 또는 2차 유효성 평가변수가 사망 그리고/또는 암과 같이 심각한 이환율을 대상으로 하는 대조군 시험
b. 암과 같은 심각한 질환의 진행이나 사망을 감소시키려는 새로운 시험약의 임상적 효능이나 안전성 평가에 초점을 맞춘 무작위 대조군 시험
c. 임상시험에서 시험약 투여로 인한 이상반응의 위험성이 큰 초기 임상시험
d. 시험약의 초기 임상시험으로 그 임상적 안전성에 관한 사전정보가 없거나 심각한 독성유발의 가능성에 대한 우려를 갖게 하는 사전정보가 있는 시험
e. 시험연구 디자인이나 예상되는 데이터 발생이 복잡한 연구 또는 발생한 데이터가 피험자에 미치는 영향에 대해 지속적인 의문이 제기될 수 있는 장기간에 걸친 시험
f. 응급상황에서 수행되는 시험

(2) 임상시험의 대상 집단군의 특징

피험자가 자신을 표현할 능력이 부족한 소아 청소년이나 노인 혹은 정신 장애인인 경우, 피

험자에 대한 잠재적인 피해를 가능하면 조기에 포착하기 위해서 독립적 자료모니터링위원회가 필요할 수 있다.

(3) 임상시험에 참여하는 피험자의 수나 시험 기간 등을 고려한 시험 규모

대규모 시험이나 장기간에 걸친 다기관 시험은 더욱 광범위하거나 장기간의 노출로 인해 기존에 쉽게 인지되지 않았던 이상반응을 불러일으킬 수 있으므로 생명을 위협하는 질병이 아닐지라도 안전성 모니터링을 위해 이러한 시험들에서 독립적 자료모니터링위원회의 중요성이 더욱 부각될 수 있다.

(4) 해당 임상시험에 대한 독립적 자료모니터링위원회의 실제적인 효용성 평가

일반적으로 독립적 자료모니터링위원회의 설치나 설치 후에도 회의 준비 등에는 상당한 시간이 소요되므로 임상시험이 매우 단기간에 완료되는 경우에는 독립적 자료모니터링위원회를 이용하는 것이 현실적인 제약으로 인해서 실행 불가능할 수 있다. 또한 환자가 비교적 단기간 동안 처치를 받고 시험대상인 약물의 특징이 잘 규정되어 있으며, 환자에게 해가 되지 않는 것으로 알려진 비치명적 적응증에서의 임상시험의 경우 독립적 자료모니터링위원회의 효용성은 매우 낮다.

(5) 독립적 자료모니터링위원회에 의한 임상시험의 과학적 타당성 확보

장기간 임상시험에서 시간이 경과함에 따라 질병에 대한 이해나 대상 환자군 및 임상시험 외부에서 사용되는 표준 치료법 등이 변화하게 되는 경우, 해당 임상시험에 영향을 줄 수 있으므로 이러한 외부적 변화발생 시 임상시험의 일부 요소를 수정하려는 시도가 생길 수도 있다. 그런데 임상시험을 담당하는 시험자가 맹검이 해제된 중간분석결과에 접근하여 그 중간분석의 결과를 이용해서 임상시험의 주요 특징을 변화시킨다면 그 임상시험결과의 신뢰성을 낮추는 결과를 초래하게 된다. 따라서 이런 경우 독립적 자료모니터링위원회를 설치하면 과학적 타당성을 확보하면서 임상시험 내 축적된 자료나 시험 외부에서 얻어지는 데이터에 의해 현재 시행되고 있는 임상시험에 변화를 자유롭게 줄 수 있게 된다.

15.3 독립적 자료모니터링위원회의 책임 및 역할

독립적 자료모니터링위원회는 제약회사에 의해 설립되어 임상시험이 진행되는 동안 임상시험의 과학적, 윤리적 완결성을 이룰 수 있도록 데이터를 평가할 책임을 지는 독립적인 자문기구이다. 독립적 자료모니터링위원회의 책임을 평가할 때, 염두에 두어야 할 것은 임상시험에 참여하는 제약회사와 시험자가 임상시험 시행에 대한 최종적인 책임을 진다는 점이다. 이런 책임은 독립적 자료모니터링위원회에게로 전가될 수 없다.

독립적 자료모니터링위원회의 주요한 책임 및 역할은 시험약의 효과 및 안전성 데이터의 중간분석 및 임상시험 수행과 관련한 모니터링, 그리고 이러한 모니터링으로부터 얻어진 권고사항을 제약회사나 시험자에게 알리는 것이다.

(1) 중간분석

(a) 시험약의 효과에 대한 모니터링

(i) 시험약의 효과가 매우 좋아서 임상시험을 종기 종료하는 경우

독립적 자료모니터링위원회의 주요 책임 중 하나는 임상시험계획서에 사전에 명기된 1차 유효성 평가변수에 근거하여, 맹검이 해제된 중간분석결과가 사전에 정한 임상시험 조기종료 기준을 만족시켰는지를 평가하는 것이다.

One of the major responsibilities of a DMC is to evaluate the relative treatment effects based on protocol-specified endpoints to determine if the trial is meeting its objectives.

이처럼 맹검이 해제된 중간분석을 수행할 때 발생하는 문제는 여러 번 가설검정을 수행함으로써 familywise type I error가 증가할 수 있다는 점이다. 사실 이 점은 8장에서 중점적으로 다룬 바 있다. 그러므로 맹검이 해제된 중간분석을 수행하고자 하는 경우에는 여러 번 가설검정을 수행하여도 familywise type I error를 증가시키지 않은 적절한 통계방법을 사용해야 한다. 가장 널리 알려진 방법 중에 하나가 O'Brien-Fleming 방법이다.

A major concern when data on group differences are assessed repeatedly as they accumulate is that the Type I error (false positive) rate may be inflated if adjustment is not made for the multiple looks at the data. Typically, the monitoring plan will specify a statistical approach that permits multiple interim reviews while maintaining the Type I error rate at the desired level.

O'Brien-Fleming 방법과 같은 다중성을 보정해주는 방법을 사용하면, familywise type I error를 증가시키지 않으면서도, 임상시험 완료 이전인 중간분석 단계에서 시험약의 효능이 존재한다는 결론을 내리게 해 줄 검정통계량의 경계점을 알 수 있게 된다. 독립적 자료모니터링위원회는 그러한 경계점을 임상시험을 조기종료할지 아니면 임상시험을 계속 진행할지에 대한 권고안을 내는 데 유용한 가이드라인으로 사용할 수 있다.

These approaches usually generate boundaries for interim estimates of benefit that indicate the magnitude of benefit needed to support stopping the trial at interim points prior to its planned completion, while maintaining the desired overall probability of Type I error. Such boundaries can serve as useful guidelines to the DMC in making recommendations regarding continued accrual to and conduct of the trial.

중간분석에서 검정통계량의 값이 이러한 경계점을 넘은 경우, 독립적 자료모니터링위원회는 대개 임상시험의 조기종료를 권고하게 되지만, 항상 그런 권고안을 내야 하는 것은 아니다. 예를 들어, 중간분석에서 시험약의 효능은 매우 좋아 보이지만 동시에 안전성에도 큰 문제가 있는 경우, 시험약의 혜택benefit이 위험risk에 비하여 더 많다는 확신을 할 수 없을 수 있기 때문이다.

The DMC will usually recommend termination when these thresholds are crossed, but it is not obligated to do so, since other aspects of the interim data may complicate the issue. For example, the data on effectiveness may be very strong, with a stopping boundary having been crossed, but emerging safety concerns may make the benefit-to-risk assessment non-definitive at that interim review.

시험약의 효과에 대한 모니터링을 할 때 주의해야 할 또 하나의 사항은, **임상시험 초기 단계에서 얻어지는 시험약의 효과에 대한 추정치는 매우 불안정할 수 있다는 것**이다.

예를 들어, 매우 심각한 질병인데 아직 그 질병의 치료제가 전혀 없는 경우를 생각해보자. 이러한 경우에는 환자들, 제약회사 및 심사기관 모두 그 질병을 치료할 수 있는 치료제가 하루라도 빨리 개발되어 시판허가를 받기를 고대하게 된다. 이런 임상시험의 중간분석에서 얻어진 p값이 0.05보다는 작으나 아직 임상시험 조기 중단 경계점보다는 큰 경우가 발생했다고 가정해보자. 이 경우 그 질병에 대한 치료제가 하루라도 시급히 필요하므로 p값이 0.05보다 작은 정도의 결과이면, 그 임상시험을 조기에 중단하고 그 시험약의 시판허가를 빨리 내주어서 환자들이 그 시험약의 혜택을 빨리 볼 수 있도록 해야 한다는 주장이 설득력을 가질 수도 있다.

In studies with serious outcomes, all parties would wish that any major treatment advance be identified and made available as soon as possible. It is critical, however, that the study yield a valid and definitive result. Thus, tensions between ethical and scientific considerations may arise. Consider, for example, a placebo-controlled trial of a new product for a serious illness or condition for which there is no standard treatment. If the emerging data suggest that those receiving the treatment are doing better, one might expect that a DMC would consider whether the study should be terminated earlier than planned.

그러나 임상시험 초기 단계에서 얻어지는 시험약의 효과에 대한 추정치는 매우 불안정하여, 그 시험약이 실제로는 효과가 없음에도 불구하고 중간분석에서 0.05보다 작은 p값이 관찰될 확률은 꽤 높다고 알려져 있다. O'Brien-Fleming 방법과 같은 다중성을 보정해주는 방법을 사용하는 경우, 중간분석에서 시험약의 효능이 있다고 판단하여 임상시험을 조기 중단하기 위해서는 p값이 0.05가 아니라 그보다 훨씬 더 작아야만 한다. 그러므로 독립적 자료모니터링위원회는 그런 조건이 만족된 경우에 한해서만 임상시험 조기 중단 권고안을 내는 것이 중요하다.

Estimates of treatment effect, however, will be **unstable** at early points in a study, and **the chance is substantial of observing a nominally statistically significant benefit (e.g., p<0.05) at one of multiple interim analyses during a study of an ineffective product.** A DMC, guided by a pre-specified statistical monitoring plan acceptable to both the DMC and the study leadership, will generally be charged with recommending early termination on the basis of a positive result only when the data are truly compelling and the risk of a false positive conclusion is acceptably low.

임상시험 초기 단계에서 얻어지는 시험약의 효과에 대한 추정치는 매우 불안정하다는 것을 보여주는 다음의 두 사례를 살펴보자.

사례1 본 임상시험은 후천성 면역결핍증후군AIDS에 대한 임상시험이었다(Ellenberg et al. 2003). zidovudineAZT로 치료되지 않는 환자에게, 두 개의 항레트로바이러스제antiretroviral agents인 zalcitabine ddC와 didanosineddI의 효능을 비교하는 임상시험이었다. 당시 후천성 면역결핍증후군에 대한 1차 치료제는 AZT였다. 이 임상시험이 시작될 때는 AZT로 치료되지 않는 환자들에 대한 1차 치료제는 ddI로 인식되고 있었으므로, 설명의 편의상 ddI을 활성대조약으로 부르겠다. 그래서 이 임상시험의 목적은 시험약인 ddC의 효능이 활성대조약ddI에 **비열등한지 여부**를 평가하는 것이었다. 1차 유효성 평가변수는 질병의 진행 또는 사망에 이를 때까지의 시간이었고, 시험약ddC과 활성대조약ddI의 효능 차이가 25% 미만이면 시험약은 활성대조약에 비해 비열등하다고 결론 내릴 예정이었다. 총 467명의 환자들이 두 치료제 중 하나로 무작위배정되었다. 원하는 통계적 검정력을 얻기 위해서는 총 243명의 환자에게서 1차 유효성 평가변수가 관찰될 때까지 환자들을 추적할 필요가 있었다.

이 임상시험은 1990년 12월에 시작되었고, 당시에는 후천성 면역결핍증후군 환자들에 대한 치료제가 거의 없는 상황이었다. 또한 새로운 HIV 감염 환자와 사망자가 늘어가고 있었고, 그래서 환자와 의사들 모두 질병의 진행을 늦춰서 시간을 벌어줄 치료제를 찾는 데 절박한 상황이었다. 이 임상시험의 피험자들은 대부분 젊은 남성이었고 젊은 나이에 사망할 가능성을 눈앞에 두고 있었다. 심각한 질병에 대한 새로운 치료제를 테스트하는 모든 임상시험에서는 태생적인 긴장감이 존재하지만, 이 AIDS 환자를 대상으로 한 임상시험에서의 긴장감은 정말로 높았다. 중간분석결과에 대한 접근은 오직 독립적 자료모니터링위원회만으로 제한되었다.

처음 중간분석에서는 활성대조약ddI이 매우 우수한 것 같았다. 시험약ddC과 활성대조약ddI에 대한 질병 진행 환자 수는 39명 대 19명이었고, 사망자 수는 12명 대 6명이었다. 이 중간분석에 대한 p값은 0.009로 매우 낮았다. 하지만 임상시험계획서에 사전에 지정된 임상시험 조기 중단 기준 값에는 미치지 못했다. 이러한 자료 이외에 독립적 자료모니터링위원회는 안전성 자료도 검토하였고, 다른 관련된 자료들도 검토한 후, 임상시험을 원래 계획대로 계속할 것을 권고하였다. 하지만 중간분석 횟수가 늘어날수록 활성대조약ddI이 더 우수했던 결과는 점차 사라졌다. 결국 이 임상시험은 중간분석에서 조기 종료되지 않고, 최종분석에 이르게 되었는데, 최종 결과는 시험약ddC의 효능이 다소 우월한 것으로 나타났다. 이 결과는 시험약ddC이 활성대조약ddI에 비해 열등하지 않음을 통계적으로 확신시켜주었다.

만일 첫 중간분석결과가 세상 사람들에게 알려졌다면, 불치의 병에 대한 최적의 치료제를 찾고자 하는 급한 욕망과 활성대조약ddI의 효능을 확인해주는 다른 임상시험 결과로 인하여, 이 임상시험은 지속되기 어려웠을 것이다. 심지어 첫 중간분석결과가 세상 사람들에게는 알려지지 않고, 단지 임상연구자 또는 제약회사에게만 알려진 경우에도 그 임상시험을 계속하기가 어려웠을 것이다. 왜냐하면 임상연구자들은 효능이 열등한 치료제로 환자들을 치료하는 것을 꺼릴 것이고, 제약회사는 자기 회사 약이 효능이 우월한 것 같으므로 임상시험을 중단하고 그 자료를 심사기관에 제출하려고 할 것이기 때문이다. 만일 임상시험을 조기 중단했다면 이는 불행한 일이 될 뻔했다. 두 치료제가 모두 AIDS 치료에 기여한다는 중요한 결과를 놓칠 뻔했기 때문이다. **이 임상시험은 임상시험 초기 단계에서 얻어지는 시험약의 효과에 대한 추정치는 매우 불안정하다는 것을 보여주는 사례**라고 볼 수 있다.

사례 2 이 임상시험은 심장질환이 있는 환자 8,000명을 대상으로 8년 동안이나 수행된 대규모 장기간 임상시험이었고, 임상시험과 관련된 수많은 책에 소개된 매우 유명한 Coronary Drug Project라고 불리는 임상시험이다(Coronary Drug Project Research Group 1981). 그림 15.1에 있는 결과는 임상시험이 진행 중이던 1966년과 1974년 사이에 중간분석으로 얻은 결과는 아니고, 임상시험이 모두 종료된 이후에 다시 시간의 경과에 따라 임상시험을 분석한 결과이다. 그림 15.1의 x축은 임상시험이 경과된 시간을 개월 단위로 표시하고 있다. 그림 15.1의 y축은 위약 대비 시험약clofibrate의 사망률의 차이에 대한 검정통계량 z값을 나타낸다. 여기서 검정통계량 z값이란 통계학에서 두 그룹 간의 차이가 있는지를 평가하는 데 흔히 사용되는 값으로서, −1.96보다 작아지면, 흔히 사용되는 유의수준 5%에서 시험약의 효능이 위약보다 우월하다고 결론 내린다.

그림 15.1을 보면 임상시험 진행되어 약 20 ~ 30개월이 경과한 이후에는 검정통계량 z값이 −1.96보다 작아서 시험약clofibrate이 위약보다 효능이 우월해 보인다. 그러다가 약 40 ~ 45개월의 시점에 도달하면 검정통계량 z값이 0에 가까워서 시험약의 효능은 위약의 효능과 거의 비슷해진다. 그러다가 다시 55개월의 시험에서는 시험약이 위약보다 효능이 우월해 보이다가 그 이후에는 점차 두 군 간의 차이가 사라져서, 임상시험을 종료할 때쯤에는 두 간의 차이는 거의 존재하지 않는다. **이 임상시험은 임상시험 초기 단계에서**

얻어지는 시험약의 효과에 대한 추정치가 매우 불안정하다는 것을 보여주는 사례라고 볼 수 있다.

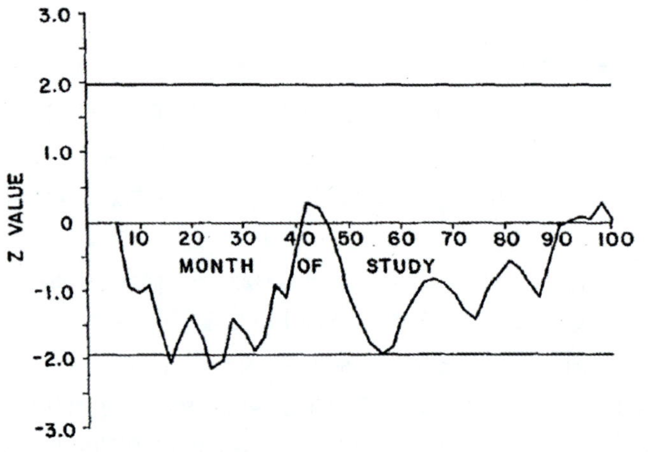

그림 15.1 Coronary Drug Project에서 시간 경과에 따른 검정통계량 z값의 변화 추이

(ii) 시험약의 효과가 좋지 않아서 임상시험을 종기 종료하는 경우

맹검이 해제된 중간분석을 수행한 결과, 임상시험을 계속 더 수행하더라도 임상시험이 성공할 가능성이 매우 낮거나, 또는 환자 모집 속도가 너무 느려서 충분한 검정력을 확보하기가 어렵다고 판단되는 경우, 독립적 자료모니터링위원회는 이러한 중간분석결과를 바탕으로 임상시험 조기 종료를 권고할 수도 있다. 이러한 분석은 무익분석futility test이라고 부르며 임상시험계획서에 사전에 계획되어 있어야 한다. 무익분석의 경우에는 시험약이 효과가 없다고 중간분석에서 결론을 내리는 것이므로, 제1종 오류(사실은 약효 없는 시험약을 약효가 있다고 잘못 결론 내리는 오류) 확률에는 영향을 미치지 않는다. 하지만 제2종 오류(사실은 시험약은 약효가 있는데 잘못하여 시험약이 약효가 없다고 잘못 결론을 내리는 오류)를 범할 수 있으므로, 제2종 오류를 범할 확률이 크지 않도록 주의해야 한다.

A second type of consideration is whether the hypothesized benefit is likely ultimately to be achieved. If the interim data suggest that the new product is of no benefit–that is, there is no trend indicating superiority of the new product–or that accrual rates are too low or noncompliance too great to provide adequate power for identifying the specified benefit, a DMC may consider whether continuation of the study is futile and may recommend early termination on this basis. In this case, false negative conclusions are of concern; statistical procedures are available to guide such determinations.

지금까지 맹검이 해제된 중간분석에 근거하여 임상시험을 조기 종료하는 경우들에 대해 살펴보았다. 하지만 독립적 자료모니터링위원회가 모니터링하는 대부분의 임상시험은 조기 종료 없이 원래 임상시험계획서에 모집하기로 한 피험자들을 다 모집하고 끝났다고 한다(Ellenberg et al. 2003). 사실 독립적 자료모니터링위원회를 둠으로써 생기는 대부분의 혜택은 신뢰하기 어려운 초기 자료를 가지고 잘못된 판단에 의하여 부적절하게 임상시험을 조기 종료하는 위험을 줄이는 것이다(Ellenberg et al. 2003).

(b) 안전성 모니터링

대부분의 경우 안전성 모니터링은 독립적 자료모니터링위원회의 주요 업무이다. 만약 대조군보다 시험군에서 사망, 질병의 악화, 장기 기능의 손상 등과 같은 위험에 처할 가능성이 높은 것으로 판단되면, 독립적 자료모니터링위원회는 안전성을 근거로 하여 임상시험의 조기 종료를 권고할 수 있다. 또한 안전성 모니터링에 있어 독립적 자료모니터링위원회는 제약회사가 제출한 이상반응에 대한 소견을 검토하여 그러한 이상반응이 시험약(또는 대조약)으로부터 기인된 것인지를 판단하게 된다. 이러한 안전성 모니터링 결과로부터 시험약의 잠재적인 이득이 위험보다 크지 않을 가능성이 높다고 판단되면, 임상시험의 조기종료로 이어지거나 이상반응의 위험성을 줄일 수 있는 방법의 권고할 수 있다.

(2) 임상시험수행 모니터링

독립적 자료모니터링위원회는 일반적으로 효과와 안전성 데이터 이외에 임상시험수행과 관련된 데이터를 검토하는데, 여기에는 다음과 같은 항목이 포함된다.

(a) 피험자 모집비율 및 피험자 부적합성, 치료 불순응, 임상시험계획서 위반 및 중도 하차 등
(b) 데이터의 완전성
(c) 전체 및 현장별 안전성 데이터 요약 및 비교
(d) 중요한 예후 인자에 대한 시험군과 대조군 간의 균형
(e) 중요 하위집단 내의 데이터 축적

임상시험 수행 관련 데이터의 평가는 제약회사, 운영위원회, 임상시험심사위원회와도 공동 책임을 가진다. 독립적 자료모니터링위원회는 시험의 수행에 관한 특성 때문에 피험자의 안전과 시험의 무결성에 해가 될 수 있다는 우려가 있을 때 임상시험수행에 대한 권고사항을 발부할 수 있다.

(3) 기타책무

(a) 권고사항의 수립

모든 독립적 자료모니터링위원회의 기본적인 책임은 임상시험의 지속성에 대해서 제약회사에게 권고사항을 제시하는 것이다. 중간분석 이후의 독립적 자료모니터링위원회의 권고는 주로 임상시험이 계획된 대로 계속 진행되게 하는 것이며, 경우에 따라 임상시험 종료, 크고 작은 변경과 함께 임상시험을 계속 진행시키는 것, 또는 몇 가지 불확실한 점이 해소될 때까지의 일시적인 피험자등록 중단 등을 포함한다.

(b) 회의 기록 유지

독립적 자료모니터링위원회는 모든 회의록을 잘 보관해 두어야 하며 각 회의가 끝난 후 회의록을 기반으로 하여 제약회사에게 보고서를 제시해야 한다. 회의록은 맹검이 해제된 중간분석결과에 대한 내용 포함여부에 따라 두 부분으로 나뉜다.

먼저 제약회사에게 제시하는 보고서에는 맹검이 해제된 중간분석결과는 포함되지 않으며, 맹검이 유지된 제약회사가 일반적으로 이용 가능한 데이터들(예: 각 시험지역에서 사전 선별된 인원수, 각 사이트에 등록된 인원수)만 포함해야 한다. 그 보고서는 공개회의에서 논의된 내용의 요약본을 포함해야 하고 보고서에는 포함되지 않았지만 제약회사에게 구두로 제시했던 정보는 어떤 것이든 문서화해야 한다. 제약회사는 이 보고서와 관련된 정보를 다른 이해관계에 놓인 단체에게 전달할 수 있으며, 이 단체에는 시험 책임자도 포함된다.

회의록의 두 번째 부분은 맹검이 해제된 상태에서 검토된 데이터에 대한 내용으로 구성된다. 일반적으로, 독립적 자료모니터링위원회는 시험이 종료되기 전까지는 독립적 자료모니터링위원회와 무관한 외부 단체에 맹검이 해제된 상태에서 검토된 데이터에 대한 내용이 들어있는 회의록의 어느 부분이라도 유포해서는 안 된다.

15.4 독립적 자료모니터링위원회의 설립

(1) 독립적 자료모니터링위원회의 설립 주체 및 역할

임상시험 특성에 따라 필요할 경우 제약회사는 피험자의 안전과 임상시험의 타당성 및 과학적 무결성을 확보하기 위해서 독립적 자료모니터링위원회를 설치해야 한다. 제약회사는 독립적 자료모니터링위원회 헌장을 임상시험계획서에 미리 포함시켜야 한다. 독립적 자료모니터링위원회 헌장charter이란 표준수행절차SOP를 포함한 독립적 자료모니터링위원회의 책임, 구성, 회의 목적 및 시기 등, 독립적 자료모니터링위원회의 설립과 운영에 대한 자세한 내용을 담은 문서이다. 독립적 자료모니터링위원회에 대한 우리나라 심사기관이 발행한 가이드라인 맨 뒤에는 독립적 자료모니터링위원회 현장 샘플이 포함되어 있어서 실제 현장이 어떤 구조와 내용으로 이루어졌는지 살펴볼 수 있다(식품의약품안전처 2009).

제약회사는 임상시험 과정 중에 축적되는 데이터에 대한 검토 및 평가가 확실하게, 그리고 독립적 자료모니터링위원회의 의사결정의 독립성에 영향을 미칠 수 있는 편의bias나 영향력에서 벗어나 자유롭게 실행될 수 있는 방향으로 독립적 자료모니터링위원회를 구성하는 책임을 가진다. 제약회사는 독립적 자료모니터링위원회의 선정과 구성원 임명뿐만 아니라 제대로 기능을 수행할 수 있도록 자원을 공급하는 책임을 지며, 독립적 자료모니터링위원회에 대한 급여나 보수는 강압에 해당하지 않도록 합리적이어야 한다.

(2) 독립적 자료모니터링위원회 위원 선출

(a) 구성원

임상시험에 대한 충분한 검토와 확실한 권고를 할 수 있도록 하기 위해서 독립적 자료모니터링위원회는 해당 질병 분야의 임상전문가로 구성되며, 임상시험에 대한 통계적 방법과 축차적 분석방법에 대한 지식을 갖춘 통계전문가를 최소한 한 명 이상 포함해야 한다(FDA 2006).

Most DMCs are composed of clinicians with expertise in relevant clinical specialties and **at least one biostatistician** knowledgeable about statistical methods for clinical trials and sequential analysis of trial data.

(b) 독립적 자료모니터링위원회 구성원의 적합성

모니터링 대상이 되는 임상시험의 특성에 따라 결정해야 한다. 독립적으로 활동할 수 있는, 적절한 자격을 갖춘 구성원이 임상시험의 무결성과 피험자의 안전성을 확보하는 독립적 자료모니터링위원회의 역할 수행에 있어서 필수 불가결한 요소이다.

다국적 시험에서는 참가국의 측면에서 대표성이 고려되어야 한다. 보건시험 인프라가 제한적인 환경에서 임상시험을 수행하는 경우, 독립적 자료모니터링위원회에 추가적인 전문지식의 대표를 두는 것이 적절할 수 있다. 때때로, 대규모의 국제적인 다기관임상시험에서는 한 개의 국가가 아닌 더 많은 국가에서 독립적 자료모니터링위원회 대표를 갖는 것이 도움이 될 수 있다.

독립적 자료모니터링위원회 위원이 될 사람들은 임상시험결과와 경제적 이해관계가 없어야 한다. 이를 다르게 표현하면 "이해충돌conflict of interest이 없어야 한다"라고도 표현한다.

여기서 이해충돌이란 독립적 자료모니터링위원회의 사적인 이익과 공익을 수호해야 할 독립적 자료모니터링위원회 위원의 책무가 서로 충돌하는 상황을 말한다.

예를 들어 독립적 자료모니터링위원회 위원이 그 제약회사의 주식을 많이 보유하고 있는 경우를 생각해보자. 만일 중간분석결과로부터 그 제약회사에게 불리한 권고안을 독립적 자료모니터링위원회가 낼 경우, 그 제약회사의 주식 값은 떨어질 것이고 그 독립적 자료모니터링위원회 위원은 경제적 손실을 보게 될 것이다. 그러므로 그 독립적 자료모니터링위원회 위원은 중간분석결과로부터 그 제약회사에게 불리한 권고안을 내는 것을 망설일 수도 있다.

중간분석결과를 알게 되는 것이 임상시험수행에 어떠한 영향도 미쳐서는 안 되기 때문에 임상시험에 참여하는 시험자는 독립적 자료모니터링위원회 위원이 되어서는 안 된다. 그 이유는 임상시험의 초기 경향을 인지할 있는 시험자는 피험자 모집 방식이나 피험자의 상태를 모니터링하는 방식을 변화시킬 수도 있기 때문이다. 시험약의 장점에 대한 강한 견해를 갖고 있는 사람은 지적인 측면에서의 이해충돌을 일으켜 자료를 객관적인 관점으로 분석하지 못할 수도 있기 때문에 독립적 자료모니터링위원회 위원으로 적절하지 않다.

이상적인 독립적 자료모니터링위원회 위원의 구성은 객관성 유지를 위해 임상시험을 담당하는 사람들과 관련이 없는 사람들로 구성되어야 한다. 제약회사는 심각한 이해충돌을 갖는 사람들이 독립적 자료모니터링위원회에 포함되지 않고 아주 사소한 이해충돌이라도 모든 위원에게 알리기 위해 독립적 자료모니터링위원회 위원들의 이해충돌을 평가하는 확실한 절차를 세워야 한다.

(c) 독립적 자료모니터링위원회 위원 지명

통상 제약회사나 운영위원회가 독립적 자료모니터링위원회 위원을 지명한다. 독립적 자료모니터링위원회에서 활동하게 될 위원의 선출 요소에는 관련 전문성, 임상시험 경험, 다른 독립적 자료모니터링위원회에서의 활동 경험 및 이해충돌의 요소가 없어야 함 등이 포함된다.

(d) 독립적 자료모니터링위원회 의장 선출

일반적으로 제약회사가 독립적 자료모니터링위원회의 의장을 지명한다. 이전 독립적 자료모니터링위원회의 경험이 의장의 요건으로 중요하다. 의장은 논의의 장을 조성할 수 있어야 하고 이견을 모아 합의를 도출한 후 제약회사에게 그 내용을 제공할 수 있어야 한다.

(e) 독립적 자료모니터링위원회의 위원 구성

독립적 자료모니터링위원회의 구성은 적어도 3명 정도는 되어야 하며, 여러 분야의 대표나 광범위한 견해를 반영하는 것이 바람직한 경우에는 그 이상의 인원이 될 수도 있다. 이론적으로 독립적 자료모니터링위원회는 필요한 모든 기능과 경험을 갖추면서 규모는 가능한 작게 유지하는 것이 바람직하다. 그러나 과학적으로나 윤리적으로 복잡하거나 장기간에 걸치는 임상시험 혹은 독립적 자료모니터링위원회가 자주 회의를 가져야 하는 시험에서는 모든 위원이 전 회의에 다 참여할 수 없음을 감안하여 인원을 늘리는 것이 바람직할 수 있다.

독립적 자료모니터링위원회는 임상시험에 경험이 있는 임상의와 임상시험의 통계방법 및 시험데이터의 축차적 분석에 대한 지식이 있는 통계전문가로 구성되며 임상시험의 디자인, 운영, 해석에 대한 지식이 있는 의학윤리학자가 포함될 수도 있다. 이전에 독립적 자료모니터링위원회로 활동하던 사람들이 일부 포함되는 것은 바람직하지만 필수사항은 아니다. 임상시험의 특성에 따라서는 여러 분야의 과학자들이 구성원이 될 수 있다. 예를 들어 시험약이 다양한 형태의 흡수, 배설을 나타내는 경우 임상 약물동태학자가 포함될 수 있다. 또 경우에 따라 독성학자, 역학전문가, 기초실험 과학자들도 포함될 수 있다.

피험자의 입장으로 독립적 자료모니터링위원회 운영에 참여할 수 있도록 하기 위해 비전문가를 포함시키는 것도 때로 유용할 수 있다. 이런 경우 피험자 입장으로 참여하는 사람은 임상시험에 참여하고 있어서는 안 되지만 시험대상이 되는 질병을 가지고 있거나 피험자와 가까운 친인척 관계인 경우 가능하다. 다국적 시험의 경우 국가나 지역을 대표하는 사람들로 구성될 수 있다.

15.5 독립적 자료모니터링위원회의 업무운영 시 주요 사안

1. 표준운영절차 만들기

모든 독립적 자료모니터링위원회는 표준운영절차Standard Operating Procedures, SOP를 만들어서 구비하여야 한다. 제약회사가 SOP를 기안하여 독립적 자료모니터링위원회의 동의를 구하거나 독립적 자료모니터링위원회가 제약회사와 함께 이차적으로 기안할 수도 있다. 제약회사는 SOP의 세부 내용을 중간분석에 앞서 심사기관에 먼저 보고해야 하며 실질적으로 임상시험 시작 전에 제출하여야 한다.

2. 표준운영절차의 구체적인 항목

(1) 구성원

독립적 자료모니터링위원회는 최소한 3명의 위원으로 구성된 독립적인 다학제적 집단이다. 위원구성에 대한 절차는 다음을 포함해야 한다.

(a) 구성원 임명방법(예: 신청, 위원회 혹은 개인적 지명에 의해) 등을 포함하여 구성원 선정을 위한 절차

(b) 이해충돌conflict of interest을 파악하기 위한 절차

(c) 수용할 수 없는 이해관계 상충에 대한 기준

(2) 임기

다음과 같은 독립적 자료모니터링위원회 구성원 임기 관련내용을 포함한다.

(a) 임명기간

(b) 임명갱신규칙

(c) 자격박탈절차

(d) 사임절차

(e) 교체절차

(3) 임명조건

독립적 자료모니터링위원회 구성원의 임명조건을 명시하는 절차를 마련해야 하며, 다음의 요건을 포함해야 한다.

(a) 제약회사에 대한 모든 잠재적, 실제적 이해충돌에 대해 서면으로 작성할 수 있는 후보

(b) 자신의 성명, 직업, 소속을 공개할 의사가 있는 구성원

(c) 회의 논의사항, 임상시험 참가자에 대한 정보, 임상시험계획서 관련 정보 및 시험결과와 관련된 비밀유지 요건을 명시한 계약서에 서명할 의사가 있는 구성원

(4) 직무

독립적 자료모니터링위원회가 제 기능을 발휘하기 위해서 각 직책에 대한 내용이 명확히 규정되어야 한다. 다음에 대한 기술이 필요하다.

(a) 독립적 자료모니터링위원회 간부(예: 의장, 총무)

(b) 각 직책에 대한 요건

(c) 각 직책에 대한 계약조건

(d) 각 직책의 의무와 책임(예: 일정, 회의록, 권고안 통보)

(e) 간부 선정 및 임명에 대한 절차 수립

(5) 독립적인 컨설턴트 및 의료모니터링 요원

제약회사는 독립적 자료모니터링위원회 헌장에 입각하여 독립적인 컨설턴트를 둘 수 있다. 독립적인 컨설턴트는 독립적 자료모니터링위원회에게 특수한 전문지식을 제공하며, 이들은 윤리 혹은 법률적 측면, 특정한 질병이나 방법론의 전문가이거나 지역사회 혹은 특수한 이권단체의 대표일 수 있다.

사망률이나 중요 이환율을 유효성 평가변수로 하는 임상시험의 경우, 피험자에 대한 충분한 임상적 보호를 확보하고 안전 문제를 초기에 파악하기 위해서 중대한 이상반응에 대한 보고를 검토하려는 목적으로 의료모니터링 요원을 요청할 수 있다. 독립적인 컨설턴트와 의료모니터링 요원에 대한 운영기준을 제정하여 독립적 자료모니터링위원회 및 데이터와 관련해서 이들의 역할을 규정해야 한다.

(6) 이해충돌conflict of interest

독립적 자료모니터링위원회 구성원과 독립적인 컨설턴트에 대한 잠재적 혹은 실제적 이해충돌을 보고하고 해결하는 절차뿐만 아니라 (잠재적) 독립적 자료모니터링위원회 구성원이나 컨설턴트에게 수용 불가능한 이해충돌이 있는지 여부를 판단하는 기준을 독립적 자료모니터링위원회 헌장에 분명히 명시해야 한다. 이 절차를 통해 독립적 자료모니터링위원회의 의사결정에 대한 독립적 자료모니터링위원회 구성원의 독립성이 확보된다.

(7) 독립적 자료모니터링위원회 구성원에 대한 교육

독립적 자료모니터링위원회 구성원의 교육에 대한 규정이 명시되어야 한다. 교육에는 독립적 자료모니터링위원회 구성원이 모니터링할 임상시험에 대한 소개, 자신이 속하게 될 독립적 자료모니터링위원회 헌장 등이 포함되어야 한다.

(8) 직원

필자의 개인적인 경험에 의하면 독립적 자료모니터링위원회 사무소를 두고 전담직원을 둘 필요가 있는데, 그 전담직원은 회의 일정 조정, 회의록 기록 및 보관, 권고안 통보와 같은 온갖 행정업무를 담당하게 된다.

(9) 정족수

독립적 자료모니터링위원회 헌장은 다음을 포함하여 임상시험을 검토하고 권고안을 수립하기 위한 구체적인 정족수를 제정해야 한다. 정족수는 해당 의료 분야의 경험자인 의사 최소 1인, 임상시험 경험이 있는 통계전공자 최소 1인을 포함해야 한다.

(a) 정족수를 구성하는 데 필요한 최소인원(예: 과반수)

(b) 전문적인 자격요건(예: 의사, 임상통계전문가, 윤리전문가)

(10) 회의요건

독립적 자료모니터링위원회 헌장은 독립적 자료모니터링위원회 회의 주기 및 장소를 포함하여 개최될 회의에 대해 명시해야 한다. 또한 회의가 대면으로 이루어질 것인지 아니면 전화회의로 이루어질 것인지를 명시해야 한다. 이례적인 상황에서 독립적 자료모니터링위원회는 긴급회의를 갖거나 짧은 시간 내에 전화회의를 가져야 할 수도 있다. 이에 대한 절차도 회의요건에 입각하여 독립적 자료모니터링위원회 헌장에 기술되어야 한다. 독립적 자료모니터링위원회 회의요건에는 다음의 사항이 포함되어야 한다.

(a) 독립적 자료모니터링위원회 회의는 독립적 자료모니터링위원회 헌장에 입각하여 계획해야 한다.

(b) 독립적 자료모니터링위원회 구성원에게 독립적 자료모니터링위원회 회의를 위한 자료를 검토할 충분한 시간을 주어야 한다.

(c) 회의록은 반드시 작성되어야 하고 승인절차에 따라 마무리되어야 한다.

(d) 제약회사나 시험자를 독립적 자료모니터링위원회 회의에 초청하는 절차를 개괄하되, 결과적으로 나온 권고가 완전히 각 구성원의 독립성을 바탕으로 할 수 있도록 하는 조치를 포함한다(예: 비공개 회의를 통한 권고안 도달).

(e) 독립적인 컨설턴트를 독립적 자료모니터링위원회 회의에 초대하거나 서면으로 의견을 제공하도록 하는 절차를 규정하되, 해당되는 비밀유지계약서를 포함한다.

(11) 회의절차

회의절차는 회의요건에 입각하여 개발되어야 한다.

(a) 조직회의organizational meeting

이 첫 회의는 독립적 자료모니터링위원회 구성원과 제약회사 대표가 참여해야 한다. 임상시험 책임자와 시험자도 참여할 수 있다. 독립적 자료모니터링위원회 구성원은 독립적 자료모니터링위원회의 역할과 책임, 임상시험계획서 안전 모니터링 계획, 통계방법론 등을 포함하여 독립적 자료모니터링위원회 헌장을 검토 및 논의해야 한다.

이 회의에서 독립적 자료모니터링위원회는 임상시험계획서, 동의서, 시험자 자료집, 관련 문헌, 기타 임상시험관련 문서 등을 검토하고 수정사항에 대한 제안을 운영위원회나 제약회사에게 해야 한다. 첫 회의의 회의 참여자는 안전성과 효능 자료 검토에 관한 계획에 대해서 토론해야 한다. 그리고 다음과 같은 내용도 다뤄져야 한다.

① 회의 스케줄
② 독립적 자료모니터링위원회에 제출할 중간보고서 형식
③ 회의 전 독립적 자료모니터링위원회 위원들에게 보고서를 제출하는 시기
④ 주요 과학적 전문가 등 여타 전문가들을 포함하는 독립적 자료모니터링위원회 위원 선출에 관한 내용
⑤ 회의록 관리

(b) 초기 안전성 검토회의

임상시험실행 초기 단계 동안에 초기 안전성 정보 및 임상시험수행의 질과 관련된 요인을 검토하기 위해서 회의를 개최할 수 있다.

(c) 주기적인 검토회의

이러한 회의의 예상 주기를 명시해야 한다. 일반적으로 최소 6개월에 한 번씩 회의가 개최되는 것이 바람직하나 시험의 성격에 따라 1년에 한 번씩 열리는 것이 타당한 경우도 있다. 독립적 자료모니터링위원히 헌장은 회의가 대면으로 이루어질지, 전화로 할지를 명시해야 한다. 회의에서는 이 기간 동안 창출되는 효능이나 안전성 데이터를 검토하고, 시험자가 작성하는 중간보고서, 중대한 이상반응 보고서, 누적 안전성 데이터 등을 포함해야 한다. 독립적 자료모니터링위원회는 시험수행의 질과 데이터의 정확성을 고려해야 한다.

독립적 자료모니터링위원회 회의일정에 대한 초안 작성, 검토, 승인에 대한 책임, 검토해야 할 사안, 컨설턴트와 기타 참가자, 공개와 비공개 회의의 순서와 관련된 절차는 사전에 설계되어야 한다.

독립적 자료모니터링위원회 헌장은 임상시험과정 중에 무작위배정 코드를 해제하는 시기와 방법을 나타내어야 한다. 15.6절에 기술된 독립적인 통계전공자가 독립적 자료모니터링위원회 구성원에게 이상반응에 대한 분석을 제공할 수 있다. 데이터에서 유의한 추이가 나타나 추가적인 해석이 필요한 경우, 독립적 자료모니터링위원회는 데이터의 맹검 해제를 요청할 수 있다. 이러한 경우에 통계학자나 역학자 등의 독립적 자료모니터링위원회 구성원 일부에게 즉각적으로 데이터의 맹검을 해제하여 줄 필요가 있을 수 있다. 맹검이 해제된 데이터에 접근한 독립적 자료모니터링위원회 위원은 우려사항이 있을 경우 다른 구성원에게 이를 보고한다. 맹검 해제 절차는 사전에 규정되어야 하고, 누가 맹검이 해제된 데이터에 접근할 수 있는지를 서류로 뒷받침해야 한다.

필요할 경우 정규 회의 사이에 중대한 이상반응을 시기적절하게 보고하고 평가하기 위한 절차를 마련하여 피험자들이 과도한 위험에 노출되지 않도록 해야 한다. 이러한 책임을 완

수하도록 독립적인 의료모니터링 요원을 임명하는 것도 효과적인 방법이다.

(d) 최종 시험 마감회의

임상시험의 종료나 결론 시점에서 독립적 자료모니터링위원회는 이 임상시험에서 창출된 효능이나 안전성 데이터를 검토하고 제약회사에게 최종 권고안을 제공하기 위해서 회의를 개최할 수 있다.

(12) 회의 형식

독립적 자료모니터링위원회는 임상시험의 무결성과 신뢰성을 향상시키기 위해서 비밀을 유지하면서 적절한 의사소통을 확보해야 한다. 각 독립적 자료모니터링위원회 회의는 공개와 비공개 회의로 나누는 것이 바람직하다. 이렇게 하면 독립적 자료모니터링위원회가 임상시험에 책임을 지는 당사자들과 상호작용을 하는 한편, 독립적 자료모니터링위원회 위원회 권고안의 독립성과 진실성을 확보할 수 있게 된다.

(a) 공개회의

독립적 자료모니터링위원회는 임상시험팀, 운영위원회, 시험자 또는 독립적인 컨설턴트에게 참석을 요청하여 발생한 사안에 대한 구체적인 설명이나 대처를 제공하게 할 수 있다. 공개회의에는 피험자 모집현황, 피험자 기본특성, 부적격 비율, 자료제출 시기와 정확성, 통합적 안전성 및 결과데이터 등과 같은 임상시험의 수행과 진행에 초점을 맞추어야 한다.

(b) 비공개회의

독립적 자료모니터링위원회 구성원만 비공개회의에 참여할 수 있다. 이 회의에서 독립적 자료모니터링위원회는 맹검이 해제된 데이터로부터 효능과 안전성을 검토해야 한다. 독립적 자료모니터링위원회는 또한 비공개회의에서 제약회사에게 제시할 서면권고안을 결정해야 한다.

(13) 제약회사의 보고서에 대한 독립적 자료모니터링위원회의 검토

제약회사는 안전성과 유효성 데이터뿐만 아니라 기타 관련 임상시험정보를 독립적 자료모니터링위원회에게 보고하여 검토를 받아야 한다. 독립적 자료모니터링위원회에게 제출하는 제약회사의 보고서는 종종 공개부분과 비공개부분의 두 부분으로 제공된다. 제약회사는 보고서의 일반적인 구성과 내용이 독립적 자료모니터링위원회에 의해 수용될 만한 것인지 확실히 하여야 한다. 첫 회의에서 제약회사는 이 보고서의 기본 형태를 제시해서 중간 자료가 제출되기 전에 독립적 자료모니터링위원회가 수정을 요구하면 그에 따라 수정하여야 한다. 독립적 자료모니터링위원회에 보고를 준비하는 통계전문가들이 자료수집과 분석을 하

는 데에 있어 외부영향력을 받지 않기 위해서는, 15.6절에서 기술한 것처럼 중간분석은 제약회사나 시험자들과는 독립적인 제3의 통계전문가가 수행하는 것이 권고된다.

보고서 작성을 위한 자료수집 및 분석은 일반적으로 독립적 자료모니터링위원회 회의 개최 전 약 4주 전까지는 완료되어야 하고 분석결과는 회의 2주 전까지는 독립적 자료모니터링위원회 위원들에게 전달되어 위원들이 자료를 검토할 수 있도록 한다.

보고서의 내용은 독립적 자료모니터링위원회 헌장에 의해서 결정되고 조직회의(첫 회의) 때 미리 논의된다. 헌장은 누가 보고서의 공개부분을 작성, 제공하고 누가 비공개부분을 작성, 제공할 것인지를 명시해야 한다. 공개와 비공개부분은 별도의 두 당사자에 의해 제공될 수 있다.

(a) 공개부분

제약회사 보고서의 공개부분에는 맹검이 유지되어 있어서 비밀보장이 필요 없는 데이터, 즉 피험자 모집, 피험자 기본 특징, 피험자 자격요건 위반에 대한 데이터, 추적관찰 내용, 임상시험계획서 준수, 임상시험계획서 수행 시 직면한 문제, 임상시험과 관련된 새로운 정보/출판물 등을 포함해야 한다.

(b) 비공개부분

제약회사 보고서의 비공개부분은 맹검이 해제된 데이터와 비밀보장 정보를 포함한다. 예를 들어 1차 및 2차 유효성 평가변수에 대한 맹검이 해제된 분석, 중증도와 심각성에 따른 중대한 이상반응 분석, 실험실 데이터 분석, 전체 및 현장별 안전성 데이터 요약, 기타 현재 회의나 이전 비밀회의 동안에 제약회사와 시험현장에서 나온 관련 정보 등이 포함된다.

맹검이 사용되는 임상시험에서 독립적 자료모니터링위원회 헌장은 독립적 자료모니터링위원회가 전체적으로 혹은 부분적으로 맹검이 해제된 데이터를 받을 수 있는지의 여부와 그 시기를 요약해야 한다. 헌장은 데이터의 맹검 해제를 담당하는 자, 맹검 해제 절차, 맹검이 해제된 데이터에 접근할 모든 당사자 등을 명시해야 한다.

(14) 권고안에 도달하기

임상시험의 지속, 수정, 중지, 혹은 종료에 대해 권고함에 있어서 독립적 자료모니터링위원회는 해당 법규의 요건, 임상시험 지속에 대한 과학적/윤리적 적절성을 감안해야 한다. 통계분석을 통해 시험의 지속, 수정, 중지, 혹은 종료에 대한 권고를 정당화시켜줄 정보를 제공하고, 임상시험 혹은 그 임상시험의 외적인 모든 관련 정보에서 얻을 수 있는 데이터를 모두 고려하여 좀 더 완벽한 판단에 도달하는 것이 필요하다. 독립적 자료모니터링위원회는 의사결정과정에서 다음 사항도 고려해야 한다.

(a) 이해충돌이 있는 구성원은 어떤 결정을 내리는 독립적 자료모니터링위원회 회의에는

참석하지 말아야 하며, 회의 전에 잠재적인 이해충돌에 대해서 의장에게 공개하여 기록해야 한다.

(b) 독립적 자료모니터링위원회 헌장에서 규정한 대로 정족수가 충족된 회의에서만 권고안을 마련해야 한다.

(c) 임상시험의 전체적인 검토를 위해 필요한 문서는 각 구성원이 이용할 수 있도록 해야 하고, 안전 모니터링 계획에서 언급된 관련 요소는 권고안을 마련하기 전에 고려해야 한다.

(d) 검토에 참여한 독립적 자료모니터링위원회 구성원만 권고안 수립에 참여해야 한다.

(e) 동의나 투표 등과 같은 권고안에 도달하는 방법을 사전에 정해야 한다. 가능하면 합의를 통해 권고안에 도달하는 것이 바람직하며, 합의가 이루어지지 않을 것 같은 경우에는 투표를 권한다.

(f) 임상시험의 수정, 중지, 혹은 종료에 대한 권고는 명확하게 명시된 이유로 뒷받침되어야 한다. 권고가 투표를 근거로 한 경우, 동의하지 않은 구성원은 다수 의견에 소수 견해를 덧붙일 수 있는 선택권을 가져야 한다.

(15) 독립적 자료모니터링위원회 회의록

(a) 독립적 자료모니터링위원회 회의 내용을 기록하고, 권고안을 확실히 문서화해야 한다.

(b) 공개회의에 대한 회의록에는 공개회의의 절차를 기록하되, 임상시험의 지속, 수정, 중지 혹은 종료에 대한 권고안을 포함해야 한다. 이러한 회의록에는 맹검이 해제된 데이터를 수록해서는 안 되는데, 이 회의록이 제약회사, 시험자, 감독집단에게 배포되기 때문이다.

(c) 비공개회의에 대한 회의록에서는 공개 및 비공개 세션 모두의 회의 절차를 기록해야 한다. 회의록의 이 부분은 헌장에서 달리 명시하지 않는 한 독립적 자료모니터링위원회 구성원에게만 배포해야 한다.

(d) 공개 회의록 사본을 제약회사에게 송부하고, 제약회사는 이 회의록과 권고안을 독립적 자료모니터링위원회 헌장에 따라 배포한다. 비공개 회의록 사본은 임상시험 종료 시점이나 독립적 자료모니터링위원회 헌장에서 명시하는 시점에 제약회사에게 송부한다.

(16) 독립적 자료모니터링위원회 권고안 전달

권고안은 미리 정한 기간 내에 독립적 자료모니터링위원회 헌장과 그 절차에 입각하여 서면으로 제약회사에게 전달되어야 한다. 이 권고안은 다음을 포함하되, 이에 국한되지는 않는다.

(a) 검토 대상 임상시험의 정확한 명칭
(b) 임상시험 일자 및 버전/번호
(c) 주요 시험자 혹은 해당되는 경우 공동 시험자의 이름과 직함
(d) 임상시험 현장 명칭
(e) 권고안을 제공하는 독립적 자료모니터링위원회의 명칭
(f) 권고안이 수립된 일자와 장소
(g) 권고안의 명확한 기술(권고안에서 임상시험의 수정, 중지, 혹은 종료를 제안하는 경우, 이에 대한 명확한 이유를 제공해야 함)
(h) 독립적 자료모니터링위원회 의장(혹은 기타 권한을 가진 자)의 서명(일자 표시)
(i) 권고의 전달 및 수령과 제약회사의 확인 문서

(17) 독립적 자료모니터링위원회 권고안의 배포

제약회사는 독립적 자료모니터링위원회의 권고안을 수령하고 배포하는 절차를 수립해야 한다. 제약회사는 권고안을 시기적절하게 임상시험과 관계된 운영위원회, 시험자, 윤리위원회, 심사기관에게 배포할 책임이 있다. 독립적 자료모니터링위원회의 권고안을 실행하기 위한 절차도 사전에 고려되어야 한다.

(18) 문서화와 보관

독립적 자료모니터링위원회의 모든 문서와 의사소통은 서면 절차에 따라 일자를 표기하고 정리하여 보관해야 한다. 독립적 자료모니터링위원회는 다양한 문서, 파일, 아카이브를 보관 및 접근 절차를 규정하는 운영방안을 개발해야 한다. 여기에는 자료 보관 담당자와 보관된 자료에 접근할 수 있는 권한을 부여 받은 자의 이름이 포함된다. 문서화와 보관을 위한 운영방안에는 무작위 배정코드 또는 목록의 정리filing 및 보관archiving과 관련된 특별한 주의사항을 포함해야 한다. 문서는 시험기간 동안 보관되어야 한다. 시험 종료시점에서 보관된 자료는 제약회사에게 전달되어야 한다.

정리하여 보관해야 할 문서는 다음을 포함하되, 이에 국한되지 않는다.

(a) 독립적 자료모니터링위원회 헌장
(b) 독립적 자료모니터링위원회 구성원의 이력서
(c) 독립적 자료모니터링위원회 각 구성원이 자신의 책임을 이해하고 있으며 독립적 자료모니터링위원회 구성원으로서 의무와 책임에 대한 객관적인 수행과 상충되는 이해관계가 없다고 명시한 후 서명하고 일자를 표시한 진술서

(d) 독립적 자료모니터링위원회 구성원에 대한 급여 및 보상을 포함하는 독립적 자료모니터링위원회의 모든 수입과 지출
(e) 독립적 자료모니터링위원회 회의 일정
(f) 독립적 자료모니터링위원회 회의록
(g) 제약회사 보고서를 포함하여 독립적 자료모니터링위원회가 수령한 자료 일체 사본
(h) 독립적 자료모니터링위원회가 제약회사에게 제공한 권고안 사본
(i) 독립적 자료모니터링위원회의 공식적인 모든 서신 사본

3. 헌장Charter 작성

제약회사는 제약회사와 독립적 자료모니터링위원회의 관계를 규정하는 독립적 자료모니터링위원회 헌장을 제정해야 한다. 헌장은 각 임상시험의 데이터 모니터링 필요에 따라 개발되어야 한다. 헌장은 독립적 자료모니터링위원회 설치 대상 임상시험을 명시하고, 이 임상시험에서의 독립적 자료모니터링위원회의 역할과 책임을 나타내어야 한다.

다음 항목은 헌장에서 다루어야 하는 것들이다. 어떤 것들은 헌장 내에서 다룰 수 있고, 또 어떤 것들은 별도의 표준운영방안에서 다룰 수 있다. 어떤 절차를 헌장에 포함할 것인가 그리고 어떤 절차를 별도의 표준운영방안에 포함할 것인가에 대한 결정은 임상시험에 따라 다를 수 있다.

(1) 기술

(a) 독립적 자료모니터링위원회의 구성원을 임명하는 책임을 지는 제약회사 내 개인 혹은 회사의 명칭이나 설명
(b) 독립적 자료모니터링위원회와 이 임상시험의 다른 당사자, 즉 제약회사(운영위원회와 임상시험 대행기관 포함), 시험자, 임상시험심사위원회/윤리위원회 간의 관계를 나타내는 조직도
(c) 독립적 자료모니터링위원회 위원 요건에 대한 기술(자격요건, 급여 또는 보수 포함)
(d) 독립적 자료모니터링위원회에 대한 감사 계획

(2) 목표

(a) 독립적 자료모니터링위원회가 검토할 데이터
(b) 독립적 자료모니터링위원회가 데이터를 검토, 평가할 간격(구체적인 시기)
(c) 독립적 자료모니터링위원회가 평가하고 조언할 요점
(d) 독립적 자료모니터링위원회가 활용할 통계 절차(안전성 및 효능 결과 모니터링을 위

한 절차, 지속적인 편익/위험 분석 등 포함)

(e) 제약회사가 독립적 자료모니터링위원회 보고서를 배포할 당사자(예: 시험자, 윤리위원회/임상시험심사위원회, 규제당국, 시험운영위원회, 데이터관리자 등)

(3) 회의 계획

(a) 독립적 자료모니터링위원회 구성원과 회의에 제출될 자료

(b) 독립적 자료모니터링위원회 회의 과정과 형식

(c) 정족수

(d) 시험 기밀성을 유지하기 위한 절차

(4) 데이터 관리와 보안

(a) 독립적 자료모니터링위원회가 검토할 자료를 보관할 장소와 방법

(b) 데이터에 접근할 사람

(c) 데이터의 비밀보장과 프라이버시 유지방법

(d) 신상 파악이 가능한 데이터를 취급하는 방법

(5) 문서

(a) 독립적 자료모니터링위원회 구성원이 서명한 기밀유지계약서

(b) 독립적 자료모니터링위원회 회의록 형식과 내용

(c) 독립적 자료모니터링위원회 보고서의 형식과 내용

(d) 독립적 자료모니터링위원회 헌장 개정 절차

(e) 기록 유지 및 보관 절차

헌장을 검토한 후 독립적 자료모니터링위원회 구성원 전원은 독립적 자료모니터링위원회 임명 시점에 헌장에 동의하고 서명해야 한다.

15.6 제3의 독립적인 통계전공자가 중간분석을 수행하는 것이 권고된다

맹검이 해제되는 중간분석이 사전에 임상시험계획서에 계획되어 있는 경우, 중간분석을 수행할 시점이 되었을 때 맹검을 해제하여 중간분석을 수행하게 된다. 문제는 누가 그런 중간분석을 수행하여야 적절한가이다. 이 이슈에 대해 독립적 자료모니터링위원회 설립 및 운영에 대한 미국 FDA 가이드라인의 내용을 살펴보자(FDA 2006).

중간분석의 수행을 임상시험 담당 통계전문가에게 맡기는 것은 문제가 될 수 있다. 그

이유를 알아보기 위하여 만일 임상시험 담당 통계전문가가 맹검이 해제되는 중간분석을 수행하고, 그 중간분석결과에 근거하여 표본크기, 선정기준 및 제외기준과 같은 임상시험의 주요 특징을 변경하는 경우를 생각해보자. 그러면 임상시험 담당 통계전문가는 임상시험의 주요 특징의 변경이 임상시험의 결과에 미치는 잠재적 영향을 알게 되고, 이로 말미암아 그 임상시험 담당 통계전문가는 객관적으로 임상시험의 주요 특징을 변경하지 못할 우려가 발생할 수 있기 때문이다. 다르게 표현하면 14.6.1절에서 설명한 바 있는 수행상의 편의 operational bias가 발생할 우려가 생긴다는 것이다(FDA 2006).

Assigning the primary trial statistician the responsibility for interim analysis and reporting to the DMC can be problematic, however. When issues arise that might suggest changes to the trial design, a statistician performing both the primary collaborative and the interim analysis functions including reporting to the DMC, will probably be the only member of the trial management team with knowledge of the interim data. In considering possible changes, the statistician's objectivity will inevitably be compromised by the knowledge of the potential impact of such changes on the outcome of the trial. When statisticians with knowledge of interim data participate in trial management meetings in which potential changes to study size, entry criteria, or endpoints are discussed, perceptions of biased decision-making could arise.

설사 임상시험 담당 통계전문가가 중간분석결과에 대해 침묵을 지킨다고 하더라도, 임상시험 담당 통계전문가가 내게 되는 의견이 이러한 중간분석결과에 영향을 받지 않는다는 것은 사실상 불가능하다(FDA 2006).

Even if the statisticians remain silent about the interim data, it is essentially impossible for any opinion they may express not to be influenced by knowledge of these data.

만일 임상시험 담당 통계전문가가 임상시험의 주요 특징을 변경하는 회의에 참석하고, 어떻게 임상시험의 주요 특징을 변경하는 것이 시험약의 효능을 입증하는 데 더 유리하다는 것을 아는 경우에는, 심지어 의도적이지 않고 언어로 의사소통을 하지 않는 경우조차 그렇게 아는 사실이 드러날 수 있다는 것이다. 특히 중간분석결과에 근거하여 하게 되는 임상시험의 주요 특징 변경이 경제적으로 그 제약회사에게 큰 영향을 주는 경우, 임상시험 담당 통계전문가는 맹검이 해제된 중간분석결과를 알고 있으므로 객관성을 유지하기 어려울 수 있다(FDA 2006).

When the statistician is present for such discussions and knows which of the alternative courses of action is more likely to result in the experimental intervention being shown effective, even unintentional non-verbal communication may reveal (or may be perceived to reveal) some of that knowledge. Furthermore, if the sponsor must make a decision with major financial implications and a statistician in the sponsor"s employ possesses information critical to that decision, both may be placed in a very uncomfortable position in which the risk is high of verbal or non–verbal transmission of information regarding interim data.

이러한 이유로 인해 독립적 자료모니터링위원회가 있고 맹검을 해제해서 중간분석을 수행해야 하는 경우, 그 임상시험과 무관한 독립적인 제3의 통계전문가가 중간분석을 수행하는 것이 좋다. 즉 다시 말하면 임상시험 담당 통계전문가가 아니라 독립적인 다른 통계전문가가 중간분석을 수행하고, 그 결과를 독립적 자료모니터링위원회에 보고함을 의미한다(FDA 2006).

For this reason, when there is a DMC and a formal mechanism for interim analyses, it is advantageous for the statistician performing the interim analysis to be uninvolved in managing the conduct of the trial, especially in regard to making decisions about design modifications. This could mean that **a statistician other than the primary trial statistician would take responsibility for the interim analysis and reporting to the DMC.**

결국 맹검을 해제하는 중간분석이 계획된 임상시험의 경우에는 다음과 같은 세 부류의 통계전문가가 필요로 하게 된다(Ellenberg et al. 2003). 표 15.1에 이러한 내용이 정리되어 있다.

(a) 임상시험 담당 통계전문가

임상시험 담당 통계전문가는 그 임상시험의 임상시험계획서를 작성하고, 표본크기를 계산하는 등의 그 임상시험을 계획하고, 임상시험이 종료되면 최종 통계분석을 수행하게 된다. 그러나 중간분석에는 전혀 관여하지 않는다.

표 15.1 맹검을 해제하는 중간분석이 계획된 임상시험에 필요한 통계전문가

종류	역할
임상시험 담당 통계전문가	1. 임상시험계획서를 작성 2. 표본크기 계산 3. 임상시험 종료 후 최종통계분석 4. 중간분석에는 관여하지 않고, 중간분석 중에는 맹검을 유지
중간분석을 수행하는 독립적인 통계전문가	1. 중간분석에서 맹검을 해제하여 중간분석을 수행 2. 그 결과를 독립적 자료모니터링위원회에 보고 3. 최종 통계분석에는 관여하지 않음
독립적 자료모니터링위원회 위원에 포함된 통계전문가	1. 중간분석을 수행하는 독립적인 통계전문가로부터 중간분석 결과를 보고 받음 2. 다른 독립적 자료모니터링위원회 위원들과 임상시험의 주요 특징을 변경할 것인지에 대해 논의 3. 권고안을 만들어 제약회사에 제공

(b) 중간분석을 수행하는 독립적인 통계전문가

중간분석을 수행하는 독립적인 통계전문가는 중간분석 시점에서 맹검을 해제하여 중간분석을 실시하고, 그 결과를 독립적 자료모니터링위원회에 보고하게 된다.

(c) 독립적 자료모니터링위원회 위원에 포함된 통계전문가

독립적 자료모니터링위원회 위원에 포함된 통계전문가는 중간분석을 수행하는 독립적인 통계전문가로부터 중간분석결과를 보고 받아, 다른 독립적 자료모니터링위원회 위원들과 논의하여 임상시험의 주요 특징을 변경할 것인지에 대해 논의하고, 제약회사에 제공할 권고안을 만들게 된다.

15.7 실제 독립적 자료모니터링위원회 운영에서 발생할 수 있는 이슈들

이 절에서는 독립적 자료모니터링위원회의 실제 운영에서 발생할 수 있는 다양한 이슈들에 대해 논의해보고자 한다. 선진국의 경우에도 독립적 자료모니터링위원회가 잘 정립되기까지는 상당한 시간이 필요로 했던 것으로 보이며, 지금도 외국학회에 참석해보면 패널 논의에서 독립적 자료모니터링위원회의 운영에 대한 다양한 문제제기와 토론들이 진행되는 것을 볼 수 있다. 그만큼 아직 명확하지 않은 부분들이 있고, 그에 대한 여러 가지 해결책들이 논의되고 있는 것으로 추측된다. 이 절에서 다룬 이슈만이 전부가 아니며 그 외에도 많은 다른 이슈가 있을 수 있음을 먼저 밝혀둔다.

(1) 독립적 자료모니터링위원회 위원의 교육

독립적 자료모니터링위원회의 도입 초반기에는 독립적 자료모니터링위원회 위원의 후보군이 될 수 있는 임상전문가와 통계전문가 중에 실제 독립적 자료모니터링위원회의 경험을 가진 사람의 수는 적게 마련이다. 독립적 자료모니터링위원회 경험이 없는 전문가는 독립적 자료모니터링위원회 위원으로 잘 선정되지 못하므로 독립적 자료모니터링위원회 경험을 쌓지 못하는 악순환이 발생하여 독립적 자료모니터링위원회 경험을 갖춘 전문가 수가 늘어나지 못하게 된다. 그렇다면 누가 독립적 자료모니터링위원회의 교육을 맡을 것이고 어떤 내용을 교육할 것인가? 이 점에 대해 많은 논의가 있어야 한다.

(2) 좁은 전문가 풀로 인한 기밀유지에 대한 우려

선진국에 비하여 우리나라는 전문가 수가 적고, 학연 및 학회 활동으로 서로 잘 아는 경우

가 많다. 예를 들어, 특정 질병에 대한 임상시험이 수행되면, 일부 전문가는 그 임상시험의 임상전문가 역할을 수행해야 하고, 나머지 전문가 중에 일부는 독립적 자료모니터링위원회 위원의 역할을 수행하게 된다. 그런데 이런 전문가들은 서로 동창회와 학회 활동으로 친밀하게 얽혀 있다 보니, 맹검이 해제된 중간분석결과가 독립적 자료모니터링위원회 외부로 세어나갈 우려가 존재하게 된다.

필자의 개인적인 경험에 의하면, 필자의 지인인 아시아의 어느 국가 통계전문가는 현재 기관에서 근무하기 전에 다국적기업에서 일한 적이 있는데, 그때 그 다국적기업이 수행한 임상시험에서 중간분석을 수행한 적이 있다고 한다. 그 지인은 제약회사에 속한 통계전문가라 당연히 중간분석결과를 모르고 있었는데, 나중에 다른 모임에 가보니 그 임상시험과 전혀 무관한 통계전문가들이 그 임상시험의 중간분석결과를 이미 알고 있는 것을 보고 놀랐다고 한다.

(3) 독립적 자료모니터링위원회 위원의 성실성

독립적 자료모니터링위원회 위원은 독립적 자료모니터링위원회 위원으로서의 책임과 역할을 성실하게 다해야 한다. 하지만 현실은 그리 녹록하지 않다. 독립적 자료모니터링위원회 위원으로 뽑힐 수 있는 분들은 대개 그 분야의 최고 전문가들이고 이미 본인의 본연의 책무로 충분히 바쁜 분들이다. 그렇게 바쁜 분들이 외부의 일인 독립적 자료모니터링위원회 위원 일에 얼마나 충실할 수 있을까? 임상시험계획서, 중간분석결과, 독립적 자료모니터링위원회 헌장 및 표준진행절차를 얼마나 꼼꼼하게 읽고 올 수 있을까? 그러므로 독립적 자료모니터링위원회 사무소 전담 직원이 독립적 자료모니터링위원회 회의에 참석하여, 회의 진행 절차에 대해 익숙하지 않은 위원들을 보조할 필요가 있다고 생각한다.

(4) 중간분석이 계획한 시점까지 완료되지 않는 경우

필자가 외국학회에서 들은 어떤 독립적 자료모니터링위원회 경험이 있는 전문가 말에 의하면, 독립적 자료모니터링위원회 회의 하루 전날에야 수백 페이지 분량의 중간분석결과가 도착한 적이 있다고 한다. 중간분석을 맡은 제3의 독립적인 통계전문가는 분명히 주어진 시일 내에 중간분석을 마치려고 최선의 노력을 다 했을 것이다. 하지만 예상치 않은 일이 발생하여 중간분석이 늦어졌으리라 생각한다. 그러므로 그런 일이 발생하지 않도록 주의해야 한다. 15.5절 2.(13)에서, 중간분석은 일반적으로 독립적 자료모니터링위원회 회의 개최 전 약 4주 전까지는 완료되어야 하고 중간분석결과는 회의 2주 전까지는 독립적 자료모니터링위원회 위원들에게 전달되어 위원들이 자료를 검토할 수 있도록 한다고 기술한 바 있다.

(5) 제약회사, 독립적 자료모니터링위원회, 심사기관 간의 관계 및 소통

독립적 자료모니터링위원회 위원 선발은 제약회사가 맡도록 되어 있다. 이렇게 구성된 독립적 자료모니터링위원회가 중간분석결과에 근거하여 제약회사에 불리한 권고안을 낼 수 있을까 하는 우려가 존재할 수 있다. 그리고 만일 그러한 불리한 권고안을 낸다면 그런 소신 있는 위원은 다음에는 독립적 자료모니터링위원회 위원으로 선발되지 못할 수도 있다. 만일 이런 일이 발생한다면 심사기관의 역할은 무엇인가?

15.8 독립적 자료모니터링위원회가 결정한 다양한 권고안들

집단축차디자인의 경우 독립적 자료모니터링위원회는 중간분석결과에 근거하여 임상시험을 조기 종료하는 것을 권고할 수 있다. 이 책에 소개된 임상시험 사례들 중 집단축차디자인을 사용하여 임상시험을 조기 종료한 사례는 22.5절에 소개된 CAST study와 19.12절에 소개된 MERIT-HF trial이다. 그러나 실제 독립적 자료모니터링위원회가 내릴 수 있는 권고안은 훨씬 다양한데, 여기서는 다음 두 가지 경우를 살펴보도록 하겠다.

(1) 임상시험을 조기 중단할 것인지 계속할 것인지에 대한 결정은 1차 유효성 평가변수 결과만으로 정해지는 것은 아니다

집단축차디자인에서 임상시험을 조기 중단할 것인지의 여부는 O'Brien-Fleming 기준 등을 사용하여 1차 유효성 평가변수 분석결과에 따르는 것이기는 하지만, 이러한 결정을 내리는 데는 1차 유효성 평가변수만이 아니라 2차 유효성 평가변수들, 안전성자료, 자료의 질 및 관련된 임상시험 외부의 자료 등을 모두 고려하여 종합적인 판단을 내려야 한다. 그래서 1차 유효성 평가변수에 대한 결과가 사전에 정한 임상시험 조기 종료 기준을 충족시켰음에도 불구하고 임상시험을 계속 진행하라고 독립적 자료모니터링위원회는 권고할 수도 있다.

예를 들어, 후천성 면역결핍증 환자의 심각한 진균증fungal infection 예방에 대한 임상시험의 중간분석에서 1차 유효성 평가변수는 매우 유의하였고($p=0.0028$), O'Brien-Fleming 기준을 넘었다. 하지만 독립적 자료모니터링위원회는 임상시험을 계속 하라고 권고했는데, 그 이유는 시험군의 사망자 수(45명)가 대조군의 사망자 수(31명)보다 더 많았기 때문이다 (Ellenberg et al. 2003).

(2) 표본크기 재계산

수막구균감염은 어린이들에게 매우 치명적인 질병이어서 이 질병에서 시험약이 사망률을 낮추는 여부를 평가하는 임상시험이 수행되었다. 1차 유효성 평가변수는 60일 사망률이었다. 임상시험 계획 단계에서 위약 대비 시험약의 오즈비가 3.0(시험약 25%, 위약 10%)을 찾아낼 검정력이 85% 되도록 하였고, 그러기 위해서는 총 35건의 사망건수를 관찰할 때까지 환자를 모집해야 했다. 이를 위해 군당 100명의 환자를 모집하는 것으로 임상시험을 계획하였으나, 중간분석에서 시험군과 대조군을 합친 자료에서 실제 사망률은 11.5%에 지나지 않았다. 그래서 독립적 자료모니터링위원회는 군당 표본크기를 100명에서 150명으로 늘릴 것을 권고하게 된다(Ellenberg et al. 2003).

15.9 맹검을 해제한 중간분석결과가 세어나가면 어떤 일이 벌어지는가?

(1) Green et al(1987)은 중간분석결과가 세어나가면 어떤 일이 벌어지는지를 다음과 같이 연구하였다. 그들은 항암제 임상시험에서 두 major cancer cooperative group들의 대규모 임상시험에 대해 쌍체분석matched analysis을 수행하였다. 각 쌍에서 한 연구는 맹검을 해제한 중간분석결과를 오직 독립적 자료모니터링위원회에게만 공개하였고, 다른 연구에서는 독립적 자료모니터링위원회를 두지 않아 맹검을 해제한 중간분석결과가 임상연구자들을 포함하여 많은 사람들에게 퍼져 나갔다. 이 연구결과는 독립적 자료모니터링위원회가 임상시험의 무결성integrity을 지키는 데 기여한다는 큰 증거를 제공해주었다. 독립적 자료모니터링위원회가 없는 임상시험들 중 50%에서 시간이 흐를수록 피험자 모집 속도가 감소하였다. 또한 일부 임상시험은 편견과 환자 모집을 완료할 수 없어서 부적절하게 조기 종료되었다.

이 연구에서 놀라운 점은 독립적 자료모니터링위원회가 있는 임상시험에서는 이중맹검이 이루어진 것이 아니라는 점이다. 즉 임상연구자는 피험자들이 어느 치료제를 투여받고 있는지 알고 있었다. 하지만 중간분석결과를 알지 못하여 임상시험이 잘 관리된 것이다.

다음의 사례는 중간분석결과가 독립적 자료모니터링위원회 바깥으로 알려지는 경우 발생하는 문제들을 보여준다.

(2) 이 사례에서 직장암 수술을 받을 환자들은 시험군(방사능 요법을 먼저 받은 후 수술)과 대조군(방사능 요법 없는 수술)으로 무작위배정되었다. 이 임상시험은 원래 125명보다 더 많은 환자를 모집할 계획이었으나, 125명의 환자만을 모집한 후 조기 중단되었다.

그 이유는 시험군과 대조군 간에 생존시간에 유의한 차이가 없다는 중간분석결과가 세어나가서 임상연구자들이 더 이상 환자들을 모집할 흥미를 상실하였기 때문이다(Rider et al. 1977). 결국 공식적으로 임상시험을 종료하지 않았지만, 현실적으로 종료할 수밖에 없었던 것이다. 결국 결론 없는 상태가 되어서 추후에 다시 확증적 임상시험이 실시되었는데, 결국 첫 임상시험은 시간과 자원의 낭비가 된 셈이다.

(3) 미국 국립암센터가 후원한 대장암 임상시험의 중간분석에서 독립적 자료모니터링위원회는 미국 FDA의 검토를 빨리 받아서 시판허가를 조속히 받을 수 있도록 하기 위하여, 맹검이 해제된 중간분석결과를 미국 FDA와 미국 국립암센터의 일부 지위가 높은 사람들에게 알리기로 했다. 맹검이 해제된 중간분석결과를 알게 된 미국 FDA와 미국국립암센터의 일부 지위가 높은 사람들은 이 중간분석결과를 발설하지 않겠다고 약속하였다. 그러나 이 중간분석결과는 계속 널리 퍼져나가서 결국 Science라는 국제학술지 편집장에게까지 알려지게 되었다. Science 편집장은 임상시험을 계속 수행하라는 독립적 자료모니터링위원회의 권고안이 적절했는가에 대해 의심을 제기하게 되었다. 이 임상시험은 비록 계획된 환자들이 모두 모집되어 완료되기는 하였으나, 임상시험의 무결성에 큰 흠을 낼 수도 있는 경우였다(Ellenberg et al. 2003).

16장 임상시험에서 대조군의 선택이 중요한 이유

16.1 과거에 새로운 치료제 개발에 사용된 방법과 그 문제점

인류는 질병의 고통으로부터 해방되고자 질병을 치료할 수 있는 치료제를 개발하기 위하여 무단한 노력을 해왔다. 과거에 인류가 치료제를 찾아내거나 발견한 방법은 경험에 의존하는 방식이었다. 가장 흔하게 사용된 방법은 어떤 질병이나 증상으로 고통을 받는 환자에게 무언가(예를 들면, 어떤 식물의 열매)를 투여하거나 처치하고 나서 그 질병이나 증상이 호전되면 그 무언가는 효과가 있다고 판단하였다. 다시 말하면 치료 이전과 치료 이후를 비교해서 치료제의 효과를 판단한 것이다. 이러한 방법은 너무나 직관적으로 타당하게 보여서

> "아픈 사람에게 무언가를 투여했을 때 그 질병이 낫거나 증상이 호전되면, 그 무언가는 치료 효과가 있는 것이죠."

라고 일반인들에게 물어보면 상당수 사람들이 동의하며 고개를 끄덕인다. 하지만 감기로 고생하는 사람에게 설탕물을 2주간 주면 감기가 낫는데, 설탕물이 감기를 낫게 하는 효과가 있다고 생각하는 사람들은 없다. 즉 감기는 2주 정도 지나면 저절로 낫기 때문에 시간에 따른 질병의 진행 과정을 고려해야 한다. 또한 위약 효과placebo effect도 발생하기 때문에 이 또한 감안해주어야 한다. 이처럼 치료 이전과 치료 이후를 비교해서 치료 효과를 판단하는 방법은 과학적으로 완벽한 방법이라 보기 어렵고 더 자세한 내용은 18장에서 다룰 것이다.

과거에 인류가 치료제를 찾아내는 데 사용한 또 다른 방법은 새로운 치료제를 적은 수의 환자들에게 적용해 본 후 그 결과를 과거에 치료하지 않았거나 또는 다른 방법으로 치료한 환자들의 결과와 비교해보았다. 즉 과거대조군 또는 외부대조군을 사용하였다. 과거대조군 또는 외부대조군에 대해서는 17장에서 더 자세하게 설명할 것이다. 이러한 과거대조군 또는 외부대조군은 현재 치료를 받는 환자들과 나이 성별 질병의 심각도 등이 비슷하지 않기 때문에, 이러한 비교로는 치료제의 효과를 정확하게 파악할 수 없다. 더군다나 이러한 비교는 통계학을 사용하는 엄격한 비교가 아닌 그냥 단순 비교였으며 과거의 결과도 정확하지 않아 연구자의 개인적인 기억에 의존하곤 하였다. 그러므로 이러한 비교 결과의 해석에는 연구자의 주관적인 판단이 개입되었고, 과학적으로 정확한 방법이 아닌 경우가 많았다.

물론 위의 경험적으로 발견된 치료제들이 모두 효과가 없었다는 것은 아니다. 이러한 경험에 의존하는 방식은 과학적인 기준으로 볼 때 문제가 있기는 했지만 여러 효과 있는 치료제를 개발한 경우도 있고, 그 중 일부는 나중에 효과가 없음이 밝혀지기도 했다.

이러한 과거에 새로운 치료제 개발에 사용된 방법의 문제점은 적절한 대조군control이 없는 연구였다는 점이다. 여기서 적절한 대조군이란 동시대조군concurrent control을 말한다. 동시

대조군이란 시험군과 같은 모집단에서 선택되었고 시험약을 연구하는 같은 임상시험의 일부로서, 동시대조군에 있는 피험자들이 시험군과 동일한 기간 동안 다루어지는 대조군을 말한다. 동시대조군은 대부분의 경우 무작위배정과 함께 사용된다(ICH E10 2001).

A **concurrent control group** is one chosen from the same population as the test group and treated in a defined way as part of the same trial that studies the test treatment, and over the same period of time.

반면에 과거에 새로운 치료제 개발에 사용된 방법의 문제점은 **무작위배정을 사용하여** 만드는 동시대조군이 없으므로, **만일 치료제를 투여하지 않았다면 어떤 일이 발생했을지는 알 수 없다는 점**이다. 물론 어떤 경우에는 치료제의 효과가 너무 커서 동시대조군이 필요하지 않았다. 예를 들면, 폐렴구균폐렴pneumoccocal pneumonia에 대한 페니실린penicillin의 효능은 너무나 명백하여 동시대조군이 필요하지 않았다.

결국 과거에 사용된 대조군은 결국 다음 두 가지였다.

(1) 과거대조군 사용

과거대조군historical control으로서 새로운 치료제를 적은 수의 환자들에게 적용해본 후 그 결과를 과거에 치료하지 않았거나 또는 다른 방법으로 치료한 환자들의 결과와 비교하는 방법이다. 과거대조군을 사용하면 편의bias가 발생할 가능성이 크다는 것이 알려져 있다. 그 이유는

(i) 현재 새로운 치료제를 투여 받은 환자들과 과거에 치료하지 않았거나 또는 다른 방법으로 치료한 환자들이, 질병 개선에 영향을 미칠 많은 요소(나이, 성별, 질병의 심각도)들이 동일하지 않을 가능성이 높기 때문이고(즉 무작위배정을 하지 않은 것이고),

(ii) 현재 새로운 치료제를 투여 받은 환자들과 과거에 치료하지 않았거나 또는 다른 방법으로 치료한 환자들이, 투여 받는 치료제를 제외한 나머지 환자를 보살핀 방법이 동일하지 않을 가능성이 높기 때문이고,

(iii) 현재 새로운 치료제를 투여 받은 환자들과 과거에 치료하지 않았거나 또는 다른 방법으로 치료한 환자들을 관찰한 방법이 동일하지 않을 가능성이 높기 때문이다.

과거대조군에 대해서는 17장에서 더 자세하게 살펴볼 것이다.

(2) 단일군 전후비교 사용

전후비교연구before-after comparison study 또는 기저치 대조군 연구baseline-controlled study라고 불리는

방법으로서 동일한 환자들에게서 치료 전과 치료 후를 비교하는 방법이다. 이러한 경우는 대조군이 없다고 하거나 또는 외부대조군을 사용하였다고 말한다(ICH E10 2001).

> So-called baseline-controlled studies, in which subjects' status on therapy is compared with status before therapy (e.g., blood pressure, tumor size), have no internal control and are thus uncontrolled or externally controlled

하지만 이처럼 치료 이전과 치료 이후를 비교해서 치료제의 효과를 판단하는 방법은 여러 가지 문제점을 가지고 있다. 예를 들어, 어떤 감기 치료제를 개발하여 감기 환자들에게 2주간 투여한 후, 투여 후가 투여 전에 비하여 감기가 나은 비율이 유의하게 개선되었을 때, 우리는 그 치료제가 정말 감기를 치료하는 효능이 있다고 주장할 수 있을까? 상식적으로 생각해도 아니라는 것을 우리는 금방 알 수 있는데, 그 이유는 감기란 대략 2주 정도 지나면 저절로 낫기 때문이다.

다른 대조군을 두지 않고 치료제 투여 이전과 이후를 비교하는 방법으로는 치료제의 효능을 적절하게 판단할 수 없는 이유들은 다음과 같다. 이 이유들에 대해서는 18장에서 더 자세하게 살펴볼 것이다.

(i) 질병의 상태가 시간이 경과함에 따라 변화하기 때문이다. 감기의 경우 2주 정도 지나면 우리 몸의 자연 치유 능력에 의하여 저절로 낫게 된다.

(ii) 연구에 참여하는 연구자, 기계, 환경 등이 치료제 투여 전과 후가 다를 수 있기 때문이다.

(iii) “Regression toward the mean”이라 불리는 현상 때문인데, 예를 들어 고혈압을 이용하여 이 현상을 간단히 설명한다면 처음에는 높은 혈압 값을 가진 환자는 어떠한 치료제를 투여하지 않은 경우에도 시간이 경과하여 다음에 다시 측정해보면 좀 더 낮아진 평균에 가까운 혈압 값을 가지게 되는 현상을 말한다. 이 현상에 의하면 혈압이 낮아졌으므로 그 치료제가 혈압을 낮추는 효과가 있다고 잘못 결론 내릴 가능성이 생긴다.

(iv) 학습효과이다. 예를 들어 어떤 기구를 사용하여 운동능력이 얼마나 향상되었는지를 질병이나 증상 개선의 측도로 관찰한다면, 치료제 투여 이전에 비하여 이후에는 단지 운동 기구 사용방법 학습효과만으로도 치료제 투여 이후가 이전보다 더 좋은 결과를 얻게 된다.

(v) 위약 효과placebo effect를 포함한 심리적 효과이다. 이는 단일군 연구이므로 피험자와 임상연구자 모두 치료제가 투여되고 있다는 것을 알고 있으므로, 피험자는 증상이

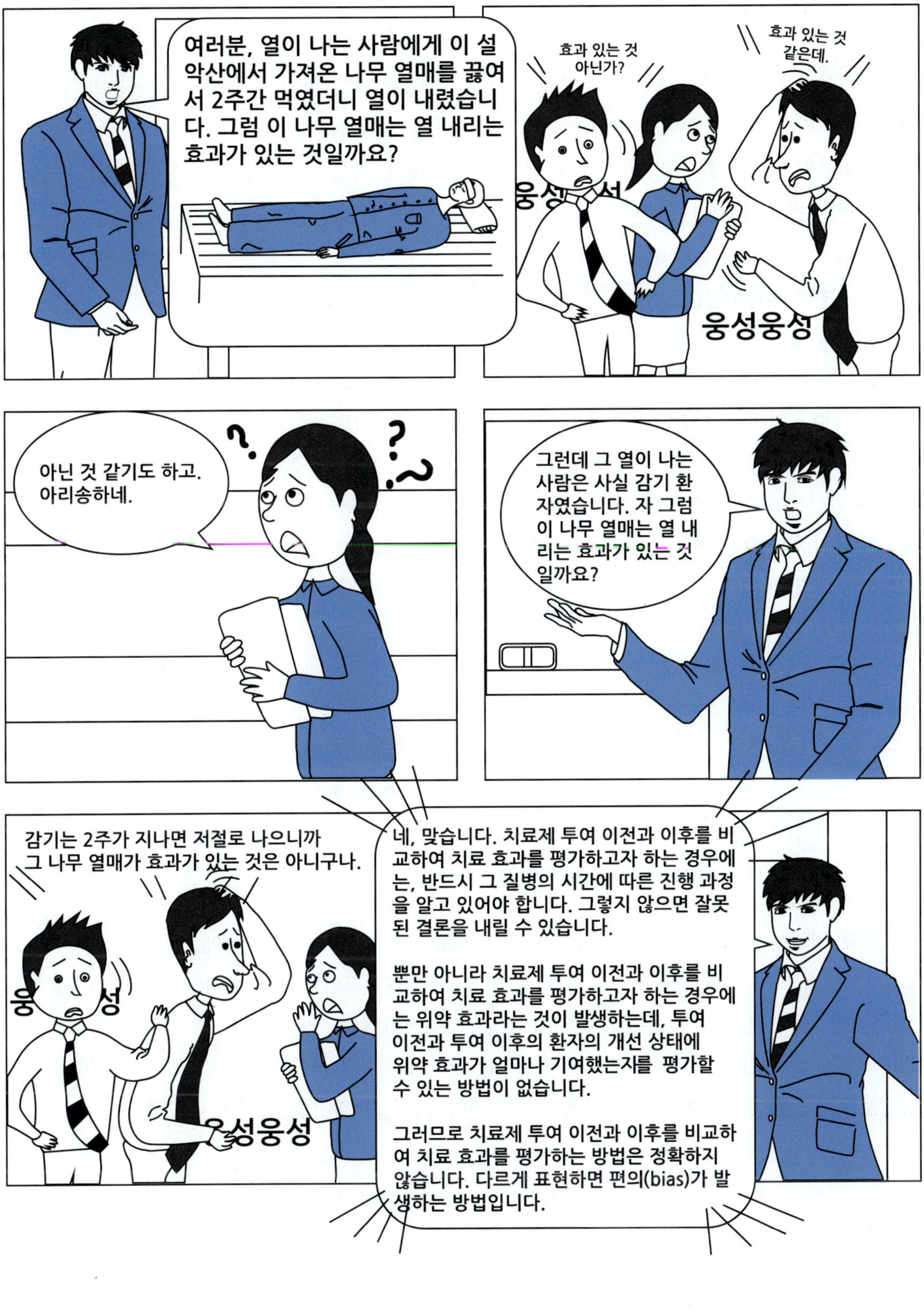
여러분, 열이 나는 사람에게 이 설악산에서 가져온 나무 열매를 끓여서 2주간 먹였더니 열이 내렸습니다. 그럼 이 나무 열매는 열 내리는 효과가 있는 것일까요?
효과 있는 것 아닌가?
효과 있는 것 같은데.
웅성웅성
아닌 것 같기도 하고. 아리송하네.
그런데 그 열이 나는 사람은 사실 감기 환자였습니다. 자 그럼 이 나무 열매는 열 내리는 효과가 있는 것일까요?
감기는 2주가 지나면 저절로 나으니까 그 나무 열매가 효과가 있는 것은 아니구나.
웅성웅성
네, 맞습니다. 치료제 투여 이전과 이후를 비교하여 치료 효과를 평가하고자 하는 경우에는, 반드시 그 질병의 시간에 따른 진행 과정을 알고 있어야 합니다. 그렇지 않으면 잘못된 결론을 내릴 수 있습니다.
뿐만 아니라 치료제 투여 이전과 이후를 비교하여 치료 효과를 평가하고자 하는 경우에는 위약 효과라는 것이 발생하는데, 투여 이전과 투여 이후의 환자의 개선 상태에 위약 효과가 얼마나 기여했는지를 평가할 수 있는 방법이 없습니다.
그러므로 치료제 투여 이전과 이후를 비교하여 치료 효과를 평가하는 방법은 정확하지 않습니다. 다르게 표현하면 편의(bias)가 발생하는 방법입니다.

개선되리라는 믿음으로 위약 효과가 나타날 가능성이 많고, 임상연구자 역시 증상이 개선되리라는 기대를 가지게 된다.

위에서 살펴본 과거대조군과 전후비교연구의 문제점을 해결하기 위해서는 시험군과 같은 시점에서 비교할 대조군이 필요하다는 것을 깨닫게 되었다. 그렇다면 시험군과 같은 시점에서 비교할 대조군을 어떻게 선택할 것인가? 다음의 백신 연구 사례를 거치면서 인류는 무작위배정과 이중맹검의 중요성을 깨닫게 된다.

16.2 무작위배정을 사용한 초기 임상시험

최초의 무작위배정 대조군 임상시험은 결핵tuberculosis 치료에서 스트렙토마이신streptomycin의 효능에 대한 연구였다(Green 2008). 이 임상시험은 침상 안정bed rest(환자의 증상 악화를 막고 질병의 회복을 촉진시키기 위해 종일 침대 위에서 휴식을 취하는 것)을 취하면서 스트렙토마이신을 투여 받은 군이 단지 침상 안정만을 한 대조군에 비하여 결핵 치료에 월등한 효능을 입증하였다. 이 무작위배정 임상시험을 주도한 핵심적 통계학자는 Sir Austin Bradford Hill이었다. 의학연구 방법론에 큰 기여를 한 사람이 통계학자라는 사실은 통계학자인 필자에게는 매우 자랑스러운 일이다.

그 다음으로 무작위배정 대조군 임상시험의 장점을 극명하게 보여준 초기 사례는 소아마비polio 예방을 위한 소크백신Salk vaccine 임상시험이었다(Pocock 1983). 사실 이 연구에는 두 개의 별도의 연구가 있었는데, 첫 번째 연구는 무작위배정과 이중맹검을 사용하지 않은 연구였고 두 번째 연구는 무작위배정과 이중맹검을 사용한 임상시험이었다.

(1) 첫 번째 연구: 무작위배정과 이중맹검을 사용하지 않음

첫 번째 연구는 108만 명의 어린이들을 대상으로, 초등학교 2학년 학생에는 백신을 투여하고, 1학년과 3학년 학생에게는 백신을 투여하지 않았다. 2학년의 경우에는 부모에게 임상시험 참가동의서를 받은 경우에 한하여 백신을 투여하였다. 이 연구는 무작위배정이 사용되지 않은 연구였다. 그러므로 1학년과 3학년 학생들이 대조군이 되었지만, 시험군(2학년에서 백신을 투여 받은 학생들)과 대조군은 무작위배정으로 결정된 것이 아니므로, 여러 측면에서 시험군과 대조군이 다를 수 있었다.

연구결과 시험군에서 소아마비 발생률은 0.017%인 반면에 대조군에서의 발생률은 0.046%였다. 이 결과만 보면 소크백신이 소아마비를 예방해주는 효능이 있는 것 같다. 그런데 문제는 2학년에서 임상시험에 참가동의서를 제출하지 않은 학생들에게서의 소아마비 발생률은 0.037%로서 대조군의 발생률인 0.046%보다 낮았다. 이 결과를 어떻게 해석해야 할까? 소크백신의 효능은 0.046% − 0.017% = 0.029%로 평가해야 할까? 아니면 0.037% − 0.017% = 0.020%로 평가해야 할까? 어느 결과를 선택하느냐에 따라 결과의 강도가 달라질 수 있다는 문제가 발생하였다.

첫 번째 연구자들은 첫 번째 연구가 다음과 같은 한계점을 가지고 있음을 알고 있었다.

(i) 백신 투여 동의군의 부모들은 더 소득이 높고 더 높은 교육을 받았을 가능성이 높으며 그로 인해 건강 및 위생 상태가 상대적으로 더 양호하여 소아마비 발생률이 낮을 수 있다.

(ii) 연구자들은 어느 어린이가 백신을 접종 받았는지를 알고 있는데 이 사실이 결과 평가에 영향을 미칠 수 있다.

이러한 염려로 거의 동시에 다른 지역에서 다음과 같은 두 번째 연구가 실시되었다.

(2) 두 번째 연구: 무작위배정과 이중맹검을 사용함

두 번째 연구는 초등학교 1학년부터 3학년까지의 75만 명의 어린이들을 대상으로 부모의 임상시험 참가동의서를 받은 어린이에 한하여 백신 투여군과 위약군에 무작위배정되었다. 이 임상시험은 이중맹검이 되어서 의사도 어린이도 백신을 투여 받는지 위약을 투여 받는지 알지 못했다.

연구결과 시험군에서 소아마비 발생률은 0.016%인 반면에 대조군에서의 발생률은 0.057%였다. 반면에 임상시험에 참가동의서를 제출하지 않은 학생들에게서의 소아마비 발생률은 0.036%로서 위약군의 발생률인 0.057%보다 낮았다. 하지만 이 경우에는 임상시험에 참가동의서를 제출하지 않은 학생들에 대한 결과가 임상시험결과 해석에 전혀 영향을 끼치지 않았다.

그 이유는 무작위배정으로 인해 백신 투여군과 위약군은 백신 투여 이외에는 모든 다른 측면에서 비슷했고, 이중맹검을 사용했기 때문에 임상시험 도중 연구자가 어린이들을 다룬 방법은 시험군과 위약군에서 동일하였고, 시험군과 위약군에 배정된 어린이 모두가 임상시험에 대해 갖는 기대 또한 동일하였다. 다시 말하면 무작위배정과 이중맹검을 사용했기 때문에 편의bias 발생이 최소화되었다. 그래서 신뢰할 수 있는 결과는 시험군의 0.016%와 대조군의 0.057%를 비교하는 것이고, 그러므로 두 번째 임상시험결과로부터 소크백신이 소아마비 발생 예방 효과가 있다는 것을 확신할 수 있게 되었다.

반면에 시험군과 임상시험에 참가동의서를 제출하지 않은 학생들은 무작위배정되지 않아, 두 군 간에는 백신 투여 여부 이외에도 다른 요인들이 차이가 나기 때문에, 시험군과 임상시험에 참가 동의서를 제출하지 않은 학생들 간의 비교로는 백신의 효과를 편의bias 없이 평가하기 어렵게 된다.

이 소크백신 연구로부터 연구자들은 무작위배정 이중맹검 임상시험의 중요성을 확실하게 깨닫는 계기가 되었다.

16.3 동시대조군의 중요성

16.2절에서 살펴본 두 번째 백신연구에서 임상시험 참여자들을 무작위배정을 사용하여 시험군과 대조군으로 나누어 대조군을 만들고, 임상시험에서 시험군과 대조군에 배정된 피험자들에게 같은 임상시험 기간 안에 시험약과 대조약을 각각 투여하는 경우, 이러한 대조군을 동시대조군concurrent control이라 부른다.

치료제의 효능을 평가하는 방법으로는 동시대조군을 사용하는 임상시험 이외에도 역학연구epidemiological study, 과거대조군 연구historically controlled study, 또는 대조군 없는 연구uncontrolled study 등이 있다. 하지만 소크백신 임상시험을 계기로 동시대조군을 사용하는 임상시험은 치료제의 효능을 평가하는 가장 확실한 방법으로 자리 잡게 된다.

소크백신 임상시험 이후에도 동시대조군을 사용하는 임상시험은 기존에 믿어 왔던 의학적 상식을 뒤엎는 결과들을 낸 경우들이 있었는데 다음의 두 가지 사례가 그러하다. 그러한 사례들을 통하여 동시대조군을 사용하는 임상시험의 중요성을 다시 한 번 깨닫게 되었다.

위에서 살펴본 것처럼 **임상연구의 역사는 대조군의 역사**라고도 볼 수 있다. 이처럼 임상시험에서 어떠한 대조군이 적절한지가 바로 이 절에서 중점적으로 다룰 내용이다.

16.3.1 CASTThe Cardiac Arrhythmia Suppression Trial study

사람들이 가끔 잘못 생각하는 오류 중 하나는 만일 어떤 활성대조약이 A라는 질병에 효능이 있다고 입증된 경우, A와 연관된 질병에서도 활성대조약이 위약보다 효능이 우월하거나 적어도 비슷할 것이라고 생각하는 것이다. 하지만 A와 연관된 질병에서는 활성대조약이 위약보다 효능이 더 열등할 수도 있다. 잘 알려진 사례가 바로 CAST study인데, 이 연구에서는 위약에서의 사망률이 활성대조약에서의 사망률보다 더 작았다. 이러한 놀라운 결과로 말미암아 CAST study는 임상시험에서 매우 유명한 사례가 되었으며 동시대조군을 사용하는 이중맹검 임상시험의 중요성을 깨닫게 되는 중요한 사례가 되었다. CAST study의 결과는 다음과 같다(CAST 1989).

이전에 심근경색을 경험한 피험자들에게 부정맥을 억제하는 것이 심장마비와 급작스런 사망을 막을 수 있는지의 여부를 평가하기 위하여 임상시험이 실시되었다. 부정맥이 있는 피험자들은 심장마비와 급작스런 사망을 일으킬 가능성이 있으므로, 의학적으로 볼 때 부정맥을 억제하는 것은 심장마비와 급작스런 사망의 가능성을 줄여줄 것이라고 예상되었다. CAST study에 참여하기로 한 각각의 피험자들은 여러 개의 항부정맥약encainide, flecainide, moricizine을 미리 정해진 순서에 의하여 일정기간 복용하였다. 각 피험자의 부정맥을 최소한 80% 억제하는 항부정맥약이 발견되면, 그 피험자는 CAST study에 참가하게 되고, 그 항부정맥약과 위약 중 어느 하나에 무작위배정되었다. 만일 어떤 피험자가 여러 개의 항부정맥약을 미리 정해진 순서에 의하여 일정기간 복용하여도 부정맥이 억제되지 않으면, 그 피험자는 CAST study에 제외되었다.

CAST study가 시작될 때 많은 의사들이 부정맥을 억제하는 것이 심장마비와 급사를 막아줄 것이라고 믿었고, 부정맥 억제가 위약보다 오히려 피험자에게 해로울 것이라고 예상한 의사는 거의 없었다. 하지만 중간분석결과, 놀랍게도 항부정맥약 투여군의 사망률이 위약 투여군의 사망률보다 통계적으로 유의하게 높게 나와서, 임상시험은 도중에 중단되었다. 즉 encainide, flecainide, moricizine는 위약보다 사망률 측면에서 효과가 더 좋으리라 기대되었음에도 불구하고, 놀랍게도 결과는 오히려 위약보다 더 나쁘게 나왔다. 즉, 항부정맥약이 오히려 피험자를 죽이고 있었던 것이다. CAST study는 사전정보에 의하여 어떠한 결과를 어느 정도 예측 가능하더라도 그 예측이 잘못될 수 있음을 보여준 사례로서, 동시대조군을 사용하는 이중맹검 임상시험의 중요성을 깨닫게 되는 중요한 사례가 되었다.

16.3.2 비타민 E와 베타카로틴의 폐암 발생율에 대한 역학 연구

역학 연구에 의하면 비타민 E와 베타카로틴을 많이 섭취하는 경우 폐암 발생률이 낮아진다는 결과가 있었다. 이러한 연구결과에 대해 보다 확실한 증거를 얻기 위하여 남성 흡연자를 대상으로 임상시험이 수행되었다. 나이가 50에서 69세 사이의 남성 29,133명이 4개의 군(위약군, 비타민 E군, 베타카로틴군, 비타민 E와 베타카로틴군)으로 무작위배정되어 5년에서 8년까지 추적되었다. 결과는 비타민 E군, 베타카로틴군, 비타민 E와 베타카로틴군 모두에서 위약군에 비하여 폐암의 발생률이 낮아진다는 유의한 증거는 얻어내지 못했다(Cancer Prevention Study Group 1994).

역학 연구란 비타민 E를 많이 섭취하는 그룹과 그렇지 않은 그룹에서 폐암 발생률을 비교해서 얻은 결과이다. 하지만 역학 연구에서는 비록 이렇게 대조군을 두었지만 무작위배정이 이루어지지 않아서 두 그룹 간에는 비타민 E의 섭취 여부만이 아니라 다른 변수들이 차이가 날 수 있고 그러한 차이가 역학 연구에서는 폐암 발생률의 차이를 만들어냈을 수 있다. 하지만 임상시험에서는 무작위배정을 사용하여 비타민 E를 섭취하는 그룹과 섭취하지 않는 그룹을 만들어내서 비교하므로, 두 그룹 간에 폐암 발생 비율이 차이가 나면 이는 비타민 E에 의한 것이라고 결론 내릴 수 있게 된다.

위 사례는 무작위배정의 중요성을 보여주며, 역학 연구가 임상시험에 비해 신뢰성을 떨어질 수 있다는 것을 보여주는 좋은 사례라고 볼 수 있다.

16.3.3 Coronary Drug Project에서 순응도가 높은 하위군과 낮은 하위군의 비교

Coronary Drug Project에서 평가변수 중 하나인 5년 사망률은 위약군에서 20.9%이고 시험약clofibrate에서는 20.0%로서 유의한 차이가 나지 않았다. 하지만 시험군을 순응도에 따라 하위군으로 나눈 후 분석을 해보니 다음의 매우 흥미로운 결과를 얻었다.

즉 지정된 시험약을 80% 이상 잘 복용한 순응도가 높은 그룹에서는 사망률이 16.0%인 반면, 순응도가 낮은 그룹에서는 사망률이 24.6%였는데 이는 통계적으로 매우 유의한 결과였다. 이러한 결과는 시험약의 효능에 대한 증거로 받아들일 수 있을까? 즉 시험군에서 순응도가 높다는 것은 시험약을 잘 복용했다는 것이고, 시험군에서 순응도가 낮다는 것은 시험약을 잘 복용하지 않았다는 것이므로, 위 결과는 마치 시험약을 잘 복용하여서 사망률이 낮아진 것처럼 해석할 여지가 있어 보인다.

하지만 똑같은 분석을 위약군에서도 실시해보았더니, 지정된 위약을 80% 이상 잘 복용한 순응도가 높은 그룹에서는 사망률이 16.1%인 반면, 순응도가 낮은 그룹에서는 사망률이 28.3%로서 이는 역시 통계적으로 매우 유의한 결과였다.

이 사례는 위약군의 중요성을 다시 한 번 보여준다. 만일 위약군이 없었다면 시험군에서만 순응도가 높은 하위군과 순응도가 낮은 하위군을 비교하게 되어 그 차이가 유의하므로 시험약의 효과가 있다는 잘못된 결론을 내릴 수도 있었기 때문이다. 하지만 시험군에서 발생한 현상이 위약군에서도 거의 비슷하게 관측되었으므로 그러한 결론이 잘못되었음이 명백하게 되었다.

위 결과는 무작위배정의 중요성을 보여주는 매우 중요한 사례이다. 시험군에서 순응도가 높은 하위군과 낮은 하위군은 무작위배정을 이용하여 만들어진 하위군이 아니다. 그러므로 순응도 이외에도 여러 가지 측면에서 다를 가능성이 크고 그러한 다른 요소들이 두 하위군 간에 사망률 차이를 발생시킬 가능성이 크다고 볼 수 있다. 다행히도 위약군에서도 비슷한 현상이 관찰되어 시험약 복용 여부가 아닌 어떤 다른 요인에 의하여 두 하위군 간에 사망률 차이가 발생했다는 것을 확인할 수 있게 된 것이다. 그 요인은 무엇인지는 확실하게 알 수 없지만 시험군과 위약군 모두에서 순응도가 높은 피험자들은 평소에 운동도 자주하고 건강한 음식을 섭취하는 등 더 생활습관이 좋은 피험자라고 추측해볼 수 있다.

16.4 대조군의 목적과 필요성

임상시험에서 대조군을 두는 중요한 목적은 시험약에 의하여 피험자에게 생긴 결과(예를 들어 증상, signs, morbidity의 변화)와, 질병의 자연 치유, 의사 또는 환자의 기대감 또는 그 외 다른 요소들에 의하여 생긴 결과를 구별하기 위한 것이다. 우리는 대조군이 있음으로써, 만일 피험자들이 시험약을 투여 받지 않았다면, 또는 피험자들이 효능이 있다고 알려진 다른 시험약을 투여 받았다면 어떤 일이 일어날지를 알 수 있게 된다(ICH E10 2001).

> **Control groups have one major purpose: to allow discrimination of patient outcomes (for example, changes in symptoms, signs, or other morbidity) caused by the test treatment from outcomes caused by other factors, such as the natural progression of the disease, observer or patient expectations, or other treatment.** The control group experience tells us what would have happened to patients if they had not received the test treatment or if they had received a different treatment known to be effective.

대조군이 없다면 비록 시험군에서 효과가 있는 것으로 관측되어도 그것이 과연 시험약의 효과에 의한 것인지 구별할 수가 없게 된다.

(1) 자연 치료가 되는 경우

어떤 질병의 경우에는 일정 기간이 지나면 체내의 자연 치료역과 면역 반응에 의해 자연 치료가 되는 경우가 있다. 이 경우 시험군만 있다면 시험약에 의해 치료가 된 것인지, 또는 치료 효과 중에 어느 만큼이 시험약에 의한 것인지를 구별할 길이 없게 된다.

(2) 위약 효과

또 다른 예로는 위약 효과placebo effect가 있다. 비록 효과가 없는 시험약이라고 해도 피험자가 그 시험약은 약효가 있을 것이라고 기대하면 어느 정도 실제 효과가 나타난다는 것이 경험적으로 알려져 있다. 이러한 위약 효과는 1차 유효성 평가변수가 객관적인 아닌 시험자가 주관적으로 평가해야 하는 경우에 더 많이 발생하는 것으로 알려져 있다. 이 경우 시험군만 있다면 비록 시험약이 효과가 있는 것으로 관찰되어도 위약 효과 때문에 효과가 있는 것처럼 보이는 것인지, 또는 치료 효과 중에 어느 만큼이 시험약에 의한 것인지를 구별할 길이 없게 된다.

만일 질병의 진행 과정이 일정하거나 또는 환자의 특징으로부터 예상 가능하여, 어떠한 결과가 얻어질지 특정 환자 또는 환자군에서 예측이 가능하다면, 시험약의 결과는 시험약을 투여하지 않았을 때의 알려진 결과와 간단하게 비교할 수 있다. 예를 들어 통증은 일정기간 지속된다든지, 혈압은 변하지 않는다든지, 우울증은 일정기간 지속된다든지, 종양tumor은 진행된다든지, 또는 급성경색acute infarction 이후의 사망률은 이전과 같다든지와 같은 가정을 할 수 있을 것이다.

If the course of a disease were uniform in a given patient population, or predictable from patient characteristics such that outcome could be predicted reliably for any given subject or group of subjects, results of treatment could simply be compared with the known outcome without treatment. For example, one could assume that pain would have persisted for a defined time, blood pressure would not have changed, depression would have lasted for a defined time, tumors would have progressed, or the mortality after an acute infarction would have been the same as previously seen.

매우 드물지만 질병의 진행 과정이 특정 모집단에서는 예측 가능한 경우가 있다. 그러한 경우에는 이전에 연구된 비슷한 환자군을 과거대조군historical control으로 사용하는 것이 가능할 수도 있다. 하지만 대부분의 경우에는 동시대조군이 필요한데 그 이유는 질병의 진행과정을 확실하게 예측하는 것이 가능하지 않기 때문이다.

In unusual cases, the course of illness is in fact predictable in a defined population and it may be possible to use a similar group of patients previously studied as a historical control. In most situations, however, a concurrent control group is needed because it is not possible to predict outcome with adequate accuracy or certainty.

임상시험에서 사용되는 대조군은 대부분의 경우 동시대조군concurrent control group이다. 동시대조군이란 시험군과 같은 모집단에서 선택되었고 시험약을 연구하는 같은 임상시험의 일부로서 피험자들이 시험군과 동일한 기간 동안 다루어지는 대조군을 말한다(ICH E10 2001). 동시대조군이 아닌 대표적인 경우가 과거대조군이다.

A concurrent control group is one chosen from the same population as the test group and treated in a defined way as part of the same trial that studies the test treatment, and over the same period of time.

시험군과 대조군에 배정된 피험자들은 투여 받은 치료제를 제외하고 임상시험결과에 영향을 미칠 수 있는 모든 기저치baseline 변수와 그 외 변수들의 측면에서 비슷해야만 한다. 만일 이러한 유사성을 없다면 이는 편의bias를 일으킬 수 있다.

The test and control groups should be similar with regard to all baseline and on treatment variables that could influence outcome, except for the study treatment. Failure to achieve this similarity can introduce a bias into the study.

여기서 편의bias란 시험약에 대한 약효의 추정치가 참값으로부터 벗어나게 하는 임상시험의 디자인, 수행, 분석, 자료해석과 관련된 모든 요소를 지칭하는 것이다. 편의가 발생하는 구체적인 사례들은 3.2절과 14.6.1절에 잘 기술되어 있다.

Bias here (and as used in ICH E9) means the systematic tendency of any aspects of the design, conduct, analysis, and interpretation of the results of clinical trials to make the estimate of a treatment effect deviate from its true value.

무작위배정과 맹검이 이러한 편의의 발생을 최소화하기 위해 흔히 사용되는 방법이다. 이 두 방법은 임상시험 시작 단계에서 시험군과 대조군이 비슷하고 임상시험의 진행 동안 두 군이 비슷하게 다루어지도록 해 준다. 임상시험이 이러한 특징들을 갖추었는지의 여부는 임상시험의 질과 결과의 신뢰성을 결정하는 데 대단히 중요하다.

Randomization and blinding are the two techniques usually used to minimize the chance of such bias and to ensure that the test treatment and control groups are similar at the start of the study and are treated similarly in the course of the study (see ICH E9). Whether a trial design includes these features is a critical determinant of its quality and persuasiveness.

16.5 대조군 선택 시 고려할 사항

대조군을 선택할 때는 다음의 3가지 사항을 고려해야만 한다(ICH E10 2001).

(1) 현재 이용 가능한 표준 치료법이 무엇이 있는지 여부
(2) 특정 대조군을 선택하여 실시된 임상시험으로부터 얻어지는 시험약의 증거에 적적성
(3) 윤리적인 이슈, 즉 피험자들을 비윤리적으로 다루어 위험에 처하게 하는 것은 아닌지의 여부

The choice of the control group should be considered in the context of available standard therapies, the adequacy of the evidence to support the chosen design, and ethical considerations.

16.6 임상시험에서 대조군의 선택이 영향을 미치는 사항들

임상시험을 성공적으로 수행하고 그 결과로부터 과학적으로 타당한 결과를 이끌어내기 위해 필요한 중요한 요소 중 하나는 바로 적절한 대조군control을 선택하는 것이다. ICH E10은 임상시험에서 적절한 대조군을 선택하는 것에 대한 내용을 다룬 국제 가이드라인이다(ICH 2001). 이 절에서 앞으로 특별한 언급 없이 영어로 인용된 문구들은 ICH E10에 있는 문장들임을 밝혀두는 바이다.

시험약의 효능을 보이고자 하는 임상시험에서 적절한 대조군을 선택해야 할 때, 임상시험을 계획하는 사람들을 도울 목적으로 만들어진 가이드라인이 바로 ICH E10이다. ICH E10은 또한 관련된 임상시험 디자인과 임상시험 수행에 대한 이슈들에 대해 논의하고 각 디자인을 사용하는 임상시험이 무엇을 증명할 수 있는지를 기술할 것이다.

> This guidance is intended to assist applicants in choosing a control group for clinical trials intended to demonstrate the efficacy of a treatment. The guidance also discusses related trial design and conduct issues and describes what trials using each design can demonstrate.

그러므로 16장, 17장, 18장에서 다룰 내용들은 다음과 같다.

(a) 임상시험에서 사용되는 대조군의 종류
(b) 각 대조군의 장단점과 어느 상황에서 어느 대조군이 가장 적절한지의 여부
(c) 각 대조군을 사용하는 임상시험 디자인에 대한 설명
(d) 이러한 디자인으로부터 이끌어낼 수 있는 결론

임상시험을 디자인할 때 어떤 대조군을 선택할지는 항상 매우 중요한 결정이라고 ICH E10은 강조하고 있다. 대조군의 선택은 다음의 8가지 사항들에 영향을 미친다. 설명의 편의상 각 항에 대한 사례는 주로 위약대조군과 활성대조군을 사용하여 설명하겠다. 위약대조군이란 위약을 투여 받는 대조군을 의미하는데, 여기서 위약placebo이란 색깔, 무게, 맛, 냄새 등과 같은 물리적 요소 측면에서 시험약과 가능한 동일하지만, 시험약을 포함하지 않은 가짜 치료제를 의미한다. 활성대조군이란 활성대조약을 투여 받는 대조군으로서, 여기서 활성대조약이란 과거에 수행된 별개의 임상시험을 통해 그 효능이 위약보다 우월함이 입증되어 심사기관으로부터 시판허가를 이미 받은 약을 말한다.

(1) 임상시험으로부터 이끌어낼 수 있는 추론

위약군을 대조군으로 사용하는 경우 만일 시험약이 위약보다 효능이 우월하다면 이는 시험약이 효능이 있다는 명백한 증거이다. 반면에 활성대조약을 대조군으로 사용하는 경우에는 시험약이 활성대조약보다 비열등함을 보이고 그 비열등성 임상시험자료와 활성대조약이 위약보다 효능이 우월함을 보인 과거 임상시험자료를 합쳐서, 시험약이 가상의 위약보다 우월하다는 간접적인 추론을 하게 된다(10장 참조). 그러한 간접적인 추론에는 확인이 불가능한 assay sensitivity와 constancy assumption들을 사용하게 되므로, 시험약이 가상의 위약보다 우월하다는 추론이 얼마나 타당한가에 대한 의문이 제기될 수도 있다. assay sensitivity와 constancy assumption에 대해서는 10장에서 이미 설명한 바 있다.

(2) 임상시험이 윤리적으로 받아들여질 수 있는지의 여부

임상시험은 동물이 아닌 사람을 대상으로 하는 시험이므로 항상 윤리적인 이슈가 따른다. 만일 그 질병이 생명을 위태롭게 하거나 비가역적인 장애irreversible morbidity를 가져올 수 있고, 또한 그 질병을 치료하는 데 효능이 입증된 활성대조약이 이미 존재한다면, 이 경우 위약대조군을 사용하는 것은 명백히 윤리적으로 용납될 수 없으며, 대신 활성대조군을 사용하는 비열등성 임상시험을 실시하는 것이 바람직할 것이다. 반면에 경미한 질병의 경우에는 과연 위약대조군을 사용해도 윤리적으로 문제가 없는 것일까? 이는 명확한 답이 존재하지 않는 질문이며 이에 대해서는 17장에서 더 자세히 논의할 것이다.

(3) 임상시험의 수행과 분석에서 발생하는 편의를 최소화할 수 있는 정도

위약대조군과 활성대조군은 ITT군과 PP군 분석에서 발생할 수 있는 편의의 방향과 양이 다를 수 있다. 이 점은 7장에 설명되어 있다. 그 외에도 활성대조약을 사용하는 비열등성 임상시험의 경우, 확인이 불가능한 assay sensitivity와 constancy assumption들을 가정하게 되는데, 이 가정이 만족되지 않는다면 편의가 발생하게 될 것이다. 문제는 이러한 가정을 확인할 수 없으므로 과연 편의가 발생했는지의 여부와 발생했다면 얼마나 발생했는지의 여부를 알 수 없다는 점이다.

(4) 임상시험에 모집되는 환자들의 종류와 모집 속도

만일 위약대조군을 사용한다면 피험자들은 자신이 위약대조군에 배정될 확률이 있다는 것을 알기 때문에 임상시험에 참여하는 것을 꺼릴 수 있고 그 경우 피험자 모집이 어렵거나 또는 피험자 모집 속도가 늦어질 수 있다. 반면에 활성대조약을 사용하는 경우에는 이러한 문제가 덜 심각하게 된다.

또한 위약대조군을 사용하는 경우에는 그 질병의 중증 환자는 윤리적인 이유로 임상시험에 참여시키지 못하고, 경증 환자만을 대상으로 하는 임상시험을 계획해야 할 수도 있다. 반면에 활성대조약을 사용하는 경우에는 그러한 제한이 덜 하게 된다.

(5) 연구할 평가변수의 종류

예를 들어, 항암제 2상 임상시험의 경우 대조군 없이 시험군만으로 수행되는 경우가 있는데, 이 경우 평가할 수 있는 평가변수는 시험군에 대한 것만이 존재한다. 그래서 tumor response와 같은 평가변수들이 연구되게 된다. 반면에 항암제 3상 임상시험에서는 활성대조군을 사용하거나, add-on study를 통한 위약군을 사용하게 되므로, 전체 생존시간overall survival time 또는 무진행 생존시간progression free survival time과 같은 평가변수들이 연구되게 된다.

또 다른 예로는 고혈압 임상시험의 경우 2상 임상시험에서는 대체로 위약대조군을 사용하는 4주 임상시험이 권고되는 반면, 3상 임상시험에서는 대체로 활성대조군을 사용하는 6개월 임상시험이 권고된다(ICH E12A 2000). 그러므로 기저치 대비 이완기 혈압을 1차 유효성 평가변수로 삼더라도 2상 임상시험에서는 4주의 단기간 동안의 기저치 대비 이완기 혈압인데 비해, 3상 임상시험에서는 6개월의 장기간 동안의 기저치 대비 이완기 혈압이 1차 유효성 평가변수가 되게 된다.

(6) 임상시험결과에 대한 과학적 신뢰성

(3)에서 이미 위약대조군과 활성대조군을 사용하는 경우의 편의 발생 가능성과 그 양에 대하여 논의하였다. 편의 발생 가능성이 크고 그 양이 크다면, 그 임상시험결과에 대한 과학적 신뢰성은 줄어들 것이다.

(7) 심사기관이 임상시험의 결과를 받아들여 시험약의 시판허가를 줄 수 있는지의 여부

(6)에서 임상시험의 결과에 대한 과학적 신뢰성을 논의하였는데, 과학적 신뢰성이 높은 임상시험결과일수록 심사기관이 시험약의 시판허가를 줄 수 있을 가능성이 커짐은 자명할 것이다. 하지만 그 질병이 생명을 위협하거나 비가역적인 장애를 일으키는 심각한 질병이고, 그 질병을 치료할 치료제가 없는 경우에는 비록 과학적 신뢰성이 어느 정도 부족하더라도 신속심사제도로 심사기관이 시험약의 시판허가를 내 줄 수도 있다.

(8) 그 외에도 임상시험의 수행 해석에서의 많은 다른 특징들

예를 들어, 활성대조약을 사용하여 비열등성 임상시험을 수행하는 경우에 임상시험이 잘 관리되지 않으면 'bias toward the null'이 발생하여 실제로는 시험약이 활성대조약에 비해 비열등하지 않음에도 불구하고 비열등하다고 잘못 결론을 내려서 시판허가를 내 주는 오류를 범할 가능성이 있다. 반면에 위약군에서는 그럴 가능성이 적다.

The choice of control group is always a critical decision in designing a clinical trial. That choice affects the inferences that can be drawn from the trial, the ethical acceptability of the trial, the degree to which bias in conducting and analyzing the study can be minimized, the types of subjects that can be recruited and the pace of recruitment, the kind of endpoints that can be studied, the public and scientific credibility of the results, the acceptability of the results by regulatory authorities, and many other features of the study, its conduct, and its interpretation.

17장 대조군의 종류

17.1 대조군의 분류

이 장은 임상시험에 사용되는 대조군에 대해 설명한 ICH E10에 근거하여 작성되었다. 인용하는 문구들은 대부분 ICH E10에 있는 문구들이다(ICH 2001).

임상시험에 사용되는 대조군은 다음의 두 개의 속성에 따라 분류할 수 있다.

(1) 사용되는 치료제의 형태
(2) 피험자를 대조군에 배정하는 방법(즉 무작위배정을 사용한 경우인지 아닌지)

Control groups in clinical trials can be classified on the basis of two critical attributes: (1) the type of treatment used and (2) the method of determining who will be in the control group.

위의 (1)에서 언급한 사용되는 치료제의 형태로는 4가지가 있다.

(1) 위약placebo
(2) 어떠한 치료제도 사용하지 않은 경우no treatment
(3) 시험약의 다른 용량이나 용법
(4) 시험약 이외의 다른 활성치료제

여기서 활성치료제란 과거에 수행된 별도의 임상시험을 통해서 효능이 입증되어 심사기관으로부터 이미 시판허가를 받은 치료제를 의미한다.

The type of control treatment may be any of the following four: (1) placebo, (2) no treatment, (3) different dose or regimen of the study treatment, or (4) a different active treatment.

위의 (2)에서 언급한 피험자를 대조군에 배정하는 방법으로는 두 가지가 있다.

(1) 무작위배정을 통하여 피험자가 시험군에 배정될 것인지 아니면 대조군에 배정될 것인지를 결정하는 방법
(2) 무작위배정을 사용하지 않고 현재 임상시험의 모집단이 아닌 다른 대조군 모집단에서 대조군을 선택하는 방법으로서 외부대조군 또는 과거대조군이 있다.

The principal methods of determining who will be in the control group are by randomization or by selection of a control population separate from the population treated in the trial (external or historical control).

외부대조군external control의 예로는 A라는 병원에 있는 피험자들은 모두 시험약을 투여 받고, B라는 병원에 있는 피험자들은 모두 대조약을 투여 받으며, 각 피험자들이 A 병원을 갈지 B 병원을 갈지는 전혀 무작위배정으로 정해지지 않은 경우를 들 수 있다. 반면에 과거대조군historical control이란 과거에 수행된 임상시험의 결과를 대조군으로 사용하는 경우를 말한다. 외부대조군에 대해서는 17.6절에서 더 자세하게 살펴볼 것이다.

여기서 무작위배정을 사용하여 대조군을 결정한 첫 번째 방법과 무작위배정을 사용하지 않고 대조군을 결정한 두 번째 방법(즉 외부대조군 또는 과거대조군)의 차이는 하늘과 땅의 차이라고 할 만큼 어마어마한 차이가 있다고 강조하고 싶다. 즉 많은 사람들이 무작위배정에 대해 본인들은 잘 알고 있다고 생각하고 있지만 무작위배정의 중요성을 정말로 잘 이해하고 있는 사람들은 드물다는 것이다. 무작위배정의 중요성에 대해서는 3.5절을 다시 한 번 읽어보라고 권하고 싶다.

ICH E10은 임상시험에 사용되는 대조군들을 5개의 범주로 분류하고 있다. 처음 4개의 대조군은 위에서 언급한 4가지 종류의 치료제가 무작위배정과 함께 동시대조군으로 사용되는 경우이다(ICH E10 2001).

This document categorize control groups into five types. The first four are concurrently controlled **usually with random assignment** to treatment; they are distinguished by the type of control treatment (listed above) used.

임상시험에서 시험군과 대조군은 오직 투여된 치료제만이 차이가 나야 하고, 나이, 성별, 질병의 심각도, 병용약물 등의 다른 요인들은 차이가 나서는 안 된다. 그래야만 (우월성 검정의 경우) 임상시험 종료 후에 시험군과 대조군 간에 차이가 난다면 그러한 차이를 시험약의 효과에 의한 것이라고 말할 수 있기 때문이다. 이미 여러 번 강조하였지만 **시험군과 대조군 간에 시험약 투여 여부 이외에 다른 중요한 변수들이 차이가 나지 않도록 해 줄 수 있는 유일한 방법은 무작위배정밖에 없음을 명심**해야 한다.

외부대조군(과거대조군을 포함하여)은 무작위배정을 사용하지 않으므로, ICH E10은 어느 치료제를 사용하느냐의 여부에 상관없이 외부대조군(과거대조군을 포함하여)을 5번째 범주로 간주할 것이다. 그래서 이러한 외부대조군은 매우 특별한 경우에만 사용된다(ICH E10 2001).

External(historical) control groups, regardless of the comparator treatment, are considered together as the fifth type because of serious concerns about the ability of such trials to ensure comparability of test and control groups and their ability to minimize important biases, making this design usable only in unusual circumstances.

정리하면 ICH E10은 대조군을 다음의 5가지로 나누어 살펴볼 것이다.

(1) 위약 동시대조군Placebo concurrent control
(2) 어떠한 치료제도 사용하지 않는 동시대조군No-treatment Concurrent Control
(3) 용량 반응 동시대조군Dose-response Concurrent Control
(4) 활성 동시대조군Active Concurrent Control
(5) (과거대조군을 포함하여) 외부대조군External Control including Historical Control

다음 절부터는 이 대조군들을 하나씩 더 자세하게 살펴볼 것이다.

17.2 위약 동시대조군

17.2.1 위약 동시대조군이란

위약placebo이란 색깔, 무게, 맛, 냄새 등과 같은 물리적 요소 측면에서 시험약과 가능한 동일하지만, 시험약을 포함하지 않은 가짜 치료제를 의미한다.

> A placebo is a dummy treatment that appears as identical as possible to the test treatment with respect to physical characteristics such as color, weight, taste and smell, but that does not contain the test drug.

위약대조군이란 위약을 투여 받는 대조군을 의미한다. 위약僞藥, placebo이란 이름이 의미하는 바처럼, 위약대조군의 목적은 위약 효과placebo effect를 통제하는 것이다. 위약 효과란 피험자가 자신이 약을 복용하고 있다고 생각해서 생기는 질병이나 증상의 개선 효과를 의미한다.

> The name of the control suggests that its purpose is to control for placebo effect (improvement in a subject resulting from thinking that he or she is taking a drug), but that is not its only or major benefit.

위약대조군 임상시험에서 피험자들은 거의 항상 무작위배정에 의하여 시험군 또는 위약군에 배정된다. 그러므로 이 절에서 말하는 위약대조군이란 위약 동시대조군placebo concurrent control을 의미한다.

> In a placebo-controlled trial, subjects are assigned, almost always by randomization, to either a test treatment or to a placebo.

맹검과 무작위배정을 사용하는 경우, 위약대조군으로부터 얻을 수 있는 다른 혜택은 시험약의 약리적 작용으로부터 발생하는 효과 이외의 질병의 진행 과정에 영향을 미칠 수 있는 모든 잠재적인 영향들을 통제하여 준다는 것이다.

Rather, the placebo control design, by allowing blinding and randomization and including a group that receives an inert treatment, controls for all potential influences on the actual or apparent course of the disease other than those arising from the pharmacologic action of the test drug.

다시 말하면 시험약을 복용한 후 질병이나 증상이 개선된 원인은 다음과 같은 것들이 있다.

(1) 정말로 시험약이 효과가 있는 경우
(2) 위약 효과, 즉 피험자가 자신이 약을 복용하고 있다고 생각해서 생기는 질병이나 증상의 개선 효과
(3) 질병의 진행과정상 저절로 질병이 호전된 것
(4) 평균으로의 회귀regression to the mean. 자세한 내용은 18.4절을 참고할 것
(5) 피험자의 질병 상태가 개선될 것이라는 임상연구자의 기대
(6) 임상연구자의 주관적인 진단

These influences include spontaneous change (natural history of the disease and regression to the mean), subject or investigator expectations, the effect of being in a trial, use of other therapy, and subjective elements of diagnosis or assessment.

즉 만일 시험군만이 있는 임상시험을 실시한다면 피험자들의 질병이나 증상이 개선되더라도 그 원인은 위에서 언급한 6가지나 되어 시험약의 진정한 효과를 알아내기 어렵다. 즉 대조군 없이 단일군으로 투여 전과 투여 후의 차이를 비교하면, 그 차이에는 총 6가지 원인에 의한 효과들이 뒤섞여 있어서 시험약의 순수한 효과를 알아내기 어렵다.

반면에 위약대조군을 사용하게 되면 위약대조군에서 피험자들의 질병이나 증상이 개선된 원인은 (2)에서부터 (6)번까지 총 5가지이고, 시험군에서 피험자들의 질병이나 증상이 개선된 원인은 (1)번에서부터 (6)까지 총 6가지이므로, 시험군과 위약군에서 효능의 차이를 평가해보면 그 결과가 바로 시험약의 효능이라고 주장할 수 있게 되는 것이다.

결국 **시험약의 효과는 시험군과 위약군에서의 1차 유효성 평가변수 값의 차이로 정의**된다. 다르게 표현하면 위약군보다 통계학적으로 유의하게 시험약의 효과가 더 좋아야만 시험약의 효과가 존재한다고 말하게 된다. 이러한 원칙은 모든 질병에 적용된다. 그러므로 만성통증이나 우울증과 같은 위약 효과가 큰 질병 분야의 경우 시험약의 효과를 임상시험을 통하여 입증하는 일은 종종 큰 어려움을 겪는다.

The use of placebo facilitates, and is almost always accompanied by, double-blinding (or double-masking). **The difference in outcome between the active treatment and placebo groups is the measure of treatment effect under the conditions of the trial.**

참고로 시험약을 투여하는 방법에는 두 가지가 있다는 점을 먼저 설명하고자 한다.

(1) 모든 피험자에게 고정용량 투여

첫 번째 방법은 같은 군에 속하는 모든 피험자들에게 동일한 용량을 투여하는 경우이다. 예를 들어, 시험군이 하나이고 모든 피험자들에게 시험약 10미리그램을 투여하는 경우이다. 또 다른 예로는 시험군이 둘이고, 한 군에는 시험약 10미리그램을 투여하고 다른 군에는 시험약 20미리그램을 투여하는 경우이다.

(2) 환자마다 용량을 조절

두 번째 방법은 사전에 정해진 절차에 따라 각 개별 피험자들에게 다른 용량을 투여하는 방법이다. 예를 들면, 시험군에 있는 피험자들은 각 피험자별로 시험약의 효과가 나타나거나 또는 피험자가 견딜tolerate 수 있을 때까지 시험약의 용량을 조절titrate하는 경우이다.

두 번째 방법의 경우 각 피험자들이 투여 받은 시험약의 용량이 달라서 어떻게 통계분석을 해야 할지 모르겠다는 질문을 하는 경우가 가끔 있다. 만일 우리가 시험약의 용량별로 치료효과에 대한 통계분석을 원한다면 피험자들이 투여 받은 시험약의 용량이 달라서 통계분석방법이 매우 복잡해질 것이다. 하지만 대부분의 경우 우리가 대조군과 비교하고 싶은 것은 시험약의 용량이 아니라 시험약을 이용한 치료전략이다. 그 치료 전략이란 예를 들면 이런 것이다.

"처음에 시험약 10미리그램을 투여하고 원하는 효과가 나타나면 계속 10미리그램을 투여한다. 만일 그렇지 않으면 투여하는 시험약을 20미리그램으로 증량한다."

이처럼 치료전략과 대조약을 비교하는 경우 통계분석방법은 이표본 t 검정처럼 고정된 용량을 투여할 때 사용하는 통계분석방법과 동일한 분석방법을 쓰게 된다.

위약대조군 임상시험에서 피험자들은 시험약 또는 시험약의 성분을 포함하지 않으나 시험약과 동일한 형태의 위약으로 무작위배정된다. 시험약을 투여하는 방법은 방금 위에서 설명한 바와 같이 고정된 용량을 투여하거나 또는 시험약의 효과가 나타나거나 환자가 견딜 수 있을 때까지 용량을 조절할 수도 있다. 이러한 위약대조군 임상시험은 거의 늘 이중맹검으로 수행된다.

In a placebo-controlled trial, subjects are randomly assigned to a test treatment or to an identical-appearing treatment that does not contain the test drug. The treatments may be titrated to effect or tolerance, or may be given at one or more fixed doses. Such trials are almost always double-blind.

시험약의 효능에 대한 연구를 하는 경우 위약대조군 임상시험은 시험약과 위약 간에 효능의 차이가 있음을 보이는 것을 목표로 하게 된다. 반면에 안전성 연구의 경우 시험약과 위약 간에는 안전성 변수 측면에서 특정한 크기만큼의 차이가 존재하지 않는다는 것을 보이려고 할 수도 있다. 이 후자의 경우에는 정말로 그러한 차이가 있는 경우 임상시험이 그 차이를 찾아낼 능력이 있는지가 매우 중요한 이슈이다. 다시 말하면 그 임상시험이 assay sensitivity를 갖추었는지를 확인하는 것이 중요하다. assay sensitivity에 대한 자세한 사항은 10.4절을 참고하기를 바란다.

Placebo-controlled trials seek to show a difference between treatments when they are studying effectiveness, but may also seek to show lack of difference (of specified size) in evaluating a safety measurement. In that case, the question of whether the trial could have shown such a difference if there had been one is critical (see section 1.5).

위약대조군을 사용한다는 말은 위약대조군에 배정된 피험자들이 아무런 치료도 받지 않음을 의미하지는 않는다. 많은 위약대조군 임상시험은 사실상 add-on study로 수행된다. 시험약을 T, 위약을 P, 표준치료제를 S라고 표시하는 경우, add-on study란 피험자들을 두 그룹으로 무작위배정하는데, 한 그룹에 배정된 피험자들은 시험약과 표준치료제를 동시에 투여 받고(T+S), 다른 그룹에 배정된 피험자들은 위약과 표준치료제를 동시에 투여 받게 된다(P+S).

The use of a placebo control group does not imply that the control group is untreated. In many placebo-controlled trials, the new treatment and placebo are each added to a common standard therapy.

위약은 다양한 질병 분야에서 효과를 보인다고 알려져 있는데, Beecher(1955)는 단일군에 위약을 투여한 후 증상이 만족할만한 정도로 완화된 비율을 다음처럼 보고하였다. 이러한 연구결과들은 오래전에 수행된 단일군 실험이며 표본크기 또한 작아서 매우 신뢰할만한 결과가 아닐 수도 있지만, 적어도 위약 효과가 다양한 질병에서 나타날 수 있음을 확인하는 데는 충분하다고 볼 수 있다.

표 17.1 위약의 치료효과

질병	완화비율
severe post-operative wound pain	21% ~ 33%
cough	40%
drug-inducd mood changes	30%
pain from angina pectoris	26% ~ 38%
headache	52%
seasickness	58%
anxiety and tension	30%
experimental cough	37%
common cold	35%

표 17.2 위약의 부작용

부작용	발생비율	부작용	발생비율
dry mouth	9%	nausea	10%
sensation of heaviness	18%	headache	25%
difficulty concentrating	15%	drowsiness	50%
warm glow	8%	relaxation	9%
fatigue	18%	sleep	10%

표 17.1에서 보는 것처럼 위약은 치료효과를 보일 뿐만 아니라 표 17.2에 기술된 부작용을 일으킨다는 연구결과가 있다(Beecher 1955). 이러한 연구결과들은 오래전에 수행된 단일군 실험이며 표본크기 또한 작아서 매우 신뢰할만한 결과가 아닐 수도 있지만, 적어도 위약이 다양한 부작용을 일으킬 수 있음을 확인하는 데는 충분하다고 볼 수 있다.

반면에 위약이 부작용을 일으킬 수 있다는 것을 무작위배정 임상시험으로 입증한 사례도 있다(Kerr and Davidson 1958). 1970년대 이전에는 Informed consent와 IRB가 없어서 피험자들을 속이는 임상시험이 가능하였고 그래서 다음처럼 위약 효과를 알아보는 임상시험이 가능하였다.

여성 피험자들은 3개의 그룹으로 무작위배정된 후, 첫 번째 그룹에 속한 피험자들에게는 iron pill을 투여하였고 피험자들에게도 iron pill을 투여했다고 사실대로 말해주었다. 두 번째 그룹에 속한 피험자들에게는 위약을 투여하였고 피험자들에게 위약을 투여했다고 사실대로 말해주었다. 세 번째 그룹에 속한 피험자들에게는 실제로는 위약을 투여했지만 피험자들에게는 iron pill을 투여했다고 거짓으로 알려주었다.

iron pill을 투여 받았다는 말을 들은 첫 번째와 세 번째 그룹에 속한 피험자들은 위약을 투여 받았다고 말을 들은 두 번째 그룹에 비하여 더 많은 부작용들을 겪었다. 사실 세 번째 그룹은 실제로 위약을 투여 받았으므로 부작용의 빈도가 두 번째 그룹과 비슷해야 할 것이다. 하지만 실제로 관측된 것은 세 번째 그룹의 부작용의 빈도는 첫 번째 그룹과 비슷하였다. 이는 부작용이 약효에 의한 것이 아니라 심리적 효과에 의한 것이라는 것을 알 수 있다.

반면에 위약이 No-treatment에 비해 정말 유의한가라는 질문에 답하기 위하여 Hrobjatsson and Gotzsche(2001)은 피험자들을 위약군 또는 No-treatment군에 무작위배정한 130여 개의 임상시험들을 조사하였다. 그들의 결론은 1차 유효성 평가변수가 객관적인 변수이거나 이진변수(binary variable)인 경우에는 위약이 No-treatment에 비해 유의한 효과를 갖는다고는 말할 수 없다는 것이었다. 반면에 1차 유효성 평가변수가 주관적인 변수인 경우에는 위약이 No-treatment에 비해 다소 유의한 효과를 갖는 것으로 나타났다. 구체적인 예로는 27개의 통증 임상시험을 조사한 결과, 위약은 No-treatment에 비해 100-mm visual-analogue scale에서 6.5mm 정도 통증을 감소시키는 것으로 나타났다.

참고로 진짜 효과 있는 약이 약효에 대한 불신으로 인해 효과를 보지 못하는 현상이 드물게 발생할 수도 있는데, 이를 'nocebo 효과'라고 한다.

이러한 위약대조군 임상시험은 시험약의 여러 용량군을 포함할 수도 있고 또는 활성대조군과 위약군을 모두 포함할 수도 있다. 이러한 경우에는 이중맹검을 유지하기 위하여 모든 지표세를 똑같게 보이도록 만드는 것보다 double-dummy를 만드는 것이 임상연구가 또는 제약회사에게는 더 쉬운 일이 될 수도 있다. 이중맹검을 유지하기 위해서는 시험약과 대조약이 색깔, 무게, 맛, 냄새 등과 같은 물리적 요소 측면에서 비슷해야만 하는데 시험약과 대조약을 그렇게 만들기 어려운 경우에 사용할 수 있는 방법이 바로 double-dummy이다.

double-dummy에 대한 설명의 편의상, 예를 들어 약 A는 모양이 항상 정사각형 모양으로만 만들 수 있다고 가정하자. 반면에 약 B는 항상 동그랗게만 만들 수 있다고 가정하자. 이 경우 두 약을 같은 모양으로 만들 수 없으므로 이중맹검을 하기 곤란한 상황이 된다. 즉 약의 모양만 보면, 환자나 임상연구자나 모두 어느 약을 먹고 있는지 알게 된다.

이 경우 double dummy란 다음과 같이 진행된다. 위약placebo으로 약 A와 똑같은 정사각형 모양의 약을 만든다. 이 위약은 약 A와 모양만이 아니라 크기, 색깔 등이 모두 동일하여 구별이 불가능하게 만든다. 이를 위약-A라고 부르자. 마찬가지로, 위약으로 약 B와 똑같은 동그란 모양의 약을 만든다. 이 위약은 약 B와 모양만이 아니라 크기, 색깔 등이 모두 동일하여 구별이 불가능하게 만든다. 이를 위약-B라고 부르자. 무작위배정에 의해 어떤 환자가 약 A를 투여 받기로 되어 있으면, 그 환자에게는 약 A와 위약-B를 동시에 투여한다. 비슷한 방법으로, 어떤 환자가 약 B를 투여 받기로 되어 있으면, 그 환자에게는 약 B와 위약-A를 동시에 투여한다. 이렇게 하면, 모든 환자들이 정사각형 모양의 약과 동그란 약을 각각 한 알씩 먹게 되고, 정사각형의 약들끼리는 구별이 안 되고, 동그란 약들끼리도 구별이 안 되므로, 자신이 어느 약을 먹고 있는지 알 수 없게 된다. 이런 방법을 'double dummy'라고 한다.

Some trials may study more than one dose of the test treatment or include both an active control and placebo. In these cases, it may be easier for the investigator to use more than one placebo(double-dummy) than to try to make all treatments look the same.

위약대조군 임상시험에도 다양한 형태의 디자인이 존재한다. 예를 들면, 평행설계 또는 교차설계가 존재하고, 시험약을 고정 용량을 사용할 수도 있고 최적 용량까지 점차 증량할 수도 있다. 또한 여러 개의 고정 용량군을 가진 디자인도 존재한다. 이러한 디자인들 중에 특별히 장점이 있는 여러 디자인들을 아래에서 살펴볼 것이다.

Within this general description there are a wide variety of designs that can be used successfully: Parallel or crossover designs(see ICH E9), single fixed dose or titration in the active drug group, several fixed doses. Several designs meriting special attention will be described below.

위약을 포함하였다고 하여 모든 임상시험이 위약대조군 임상시험은 아니다. 예를 들어, 시험약과 활성대조약을 사용하는 임상시험에서 이중맹검을 위하여 double-dummy를 제작할 수 있는데, 이때 위약을 사용하게 되었다고 하여 이런 임상시험이 위약대조군 임상시험은 아니며 여전히 활성대조군 임상시험이다. 위약대조군 임상시험이란 시험약을 투여 받은 그룹과 위약을 투여 받은 그룹을 비교하는 임상시험을 의미한다.

Note that not every study that includes a placebo is a placebo-controlled study. For example, an active control study could use a placebo for each drug (double-dummy) to facilitate blinding; this is still an active control trial, not a placebo-controlled trial. A placebo-controlled trial is one in which treatment with a placebo is compared with treatment with a test drug.

모든 위약이 완벽하게 효능이 없는 것은 아닐 수도 있다. 예를 들면, 연고제 임상시험에서 사용되는 어떤 위약vehicle control은 약간의 효능이 있을 수도 있다. 설사 이런 경우라 하더라도 위약대조군 임상시험을 사용하여 시험약의 약효를 측정하는 데 어려움이 생긴다고는 볼 수 없다. 왜냐하면 이러한 위약대조군을 사용하여 시험약의 효능을 추정하면 이러한 추정치는 실제 시험약의 효능의 크기보다 더 작아지는 보수적인 추정치가 될 것이기 때문이다.

반면에 사용되는 위약이 해로운 효과를 가지는 경우가 있을 수도 있는데, 이런 경우에는 아무런 치료제를 사용하지 않는 대조군no treatment control을 사용하면 시험약의 효과와 위약 효과가 합쳐진 효과를 측정할 수 있을 것이다.

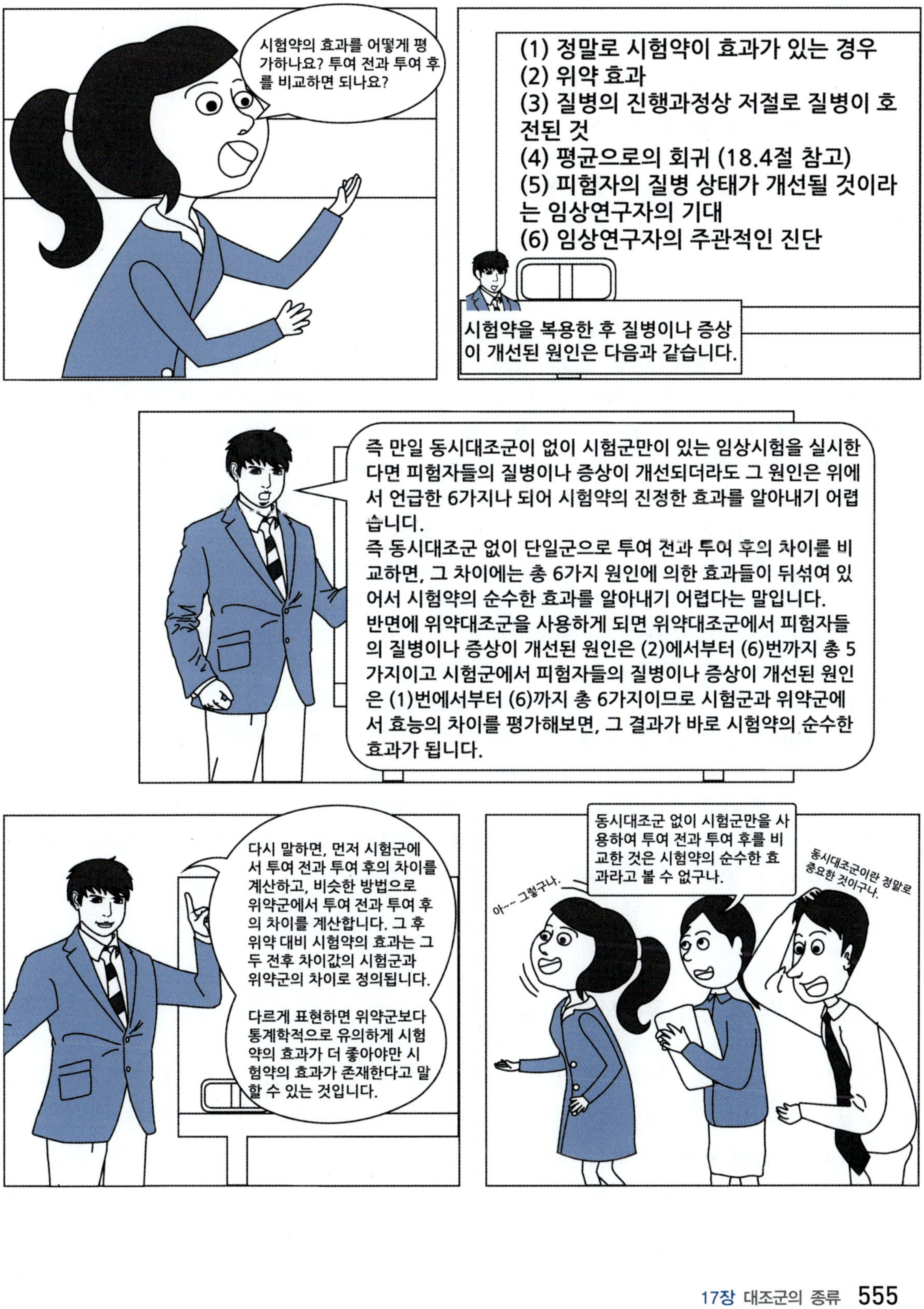

시험약의 효과를 어떻게 평가하나요? 투여 전과 투여 후를 비교하면 되나요?
시험약을 복용한 후 질병이나 증상이 개선된 원인은 다음과 같습니다.
(1) 정말로 시험약이 효과가 있는 경우
(2) 위약 효과
(3) 질병의 진행과정상 저절로 질병이 호전된 것
(4) 평균으로의 회귀 (18.4절 참고)
(5) 피험자의 질병 상태가 개선될 것이라는 임상연구자의 기대
(6) 임상연구자의 주관적인 진단
즉 만일 동시대조군이 없이 시험군만이 있는 임상시험을 실시한다면 피험자들의 질병이나 증상이 개선되더라도 그 원인은 위에서 언급한 6가지나 되어 시험약의 진정한 효과를 알아내기 어렵습니다. 즉 동시대조군 없이 단일군으로 투여 전과 투어 후의 차이를 비교하면, 그 차이에는 총 6가지 원인에 의한 효과들이 뒤섞여 있어서 시험약의 순수한 효과를 알아내기 어렵다는 말입니다. 반면에 위약대조군을 사용하게 되면 위약대조군에서 피험자들의 질병이나 증상이 개선된 원인은 (2)에서부터 (6)번까지 총 5가지이고 시험군에서 피험자들의 질병이나 증상이 개선된 원인은 (1)번에서부터 (6)까지 총 6가지이므로 시험군과 위약군에서 효능의 차이를 평가해보면, 그 결과가 바로 시험약의 순수한 효과가 됩니다.
다시 말하면, 먼저 시험군에서 투여 전과 투여 후의 차이를 계산하고, 비슷한 방법으로 위약군에서 투여 전과 투여 후의 차이를 계산합니다. 그 후 위약 대비 시험약의 효과는 그 두 전후 차이값의 시험군과 위약군의 차이로 정의됩니다.
다르게 표현하면 위약군보다 통계학적으로 유의하게 시험약의 효과가 더 좋아야만 시험약의 효과가 존재한다고 말할 수 있는 것입니다.
아~~ 그렇구나.
동시대조군 없이 시험군만을 사용하여 투여 전과 투여 후를 비교한 것은 시험약의 순수한 효과라고 볼 수 없구나.
동시대조군이란 정말로 중요한 것이구나.

It should also be noted that not all placebos are completely inactive. For example, some vehicle controls used in studies of topical skin preparations may have beneficial activity. This does not impair the ability of the design to measure the specific effect of the test agent. Special problems arise when the chosen vehicle control may have harmful effects. In this case a no treatment arm would allow the measurement of the total effect of the test agent plus its vehicle.

17.2.2 Chymopapain의 사례

이 사례는 위약대조군 임상시험의 중요성을 보여주며, 위약 효과의 크기를 과소평가하지 말아야 함을 보여준다.

Chymopapain은 손상된 척추 디스크의 단백질을 녹여주는 효소이다. 연구에 의하면 이 단백질을 녹이면 디스크로 인한 통증을 줄여줄 가능성이 있었다. 1963년 연구자들은 이 효소를 환자들의 척추에 주입하였다. 1975년 이전까지 약 17,000명의 환자들이 이러한 치료를 받았고 치료율은 연구자에 따라 약 50%에서 80%가량 되어서 매우 효과가 큰 것 같았고 그래서 FDA 승인을 받는 일은 어려운 일이 아닐 것 같았다. 1974년 American Academy of Orthopedic Surgeons은 이 치료법을 안전하고도 효과적인 치료법이라고 인정하였다. 하지만 이러한 연구는 대조군이 없는 연구였으므로 FDA의 승인을 받기 위해서는 위약대조군 임상시험을 실시해야만 하였다. 하지만 이미 이 치료법이 효과가 있다는 믿음이 강해서 위약대조군 사용이 비윤리적이라는 지적까지 있었지만, 우여곡절 끝에 위약대조군 임상시험이 실시되었다. 위약대조군 임상시험에서는 총 106명의 피험자 중 56명은 위약군에, 50명은 시험군에 무작위배정되었다. 임상시험결과는 56명의 위약군에서는 28명에게서 효과가 없었고, 50명의 시험군에서는 20명에게서 효과가 없었다. 즉 시험군과 위약군 간에는 통계적으로 유의한 효과 차이가 발견되지 않았다. 이러한 결과로 인하여 FDA는 Chymopapain의 시판허가를 내주지 않았다. 이러한 결과로부터 알 수 있는 사실은 대조군 없는 임상시험에서는 매우 좋은 효능을 보인다고 하더라도 정작 위약대조군 임상시험을 실시하면 그 시험약의 효능을 입증하지 못할 수도 있음을 보여준다.

하지만 그 후 세월이 더 흐른 후 더 많은 표본크기를 사용한 추가적인 위약대조군 임상시험 두 편이 실시되었고, 이러한 위약대조군 임상시험으로부터 효능을 입증하여 FDA는 Chymopapain의 시판허가를 내주게 된다. 이 사례는 표본크기를 충분히 크게 하여 높은 검정력을 유지하는 것이 얼마나 중요한가를 보여주는 좋은 사례라고 할 것이다.

17.2.3 위약대조군의 윤리적인 이슈

특정 질병을 치료하는 데 효과가 있다고 알려진 활성대조약이 없는 경우, 그 특정 질병을 치료할 새로운 시험약을 개발하는 경우에 위약을 대조군으로 사용한다고 해도 대부분의 경우 윤리적인 문제가 발생하지 않는다.

When a new treatment is tested for a condition for which no effective treatment is known, there is usually no ethical problem with a study comparing the new treatment to placebo.

반면에 그 질병을 치료하는 데 효과가 있다고 알려진 활성대조약이 있는 경우, 위약대조군의 사용은 윤리적인 문제를 발생시킬 수도 있다. 그 이유는 분명히 효과가 입증된 다른 활성대조약이 있음에도 불구하고, 일부 피험자들은 효과가 없는 위약대조군에 배정되어 위약을 투여 받아야 하기 때문이다. 이러한 점이 사람을 대상으로 하는 임상시험과 동물실험의 결정적인 차이 중 하나이다. 만일 그 효과가 입증된 활성대조약이 사망이나 그 외 심각한 질병상태를 개선할 수 있다고 알려진 경우 위약대조군의 사용은 대부분의 경우 윤리적인 문제로 인하여 부적절하다. 예외적인 경우로는 그 활성대조약이 효과가 있음에도 불구하고 너무 부작용이 심해 많은 피험자들이 그 활성대조약을 투여 받기를 원하지 않는 경우에는 위약대조군 사용이 가능한 경우도 있다.

Use of a placebo control may raise problems of ethics, acceptability, and feasibility, however, when an effective treatment is available for the condition under study in a proposed trial. In cases where an available treatment is known to prevent serious harm, such as death or irreversible morbidity in the study population, it is generally inappropriate to use a placebo control. There are occasional exceptions, however, such as cases in which standard therapy has toxicity so severe that many patients have refused to receive it.

반면에 비록 그 질병을 치료하는 데 효과가 입증된 다른 활성대조약이 있음에도 불구하고 그 질병이 그리 심각한 질병이 아닌 경우, 다음의 조건들이 만족되면 (비록 위약을 투여 받은 피험자들이 다소 불편을 겪기는 하겠지만) 위약대조군 임상시험에 참여해달라고 피험자들에게 요청하는 것이 윤리적으로 받아들여질 수 있다고 본다.

(1) 피험자들에게 현재 사용 가능한 다른 활성대조약이 무엇이 있으며, 그 활성대조약을 투여 받지 않음으로 인해 생기는 결과에 대해 충분히 설명을 하고,
(2) 이러한 과정이 강압적이지 않은 환경에서 이루어진 경우이다.

In other situations, when there is no serious harm, it is generally considered ethical to ask patients to participate in a placebo-controlled trial, even if they may experience discomfort as a result, provided the setting is noncoercive and patients are fully informed about available therapies and the consequences of delaying treatment.

하지만 위와 같은 경우에 비록 위약대조군 사용이 윤리적으로 받아들여질 수 있다고 하더라도, 그런 임상시험은 실제 수행할 때 여러 어려움을 겪을 수 있다. 예를 들면, 그 질병에

따른 통증이나 증상을 피험자 또는 임상연구자들이 받아들일 수 없어서, 피험자들이 그 임상시험에 참여하기를 꺼려서 피험자 모집이 잘 되지 않을 수도 있다.

Such trials, however, even if ethical, may pose important practical problems. For example, deferred treatment of pain or other symptoms may be unacceptable to patients or physicians and they may not want to participate in a trial that requiresthis.

그 질병을 치료하는 데 효과가 있음이 입증된 활성대조약이 이미 존재하는 경우, 특정 위약대조군 임상시험이 과연 윤리적으로 받아들여질 수 있느냐의 여부는 명확한 정답이 있는 것은 아니다. 이에 대한 답은 피험자, 임상연구자, IRB, 심사기관 등이 판단할 문제이며, 나라마다 다른 결론을 내릴 수 있다. 위약대조군 임상시험이 윤리적으로 받아들여질 수 있느냐의 여부는 임상시험의 디자인과 참여하는 피험자 모집단에 달라질 수 있다.

Whether a particular placebo controlled trial of a new agent will be acceptable to subjects and investigators when there is known effective therapy is a matter of investigator, patient, and institutional review board (IRB)/ independent ethics committee (IEC) judgment, and acceptability may differ among ICH regions. Acceptability could depend on the specific design of the trial and the patient population chosen, as will be discussed below (see section 2.1.5).

특정 위약대조군 임상시험이 윤리적으로 받아들여질 수 있느냐의 여부는, 그러한 임상시험에서 임상적으로 무엇이 지금까지 증명되었는지에 따라 달라질 수도 있다. 예를 들면, end-organ disease가 없는 경증의 본태성 고혈압 환자를 대상으로 하는 고혈압 임상시험의 경우, 단기간 위약대조군 임상시험은 일반적으로 윤리적이라고 받아들여질 수 있다. 그 이유는 비록 위약을 투여 받아도 단기간 동안에는 피험자들에게 임상적으로 유의한 피해가 돌아간다고 여겨지지는 않기 때문이다. 반면에 장기간 임상시험이나 중증의 피험자를 포함하는 임상시험의 경우, 위약대조군 임상시험은 비윤리적이라고 간주될 가능성이 크다.

Whether a particular placebo–controlled trial is ethical may in some cases depend on what is believed to have been clinically demonstrated under the particular circumstances of the trial. For example, a short term placebo–controlled trial of a new antihypertensive agent in patients with mild essential hypertension and no end–organ disease might be considered generally acceptable, while a longer trial, or one that included sicker patients, probably would not be.

임상시험 경험이 적은 분들 중에는 위약을 투여 받는 피험자들이 아무런 치료를 받지 못한다고 생각하는 경우가 있는데 이는 반드시 그런 것만은 아니며 경우에 따라 다르다. 예를 들어 그 특정 암을 치료하는 데 효과가 입증된 활성대조약이 없는 경우, 그 항암제 임상시험에서는 위약 또는 no-treatment에 배정된 피험자들과 시험약에 배정된 피험자 모두 진통제와 best supportive care와 같은 필요한 palliative treatment를 받는 것이 일반적이다.

> It should be emphasized that use of a placebo or no-treatment control does not imply that the patient does not get any treatment at all. For example, in an oncology trial, when no active drug is approved, patients in both the placebo or no-treatment group and the test drug group will receive needed palliative treatment, such as analgesics, and best supportive care.

또한 종종 위약대조군 임상시험은 add-on study로 진행된다. add-on study에서는 그 임상시험에 참여하는 모든 피험자들이 어떤 표준치료제 A를 투여 받고, 추가적으로 시험군에 있는 피험자들은 시험약 T를 투여 받으며 위약군에 있는 피험자들은 위약 P를 투여 받는다. 즉 정리하면 시험군에 있는 피험자들은 A+T를 투여 받고, 위약군에 있는 피험자들은 A+P를 투여 받는다. 이러한 add-on study인 경우에도 흔히 대조군을 편의상 위약군이라 표현하는 경우가 있으나, 정확하게 표현하면 표준치료제와 위약을 함께 투여 받는 것이므로 주의할 필요가 있다.

> Many placebo controlled trials are conducted as add-on trials, where all patients receive a specified standard therapy or therapy left to the choice of the treating physician or institution (see section 2.1.5.2.1).

Spiker(1991)는 위약대조군 사용이 윤리적으로 받아들여질 수 있는 경우들로 다음의 경우들을 들었다.

(1) 표준치료제가 존재하지 않는 경우
(2) 표준치료제가 존재하지만 효과가 없거나 효능이 입증되지 않은 경우
(3) 표준치료제가 현재 실시하고자 하는 임상시험의 피험자들에게는 적절하지 않은 경우
(4) 위약이 상대적으로 치료효과가 입증된 질병의 경우
(5) 질병이 비교적 경미하여 치료를 하지 않는 것이 의학적으로 중대한 이슈가 아닌 경우
(6) 위약이 기존 치료제에 add-on으로 투여되는 경우. 단 기존 치료제가 그 질병을 완벽히 치료하는 데는 충분하지 않아, 새로 개발되는 시험약을 기존 치료제에 같이 투여하는 경우, 시험약 + 기존 치료제가 위약 + 기존 치료제보다 효능이 우월함을 보이고 싶은 경우
(7) early escape이 있는 디자인을 사용하는 경우. 이러한 디자인에서는 임상시험 시작 후 위약군에 배정된 피험자들을 매우 조심스럽게 모니터링하고 있다가, 사전에 정한 기준 이상으로 질병의 상태가 악화되면 그 피험자를 임상시험에서 강제로 중도탈락

시킨다.

만일 위에서 언급한 방법 중의 하나로 위약대조군을 사용하여 시험약의 효능을 입증하는 것이 가능하지 않은 경우 사용 가능한 대안은 다음과 같다.

(1) 시험약과 활성대조약을 비교하는 비열등성 임상시험을 실시. 비열등성 임상시험에 대해서는 10장에서 자세히 설명하였다.
(2) 시험약의 두 용량(저용량 또는 고용량) 또는 여러 용량들을 서로 비교하는 방법. 이 경우 활성대조군을 추가로 더 둘 수도 있고 두지 않을 수도 있다. 이러한 경우를 용량 반응 대조군이라고 하는데 17.4절에서 자세히 살펴볼 것이다.
(3) randomized withdrawal design.
(4) rescue 치료제가 필요한 피험자에게 rescue 치료제 투여를 허락하는 디자인을 사용하는 방법

17.2.4 임상시험에서 위약대조군 사용은 비윤리적인가?

이 절 내용의 대부분은 Stang(2005)의 논문에 있는 내용이다. 얼핏 생각하기에 특정 질병을 치료하는 데 효능이 입증된 활성대조약이 있는 경우에 위약대조군 사용은 항상 부적절해 보인다. 하지만 문제는 그렇게 단순하지 않으며 생각해볼 점이 많다. 이러한 점들을 독자들과 함께 생각해볼 기회를 갖기 위하여 이 절을 준비하였다.

새로운 치료제 개발을 위하여 임상시험을 실시하는 경우 위약대조군을 사용하면 시험약의 약효를 가장 확실하게 평가할 수 있다. 그래서 고혈압 치료제와 statin 계열 약들 중 초기에 개발된 약들은 위약을 대조군으로 사용하여 그 효과를 증명하였다. 하지만 이렇게 효능이 있는 약이 허가를 받고 나면, 그 후 다른 고혈압 치료제를 개발하는 경우에는 위약군을 사용할 것인가 아니면 효능이 입증된 활성대조약을 사용할 것인가? 하는 문제에 맞닥뜨리게 된다.

이러한 질문에 대해 헬싱키 선언은 다음처럼 기술하고 있다(World Medical Association 2004). 새로운 치료법의 효능과 위험도는 현재 알려진 최상의 치료방법과 비교되어 테스트되어야만 한다. 위약대조군의 사용에는 대단한 주의를 기울여야 하며, 일반적으로 위약대조군은 현재 그 질병을 치료하는 데 효능이 있는 약이 없는 경우에 한하여 사용되어야만 한다는 것이 세계의학협회의 입장이다.

> The benefits, risks, burdens and effectiveness of a new method should be tested against those of the best current prophylactic, diagnostic, and therapeutic methods. The World Medical Association hereby

reaffirms its position that extreme care must be taken in making use of a placebo-controlled trial and that in general this methodology should only be used in the absence of existing proven therapy.

즉 헬싱키 선언은 위약대조군 사용을 매우 제한하고 있으면서도 반면에 비록 효능이 입증된 다른 치료제가 있는 경우라도 위약대조군 사용이 받아들여질 수도 있다고 다음처럼 기술하고 있다. 즉 과학적으로 타당한 방법론적 이유에 의하여 새로운 치료제의 효능 또는 안전성을 평가하는 데 위약군 사용이 필요할 수도 있다는 것이다.

A placebo-controlled trial may be ethically acceptable, even if proven therapy is available.... where for compelling and scientifically sound methodological reasons its use is necessary to determine the efficacy or safety of a prophylactic, diagnostic or therapeutic method.

이처럼 헬싱키 선언은 그 안에 위약대조군 사용에 대한 상반된 내용이 존재하기 때문에 어떤 경우에 따라 위약대조군 사용이 윤리적이고, 윤리적이 아닌지를 평가하는 일은 다소 모호한 일이 될 수도 있다.

이 주제에 대해 더 살펴보면, 만일 사망이나 심각한 장애를 일으키는 질병의 경우 효과가 입증된 치료세(즉 활성대조약)가 있는 경우에 위약을 사용한다면 이러한 경우는 비윤리적인 것이 명확하다고 볼 수 있다.

위약 사용에 반대하는 사람들의 주장은, 효과가 입증된 치료제(활성대조약)가 있는 경우, 비열등성 임상시험 또는 동등성 임상시험을 실시해서 새로운 치료제를 그 활성대조약과 비교하여 새로운 치료제의 효과가 활성대조약의 효과와 비슷하기만 하면 그 새로운 치료제가 효과가 있다고 주장할 수 있기 때문에 위약대조군 사용은 불필요하다는 논리이다.

이러한 논리의 문제점은 약의 효능이란 “있다” 아니면 “없다”의 단순한 일로 생각하는 것인데, 이러한 논리는 오류이다. 그 이유는 과거 임상시험에서 위약에 비하여 효능이 우월함을 입증한 활성대조약을, 현재 임상시험에서 다시 위약과 비교하는 경우 그 활성대조약이 위약에 비하여 효능이 우월함을 보이지 못하는 경우가 종종 발생하기 때문이다. 이러한 일이 발생하는 이유는 그 활성대조약이 효과가 없어서가 아니라 그 임상시험이 assay sensitivity가 부족하기 때문이다. assay sensitivity는 10.4절에서 더 자세하게 살펴볼 것이다. 이러한 문제점에 대해 인식이 부족한 이유는 publication bias 때문이라고 볼 수 있다. 즉 유의한 결과가 나온 임상시험결과는 좋은 저널에 논문으로 잘 실리는 경향이 있는 반면, 실패한 임상시험결과는 논문으로 잘 발표되지 않기 때문에, 설령 과거에 효능이 입증된 활성대조약이 현재 임상시험에서 위약에 비하여 효능이 우월함을 보이지 못한다고 하더라도 그 결과가 논문으로 잘 발표되지 않기 때문이다.

하지만 미국 FDA에는 성공한 임상시험결과만이 아니라 실패한 임상시험결과도 모두 보고된다. Khan et al (2003)은 1985년에서부터 2000년까지 미국 FDA에 의해 승인된 9개의 항우울제에 대한 51개 임상시험에 대한 자료를 조사하였다. 51개의 임상시험에 포함된 92개의 활성대조약(실제 승인된 항우울제 용량을 포함하고 있는) 중 47개(51%)에서 활성대조약의 효능이 위약보다 우월함을 보이는 데 실패하였다. 또한 7개(15%) 군에서는 위약이 활성대조약보다 효능이 우월하였다. 이러한 자료는 일단 한 번 과거 임상시험을 통해 효능이 입증된 활성대조약을 현재에서 위약과 비교하는 임상시험을 다시 실시하는 경우, 활성대조약이 늘 위약에 비하여 효과가 우월할 것이라고 생각하는 것이 잘못된 것임을 보여준다.

Khan et al(2003)은 또한 시험약의 효능이 활성대조약보다 우월한 12개의 사례를 들었다. 위약대조군 사용 반대자들은 이러한 12개의 사례는 시험약이 효능이 있음을 입증하는 증거라고 주장할 것이다. 하지만 이 임상시험들은 위약군이 포함된 3개의 군(시험약, 활성대조약, 위약)을 갖도록 디자인되어 있었다. 그래서 12개 중 4개(33%)의 임상시험에서는 시험약과 활성대조약 모두 위약보다 효능이 우월하지 못하였다. 즉 이 4개 임상시험의 경우에는 시험약과 활성대조약의 효능이 비슷하여, 만일 위약대조군이 없었더라면 시험약의 효과가 있다고 잘못된 결론을 내릴 뻔하였다. 하지만 다행히도 위약대조군이 있었기에 이러한 잘못된 결론을 막을 수 있었다.

이러한 assay sensitivity에 대한 문제는 항우울제에만 국한 것은 아니다. Tramer et al (1998)은 52개의 구토약antiemetic ondansertron의 활성대조약과 위약을 비교한 결과들을 조사하였는데, 이 중 19(37%)개 임상시험에서 활성대조약의 효능이 위약에 비하여 우월함을 입증하는 데 실패하였다.

그 외에도 assay sensitivity가 잘 만족되지 못함이 알려진 약들의 종류는 다음과 같다.

(1) 진통제analgesics
(2) 구토방지제antiemetics
(3) 불안완화제anxiolytics
(4) 항고혈압제antihypertensives
(5) 최면제hypnotics
(6) 항협심증제antianginal agents
(7) angiotensin-converting enzyme inhibitors for heart failure
(8) beta-blockers given after myocardial infarction

만일 assay sensitivity가 갖추어지지 않은 임상시험에서 동등성 검정이나 비열등성 검정으로 시험약의 약효 존재 여부를 판단한다면, 효과가 없는 시험약을 잘못하여 시판허가를 내주는 오류를 범할 가능성이 생기게 된다. **만일 이러한 오류를 범하게 되면, 효과 없는 약**

들이 시판허가를 받아 환자들이 사용하게 되는데, 이러한 일은 과연 윤리적일까? 다시 말하면 위약대조군 사용이 비윤리적이라는 주장에 의하여 동등성 검정이나 비열등성 검정을 사용한 것인데, 행여라도 assay sensitivity가 갖추어지지 않아 효과 없는 시험약이 시판허가를 받는다면, 이러한 결과는 매우 비윤리적인 결과를 초래하게 된다. 이는 참으로 아이러니한 일이다. **임상시험에 참여하는 환자들을 비윤리적인 상황에 놓이지 않게 노력하다 보니, 나중에 더 많은 환자들이 비윤리적인 상황에 놓일 수 있다는 것이다.**

임상시험의 결과는 많은 다수의 환자들에게 영향을 미치는 정보를 제공하기 때문에 과학적으로 타당한 결과여야 한다. 만일 assay sensitivity가 만족된다고 판단되는 경우에는 위약대조군 없이 동등성 시험이나 비열등성 시험을 사용하는 것이 윤리적으로 더 선호되어질 수 있다. 하지만 assay sensitivity가 만족되지 않는다고 판단되는 경우에는 위약대조군을 포함하여 우월성을 보이는 방법이 더 윤리적으로 선호된다고 볼 수 있다.

지금까지는 위약대조군 필요에 대한 논의를 시험약의 효능을 보이는 데만 국한하였다. 하지만 위약대조군 사용에 대한 논의는 안전성에 대해서도 존재한다. 왜냐하면 위약대조군 없이는 시험약의 안전성을 확실하게 평가하기 어렵기 때문이다. 예를 들어, Vioxx Gastrointestinal Outcome Research VIGOR는 활성대조약인 naproxen에 비해 Vioxx 그룹에서 myocardial infarction의 발생 비율이 5배나 더 높았다(Bombardier et al 2000). 하지만 naproxen 같은 nonsteroidal anti-inflammatory 약들은 혈소판 기능을 억제하는 효과가 있어서 myocardial infarction 예방 효과가 있을 수도 있기 때문에, 이렇게 5배나 높은 결과가 과연 정말로 Vioxx가 myocardial infarction에 대한 위험도를 높이는지 명확하지 않았다. 하지만 4년 뒤 수천만 명이 Vioxx를 복용한 뒤 Merck는 Vioxx가 심혈관계 질환에 대한 위험도를 증가시킨다는 이유로 Vioxx를 시장에서 철회시켰다. 그 이유는 위약과 Vioxx를 3년 동안 비교한 임상시험결과로 Vioxx의 위험성을 확실하게 확인하였기 때문이다(이 연구결과는 논문으로 발표되지 않았다). 결국 Vioxx가 시장에서 판매되는 동안 많은 환자들이 Vioxx의 부작용으로 사망하였는데, 만일 처음부터 위약대조군과 비교하였다면 Vioxx의 위험성을 확실하게 알게 되어 시판허가를 막았을 것이다. 이 경우 처음에 위약대조군을 사용하는 것이 더 윤리적이라고 주장할 수 있지 않겠는가?

17.2.5 위약대조군의 유용함과 assay sensitivity 입증에서의 역할

위약대조군 임상시험은 무작위배정과 맹검을 사용하는 경우, 일반적으로 피험자 편의 subject bias와 연구자 편의 investigator bias를 최소화한다. 여기서 피험자 편의란 피험자가 자신이 복용하는 치료제가 무엇인지를 알게 되면서 생기는 편의를 말한다. 예를 들어, 피험자가 자신이 시험군에 배정된 것을 알게 되면 위약 효과placebo effect가 발생할 것이다. 연구자 편의란 연구자가 시험군과 대조군에 속한 피험자들을 다르게 대함으로써 생기는 편의이다. 이중맹검을 사용하면 이러한 피험자 편의와 연구자 편의를 모두 최소화시킬 수 있음은 잘 알려진 사실이다.

그러나 만일 약효나 부작용 등으로 피험자와 (또는) 임상연구자가 각 피험자들에게 배정된 치료제를 알 수 있는 경우에는 편의가 발생할 수 있다. 이러한 일이 발생할 우려가 있는 경우에는 피험자를 돌보는 임상연구자 이외에 평가변수만을 측정하는 또 다른 제3의 독립적인 임상연구자를 둠으로써 편의 발생을 최소화할 수 있다. 이러한 염려는 특히 교차설계에서 중요할 수 있다.

The placebo-controlled trial, using randomization and blinding, generally minimizes subject and investigator bias. Such trials, however, are not impervious to blind-breaking through recognition of pharmacologic effects of one treatment; blinded outcome assessment can enhance bias reduction in such cases. This concern may be particularly relevant in crossover studies.

비열등성 임상시험에 대해서는 10장에서 살펴본 바 있는데 이러한 비열등성 임상시험을 수행하여 시험약의 효능이 활성대조약의 효능보다 비열등함을 보임으로써 시험약의 효능을 입증하고자 하는 경우에는, 현재 비열등성 임상시험 이외에도 과거 임상시험 자료가 필요하고 직접적으로 확인이 불가능한 assay sensitivity와 constancy assumption과 같은 가정이 필요하다. 하지만 위약대조군을 사용하여 시험약의 효능을 입증하고자 하는 경우에는 그러한 가정이나 과거 임상시험 자료가 필요하지 않다는 장점이 있다.

When used to show effectiveness of a treatment, the placebo-controlled trial is as free of assumptions and reliance on external (extra-study) information as it is possible to be.

임상시험의 디자인 또는 수행에서 발생하는 대부분의 문제들은 치료제들 간의 차이를 입증하지 못할 가능성을 증가시키게 된다. 위약대조군 임상시험의 목적은 시험약과 위약 간의 효능 차이를 입증하는 것이 목적이므로, 위약대조군 임상시험을 수행하게 되면 그 목적을 달성하기 위하여 임상시험의 디자인 또는 수행에서 발생하는 문제를 최소화하고자 하는 노력을 저절로 기울이게 된다.

하지만 비열등성 임상시험 또는 동등성 임상시험에서는 임상시험의 디자인 또는 수행에서 문제가 발생하면, 실제로는 열등한데 비열등하다고(또는 동등하지 않는데 동등하다고) 잘못 결론 내릴 가능성이 증가한다고 10.8절에서 지적한 바 있다. 하지만 이러한 비열등성 임상시험 또는 동등성 임상시험에 위약군을 추가하여 시험군, 활성대조군, 위약군으로 이루어진 3군 임상시험을 실시한다면, 임상시험의 디자인 또는 수행에서 발생하는 문제는 줄어들 가능성이 크다. 왜냐하면 만일 임상시험의 디자인 또는 수행에서 발생하는 문제가 많다면, 활성대조약의 약효가 위약의 약효보다 우월함을 보이지 못해서 assay sensitivity를 입증하지 못할 것이다. 만일 assay sensitivity를 입증하지 못한다면, 설사 시험약이 활성대조약에 비하여 비열등(또는 동등)하다는 것을 보인다고 하여도 그 결과는 신뢰할 수 없게 된다. 즉 3개의 막대그래프가 비슷하게 나온다면 이는 시험약의 효능에 대한 증거가 될 수 없다.

Most problems in the design or conduct of a trial increase the likelihood of failure to demonstrate a treatment difference (and thereby establish efficacy), so that the trial contains built-in incentives for trial excellence. Even when the primary purpose of a trial is comparison of two active agents or assessment of dose-response, the addition of a placebo provides an internal standard that enhances the inferences that can be drawn from the other comparisons.

신약개발을 위한 임상시험에서 시험약의 효능을 입증하는 것도 중요하지만 안전성 자료를 확보하는 것도 중요하다. 위약대조군을 사용하면 시험약의 안전성 자료를 보다 더 확실하게 얻을 수 있게 된다. 위약대조군을 사용하지 않아 시험약의 안전성에 대한 자료를 시판허가를 내줄 당시에는 제대로 얻지 못해서 시판된 후 많은 환자들이 그 시험약으로 목숨을 잃은 사례로는 Vioxx를 들 수 있으며 17.2.4절에서 살펴본 바 있나.

Placebo-controlled trials also provide the maximum ability to distinguish adverse effects caused by a drug from those resulting from underlying disease or intercurrent illness.

assay sensitivity 이슈는 임상시험의 목적이 시험약의 효능을 입증하는 것인 경우에만 발생하는 것이 아니라, 임상시험의 목적이 시험약의 안전성을 입증하려는 경우에도 발생할 수 있다. 예를 들어, 시험약이 특정한 부작용을 일으키지 않는다는 사실을 입증하기 위하여, 시험군과 위약군을 비교하는 임상시험을 실시해 두 군 간에 특정한 부작용의 발생 비율을 비교해볼 수 있다. 이러한 위약대조군 임상시험에서는 비열등성 임상시험과 동등성 임상시험에서와 같은 동일한 assay sensitivity 문제가 발생한다. 즉 시험약과 위약의 특정한 부작용 발생 비율이 같은지의 여부를 평가하는 위약대조군 임상시험이 assay sensitivity를 갖추었다는 것은, 시험약과 위약의 그 부작용 발생 비율이 다른 경우 그 다른 것을 찾아낼 능력을 갖추었다는 것을 의미한다. 반면에 assay sensitivity를 갖추지 못한 경우에는 시험약의 부작용 발생 비율이 위약의 발생 비율에 비하여 더 높음에도 불구하고, 이를 찾아내지 못하고 두 발생 비율은 같다고 결론 내리게 된다. 즉 assay sensitivity를 갖추지 못하면 시험약은 위약보다 부작용 발생 비율이 더 높음에도 불구하고, 시험약과 위약의 부작용 발생 비율이 같다고 잘못 결론 내리게 된다. 이는 매우 심각한 오류가 된다.

> Note, however, that when used to show similarity of two treatments, for example, to show that a drug does not have a particular adverse effect by showing similar rates of the event in drug-treated and placebo treated patients, placebo-controlled trials have the same assay sensitivity problem as any equivalence or non-inferiority trial.

그러므로 위약대조군을 사용하여 시험약의 안전성을 평가하는 경우, 만일 그 시험약이 특정한 부작용을 일으킨다면, 그 부작용이 실제로 그 임상시험에서 관찰되어야만 그 임상시험은 assay sensitivity를 갖춘 것이 된다. 하지만 시험약이란 개발 단계에 있는 치료제이므로 시험약이 특정한 부작용을 일으키는지 사전에 알지 못할 수 있다. 이 경우 해결책으로는 특정한 부작용을 일으킨다고 이미 잘 알려진 다른 활성대조군을 포함시키는 것이다. 즉 시험군, 활성대조군 그리고 위약군 이렇게 3개의 군으로 이루어진 임상시험을 수행하는 것이다.

하지만 반드시 이렇게 3개의 군으로 이루어진 임상시험을 수행하지 않더라도, 특정한 디자인에서는 부작용이 발생한다는 "historical sensitivity to adverse drug effects"을 사용하여 그 임상시험은 assay sensitivity를 갖추었다고 주장하는 것이 가능할 수도 있다.

> To interpret the result, one must know that if the study drug had caused an adverse event, the event would have been observed. Ordinarily, such a study should include an active control treatment that does cause the adverse event in question, but in some cases it may be possible to conclude that a study has assay sensitivity to such an effect by documenting "**historical sensitivity to adverse drug effects**" for a particular study design.

17.2.6 위약대조군 임상시험의 장점

이상의 논의를 정리하여 위약대조군의 장단점을 정리해보자. 먼저 위약대조군의 장점은 다음과 같다.

(1) 효능을 입증하는 능력Ability to Demonstrate Efficacy

위약군을 사용하는 우월성 임상시험을 통해 시험약의 효능을 입증하고자 하는 경우에는 이미 그 임상시험 내부적으로 assay sensitivity에 대한 증거를 포함하고 있다. 이는 다시 말하면 만일 시험약과 위약 사이에 유의한 효능 차이를 발견하면, 더 이상 외부 자료의 도움 없이 이러한 차이가 시험약의 증거라고 해석이 가능하다. 반면에 활성대조약은 그렇지 않고 constancy assumption과 assay sensitivity에 대한 간접적 증거와 과거 임상시험 자료 등이 필요하게 된다(이 점은 이미 10장에서 살펴본 바 있다).

따라서 비열등성 임상시험을 사용하여 시험약의 효능을 입증한 경우에 비해, 위약을 사용하는 우월성 임상시험을 통하여 시험약의 효능을 입증한 경우가, 시험약의 효능이 존재한다는 것에 대한 더 강력한 증거가 된다.

Like other superiority trials, a placebo-controlled trial contains internal evidence of assay sensitivity. When a difference is demonstrated it is interpretable without reference to external findings.

(2) 활성대조약 대비 상대적이 아닌 위약 대비 절대적인 효능과 안전성을 측정Measures Absolute Efficacy and Safety

위약대조군 임상시험은 위약 대비 시험약의 약효의 크기와 안전성에 대한 명확한 정보를 제공해준다. 반면에 활성대조약이나 시험약의 다른 용량을 대조군으로 사용하는 경우에는 그러한 대조군에 비해 상대적인 시험약의 약효의 크기와 안전성에 대한 정보만을 제공받을 수 있다. 위약 대비 시험약의 안전성에 대한 명확한 정보를 얻지 않아 시험약의 시판허가 후 수많은 사람들이 목숨을 잃은 사례는 17.2.4절에서 이미 살펴본 바 있다.

The placebo-controlled trial measures the total pharmacologically mediated effect of treatment. In contrast, an active control trial or a dose-comparison trial measures the effect relative to another treatment. The placebo-controlled trial also allows a distinction between adverse events due to the drug and those due to the underlying disease or background noise. The absolute effect size information is valuable in a three-group trial (test, placebo, active), even if the primary purpose of the trial is the test versus active control comparison.

(3) 효능Efficiency

위약대조군 임상시험은 다른 어떤 형태의 동시대조군 임상시험에 비해 더 작은 표본크기를 사용하여 시험약의 약효를 찾아낼 수 있다.

Placebo-controlled trials are efficient in that they can detect treatment effects with a smaller sample size than any other type of concurrently controlled study.

(4) 피험자와 임상연구가의 기대에 의한 효과를 최소화Minimizing the Effect of Subject and Investigator Expectations

맹검과 함께 위약대조군을 사용하면 피험자 또는 임상연구자가 임상시험결과가 좋아질 것이라는 기대 때문에 발생하는 개선 효과의 양을 감소시킬 수 있다. 그 이유는 피험자와 임상연구자 모두가 피험자의 일부는 위약을 투여 받는다는 사실을 알고 있기 때문이다. 이러한 성질은 시험약의 실제 효과를 알아내는 데 도움이 된다.

반면에 활성대조약이나 시험약의 다른 용량을 대조군으로 사용하는 경우에는 시험약과 대조약 모두 약효가 있기 때문에, 피험자와 임상연구자는 질병이 호전될 것이라는 기대를 가질 수 있게 된다. 이러한 기대는 시험약의 실제 효과를 알아내는 데 장애물이 될 수 있다. 다시 말하면 활성대조약이나 시험약의 다른 용량을 대조군으로 사용하는 경우에 비하여, 위약대조군 임상시험이 피험자와 연구자의 기대로 인한 편의bias를 최소화하여 시험약의 약효 크기에 대한 더 정확한 정보를 제공해준다.

Use of a blinded placebo control may decrease the amount of improvement resulting from subject or investigator expectations because both are aware that some subjects will receive no active drug. This may increase the ability of the study to detect true drug effects.

17.2.7 위약대조군 임상시험의 단점

지금까지는 위약대조군의 장점에 대하여 살펴보았다. 반면에 위약대조군은 다음의 단점들을 가지고 있다.

(1) 윤리적인 염려Ethical Concerns

위약군 사용의 가장 큰 문제점은 윤리적인 문제를 일으킬 수 있다는 것이다. 심각한 질병에 대해 효과가 입증된 활성대조약이 존재하는 경우 위약대조군의 사용은 일반적으로 비윤리적이다. 하지만 구체적으로 어떤 피험자 모집단에서 질병의 상태가 어느 정도 되는 경우에 비윤리적인지는 명확하지 않고 논쟁의 대상이 될 수 있다. 위약대조군 사용에 따른 이러한 윤리적인 이슈를 해결하려다 보면, 질병이 덜 심각한 피험자들을 대상으로 하는 임상시험을 디자인하여야 할 수도 있고, 장기간 효과에 관심이 있음에도 불구하고 임상시험은 단기간 동안만 수행하여야 할 수도 있다.

위약대조군의 사용은 비윤리적인데 활성대조군 사용은 신뢰하기 어려운 경우, 새로운 시험약에 대한 임상시험을 실시하는 것이 대단히 어려울 수도 있다. 예를 들어, 급성심근경색 피험자들에게 혈전용해제의 효능을 알아보기 위한 임상시험을 실시하는 경우 위약대조군의 사용은 피험자들을 매우 위험한 상태에 놓이게 하므로 비윤리적이다. 반면에 활성대조군을 사용하는 비열등성 임상시험을 실시하고자 한다면 과거 임상시험 자료에 근거하여 타당한 비열등성 마진을 설정하기 어려울 수 있는데, 그 이유는 혈관재생술acute revascularization procedure(혈관 내에 폐색 제거, 이식 수술 따위에 의한 혈관재생)의 출현으로 혈전용해제의 약효의 크기가 달라질 수 있기 때문이다. 이러한 경우 다음 절에서 기술되는 디자인이 유용하게 사용될 수도 있다.

When effective therapy that is known to prevent death or irreversible morbidity exists for a particular population, that population cannot usually be ethically studied in placebo-controlled trials; the particular conditions and populations for which this is true may be controversial. Ethical concerns may also direct studies toward less ill subjects or toward examination of short-term endpoints when long-term outcomes are of greater interest. Where a placebo controlled trial is unethical and an active control trial would not be credible, it may be very difficult to study new drugs at all. For example, it would not be considered ethical to carry out a placebo-controlled trial of a thrombolytic agent in patients with acute myocardial infarction. Yet it would be difficult in the current environment to establish a valid non-inferiority margin based on historical data because of the emergence of acute revascularization procedures that might alter the size of the benefits of the thrombolytics. The designs described in section 2.1.5 may be useful in some of these cases.

(2) 환자와 의사의 현실적인 염려Patient and Physician Practical Concerns

비록 효과 있는 치료제를 투여하지 않고 위약을 투여하는 것이 해를 끼치지 않는다고 일반적으로 알려져 있다고 하더라도, 피험자와 (또는) 임상연구자들은 피험자가 위약군에 배정될 가능성이 있다는 사실을 받아들이는 것을 꺼릴 수도 있다. 임상시험에 참여 후 증상이 개선되지 않는 피험자들은 증상이 개선되지 않는 이유가 위약을 투여 받기 때문이라고 생각하여 임상시험에서 조기 중도탈락할 수도 있는데, 이런 중도탈락이 많이 발생하면 그 임상시험결과를 분석하는 것이 매우 복잡해질 수 있다. 하지만 조심스럽게 잘 사용한다면 효과가 없음으로 인해 발생한 중도탈락은 때때로 그 임상시험의 평가변수로 사용될 수도 있다. 이렇게 중도탈락을 평가변수로 사용하는 것은, 비록 시험약의 효능에 대한 어느 정도의 정보를 제공하기는 하지만, 그러한 정보는 피험자들에게서 직접 측정되거나 관찰되어 얻어진 정보에 비하여 부정확하다.

Physicians and/or patients may be reluctant to accept the possibility that the patient will be assigned to the placebo treatment, even if there is general agreement that withholding or delaying treatment will not result in harm. Subjects who sense they are not improving may withdraw from treatment because they attribute lack of effect to having been treated with placebo, complicating the analysis of the study. With care, however, withdrawal for lack of effectiveness can sometimes be used as a study endpoint. Although this may provide some information on drug effectiveness, such information is less precise than actual information on clinical status in subjects receiving their assigned treatment.

(3) 일반화Generalizability

모든 대조군 임상시험, 특히 위약대조군 임상시험은 실제 현실에서의 약효와는 다른 인위적인 환경에서의 약효를 나타낸다고 종종 비난받는다. 위약대조군 임상시험은 윤리적인 또는 현실적인 이유로 실제 피험자 전체 모집단을 잘 대표하지 못할 수가 있는데(예를 들면, 윤리적인 이유로 중증 피험자는 참여시키지 않고 경증 피험자만 참여시키는 경우), 이런 경우 임상시험에서 얻어진 결과를 전체 모집단에 일반화할 수 있느냐는 문제가 제기될 수 있다.

> It is sometimes argued that any controlled trial, but especially a placebo-controlled trial, represents an artificial environment that gives results different from true real world effectiveness. If study populations are unrepresentative in placebo-controlled trials because of ethical or practical concerns, questions about the generalizability of study results can arise. For example, protocol, investigator, or patient choice from placebo-controlled trials may exclude patients with more serious disease. In some cases, only a limited number of patients or centers may be willing to participate in studies. Whether these concerns actually (as opposed to theoretically) limit generalizability has not been established.

(4) 비교 정보의 부재No Comparative Information

활성대조군을 포함하지 않은 위약대조군 임상시험은 시험약과 활성대조약을 비교하는 비교 효능comparative effectiveness에 대한 정보를 거의 제공하지 못한다. 하지만 시험약과 활성대조약을 비교하는 비교 효능에 대한 정보는 많은 사람들이 관심을 가지는 중요한 정보이다. 그 이유는 특정 시험약이 위약에 비하여 효능이 있다는 것도 중요하지만, 이미 널리 사용되고 있는 다른 활성대조약에 비해서는 얼마나 효능이 좋은지 아니면 나쁜지도 궁금하기 때문이다.

> Placebo-controlled trials lacking an active control give little useful information about comparative effectiveness, information that is of interest and importance in many circumstances. Such information cannot reliably be obtained from cross-study comparisons, as the conditions of the studies may have been quite different.

17.3 No-treatment 동시대조군

무작위배정을 사용하여 만들어지는 No-treatment 대조군은 일반적인 성질 및 장점과 단점 측면에서 위약대조군과 비슷하다. 그러나 위약대조군 임상시험과는 달리, No-treatment 대조군에는 아무런 치료제도 투여하지 않으므로 No-treatment 대조군 임상시험에서는 맹검을 할 수 없게 된다. 이러한 점은 피험자가 중도탈락하지 않도록 하는 것, 피험자 관리와 평가변수 관찰의 모든 측면을 포함하여 임상시험의 모든 측면에 영향을 미칠 수 있다.

즉 No-treatment 대조군에 배정된 피험자들은 아무런 치료제도 투여 받지 못하는 것에 대해 불만을 품고 중도에 탈락할 가능성이 위약대조군이 경우에 비하여 더 높을 것이다. 또한 맹검이 되어 있지 않으므로 피험자 편의subject bias와 연구자 편의investigator bias가 발생할 가능성이 크다. 여기서 피험자 편의란 피험자가 자신이 복용하는 치료제가 무엇인지를 알게 되면서 생기는 편의를 말한다. 예를 들어, 피험자가 자신이 시험군에 배정된 것을 알게 되면 위약 효과placebo effect가 발생할 것이다. 연구자 편의란 연구자가 시험군과 대조군에 속한 피험자들을 다르게 대함으로써 생기는 편의이다.

The randomized no-treatment control is similar in its general properties and its advantages and disadvantages to the placebo-controlled trial. Unlike the placebo-controlled trial, however, it cannot be fully blinded, and this can affect all aspects of the trial, including subject retention, patient management, and all aspects of observation (see section 1.2.2).

No-treatment 대조군 임상시험은 위약대조군 임상시험이 수행될 수 있는 상황에서 적절한데, 단 맹검이 가능하지 않은 경우에 사용이 적절하다. 만일 No-treatment 대조군 임상시험이 수행된다면, 치료제의 배정에 맹검이 된 제3의 독립적인 사람이 선정기준 평가, 평가변수 관찰, 임상시험 관리에서의 필요한 변화와 같은 중요한 결정을 하도록 하는 것이 바람직하다. 그렇지 않으면 치료제 배정을 알고 있다는 것이 편의bias를 일으킬 가능성이 높기 때문이다.

This design is appropriate in circumstances where a placebo-controlled trial would be performed, except that blinding is not feasible or practical. When this design is used, it is desirable to have critical decisions, such as eligibility and endpoint determination or changes in management, made by an observer blinded to treatment assignment.

특정 피험자를 ITT군 또는 PP군과 같은 분석군에 포함시킬지 여부를 결정하는 일도 치료제 배정에 맹검이 된 제3의 독립적인 사람에 의해 이루어져야만 한다. 이 역시 편의 발생을 최소화하기 위한 조치이다.

Decisions related to data analysis, such as inclusion of patients in analysis sets, should also be made by individuals without access to treatment assignment. See ICH E9 for further discussion.

결국 No-treatment 동시대조군은 위약 동시대조군이 사용 불가능한 경우 가능한 대안이다.

하지만 위약 동시대조군이 사용 불가능해 보이는 경우에도 다음 두 가지 대안이 더 존재한다.

(1) 시험약의 특정한 부작용으로 인하여 이중맹검이 어려운 경우, 시험약과 같은 부작용을 넣은 위약을 만들어 사용하는 방법
(2) double-dummy를 사용하는 방법(17.2.1절을 참고할 것)

그러므로 No-treatment 동시대조군이 사용 가능한 경우는 드물 것이라고 추측된다. 위약효과를 측정하려고 하는 경우, No-treatment 동시대조군은 적절한 대조군이 될 것이다.

17.4 용량반응 동시대조군

17.4.1 서론

용량반응시험은 피험자들이 시험약의 두 개 또는 그 이상 개수의 용량에 무작위배정되는 임상시험이다. 이때 위약군이 포함되는 경우도 있고 포함되지 않는 경우도 있다.

A dose-response study is one in which subjects are randomly assigned to two or more dosage groups, with or without a placebo group.

무작위배정 고정용량 용량반응시험에서 피험자들은 시험약의 여러 개의 고정된 용량군에 배정된다. 예를 들면, 위약군(시험약이 0mg), 시험약 10mg군, 시험약 20mg군, 시험약 40mg군을 들 수 있다. 피험자들에게 처음부터 고정된 용량을 투여하거나 또는 그 용량까지 점차적으로 증량되지만, 비교 목적은 최종 용량군들 사이의 비교이다.

In a randomized, fixed-dose, dose-response trial, subjects are randomized to one of several fixed dose groups. Subjects may either be placed on their fixed dose initially or be raised to that dose gradually, but the intended comparison is between the groups on their final dose.

용량반응시험은 대개 이중맹검으로 수행된다. 용량반응시험은 위약(즉 시험약 0mg)을 포함하며, 때로는 활성대조약을 포함할 수도 있다.

Dose-response trials are usually double-blind. They may include a placebo (zero dose) and/or active control.

용량반응시험은 용량대조시험concentration-controlled trial과 용법대조시험regimen-controlled trial으로 나눌 수 있다. 용량대조시험에서는 피험자들은 여러 개의 고정용량 범위로 증량되는데, 이런 종류의 시험은 고정용량 용량반응시험과 개념적으로 유사하다. 반면에 용법대조시험에서 피험자들은 시험약의 둘 또는 그 이상의 용법에 무작위배정된다. 예를 들면, 시험약을 하루 1회 투여하는 군 또는 시험약을 하루 2회 투여하는 군에 무작위배정된다.

In a concentration-controlled trial, treatment groups are titrated to several fixed-concentration windows; this type of trial is conceptually similar to a fixed-dose, dose-response trial. In a regimen-controlled trial subjects are randomized to two or more regimens of the study drug (e.g., once vs. twice daily, 3 days vs. 7 days).

용량반응시험의 목적은 다음 두 가지 중 하나이거나 또는 두 가지 모두이다.

(a) 시험약의 용량과 효능(그리고 부작용) 간의 관계를 알아내고자 하는 것이다. 이러한 용량반응시험은 대부분의 경우 2상 임상시험으로 실시된다. 이러한 용량반응시험에 대한 설명은 ICH E4에 기술되어 있다(ICH E4 1994). 따라서 이러한 용량반응시험은 이 절의 주제가 아니므로 더 이상 다루지 않을 것이다.

(b) 시험약의 효능을 증명하는 것이다. 이러한 임상시험은 대체로 3상 임상시험에서 시험약의 효능을 입증하고 싶지만 대조군으로 위약군을 사용하는 우월성 임상시험이나, 활성대조약을 사용하는 비열등성 임상시험을 실시하는 것이 가능하지 않은 경우 사용될 수 있는 대안이다. 물론 용량반응시험을 통하여 시험약의 효능을 입증하는 실제 사례는 많지는 않다. 어쨌든 이러한 두 번째 목적에 대한 내용이 ICH E10에 기술되어 있다. 그러므로 이 절에서는 용량반응시험을 이용하여 시험약의 효능을 증명하는 것에 대하여 중점적으로 살펴볼 것이다.

Dose-response studies are carried out to establish the relation between dose and efficacy and adverse effects and/or to demonstrate efficacy. The first use is considered in ICH E4; the use to demonstrate efficacy is the subject of this guidance.

용량반응시험을 사용하여 시험약의 효능을 입증하는 방법은 다음과 같다.

(1) 시험약의 여러 용량군이 있는 경우 두 군끼리 비교하여 유의한 결과를 보이는 방법이다. 예를 들어, 시험약의 10mg, 20mg, 40mg 용량군이 있다면, 40mg 용량군이 10mg 용량군보다 유의한 결과를 보이거나, 또는 40mg 용량군이 20mg 용량군보다 유의한 결과를 보이거나, 또는 20mg 용량군이 10mg 용량군보다 유의한 결과를 보

이거나 하면 된다. 이 경우 3번의 비교를 하였으므로 다중성을 보정해야 할 것이다.

(2) 시험약의 여러 용량군을 위약군과 두 군끼리 비교하여 유의한 결과를 보이는 방법이다. 예를 들어 위약군, 시험약의 10mg, 시험약의 20mg 용량군이 있다면, 시험약의 20mg 용량군이 위약보다 유의한 결과를 보이거나, 또는 시험약의 10mg 용량군이 위약보다 유의한 결과를 보이는 방법이다. 이 경우 2번의 비교를 하였으므로 다중성을 보정해야 할 것이다.

(3) 비록 두 군끼리 비교에서는 어느 경우도 유의하지 않았지만, 용량이 증가함에 따라 효능이 증가하는 경향이 유의함을 보이는 방법이다. 하지만 이 경우에는 저용량에서의 효능을 입증하기 위하여 추가의 임상시험이 필요할 수도 있다.

Evidence of efficacy could be based on significant differences in pair-wise comparisons between dosage groups or between dosage groups and placebo, or on evidence of a significant positive trend with increasing dose, even if no two groups are significantly different. In the latter case, however, further study may be needed to assess the effectiveness of the low doses.

ICH E9에서 지적한 바와 같이 1차 유효성 평가변수에 대한 통계분석방법은 사전에 임상시험계획서에 명기되어야만 한다(ICH E9 1998).

As noted in ICH E9, the particular approach for the primary efficacy analysis should be prespecified.

시험군의 여러 군은 용량이 다를 경우도 있지만, 용법이 다른 경우도 있다. 이러한 경우 발생하는 이슈는 시험군의 여러 군이 다른 용량으로 이루어진 경우와 거의 동일하다. 시험군의 여러 군이 용법이 다른 경우 이러한 디자인이 시험약의 효능을 입증하려고 실시되는 경우는 흔하지 않기 때문에, 이 절에서는 시험군의 여러 군은 용량이 다른 경우만을 다룰 것이다.

Studies in which the treatment groups vary in regimen raise many of the same considerations as dose-response trials. Since the use of regimen-controlled trials to establish efficacy is uncommon, the current discussion is focussed on dose-response trials.

용량반응시험에서 위약군을 포함하면 여러 가지 장점들이 있는데 그 장점들은 다음과 같다.

(a) 시험약의 모든 용량군에서 결과가 비슷하게 나오는 경우, 시험군의 모든 용량군에서 동일하게 효능이 있는 것인지 아니면 동일하게 효능이 없는 것인지를 판단하기 어렵게 된다. 이 경우 위약군이 존재하면 이를 알 수 있게 된다.

(b) 비록 시험약의 여러 용량군의 표본크기가 상대적으로 작아 추정치가 정확하지는 않지만, 위약군이 존재하므로 시험약의 효과를 추정할 수 있게 해준다.

(c) 일반적으로 시험약과 위약 간의 약효 차이가 시험약의 서로 다른 용량들 간의 약효 차이보다 크기 때문에, 위약군이 있으면 더 작은 표본크기로도 같은 검정력을 유지할 수 있다.

> There are several advantages to inclusion of a placebo (zero-dose) group in a dose-response study. First, it avoids studies that are uninterpretable because all doses produce similar effects so that one cannot assess whether all doses are equally effective or equally ineffective. Second, the placebo group permits an estimate of the total pharmacologically mediated effect of treatment, although the estimate may not be very precise if the dosing groups are relatively small. Third, as the drug-placebo difference is generally larger than inter-dose differences, use of placebo may permit smaller sample sizes.

용량반응시험에서 시험약의 각 용량군에 동일한 표본크기를 배정할 필요는 없다. 예를 들어 저용량에서 더 많은 정보를 얻기 위하여 저용량에 더 많은 표본크기를 배정할 수도 있다. 또는 최적 용량이라고 예상되는 용량군에서의 효능을 더 잘 찾아낼 수 있도록 그 최적 용량군에 더 많은 표본크기를 배정할 수도 있다.

> The size of various dose groups need not be identical; e.g., larger samples could be used to give more precise information about the effect of smaller doses or be used to increase the power of the study to show a clear effect of what is expected to be the optimal dose.

시험약의 정상적인 용량에서의 효능이 시험약의 저용량에서의 효능보다 우월함을 보임으로써 시험약의 효능을 입증할 수 있다고 언급한 문서로는 미국 FDA의 만성통증 가이드라인을 들 수 있고 그 내용은 다음과 같다(FDA 2014).

진통제 임상시험은 우월성 임상시험이다. 대조군은 위약, 시험약의 낮은 용량, 또는 시험약이 더 우월하리라 예상된다면 다른 활성대조약이 된다. 만일 활성대조약을 사용하는 경우에는 활성대조약이 효능을 잘 나타내준다고 알려진 용량보다 낮은 용량을 대조군으로 사용하는 방법을 생각해볼 수 있다. 이 경우 설사 시험약이 활성대조약보다 우월함으로 보인 경우에도 정말로 우월함으로 보인 것은 아니므로, 시험약이 활성대조약보다 우월하다고 주장하기는 어렵다. 왜냐하면 활성대조약의 낮은 용량과 비교했기 때문이다.

> Efficacy trials for analgesics should be superiority trials. The comparator can be placebo, a lower dose of the investigational drug, or an approved drug if the investigational drug can be expected to be superior. For an approved drug, consideration can be given to a trial design with a dose control as comparator (i.e., a dose lower than known to offer full efficacy). Care should be taken to avoid drawing

comparative claims about superiority to an approved drug if the dosing of the approved comparator drug was at or below the lower range of effective dosing.

17.4.2 용량반응 현재대조군과 관련된 이슈들

만일 용량반응시험이 무작위배정되고 맹검된다면, 다른 무작위배정 맹검 임상시험들처럼 피험자의 기대와 임상연구자의 기대에 의한 편의 발생을 최소화할 수 있다. 어떤 시험약이 특정한 약효를 가져서 맹검이 깨질 수도 있다면, 위약대조군 임상시험보다 용량반응시험에서 맹검을 유지하는 것이 더 쉬울 수도 있다. 왜냐하면 위약군 없는 용량반응시험에서는 모든 피험자들이 시험약을 투여 받아서 동일한 특정 약효를 나타낼 것이기 때문이다. 이 경우 맹검을 유지하기 위하여 여러 개의 dummy들 또는 동일한 모양을 가진 여러 다른 용량을 가진 시험약을 준비해야 할 수도 있다.

If the dose–response study is blinded, it shares with other randomized and blinded designs an ability to minimize subject and investigator bias. When a drug has pharmacologic effects that could break the blind for some patients or investigators, it may be easier to preserve blinding in a dose–response study than in a placebo–controlled trial. Masking treatments may necessitate multiple dummies or preparation of several different doses that look alike.

용량반응시험과 관련된 윤리적 그리고 현실적 이슈들은 위약대조군 임상시험에서 발생하는 이슈들과 비슷하다. 사망이나 비가역적인 이환율morbidity의 발생을 막아주는 효능이 입증된 치료제가 있는 경우, 효능이 떨어지는 치료제에 피험자들을 무작위배정하는 것은 윤리적으로 받아들여질 수 없다.

The ethical and practical concerns related to a dose–response study are similar to those affecting placebo–controlled trials. Where there is therapy known to be effective in preventing death or irreversible morbidity, it is no more ethically acceptable to randomize deliberately to subeffective control therapy than it is to randomize to placebo.

반면에 그 질병이 매우 심각하지 않거나 또는 시험약의 독성이 그 효능에 비하여 상대적으로 심한 경우, 효능이 떨어지는 치료제를 사용하거나 독성이 덜한 용량 또는 위약을 사용하는 것이 윤리적으로 피험자와 임상연구가에게 받아들여질 수도 있다.

Where therapy is directed at less serious conditions or where the toxicity of the therapy is substantial relative to its benefits, dose–response studies that use lower, potentially less effective and less toxic doses or placebo may be acceptable to patients and investigators.

일반적으로 위약대조군 임상시험이 유용하고 비슷한 신뢰성을 가질 수 있는 상황에서는 맹검이 된 용량반응시험도 시험약의 효능과 안전성을 결정하는 데 유용하다.

In general, a blinded dose-response study is useful for the determination of efficacy and safety in situations where a placebo-controlled trial would be useful and has similar credibility (see section 2.1.4).

일반적으로 윤리적, 현실적 또는 추론적 문제를 해결하기 위하여 위약대조군 임상시험을 변경하는 일들은 용량반응시험에도 마찬가지로 적용할 수 있다.

In general, the sorts of modification made to placebo-controlled studies to mitigate ethical, practical, or inferential problems are also applicable to dose-response studies (see section 2.1.5).

17.4.3 용량반응시험의 장단점

용량반응시험의 장점으로는 다음의 두 가지를 들 수 있다.

(1) 효능

시험약의 효능을 입증하는 데는 시험약의 용량 중에 가장 효과가 있는 용량군을 위약과 비교하는 것이 가장 효과적일 수 있다. 하지만 그 용량에서 심한 독성이 관찰되어 그 용량은 사용 가능하지 않을 수 있다. 또한 한 용량에서만 임상시험이 이루어졌으므로 용량반응정보를 얻을 수 없게 된다. 만일 용량이 증가함에 따라 효능이 증가하는 경향이 있다면, 용량반응시험은 시험약의 효능을 입증하고 용량반응정보를 얻어낼 수 있는 효과적인 방법이다. 만일 가장 효능이 좋은 용량이 알려져 있지 않다면, 단 하나의 용량에서만 임상시험을 실시하는 것보다는 여러 용량들에서 임상시험을 수행하는 것이 더 신중한 방법일 수도 있다. 왜냐하면 단 하나의 용량은 나중에 알고 보니 최적 용량이 아니거나 또는 부작용이 매우 심할 수도 있기 때문이다.

Although a comparison of a large, fully effective dose to placebo may be maximally efficient for showing efficacy, this design may produce unacceptable toxicity and gives no dose-response information. When the dose-response is monotonic, the dose-response trial is reasonably efficient in showing efficacy and also yields dose-response information. If the optimally effective dose is not known, it may be more prudent to study a range of doses than to choose a single dose that may prove to be suboptimal or to have unacceptable adverse effects.

(2) 잠재적인 윤리적인 장점

용량이 증가함에 따라 시험약의 효능도 증가하지만 동시에 독성도 증가하는 경우가 있다. 만일 이러한 경우에 위약대조군 임상시험은 윤리적인 이슈로 가능하지 않다고 가정해보자. 하지만 이 경우 용량반응시험은 윤리적으로 받아들여질 수도 있다. 그 이유는 시험약의 저용량을 투여하면 비록 효능은 떨어지지만 동시에 독성도 감소하므로, 피험자와 임상연구자 모두가 시험약의 저용량을 투여 받는 것에 문제가 없다고 생각할 수도 있기 때문이다.

In some cases, notably those in which there is likely to be dose-related efficacy and dose-related important toxicity, the dose-response study may represent a difference-showing trial that can be ethically or practically conducted, even where a placebo-controlled trial could not be, because there is reason for patients and investigators to accept lesser effectiveness in return for greater safety.

반면에 용량반응시험의 단점으로는 다음과 같은 것들이 있다.

(1) 만일 시험약의 서로 다른 용량 간의 비교에서 유의한 결과를 보이지 못하거나 또는 시험약의 여러 용량과 위약군 간의 비교에서 유의한 결과를 보이지 못했음에도 불구하고, 시험약의 용량이 증가함에 따라 시험약의 효능도 유의하게 증가하는 것을 발견한다면, 이는 시험약의 효능에 대한 증거가 된다. 그러나 이러한 결과로는 실제로 어느 용량에서 시험약이 효능이 있는지 여부는 알 수 없게 된다.

A potential problem that should be recognized is that a positive dose-response trend (i.e., a significant correlation between the dose and the efficacy outcome), without significant pair-wise differences, can establish efficacy (see 2.3.1), but may leave uncertainty as to which doses (other than the largest) are actually effective.

물론 시험약의 한 용량에서만 임상시험을 실시하는 경우에도 비슷한 문제가 발생할 수 있다. 즉 그 용량보다 낮은 용량에 대해서는 아무런 정보도 제공해주지 못한다.

Of course, a single-dose study poses a similar problem with respect to doses below the one studied, giving no information at all about such doses.

(2) 용량반응시험에서 종종 발생하는 문제는 시험약의 여러 용량군에서 시험약의 효능에 차이가 없는 경우이다. 만일 이러한 용량반응시험에 위약군이 포함되어 있다면 해석은 용이하다. 만일 그 시험약의 여러 용량군들이 모두 위약군보다 효능이 우월하다면, 그 시험약의 여러 용량들 모두에게서 효능이 위약보다 우월한 것이다. 반면에 시

험약의 여러 용량군들이 모두 위약군과 효능이 동일하다면, 그 시험약은 효능이 없는 것이다. 하지만 만일 용량반응시험이 위약군을 포함하고 있지 않다면, 위 두 가지 경우를 구별할 수 없게 된다. 이러한 경우 그 용량반응시험으로는 아무런 정보도 제공하지 않는 것이 된다.

It should also be appreciated that it is not uncommon to show no difference between doses in a dose–response study; if there is no placebo group this is usually an uninformative outcome.

(3) 만일 시험약의 효능이 존재하는 용량 범위가 전혀 알려져 있지 않다면, 용량반응시험은 비효율적일 수도 있다. 왜냐하면 많은 피험자들이 최적 용량보다 효능이 적은 용량에 배정되거나 지나치게 높은 용량에 배정될 수도 있기 때문이다. 지나치게 높은 용량에서는 심한 부작용이 발생할 수도 있다.

If the therapeutic range is not known at all, the design may be inefficient, as many patients may be assigned to sub–therapeutic or supratherapeutic doses.

(4) 용량반응시험은 시험약의 효능을 입증하는 데 있어 위약대조군 적정 디자인titration design보다 덜 효율적일 수도 있다. 그러나 대부분의 경우 위약대조군 적정 디자인보다 더 나은 용량반응정보를 제공해준다.

Dose–response designs may be less efficient than placebo–controlled titration designs for showing the presence of a drug effect; they do, however, in most cases provide better dose–response information (see ICH E4).

17.5 활성동시대조군

17.5.1 서론

활성대조약이란 과거에 수행된 별도의 임상시험을 통해 효능이 있음이 입증되어 심사기관으로부터 시판허가를 받은 치료제를 의미한다. 활성대조군 임상시험이란 시험약과 활성대조약을 비교하는 임상시험이다. 그런 활성대조약 임상시험은 무작위배정을 사용하여 피험자들을 시험군과 활성대조군에 배정하며, 대체로 이중맹검을 사용한다.

An active control (positive control) trial is one in which an investigational drug is compared with a known active drug. Such trials are randomized and usually double blind.

활성대조군 시험은 대체로 이중맹검으로 수행되지만, 이중맹검이 항상 가능한 것은 아니다. 예를 들어, 많은 항암제 임상시험은 이중맹검으로 수행하기가 어려운데, 그 이유는 용법이 다르거나, 투여 경로가 다르거나 또는 독성이 다르기 때문이다.

> Such trials are usually double-blind, but this is not always possible; many oncology trials, for example, are considered difficult or impossible to blind (see section 1.3.2) because of different regimens, different routes of administration, and different toxicities.

활성대조군 임상시험을 사용하여 시험약의 효능을 보이는 방법은 다음 두 가지이다.

(1) 시험약의 효능이 활성대조약의 효능과 거의 비슷함(즉 비열등하거나 동등하거나)을 보임으로써, 시험약의 효능을 입증하는 방법
(2) 시험약의 효능이 활성대조약의 효능보다 우월함을 보임으로써, 시험약의 효능을 입증하는 방법

(2)의 방법으로 시험약의 효능을 입증한 사례로는 Xarelto를 들 수 있다. Xarelto의 적응증은 하지의 주요 정형외과 수술(슬관절 또는 고관절 치환술)을 받은 성인 환자의 정맥혈전색전증 예방인데, 활성대조약인 enoxaparin에 비하여 효능이 우월함을 RECORD trial을 통해 입증하여 시판허가를 받았다. 하지만 (2)의 방법으로 시험약의 효능을 입증하는 경우는 드문데, 그 이유는 활성대조약의 효능보다 더 우수한 시험약을 개발하는 것은 쉬운 일이 아니다. 그래서 (2)의 방법으로 시험약의 효능을 입증하는 경우는 다소 드물고, (1)의 방법으로 시험약의 효능을 입증하려는 경우가 훨씬 많다.

> Active control trials can have two distinct objectives with respect to showing efficacy:
> (1) to show efficacy of the test treatment by showing it is as good as a known effective treatment or
> (2) to show efficacy by showing superiority of the test treatment to the active control.

활성대조약 임상시험을 이용하여 시험약의 효능을 입증하려 하거나, 또는 시험약들 간의 효능을 비교하려는 경우에는 활성대조약 임상시험이 효과 있는 치료제와 효과 없는 치료제를 구별해낼 능력을 갖추어야만 한다. 다시 말하면 assay sensitivity를 갖추어야 한다. assay sensitivity에 대해서는 10.4절을 참고하길 바란다.

> Whether the purpose of the trial is to show efficacy of the new treatment or to compare two treatments, the question of whether the trial would be capable of distinguishing effective from less effective or ineffective treatments is critical (see section 1.5).

반면에 위의 (2)의 경우인 시험약과 활성대조약을 비교하는 우월성 시험을 수행한 후, 시험약의 효능이 활성대조약의 효능보다 더 우월하게 나온 경우, 그 결과는 시험약의 효능에 대한 증거로 쉽게 해석이 가능하다. 설사 활성대조약의 용량이 너무 낮거나 또는 활성대조약의 효과가 불확실하더라도 위 결과는 시험약의 효능에 대한 증거로 해석이 가능하다. 단, 활성대조약이 효과가 없고 오히려 해롭다면, 위 결과는 시험약의 효능에 대한 증거로 볼 수 없다.

A superiority study favoring the test drug, on the other hand, is readily interpretable as evidence of efficacy, even if the dose of active control is too low or the active control is of uncertain benefit (but not if it could be harmful).

그러나 시험약과 활성대조약을 비교하는 우월성 시험을 수행한 후 시험약의 효능이 활성대조약의 효능보다 더 우월하게 나온 경우에도, 이러한 결과는 오로지 활성대조약을 적절한 피험자에게 적절한 용량과 용법으로 사용한 경우에 한하여, 시험약의 효능이 활성대조약의 효능보다 우월하다고 해석할 수 있다. 활성대조약을 적절하게 사용하지 않으면 그 임상시험의 결과를 해석할 수 없게 되는데, 그 이유는 assay sensitivity가 만족되는지를 확신할 수 없기 때문이다.

Such a result, however—superiority in the trial of the test agent to the control—is interpretable as true superiority of the test treatment to the control treatment only when the active control is used in appropriate patients at an appropriate dose and schedule. Lack of appropriate use of the control treatment would also make the study unusable as a non-inferiority study, if superiority of the test drug is not shown, because assay sensitivity of the study would not be ensured.

활성대조군 임상시험은 시험약의 효능을 입증하는 것이 아니라(즉 시험약의 효능이 위약보다 우월함을 보이려는 것이 아니라), 시험약과 활성대조약의 효능과 (또는) 안전성을 비교하는 것이 주목적인 경우도 있다. 이런 경우는 10.1절에 더 자세하게 기술되어 있다.

They may also be used with the primary objective of comparing the efficacy and/or safety of the two treatments.

17.5.2 활성대조군의 이슈들

무작위배정과 맹검을 사용하는 활성대조약 임상시험은 일반적으로 피험자 편의subject bias와 임상연구자 편의investigator bias를 최소화시킨다. 그러나 다음 사항에 주의를 기울여야 한다. 비열등성 임상시험에서는 임상연구가와 피험자 모두 모든 피험자들이 효능이 있는 치료제를 투여 받고 있음을 알고 있다. 만일 시험약과 활성대조약 모두가 효능이 있다고 가정한다면 비록 어느 피험자가 어느 치료제를 투여 받는지는 모르지만, 이러한 사실은 부분적으로 주관적인 평가를 해야 하는 경우에 성공과 실패의 경계점에 있는 결과들을 성공이라고 표시하는 경향을 만들 수도 있다. 예를 들어 항우울제 임상시험에서는 이러한 경향이 두 치료제 간에 관찰되는 차이를 줄어들게 해서, 사실은 시험약이 활성대조약에 비하여 비열등하지 않음에도 불구하고 비열등하다는 잘못된 결론을 내리게 할 가능성을 크게 만들 수 있다.

A randomized and blinded active control trial generally minimizes subject and investigator bias, but a note of caution is warranted. In a non-inferiority trial, investigators and subjects know that all subjects are getting active drug, although they do not know which one. This could lead to a tendency toward categorizing borderline cases as successes in partially subjective evaluations, e.g., in an antidepressant study, which could decrease observed treatment differences and increase the likelihood that a finding of non-inferiority would not represent evidence of effectiveness.

활성대조약 임상시험은 일반적으로 위약대조군 임상시험에 비하여 윤리적 그리고 현실적 문제를 덜 갖는다고 판단된다. 그 이유는 모든 피험자들이 효능이 있는 치료제를 투여 받기 때문이다. 이는 활성대조약은 과거 임상시험을 통해 이미 효능이 있음을 입증하였고, 시험약은 아직 입증되지는 않았지만 효능이 있을 것이라고 가정하기 때문이다.

Active control trials are generally considered to pose fewer ethical and practical problems than placebo-controlled trials because all subjects receive active treatment.

하지만 그런 가정이 잘못될 수도 있음을 명심해야 한다. 즉 시험약은 효능이 없거나 또는 심각한 부작용을 일으킬 수도 있다. 이러한 점은 활성대조약이 생존시간을 연장하거나 비가역적인 이환율morbidity의 발생을 줄여준다고 알려진 경우 매우 중요한 이슈이다. 다시 말하면 위약군 또는 No-treatment 대조군이 윤리적으로 받아들여질 수 없는 경우에는 시험약이 효능이 있을 것이라는 암묵적인 가정이 잘못될 수 있음을 알아야 한다. 이러한 암묵적인 가정이 실제로 잘못되었음을 보여준 사례가 22.5절에서 소개한 CAST study이다.

It should be appreciated, however, that subjects receiving a new treatment are not receiving standard therapy (just as a placebo control group is not) and may be receiving an ineffective or harmful drug. This is an important matter if the active control therapy is known to improve survival or decrease the occurrence of irreversible morbidity, i.e. conditions in which a placebo or no treatment control would be unacceptable.

그러므로 시험약에 대한 충분한 정보를 갖는 것이 중요하다. 만일 시험약이 표준치료제만큼 좋을 것이라고 기대할 수 없는 경우에 add-on study를 사용하는 것이 허락되는 조건이라면 그렇게 하는 것이 더 적절할 수도 있다.

There should therefore be a sound rationale for the test treatment. If there is no strong reason to expect the new drug to be at least as good as the standard, an add-on study may be more appropriate, if the conditions allow such a design.

활성대조약이 해롭지 않다고 가정할 수 있는 경우, 만일 시험약의 효능이 활성대조약의 효능보다 우월하다면, 이는 다른 우월성 임상시험의 경우처럼 그러한 임상시험의 결과를 시험약의 효능이 존재함으로써 결론을 내리는 것은 자명한 일이다.

When a new treatment shows an advantage over an active control, the study is readily interpreted as showing efficacy, just as any other superiority trial is, assuming that the active control is not actually harmful.

하지만 시험약의 효능이 활성대조약의 효능에 비하여 비열등함을 보임으로써 시험약의 효능을 입증하고자 하는 경우, assay sensitivity가 만족되는지를 확인하는 것이 중요하다는 것은 이미 여러 번 강조한 바 있다. assay sensitivity는 10.4절에서 다루었다.

When an active control trial is used to show efficacy by demonstrating noninferiority, there is the special consideration of assay sensitivity.

assay sensitivity가 만족된 경우에 활성대조군 임상시험은 시험약과 활성대조약의 상대적 효능을 평가하는 데 사용될 수도 있다.

The active control trial can also be used to assess comparative efficacy if assay sensitivity is established.

활성대조군 임상시험은 위약군을 포함할 수도 있고, 시험약의 여러 용량군을 포함할 수도 있으며, 그리고(또는) 활성대조약의 다른 용량군을 포함할 수도 있다.

Active control trials can include a placebo group, multipledose groups of the test drug, and/or other dose groups of the active control.

시험약과 활성대조약 모두의 여러 용량을 포함하는 비교용량 반응시험comparative dose response study은 진통제 임상시험에서 흔한 편이다.

Comparative dose response studies, in which there are several doses of both test and active control, are typical in analgesic trials.

활성대조약 임상시험에서 용량은 고정 용량일 수도 있고 적정titrated될 수도 있다. 그리고 평행설계와 교차설계 모두가 사용 가능하다.

The doses in active control trials can be fixed or titrated, and both cross-over and parallel designs can be used.

비열등성 임상시험에서 assay sensitivity를 확인하는 방법은 때때로 임상시험 종료 부분인 randomized placebo-controlled withdrawal phase에서 확인할 수도 있고, 또는 위약과 초기 단기간 비교 기간에서 확인할 수도 있다.

The assay sensitivity of a non-inferiority trial can sometimes be supported by a randomized placebo-controlled withdrawal phase at the end or by an initial short period of comparison to placebo.

어떤 다른 치료제로 치료가 되지 않는 환자 모집단에 활성대조약 우월성 임상시험은 비록 그 결과를 일반화할 수 없을 수도 있지만, 매우 유용할 수 있고, 일반적으로 해석이 더 쉽다.

Active control superiority studies in selected populations (nonresponders to other therapy or to the active control) can be very useful and are generally easy to interpret, although the results may not be generalizable.

17.15.3 활성대조약의 장단점

활성대조약의 장점들은 다음과 같다.

• 윤리적 그리고 현실적 장점

활성대조약 임상시험은 그 목적이 우월성을 보이는 것이든, 비열등성을 보이는 것이든, 동등성을 보이는 것이든, 효과가 있는 치료제를 사용하지 않음으로써 발생하는 윤리적인 문제를 줄여준다. 또한 효과가 있는 치료제를 사용하지 않는 것에 대한 피험자와 임상연구자의 염려를 반영하여 그러한 염려를 줄여준다. 그러므로 피험자 모집이 용이할 수 있고, IRB/IEC의 승인을 받기가 쉬울 수 있다. 이러한 이유들로 인하여 더 많은 피험자들을 대상으로 임상시험을 수행하는 것이 가능할 수도 있다. 효능의 부재로 인한 중도탈락하는 경우도 적을 것이다.

The active control design, whether intended to show non-inferiority or equivalence or superiority, reduces ethical concerns that arise from failure to use drugs with documented important health benefits. It also addresses patient and physician concerns about failure to use documented effective therapy. Recruitment and IRB/IEC approval may be facilitated, and it may be possible to study larger samples. There may be fewer withdrawals due to lack of effectiveness.

- 정보의 내용

시험약의 효능이 활성대조약의 효능보다 우월하다는 것을 입증한 경우, 이러한 활성대조약 임상시험의 결과는 시험약의 효능에 대한 증거로 즉시 해석이 가능하다. 또한 활성대조약 임상시험에서는 필요한 더 많은 피험자들을 더 쉽게 모집할 수 있고, 이러한 일들이 윤리적으로 받아들여질 수 있을 것이다. 이 경우 활성대조약 임상시험은 더 많은 안전성 정보를 제공할 수 있을 것이다. 활성대조약 임상시험은 적절히 디자인된다면 상대적인 효능에 대한 정보도 제공할 수 있다.

Where superiority to an active treatment is shown, active control studies are readily interpretable regarding evidence of efficacy. The larger sample sizes needed are sometimes more achievable and acceptable in active control trials and can provide more safety information. Active control trials also can, if properly designed, provide information about relative efficacy.

반면에 활성대조약의 단점들은 다음과 같다.

- 정보의 내용

이 장의 앞부분에서는 비열등성 임상시험과 동등성 임상시험에서 시험약의 효능을 입증하는 데 필요한 assay sensitivity와 이러한 임상시험들이 시험약의 효능을 입증할 능력에 대해 논의하였다. 그러므로 활성대조약 임상시험으로 시험약의 효능을 입증하는 경우, 그 증거의 강도가 위약대조군 임상시험에서 얻어진 증거의 강도보다 약하다고 볼 수 있다.

See section 1.5 for discussion of the problem of assay sensitivity and the ability of the trial to support an efficacy conclusion in non-inferiority or equivalence trials.

설사 assay sensitivity가 만족되고 그 임상시험이 시험약의 효능을 찾아내기에 적합한 경우에도 시험약의 약효크기를 직접적으로 평가할 수 없으며, 안전성 정보를 평가하는 데 어려움이 많다.

Even when assay sensitivity is supported and the study is suitable for detecting efficacy, there is no direct assessment of effect size, and there is also greater difficulty in quantitating safety outcomes.

- **표본크기가 더 많이 필요하다**

일반적으로 비열등성 마진은 위약 대비 활성대조약이 갖으리라 예상되는 가장 작은 약효크기보다 크지 않도록 해야 하기 때문에 보수적으로 잡게 된다. 게다가 위약 대비 활성대조약의 약효의 일정 부분을 시험약이 보존하기를 원하기 때문에 비열등성 마진은 더 작아지게 된다.

Generally, the non-inferiority margin to be excluded is chosen conservatively in order to be reasonably sure that the margin is not greater than the smallest effect size that the active control would reliably be expected to have. In addition, because there will usually be an intent to rule out loss of more than some reasonable fraction of the control drug effect, a still smaller non-inferiority margin is often used.

그러므로 이렇게 선택된 비열등성 마진이 보수적이므로, 필요한 표본크기는 커지게 된다.

Because the choice of the margin will therefore be conservative, sample sizes may be very large.

시험약의 효능이 활성대조약의 효능보다 우월함을 보이려는 경우, 시험약과 활성대조약 간에 예상되는 약효의 차이는 항상 시험약과 위약 간에 예상되는 약효의 차이보다 작다. 그러므로 활성대조군 임상시험의 표본크기가 위약대조군 임상시험의 표본크기보다 항상 커지게 된다.

In an active control superiority trial, the expected difference between two drugs is always smaller than the expected difference between test drug and placebo, again leading to large sample sizes.

17.6 외부대조군

17.6.1 서론

17.2절부터 17.5절까지는 같은 모집단에 속한 피험자들을 무작위배정을 이용하여 시험군과 대조군으로 나누었다. 이렇게 만들어진 대조군은 시험군과 동일한 모집단에서 만들어진 것이므로 내부대조군internal control이라고도 불린다. 반면에 이 절에서 다룰 외부대조군 임상시험에서는 시험약을 투여 받는 피험자군을, 같은 모집단 내 속한 피험자들이 다른 치료제에 배정되는 내부대조군과 비교하는 것이 아니라, 그 임상시험의 외부에 있는 피험자군과 비

교한다.

An externally controlled trial compares a group of subjects receiving the test treatment with a group of patients external to the study, rather than to an internal control group consisting of patients from the same population assigned to a different treatment.

외부대조군에는 크게 다음 두 가지 종류가 존재한다.

(1) 첫 번째는 현재 임상시험이 아니라 과거에 치료된 피험자들을 대조군으로 삼는 과거 대조군historical control이다.

(2) 두 번째는 같은 시간에 그러나 다른 세팅에서 치료된 피험자군이다. 예를 들어, 같은 시간대에 A라는 병원에 있는 피험자들은 모두 시험약을 투여 받고, B라는 병원에 있는 피험자들은 모두 대조약을 투여 받으며, 각 피험자들이 A 병원을 갈지 B 병원을 갈지는 전혀 무작위배정으로 정해지지 않은 경우를 들 수 있다.

The external control can be a group of patients treated at an earlier time (historical control) or a group treated during the same time period but in another setting.

외부대조군은 특정한 피험자 그룹으로 선택될 수도 있고 또는 결과outcome에 대한 일반적인 의료 지식에 기반한 비교 그룹이 될 수도 있다. 특히 후자의 경우는 특히 그 임상시험 결과를 신뢰하기 어려운데, 그 이유는 일반적인 의료 지식에 기반한 비교 그룹은 종종 부정확하기 때문이다. 그런 임상시험은 대조군이 존재하지만 대조군이 없는 것으로 종종 간주된다.

The external control may be defined (a specific group of patients) or non-defined (a comparator group based on general medical knowledge of outcome). Use of this latter comparator is particularly treacherous (such trials are usually considered uncontrolled) because general impressions are so often inaccurate.

외부대조군 임상시험은 우월성 임상시험이 될 수도 있고(예를 들면, 치료되지 않은 그룹과 비교하여), 비열등성 임상시험이 될 수도 있다. 때로는 큰 외부 그룹으로부터 시험군과 유사한 특징을 가지는 어떤 피험자들을 외부대조군으로 뽑아낼 수도 있다. 심지어 특정한 외부대조군과 시험군을 대응시켜 짝을 만들려고match 시도할 수도 있다.

An external control study could be a superiority study (e.g. comparison with an untreated group) or a non-inferiority study. Sometimes certain patients from a larger external experience are selected as a control group on the basis of particular characteristics that make them similar to the treatment group; there may even be an attempt to match particular control and treated patients.

이른바 '기저치 대조 임상시험baseline-controlled study'이라는 임상시험에서는 각 환자들의 시간의 변화에 따른 상태를 그 환자들의 기저치와 비교하게 된다. 즉 각 환자들에게서 시험약 투여 전과 후의 값을 얻어서, 투여 후 값에서 투여 전의 값을 빼서 얻어지는 값들을 이용하여 시험약의 효능을 평가하는 방법이다. 만일 평가변수가 연속형 변수인 경우에 이런 분석에 사용되는 통계분석방법은 paired t test이다. '기저치 대조 임상시험'은 종종 '전후비교before-after comparison'라고도 불리는데 18장에서 더 자세하게 살펴볼 것이다.

'기저치 대조 임상시험'은 자기 자신을 대조군으로 사용하므로 매우 타당한 대조군이라고 종종 주장하는 경우가 있다. 여기서 대조군은 비록 각 환자 자신이기는 하지만 시험약을 투여하기 전에 관측된 값인데, 이러한 대조군을 사용하면 여러 가지 편의가 발생할 수 있다. 예를 들어, 질병의 상태가 시간의 경과에 따라 변하는 경우에는 시험약 투여 전과 투여 후를 비교하게 되면 편의가 발생함은 자명한 사실이다. 더 자세한 내용은 18장을 참고하길 바란다.

그러므로 시험약의 효능을 정확하게 평가하기 위해서는 단일군에서 시험약 투여 전과 투여 후를 비교할 것이 아니라, 시험군의 기저치 대비 변화량과 무작위배정으로 얻어진 대조군의 기저치 대비 변화량을 비교해야 하는 것이다.

In so-called baseline-controlled studies, the patient's state over time is compared with their baseline state. Although these studies are sometimes thought to use the patient as his own control, they do not in fact have an internal control. Rather, changes from baseline are compared with an estimate of what would have happened to the patients in the absence of treatment with the test drug.

각 환자들에게서 최종 관측된 값을 각 환자들의 기저치와 비교하는 baseline-controlled 임상시험과 유사한 임상시험 디자인으로는 각 시기period마다 시험약과 위약을 번갈아가며 투여 받는 경우를 들 수 있다. 예를 들어, 시기가 3개인 경우 각각의 피험자에게 첫 번째 시기에서는 시험약을 투여하고, 두 번째 시기에서는 위약을 투여하고, 세 번째 시기에서는 다시 시험약을 투여하는 경우이다. 사실 이런 시험은 일종의 N-of-1 trial이다. 이러한 디자인에서는 적어도 기저치 대비량의 유의성을 평가하든지 또는 시기 간에 변화량을 평가하게 되며, 이는 적어도 시험약이 투여되지 않으면 어떤 일이 발생하는지에 대한 어느 정도의 추정치는 될 수 있다. 이러한 판단은 특정한 대조군 없이 일반적인 지식에 근거하여 추정의 정확도를 가늠하게 된다.

Both baseline-controlled trials and trials that use a more complicated sequential on-offon (drug, placebo, drug) design, but that do not include a concurrently randomized control group, are of this type. As noted, in these trials the observed changes from baseline or between study periods are always compared, at least implicitly, to some estimate of what would have happened without the intervention. Such estimates are generally made on the basis of general knowledge, without reference to a specific control population.

비록 어떤 경우에는 이와 같은 분석이 타당할 수도 있다. 그러한 경우로 예를 들면, 시험약의 효능이 엄청나게 크든지, 피험자의 질병 상태가 시험약을 투여하자마자 바로 개선된다든지, 자연스럽게 발생하기 어려운 일이 일어나든지(예를 들면, 일반적인 마취, 심율동전환, 종양크기 감소) 등의 경우이다. 그러나 대부분의 경우 이러한 임상시험결과로는 시험약의 약효를 명확하게 평가하기 어렵다. 이러한 임상시험을 디자인하고 분석하는 사람들은 이러한 임상시험의 한계점을 알아야 하며, 이러한 임상시험의 타당성을 보여야 한다.

Although in some cases this is plainly reasonable, e.g., when the effect is dramatic, occurs rapidly following treatment, and is unlikely to have occurred spontaneously(e.g., general anesthesia, cardioversion, measurable tumor shrinkage), in most cases it is not so obvious and a specific historical experience should be sought. Designers and analysts of such trials need to be aware of the limitations of this type of study and should be prepared to justify its use.

17.6.2 외부대조군의 특징

외부대조군의 주요한 그리고 잘 알려진 한계점은 바로 편의bias를 통제할 능력이 없다는 것이다. 그 이유는 명백하다. 외부대조군은 무작위배정을 사용하여 만들어진 대조군이 아니기 때문이다. 그래서 외부대조군의 사용은 많은 경우에 부적절하다.

Inability to control bias is the major and well-recognized limitation of externally controlled trials and is sufficient in many cases to make the design unsuitable.

대조군을 두는 주요 목적을 달성하기 위하여, 무작위배정을 사용하지 않고 시험군과 외부대조군을 비교 가능하도록 만드는 것은 항상 어렵거나 많은 경우에는 불가능하다. 무작위배정을 사용하지 않게 되면, 시험군과 외부대조군은 투여 받은 치료제 이외에도 결과에 영향을 미칠 수 있는 다양한 요인들 측면에서 다를 수 있다. 그러한 요소들로는 인구학적인 특징, 진단 기준, 질병의 단계 또는 심각성, 병용약물 그리고 관찰되는 조건(예를 들면 결과를 평가하는 방법, 임상연구자의 기대) 등이 있다.

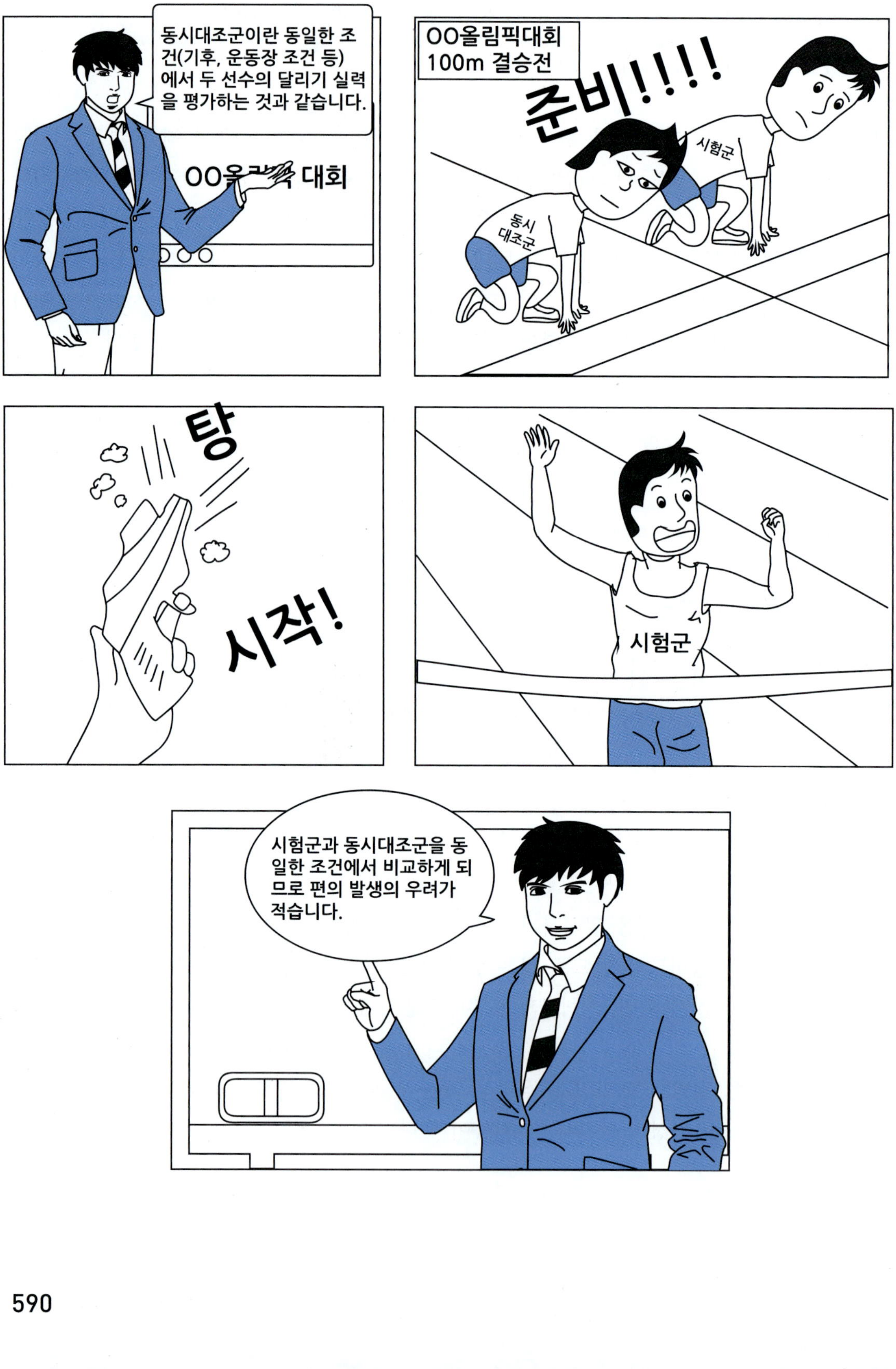
동시대조군이란 동일한 조건(기후, 운동장 조건 등)에서 두 선수의 달리기 실력을 평가하는 것과 같습니다.
OO올림픽대회 100m 결승전
준비!!!!
시험군
동시 대조군
탕
시작!
시험군
시험군과 동시대조군을 동일한 조건에서 비교하게 되므로 편의 발생의 우려가 적습니다.

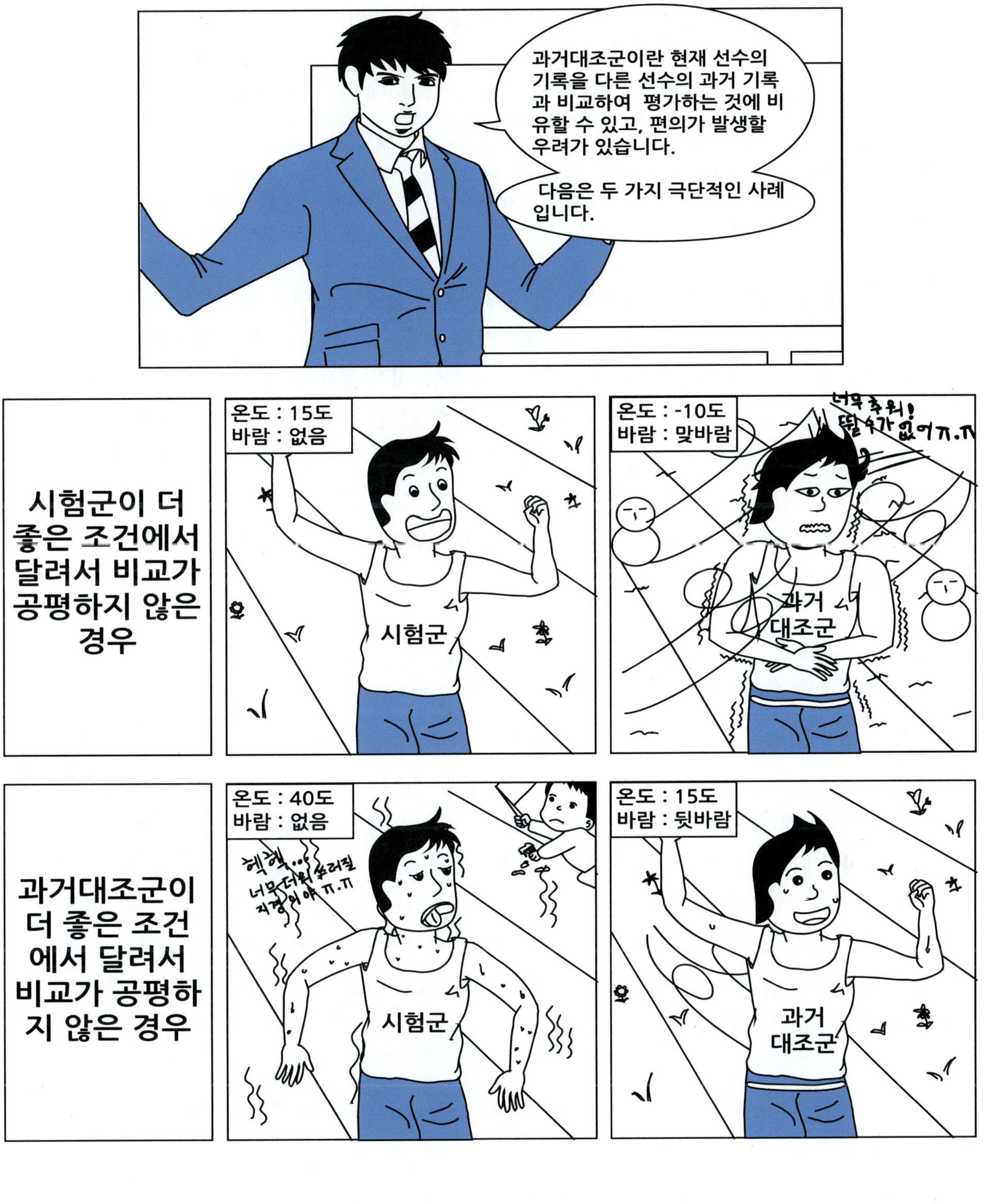

과거대조군이란 현재 선수의 기록을 다른 선수의 과거 기록과 비교하여 평가하는 것에 비유할 수 있고, 편의가 발생할 우려가 있습니다.
다음은 두 가지 극단적인 사례입니다.
시험군이 더 좋은 조건에서 달려서 비교가 공평하지 않은 경우
온도 : 15도
바람 : 없음
시험군
온도 : -10도
바람 : 맞바람
너무 추워! 뛸 수가 없어 ㅠ.ㅠ
과거 대조군
과거대조군이 더 좋은 조건에서 달려서 비교가 공평하지 않은 경우
온도 : 40도
바람 : 없음
헥헥... 너무 더워 쓰러질 지경이야 ㅠ.ㅠ
시험군
온도 : 15도
바람 : 뒷바람
과거 대조군

결국 여기서 **다시 한 번 깨달아야 하는 사실은 무작위배정의 중요성**이다. 시험약을 투여하는 것 이외에 다른 알려진 그리고 알려지지 않은 모든 변수들을 시험군과 대조군에서 비슷하게 만들 수 있는 유일한 방법은 무작위배정밖에는 없다.

> It is always difficult, and in many cases impossible, to establish comparability of the treatment and control groups and thus to fulfill the major purpose of a control group (see section 1.2). The groups can be dissimilar with respect to a wide range of factors, other than use of the study treatment, that could affect outcome, including demographic characteristics, diagnostic criteria, stage or severity of disease, concomitant treatments, and observational conditions (such as methods of assessing outcome, investigator expectations).

무작위배정을 사용하지 않으면, 시험군과 외부대조군 사이에는 매우 중요하지만 측정되지 않고 미처 인지되지 않은 중요한 예후 요인들이 포함될 수도 있다. 다시 말하면 1차 유효성 평가변수에 영향을 미치리라 예상되는 모든 변수들을 미리 생각해내고 그 변수들에 대하여 무작위배정을 사용하지 않고 설사 시험군과 외부대조군을 비슷하게 만들어낸다고 할지라도, 우리가 미처 알아내지 못한 중요한 변수가 시험군과 외부대조군 사이에 차이가 나고 그 변수가 두 군 간의 효능 차이에 큰 영향을 미칠 수도 있다. 결국 다시 한 번 강조하지만 외부대조군이 사용되는 경우의 핵심적인 이슈는 이중맹검과 무작위배정이 사용되지 않아 편의 발생이 최소화되고 있지 않다는 점이다.

> Such dissimilarities can include important but unrecognized prognostic factors that have not been measured. Blinding and randomization are not available to minimize bias when external controls are used.

시험약의 효능을 알아보기 위하여 현재 시험약을 투여하는 시험군을 과거에 아무런 치료를 받지 않은 대조군untreated historical control과 비교할 수도 있다. 하지만 과거에 아무런 치료를 받지 않은 대조군은 현재 임상시험에서 무작위배정을 사용하여 비슷하게 선택된 대조군에 비해 결과가 더 나쁜 경향이 있다는 것은 잘 알려진 사실이다. 이는 아마도 선택 편의selection bias로 발생하는 것으로 추측된다. 그러므로 과거에 아무런 치료를 받지 않은 대조군을 사용하여 시험약의 효능을 추정한다면 실제 시험약의 효과를 부풀리는 방향으로 편의가 발생할 가능성이 크다.

> It is well documented that untreated historical control groups tend to have worse outcomes than an apparently similarly chosen control group in a randomized study, possibly reflecting a selection bias.

임상시험에 참여하기 위해서는 그 임상시험의 선정기준과 제외기준을 만족시켜야만 임상시험에 참여할 수 있다. 그러므로 임상시험의 대조군에 속한 피험자들은 당연히 그 임상시험의 선정기준과 제외기준을 만족시키는 환자들이다. 그런데 임상시험의 선정기준과 제외기준은 일반적으로 외부대조군보다 더 엄격하고, 그래서 외부대조군보다 질병의 심각도가 덜한 피험자들을 임상시험에 참여하게 하는 경향이 있다.

Control groups in a randomized study need to meet certain criteria to be entered into the study, criteria that are generally more stringent and identify a less sick population than is typical of external control groups.

외부대조군에 속하는 피험자들은 또한 종종 후향적으로retrospectively(즉 현재시점에서 이미 결과를 다 알고 있는 과거에 발생한 사건들을 선택) 선택되고, 이러한 선택 과정은 잠재적인 편의를 일으킬 수 있다.

An external control group is often identified retrospectively, leading to potential bias in its selection.

외부대조군이 편의를 잘 컨트롤하지 못한다는 것은 잘 알려질 사실이다. 그래서 발생하게 되는 일은, 외부대조군을 사용하여 매우 설득력 있는 결론을 얻었다고 하더라도 동시대조군을 사용하는 경우에 비하여 통계적 유의성이 더 강하고 치료제들 간에 더 큰 차이가 관찰되어야만 그 결과를 신뢰할 수 있게 된다.

A consequence of the recognized inability to control bias is that the potential persuasiveness of findings from externally controlled trials depends on obtaining much more extreme levels of statistical significance and much larger estimated differences between treatments than would be considered necessary in concurrently controlled trials.

외부대조군은 편의bias를 잘 통제하지 못하기 때문에 외부대조군의 사용은 다음의 경우로 제한된다.

(a) 시험약의 약효가 매우 큰 경우.
  이런 경우에는 비록 편의가 존재하더라도, 관찰된 두 치료제 간의 약효 차이에서 편의를 빼면(비록 그 편의의 양이 얼마인지는 알 수 없지만), 여전히 시험약의 약효가 유의하게 존재한다는 것을 확신할 수 있기 때문이다.
(b) 질병의 진행 과정을 매우 정확하게 예측할 수 있는 경우.

The inability to control bias restricts use of the external control design to situations in which the effect of treatment is dramatic and the usual course of the disease highly predictable.

뿐만 아니라, 외부대조군의 사용은 평가변수가 객관적인 경우로 제한되어야만 하며, 평가변수에 대한 기저치와 치료제의 영향이 잘 알려진 경우로 제한되어야만 한다.

In addition, use of external controls should be limited to cases in which the endpoints are objective and the impact of baseline and treatment variables on the endpoint is well characterized.

이미 앞에서 지적한 바와 같이 외부대조군의 문제점은

(a) 무작위배정을 사용하지 않았고
(b) 맹검을 사용하지 않았고
(c) 그래서 시험군과 대조군이 비교 가능한지 확신할 수 없다.

그러므로 외부대조군을 사용하면 심각한 편의가 발생할 가능성이 있으며, 그 편의의 양이 얼마인지 수량화하는 것이 불가능하다.

As noted, the lack of randomization and blinding, and the resultant problems with lack of assurance of comparability of test group and control group, make the possibility of substantial bias inherent in this design and impossible to quantitate.

이러한 문제점에도 불구하고, 외부대조군도 잘 사용하면 설득력 있는 결과를 얻을 수 있고 편의 발생을 줄일 수 있다. 그러기 위해서는 다음의 조건들이 만족되어야만 한다.

Nonetheless, some approaches to design and conduct of externally controlled trials could lead them to be more persuasive and potentially less biased.

(a) 외부대조군에 속하게 될 피험자들을 선택할 때는 각 개별 피험자들에 대한 세세한 정보가 있어야만 한다. 그러한 정보로는 인구학적 정보, 기저치 상태, 병용약물, 질병의 진행 과정 등이다.

A control group should be chosen for which there is detailed information, including, where pertinent, individual patient data regarding demographics, baseline status, concomitant therapy, and course on study.

(b) (a)에서 얻은 정보를 활용하여 외부대조군에 속하게 될 피험자들은 시험군에 속하게 될 피험자들과 가능한 비슷해야만 한다. 또한 외부대조군에 속하게 될 피험자들은 시험군에 속하게 될 피험자들과 (투여 받는 치료제를 제외하고는) 가능한 비슷한 세

팅과 방법으로 다루어져만 한다.

The control patients should be as similar as possible to the population expected to receive the test drug in the study and should have been treated in a similar setting and in a similar manner, except with respect to the study therapy.

(c) 시험군에서 평가변수를 평가하는 시점과 방법은 외부대조군을 평가한 시험 및 방법과 비슷해야만 한다.

Study observations should use timing and methodology similar to those used in the control patients.

(d) 선택 편의selection bias를 줄이기 위하여, 외부대조군에 속하게 될 피험자들은 비교 분석을 수행하기 전에 선택되어야만 한다. 물론 이는 항상 가능한 것은 아닌데, 예를 들면, 외부대조군에 대한 결과가 이미 논문 등에 발표되어 알려진 상태일 수 있기 때문이다.

To reduce selection bias, selection of the control group should be made before performing comparative analyses; this may not always be feasible, as outcomes from these control groups may have been published.

(e) 선택기준selection criteria에 대한 어떠한 매칭matching 또는 모집단 간의 차이를 고려한 어떠한 보정도, 외부대조군 선택과 연구 수행 이전에 지정되어야만 한다. 만일 그렇지 않다면 연구자의 입맛에 맞는 결과가 나올 때까지 선택기준을 여러 가지 방법으로 변경해보면서 연구하여 원하는 결과를 얻어낼 수 있을 가능성이 있기 때문이다.

Any matching on selection criteria or adjustments made to account for population differences should be specified prior to selection of the control and performance of the study.

(f) 어느 외부대조군이 좋을지 명백하지 않은 경우에는 여러 개의 외부대조군을 사용하는 것이 바람직할 수도 있다. 이 경우 각 외부대조군들이 추론을 이끌어내는데 어떻게 보수적으로 사용될 수 있을지를 생각해보면 좋다. 예를 들면, 시험군이 가장 유리한 외부대조군보다도 더 효능이 좋아야만 시험약의 효능이 존재하는 것으로 간주하겠다는 것이다.

Where no obvious single optimal external control exists, it may be advisable to study multiple external controls, providing that the analytic plan specifies conservatively how each will be used in drawing inferences (e.g., study group should be substantially superior to the most favorable control to conclude efficacy).

(g) 어떤 경우에는 독립적인 평가자들을 두어서, 그 독립적인 평가자들이 외부대조군과 시험군의 평가변수를 공통의 기준을 사용하여 맹검인 상태로 재평가하도록 하는 방법이 유용할 수도 있다.

In some cases, it may be useful to have an independent set of reviewers reassess endpoints in the control group and in the test group in a blinded manner according to common criteria.

17.6.3 윤리적인 이유

만족할만한 치료제가 없는 심각한 질병을 치료하는 시험약을 개발하고자 하는 경우, 특히 그 시험약이 이론적 근거, 동물 자료, 또는 이전 임상시험 경험에 의하여 시험약이 효과가 있을 것이라고 예상되는 경우를 고려해보자. 이 경우 만족할만한 치료제가 없으므로 위약 동시대조군을 사용하게 된다면, 그 위약 동시대조군에 배정될 피험자들은 시험약을 받지 못하게 되므로 그러한 임상시험을 실시하는 것을 망설일 수 있다.

When a drug is intended to treat a serious illness for which there is no satisfactory treatment, especially if the new drug is seen as promising on the basis of theoretical considerations, animal data, or early human experience, there may be understandable reluctance to perform a comparative study with a concurrent control group of patients who would not receive the new treatment.

그렇다고 해서 위약 동시대조군을 사용하지 않는 임상시험은 시험약의 효능을 신뢰할 수 있게 보일 현실적인 기회가 없는 임상시험인데, 그런 임상시험을 수행하는 것도 윤리적이지 않을 수 있다. 왜냐하면 그 시험약의 효능을 신뢰할 수 있게 입증해주어야 그 질병으로부터 고통 받는 많은 다른 환자들이 혜택을 볼 수 있기 때문이다.

At the same time, it is not responsible or ethical to carry out studies that have no realistic chance of credibly showing the efficacy of the treatment.

하지만 효과가 뛰어날 것이라고 예상되던 많은 시험약들이 실제로 대조군 임상시험을 실시해보면 예상보다 효과가 그리 뛰어나지 않거나 또는 아예 효과가 없는 경우가 과거에 많았다는 점을 기억할 필요가 있다. 임상연구자는 이런 상황에서 어떻게 해야 할지 매우 어려운 결정을 내려야 할 수 있다. 그래서 예외적인 경우로, 처음에는 시험약의 효과가 매우 뛰어날 것이라는 희망을 가지고 외부대조군 임상시험을 실시하고, 임상시험 도중에 만일 시험약의 효과가 그리 뛰어나지 않다면 일반적인 동시대조군을 갖는 무작위배정 임상시험으로 전환하는 방법을 생각해볼 수도 있다.

It should be appreciated that many promising therapies have had less dramatic effects than expected or have shown no efficacy at all when tested in controlled trials. Investigators may, in these situations, be faced with very difficult judgments. It may be tempting in exceptional cases to initiate an externally controlled trial, hoping for a convincingly dramatic effect, with a prompt switch to randomized trials if this does not materialize.

심각한 질병임에도 불구하고 만족할만한 치료제가 없고 질병의 진행과정을 예측하기 어려운 경우, 이용할 수 있는 다른 방법은 가장 초기 임상시험부터 동시대조군 무작위배정 임상시험을 실시하는 것이다. 사실 이 방법은 일반적으로 선호되는 방법이다.

Alternatively, and generally preferably, in dealing with serious illnesses for which there is no satisfactory treatment, but where the course of the disease cannot be reliably predicted, even the earliest studies should be randomized.

시험약이 효과가 있다는 인상을 갖기 전에 이런 임상시험을 실시하면, 이런 방법은 대체로 윤리적인 문제없이 실시 가능하다. 독립적 자료모니터링위원회가 임상시험 도중에 시험약의 효과가 있는지를 중간분석을 실시해서, 만약 시험약의 효과가 매우 뛰어나다면 이를 찾아낼 수 있도록 한다. 시험약의 효과가 매우 크다면 동시대조군 임상시험은 이를 매우 빠르게 찾아낼 수 있을 것이다. 설사 시험약의 효과가 매우 크지 않고 어느 정도만 된다는 것을 찾아내어도 이는 매우 값진 결과이다. 왜냐하면 외부대조군 임상시험으로는 이러한 결과를 신뢰할만하게 찾아내지 못할 수 있기 때문이다.

This is usually possible when studies are carried out before there is an impression that the therapy is effective. Studies can be monitored by independent data monitoring committees so that dramatic benefit can be detected early. The concurrently controlled trial can detect extreme effects very rapidly and, in addition, can detect modest, but still valuable, effects that would not be credibly demonstrated by an externally controlled trial.

17.6.4 외부대조군의 그 외 이슈들

외부대조군 임상시험은 일반적으로 오직 다음의 경우에만 고려되어야 한다.

(1) 시험약이 모든 다른 치료제보다 효능이 우월할 것이라는 사전 믿음이 너무 강하여 다른 디자인을 받아들일 수 없는 경우. 이 경우에는 동시대조군이 시험약보다 효능이 열등하게 되어 동시대조군에 배정되는 피험자들에게는 윤리적인 이슈가 생길 수 있다.

(2) 치료할 질병의 진행과정을 매우 정확하게 예측할 수 있는 경우

An externally controlled trial should generally be considered only when prior belief in the superiority of the test therapy to all available alternatives is so strong that alternative designs appear unacceptable and the disease or condition to be treated has a well-documented, highly predictable course.

하지만 위 조건들이 만족되는 경우에도 다른 형태의 무작위배정 동시대조군 임상시험을 실시하는 것이 가능한 경우도 종종 있다.

It is often possible, even in these cases, to use alternative, randomized, concurrently controlled designs.

외부대조군 임상시험은 다음의 조건들이 만족되는 경우에 설득력 있는 결과를 얻을 가능성이 크다.

(1) 평가변수는 객관적인 변수이고,

(2) 시험군에서의 결과가 외부대조군에서의 결과보다 월등하게 좋아서, 시험군과 외부대조군을 비교해서 얻어지는 통계적 검정이 매우 유의한 경우

(3) 질병의 치료결과에 영향일 미치는 공변량이 잘 알려져 있고,

(4) 모든 알려진 관련된 기저치, 시험약 이외의 다른 병용약물, 그리고 그 외 관찰되는 변수들이라는 측면에서 외부대조군이 시험군과 비슷한 경우

Externally controlled trials are most likely to be persuasive when the study endpoint is objective, when the outcome on treatment is markedly different from that of the external control and a high level of statistical significance for the treatment-control comparison is attained, when the covariates influencing outcome of the disease are well characterized, and when the control closely resembles the study group in all known relevant baseline, treatment (other than study drug), and observational variables.

그러나 심지어 위 조건들이 모두 만족됨에도 불구하고, 외부대조군을 사용한 경우 잘못된 결론을 내린 사례들이 존재한다.

Even in such cases, however, there are documented examples of erroneous conclusions arising from such trials.

만일 외부대조군을 사용하고자 하는 경우에는 임상시험 디자인과 수행에 대한 적절한 주의를 기울이면 편의 발생을 줄이는 데 도움이 될 수 있다.

When an external control trial is considered, appropriate attention to design and conduct may help reduce bias.

17.6.5 외부대조군의 장점과 단점

외부대조군의 장점은 다음과 같다.

(1) 모든 피험자가 약효가 뛰어날 것이라 예상되는 시험약을 투여 받을 수 있고, 그래서 임상시험이 피험자와 임상연구가 모두에게 윤리적인 이슈 없이 만족스러울 수 있다는 것이다.

The main advantage of an externally controlled trial is that all patients can receive a promising drug, making the study more attractive to patients and physicians.

(2) 외부대조군을 사용하면 모든 피험자들이 시험약을 투여 받게 되는데, 이는 특히 희귀 질환의 경우, 시험약에 대한 더 많은 정보를 얻을 수 있게 되어 장점이 될 수 있다.

The design has some potential efficiencies because all patients are exposed to test drug, of particular importance in rare diseases.

위 장점에도 불구하고 ICH E10은 외부대조군 임상시험에서 위약대조군 임상시험에서 필요한 것보다 더 많은 표본크기를 사용하여, 외부대조군의 효과에 대한 추정치를 항상 보수적으로 잡을 것을 권고하고 있다(ICH E10 2001). 시험군과 외부대조군 사이에 찾아낸 그리고 찾아내지 못한 (또는) 측정 가능하지 않은 차이점들이 존재할 수 있으므로 항상 큰 주의를 기울여야 한다. 예를 들면, 더 엄격한 유의수준을 사용하는 것도 한 방법이다.

However, despite the use of a single treatment group in an externally controlled trial, the estimate of the external control group outcome always should be made conservatively, possibly leading to a larger sample size than would be needed in a placebo controlled trial. Great caution (e.g., applying a more stringent significance level) is called for because there are likely to be both identified and unidentified or unmeasurable differences between the treatment and control groups, often favoring treatment.

외부대조군의 단점은 다음과 같다. 외부대조군 임상시험은 단일군 시험이므로 맹검이 가능하지 않다. 그래서 피험자 편의, 관찰자 편의, 분석자 편의가 발생할 수 있는데, 이러한 점이 큰 단점이다. 이러한 단점을 어느 정도 줄일 수는 있으나 문제점들을 완전히 해결할 수는 없다. 왜냐하면 시험약 배정은 무작위배정되지 않았으며, 임상시험 시작 시점에서 시험군과 대조군의 비교 가능성과 임상시험 도중에 시험군과 대조군의 비교 가능성을 확실할 수 없고 평가할 수도 없기 때문이다.

The externally controlled study cannot be blinded and is subject to patient, observer, and analyst bias; these are major disadvantages. It is possible to mitigate these problems to a degree, but even the steps suggested in section 2.5.2 cannot resolve such problems fully, as treatment assignment is not randomized and comparability of control and treatment groups at the start of treatment, and comparability of treatment of patients during the trial, cannot be ensured or well assessed.

외부대조군 임상시험은 시험약의 효능을 실제보다 더 부풀리는 경향이 있음이 잘 알려져 있다. 이러한 외부대조군 임상시험에서 수행된 통계적 검정은 무작위배정 임상시험에서 수행된 통계적 검정보다 신뢰성이 떨어진다는 점을 인지해야만 한다.

It is well documented that externally controlled trials tend to overestimate efficacy of test therapies. It should be recognized that tests of statistical significance carried out in such studies are less reliable than in randomized trials.

17.6.6 과거대조군이 사용된 사례

이 절에서는 단일제로서 항간질약 개발에 관련된 내용을 서술할 예정인데, 미국과 유럽 간의 시판허가에 사용되는 임상시험 디자인의 차이, 비열등성 임상시험과 assay sensitivity, 시험약을 활성대조약의 저용량에 비해 우월함을 보이는 방법, early escape 등 매우 흥미로운 여러 주제들이 포함되어 있다(Perucca 2010).

유럽에서 항간질제가 시판허가를 받기 위해서는 활성대조약과 시험약을 비교하는 비열등성 임상시험을 수행해야 한다. 항간질제 유럽 가이드라인에 그런 내용이 명시되어 있으며, 레비티라세탐levetiracetam은 이러한 방법으로 시판허가를 받았다.

반면에 미국 FDA는 항간질제의 효능을 비열등성 임상시험으로 입증하는 것은 인정할 수 없다는 입장이다. 그 이유는 assay sensitivity가 부족하여 이미 약효가 입증된 항간질제가 효과가 없거나 효과가 떨어지는 항간질제와 항상 효능면에서 구별된다는 충분한 증거가 존재하지 않는다는 것이다. 그래서 시험약이 활성대조약에 비해 비열등함을 보인다고 하더라도, 이러한 결과는 두 치료제 모두 효과가 없을 수도 있게 된다는 것이다. 참고로 assay sensitivity의 기본 개념에 대해서는 10.4절에서 자세하게 논의한 바 있다.

이러한 전제하에 미국 FDA는 새로운 항간질제의 효능은 활성대조약에 비해 우월함으로서 보일 수 있다고 주장하였다. 하지만 시험약이 활성대조약보다 우월하기는 매우 어려우므로, 시험약이 활성대조약의 저용량보다 우월함을 보이는 디자인이 제안되었다. 이 디자인은 early-escape design으로서 피험자의 발작이 악화되면 발작이 심해진 피험자를 그 임상시험에서 조기에 탈락시키게 된다.

이 디자인은 단일제 항간질제의 효능을 증명하기 위하여 널리 사용되었으며 조금 더 자세히 설명하면 다음과 같다. 많으면 두 종류의 활성대조약을 투약 받던 난치의 간질환자들은 이중맹검으로 두 군 중 하나로 무작위배정된다. 한 군은 새로운 단일제 항간질제이고, 다른 한 군은 활성대조약의 저용량이다. 기존에 투여 되던 치료제는 모두 중단되고 환자들은 임상시험에 참여하게 된다. 그리고 사전에 정한 발작 악화 기준이 만족되는 환자들은 임상시험에서 중도탈락하게 된다. 시험군에서의 중도탈락 비율이 활성대조약 저용량군의 중도탈락 비율보다 작으면, 시험약의 효능은 입증된 것으로 인정한다. 이 방법으로 새로운 항간질제인 펠바메이트felbamate, 토피라메이트topiramate, 라모트리진lamotrigine, 옥스카르바제핀oxcarbazepine의 효능을 입증하였다.

하지만 이 디자인은 활성대조약의 저용량에 투여된 환자들에 대한 윤리적 이슈로 많은 비판을 받게 되었다. 이에 연구자들은 이 디자인을 사용한 10개의 임상시험을 검토하고 나서, 10개 중 8개의 임상시험에서 1차 유효성 평가변수가 동일하고 거의 동일한 선정 및 제외기준을 사용했다는 것을 발견하였다. 활성대조약의 저용량에 배정된 모든 임상시험에서의 결과들을 자세히 검토해본 결과, 중도탈락 비율은 거의 모든 임상시험에서 매우 비슷하다는 것을 발견하게 되었다.

다시 말하면 모든 임상시험에서 대조군에 배정된 피험자들은 1차 유효성 평가변수 측면에서 매우 비슷하였다는 것이다. 이러한 발견으로부터 미래에 새로운 항간질제는 과거대조군을 이용하여 그 효능을 평가할 수 있을 것이라는 것을 알게 되었다. 즉 새로운 항간질제의 중도탈락 비율이 과거대조군의 중도탈락 비율보다 유의하게 낮다면, 이는 새로운 항간질제의 효능에 대한 증거로 받아들여질 수 있는 것이었다.

결국 미국 FDA는 이러한 과거대조군 자료를 사용하는 방법을 타당한 방법으로 인정하였다. 위 사례로부터 알 수 있는 또 하나의 사실은 시험약의 효능을 입증하는 임상시험 디자인과 방법이 세월이 흐르고 경험이 쌓임에 따라 변화할 수 있다는 것이다. 그리고 미국과 유럽 간에 시험약의 효능을 평가하는 방법도 다를 수 있음을 알 수 있다.

과거대조군이 가끔 사용되는 또 다른 경우는 희귀질환 치료제인 희귀의약품orphan drug을 개발하는 경우이다. 그 중 한 사례는 희귀질환인 acute lymphoblastic leukemia에 대한 단일군 2상 임상시험을 실시하여, 그 결과를 과거대조군과 비교한 후, 미국 FDA의 승인을 받은 blinatumomab이 있다(Gokbuget et al. 2016). 유럽의 희귀질환 임상시험 가이드라인에는 그 질병의 자연적인 진행과정이 아주 잘 알려진 경우에 한하여, 과거대조군 사용과 같은 동시대조군을 두지 않는 것이 받아들여질 수 있다고 다음처럼 기술하고 있다(CHMP 2006).

> In general, there are two approaches to selecting control patients: internal controls or external controls, who may be historical or concurrent. The ideal is a comparative trial using an internal control group, as there are several well-known problems inherent with historical (or other external) controls. Although internal controls are the preferred option for comparative trials, under exceptional circumstances external controls may be acceptable. **Historical controls** (using patients treated with "current" therapies, or not treated at all) might, **in some circumstances** (even if not routinely), **be acceptable to demonstrate efficacy**, safety, ease of administration and so on, of a new treatment. **In general, the absence of any control data is only likely to be acceptable if the natural course of the disease is very well known.**

20.8절에 소개된 마이오자임Myozyme은 희귀의약품 개발에서 과거대조군이 사용된 사례이다. 과거대조군 사용이 허락되는 또 다른 분야는 전신마취제general anesthetics 임상시험이다. 그 이유는 전신마취제의 경우 시험약의 효과는 누가 보아도 자명하기 때문이다.

17.7 다중대조군 Multiple Control Groups

하나의 임상시험에서 한 종류 이상의 대조군(예를 들면, 활성대조군과 위약군을 모두 두는 것)을 갖는 것이 가능하며, 이는 여러모로 장점이 된다. 또한 임상시험은 위약군이 있을 수도 없을 수도 있는 상태에서 시험약의 여러 용량군과 활성대조약의 여러 용량군을 가질 수도 있다. 이 디자인은 시험약과 활성대조약의 상대적인 효능이 잘 정립되어 있지 않거나, 또는 임상시험의 목적이 시험약과 활성대조약의 상대적인 효능을 정립하는 경우일 때 유용할 수 있다.

> ...., it is often possible and advantageous to use more than one kind of control in a single study, e.g., use of both an active control and placebo. Similarly, trials can use several doses of test drug and several doses of an active control, with or without placebo. This design may be useful for active drug comparisons where the relative potency of the two drugs is not well established, or where the purpose of the trial is to establish relative potency.

18장 단일군 전후비교

18.1 서론

예를 들어, 어떤 통증 치료제의 효과를 알아보기 위하여 한 그룹의 환자들에게 시험약을 투여하기 전과 후의 통증 정도를 비교하는 방법으로, 그 통증 치료제의 효과를 입증하는 방법은 어떨까? 얼핏 보기에 이 방법은 상당히 적절한 방법으로 보인다. 높은 통증으로 고통 받던 피험자들이 시험약을 복용 후 통증이 감소된다면, 이는 그 시험약이 통증 감소 효과에 대한 증거가 될 수 있을 것 같기 때문이다.

이처럼 단일군 전후비교를 하는 방법은 실상은 우리에게 매우 익숙한데 다음과 같은 특징들이 있다.

(1) 이 방법은 우리 실제 생활에서 종종 사용되는 방법이다. 예를 들면, 욕조 청소제 같은 경우 그 욕조 청소제로 청소하기 전과 후를 비교하는 광고를 텔레비전 등에서 종종 볼 수 있다. 또는 성형 전과 후를 비교하는 성형수술 광고도 지하철 등에서 볼 수 있다. 그런 광고를 보면 나면 우리는 효과가 있음을 본능적으로 느끼게 된다.

(2) 단일군 전후비교는 동일한 피험자가 실험군이면서 동시에 대조군 역할을 하고, 각 피험자에게서 얻어진 투여 후 값에서 투여 전 값을 뺀 값을 분석하게 된다. 이러한 치료제의 전과 후의 차이는 개체 내 변동만을 나타내므로 변동이 작을 것이다. 반면에 보통의 임상시험에서는 시험군과 별도의 동시대조군을 두는 평행설계가 흔히 사용되는데, 이 경우 변동에는 개체 내 변동만이 아니라 개체 간 변동까지 포함되게 된다. 그러므로 총 피험자 수가 동일하다면 단일군 전후비교가 평행설계보다 변동(즉 분산)이 작아서 더 검정력이 높을 것이라고 추측된다는 것이다.

다만, 이런 추측되는 사실은 치료제의 전과 후의 값들 사이에 상관관계가 매우 높을 때만 성립하는 것이다. 그 이유는 각 피험자가 블록을 형성하게 되므로, 그 피험자 수만큼 오차항의 자유도가 줄어들기 때문이다.

위에서 살펴본 특징들에도 불구하고 단일군 전후비교는 큰 단점이 존재하는데, 그 단점은 바로 여러 가지 편의bias가 발생할 수 있다는 것이다. 여러 가지 디자인을 고려함에 있어서 가장 중요한 고려 사항 중 하나가 편의를 최소화해주는 디자인을 선택하는 것이므로, 이러한 단일군 전후비교의 단점은 매우 치명적이라고 볼 수 있다.

우리가 실험에서 얻게 되는 시험약의 효과에 대한 추정치는 참값과는 다소 다르게 되는데, 이 추정치와 참값의 차이에는 편의와 임의오차random error가 섞여 있게 된다. 편의와 임의오차의 중요한 차이점은, 임의오차는 표본크기를 증가시킴으로써 줄일 수 있는 반면, 편의는 표본크기를 증가시키거나 통계분석방법을 변경함으로써 줄일 수 없다. 편의 발생을 예방하는 방법 중 하나는 실험계획단계에서 편의 발생을 최소화해주는 적절한 디자인을 선택하는 것이다.

단일군 전후비교에는 다음과 같은 편의가 발생할 수 있다(Bacchieri 2007).

1. 시간 경과에 따른 질병의 변화
2. 시간 경과에 따른 연구진, 기계 및 환경의 변화
3. 평균으로의 회귀Regression toward the mean
4. 학습효과
5. 심리적 효과

위 편의들은 이론적으로는 실험 전 값에 유리한 방향으로 발생할 수도 있고 실험 후 값에 유리한 방향으로 발생할 수도 있지만, 대부분의 경우 실험 후 값에 유리한 방향으로 편의가 발생한다고 알려져 있다. 그래서 단일군 전후비교로 효과가 있다고 입증된 치료제를, 편의 발생을 최소화하는 다른 디자인으로 효과를 확인해본 결과 효과가 확인되지 않는 경우가 종종 발생하였다. 다음 절부터는 위에서 언급한 5가지 종류의 편의들을 하나씩 차례대로 살펴볼 것이다.

핵심정리

단일군 전후비교는 우리에게 직관적으로 친숙하여 치료제의 효능을 평가하는 데 적절한 디자인처럼 보이지만, 사실은 5가지 종류의 편의가 발생하므로 특별한 경우를 제외하면 적절한 디자인이 아니다.

18.2 시간 경과에 따른 질병의 변화

꽃가루 알레르기에 대한 항히스타민제의 효과 임상시험을 단일군 전후비교로 수행한다고 가정해보자. 그러면 4월 또는 5월에 피험자를 모집하게 될 것인데 그 이유는 그때 꽃가루가 공기 중에 많이 퍼져서 피험자를 모집하기 수월할 것이다. 그렇게 모집한 피험자들에게 항히스타민제를 3개월가량 투여한 후 투여 전과 투여 후를 비교한다고 가정해보자. 이러한 단일군 전후비교에는 많은 편의가 발생함을 금방 알 수 있다. 그 이유는 꽃가루 알레르기가 있는 피험자들은 공기 중 꽃가루가 가장 많게 되는 4월 또는 5월에는 매우 증상이 악화되겠지만, 공기 중 꽃가루가 줄어드는 7월 또는 8월에는 저절로 증상이 상당히 호전될 것이기 때문이다.

그러므로 단일군 전후비교로 얻은 시험약의 추정치에는 시험약의 효과와 저절로 개선된 증상 개선 효과가 뒤섞여 있게 되며, 이를 통계학적으로는 분리해낼 길이 없게 된다. 결국 이 사례에서 편의가 발생한 이유는 질병의 상태가 시간이 경과함에 따라 일정하지 않고 변하였기 때문이다.

또 다른 사례로는 감기약을 들 수 있다. 감기 증상이 시작되는 피험자들을 모집하여 시험약을 투여한 후 3주 정도 뒤에 효과를 측정해 단일군 전후비교를 한다고 가정해보자. 대부분의 경우 3주 정도면 감기는 약을 먹지 않아도 저절로 낫는다. 그러므로 단일군 전후비교가 유의하다고 하여, 그 시험약이 감기를 낫게 하는 효과가 있다고 보기는 어려울 것이다.

많은 질병들이 시간이 경과함에 따라 그 상태가 호전되는데 그 예로는 뼈 골절, 부상, 감기, 독감 등이다. 반면에 시간이 경과함에 따라 그 상태가 악화되는 질병의 예로는 대부분의 암, 만성폐쇄성 폐질환, 알츠하이머 병 등이다. 그 외에도 꽃가루 알레르기처럼 계절에 따라 주기적으로 변화는 경우도 있다. 주기적으로 변화하는 특별한 형태가 소위 '생체리듬circadian rhythm'이라고 알려진 것으로 24시간마다 주기적으로 변화하는 것을 말한다. 예를 들어 여러 가지 증상, 신호, 실험실 측정치가 24주기로 변화한다. 천식asthmatics은 이른 아침에 증상이 나빠지는 경향이 있음이 잘 알려져 있고, 이를 'morning dip'이라 부른다. 그러므로 이른 아침을 전before으로 잡고, 저녁을 후after로 잡으면 시험약의 효과가 매우 부풀리는 방향으로 편의가 발생하게 된다.

사실 시간이 경과함에 따른 질병 상태의 변화는 알려진 패턴을 따르지 않을 때가 많다는 것이 더욱 문제를 복잡하게 만든다. 이러한 경우에 단일군 전후비교를 하면 어느 방향으로 편의가 발생하는지 알 수 없게 된다.

그러므로 **임상시험에서 시험약의 효과를 알아내기 위해 우리가 물어야 할 질문은 "피험자들이 시험약 투여 전에 비하여 시험약 투여 후에 어떻게 증상이 개선되었는가?"**가 아니라, **"피험자들이 시험약을 투여한 이후에, 시험약 투여하지 않았다는 것을 제외하고는 그 외 모든 측면에서 동일한 상황에 놓인 피험자들에 비하여 어떻게 증상이 개선되었는가?"**이다. 이에 대한 답변을 얻을 수 있는 방법이 바로 17장에서 설명한 동시대조군을 두는 방법이다.

핵심정리

(1) 시간이 경과함에 따라 질병의 상태가 변화하는 경우 단일군 전후비교를 하면 편의가 발생한다.

(2) 시험약의 효과를 정확하게 평가하기 위해서는 "피험자들이 시험약 투여 전에 비하여 시험약 투여 후에 어떻게 증상이 개선되었는가?"라는 질문을 할 것이 아니라, "피험자들이 시험약을 투여한 이후, 시험약 투여하지 않았다는 것을 제외하고는 그 외 모든 측면에서 동일한 상황에 놓인 피험자들에 비하여 어떻게 증상이 개선되었는가?"라는 질문을 해야 한다.

18.3 연구진, 기계 및 환경의 시간 경과에 따른 변화

단일군 전후비교에서 시험약 투여 이전과 이후 간에 차이가 날 수 있는 것은 질병의 상태만이 아니다. 그 외에도 다음의 것들이 차이 날 수 있다.

(1) 임상시험 도중에 기존의 임상연구자들(예를 들면, 의사, 간호사, 임상병리사 등)이 새 연구자들로 교체된다면, 기존 임상연구자가 임상시험을 수행하고 측정한 방법이 새 연구자의 것과 다를 수도 있다.

(2) 의사와 간호사가 피험자들과 맺는 인간관계는 임상시험결과에 큰 영향을 미칠 수도 있다. 예를 들어, 그러한 인간관계가 좋게 맺어질수록 피험자는 더욱 더 적극적으로 임상시험에 참여하게 되고 임상시험결과도 임상시험 시작 전에 비해 더 좋아질 수 있다.

(3) 임상시험의 관리가 시간이 경과함에 따라 달라진다면 이 또한 결과에 영향을 미칠 것이다. 예를 들어, 시간이 경과함에 따라 그 임상시험결과에 대한 관심이 증가하거나 줄어들 수 있다.

(4) 평가변수를 측정하는 데 사용되는 장비나 소프트웨어가 시간에 따라 변한다면 이 또한 결과에 영향을 미칠 수 있다.

이러한 요인들은 시험약 투여 이전과 이후 중에 둘 중 모두에게 유리한 방향으로 편의를 발생하게 할 수 있는데, 대체로는 투여 이후에게 유리한 방향으로 편의가 발생한다고 알려져 있다.

18.4 평균으로의 회귀 Regression to the Mean

평균으로의 회귀는 개인수준에서 발생할 수도 있고 집단수준에서 발생할 수도 있다.

(1) 개인수준에서 평균으로의 회귀

개인수준에서 평균으로의 회귀란 같은 변수를 동일한 개인에게서 두 번 관측하는 경우, 만일 첫 번째 관측치가 매우 극단적인 값이라면, 두 번째 관측치는 덜 극단적이어서 보다 더 중심에 가까운 값이 관측되는 현상을 말한다. 이처럼 개인수준에서 평균으로의 회귀는 동일한 개인에 대해 같은 변수를 반복해서 측정할 때 발생하는 현상으로서, 이러한 현상이 발생하는 이유는 관측치가 임의오차random error를 가지고 관측되기 때문이다. 임상시험에서는 이러한 개인수준에서 평균으로의 회귀보다는 다음에 설명할 집단수준에서 평균으로의 회귀가 더 중요하다.

(2) 집단수준에서 평균으로의 회귀

집단수준에서 평균으로의 회귀란 첫 번째 측정에서 극단적인(예를 들면, 매우 높은) 값을 갖는 피험자들의 하위군을 모아서, 일정한 시간이 지난 후 그 동일한 하위군에서 같은 변수를 측정해보면 그 하위군에서의 평균값은 그 하위군에서 얻어진 첫 번째 측정에서의 평균보다 줄어들게 되어, 전체 자료의 평균으로 좀 더 가까워지는 값을 갖게 되는 현상을 의미한다. 예를 들어, 첫 번째 측정에서 혈압이 180 이상인 하위군을 모아서, 혈압 약 투여나 운동요법을 시행하지 않은 경우에도 일정한 시간이 지난 후 혈압을 다시 측정해보면 그 하위군에서 얻어지는 혈압의 평균값은 그 하위군에서 얻어진 첫 번째 측정에서의 평균보다 줄어들게 되어, 전체 자료의 평균으로 좀 더 가까워지게 된다.

집단수준에서 평균으로의 회귀는 같은 변수를 시간 간격을 두고 두 번 측정하는 경우, 생물학적 변동에 의한 것이든 또는 측정오차에 의한 것이든, 측정에 변동이 있는 경우에는 언제나 발생한다. 집단수준에서 평균으로의 회귀의 양은 다음 두 가지 기준에 따라 달라진다(Davis 1976).

(i) 첫 번째 측정값을 사용하여 하위군을 선택할 때 사용한 기준이 얼마나 극단적인가
(ii) 측정값의 개체 내 변동

첫 번째 측정값을 사용하여 하위군을 선택할 때 사용한 기준이 극단적일수록, 그리고 측정값의 개체 내 변동이 클수록, 집단수준에서 평균으로의 회귀의 양은 커진다고 알려져 있다.

측정값의 개체 내 변동이 거의 없는 사례로는 신장 측정을 들 수 있다. 신장 측정은 언제 측정하더라도 측정기계만 정확하다면 거의 동일한 값이 관측된다. 그러므로 신장 측정의 경우에는 집단수준에서 평균으로의 회귀는 거의 발생하지 않는다. 반면에 혈압, 콜레스테롤 수치, 혈당 수치는 동일한 피험자에서도 측정시점에 따라 그 관측값이 보통 어느 정도는 달라지는 것이 일반적이다. 게다가 측정오차가 발생할 수 있다. 이 두 가지 사실로 인하여 혈압, 콜레스테롤 수치, 혈당 수치는 동일한 피험자에서 두 다른 측정시점에서 관측하면 조금 다른 값을 얻게 되고, 집단수준에서 평균으로의 회귀가 발생할 가능성이 높다.

집단수준에서 평균으로의 회귀는 임상시험에서 다음 두 가지 측면에서 중요하다.

(i) 왜 임상시험에서 동시무작위대조군concurrent randomized control을 두어야 하는지에 대한 근거를 제공해준다. 왜냐하면 동시무작위대조군 없이 단일군 전후비교를 하여 시험약의

약효를 추정한다면, 그 추정치에는 시험약의 약효만이 아니라 집단수준에서 평균으로의 회귀의 양도 섞여 있게 되기 때문이다. 그래서 동시무작위대조군을 두어서 투여 이전과 이후의 차이를 시험군과 대조군 사이에 비교한 것을 시험약의 약효로 추정하는 디자인이 임상시험의 표준적인 디자인인 것이다. 이렇게 하면 집단에서 평균으로의 회귀는 시험군과 대조군에 동일한 양이 발생하게 된다. 그러므로 시험군과 대조군의 차이를 이용하여 집단에서 평균으로의 회귀 양을 제거해 순수한 시험약의 효과를 추정할 수 있게 된다.

(ii) 집단수준에서의 평균으로의 회귀는 피험자 모집에도 영향을 미친다. 예를 들어, 고혈압 임상시험의 경우, 어떤 피험자는 혈압이 매우 높아 임상시험 참여 잠재적인 후보자로 선정된다. 그리고는 얼마의 시간이 지나지 않아 임상시험이 시작되고, 선정기준을 만족시키는지 확인하기 위하여 다시 혈압을 측정해보니 혈압이 선정기준에서 정한 기준값보다 높지 않아 임상시험에 참여하지 못하게 되는 경우가 발생할 수 있다. 이에 대한 해결책은 선정기준에서 좀 더 낮은 기준값을 사용하거나, 두 측정값의 평균을 이용하여 선정기준을 평가하는 것이다.

자료가 정규분포를 따르는 경우의 집단수준에서 평균으로의 회귀의 양은 다음과 같음이 알려져 있다(Davis 1976).

$$\frac{\sigma_w^2}{\sqrt{\sigma_w^2+\sigma_b^2}}C(z) = \sigma_t(1-\rho)C(z), \qquad -1 \le \rho \le 1$$

위 식에서 σ_b^2은 개체 간 변동을 나타내고, σ_w^2은 개체 내 변동을 나타내며, $\sigma_t^2=\sigma_w^2+\sigma_b^2$은 총 변동을 나타낸다. ρ는 두 관측치 간의 상관관계를 나타낸다. 위 식에서도 알 수 있듯이 개체 간 변동이 클수록 집단수준에서 평균으로의 회귀의 양은 증가하는 것을 알 수 있다.

$$C(z)=\phi(z)/\Phi(z)$$

로서 $\phi(.)$와 $\Phi(.)$는 각각 표준정규분포의 확률밀도함수와 누적분포함수이다.

$$z=(c-\mu)/\sigma_t$$

로서, c는 첫 번째 관측치가 c 이상(또는 이하)이면 하위군으로 선택되는 경우이다. μ는 관측값의 모평균이다.

예를 들어, 수축기 혈압의 모평균이 μ=120이고, 총변동은 $\sigma_t^2=15^2$, 개체 간 변동은 $\sigma_b^2=12^2$ 그리고 개체 내 변동은 $\sigma_w^2=9^2$이라고 가정하자. 이 경우 상관계수는 $\rho=0.64$가

된다. 만일 $c = 140$이라는 기준을 사용하여 수축기 혈압이 140 이상인 사람들만을 하위군으로 선택한다면 $z = (140 - 120)/15 = 1.33$이 되어, $\phi(1.33) = 0.16$, $\Phi(1.33) = 0.09$이 되어 집단수준에서 평균으로의 회귀의 양은 대략 9.6이 된다.

(3) 집단수준에서 평균으로의 회귀가 발생한 사례

첫 번째 사례로는 UKPDS라는 영국에서 실시된 대규모 전향적prospective 연구에서 약 2,000명의 당뇨병 환자들이 1년마다 혈중 콜레스테롤 수치를 5년 동안 측정하였다. 이 5년 동안 혈중 콜레스테롤 수치는 시간의 변화에 따른 어떠한 변화도 보이지 않았다. 혈중 콜레스테롤 수치가 6.5(단위: millimoles per liter)인 콜레스테롤 수치가 높은 약 200명의 하위군이 전체 2,000명 중에서 추출되었다. 이 하위군에서 최초 측정된 혈중 콜레스테롤 값은 7.2이었다. 연구가 시작된 후 1년이 지난 뒤 전체 환자 군에서는 혈중 콜레스테롤 수치의 변화가 없었지만, 200명의 하위군에서는 혈중 콜레스테롤 수치가 6.6으로 감소하였다. 이 연구에서는 전체 당뇨병 환자들에게 어떠한 콜레스테롤 약도 투여하지 않았다. 따라서 당연히 전체 환자 군에서는 혈중 콜레스테롤 수치의 변화가 없었다. 그렇다면 200명의 하위군에서 관측된 0.6(=7.2 − 6.6)의 혈중 콜레스테롤 수치의 감소는 생물학적 현상이 아니라 집단수준에서 평균으로의 회귀가 발생한 사례로 보아야 할 것이다.

두 번째 사례로는 골밀도bone mineral density가 낮은 폐경 후 여성들에게 알렌드로네이트alendronate sodium 5 mg/d와 위약군을 비교하는 임상시험이다(Cummings et al. 2000). 총 2,634명의 피험자들이 시험군와 위약군으로 무작위배정되었고, 총 임상시험기간은 2년이었다. 골밀도를 측정한 시점은 기저치, 1년 뒤, 그리고 2년 뒤였다. 전체 환자를 대상으로 한 임상시험결과는 1년 후와 2년 후 모두 위약군에 비해 시험군의 골밀도는 유의하게 증가하였다.

표 18.1은 시험군을 1년 후 골밀도 변화량에 따라 8개의 하위군으로 나누어서, 각 하위군별로 피험자 수, 2년 후에 골밀도가 증가한 피험자 수, 1년 후 각 하위군에서 골밀도의 평균 변화량, 2년 후 각 하위군에서의 골밀도의 평균 변화량을 보여준다. 예를 들어, 첫 번째 하위군은 시험약(알렌드로네이트)이 효과가 있을 것이라고 기대하였음에도 불구하고, 1년 후 골밀도가 기저치에 비해 4% 이상 감소한 시험군 피험자들의 하위군이다. 그 하위군에는 총 37명의 피험자가 포함되어 있었다. 그런데 이 37명의 하위군 중에서 2년 후에는 골밀도가 증가한 피험자 수가 34명이나 되었다. 그리고 이 37명으로 이루어진 하위군의 1년 후 골밀도 변화량의 평균은 -6.6%로서 기저치에 비해 오히려 감소하였는데, 2년 후에는 기저치에 비해 4.8%나 증가하였다. 결국 이 37명으로 이루어진 하위군에서 1년 후 골밀도가

표 18.1 집단에서 평균으로의 회귀가 발생한 사례

Percentage Change in BMD During Year 1	No. of Participants	No.(%) Who Gained During Year 2	Mean Percentage Change During Year 1†	Mean Percentage Change During Year 2†
〈−4(loss)	37	34(92)	−6.6(−7.7 to −5.5)	4.8(2.7 to 6.9)
−4 to 〈−2	102	75(74)	−2.9(−3.0 to −2.7)	1.8(1.1 to 2.4)
−2 to 0	345	274(79)	−0.9(−1.0 to −0.9)	1.7(1.4 to 2.0)
0 to 〈2	791	557(70)	1.0(1.0 to 1.1)	1.0(0.9 to 1.2)
2 to 〈4	759	493(65)	3.0(2.9 to 3.0)	0.8(0.6 to 1.0)
4 to 〈6	406	244(60)	4.9(4.8 to 4.9)	0.5(0.2 to 0.7)
6 to 〈8	133	69(52)	6.8(6.7 to 6.9)	0.1(−0.4 to 0.5)
〉8(gain)	61	22(36)	10.4(9.7 to 11.2)	−1.0(−1.9 to −0.1)

감소한 것의 상당량은 단순히 변동에 의해 발생한 것으로서, 2년 후에는 전체 평균에 가깝게 회귀하고 있는 것을 잘 보여주고 있다. 즉 집단에서 평균으로의 회귀가 발생한 것을 잘 보여주고 있다.

표 18.1을 보면 1년 후 골밀도가 기저치에 비해 2~4% 감소한 102명으로 이루어진 시험군 피험자들의 하위군에서도 유사한 현상이 관찰되는 것을 알 수 있다. 표 18.1의 맨 마지막 행에는 1년 후 골밀도가 기저치에 비해 8% 증가한 61명으로 이루어진 시험군 피험자들의 하위군이 있는데, 이 하위군에서는 2년 후 골밀도가 평균 1.0%로 오히려 감소하였음을 알 수 있다. 이 역시 1년 후에 골밀도가 높게 관측된 매우 극단적인 값을 갖는 하위군을 선택하니, 2년 후에는 그 하위군에서의 평균 골밀도가 전체 평균에 가까워지는 것을 볼 수 있다.

그러므로 1년 후 시험약의 효과가 없는 것처럼 보이는 환자들에게도 시험약 투여를 중지하지 않고 2년간 투여하면, 2년 후에는 시험약의 효과가 나타날 가능성이 크다는 것을 알 수 있다. 반면에 1년 후에 시험약의 효과가 매우 좋게 나타난 환자들의 경우에 2년 후에는 1년 후만큼의 시험약의 효과가 나타나지 않을 가능성이 크다는 것을 말해준다.

(4) 집단수준에서 평균으로의 회귀가 단일군 전후비교에서 편의를 발생시키는 이유

집단수준에서 평균으로의 회귀란 전체 사람들 중에 어떤 변수가 극단적인 값을 갖는 사람들만을 뽑고, 그 뽑힌 사람들에 대해 '같은' 변수를 측정하는 경우에는 항상 발생한다고 알려져 있다. 즉 처음에 평균보다 높거나 낮았던 수치가 다음에는 평균에 가까워지므로 '평균으로의 회귀(돌아감)'라고 부르는 것이다. 이러한 집단수준에서 평균으로의 회귀는 시험약의 약효가 전혀 존재하지 않는 경우에도 발생할 수 있다. 물론 경우에 따라 그 양은 매우 클 수도 있고 미미할 수도 있다. 이러한 집단수준에서 평균으로의 회귀 현상 때문에 처음에 혈중 콜레스테롤 수치가 매우 높은 하위군을 뽑아서 연구에 참여시킨 후, 일정 기간 후에 그 하위군에서 혈중 콜레스테롤 수치를 측정하면, 실제로는 콜레스테롤 약을 전혀 먹지 않았음에도 불구하고 그 하위군의 혈중 콜레스테롤 수치는 그 하위군에서 처음 측정했던 콜레스테롤 수치보다 낮아지는 현상이 발생하게 된다.

그러므로 만약 단일군 전후비교를 사용하여 어떤 콜레스테롤 약의 효과를 측정하고자 한다면, 시험약 투여 이전과 이후의 차이에는 그 콜레스테롤 약의 효과와 집단수준에서 평균으로의 회귀에 의한 효과가 뒤섞여 있게 되어, 그 콜레스테롤 약의 순수한 효과를 알아내기 어렵게 된다. 즉 편의가 발생한 것이다.

실제에서 수행된 많은 단일군 전후비교 연구에서 시험약의 효과를 보이고 싶은 연구자들은 집단수준에서 평균으로의 회귀에 의한 효과를 무시하고, 관찰된 차이 전체를 시험약의 효과로 간주하는 경우가 종종 있다. 하지만 사실은 시험약 투여 이전과 이후 사이에 관찰된 차이에는 시험약의 효과만이 아니라 집단수준에서 평균으로의 회귀에 의한 효과가 같이 포함되어 있는 것이다. 이러한 이유로 인하여 단일군 전후비교 연구에 의해 보다 더 유의한 결과가 얻어지곤 한다. 하지만 이런 결과에는 편의가 포함되어 있음을 명심해야 한다.

(5) 집단수준에서 평균으로의 회귀가 발생하는 이유

자 이제 앞에서 언급한 콜레스테롤 사례를 이용하여 집단수준에서 평균으로의 회귀 현상이 발생하는 이유를 직관적으로 설명해보자. 각 환자들은 혈중 콜레스테롤 수치의 참값을 각각 가지고 있는데 그 참값은 미지의 값이지만, 대략 1년 동안 매일 측정된 값들의 평균값과 비슷할 것이다. 이 연구에서 연구자의 의도는 혈중 콜레스테롤의 참값이 6.5 이상인 사람들을 골라내는 것이다. 하지만 각 피험자의 혈중 콜레스테롤 참값은 미지의 값이므로, 그 대안으로 임상시험 시작 전에 측정한 혈중 콜레스테롤 수치를 사용하여 각 환자가 임상시험에 참가할지의 여부를 결정하게 된다. 하지만 실제 측정한 혈중 콜레스테롤 수치는 그 값이 일정하지 않고 다소 큰 값이 측정되기도 하고 다소 작은 값이 관측되기도 하는데 그 이유는 다음 두 가지이다.

(i) 실제 참값이 일정하지 않고 변하기 때문이다. 예를 들면, 하루 중에도 섭취한 음식에 따라 혈중 콜레스테롤 수치는 변한다.

(ii) 혈액 체취 시, 혈액 관리, 측정 장비 등에서의 실수 등과 같은 측정 오차 때문이다.

이러한 이유들로 인하여 실제 측정한 혈중 콜레스테롤 수치는 실제 참값에 비하여 더 크거나 또는 더 작을 수밖에 없다.

집단수준에서 평균으로의 회귀 현상을 설명하기 위해, 임상시험 시작 전에 측정한 값에서 우연히 발생 가능한 다음 두 가지 경우들을 고려해보자.

첫 번째 경우는 환자의 참값 혈중 콜레스테롤 수치가 6.5 이하임에도 불구하고 실제 관측된 혈중 콜레스테롤 수치는 6.5를 넘는 경우이다.

두 번째 경우는 환자의 참값 혈중 콜레스테롤 수치가 6.5 이상임에도 불구하고 실제 관측된 혈중 콜레스테롤 수치는 6.5보다 작은 경우이다.

반면에 임상시험 종료 후 측정한 값에서는 개인수준에서 평균으로의 회귀 때문에 임상시험 시작 전에 발생한 경우가 계속 발생할 가능성은 적다. 그러므로 첫 번째 경우에 해당하는 환자의 실제 관측된 혈중 콜레스테롤 수치는 6.5 이하일 가능성이 크고, 반면에 두 번째 경우에 해당하는 환자의 실제 관측된 혈중 콜레스테롤 수치는 6.5 이상일 가능성이 크다.

하지만 혈중 콜레스테롤 수치의 변동은 랜덤하게 발생하므로, 첫 번째 경우와 두 번째 경우의 발생빈도는 거의 비슷할 것이고, 그러므로 전체 환자에게서 혈중 콜레스테롤 수치는 변하지 않고 거의 일정하다.

그러나 처음 측정에서 6.5 이상인 환자들만이 선정기준을 만족하게 되므로, 오직 첫 번째 경우의 환자들만이 하위군에 포함되게 될 것이고, 두 번째 경우의 환자들은 하위군에 포함되지 못할 것이다. 이러한 하위군에서는 임상시험 종료 시 측정하는 콜레스테롤 수치가 증가하는 경우보다는 감소하는 경우가 더 많을 것이다. 그러므로 그 하위군에서는 임상시험 시작 전에 측정한 콜레스테롤 수치에 비하여 임상시험 종료 시 측정한 콜레스테롤 수치가 감소하게 되는 것이다.

이번에는 그림 18.1을 이용하여 혈압이 160 이상의 환자 하위군을 뽑아내는 경우 집단수준에서 평균으로의 회귀가 발생하는 이유를 다시 설명해보자. 설명의 편의상 그림 18.1에는 4가지 형태의 환자 자료만이 그려져 있다. 환자 A는 실제 혈압의 참값도 160 이상이고, 두 관측치 모두 160 이상인 경우이다. 환자 D는 실제 혈압의 참값도 160 이하이고, 두 관측치 모두 160 이하인 경우이다. 변동 때문에 환자 A는 처음 관측값은 참값보다 작게 관찰되었고 두 번째 관측값은 참값보다 크게 관찰되었다. 환자 D는 그 반대이다.

환자 B는 참값은 160 이하임에도 불구하고, 변동에 의해 처음 관측값은 160보다 큰 값이 관찰되었고, 두 번째 관측값은 160보다 작은 값이 관찰되었다. 반면에 환자 C는 참값은 160 이상임에도 불구하고, 변동에 의해 처음 관측값은 160보다 작은 값이 관찰되었고, 두 번째 관측값은 160보다 큰 값이 관찰되었다. 변동은 우연에 의해 발생하므로 관측값이 참값보다 커질 가능성과 작아질 가능성은 거의 동일하다. 그래서 그림 18.1을 보면 처음 관찰

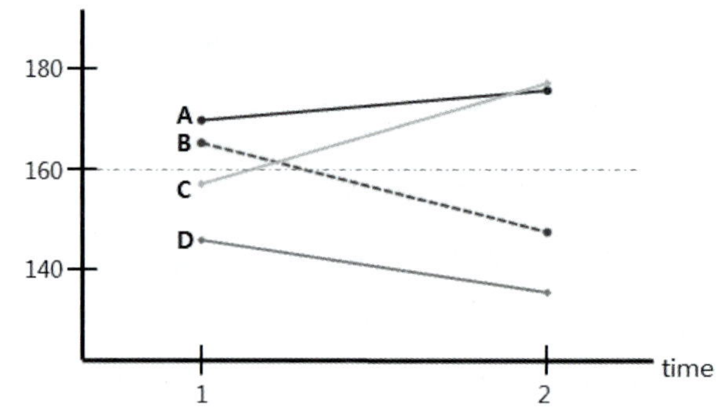

A의 참값=170 : 관측값 (168, 172), B의 참값=155 : 관측값 (165, 150)

C의 참값=165 : 관측값 (158, 173), D의 참값=140 : 관측값 (144, 136)

그림 18.1 집단에서 평균으로의 회귀가 발생하는 이유

된 4개의 값과 두 번째 관측된 4개 값의 평균이 거의 동일하다.

집단수준에서 평균으로의 회귀가 발생한 핵심적인 이유는 바로 처음 관측치가 160 이상인 환자들만 뽑아내기 때문이다. 즉 그림 18.1에서는 환자 A와 B만 뽑히게 된다. 하지만 두 번째 관측시점에서 환자 A는 참값이 160 이상이므로 여전히 160 이상이 관측될 가능성이 높지만, 환자 B는 참값이 160 이하이므로 160 이하가 관찰될 가능성이 높다. 그래서 환자 A와 B의 두 관측값의 평균을 처음 시점과 두 번째 시점에서 비교해보면, 두 번째 시점에서 그 평균값이 첫 번째 시점에서의 평균값보다 작아짐을 알 수 있다. 이게 바로 집단에서 평균으로의 회귀가 발생하는 이유이다.

이번에는 좀 더 다른 각도로 집단에서 발생하는 평균으로의 회귀에 대한 더 극단적인 사례를 들어보자. 설명의 편의상 true/false 100개의 문항으로 이루어진 어떤 시험을 한 학급의 학생들이 본다고 가정해보자. 그리고 모든 학생들이 그 문제에 대한 지식이 전혀 없어서 100개의 문항에서 모두 답을 랜덤하게 고르는 경우를 생각해보자. 그러면 각 학생의 점수는 평균적으로 50점이 될 것이다. 통계학적으로 말하면 각 학생의 점수는 시행횟수가 100이고 성공확률이 0.5인 이항분포를 따르게 될 것이므로, 그 평균값은 50(= 100 × 0.5)이 될 것이다.

단지 우연에 의하여 어떤 학생의 점수는 50점을 넘을 것이고 어떤 학생의 점수는 50점보다 낮을 것이다. 자 이 시험에서 점수가 70점을 넘는 학생들만을 골라낸 후, 다시 true/false 100개의 문항으로 이루어진 다른 시험을 보게 한다고 가정해보자. 그러면 그 학생들은 여전히 두 번째 시험에서도 그 문제에 대한 지식이 전혀 없어서 100개의 문항에서 모두 답을 랜덤하게 고를 것이다. 그러면 이 두 번째 시험에서의 평균 점수는 50점이 될 것이다. 그러므로 첫 시험점수가 70점이 넘는 하위군도 다시 두 번째 시험을 보면 성적이 평균적으로 50점이 되게 될 것이다. 다시 말하면 첫 시험에서 70점을 넘은 하위군의 평균 성적은 70점 이상이었는데, 두 번째 시험에서 그 하위군의 평균 성적은 50점이 되어, 그 하위군의 평균 성적은 첫 번째에 비해 두 번째에서 감소한 것을 알 수 있다.

(6) 임상시험에서 집단에서의 평균으로 회귀가 발생하는 분야

어떤 변수의 높은 값을 줄이려고 하는 것을(또는 낮은 값을 높이려고 하는 것을) 목표로 하는 치료제에 대한 연구에서는 집단에서의 평균으로 회귀가 발생할 가능성이 높다. 특히 핵심 이슈는 선정기준에 사용한 변수와 시험약의 효능을 평가할 때 사용한 변수가 동일한 경우이다. 그러한 사례는 다음과 같다.

(a) 고혈압과 저혈압 임상시험에서 확장기 혈압을 사용하는 경우
(b) 콜레스테롤 임상시험에서의 콜레스테롤 수치를 사용하는 경우
(c) 비만 임상시험에서의 체중을 사용하는 경우
(d) 당뇨병 임상시험에서 혈당을 사용하는 경우
(e) 천식과 만성폐쇄성 폐질환 임상시험에서 FEV1을 사용하는 경우
(f) 절뚝거림claudication에서의 걸은 거리walking distance

핵심정리

(1) 집단수준에서 평균으로의 회귀란 첫 번째 측정에서 극단적인(예를 들면, 매우 높은) 값을 갖는 피험자들의 하위군을 모아서, 일정한 시간이 지난 후 그 동일한 하위군에서 같은 변수를 측정해보면 그 하위군에서의 평균값은 전체 자료의 평균으로 좀 더 가까워지는 값을 갖는 갖게 되는 현상을 의미한다.
(2) 예를 들어, 첫 번째 측정에서 혈압이 180 이상인 하위군을 모아서, 혈압 약 투여나 운동요법을 시행하지 않은 경우에도 일정한 시간이 지난 후 혈압을 다시 측정해보면 그 하위군에서 얻어지는 혈압의 평균값은 그 하위군에서 얻어진 첫 번째 측정에서의 평균보다 줄어들게 되어, 전체 자료의 평균으로 좀 더 가까워지게 된다.
(3) 그러므로 단일군 전후비교로 어떤 혈압 약의 효능을 측정하는 경우, 투여 이전과 이후의 차이에는 혈압 약의 효과에 의한 차이와 집단에서 평균으로의 회귀 때문에 발생한 차이가 뒤섞여 있게 된다. 즉 편의가 발생하게 된다.

18.5 학습효과

예를 들어, 일정한 시간 동안 런닝머신에서 얼마나 걸을 수 있는지를 평가하는 트레드밀 걷기 테스트treadmill walking test는 피험자들의 운동 능력을 평가하는 1차 유효성 평가변수로 사용되는 경우가 있다. 예를 들면, 뇌졸중이나 말초동맥질환peripheral arterial disease 임상시험의 경우를 들 수 있다.

이 경우 시험약 또는 대조약을 투여하기 전에 트레드밀에서 걷게 하고, 임상시험을 시작하면 일정한 시간 간격으로(예를 들면, 매주 또는 매달) 트레드밀에서 걷게 하여 피험자의 운동능력을 측정하게 된다. 이 경우 학습효과learning effect가 발생하게 된다. 즉 처음에는 익숙하지 않아 결과가 좋지 않지만 사람은 늘 새로운 환경에 익숙해지는 법이다. 그래서 시험약의 효과가 전혀 없는 경우에도 환자는 트레드밀에 조금씩 더 익숙해져 나중에는 트레드밀 걷기 테스트 결과가 더 좋아지게 된다. 뿐만 아니라 처음에는 의사와 간호사들과도 서먹하여 긴장하지만 나중에는 그들과의 관계도 좋아져서 이러한 관계개선도 학습효과에 영향을 미친다. McDermott et al.(2014)는 트레드밀 걷기 테스트의 경우 명확하게 학습효과가 존재한다고 지적하였다.

18.6 심리적 효과

심리적 효과 중에 가장 널리 알려진 것은 위약 효과placebo effect이다. 위약 효과는 이미 17.2.1절에서 살펴본 바 있는데, 효과가 전혀 없는 위약을 투여하여도 피험자가 효과 있는 치료제를 받았다고 생각하기만 하면 질병 치료 및 증상 개선 효과가 존재하는 현상을 말한다. 위약 효과는 주관적인 평가변수에 대해서 나타난다고 잘 알려져 있지만, 심지어 사망률과 같은 객관적인 평가변수에서도 발생함이 알려져 있다.

반면에 약효를 신뢰하지 않으면 오히려 효과가 없는 방향으로 편의를 낼 수도 있음이 알려져 있다. 하지만 대부분의 경우 위약 효과는 효과가 있는 방향으로 결과를 낸다고 알려져 있다. 위약 효과를 통제할 수 있는 유일한 방법은 대조군을 두고 이중맹검을 실시하는 것이다.

그 외 다른 심리적 효과로는 임상연구자의 영향을 들 수 있다. 예를 들어, 임상시험을 주도하는 의사가 대단히 저명한 의사라는 것이 알려지면 그 임상시험에 참여하는 피험자들은 매우 안도하고 좋은 결과가 나올 것을 기대하게 된다. 반면에 임상시험에 참여하는 피험자가 의사를 불신하는 경우에는 오히려 시험약의 효과를 줄이는 방향으로 편의가 발생할 수도 있다.

18.7 동시무작위대조군을 두면 5가지 종류의 편의를 제거하여 시험약의 순수한 효과를 추정할 수 있다

지금까지 단일군 전후비교를 하면 5가지 종류의 편의가 발생한다고 설명하였다. 그렇다면 **이 5가지 종류의 편의를 제거하여 시험약의 효과를 보다 더 정확하게 추정할 수 있는 방법은 무엇일까?** 그것은 바로 **동시무작위대조군을 두어, 시험군과 대조군의 차이로 시험약의 효과를 추정하는 방법**이다.

설명의 편의를 위하여 표 18.2에 제시된 체중감소제에 대한 시험약과 위약을 비교한 가상의 무작위배정 임상시험결과를 살펴보자. 표 18.2와 같은 형태의 표는 임상시험결과보고서에 가장 흔히 보게 되는 형태의 표이다. 1차 유효성 평가변수는 기저치 대비 체중의 변화량이라고 가정하자. 표 18.2는 다음과 같은 결과를 말해주고 있다. 먼저 피험자들이 시험군과 위약군으로 무작위배정된 시점에서 체중의 기저치를 측정하고, 각 군별로 표본평균과 표준편차를 계산하였다. 시험군과 위약군에서 체중의 표본평균과 표준편차는 각각 90.5 ± 6.4와 92.3 ± 6.1이다. 무작위배정을 하였으므로 기저치에서 두 군의 체중의 표본평균과 표준편차는 거의 비슷해지게 된다.

임상시험이 종료되었을 때 시험군과 위약군에서 체중의 표본평균과 표준편차는 각각 83.0 ± 5.9와 89.0 ± 6.3이다. 그 다음 각 피험자들에게서 임상시험 종료 시점의 체중에서 기저치 체중을 빼서 체중의 변화량을 계산하였다. 명심할 것은 이처럼 기저치 대비 체중의 변화량을 1차 유효성 평가변수라 하기로 사전에 임상시험계획서에 명기했다는 점이다. 시험군과 위약군에서 기저치 대비 체중 변화량의 표본평균과 표준편차는 각각 7.5 ± 6.2와 3.3 ± 6.0이다. 이 두 값을 비교하여 얻은 군간비교 p값인 0.125가 바로 1차 유효성 평가변수에 대한 p값이다. **이 군간비교 p값이 위약 대비 시험약의 효과가 존재하는지를 평가하여 시험약의 시판여부를 결정하는 가장 중요한 결과인 것**이다. 그런데 이 p값 0.125는 0.05보다 크다. 그러므로 이 시험약은 약효를 입증하지 못하였다.

그렇다면 군내전후비교 p값의 역할은 무엇인가? 시험군에서 군내전후비교 p값은 0.034로서 0.05보다 작으므로, 이 결과가 시험약의 효과를 나타내는 것 아닐까? 이 질문에 대한

표 18.2 시험약과 위약의 효과를 비교한 가상의 임상시험결과

	시험약	위약	군간비교 p값
기저치	90.5 ± 6.4	92.3 ± 6.1	
임상시험 종료시점	83.0 ± 5.9	89.0 ± 6.3	
전후차이	7.5 ± 6.2	3.3 ± 6.0	0.125
군내전후비교 p값	0.034	0.274	

답은 '아니다'이다. 그 이유는 앞에서 설명한 5가지 종류의 편의bias가 발생하였기 때문이다. 시험군에서는 기저치에 비해 임상시험 종료시점에서 체중이 평균 7.5킬로그램 감소하였다. 하지만 **시험군에서 군내비교 전후로 얻은 이 7.5킬로그램에는 시험약의 효과와 위에서 언급한 5가지 편의가 섞여 있다.** 그걸 알 수 있는 방법은 아무런 효과도 없는 위약군에서도 기저치에 비해 임상시험 종료시점에 체중이 평균 3.3킬로그램 감소하였기 때문이다. 위약은 분명히 효과가 없으므로, 평균 3.3킬로그램의 체중 감소는 위에서 언급한 5가지 편의에 의해 발생했다고밖에 설명할 길이 없다. 그러므로 시험약의 순수한 효과는 4.2(= 7.5 − 3.3)킬로그램인 것이고, 군간비교에 의하면 그 p값은 0.125로서 유의하지 않은 것이다. 결론적으로 말해서 시험약의 시판허가를 결정하는 데 군내비교 p값은 별 역할이 없다.

사람들 중에는 설사 시험약의 효과가 100% 위약 효과라 하더라도 어쨌든 체중은 기저치에 비해 유의하게 감소했으므로, 그 시험약은 시판허가를 받을 자격이 있는 것이 아니냐고 묻는 경우가 있다. 하지만 시험약의 효과가 100% 위약 효과라면 그 시험약은 위약과 마찬가지인데, 그런 시험약은 돈 주고 살 필요가 없는 것이다. 위약과 마찬가지인 약은 소위 '물약(효과 없는 약)'인 것이다. 심사기관은 그런 약을 시판허가해서는 안 된다.

17.2.1절에서도 설명한 바 있지만, **시험약의 효과를 판단하는 기준은 위약 대비 효과이지, 시험군 내에서 전후비교가 아니다.** 시험약의 효과를 판단하는 기준이 위약 대비 효과를 입증하는 것이므로, 위약 효과가 큰 분야에서는 시험약의 효과를 입증하기가 매우 어려워지게 된다. 대표적인 분야가 우울증, 만성통증과 같은 분야이다. 이러한 분야에서는 높은 위약 효과를 극복하여 시험약의 효과를 입증할 임상시험 방법과 디자인에 대해 여러 연구가 이루어지고 있다.

표 18.2는 동시무작위대조군의 중요성을 다시 한 번 보여준다. 만일 위약군이 없었더라면, 시험군에서의 군내전후비교 p값만을 보게 될 것이고, 군내전후비교 p값이 유의하므로, 그 시험약은 효과가 있다고 잘못 결론을 내릴 가능성이 있게 된다.

표 18.2를 이용하여 시험군 내에서 전후비교한 p값과 위약 대비 시험약의 효과를 군간비교한 p값 중에 어느 것이 시험약의 효과를 더 적절히 평가하는 것인가에 대해 설명하였다. 이번에는 위약 대비 시험약의 효과를 알아내기 위해서는 어느 신뢰구간을 계산해야 하는지 살펴보자.

기저치 대비 시험군의 효과를 μ_1, 기저치 대비 위약의 효과를 μ_2라고 하자. 예를 들어 표 18.2의 경우에는 7.5와 3.3이 각각 μ_1과 μ_2의 추정값이 된다. 이 경우 위약 대비 시험약의 효과는 $\mu_1 - \mu_2$이다. 이 값이 클수록 효과가 더 좋은 것이라고 가정하는 경우, 위약 대비 시험약의 효과가 5% 유의수준에서 유의하게 존재하려면, $\mu_1 - \mu_2$에 대한 95% 양측

신뢰구간의 하한이 0보다 크면 된다. 즉

$$(\overline{X_1}-\overline{X_2})-1.96\sqrt{\frac{s_1^2}{n_1}+\frac{s_2^2}{n_2}}>0$$

여기서 $\overline{X_1}$과 s_1^2은 시험약을 투여 받은 환자들의 기저치 대비 1차 유효성 평가변수 변화량의 표본평균과 표본분산이다. 그리고 $\overline{X_2}$과 s_2^2은 위약을 투여 받은 환자들의 기저치 대비 1차 유효성 평가변수 변화량의 표본평균과 표본분산이다.

자 이제는 다음과 같은 질문을 던져보자. 만일 μ_1에 대한 95% 양측 신뢰구간과 μ_2에 대한 95% 양측 신뢰구간이 겹치는 경우, 위약 대비 시험약의 효과는 존재하지 않는 것일까? 즉, μ_2에 대한 95% 양측 신뢰구간의 상한이 μ_1에 대한 95% 양측 신뢰구간의 하한보다 큰 경우이다. 이를 수식으로 표현하면

$$\overline{X_2}+1.96\frac{s_2}{\sqrt{n_2}}>\overline{X_1}-1.96\frac{s_1}{\sqrt{n_1}}$$

$$\Leftrightarrow\quad 0>(\overline{X_1}-\overline{X_2})-1.96\left(\frac{s_1}{\sqrt{n_1}}+\frac{s_2}{\sqrt{n_2}}\right) \tag{18.1}$$

이번에는 A와 B를 다음처럼 정의하자.

$$A=\sqrt{\frac{s_1^2}{n_1}+\frac{s_2^2}{n_2}}\qquad B=\frac{s_1}{\sqrt{n_1}}+\frac{s_2}{\sqrt{n_2}}$$

$A^2\le B^2$이 성립하므로, 만일 $A\ge 1$인 경우에는 $A\le B$이지만, 그렇지 않고 $B<1$인 경우에는 $A>B$가 된다. 다시 말해 일반적으로 $A\le B$인지 $A>B$인지 알 수 없다. 그러므로 비록 (18.1)이 성립한다고 하더라도,

$$(\overline{X_1}-\overline{X_2})-1.96\sqrt{\frac{s_1^2}{n_1}+\frac{s_2^2}{n_2}}$$

은 0보다 클 수도 있다. 물론 작을 수도 있다. 그러므로 우리는 다음과 같은 결론을 얻을 수 있다.

(1) 기저치 대비 시험군의 효과 μ_1에 대한 95% 양측 신뢰구간과 기저치 대비 위약의 효과 μ_2에 대한 95% 양측 신뢰구간이 겹치더라도, 그것이 바로 위약 대비 시험약의 효과가 존재하지 않음을 의미하지는 않는다. 이 경우 위약 대비 시험약의 효과는 존

재할 수도 있고 존재하지 않을 수도 있다.

(2) 기저치 대비 시험군의 효과 μ_1에 대한 95% 양측 신뢰구간과 기저치 대비 위약의 효과 μ_2에 대한 95% 양측 신뢰구간을 가지고서는, 우리가 정말로 알고 싶어 하는 위약 대비 시험약의 효과인 $\mu_1 - \mu_2$에 대한 95% 양측 신뢰구간의 하한이 0보다 큰지 여부를 확신할 수 없다.

(3) 위약 대비 시험약의 효과를 평가하려면, $\mu_1 - \mu_2$에 대한 95% 양측 신뢰구간을 직접 계산하여 그 하한이 0보다 큰지 여부를 파악하면 된다.

핵심정리

(1) 군내비교 p값은 시험약의 시판허가를 결정하는 데 별 역할이 없다.

(2) 시험약의 효과를 입증하는 원칙은 시험약이 위약보다 효과가 우월함을 보이는 것이다. 그러므로 시험약은 위약 효과를 넘어서는 더 탁월한 효과가 있어야만 시판허가를 받을 자격을 갖추게 된다.

(3) 위에서 언급한 5가지 종류의 편의는 시험군과 위약군에 모두 거의 같은 양으로 발생하게 된다. 그러므로 시험군과 위약군을 비교하는 군간비교만이, 5가지 종류의 편의를 모두 제거하여 위약 대비 시험약의 효과를 정확하게 추정할 수 있는 방법이다.

18.8 항암제 임상시험에서 단일군 전후비교 디자인

이미 앞에서 단일군 전후비교의 문제점을 여러 번 지적했음에도 불구하고, 초기 항암제 임상시험에서는 단일군 전후비교가 종종 사용되고 있다. Simon 방법과 Gehan의 two-stage design이 바로 그러한 예이다.

항암제 임상시험에서는 암이라는 질병이 워낙 심각한 질병이므로 위약군에 배정된 피험자들을 위험하게 만들기 때문에, 위약군을 둔다는 것은 윤리적으로 받아들여지기 어렵다. 또한 표준치료제와 시험군을 두는 것도 받아들이기 어려운데, 시험약의 효능이 아직 입증되지 않았기 때문이다. 마찬가지로 모든 피험자들에게 시험약을 투여하는 것도 시험약의 효능이 입증되지 않았으므로 받아들이기 어려울 수 있다.

그래서 초기 항암제 임상시험에서는 표준치료제로는 더 이상 치료가 되지 않는 피험자들을 대상으로 임상시험을 실시하게 된다. 이러한 피험자들에게는 더 이상 효과 있는 치료제가 없는 상태이다.

이러한 피험자들을 대상으로 시험약과 위약군을 두는 임상시험을 생각해볼 수도 있으나, 여전히 위약군은 윤리적인 문제를 일으킨다. 왜냐하면 시험약이 효과가 있을 가능성이 존재하기 때문이다. 그래서 이러한 피험자들에게는 시험군 하나로만 이루어진 단일군 전후비교를 하게 된다. 뿐만 아니라 윤리적인 이유 때문에 single-stage이 아닌 two-stage design이 자주 사용된다. two-stage design을 사용하는 이유는 만일 첫 번째 단계에서 시험약이 효과를 보이지 않는다면, 첫 번째 단계 후 바로 임상시험을 중단하여 효과 없는 시험약에 피험자들이 계속 노출되지 않도록 하기 위함이다.

이러한 단일군 전후비교를 하게 되면, 전후비교에서 얻은 시험약의 효과 추정치에는 시험약의 효과만이 아니라 앞에서 기술한 5가지 편의들이 포함되어 있게 된다. 하지만 이러한 편의들에도 불구하고 다음의 이유들로 인하여 초기 항암제 임상시험에서는 단일군 전후비교를 하는 것이 받아들여질 수 있다.

(1) 비록 예외가 존재하기는 하지만, 시간 경과에 따른 암의 진행 과정은 어느 정도 예측이 가능하다. 예를 들어, 치료제에 효과가 있다는 것을 '종양 크기가 적어도 50% 이상 감소'라고 하는 것이라고 정의하는 경우, 기존 치료제에 대해 효과가 없던 피험자들이 기존 치료제에 효과를 보일 가능성은 거의 제로이다. 만일 이러한 피험자들을 대상으로 하는 단일군 전후비교에서 시험약의 치료 효과가 0보다 크기만 하다면, 그 시험약은 일단 효과가 있는 후보 시험약으로 보게 된다. 암의 종류에 따라 다르지만, 만일 치료제 없이도 효과가 있을 확률이 각각 10% 또는 20%인 경우, 시험약의 치료 효과는 적어도 20% 또는 30%가 되면, 그 시험약은 효과가 후보 시험약으로 간주하게 된다. 즉 중요한 점은 기존 치료제 또는 치료제가 없는 경우의 치료효과가 얼마나 될지를 비교적 정확하게 알 수 있다는 점이다.

(2) 임상연구가와 장비 등의 시간 경과에 따른 변화도 무시 가능한데, 그 이유는 항암제 2상 임상시험은 표본크기가 작고 임상시험 수행기간도 짧기 때문이다.

(3) 평균으로의 회귀 효과도 무시 가능할 만큼 작다.

(4) 학습효과는 존재한다고 보기 어렵다.

(5) 위약 효과를 포함하는 심리적 효과가 존재할 수도 있으나, 평가변수가 객관적인 변수라서 그 가능성은 작다.

(6) 항암제 2상 임상시험에서 단일군 전후비교는 효과 있을 것 같은 후보 시험약을 걸러내는 탐색적 목적으로 수행된다. 일단 2상을 통과한 시험약은 3상에서 제대로 검증을 받게 된다. 결국 3상 임상시험에서는 대조군을 두어서 시험약의 효능과 안전성을 보다 더 객관적으로 평가하게 된다. 이처럼 3상 임상시험에서 한 번 더 객관적으로 시험약의 효능과 안전성을 평가할 기회가 있으므로, 2상 임상시험에서 약간의 편의가 발생하더라도 받아들일 수 있는 것이다.

19장 다지역임상시험

19.1 서론

다지역임상시험multi-regional clinical trials이란 동일한 임상시험계획서를 사용하여 동시에 여러 지역region에서 피험자를 모집하여 수행하는 임상시험을 말한다. 여기서 지역이란 한 국가이거나 여러 국가들의 집합을 의미한다(ICH 2017).

> MRCT in the present guideline is defined as a clinical trial conducted in more than one region under a single protocol. In this context, region may refer to a geographical region, country or regulatory region.

다지역임상시험이 최근 주요 관심 주제로 떠 오른 이유는 신약개발이 글로벌화되고 있기 때문이다. 예전에는 한 국가나 지역에서만 신약개발을 위한 임상시험이 진행되어 신약을 개발하곤 하였으나, 최근 추세는 여러 지역에서 동일한 임상시험계획서를 사용하여 동시에 임상시험을 실시하고, 자료분석 후 각 지역의 심사기관에 동시에 시판허가를 위한 자료를 제출하는 것이기 때문이다.

다지역임상시험에 대한 설명을 하려면 먼저 다지역임상시험이 수행되기 전의 상황을 살펴볼 필요가 있다. 1990년대 이전에 각 선진국들은 한 국가(예를 들면, 미국)에서 신약을 개발하여 다른 국가(예를 들면, 일본)에서 시판허가를 받으려면, 그 다른 국가(일본)의 시판허가에 대한 규정이 본 국가(미국)와 달라, 그 다른 국가(일본)에서 임상시험을 다시 수행해야 하는 경우가 많았다.

그림 19.1의 위쪽에 있는 “1. Independent strategy: local trials”가 바로 1990년대 이전 상황을 보여준다. 즉 이 전략에서는 두 지역에서 각각 PK study, 탐색적 임상시험, 확증적 임상시험을 따로 각 지역 스케줄에 맞는 시점에 수행하여 각 지역의 심사기관에 자료를 제출하고 있다. 이는 시간과 비용의 낭비였고, 심지어 비윤리적이기까지 했다.

그래서 1990년대 주요 선진국들은 각 나라에서 생산된 의약품의 개발 방법을 서로 간에 어느 정도 표준화시킬 필요성을 느끼게 되었고, 그렇게 해서 만들어진 것이 ICHInternational Conference on Harmonization이다. ICH는 1998년 임상시험에서의 통계원칙을 담은 ICH E9을 발표하게 된다(ICH 1998). ICH는 또한 다른 지역에서 수행된 임상시험 자료를 받아들이는데 고려할 필요가 있는 인종적 요인ethnic factor들에 대한 가이드라인인 ICH E5를 발표하게 된다(ICH 1998). ICH E5는 임상시험이 전 세계 여러 지역에서 수행될 때 임상시험의 결과에 영향을 미칠 수 있는 요인들을 크게 피험자 내 특징인 내적 요인intrinsic factor과 외적 요인extrinsic factor으로 나누었다. 예를 들어 내적 요인에는 나이, 인종, 특정한 유전자 등이 포함되고, 외적 요인에는 사회경제적 수준, 언어, 질병진단기준 등이 포함된다. 표 19.1은 내

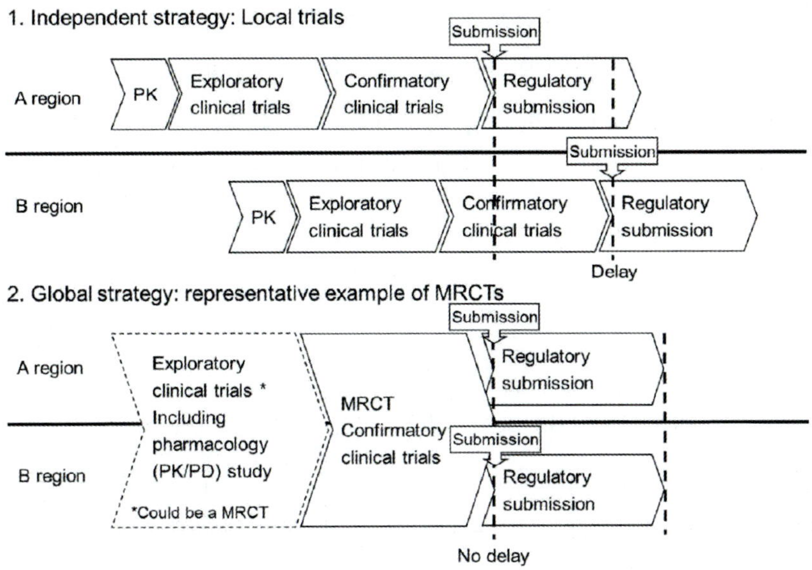

그림 19.1 Independent strategy와 Global strategy

표 19.1 내적 요인과 외적 요인

<table>
<tr><th colspan="2">INTRINSIC</th><th>EXTRINSIC</th></tr>
<tr><th>Genetic</th><th>Physiological and pathological conditions</th><th>Environmental</th></tr>
<tr><td>Gender</td><td>Age
(children–ederly)</td><td>Climate
Sunlight
Pollution</td></tr>
<tr><td colspan="2">Height
Bodyweight</td><td></td></tr>
<tr><td></td><td>Liver
Kidney Cardiovascular
functions</td><td>Culture
Socio–economic factors
Educational status
Language</td></tr>
<tr><td colspan="2">ADME
Receptor sensitivity</td><td></td></tr>
<tr><td>Race
Genetic polymorphism
of the drug metabolism</td><td></td><td>Medical practice
Disease definition/Diagnostic
Therapeutic approach
Drug compliance</td></tr>
<tr><td></td><td colspan="2">Smoking
Alcohol</td></tr>
<tr><td></td><td colspan="2">Food habits
Stress</td></tr>
<tr><td>Genetic disease</td><td>Disease</td><td>Regulatory practice/GCP
Methodology/Endpoints</td></tr>
</table>

적 요인과 외적 요인들을 잘 보여준다(ICH E5 1998).

ICH E5의 또 다른 중요한 내용은 한 지역(예를 들면, 미국)에서 신약개발에 성공하여 시판허가를 받은 경우, 그 시험약의 시판허가를 다른 지역(예를 들어, 일본)에서 받기 위해서는 그 신약에 대한 PK study, 탐색적 임상시험, 확증적 임상시험 등 신약개발의 모든 과정을 다시 반복할 필요 없이, 소규모 가교시험만으로 새로운 지역에서 시판허가를 받을 수 있는 길을 열어 주는 것이다.

19.2 가교시험

가교시험bridging study이란 다른 지역에서 시판허가를 받은 신약에 대해 새로운 지역에서 그 신약에 대한 효능, 안전성, 용량, 용법에 대한 약동학 또는 임상자료를 제공할 목적으로 수행된 임상시험을 의미하며, 그 목적은 새로운 지역에서 얻어진 가교시험자료와 외국에서 얻어진 임상시험자료가 유사함을 보여서, 외국임상자료를 새로운 지역에 외삽extrapolate, 즉 사용하기 위함이다.

> A bridging study is defined as a study performed in the new region to provide pharmacodynamic or clinical data on efficacy, safety, dosage and dose regimen in the new region that will allow extrapolation of the foreign clinical data to the population in the new region.

즉, 외국에서 수행된 임상시험을 새로운 지역에서 다시 완전히 다시 반복할 필요 없이 새로운 지역에서 가교시험이라 불리는 소규모 임상시험을 실시하여, 새로운 지역에서 얻어진 가교시험자료와 외국에서 얻어진 임상시험자료가 유사하다고 판단되면 외국에서 입증된 시험약의 효과를 새로운 지역에도 적용 가능하다고 판단하겠다는 것이다. 가교시험이란 외국에서 수행된 임상시험보다 일반적으로 소규모로 수행되므로, 그림 19.1의 위쪽에 있는 "1. Independent strategy: local trials" 비하여 시간과 비용을 절감할 수 있게 된다. 우리나라 심시기관은 가교시험에 대한 가이드라인을 발간하여 가교시험의 계획과 평가에 도움을 주고 있다(식품의약품안전평가원 2015a, 2015b, 2015c).

ICH E5 가이드라인의 기본 취지는 새로운 지역에서 불필요한 임상시험 수행을 피하고 신약의 도입에 걸리는 시간을 단축시키기 위해 가교자료를 통하여 외국임상자료의 새 지역에서의 적용이 가능하도록 하겠다는 것이다. 어떤 종류의 가교시험이 필요한가는 그 시험약이 인종적 요인에 얼마나 민감한지에 따라 달라지며, 크게 다음 세 종류로 나누어진다(식품의약품안전평가원 2015a, 2015b, 2015c).

(1) 가교시험이 필요 없는 경우
(2) 약동학 시험 또는 약리학적 결과변수나 약리반응을 이용한 약력학 시험
(3) 유효성에 대한 임상시험(용량반응시험, 위약 혹은 대조약 비교시험)

이러한 가교시험의 핵심적인 특징은 탐색적 임상시험이라는 것이다. 그러므로 약간의 연구결과가 존재하기는 하지만, **가교시험 결과를 평가할 명확하고 객관적인 실제에서 사용할 통계적 분석방법과 평가 방법은 존재하지 않는 실정**이다.

예를 들어, 가교시험 질의응답집에는 다음과 같은 문구가 실려 있다(식품의약품안전평가원 2015b).

"Q30. 가교시험으로 약동학 시험을 수행하였습니다. 비교하고자 하는 외국의 약동학 시험결과와의 동등성 여부는 생물학적 동등성 수준까지 입증되어야 합니까?"
"A30. 생물학적 동등성 수준까지 입증하지 않아도 됩니다. 외국 임상시험 자료집에서 발췌한 외국인에 대한 약동학 시험결과와 한국인에 대한 약동한 시험결과를 적절한 통계기법을 이용하여 비교하고 유사성을 설명하면 됩니다."

약동학 시험은 임상시험에 대한 일종의 대리시험 역할을 한다. 그런데 약동학 시험 결과가 어느 정도 유사해야 실제 임상시험에서도 유사한 결과가 나올지에 대해 명확한 기준을 제시하는 것은 매우 어려운 일일 것이다. 수많은 약물이 존재하고 각 약물마다 민족적 감수성이 다를 것이기 때문이다. 그러므로 이를 평가할 명확한 통계분석방법과 평가기준이 존재하지 않는 것은 당연한 일일 것이다. 그러므로 '적절한 통계기법'이라는 다소 애매모호한 표현을 사용할 수밖에 없는 것이다.

가교시험으로 위약 혹은 대조약 비교임상시험이 실시된 경우에는 다음과 같은 통계적 이슈들이 존재할 것이다. 한 지역에서 신약이 처음 개발되기 위해 수행된 임상시험을 mother study라고 편의상 부르도록 하겠다.

(1) mother study와 가교시험은 설사 동일한 임상시험계획서를 사용했다고 하더라도 다른 두 지역에서 각각 다른 시점에 수행된 것이다. 즉 하나의 임상시험계획서를 사용하고 동시에 수행되며 무작위배정이 한 번에 이루어진 것이 아니다. 이렇게 하나의 임상시험이 아니라, 두 개 이상의 임상시험들을 비교하는 것을 'external cross-trial comparison'이라 부르며, 보통의 확증적 3상 임상시험에서는 이러한 비교가 사용되지 않는다. 이러한 비교의 문제점은 설령 두 임상시험이 동일한 선정기준과 제외기준을 사용하였다고 하더라도, 시험약의 효과가 두 임상시험 간에 변화하지 않고 일정하다는 가정이 필요한데, 엄밀한 의미로는 이러한 가정은 확인 불가능하다. 그러므

로 이러한 방법은 보통의 확증적 3상 임상시험에서는 사용되고 있지 않은 것이다.

(2) mother study 결과와 가교시험 결과가 유사한가를 통계학적으로 평가하는 것이 쉽지 않다. 아마도 가장 엄격한 방법은 mother study에서의 시험약의 효과와 가교시험에서의 시험약의 효과가 유사한지를 동등성 검정처럼 평가하는 것일 것이다. 즉 mother study에서 대조약 대비 시험약의 효과를 θ_M이라 표시하고, 가교시험에서 대조약 대비 시험약의 효과를 θ_B라고 표시한다면, 가설을 다음처럼 세우는 것이다(예를 들면, Liu et al 2002).

$$\text{귀무가설: } |\theta_M - \theta_B| \geq \delta \quad \text{vs} \quad \text{대립가설: } |\theta_M - \theta_B| < \delta$$

하지만 이 경우 동등성 마진 δ를 얼마로 잡을 것인가 하는 문제에 봉착하게 되고, 동등성 마진에 따라 결과가 완전히 달라질 것인데, 타당한 동등성 마진을 결정할 방법이 알려져 있지 않다.

(3) 반면에 귀무가설에 동등하다고 놓는 방법 역시 적절하지 않다. 이러한 문제점은 12장 동등성 검정에서 이미 설명한 바 있다. 요약하면 표본크기가 작을수록 검정력이 부족하여 동등하다는 귀무가설을 입증할 가능성이 커지게 되는데, 이는 상식적으로 말이 되지 않는다.

(4) 흔히 사용되는 방법 중 하나는 mother study에서 대조약 대비 시험약의 95% 신뢰구간을 구하고, 가교시험에서 대조약 대비 시험약의 95% 신뢰구간을 구한 후, 두 신뢰구간이 얼마나 겹치는지 눈으로 확인하는 방법이다. 하지만 이 방법의 단점은 표본크기가 작을수록 신뢰구간이 더 넓어져서, 두 신뢰구간이 많이 겹치게 된다는 점이다. 그러므로 가교시험에서 표본크기를 작게 할수록, 가교시험 결과와 mother study 결과가 유사함을 보이기 쉬워지는 (3)에서 발생한 것과 동일한 모순이 발생하게 된다.

(5) 두 연구결과의 가중평균을 구하여 이를 그 지역에서의 시험약 효과의 추정치로 삼아 시험약의 효과를 검정해볼 수도 있다. 문제는 가중치를 얼마로 주느냐에 따라 결과가 크게 달라지는데, 가중치를 얼마로 주는 것이 적절한지 알려져 있지 않다.

(6) 만일 mother study 결과와 가교시험 결과가 유사한지를 보이지 않고, 단지 가교시험만의 결과로 시험약의 효능을 평가한다면 어느 정도의 유의수준으로 결과를 평가해야 할까? 보통의 확증적 3상 임상시험에서는 통상적으로 양측검정인 경우 5% 유의수준이 사용된다고 22장에서 설명한 바 있다. 하지만 일반적으로 가교시험은 mother study에 비해 소규모로 진행되므로 임상시험대상자수가 작게 된다. 만일 가교시험을 mother study와 동일한 규모로 진행한다면, 이는 가교시험이 아니라 mother study를 완벽히 다시 반복하는 것이 되어, ICH E5와 가교시험 제도의 기본취지에 어긋난다.

표 19.2 국가별로 시판허가된 statin 계열 약물 용량

	United States	Europe	Japan	China	Korea
Lovastatin	20~80	10~40	–	20~80	20~80
Simvastatin	20~80	10~80	5~20	10~40	5~80
Pravastatin	10~80	10~40	10~20	10~20 as bid	5~20
Fluvastatin	20~80	20~80	20~60	–	20~40
Atorvastatin	10~80	10~80	10~40	–	10~80

4장에서는 만일 시험약의 효과가 존재하는 경우 임상시험을 통해 이를 입증할 확률(검정력)은 임상시험대상자수가 늘어날수록 증가한다고 설명한 바 있다. 그러므로 가교시험에서 5% 유의수준을 판단의 기준으로 사용한다는 것은 지나치게 엄격한 기준임을 알 수 있다. 가교시험의 분석은 가교시험의 분석보다는 가교시험의 결과가 mother study의 결과와 얼마나 유사한지를 평가하는 것이 더 적절한 분석방법일 것이다. 문제는 어떻게 그 유사성을 평가할지 아직 일치된 의견이 존재하지 않는다는 점이다.

참고로 가교시험에 많은 경험이 있는 전문가 의견에 따르면, 한 지역에서 효과와 안전성이 입증된 약은 대부분 다른 지역에서도 효과가 있었다고 한다. 문제는 용량이다. 각 지역 심사기관이 각 지역에 최적화된 효과와 안전성이 입증된 용량에 대해서 다른 결론을 내릴 수 있다. Malinowski et al.(2008)은 미국, 유럽, 일본에서 승인된 약들 중에 이 세 지역에서 시판허가된 용량이 다른 30여 개의 약들의 용량을 조사하였다. 특히 일본에서 승인된 용량이 미국과 유럽보다 작은 경우가 많다고 지적하였다. Malinowski et al.(2008)는 statin 계열 약물에 대해서는 한국에 대한 자료도 포함되어 있어서 표 19.2에 그 내용을 싣는다.

19.3 다지역임상시험의 장점과 단점

ICH E5는 가교시험을 통하여 임상시험이 각 지역에서 중복 수행되는 것을 최소화하는 방안을 제시하고 있음에도 불구하고, 가교시험은 다음의 문제점을 가지고 있다.

(1) 가교시험은 정상적인 임상시험에 비해 소규모로 진행되어 임상시험의 중복 수행을 줄여주기는 하지만 여전히 어느 정도는 중복 수행되고 있다.

(2) 외국에서 정상적인 임상시험이 성공하고 외국에서 시판허가를 받은 후, 새로운 지역에서 가교시험을 실시하여 시판허가를 받게 되므로, 새로운 지역에서는 시판허가가 외국의 시판허가보다 상당히 늦어지게 된다. 이러한 현상을 'drug-lag'이라고 부르는

데, 특히 환자의 생명을 위협하는 질병의 경우, 이러한 단점은 매우 치명적이다.

이러한 문제점을 해결하는 한 가지 방안이 있는데, 여러 지역에서 동일한 임상시험계획서로 동시에 임상시험을 진행하고, 임상시험 종료 후 각 지역의 심사기관에 자료 제출을 동시에 진행하는 이른바 다지역임상시험multi-regional clinical trial이 각광을 받게 되었다.

1998년 ICH E5 출간 이후, ICH E5에 대한 질문들이 많아서 그 질문과 답변을 모아서 ICH E5 Questions and Answers(2006)가 출판되었는데, 그 문서에는 다음과 같이 기술되어 있다.

> It may be desirable in certain situations to achieve the **goal of bridging** by conducting a **multi-regional trial** under a **common protocol** that includes **sufficient** numbers of patients from each of multiple regions to reach a conclusion about the effect of the drug in all regions.

즉 모든 지역에서 시험약의 효과를 입증하기 위해 공통의 임상시험계획서를 사용하여 각 지역에서 충분한 피험자 수를 포함하는 다지역임상시험을 수행함으로써 가교의 목적을 달성하여, 시험약의 효과를 각 지역에서 입증할 수도 있다는 것이다.

그 후 다지역임상시험이 광범위하게 사용되고, 여러 이슈들이 등장함에 따라 ICH는 다지역임상시험에서의 이슈만을 다룬 새로운 가이드라인인 ICH E17을 발표하였다(ICH 2017).

다지역임상시험은 그림 19.1의 아래에 있는 '2. Global strategy: representative example of MRCTs'를 사용하겠다는 것이다. 즉 두 지역 공통의 임상시험계획서를 준비하여 PK study, 탐색적 임상시험, 확증적 임상시험을 수행하고, 두 지역 심사기관에 동시에 자료를 제출하게 된다. 이러한 전략은 '1. Independent strategy: local trials' 또는 가교시험을 실시하는 전략에 비하여 다음의 장점을 가지게 된다.

(1) Global strategy(즉 다지역임상시험을 사용하는 방법)는 independent strategy 또는 가교시험에 비해 일반적으로 더 적은 임상시험 대상자를 필요로 하게 된다. 이는 단지 시간과 비용의 절감을 의미할 뿐만 아니라 꼭 필요한 만큼의 임상시험 대상자만을 사용했으므로 윤리적으로도 바람직한 일이다.

(2) independent strategy 또는 가교시험을 사용하는 전략에서는 지역 B에서 시판허가를 늦게 받게 되지만, Global strategy에서는 그러한 일이 발생하지 않는다. 시판허가를 늦게 받는 것은 단지 시간과 비용의 절감만을 의미하지 않는다. 생명을 위협하는 질병의 경우 조금이라도 빨리 시판허가를 받을 수 있도록 하는 것이 윤리적인 일이다.

반면에 다지역임상시험을 사용하는 '2. Global strategy: representative example of MRCTs'는 '1. Independent strategy: local trials' 또는 가교시험을 실시하는 전략에 비하여 다음의 단점을 가지게 된다.

(1) 처음 다지역임상시험을 시작할 때 여러 심사기관 모두와 협의하여 다지역임상시험을 계획해야 하므로 처음에는 다소 더 시간이 걸리고, 각 지역 심사기관의 요구사항을 들어주다 보면 임상시험계획서와 실제 임상시험 수행이 더 복잡해질 가능성이 높다.

(2) 다지역임상시험은 훨씬 더 많고 넓은 이질적인 장소에서 임상시험이 수행되므로, 만일 잘 관리가 되지 않은 경우에는 그 자료의 질에 대한 신뢰성이 떨어질 수 있다. 자료에 대한 신뢰성이 떨어지게 되면 그 통계분석결과에 대한 신뢰성도 떨어지게 되므로, 이런 일이 발생하지 않도록 다지역임상시험은 특히 임상시험 관리에 많은 노력을 기울여야 한다.

그동안 우리나라는 외국제약회사가 수행하는 다지역임상시험에 한 일원으로 참여하는 경우가 많아서, 그동안 우리나라에서의 다지역임상시험의 주요 이슈는 "전체 임상시험결과를 한국에 어떻게 외삽할 것인가" 하는 것이었다. 다시 말하면, 전체 임상시험결과에서는 시험약의 효능을 입증하였는데, 한국에서는 피험자의 숫자가 작아서 한국인 자료만으로는 시험약의 효능을 유의하게 입증하지 못한 경우, 전체 임상시험결과를 받아들여, 한국인에게서도 시험약의 효능이 있다고 결론내릴 수 있는지의 여부였다. 하지만 최근에는 우리나라 제약회사가 다지역임상시험을 계획 및 수행하는 경우도 생기고 있어서, 다지역임상시험의 계획 및 수행에도 관심이 증가하고 있다.

19.4 다지역임상시험에서 발생하는 통계적 이슈들

다지역임상시험에서 필요한 총 피험자 수 산출은 4장에서 기술된 방법으로 산출된다. 즉 전체 지역에서 시험약의 예상되는 효과 크기를 가정한 후, 그 효과 크기를 찾아낼 검정력이 충분히 크도록(예를 들면, 80%) 총 피험자 수를 산출하게 된다. 그 다음 그 필요한 총 피험자를 각 지역에서 모집하게 되므로, 한 지역에서의 피험자 수는 총 피험자 수보다 현저하게 작아지게 된다. 예를 들어, 총 피험자 수가 1,000명이라고 하면 특정 지역(예를 들면, 한국)에서의 피험자 수는 그보다 현저하게 작게 되고, 임상시험에 따라 심지어 10명 이하일 수도 있고 좀 많은 경우 100명이 좀 넘을 수도 있다. 어쨌든 특정 지역의 피험자 수는 현저하게 작으므로 특정 지역의 피험자만을 분석해서는, 설사 그 시험약이 효과가 있다고 하더라도 5% 유의수준에서 통계적 유의성을 입증하기 어렵게 된다. 피험자 수가 작으면 설사 시험약이 유의하더라도 검정력이 부족하여 통계적 유의성을 보이기 어렵다는 것은 4장에서 잘 설명되어 있다.

결국 그 특정 지역의 심사기관이 통계학적으로 선택할 수 있는 옵션은 다음 3가지 중에 하나이다.

(1) 제1종 오류를 희생시켜서 평소보다 더 많은 제1종 오류를 범하는 것을 허락하거나
(2) 검정력을 희생시켜서 평소보다 더 작은 검정력을 가지는 것을 허락하거나
(3) 그 특정 지역에 평소와 같은 제1종 오류와 검정력을 가질 만큼의 피험자 수를 제약회사에게 요구하거나 이다.

하지만 위 3가지 방법 중에 흔쾌하게 받아들일만한 방법은 없다. 이러한 문제를 해결하기 위하여 현재 다지역임상시험에서 널리 사용되는 방법은 다음과 같다. 아래 인용된 ICH E17의 내용을 사용하면서 설명하도록 하겠다. 먼저 다지역임상시험 수행의 기본 가정은 시험약의 약효가 참여하는 모든 지역에서 크게 차이가 나지 않고 시험약의 효과 크기가 임상적으로 의미가 있다는 것이다. 이러한 가정은 그 질병에 대한 지식, 시험약의 작용 기전, 시험약의 약효에 잠재적으로 영향을 미칠 수 있는 민족적 요인, 이용 가능한 초기 탐색적 임상시험 자료 등에 근거하게 된다.

MRCTs are planned under the assumption that the treatment effect applies to the entire target population, particularly to the regions included in the trial.

이러한 가정이 만족된다고 판단되면 다지역임상시험을 계획하게 된다. 하지만 시험약의 약효가 모든 지역에서 완벽하게 동일하다는 가정이 필요한 것은 아니며, 내적 및 외적 요인으로 인하여 시험약의 효과가 각 지역에서 약간 다르지만, 그 차이가 임상적으로 중요하지 않다고 여겨지는 경우에도 여전히 다지역임상시험의 계획이 가능하다.

Some sensitivity of the treatment effect to intrinsic and/or extrinsic factors may be expected in different regions, but should not preclude consideration of MRCTs.

만일 다지역임상시험 계획 단계에서 그동안 시험약에 대해 축적된 자료에 의해 시험약의 효능이 지역별로 차이가 크게 나고 그 차이가 임상적으로 의미가 있다고 여겨지는 경우, 다지역임상시험은 적절한 신약개발방법이 아니다. 이 경우에는 각 지역별로 별도의 임상시험들을 실시해야 할 것이다.

어쨌든 시험약의 약효가 참여하는 모든 지역에서 크게 차이가 나지 않고 시험약의 효과

크기가 임상적으로 의미가 있다는 가정이 만족되어 다지역임상시험이 계획되는 경우, 이렇게 실시되는 다지역임상시험은 다음 두 가지 목적을 가지게 된다.

(1) 다지역임상시험에 참여한 모든 지역에서 시험약의 효능을 입증하는 것이다. 이는 다지역임상시험에 참여한 모든 지역에서의 자료들을 모아서 이를 하나의 데이터로 간주하여 통계적으로 분석해 시험약의 효능을 입증하면 된다.
(2) 시험약의 효과가 각 지역에서 일정consistent함을 보이는 것이다. 이를 통계적으로 보이는 방법들 중에는 엄격한 방법과 느슨한 방법 등 다양한 방법들이 연구되어 있으나, 어느 방법을 선택할지에 대한 일치된 의견이 현재 존재하는 것은 아니다.

어쨌든 다지역임상시험을 실시하여 위 두 가지 목적을 모두 만족스럽게 보였다고 가정해 보자. 이는 다지역임상시험에 참여한 전체 지역에서 시험약은 효능이 있다는 것이고, 시험약의 효과가 각 지역에서 일정하다는 것을 의미하므로, "시험약의 효능이 있다"라는 결론을 각 지역에 외삽extrapolate하여도 큰 문제가 없게 된다. 여기서 **'외삽'이라는 의미는 전체 지역에서 얻은 "시험약의 효능이 있다"라는 결론을 각 지역에 적용한다는 의미**이다.

이와 같은 분석 전략을 사용하려다 보면 다음과 같은 통계적 이슈들이 발생하게 되는데, 각 이슈들을 다음 절에서 조금 더 자세하게 살펴볼 것이다.

(1) 시험약의 효과가 각 지역에서 일정하다는 것을 통계학적으로 어떻게 보일 것인가?
(2) 다지역임상시험의 총 피험자 수가 산출된 이후, 총 피험자를 각 지역에 어떻게 할당할 것인가?
(3) 각 지역의 심사기관들은 각 지역에서의 시험약의 효과 크기가 얼마라고 추정하는 것이 적절한가?

이 절을 마치기 전에 가교시험과 다지역임상시험의 차이를 다시 한 번 조금 다른 각도에서 살펴보자. 그림 19.2에서는 전통적인 순차적으로 진행되는 가교시험과 동시에 여러 지역에서 동일한 임상시험계획서를 사용하여 수행되는 다지역임상시험을 잘 비교하고 있다 (Liu et al. 2002). 가교시험과 다지역임상시험의 목적은 동일하게 전체지역과 개별지역의 시험약의 효과를 보이는 것이지만 그 순서가 반대방향임을 알 수 있다. 전통적인 가교시험은 각 개별 지역의 결과를 순차적으로 보이고 그 결과들을 종합 비교하여 결론에 이르는 방법이라 하면, 다지역임상시험은 전체 지역의 약의 효과를 먼저 보이고 그것이 성공하면 지역별 결과를 검토하는 순이다.

또한 통계검정방법에 있어서도 큰 차이가 있는데 가교시험은 개별 임상시험의 결과를 보는 것이므로 개별 지역의 시험약의 효과를 각각 보여야 하는 반면, 다지역임상시험은 전체

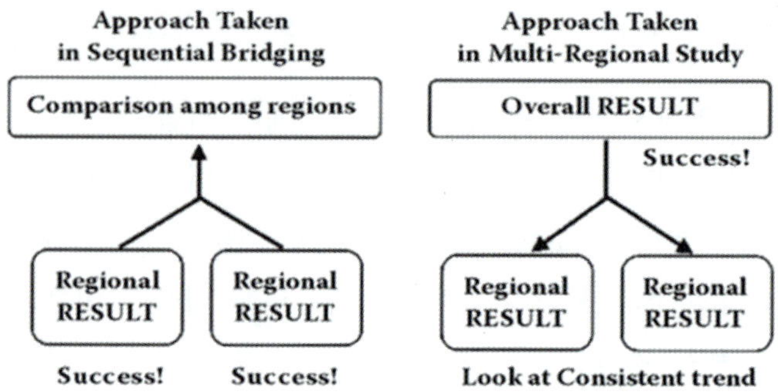

	Stand Alone Regional Result	No Significant Regional Result but Similar Results across Regions
Overall Treatment Effect	✓	✓
Regional Treatment Effect	✓	
Similar Trend among Regions	Compare result across regions!	✓

그림 19.2 가교시험과 다지역임상시험의 비교

지역의 약의 효과를 보이고 나면 개별 지역에서 시험약의 약효가 일정consistent한지를 평가하는 것으로서 개별지역의 통계검정을 대체한다. 이러한 이유로 가교시험에 비해 다지역임상시험의 가장 큰 장점은 시간을 단축할 수 있다는 점이다. 또한 동일한 임상시험계획서를 사용하여 여러 지역에서 동시에 진행되므로 지역 간의 비교를 직접적으로 수행할 수 있는 장점이 있다.

19.5 시험약의 효과가 각 지역에서 일정한지를 확인하는 통계적 방법

통계분석전략에는 시험약의 약효가 각 지역과 하위모집단에서 일정한지를 평가할 방법이 포함되어야만 한다(ICH 2017). 여기서 시험약의 효과가 일정하다는 것은 시험약의 효과가 각 지역과 하위모집단에서 임상적으로 의미 있는 차이가 존재하지 않는 것으로 정의된다. 이러한 평가에 사용될 수 있는 통계방법들로는 다음이 존재한다.

(1) 기술통계량
(2) forest plot과 같은 그래프를 사용하는 방법
(3) 공변량 보정을 포함하는 모형에 기반한 추정
(4) 치료제와 지역 간의 교호작용에 대한 검정

이러한 방법들은 각각 장점과 단점이 존재한다. 예를 들면, 교호작용에 대한 검정은 검정력이 낮은 단점을 가지고 있다. 그러므로 계획 단계에서 이러한 방법들에 대해 조심스럽게 고려해야 한다.

> The statistical analysis strategy should include the evaluation of the consistency of treatment effects across regions and subpopulations. For this purpose, consistency in treatment effects is defined as a lack of clinically relevant differences between treatment effects in different regions or subpopulations. Various analytical approaches to this evaluation, possibly used in combination, include but are not limited to (1) descriptive summaries, (2) graphical displays (e.g., forest plots), (3) model-based estimation including covariate-adjusted analysis and (4) test of treatment-by-region interaction. There are strengths and limitations to any method (e.g., interaction tests often have very low power), and these should be carefully considered during analysis planning.

위에서 ICH E17이 여러 방법들을 개략적으로 언급하였지만, 다지역임상시험에서 시험약의 효과가 각 지역에서 일정한지를 확인하는 통계적 방법에 대해서는 지금까지 여러 연구가 진행되어 왔지만 어느 방법이 가장 적절한지는 아직 알려져 있지 않은 상태이다.

만일 시험약의 효과가 각 지역에서 일정한지를 확인하는 것을 통계적 가설검정으로 간주한다면, 귀무가설과 대립가설을 어떻게 놓아야 할지부터가 명확하지 않다. 만일 지역 간에 시험약의 효과 차이가 별로 나지 않을 것이라는 사전정보가 충분히 있는 경우에는 귀무가설을 "시험약의 효과는 지역 간에 차이가 없다"로 놓을 수 있을 것이다. 반면에 지역 간에 시험약의 효과 차이가 상당히 차이가 날 것이라는 사전정보가 있는 경우에는 대립가설을 "시험약의 효과는 지역 간에 차이가 없다"로 놓는 것이 적절할 것이다. Chen et al.(2010)은 이처럼 지역 간 시험약 효과 차이에 대한 사전 정보의 양에 따라 시험약의 효과가 각 지역에서 일정한지를 확인하는 통계적 방법을 그림 19.3처럼 정리하였다.

그림 19.3에 의하면 지역 간에 시험약의 효과 차이가 별로 나지 않을 것이라는 사전정보가 충분히 있는 때, 양적 방법의 경우에는 치료제와 지역 간의 교호작용을 검정하는 방법을 들고 있고, 질적 방법의 경우에는 Gail-Simon test를 들고 있다. 반면에 지역 간에 시험약의 효과 차이가 상당히 차이가 날 것이라는 사전정보가 있는 경우에는 비열등성 검정이나 동등성 검정을 들고 있다. 그리고 그 중간 방법으로 일본 PMDA가 제안한 Method 1과 Method 2를 두고 있다. 어느 경우이든 얼마의 유의수준을 사용할지, 마진을 얼마로 정할지에 대해 역시 모두가 동의하는 방법은 존재하지 않는다.

반면에 시험약의 효과가 각 지역에서 일정한지를 확인하는 방법을 통계적 검정으로 보지 말고 단순히 기술적 분석descriptive analysis으로 보자는 주장도 있다. 이러한 주장의 근거는, 통계적 검정으로 보는 경우 발생하는 다중검정의 문제와 무엇을 귀무가설로 놓아야 하는가에

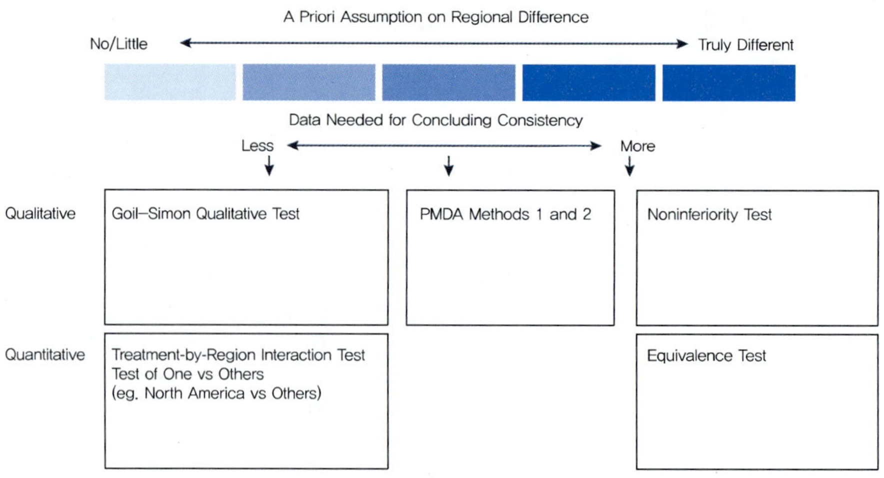

그림 19.3 다지역임상시험에서 시험약의 효과가 각 지역에서 일정한지를 확인하는 통계적 방법

대한 문제를 피할 수 있기 때문이다. 이러한 방법에서는 단순히 각 지역에서 기술통계량만을 계산하거나, forest plot과 funnel plot 같은 그래프를 이용할 수 있다.

만일 시험약의 효과가 지역 간에 차이가 나는 것이 관찰된 경우, 이를 단지 우연에 의한 결과라고 결론 내리기 전에 그러한 차이가 날 가능성을 감안하면서 지역 간에 시험약의 효과가 일정한지를 평가해보아야 한다(ICH E17 2017). 만일 예를 들어 성별 간에 시험약의 약효가 차이가 관찰된 경우에는 이러한 차이가 지역 간에 또는 합쳐진 지역 간에도 존재하는지를 조사해보아야 한다.

일반적으로 하위군 분석의 결과와 시험약의 지역 간 차이에 대한 발견의 신뢰성을 평가하고자 할 때는 생물학적 개연성biological plausibility, 그러한 발견의 내적 및 외적 일치성, 증거의 강도, 통계적 불확실성 등을 고려해야 한다(ICH 2017). 19.12절에 소개된 MERIT-HF trial은 이러한 요소들을 모두 감안한 후, 하위군 분석결과의 신뢰성을 평가한 좋은 사례이다.

19.6 각 지역에 피험자를 할당하는 방법

경험에 의하면 알려지지 않은 중요한 내적 요인 및 외적 요인들의 차이가 인구집단들 사이에 존재할 수 있는데, 지역region이 그러한 지표가 되는 경우가 많다고 한다. 예를 들어, 그림 19.4(a)의 경우에는 두 지역 간에 질병의 중증도가 다르고 그로 인하여 두 지역 간에 1차 유효성 평가변수 값이 현저하게 차이가 나고 있다. 그림 19.4(b)의 경우에는 두 지역 간에

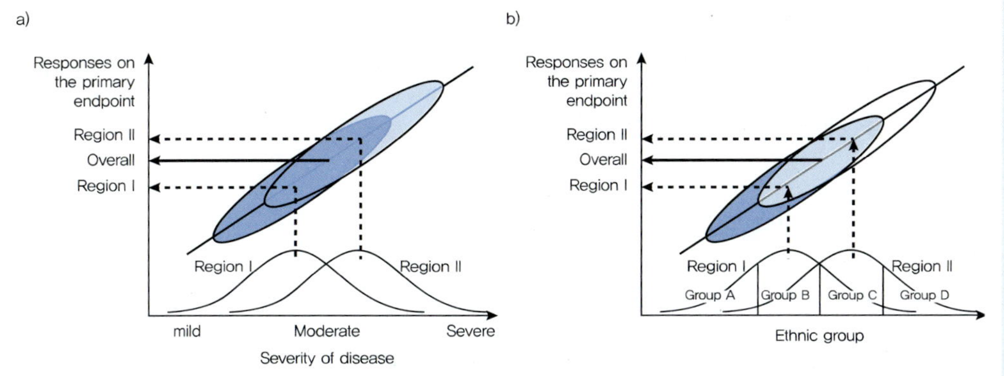

그림 19.4 각 지역의 내재적 요인 및 외인적 요인이 1차 유효성 평가변수에 영향을 미치는 사례. (a) 질병 심각도에 따라. (b) 인종에 따라.

민족 구성이 다르고 그로 인하여 두 지역 간에 1차 유효성 평가변수 값이 현저하게 차이가 나고 있다. 이처럼 지역 간에 시험약의 효과가 다를 수도 있기 때문에, 그렇다면 이를 찾아낼 수 있도록 각 지역에 적절하게 임상시험 대상자 수를 배정하는 것이 중요하다.

다지역임상시험에서 지역별 시험대상자 수 할당에 대해 일관되게 사용 가능한 방법이나 최적의 방법은 존재하지 않는다. 현재 사용되고 있는 일부 방법들은 다음과 같다.

There is no uniformly acceptable or optimal approach to sample size allocation in a MRCT. Some approaches currently in use include:

(1) 비례할당proportional allocation

지역의 크기 및 질환 유병률에 비례하여 시험대상자를 등록하는 것이다. 이 방법의 장점은 일반적으로 이 방법이 시험대상자를 모두 모집하는 데 필요한 시간을 최소화해준다는 점이다. 반면에 단점은 일부 지역에는 너무 적은 수의 시험 대상자가 할당되는 반면, 다른 지역에는 너무 많은 시험 대상자가 할당되어 그 지역에 전체 다지역임상시험결과를 좌지우지해 버릴 수 있다는 것이다.

(2) 균등할당equal allocation

각 지역에 동일한 시험 대상자를 할당하면 시험약의 효과를 찾아낼 검정력이 최적화된다는 장점이 있다. 반면에 단점은 각 지역마다 시험 대상자 모집의 용이성 및 질병 유병률의 차이로 인하여 시험 대상자 모집이 매우 느려질 수 있다는 것이다.

그러므로 비례할당과 균등할당 간의 균형을 취하는 것이 권고된다. 그러면 적절한 시간 안에 시험 대상자 모집을 완료할 수 있으면서, 동시 각 지역에서의 시험약의 효과에 대한 충분한 정보를 제공할 수 있을 것이다.

(3) 시험약 효과의 일부 보존preservation of effect

지역별 약물 효과가 사전에 정의된 전체 약물 효과의 비율을 일부 유지하는 것을 볼 수 있도록 하는 것에 기반하여 한 개 이상의 지역에 필요한 시험대상자 수를 결정하는 것이다. 이러한 방법의 사례가 바로 일본이 제안한 Method 1과 Method 2이다.

D_1을 일본에서 관찰된 위약 대비 시험약의 효과 크기라고 하고, D를 전체 지역에서 관찰된 위약 대비 시험약의 효과 크기라고 하며, Z를 전체 지역에서 시험약의 효과를 검정하는 검정통계량이라고 하면, Method 1은

$$P(D_1 \geq \rho D | Z > z_{1-\alpha}) \geq 0.8$$

이 되도록 일본인 피험자 수를 결정하는 것이다. 여기서 ρ는 0과 1 사이의 숫자로서 보통 0.5 이상의 숫자가 권고된다. 그러나 만약 임상시험에 참여하는 모든 지역에 대해 이러한 요구를 한다면, 이런 방법으로 구한 총 임상시험 대상자 수가 1차 유효성 평가변수에 기반하여 이미 계산된 전체 임상시험 대상자보다 더 많아져 버려서 이 방법을 사용하기가 어려울 수도 있다.

반면에 3개 지역에서 관찰된 위약 대비 시험약의 효과 크기를 각각 D_1, D_2, D_3라고 표시하는 경우, Method 2는

$$P(D_1 > 0, D_2 > 0, D_3 > 0 | D > 0) \geq 0.8$$

을 만족하도록 일본인 피험자 수를 결정하는 것이다.

(4) 지역 유의성local significance

각 지역 내에서 유의한 결과가 도출될 수 있도록 지역별 시험대상자 수를 결정하는 것이다. 이러한 방법은 지나치게 많은 시험 대상자를 필요하게 되고, 다지역임상시험 수행의 의의와 상반되므로 권고되지 않는다.

(5) 고정된 최소한의 시험 대상자 수fixed minimum number

하나 이상의 지역에 고정된 최소한의 시험대상자 수를 할당하는 것이다. 이 방법은 최소한의 숫자에 대한 과학적으로 타당한 이유가 없다면 권고되지 않는 방법이다.

실제 다지역임상시험에서 시험 대상자 수 할당은 과학적인 사실과 실제 현실적인 여건을 둘 다 고려하게 된다. 예를 들면, 첫 할당에서는 각 지역의 크기와 그 질병의 유병률을 감안하여 배정할 수 있다. 이러한 초기 할당은 목표로 하는 총 시험 대상자 수가 얻어질 수 있도록 해야 한다. 그 다음 각 지역에 할당된 시험 대상자 수는 지역 간에 시험 대상자 수가 크게 차이가 나면 그러한 차이를 줄이도록 조정해주고, 지역 간 시험약 효과가 일정consistent한지를 평가하는 데 도움이 되도록 조정할 수 있다. 이러한 조정 과정 중에 필요하다면 일부 지역을 합칠 수도 있다. 각 지역에 최소한의 시험 대상자 수를 배정하는 것이 과학적으로 타당한 경우에는 그러한 사실을 이런 과정에 반영할 수도 있다. 그러한 예로는 의미 있는 충분한 정확도를 갖는 기술통계량(예를 들면, forest plot)을 제공해주는 최소한의 시험 대상자 수를 지정하는 경우이다.

또 다른 방법으로는 첫 단계에서 각 지역에 동일한 수의 시험 대상자를 할당한다. 그러고 나서 두 번째 단계에서 각 지역의 질병 유병률과 시험 대상자 모집 용이도 등을 고려하여 각 지역의 시험 대상자를 조정한다.

위 두 가지 방법 모두에서 한 지역에 너무 많은 시험 대상자가 할당되어, 그 지역이 전체 다지역임상시험결과를 좌지우지하지 않도록 하는 것이 중요하다.

19.7 각 지역의 심사기관들은 자신의 지역에서의 시험약의 효과 크기를 어떻게 추정해야 할까?

다지역임상시험의 가장 이상적인 경우는 전체 결과 분석에서 시험약의 효과가 유의하고 시험약의 효과가 각 지역에서 일정하다고 판단되어, 각 지역 심사기관들이 전체 분석결과를 받아들여서 시험약이 각 지역에서 시판허가를 받는 경우이다. 이렇게 되면 제약회사들은 많은 시간과 비용을 절약하게 되고, 각 지역의 환자들은 시판허가를 받은 시험약을 빨리 처방 받을 수 있게 된다.

그러나 다지역임상시험의 핵심적인 이슈는 다지역임상시험 전체 자료분석결과가 유의하다고 하여, 그러한 사실이 그 시험약이 각 지역에서 시판허가를 받을 수 있음을 보장해주지는 않는다는 것이다. 다르게 표현하면 전 세계를 총괄하는 세계정부가 존재하여 세계정부의 심사기관이 다지역임상시험 전체 결과가 유의하다고 판단을 내리면, 이러한 결과를 각 지역의 심사기관(미국 FDA, 유럽 EMA, 일본 PMDA, 한국 MFDS)들이 받아들여서, 시험약을 각 지역에서 시판허가를 내주는 것이 아니라는 말이다. 필자의 개인적 생각이지만 이러한 사실은 임상시험계획서에 사전에 기술된 분석방법으로 얻어진 결과를 확증적 분석으로 인정한다는 ICH E9의 기본 원칙에 어긋난다고 본다. 하지만 다지역임상시험을 가능하게 하려면 어쩔 수 없는 선택인 것 같다.

다지역임상시험 전체 자료분석결과가 유의한 경우에도, 각 지역의 심사기관(미국 FDA, 유럽 EMA, 일본 PMDA, 한국 MFDS)들은 자기 지역만의 자료를 분석해보고, 전체 결과를 자신의 지역에 외삽(즉 적용)할 수 있는지를 검토해보게 된다. 이는 너무도 당연한 일이다. 각 지역의 심사기관들은 자신의 지역에 있는 국민들의 안녕과 안전을 책임지는 기관이기 때문이다.

그렇다면 각 지역의 심사기관들은 각 지역에서의 시험약의 효과 크기가 얼마라고 추정하는 것이 적절할까? 대략 다음의 3가지 방법이 존재한다.

(1) 자신의 지역에서 관찰된 자료만을 사용하는 방법

이 방법의 장점은 다른 지역의 자료를 빌려올 필요가 없다는 점이다. 그러므로 자신의 지역과 다른 지역 간에 내적 및 외적 요인이 달라도 걱정할 필요가 없다. 통계학 용어를 사용하면, 자신의 지역에서 관찰된 자료만을 사용하여 자신의 지역에서의 시험약의 효과 크기를 추정하는 것이 불편추정량unbiased estimator이 된다는 것이다.

반면에 이 방법의 단점은 표본크기가 작아서 통계적 유의성을 보이기 어렵고, 표본크기가 작다보니 추정량의 분산이 커서 추정의 신뢰성이 떨어진다는 점이다. 극단적인 사례로는 자신의 지역을 포함하여 전 지역에서 시험약의 효과가 동일하게 유의함에도 불구하고, 단지 자신의 지역에서만 우연에 의하여 시험약의 효과가 반대 방향으로 관찰될 수도 있다.

(2) 다지역임상시험의 전체 결과를 자신의 지역에서의 시험약의 효과 추정치라고 받아들이는 방법

이 방법은 시험약의 효과가 전 지역에서 동일하다고 가정하여, 다지역임상시험의 전체 결과를 자신의 지역에서의 시험약의 효과 추정치라고 받아들이는 방법이다. 이 방법의 장점과 단점은 (1)에 있는 방법의 단점과 장점이 되게 된다. 즉 표본크기는 커져서 추정량의 변동은 감소하지만, 만일 내적 및 외적 요인에 의하여 자신의 지역과 그 외 지역에서 시험약의 효과가 현저히 다른 경우에는 많은 편의bias가 발생하게 된다.

(3) 방법 (1)에서 얻은 추정량과 방법 (2)에서 얻은 추정량의 가중평균을 사용

이 방법은 방법 (1)에서 얻은 추정량과 방법 (2)에서 얻은 추정량의 가중평균을 구하여, 그 가중평균을 자신의 지역에서의 시험약의 효과 추정치로 받아들이는 방법이다. 문제는 그 가중치를 어떻게 결정할 것인가 하는 점이다. 이에 대해 여러 연구들이 진행되었는데, 예를 들어, random effect model(Hung et al. 2010)의 경우에는 다음과 같이 가중치를 구하여 가중평균을 계산하였다(Quan et al. 2013).

i번째 지역에서의 시험군과 대조군의 표본크기를 N_i라고 하고, 1차 유효성 평가변수의 모분산을 σ^2이라고 표시하자. random effect model에서는 i번째 지역에서의 시험군과 대조군 간의 1차 유효성 평가변수의 평균 차이인 시험약의 효과 추정치 $\hat{\delta}_i$가 다음과 같이 정규분포를 따른다고 가정한다.

$$\hat{\delta}_i \sim N(\delta_i, 2\sigma^2/N_i)$$

여기서 정규분포의 평균 δ_i는 고정된 상수가 아니라 다음의 확률분포를 갖는 확률변수라고 가정하게 된다.

$$\delta_i \sim N(\delta, \tau^2)$$

다지역임상시험 전체에서의 시험약의 효과 추정치($\tilde{\delta}$)는 각 지역에서의 시험약의 효과 추정치의 가중평균으로 다음처럼 구한다.

$$\tilde{\delta} = \sum_{i=1}^{s} w_i \hat{\delta}_i / \sum_{i=1}^{s} w_i \qquad w_i = 1/(\tau^2 + 2\sigma^2/N_i)$$

가중치를 위와 같이 잡는 이유는 그래야만 다지역임상시험 전체에서의 시험약의 효과 추정치($\tilde{\delta}$)의 분산이 최소화되기 때문이다. 최종적으로 i번째 지역에서의 시험약의 추정치($\tilde{\delta}_i$)는 $\hat{\delta}_i$과 $\tilde{\delta}$ 간의 다음의 가중평균으로 구한다.

$$\tilde{\delta}_i = \frac{\tau^2}{\tau^2 + 2\sigma^2/N_i}\hat{\delta}_i + \frac{2\sigma^2/N_i}{\tau^2 + 2\sigma^2/N_i}\tilde{\delta}$$

이 i번째 지역에서의 시험약의 추정치($\tilde{\delta}_i$)는 empirical shrinkage estimator라 불리며, expected mean squared error를 최소화함이 알려져 있다.

개별 지역에서 시험약의 효과를 추정하는 것에 대해 ICH E17은 다음처럼 기술하고 있다

(ICH 2017). 먼저 임상시험계획서 안의 통계분석 부분에, 개별 지역에서의 시험약의 효과의 추정치와 그 불확실성을 추정하는 적절한 통계방법을 기술해야 한다는 것이다. 그 통계분석에는 시험약의 효과를 추정하고 하고 싶은 각 지역 또는 통합된 지역pooled region 내에서 시험약의 효과를 신뢰할게 추정할 수 있도록 적절한 표본크기 할당 방법을 포함해야 한다.

The statistical analysis section of the protocol should describe appropriate statistical methods for estimating and reporting treatment effects and measures of their uncertainty for individual regions. This plan should include a determination of the adequacy of sample sizes to support robust estimation within each region or pooled region for which reporting of treatment effect is of interest.

만일 어떤 지역에서의 표본크기가 너무 작아서 시험약의 효과 추정이 신뢰하기 어려운 경우에는 다른 방법의 사용을 고려해보아야 한다. 예를 들어 그 지역을 다른 지역과 합치거나 또는 적절한 통계모형을 사용하여 다른 지역의 정보를 빌려오는 방법 등을 사용할 수 있다. 특히 적절한 통계모형을 사용하는 경우에는 공변량을 보정하는 방법이 특히 중요한데, 그 이유는 이러한 통계모형을 사용하여 내적 요인과 외적 요인을 보정할 수 있기 때문이다.

If the sample size in a region is so small that the estimates of effect will likely be unreliable, the use of other methods should be considered, including the search for options for additional pooling of regions based on commonalities, or borrowing information from other regions or pooled regions using an appropriate statistical model. Covariate adjusted models may be especially important in this setting as a way to account for intrinsic and extrinsic factors.

이 절의 앞부분의 (3)에서 이미 shrinkage estimator를 설명하였는데, ICH E17도 각 지역에서의 효과 추정치와 전체 효과 추정치의 가중평균을 구하는 shrinkage estimator 사용을 고려해볼 수 있다고 하고 있다(ICH 2017). 특히 지역의 표본크기가 작고 이상치가 존재할 때 특히 이러한 방법을 고려해 볼 수 있을 것이다.

Methods using weighted averages of the overall effect estimate and the estimate using data from individual regions (shrinkage estimates) may be considered, particularly when regional sample sizes are small and outlying values may be overly influential.

통계모형의 선택은 내적 요인과 외적 요인이 어떻게 지역에서의 시험약 효과 추정치에 영향을 미치는지를 반영해야 하며, 적절한 통계적 방법에 근거해야 한다. 선택한 통계모형의 타당성을 입증하기 위하여 적절한 민감도분석이 계획되어야 한다.

The choice of model should reflect an understanding of how intrinsic/extrinsic factors affect the regional estimates and be based on appropriate statistical methods. Sensitivity analyses should be planned that vary the assumptions required for the model.

19.8 다지역임상시험과 다기관임상시험의 차이

다기관임상시험이란 동일한 임상시험계획서를 사용하여 여러 기관에서 동시에 임상시험이 실시되는 것으로 5장에서 살펴본 바 있다. 반면에 다지역임상시험이란 동일한 임상시험계획서를 사용하여 여러 지역에서 동시에 실시되는 임상시험을 의미한다. 그런데 각 지역은 다시 여러 기관을 포함할 수도 있다. 만일 각 지역이 여러 기관을 포함한다면, 이 경우 다지역임상시험은 동시에 다기관임상시험이 되며, 이 다기관임상시험은 또한 다지역임상시험이기도 하다. 현재 많은 다지역임상시험이 이러한 형태로 진행되고 있다.

하지만 설명의 편의를 위하여 다기관임상시험은 한 국가 안에 속한 여러 기관에서 실시된 임상시험이라고 가정하자. 이 경우 다기관임상시험과 다지역임상시험의 차이는 무엇일까? 통계학적으로는 두 임상시험 모두 이원배치법 모형으로 설명이 가능하다. 즉

$$Y_{ij} = \mu + \alpha_i + \beta_j + \epsilon_{ij}$$

이 모형에서 Y_{ij}는 i번째 기관(또는 지역)의 j번째 환자에게서 얻어진 1차 유효성 평가변수 값이고, α_i는 i번째 치료제의 효과(예를 들면, 시험약은 $i=1$로 표시하고, 대조군은 $i=0$으로 표시)를 나타낸다. β_j는 j번째 기관 또는 지역을 나타낸다. 그러므로 다지역임상시험이나 다기관임상시험이나 위 이원배치 모형으로 모두 설명이 가능하다.

하지만 다지역임상시험의 핵심적인 특징은 'global approval'이라는 것이 존재하지 않는다. 즉 전체 다기관임상시험결과가 유의하다고 하여도, 그 결과를 각 지역의 심사기관이 받아들여서 그 시험약을 그 지역에서 시판허가해줄지 여부는 각 심사기관의 판단할 몫이다. ICH E9에 의하면 임상시험계획서에 사전에 명기된 분석방법으로 얻은 결과를 확증적 결과로 인정함에도 불구하고, 다지역임상시험에서는 이러한 결과가 유의하다고 하여 각 지역에서의 시판허가가 보장되는 것은 아니다. 각 지역의 심사기관은 나름의 추가 분석(탐색적 분석)을 실시한 후, 전체 지역에서의 분석결과와 함께 종합적으로 판단하여 시판허가 여부를 결정하게 된다. 19.11절의 PLATO trial과 19.12절의 MERIT-HF trial의 사례를 보면, 미국 FDA조차도 전체 다지역임상시험결과를 그대로 받아들일지, 아니면 미국의 자료만을 분석한 결과에 기초해서 시판허가 결정을 내려야 할지 고민하는 상황이 생기는 것을 알 수 있다.

임상시험계획서에 사전에 명기된 분석방법으로 얻은 결과와 각 지역 심사기관의 확증적 판단(시판허가 여부)이 불일치할 수 있다는 것이 다지역임상시험에서의 통계적 분석계획

수립 및 분석결과 해석에 근본적인 어려움을 제공한다. 본인은 이것이 다지역임상시험에서 발생하는 통계학 이슈의 핵심이라고 생각한다.

다지역임상시험 자료분석의 어려움 중 근본적인 원인 중 하나는 지역region의 정의가 애매하다는 것이다. 이상적으로는 지역은 임상시험계획서에 사전에 정의되는 것이 가장 바람직하다. 하지만 현실의 대부분의 경우에서는 지역은 임상시험 종료 후에 분석의 편의에 의해 정의되는 경우가 많다. 예를 들면, 한국을 한 지역으로 삼아서 분석해보고, 한국, 일본, 중국을 합쳐서 한 지역으로 삼고 다시 분석해보고 하게 된다. 이러한 분석은 각 지역이 사전에 정의되고 유의수준을 나눈 확증적 하위군 분석이 아니라 탐색적 하위분 분석이 되게 된다. 9장에서 탐색적 하위군 분석의 문제점과 어려움을 논의한 바 있다.

19.9 통합된 지역 및 통합된 하위인구집단

ICH E17은 새로운 개념인 통합된 지역pooled regions 및 통합된 하위인구집단pooled subpopulations을 소개하고 있다(ICH 2017). 먼저 ICH E17은 지역을 지리적 지역, 나라 또는 규제적 지역regulatory region으로 정의하고 있다.

> Region: A geographical region, country or regulatory region

그리고 규제적 지역은 EU처럼 신약 허가를 위해 공통의 규제가 적용되는 나라들로 이루어진 지역으로 정의하고 있다.

> Regulatory Region: A region comprised of countries for which a common set of regulatory requirements applies for drug approval(e.g., EU).

이렇게 지역과 규제적 지역을 먼저 정의하고 나면 통합된 지역을 정의하게 된다. 통합된 지역이란 해당 질병과 개발 중인 시험약에 관련 있는 내적 요인과 외적 요인 측면에서 충분히 유사하다고 생각되는 일부 지리적 지역, 나라 또는 규제적 지역을 **계획 단계**에서 통합하는 것으로 정의된다. 여기서 핵심적인 요소는 계획 단계에서부터 통합된 지역을 정의해야 한다는 점이다. 사전 계획 없이 나중에 편의에 따라 합쳐진 지역은 통합된 지역으로 인정되지 않는다.

> Pooling some geographical regions, countries or regulatory regions at the planning stage, if subjects in those regions are thought to be similar enough with respect to intrinsic and/or extrinsic factors relevant to the disease and/or drug under study.

통합된 하위인구집단pooled subpopulations은 특정 지역의 시험대상자 일부subset와 의약품 개발 프로그램에 중요한 하나 이상의 내적 또는 외적 요인을 공유하는 유사하게 정의된 다른 지역의 시험대상자 일부를 **계획 단계**에서 통합하는 것을 의미한다. 통합된 하위인구집단은 다지역임상시험 세팅에서 특히 중요하다고 여겨지는 인종과 관련된 하위군이라 가정된다. 통합된 하위인구집단의 예로는 유럽 및 북미에 거주하는 코카시안계를 들 수 있다.

Pooling a subset of the subjects from a particular region with similarly defined subsets from other regions whose members share one or more intrinsic or extrinsic factors important for the drug development programme at the planning stage. Pooled subpopulations is assumed as ethnicity-related subgroup particular important in the MRCT setting.

통합된 지역 또는 통합된 하위인구집단을 **사전에** 지정하는 것은 각 지역에 표본크기 할당에 유연성을 제공하고, 시험약의 효과가 각 지역에서 일정한지consistent를 평가하는 데 도움을 주며, 규제적 결정을 내리는 데도 도움을 준다.

Pre-specified pooling of regions or subpopulations may help provide flexibility in sample size allocation to regions, facilitate the assessment of consistency in treatment effects across regions, and support regulatory decision-making.

이처럼 통합된 지역 또는 통합된 하위인구집단을 사용하는 전략의 타당성은, 시험약의 효과에 영향을 미친다고 알려진 내적 요인과 외적 요인들의 분포, 그리고 해당 질병 및 각 지역 간에 이러한 요인들의 유사성에 근거하여 입증되어야 한다. 예를 들어, 캐나다와 미국을 북미 지역으로 통합하는 것은 의료행위와 병용 투여 약물의 유사성에 근거하여 그 타당성이 종종 입증된다. 통합된 지역 또는 통합된 하위인구집단을 사용하는 전략은 사전에 임상시험계획서와 통계분석계획에 명기되어야만 한다.

The pooling strategy should be justified based on the distribution of the intrinsic and extrinsic factors known to affect the treatment response, and the disease under investigation and similarity of those factors across regions. For example, pooling Canada and the United States into a North American region is often justified because of similar medical practices and similar use of concomitant medications. Pooling strategies should be specified in the study protocol and statistical analysis plan, if applicable.

19.10 다지역임상시험 관리의 중요성

임상시험에서 대단히 중요한 핵심적인 사항은 임상시험에서 얻어진 자료를 신뢰할 수 있어야 한다는 것이다. 이를 위해 ICH E6 가이드라인이 존재하는 것이고, 보통의 임상시험에서도 무작위배정 코드 관리, clinical data management, 연구자들과 CRA들의 교육이 중요하였다. 그런데 이러한 점은 다지역임상시험에서는 더욱 더 중요해진다. 그 이유는 여러 지역에서 동시에 다지역임상시험이 진행되는데, 각 지역마다 이를 관리하는 심사기관도 다르고 각 지역마다 경제사회적 수준 및 문화 등이 다르기 때문에, 각 지역에서 얻어지는 자료의 신뢰도가 달라질 수 있기 때문이다.

Ensuring trial quality is of paramount importance for MRCTs.

이를 위하여 다지역임상시험이 수행되는 모든 지역과 모든 기관은 ICH E6-GCP 기준을 준수하고, 심사기관으로부터 GCP 조사를 받을 수 있도록 임상시험을 실시해야 한다. 그리고 임상시험의 완결성을 해칠 수 있는 잠재적인 위험 요소들을 다루기 위하여, 모니터링 계획과 그 외 다른 임상시험의 질을 확인할 방법들을 사전에 명기하고 수행하여야 한다.

It is also a basic requirement that all sites participating in MRCTs should meet applicable quality and regulatory standards. Specifically, MRCTs should be conducted in compliance with ICH E6-GCP standards in all regions and sites, including making sites available for GCP inspections by relevant regulatory authorities. Monitoring plans and other quality checks should be pre-specified and implemented in order to address potential risks to trial integrity.

다지역임상시험에 참여하는 모든 지역과 기관을 잘 관리하여 수준 높고 신뢰할만한 자료를 얻어내는 것의 중요성은 아무리 강조해도 지나치지 않다. 이를 위해 할 수 있는 일들은 다음과 같다.

(a) 각 지역의 의료 형태, 환자평가결과patient reported outcomes의 관리, 해석 및 평가변수의 측정과 같은 외부 요인에 대한 지역 간 차이가 발생할 수 있으므로, 가능하다면 각 지역을 대표하는 연구자 및 전문가가 다지역임상시험의 계획 및 설계에 참여하게 하는 것
(b) 다지역임상시험 시작 전에 모든 지역의 시험자 및 시험참여자를 대상으로 공통 교육을 실시
(c) 임상시험계획서를 표준화된 방법으로 준수
(d) 각 지역에서 임상시험대상자 선정의 통일을 위해 질환에 대한 통일된 진단과 분류기준 또는 통일된 위험 인구집단at-risk population의 정의 기준이 적용
(e) 임상시험대상자 선정을 위해서 진단 도구(예를 들어 생화학적 검사, 유전자 검사)가

필요한 경우, 지역별 밸리데이션 도구 및 검증된 실험실 이용 정도가 명확하고 구체적으로 제시되어야 한다.

(f) 특히 주관적인 기준에 근거하여 시험대상자를 선정하는 경우(예를 들면, 류마티스 관절염의 증상 척도), 모든 지역에 통일된 동일한 방법(예를 들면, 적절한 언어로 검증된 증상 척도 및/또는 점수)이 적용되어야 한다.

19.11 PLATO trial

PLATOPLATlet inhibition and patient Outcomes trial은 급성관상동맥증후군ACS : acute coronary syndromes 환자들을 대상으로, 표준 항혈소판제antiplatelet therapy인 클로피도그렐clopidogrel과 새로운 항혈소판제인 티카그렐로ticagrelor의 효능과 안전성을 비교하는 다지역임상시험이다(Carrol and Fleming 2013). 이러한 환자들은 불안전성 협심증unstable angina 또는 심장마비heart attack를 겪은 후 응급실로 급하게 이송되는 상황이다.

이 임상시험은 총 18,624명의 환자들을 1:1 비율로 이중맹검으로 두 군에 무작위배정하였다. 43개의 국가들에서 환자들이 모집되었고 크게 4개의 지역군으로 묶을 수 있었다. 1차 유효성 평가변수는 심혈관계 원인으로 인한 사망CV death, 또는 심근경색증myocardial infarction, 또는 뇌졸중stroke이 발생할 때까지의 시간이었다. 전체적인 임상시험결과는 시험약인 티카그렐로ticagrelor는 사망CV death, 또는 심근경색증, 또는 뇌졸중에 대한 위험을 임상적으로 유의미하게 줄였다. 구체적으로 살펴보면 hazard ratio는 0.84였고, 95% 신뢰구간은 (0.77, 0.92)였다.

총 31종류의 탐색적 하위군 분석을 해보니 대조약 대비 시험약의 약효는 대체로 각 하위군에서 일정하였다. 하지만 지역에 따른 하위군 분석에서는 시험약의 효과가 각 지역에서 일정해 보이지 않았다. 지역은 다음의 4개의 지역으로 사전에 정의되었다.

(1) 유럽, 중동, 아프리카(74.2%)
(2) 아시아, 오스트리아(9.2%)
(3) 중앙아메리카 남아메리카(6.7%)
(4) 북아메리카(9.9%; 이 중 미국은 7.8% n=1413명)

치료제와 지역 간의 교호작용에 대한 p값은 p=0.045로 유의하였다. 특히 미국과 미국 이외의 지역 간의 교호작용에 대한 p값은 p=0.01로 매우 유의하였다. 약효를 지역별로 나타낸 자료가 그림 19.5에 제시되어 있다.

8장의 다중검정에서 여러 번 가설검정을 하다 보면, 실제로는 유의하지 않지만 우연에 의해 유의하게 보이는 결과를 관찰할 확률이 높아진다고 설명한 바 있다. 본 임상시험에서는 총 31번의 탐색적 하위군 분석으로 가설검정을 하였으므로 이러한 현상은 단지 다중검정에 의해 우연에 의해 발생할 수도 있다. 반면에 정말로 시험약의 약효가 지역별로 다를 수도 있었다. 만일 지역 간 차이가 있다면 이는 임상시험을 수행하는 방법이 지역 간 차이가 날 수도 있고, 피험자들의 특징이 다를 수도 있는 등 여러 요인들이 있을 수 있다. 특히 미국 FDA 입장에서는, 다지역임상시험 전체 결과에서는 시험약의 효능이 유의하게 존재하는 것 같은데 미국에서는 반대의 결과인 것 같아서 과연 이 시험약을 미국에서 시판허가를 내주어야 하는지에 대한 고민에 빠지게 되었다.

먼저 미국 FDA는 시험약 효과의 지역 간 차이 발생 이유가 임상시험을 수행하는 방법의 차이인지를 면밀하게 조사해보았다. 이러한 조사에는 미국과 그 외 지역 간에 임상시험 수행에 체계적인 차이가 있었는지, 미국 임상시험 기관에서 시험약과 대조약을 투여하는 과정에 오류가 있었는지, 임상시험 수행기관 관리에 지역 간에 차이가 있었는지, 중도탈락률이 지역 간에 차이가 있었는지 등이 포함되었는데, 그러한 차이는 크지 않을 가능성이 높다고 결론 내렸다.

미국의 결과가 다른 지역과 다른 것이 단지 우연에 의한 것인지는 확률적으로 평가하기 어려웠다. 특히 시험약의 효과가 전 지역에서 동일하게 유의하게 존재하는 경우에도, 단지 우연에 의해 한 지역에서만 시험약의 효과가 반대로 관찰될 확률도 작지 않았다. 반면에 ICH E5에 기술된 내적 요인intrinsic factor과(또는) 외적 요인extrinsic factor의 차이로 이러한 현상이 관찰되었을 수도 있었다.

결국 미국 FDA는 수많은 사후분석을 수행해본 결과, 미국과 미국 이외의 지역 간의 교호작용에 대한 p값이 p=0.01로 유의한 것은, 우연에 의해서라기보다는 실제로 미국과 미국 이외의 지역에서 어떤 차이로 인하여 발생한 일일 가능성이 높다고 결론 내렸다. 그 이유는

Characteristic	Total Patients	KM at Month 12 Tic	Clop	HR (95% CI)	Interaction p-values
Geographic Region					
Asia/Australia	1714	11.4	14.8	0.80(0.61, 1.04)	0.045
Cent/Sth America	1237	15.2	17.9	0.86(0.65, 1.13)	
Euro/Md E/Afr	13859	8.8	11.0	0.80(0.72, 0.90)	
North America	1814	11.9	9.6	1.25(0.93, 1.67)	0.01

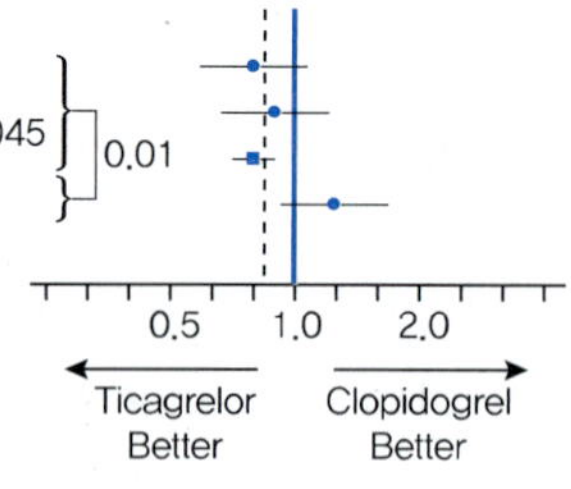

그림 19.5 지역별 시험약 효과

미국과 전체에서의 hazard ratio의 점추정치가 각각 1.27과 0.84로서 그 차이가 크고, 복합 변수인 1차 유효성 평가변수의 모든 구성요소들 사이에서도 미국과 미국 이외의 지역 간의 차이가 일정하였기 때문이다.

미국 FDA는 사전에 명시된 기저치baseline 변수들만이 아니라 post-baseline 변수들이 지역 간에 차이가 나는지를 조사해보았다. 만일 지역 간에 큰 차이가 나는 변수들이 있다면, 그 변수들이 미국과 그 외 지역 간의 유의한 교호작용에 대한 어느 정도 설명이 될 수 있기 때문이다. 이를 위하여 다음의 분석을 수행하였는데, 이런 분석을 effect modifier analysis라 부른다.

첫째, 치료제, 지역(미국과 그 외 지역), 치료제와 지역 간의 교호작용 항을 넣은 base Cox regression이 수행되었다.

둘째, 각 후보 변수들마다 그 후보 변수 치료제, 그리고 그 후보 변수와 지역 간의 교호작용을 추가로 넣은 분석을 실시하였다. 만일 이 두 번째 분석에서 치료제와 지역 간의 교호작용이 현저히 줄어든다면, 이 두 번째 분석에서 추가된 변수가 치료제와 지역 간의 교호작용의 상당부분을 설명한다고 말할 수 있을 것이다.

이러한 분석을 수행해보니 아스피린 용량maintenance aspirin dosage: ASA dose을 제외하고는 다른 변수들은 별다른 영향을 주지 않았다. 그림 19.6을 보면 아스피린 용량ASA dose이 US/non-US 교호작용의 적어도 일부분은 설명해주고 있음을 알 수 있다. 그림 19.6의 윗부분을 보면 치료제와 지역 간의 교호작용이 p=0.0095로 매우 유의함을 알 수 있다. 그런데 그림 19.6의 아래 부분을 보면, 아스피린 용량을 모형에 넣고 나면 치료제와 아스피린 용량

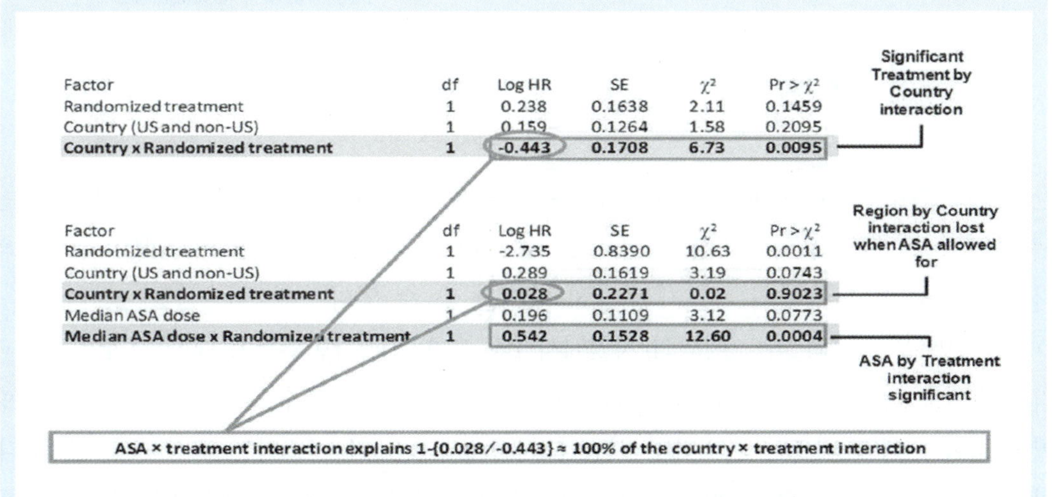

그림 19.6 아스피린 용량이 미국/미국 이외 지역 간의 교호작용 대부분을 설명

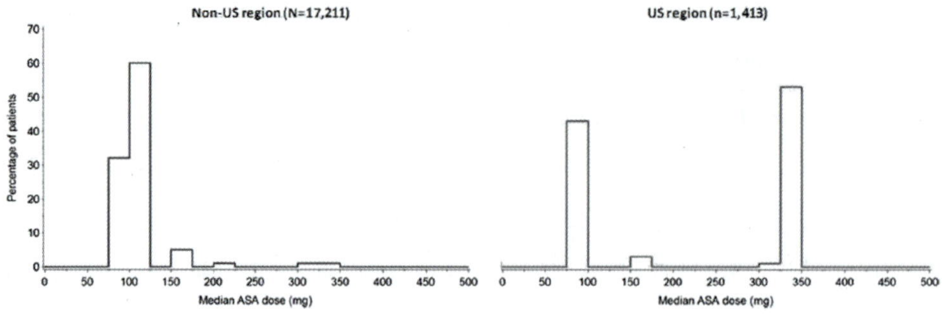

그림 19.7 미국과 미국 이외 지역에 병용 투여된 아스피린 용량의 분포

Region	ASA Dose (mg)	Ticagrelor N	Ticagrelor E	Clopidogrel N	Clopidogrel E	HR (95% CI)
US	≥300	324	40	352	27	1.62 (0.99, 2.64)
	>100 - <300	22	2	16	2	
	≤100	284	19	263	24	0.73 (0.40, 1.33)
Non-US	≥300	140	28	140	23	1.23 (0.71, 2.14)
	>100 - <300	503	62	511	63	1.00 (0.71, 1.42)
	≤100	7449	546	7443	699	0.78 (0.69, 0.87)
Overall	≥300	464	68	492	50	1.45 (1.01, 2.09)
	>100 - <300	525	64	527	65	0.99 (0.70, 1.40)
	≤100	7733	565	7706	723	0.77 (0.69, 0.86)

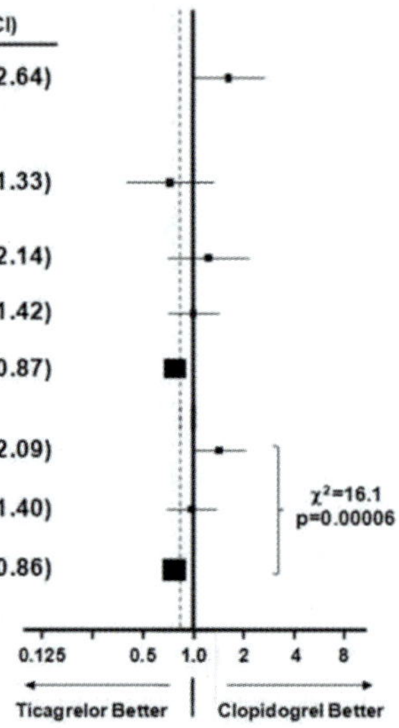

그림 19.8 지역과 아스피린 용량에 따른 1차 유효성 평가변수의 결과

간의 교호작용은 p=0.0004로 대단히 유의한 반면, 치료제와 지역 간의 교호작용은 p=0.9023으로 전혀 유의하지 않게 됨을 알 수 있다. 그림 19.7을 보면 미국과 미국 이외의 지역에서 아스피린 용량의 분포가 상당히 다름을 알 수 있다.

그림 19.8은 미국과 미국 이외의 지역에서 1차 유효성 평가변수들에 대한 결과를 아스피린 용량별로 범주화하여 보여주고 있다. 미국과 미국 이외의 지역 모두에서 아스피린 용량이 감소함에 따라 대조약에 비하여 시험약의 hazard ratio가 감소하는 경향을 알 수 있다. 비록 미국에서는 환자수가 적어 신뢰구간의 길이가 넓기는 하지만, 아스피린 용량이 낮은 환자들에 대해서는 시험약의 효과가 존재함이 미국과 미국 이외의 지역 모두에게서 일관되

게 관찰되었다. 이러한 분석결과들로 인하여 시험약의 효과가 미국과 미국 이외의 지역에서 다른 요인은 아스피린 용량 때문이었다고 추측되고 있다.

19.12 MERIT-HF trial

다지역임상시험으로 또 하나 널리 알려진 사례로는 Metoprolol Controlled-Release Randomized Intervention Trial in Heart FailureMERIT-HF이다(Wedel et al. 2001). 메토프롤롤Metoprolol은 만성 심부전 환자의 심부전 증상을 완화시켜줌이 이전의 연구를 통해서 증명되었다. 하지만 심장병에 관련된 약의 경우, 특정 질환(예를 들면, 심부전, 고혈압)에 대한 적응증을 얻고 나서, 다시 그 약이 사망률에 어떤 영향을 미치는지를 평가할 것을 권고하고 있다. 그 이유는 심장병 약의 궁극적인 목적은 사망률을 낮추는 것이고, 특정 질환은 하나의 대리변수로 간주되기 때문이다. 다시 말하면 그 특정 질환을 개선하면 사망률을 낮출 것으로 예상하는 것이다. 하지만 이 예상이 항상 옳다고 볼 수 없기 때문에 약이 심사기관으로부터 시판허가를 받은 후, 사망률에 대한 추가 임상시험을 하게 되는 것이다.

MERIT-HF 임상시험에서는 중증 만성 심부전 환자(NYHA 기능 분류 Ⅱ - Ⅳ 단계) 3,991명이 참가하였고, 한 그룹에는 표준치료제 + 메토프롤롤이, 다른 그룹에는 표준치료제 + 위약이 투여되었다. 두 개의 1차 유효성 평가변수가 있었는데, 하나는 모든 원인에 의한 사망까지의 시간time to all-cause mortality이고, 다른 하나는 모든 원인에 의한 사망 또는 모든 원인에 의한 입원까지의 시간time to all-cause mortality or all-cause hospitalization이었다. 1차 유효성 평가변수가 2개여서 5%의 제1종 오류는 첫 번째 1차 유효성 평가변수에 4%, 두 번째 1차 유효성 평가변수에 1%로 사전에 나누어 할당되었다. MERIT-HF 임상시험은 집단축차디자인으로 디자인되었는데, 계획했던 환자의 50%가 완료된 시점에서 행해진 중간분석에 매우 유의한 결과가 나와서 임상시험은 조기 중단되었다. 메토프롤롤은 위약에 비해 사망률에 대한 위험을 34% 감소시켰다(relative risk = 0.66, 95% 신뢰구간 = (0.53, 0.81), p = 0.00009).

이처럼 전체 결과는 매우 유의하게 나왔지만, 미국 FDA로서는 미국 환자들만을 대상으로 하는 사전에 계획되지 않은 탐색적 하위군 분석을 수행하였는데, 이는 자국민을 보호해야 하는 심사기관으로서는 당연한 일이라고 볼 수 있다. 그런데 문제는 미국 환자들만을 따로 분석하였을 때는 첫 번째 1차 유효성 평가변수의 결과가 유의하지 않았다는 것이다 (hazard ratio = 1.05, 95% 신뢰구간 = (0.71, 1.56)). 반면에 미국 환자들을 제외한 나머지 환자에게서는 결과가 매우 유의하였고(hazard ratio=0.55, 95% 신뢰구간 = (0.43, 0.70)), 두 그룹 간에는 매우 강한 교호작용이 존재하였다(p=0.003).

통계학적으로 교호작용이 존재한다는 말은 두 그룹에서 약효가 다르다는 의미이다. 따라서 미국 FDA는 메토프롤롤이 미국 환자에게서는 효과가 없고 나머지 국가 환자에서만 효과가 있는 것이 아닌가 하는 의심을 하게 되었다. 이 문제로 미국 FDA 내에 엄청난 논쟁이 벌어졌고, 결국에는 이는 다중검정에 의한 우연한 결과라고 결론을 내렸다. 그러므로 전체적인 결과가 여전히 미국 환자들에게도 타당하다고 결론을 내렸다. 미국 FDA가 이러한 결과가 다중검정에 의한 우연한 결과라고 결론을 내린 이유는 다음과 같다.

(1) The rule of chance/the strength of association

MERIT-HF 임상시험에 참여한 14개의 국가와 치료제 간의 교호작용에 대해 검정한 결과, 첫 번째 1차 유효성 평가변수인 사망률에 대해 유의한 상호작용이 없었으며(p=0.22), 두 번째 1차 유효성 평가변수에 대해서도 유의한 상호작용이 나타나지 않았다(p=0.70). 반면에 미국 FDA가 실시한 미국과 미국을 제외한 다른 국가의 환자들에 대한 탐색적 하위군 분석은, 전체 결과가 유의한 것을 보고 난 후에야 그렇게 분석을 하기로 한 사전에 계획되지 않은 사후분석이고 다중성을 보정하지 않았으므로, 그 결과는 우연에 의한 결과일 가능성이 높다.

(2) The biologic gradient

미국 환자들만을 심부전의 정도(예: 경증, 중등증, 중증 등)를 분류한 NYHA 분류단계에 따라 hazard ratio 및 95% 신뢰구간을 구한 결과, 심부전의 정도가 약한 NYHA class II의 환자 그룹의 hazard ratio 점추정치는 2.24(95% 신뢰구간은 (0.96,5.24))인 반면, 심부전이 심한 NYHA class III/IV의 환자 그룹의 hazard ratio 점추정치는 0.80(95% 신뢰구간은 (0.51,1.26))이었다. 이는 의학적 상식과 일치하지 않는 결과였다.

(3) Internal consistency

미국 환자에게서 얻어진 두 번째 1차 유효성 평가변수와 2차 유효성 평가변수인 사망 또는 모든 심장마비로 인한 입원death or all heart failure hospitalization의 hazard ratio에 대한 점추정치는 모두 1.0 미만으로서, 약효가 존재함을 나타냈고, 이는 전체적인 경향과 일치하였다.

(4) External consistency

메토프롤롤Metoprolol은 베타차단제인데, MERIT-TF 임상시험에서 메토프롤롤이 만성 심부전 환자의 사망률에 미치는 영향과 유사한 결과가 다른 베타차단제에서도 관찰되었다. 예를 들면, BHAT trial에서는 다른 베타차단제인 프로프라놀롤propranolol이 울혈성 심부전을 가진 심근경색 환자에서 약효가 관찰되었고, CIBIC Ⅱ trial에서는 다른 베타차단제인 비소프롤롤bisoprolol 경우 사망률 및 입원에 약효를 나타냈다.

(5) Confounding

미국과 미국을 제외한 다른 국가의 환자들 사이에는, 임상시험을 시작하기 전에 이미 임상시험 참여자에 대한 기저치 특성baseline characteristic, 또는 기저 치료baseline treatment에서 차이가 나서, 두 그룹 간에 첫 번째 1차 유효성 평가변수의 차이가 유발되었을 수도 있다. 그래서 두 그룹 간에 기저치 특성과 기저 치료의 차이가 나는지를 조사해보았으나 차이가 나지 않았다.

(6) Coherence/plausibility

MERIT-TF 임상시험에서 사전에 정의한 하위군에 대해 하위군 분석을 수행한 결과, 전반적으로 일관되게 메토프롤롤의 약효가 있음을 나타냈으며, 2개의 1차 유효성 평가변수에 대해서도 나라별로 일관된 결과를 나타내었다.

이러한 이유들을 종합하여, 미국 FDA는 미국 환자들에게서 관찰된 효과는 우연에 의한 것이라고 결론지어 메토프롤롤을 시판허가하였다. 이는 물론 100% 확신한 결론은 아니다. 주어진 자료를 사용하여 최대한 합리적이고 과학적인 판단을 한다면, 미국 환자들에게서 관찰된 효과가 우연일 것이라고 미국 FDA가 판단한다는 것이다. 그럼에도 불구하고 이러한 결과가 얻어진 원인을 정확하게 알 수는 없으므로, 미국 FDA는 이러한 결과를 label에 모두 기술하기로 결정하였다. 다음은 메토프롤롤에 대한 미국 FDA의 label에 나오는 임상시험결과 해석에 대한 부분이다.

> The table below shows the principal results for the overall study population. The figure below illustrates principal results for a wide variety of subgroup comparisons, including US vs. non-US populations (the latter of which was not pre-specified). The combined endpoints of all-cause mortality plus all-cause hospitalization and of mortality plus heart failure hospitalization showed consistent effects in the overall study population and the subgroups, including women and the US population. However, in the US subgroup (n=1071) and women (n=898), overall mortality and cardiovascular mortality appeared less affected. Analyses of female and US patients were carried out because they each represented about 25% of the overall population. **Nonetheless, subgroup analyses can be difficult to interpret and it is not known whether these represent true differences or chance effects.**

즉 모든 임상시험결과를 기술한 후, 탐색적 하위군 분석의 해석은 어려우며, 이러한 결과가 정말로 시험약의 효과 차이를 의미하는지 아니면 우연에 의한 결과인지는 알려져 있지 않다고 기술하고 있다.

19.13 다지역임상시험의 다른 사례들

이 절에서는 Ando and Hamasaki(2010)에 실린 5가지의 다지역임상시험 사례들을 살펴보도록 하겠다. 이러한 사례들을 통하여 다지역임상시험에 대한 이해를 높일 수 있으리라 생각한다.

(1) 사례 1: 톨터로딘tolterodine

본 임상시험은 요실금, 빈뇨와 같은 증상을 수반하는 과민성 방광Overactive Bladder; OAB의 치료제인 톨터로딘에 대한 내용이다. 임상시험 디자인은 시험군(톨터로딘), 위약군, 활성대조군(옥시부티닌oxybutynin)의 3개의 군으로 이루어진 이중맹검, 무작위배정, 평행설계였고, 한국인 피험자와 일본인 피험자로 이루어져 있었다. 1차 유효성 평가변수는 기저치로부터 12주차까지 주당 요실금 횟수 변화율이었다. 임상시험의 목적은 위약 대비 시험약(톨터로딘)의 효능의 우월성을 보이고, 시험약이 활성대조약에 비해 비열등함을 보이는 것이었다. 임상시험에 참가한 608명의 한국인(315명), 일본인(293명) 피험자들은 시험군, 활성대조군, 위약군에 무작위배정되었다.

표 19.3의 전체 결과를 보면, 시험군과 활성대조군의 기저치로부터 12주차까지 주당 요실금 횟수 변화율(−58.7%)을 보면 위약군의 변화율(−40.9%)에 비해 유의적으로 감소하였음을 알 수 있다. 또한 시험약이 활성대조약에 비해 비열등함도 확인할 수 있다. 그러나 전체 결과를 일본인 하위군과 한국인 하위군으로 나누어 살펴보면, 일본인 하위군에서는 시험약과 활성대조약이 위약에 비해 큰 변화를 보였으나, 한국인 하위군에서는 그 차이가 그리 크지 않음을 알 수 있다.

사례 1로부터 알 수 있는 사실은 다지역임상시험이 항상 미국, 유럽 등을 포함한 전 세계적으로 수행된 임상시험은 아닐 수도 있다는 것이다. 사례 1에는 단지 인접한 두 국가만이 참여하였다. 또한 얼핏 생각하기에는 한국인과 일본인 사이에 인종 간 차이는 거의 없지 않을까 생각하기 쉽지만, 실제 임상시험결과는 큰 차이가 관찰되었다는 것이다. 한국인 하위군과 일본인 하위군 사이에 이러한 차이가 발생한 이유로는 다음의 4가지가 추측된다.

표 19.3 톨터로딘 임상시험에서 1차 유효성 평가변수 결과

Region/country	Tolterodine	Oxybutynin	Placebo
Japan			
Baseline	19.3	20.0	18.9
Week 12	8.1	6.4	12.5
Mean % change	−68.5	−65.9	−42.9
N	144	122	57
Korea			
Baseline	21.2	23.5	19.1
Week 12	9.9	10.5	10.4
Mean % change	−49.8	−52.9	−39.1
N	125	122	65
All regions			
Baseline	20.3	21.8	19.0
Week 12	9.1	8.5	11.4
Mean % change	−58.7	−59.3	−40.9
N	237	244	122

(a) 한국인 피험자들의 평균적인 나이가 더 낮았다는 사실이다. 혼합된 요실금mixed urinary incontinence의 경우 나이가 어린 사람들에게서 상대적으로 더 잘 일어나는데, 이 경우 시험약의 효과가 약해지기 쉽다.

(b) 한국인 피험자에게서의 순응도가 일본인 피험자에게서의 순응도보다 낮았다.

(c) 이전에 과민성 방광으로 치료를 받은 피험자 비율이 한국인 피험자 집단에서 더 높았다.

(d) 한국인 피험자들에 비해 일본인 피험자들의 평균 요실금 패드 사용 횟수가 더 많았다.

(2) 사례 2: 로잘탄 칼륨Losartan potassium

로잘탄 칼륨은 이전에 이미 고혈압 치료제로 승인을 받은 치료제이다. 2006년 4월 일본에서 승인된 로잘탄 칼륨은 제2유형 진성당뇨병Type 2 Diabetes Mellitus을 겪는 환자들에게서 나타나는 당뇨병성 신장증Diabetic Nephropathy에 대한 치료제이다. 이중맹검, 무작위배정, 위약대조군 디자인을 통해 시험군(로잘탄 칼륨)과 위약군 사이의 신장보호 효과를 비교하는 다지역 임상시험이 수행되었다. 1차 유효성 평가변수는 혈청 크레아티닌 농도의 두 배 증가, 말기 신부전증, 사망을 포함하는 복합변수 사건의 발생할 때까지의 시간이었고, 임상시험의 목적은 위약 대비 시험약(로잘탄 칼륨)의 우월성을 보이는 것이었다. 총 1,513명의 환자가 28개국의 25개 기관에서에서 모집되었다. 일본인은 96명으로 6.3%였고, 아시아인은 257명으로 17.0%였다.

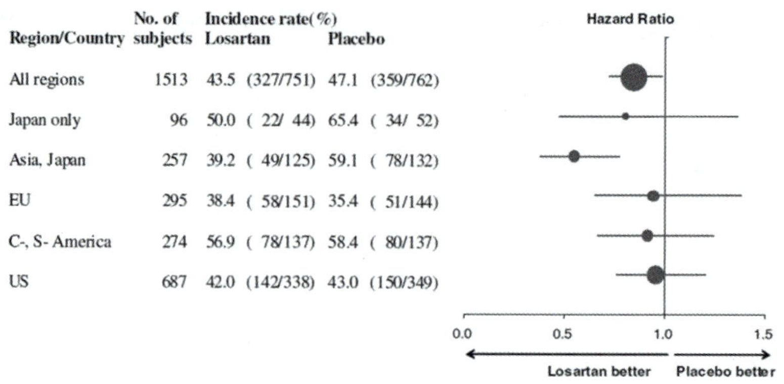

그림 19.9 로잘탄 칼륨 임상시험에서 1차 유효성 평가변수 결과

그림 19.9에서 알 수 있듯이 전체 지역에서 1차 유효성 평가변수인 복합변수의 위험은 위약군에 비해 유의하게 낮았다. 즉 95% 신뢰구간의 상한이 1.0보다 작았다. 특히 아시아 지역에서 복합변수의 위험 감소는 다른 지역에 비해서 유의적인 것으로 나왔다. 그렇지만 아시아 지역의 하위군인 일본 지역에서는 이러한 경향이 뚜렷하지 않았다. 다르게 표현하면 점추정치는 1.0보다 작지만, 95% 신뢰구간의 상한은 1.0보다 훨씬 크다. 이는 아마도 일본인 피험자 수가 작아서 그런 것으로 추정된다. 그림 19.9는 다지역임상시험분석결과 흔히 발생하는 패턴을 보여준다. 즉 전체 임상시험결과는 유의하고, 각 지역에서의 결과도 적어도 점추정치는 1.0보다 작아서 유사한 경향을 보이는데, 각 지역에서의 결과는 표본크기가 작아서 그런지 95% 신뢰구간의 상한이 1.0을 초과해서 통계적 유의성을 보이지 못하는 경우이다.

또한 표 19.4에서 알 수 있듯이 1차 유효성 평가변수인 복합변수를 구성하는 각 요소들의 비율은 일본 지역과 그 외의 지역 간에 상당히 다른데, 그 이유는 다음으로 추측된다.

표 19.4 로잘탄 칼륨 임상시험에서 일본과 전체에서의 복합변수 구성요소의 관측빈도

Component	Japna		All regions	
	Losartan N=44	Placebo N=52	Losartan N=751	Placebo N=762
Doubling serum creatinine	17(38.6)	25(48.1)	162(21.6)	198(26.0)
ESRD	14(31.8)	19(36.5)	147(19.6)	194(25.5)
Death	4(9.1)	3(5.8)	158(21.0)	155(20.3)
ESRD or death	17(38.6)	22(42.3)	255(34.0)	300(39.4)
Doubling serum creatinine or ESRD	19(43.2)	31(59.6)	226(30.1)	263(34.5)

(a) 일반적으로 제2유형 당뇨병 환자들의 경우 소변 알부민/크레아티닌 비율과 복합변수 간 상관관계가 높은 것으로 알려져 있다. 이 비율이 높은 일본 피험자들이 상대적으로 시험군에 많이 포함되어 있었고, 이 사실이 복합변수 발생 위험을 더 증가시켰을 가능성이 있다.

(b) 지역에 따른 중도탈락 비율의 차이 또한 복합변수에 영향을 미쳤을 가능성이 있다 (아시아 13.2%, 북아메리카 42.4%, 유럽 27.1%).

(c) 임상시험에 참여한 일본인 피험자 수가 불충분하여 그만큼 변동이 심하고 일본인 패턴을 정확하게 파악하기 어려울 수도 있다.

(3) 사례 3: 허셉틴Trastuzumab

본 임상시험에서 허셉틴은 HER2 양성 유방암에 대한 보조항암화합요법 치료제이다. 임상시험에 참여한 HER2 양성 유방암을 지닌 피험자들은 허셉틴 치료를 3주마다 1년 동안 받는 군, 3주마다 2년 동안 받는 군, 표준치료제군으로 무작위배정되었다. 1차 유효성 평가변수는 무병생존률DFS이었다. 본 임상시험의 목적은 허셉틴 1년 치료군이 표준치료군에 비해 우월성을 보이고, 허셉틴 2년 치료군도 표준치료군에 비해 우월성을 보이는 것이다. 또한 임상시험이 절반 정도 진행되었을 때, 중간분석이 계획되었고 사례 3에서의 분석은 이 중간분석을 토대로 한 것이다. 중간분석에는 총 3,386명의 피험자가 포함되었는데, 1,693명은 시험약 1년 치료군에 배정된 피험자였고, 1,693명은 표준치료제에 배정된 피험자였다. 총 피험자 중 87명(2.6%)이 일본인 피험자였다.

그림 19.10에서 알 수 있듯이, 중간분석결과 허셉틴 1년 치료군의 DFS 위험이 표준치료

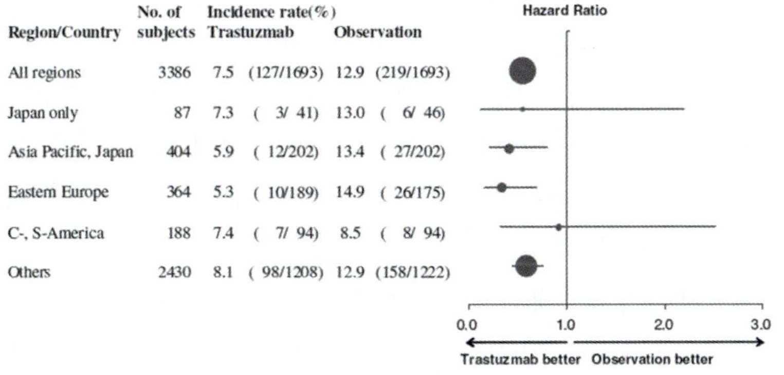

그림 19.10 지역별 허셉틴의 효과

표 19.5 인슐린 글루리신 임상시험에서 1차 유효성 평가변수 결과

Region/country	Tolterodine	Oxybutynin	Placebo
Japan			
Baseline	8.96	8.91	9.01
study end point	6.75	7.62	8.53
Adjusted change	−2.21	−1.31	−0.45
N	67	65	65
Korea			
Baseline	9.02	9.14	9.07
study end point	7.13	7.92	8.31
Adjusted change	−1.91	−1.2	−0.77
N	61	59	63
All regions			
Baseline	8.99	9.02	9.04
study end point	6.93	7.76	8.42
Adjusted change	−2.07	−1.25	−0.61
N	128	124	128

군의 DFS 위험에 비해 유의적으로 감소했다. 1차 유효성 평가변수에 영향을 미칠 수 있는 가능한 요인들(의료 행위의 차이 등)을 고려하더라도 허셉틴의 효과에 유의적인 영향을 미치는 요인은 발견할 수 없었다. 또한 hazard ratio는 지역이나 인종에 따라서도 큰 차이를 나타내지 않았다. 따라서 허셉틴은 다른 지역들뿐만 아니라 일본 지역에서도 유의적인 효과를 내는 것으로 판단할 수 있다.

(4) 사례 4: 인슐린 글루리신Insulin glulisine

인슐린 글루리신은 초속효성rapid-acting 인슐린으로서 투여 후 15분 이내에 대부분 효과를 나타내기 시작하여 약효는 보통 3~4시간 지속된다. 따라서 식사 직후나 직전에 투여하여 식후혈당을 조절하는 데 용이하다. 이러한 인슐린 글루리신의 효과와 안전성을 평가하기 위해 open-labeled, 무작위배정 임상시험이 진행되었다. 1차 유효성 평가변수는 기저치로부터 임상시험 종료시점(16주)까지의 HbA1c 변화량이었다. 임상시험의 목적은 경구용 항당뇨군OAD, oral antidiabetic drugs, 인슐린 글루리신군, 경구용 항당뇨제와 인슐린 글루리신 병용 투여군 간의 HbA1c 평균 변화량의 차이를 확인하는 것이었다.

총 387명의 피험자가 무작위배정에 참여해 16주 동안 주어진 치료를 받았고, 최종적으로 380명(한국인 183명, 일본인 197명)이 ITT군에 포함되었다. 표 19.5에서 알 수 있듯이 인슐린 글루리신군은 경구용 항당뇨군에 비해 HbA1c가 유의하게 감소하였다. 그리고 경구

표 19.6 타다라필 임상시험의 1차 유효성 평가변수 결과

Region/country	Placebo	2.5mg	10mg	20mg	40mg
Japan					
Baseline	313.33	371.08	311.06	370.87	375.20
Week 16	362.67	398.50	405.62	409.75	459.25
Mean change	49.33	27.42	94.56	35.25	41.14
N	3	6	5	6*	4*
All regions					
Baseline	347.49	346.53	340.41	338.36	352.67
Week 16	356.71	368.32	368.61	374.49	393.80
Mean change	9.21	21.79	28.60	36.23	41.14
N	79	79	78	80	76

용 항당뇨제와 인슐린 글루리신 병용 투여군 경구용 항당뇨군에 비해 HbA1c가 유의하게 감소하였다. 또한 하위군인 한국인 피험자와 일본인 피험자들의 결과에도 별다른 차이는 발견되지 않았다. 이 사례는 전체 다지역임상시험결과가 유의하고, 한국과 일본이라는 두 지역에서 시험약의 효과가 일정한 경우라고 볼 수 있다.

(5) 사례 5: 타다라필Tadalafil

본 임상시험은 폐동맥 고혈압PAH인 타다라필의 용량반응시험으로서, 이중맹검, 무작위배정, 위약대조군 디자인을 통해 타다라필의 4가지 용량(2.5, 10, 20, 40mg)의 효과와 내성을 확인하는 다지역임상시험이 수행되었다. 1차 유효성 평가변수는 기저치로부터 16주차까지의 6분 보행거리의 변화량이었다. 임상시험의 목적은 위약 대비 타다라필의 우월성을 보이는 것이었다. 임상시험에 참여한 405명의 피험자들(일본인 피험자 26명)이 5가지 치료군에 무작위배정되었다.

표 19.6에서 알 수 있듯이 6분 보행거리는 10mg, 20mg, 40mg 타다라필군에서 위약군에 비해 유의적인 차이를 보였다. 그렇지만 하위군인 일본 지역에서는 이러한 경향이 뚜렷하지 않았다. 이러한 불일치와 관련해 분석한 결과 일본인 피험자들과 그 외의 지역 피험자들 사이에 나이, 여성 비율, 평균 몸무게, 심박중격결손증 폐동맥 고혈압 피험자 비율에 차이가 있었다. 그렇지만 일본인 피험자 수가 적었기 때문에 일본인 하위군에서 유의한 결과를 얻지 못한 것은 당연한 결과라고 볼 수 있다. 따라서 이러한 차이가 발생한 원인이 단순히 일본인들 피험자들의 특성 때문이라고 보기는 어렵다. 일반적으로 폐동맥 고혈압 환자의 수가 매우 제한되어 있기 때문에 일본 지역의 적은 피험자 수는 이 경우에는 받아들여질 수 있다. 이 외에도 폐동맥 고혈압 치료는 지역에 따른 차이가 거의 없다. 또한 일본 지

역과 다른 지역 간에 타다라필의 약동학 자료에는 유의적인 차이가 없었다. 때문에 일본 지역에서의 타다라필의 효과가 다른 지역의 타다라필 효과와 다르다고 볼만한 증거는 부족하다고 할 수 있다. 본 임상시험은 다지역임상시험이 2상 임상시험일 수도 있다는 것을 보여주고 있다.

20장 희귀의약품

20.1 서론

희귀질환의 종류는 전 세계적으로 약 7,000가지 정도 되며, 그 중 약 5% 정도만이 치료제가 있다고 한다(Pryde and Palmer 2014). 그러므로 희귀질환 의약품을 개발하는 일은 상당히 절실한 일로 판단된다. 희귀질환의 약 80%가 유전적 원인에 기인한다고 알려져 있다(Pryde and Palmer 2014). 희귀질환의 약 절반 정도는 어린이에게서 발병할 수 있으며, 희귀질환의 약 85%는 심각하거나 생명을 위협할 수도 있다고 한다(Pryde and Palmer 2014). 어떤 희귀질환은 전 세계적으로도 수십 명의 환자만이 존재할 만큼 희귀할 수도 있고, 반면에 어떤 희귀질환은 수십 만 명의 환자가 존재할 만큼 비록 희귀하기는 하지만 상대적으로는 환자 수가 많을 수도 있다. 미국에는 약 2,500만 명, 유럽에는 약 3,000만 명의 희귀질환을 앓고 있는 환자들이 있다고 추정된다(Pryde and Palmer 2014). 희귀질환에 대한 통일된 정의는 없지만, 미국의 경우는 환자 수가 20만 명 이하인 경우를 희귀질환이라 정의하는 반면, 유럽은 2,000명당 발생빈도가 1명 이하인 경우로 정의하고 있다.

희귀질환에 대한 신약을 개발하는 데는 다음과 같은 어려움들이 있다.

(1) 그 질병의 자연적 진행과정에 대한 완벽한 정보가 없다. 그래서 위약이나 활성대조약의 결과가 어떻게 될 것인지에 대한 예측 능력이 부족해지게 된다.
(2) 그 질병에 대한 이해도가 낮아서 밸리데이트된 평가변수가 부족하다. 그래서 시판허가를 받는 데 필요한 평가변수를 선택하는 데 제한점이 생길 수 있다.
(3) 그 질병을 치료 및 관리하는 데 사용되어온 표준 치료법에 대한 이해가 부족하다. 그래서 환자들이 다양한 방법으로 치료를 받아왔고 그래서 이질성이 클 수 있다.
(4) 희귀질환이므로 환자 수가 적어서 임상시험에 필요한 충분한 수의 피험자를 확보하기가 어렵다.

통계학적인 관점에서 볼 때 희귀의약품 개발에서 마주치게 되는 어려움 중의 하나는, 대상 질병이 희귀질환이다보니 임상시험에 필요한 충분한 수의 환자를 모집하기가 어렵다는 점이다. 그래서 희귀의약품 개발에는 평소에 사용하던 시험약의 효과를 입증하는 기준보다 낮은 기준을 적용해야 한다는 주장이 있을 수 있다. 전통적인 3상 임상시험에서는 동시대조군을 두는 무작위배정 임상시험을 실시하여, 양측 5% 유의수준에서 통계적 유의성을 입증할 것을 요구한다. 이런 방법은 최소한 수백 명의 환자를 필요로 하게 된다. 하지만 희귀질환의 경우에는 수백 명의 환자를 모집하는 것이 불가능하거나 또는 너무 긴 시간이 필요로 할 수 있다. 만일 적은 수의 환자만을 대상으로 임상시험을 실시한다면 양측 5% 유의수준에서 통계적 유의성을 입증하기는 매우 어려울 수 있다. 이 경우 우리는 어떻게 희귀의약품의 효능을 입증할 수 있을까 하는 것이 이 장에서 다룰 주제이다.

먼저 희귀의약품이니 시험약의 효과를 입증하는 기준을 낮추는 것은 당연한 일이 아니냐고 주장하는 사람이 있을 수 있다. 하지만 문제는 그리 간단하지 않다. 의약품 허가에 완화된 기준을 적용한다는 것은 그만큼 효과 없는 약을 효과 있다고 잘못 시판허가를 내줄 가능성이 커진다는 것을 의미한다. 희귀의약품은 대부분 독점이고 가격이 대단히 비싸다. 그러므로 고가의 희귀의약품을 사용하고도 치료 효과를 보지 못한다면, 환자와 그 가족에게 돌아가는 경제적인 피해는 상당할 것이다. 이 장에서는 희귀의약품 개발 과정에서 발생하는 통계적 이슈를 유럽 가이드라인에 기초하여 살펴볼 것이다(CHMP 2006). 인용된 문구는 모두 유럽 가이드라인에 있는 내용이므로 매번 참고문헌 표시를 달지는 않을 것이다.

희귀의약품 개발 과정에서 발생하는 가장 큰 통계적 이슈는 보통의 3상 임상시험에 필요한 수백 명 또는 수천 명의 환자를 모집하기가 매우 어렵거나, 또는 아예 불가능하다는 것이다. 그 이유는 대상 질병이 희귀질환이라 대상 환자 수 자체가 매우 적기 때문이다. 그러므로 희귀질병에 대한 임상시험의 수행, 분석과 해석은 그 희귀질병의 유병률prevalence에 의해 어느 정도 제한 받을 수 있다. 소아pediatric 임상시험에서도 유사한 문제가 발생할 수 있다.

Many rare diseases affect only a few thousand or even fewer than one hundred patients in the EU. Under such circumstances, a trial enrolling several hundred patients may not be practical or possible. Accordingly, conduct, analysis, and interpretation of studies in rare conditions at times may be constrained to varying degrees by the prevalence of the disease. Similarly, in paediatric trials it may be difficult to recruit large numbers of patients.

규모가 작은 임상시험에는 사용할 수 있으나, 규모가 큰 임상시험에는 사용할 수 없는 방법은 존재하지 않는다. 그러므로 규모가 작은 임상시험에만 사용 가능한 방법을 찾으려는 시도는 부적절하다. 신약개발에 사용되는 전통적인 방법은 비임상시험, 1상 임상시험, 2상 임상시험, 3상 임상시험의 순서로 실시하는 것이다. 그리고 전통적인 3상 임상시험은 동시대조군을 두는 무작위배정 임상시험이며, 보통 5% 유의수준에서 통계적 유의성을 입증하는 것을 요구하게 된다. 그러나 환자 모집단이 작거나small 또는 매우 작은 경우very small에는 동시대조군을 두는 것이 아니라 과거대조군을 사용하는 것과 같은, 평소 사용되는 전통적인 방법이 아닌 덜 전통적이고 평소 자주 사용되지 않는 방법도 연구결과의 해석을 높이는 데 도움이 된다면 받아들여질 수도 있다. 동시대조군 및 과거대조군에 대해서는 17장을 참고하길 바란다.

No methods exist that are relevant to small studies that are not also applicable to large studies. However, it may be that in conditions with small and very small populations, less conventional and/or

> less commonly seen methodological approaches may be acceptable if they help to improve the interpretability of the study results.

여기서 필자는 유럽 가이드라인이 환자 모집단이 작은small 경우와 매우 작은very small 경우를 나누어 언급하고 있음을 강조하고 싶다. 필자의 개인적인 생각으로는 환자 모집단이 작은 경우와 매우 작은 경우에 적용되는 시험약의 효능에 대한 증거의 수준level of evidence은 달라질 수 있는 것 같다.

사실 시판허가를 받으려고 제출된 대부분의 희귀의약품과 소아 적응증 의약품은 일반적으로 받아들여지는 규칙과 가이드라인을 따르는 동시대조군을 두는 무작위배정 임상시험에 근거하여 이루어진다. 그러므로 그러한 표준으로부터 벗어나는 일은 드문 일이며, 동시대조군 무작위배정 임상시험 이외의 방법 적용이 정당한 경우에만 고려되어야 한다.

> In fact, most orphan drugs and paediatric indications submitted for regulatory approval are based on randomized controlled trials that follow generally accepted rules and guidance. Deviation from such standards is, therefore, uncommon and should only be considered when completely unavoidable and would need to be justified.

위 문구는 희귀의약품 개발의 원칙이 무엇인지를 명백하게 보여주고 있다. 희귀의약품의 경우에도, 대부분의 경우에는 동시대조군을 두는 무작위배정 임상시험을 실시했다는 것을 알 수 있다. 다시 말하면, 희귀의약품이라고 해서 평소보다 덜 엄격한 기준을 적용하지는 않았다는 것을 알 수 있다. 20.8절에 소개된 비미짐vimizim과 칼리데코kalydeco가 이러한 사례라고 생각된다.

그러나 정말로 어쩔 수 없는 경우에는 다른 대안도 받아들였다는 것을 알 수 있다. 필자의 개인적인 의견으로는 환자 모집단이 단지 작은 경우에 비하여, 환자 모집단이 매우 작은 경우에 이러한 다른 대안을 받아들인 경우가 더 존재한다고 생각한다.

전통적인 대규모 임상시험이 가능하지 않는 경우에 사용 가능한 방법으로 유럽 가이드라인(CHMP 2006)에 기술된 방법들은 신약개발의 일반적인 패러다임이 바뀌었음을 의미하지는 않는다. 유럽 가이드라인(CHMP 2006)에서 설명하는 임상시험 디자인과 통계분석의 효율을 높이려는 방법들은 대규모 임상시험에도 여전히 적용 가능하다. 그러나 종종 사용되지 않는 이유는 복잡성이 증가하기 때문이다.

> Approaches outlined in this document for situations where large studies are not feasible should not be interpreted as a general paradigm change in drug development. The methods described here to increase the efficiency of the design and analysis are also applicable for studies in large populations, but are often not used because of increased complexity.

유럽 가이드라인에서 기술하는 일반적인 원칙은 다음의 시나리오에 적용될 수 있다.

(1) 비록 흔히 수행되는 3상 임상시험에 비하여 그 결과 해석이 덜 명확하지만, 대조군을 두는 무작위 임상시험이 가능한 경우. 이러한 경우에는 특별한 디자인을 사용하고(또는) 더 정교한 통계적 방법을 사용함으로써 그 결과 해석의 명확성을 높일 수 있다.

(1) when randomized controlled trials are feasible even though the interpretation will be less clear compared to typically sized phase III trials. This may be improved by special trial designs and/or refined statistical approaches.

(2) 대조군을 두는 무작위배정 임상시험의 검정력이 매우 낮은 경우. 그러나 중요한 시험약 효과의 경우에는 낮은 검정력을 갖는 대조군을 둔 임상시험이 대조군을 두지 않는 임상시험에 비하여 선호될 수도 있다. 즉 검정력이 낮아지더라도 대조군을 두어서 편의bias 발생을 최소화하여 시험약의 효과를 추정하는 것이 선호될 수도 있다.

(2) when randomized controlled trials will be severely underpowered. However, controlled studies with low statistical power in case of an important treatment effect may be preferable to no controlled studies.

(3) 대조군을 두는 무작위배정 임상시험이 가능하지 않으며, 오직 외부대조군을 사용하는 case series 또는 입증되지 않은 사례 보고서anecdotal case-reports만이 이용 가능한 경우. 이런 경우에는 동시대조군 무작위배정 임상시험 이외의 다른 방법이 요구된다. 20.8절에 소개된 인크렐렉스Increlex와 마이오자임Myozyme이 이러한 사례이다.

만일 다른 방법을 사용하게 되면 보통 결과의 신뢰도, 그 의약품의 효능, 안전성, 위험편익risk-benefit에 대한 신뢰도가 떨어지는 대가를 치러야 한다. 그리고 시판허가를 받은 후에 추가적인 추적 자료가 필요하게 된다. 우리는 질은 높으나 양이 적은 증거(예를 들면, 작은 규모의 동시대조군을 두는 무작위배정 임상시험)와 질은 낮으나 양이 많은 증거(예를 들면, 대규모 대조군 없는 case series) 사이에 장단점을 고려해야 한다. 이 두 가지 중에 어느 것이 더 좋은 방법인지는 각 사례별로case-by-case 판단되어야 한다.

(3) when randomized controlled trials are not feasible and only case series (with external control groups) or even only anecdotal case reports are available. Here alternative approaches are required. Such compromise positions will usually be at the cost of increased uncertainty concerning the reliability of the results and hence the reliability of the effectiveness, safety and risk–benefit of the product.

Additional follow-up data, post approval, will be necessary. We have to consider the tradeoff between relatively small amounts of high quality evidence (for example, small randomized trials) and relatively larger amounts of lower quality evidence (for example, large uncontrolled case series). This will always have to be judged on a case-by-case basis.

유럽 가이드라인은 희귀의약품 개발 임상시험 디자인과 분석에 대해 크게 다음 두 가지 주제를 다루었다.

(1) 임상시험 디자인 또는 통계분석의 효율을 증가시킬 수 있는 방법
(2) 그러한 방법들을 사용할 수 없는 상황에 대한 다른 방법들

This document addresses (1) methods where the efficiency of the design or analysis may be increased, and (2) approaches for situations where such methods are not applicable.

20.2 증거의 수준 Levels of Evidence

희귀의약품 시판허가 기준은, 비록 환자 모집에 제약이 있다는 점을 감안하기는 하지만, 다른 의약품 시판허가 기준과 동일하게 적용된다. 이는 매우 중요한 문구이다. 다시 말하면 **희귀의약품이라고 해서 원칙적으로 다른 시판허가 기준이 있는 것은 아니라는** 점을 강조하고 있다.

Applications for marketing authorizations in small populations will be judged against the **same standards** as for other products, although limitations on patient recruitment will be taken into account.

시험약의 효능에 대한 증거의 강도는 보통 다음의 순서로 기술된다. 즉 처음에 기술된 증거일수록 시험약의 효능에 대한 더 강한 증거이다.

(1) 모든 결과가 일치된 결과consistent result를 보이는 높은 수준으로 관리되고 질이 높은 무작위배정 대조군 임상시험들의 메타분석결과
(2) 개별적인 무작위배정 대조군 임상시험결과
(3) 관찰연구들에 대한 메타분석결과
(4) 개별적인 관찰연구
(5) 보고된 사례 보고서published case-reports
(6) 입증되지 않은 사례 보고서anecdotal case-reports. 이는 신뢰할만한 연구나 통계가 아니라 개인적 설명에 근거한 증거이다.

(7) 그 분야 전문가의 의견

Hierarchies of evidence have been described which usually place in order:
. Meta-analyses of good quality randomized controlled clinical trials that all show consistent results
. Individual randomized controlled trials
. Meta-analyses of observational studies
. Individual observational studies
. Published case-reports
. Anecdotal case-reports
. Opinion of experts in the field

위에서 기술한 증거들 중에 모든 형태의 증거는 시험약의 효능에 대한 어떤 정보를 제공한다. 심지어 입증되지 않은 사례 보고서anecdotal case-reports라 하더라도 시험약의 효능에 대한 어떤 정보를 제공한다. 그러므로 어느 증거라도 무시되어서는 안 된다.

All such forms of evidence provide some information (even anecdotal case reports) and none should be ignored.

여기서 주목할 점은 대조군을 두는 무작위배정 임상시험에서 얻어진 결과만을 시험약의 효능에 대한 증거라고 하지는 않고 있다는 점이다. 임상시험 이외에도 관찰연구만이 아니라 심지어 그 분야 전문가의 의견까지도 시험약의 효능에 대한 증거가 될 수 있다고 지적하고 있다.

하지만 시험약의 효능에 대한 높은 수준의 증거는 적절히 계획되고well-planned 적절히 수행된well-executed 대조군 임상시험으로부터 얻어진다. 특히 적절한 맹검과 무작위배정을 통하여 편의bias 발생을 최소화한 임상시험으로부터 얻어진다. 이상적인 경우는 시험약의 효과는 임상적으로 유의하고, 시험약의 효능에 대한 신뢰구간은 좁아야 하며, 시험약의 효과 크기는 통계적으로 유의한 경우이다. 그러한 임상시험들을 근거로 한 적절히 계획되고 적절히 수행된 메타분석은 시험약의 효능에 대한 더욱 강한 증거를 제공한다. 하지만 부적절한 메타분석poor meta-analyses은 신뢰할만한 결과를 제공하지 않음을 알고 있어야 한다.

However, high levels of evidence in drug development come from well-planned and well-executed controlled clinical trials, particularly trials that have minimized bias through appropriate blinding and randomization. At their conclusion, the treatment effect should ideally be clinically relevant, confidence intervals for that effect should be narrow, and the effect size statistically significant. Well-planned and well-conducted meta-analyses of such trials will provide even stronger evidence. It must be recognised, that poor meta-analyses will not give reliable conclusions.

매우 희귀한 질병의 경우에는 single case studies를 종합하여 평가하는 것만이 시험약의 효능에 대한 증거를 제공할 유일한 방법일 수 있다. 그러한 상황에서는 시험약을 투여하는 상황과 자료수집은 표준화되어야만 하고, 자료들은 질이 높아야 하며, GCP 표준을 잘 지켜야 한다. 그러한 연구들은 사전에 계획되어야 하고, 임상시험계획서에 기술되어야만 한다. 다른 출처로부터 얻어진 자료를 포함하여, 모든 자료를 체계적으로 검토하는 것은 시험약의 효능에 대한 증거의 무게를 더해준다. 개별적인 case reports 또는 관측연구를 통합해서 분석하는 것 또한 고려되어야만 한다.

> In very rare diseases, the combined evaluation of single case studies may be the only way to provide evidence. In such situations, treatment conditions and data collection should be standardized and data should be of high quality and adhere to GCP standards. Such studies should be prospectively planned and described in study protocols. A systematic review of all data (including data from other sources) will add weight to the evidence. Also combined analysis of individual case reports or observational studies should be considered.

위 내용은 환자모집단이 매우 작은 경우, 동시대조군을 두는 무작위배정 임상시험이 가능하지 않은 경우가 존재할 수 있으며, 그러한 경우 우리가 사용할 수 있는 시험약의 효능에 대한 증거가 무엇인지를 논의하고 있다. 실제 환자모집단이 매우 작은 경우 동시대조군 임상시험결과가 아닌, 위 문단에서 언급한 대안적 증거에 기반하여 미국 FDA가 시판허가를 내 준 사례들은 꽤 존재한다.

설명의 편의상 위약 대비 시험약의 약효 크기를 Δ라 표시하고, 시험약의 약효 크기가 어떤 특정한 값으로 주어졌다고 가정해보자. 예를 들면, $\Delta=1.0$ 경우이다. 4장에서 살펴본 바와 같이 시험약의 약효가 존재하는 경우, 표본크기가 증가할수록 더 유의한 통계적 유의성을 얻게 된다. 다르게 표현하면 표본크기가 증가할수록 더 작은 p값을 얻게 된다. 예를 들면, 다음과 같은 가설적 상황이 가능하다. 위약 대비 시험약의 약효 크기 $\Delta=1.0$인 경우, 표본크기가 30이면 p값이 0.15이고, 표본크기가 100으로 증가하면 p값이 0.06이 되고, 표본크기가 더 증가하여 200이 되면 p값이 0.03이 될 수 있다. 이 경우 위약 대비 시험약의 약효 크기가 $\Delta=1.0$라는 사실에는 변함이 없다. 다만, 표본크기가 증가함으로써 더 작은 p값을 얻게 된 것뿐이다.

결국 환자모집단이 매우 작은 경우에는 시험약의 약효가 정말로 존재함에도 불구하고, 표본크기가 작아서 p값이 흔히 사용되는 기준인 0.05보다 작지 못하는 경우가 발생할 수도 있다. 0.05라는 기준은 특별할 기준 없이 그냥 임의적으로 만들어진 기준이며, 시험약의 약효가 정말로 존재하는 것을 확신해줄 절대적인 기준은 존재하지 않는다는 점을 이해할 필요가 있다.

Generally, for a given size of treatment effect, a larger sample size and/or a smaller variance will result in narrower confidence intervals and more extreme levels of statistical significance. Although p<0.05 is a common but arbitrary threshold for 'statistical significance', no such value is adequate to confirm that a treatment effect truly does exist.

거의 대부분의 경우, 위약 대비 시험약의 효과에 대한 신뢰구간이 p값보다 더 많은 정보를 제공한다. 전통적인 방법은 위약 대비 시험약의 효과에 대한 95% 신뢰구간을 계산하는 것이다. 하지만 꼭 95% 신뢰구간만을 사용해야 하는 것은 아니다. 예를 들어 90%, 80%, 70% 신뢰구간을 각각 구해서 보여주고, 비록 신뢰구간의 하한이 0 이하인 경우가 있다고 하더라도 0 이상인 부분이 상당히 많이 있음을 보여주는 것은 꽤 많은 환자들에게 이 약의 효과가 존재한다는 것에 대한 증거가 될 수도 있다.

In almost all cases, confidence intervals of estimates of the treatment effect are much more informative than P-values.

20.3 약리학적 고려Pharmacological Considerations

질병의 병태생리학pathophysiology(어떤 병이 어떻게 생기고 어떻게 진행되고 결국 어떻게 진행되는가를 다루는 분야)과 의약품의 약리학pharmacology(약물의 생체에 대한 작용 흡수, 생체 내에서의 운영 및 치료적 응용에 관한 학문)에 대한 자세한 지식은 효과적인 임상시험 디자인을 더욱 용이하게 해주고, 시험약의 약효를 판단하는 데 필요한 임상 자료의 양을 결정하는 데 도움을 준다. 결국 다르게 표현하면 그 병과 그 시험약에 대해 자세하게 알아야 한다는 것이다. 하지만 희귀질환의 경우에는 그 희귀질환에 대해 잘 모르는 경우가 많다는 것이 문제이다.

Detailed knowledge of the pathophysiology of the disease and the pharmacology of the drug will facilitate the design of efficient clinical studies and will help determine the amount of clinical data required.

희귀질병의 경우, 전임상 약력학 연구pre-clinical pharmacodynamic studies는 사람과 유사한 적절한 동물 모델animal model이 존재한다면 매우 중요하고, 임상시험 디자인에 대한 좋은 정보를 제공할 수 있다. 또한 약 투여의 방법과 용량에 대한 중요한 정보를 제공할 수 있다. 이러한 특징을 인간에 대해 조사하는 것이 연구의 초점이 될 수 있다.

For rare diseases pre-clinical pharmacodynamic studies can be of importance if there exist adequate animal models and may be informative for the design of clinical studies. Such studies may also give important information for dosing and/or route of administration and the investigation of these features in man can be focused.

희귀질환 중에는 무언가 결핍이 되어서 발생하는 deficiency diseases 경우가 종종 있는데, 이 경우 효소나 호르몬 등을 대체하는 substitution studies라 불리는 연구를 수행할 수 있다. 이 경우 결핍에 대한 단기간과 장기간 발생하는 증상을 잘 알아내고, 시험약의 PK, PD에 대해 명확히 이해하면 임상시험을 디자인하는 데 도움이 된다.

In deficiency diseases for 'substitution studies' (typically enzyme or hormone replacement), well-characterized short- and long-term consequences of the deficiency, and a clear understanding of the pharmacokinetics and pharmacodynamics of the compound, provide guidance for designing studies.

만일 그 결핍과 관련된 증상들을 명확하게 이해하고 있고, 시험약의 PK, PD가 임상시험에서 명확하게 알려져 문서화된 경우, 대체 약물(특히 재조합 제품recombinant products)의 시판허가에 대한 심사규정은 다른 시험약들의 심사규정과는 다를 수 있다. 예를 들면, recombinant factor VIII or IX products가 그러한 경우이다. 명확하게 예측 가능하게 진행하는 질병의 경우에는 동시대조군 없이 각 개별 환자 내에서의 비교가 그 시험약의 효과에 대한 충분한 자료를 제공할 수 있다. 그러나 그 외 다른 경우에는 동시대조군을 두는 비교 임상시험이 필요할 수도 있다.

Regulatory requirements for licensing 'substitution products' (notably recombinant products) may deviate from those for other compounds provided that symptoms related to the deficiency are clearly understood and that the pharmacokinetics and pharmacodynamics of the product are well documented in clinical studies. See for example the note for guidance on the clinical investigation of recombinant factor VIII or IX products. Within-patient comparisons in a relentlessly and predictably progressive disorder might provide sufficient data to support a benefit-risk assessment. However, in other situations comparative trials may be needed/expected.

변동이 질병의 표현형에서 오는 것이든, 그 질병의 병태생리학에서 오는 것이든, PD, PK에서 오는 것이든지에 상관없이 모든 변동은 성공적인 신약개발을 위협하는 요인이다. 임상시험을 효율적으로 디자인하고 분석하고자 한다면 이러한 변동의 잠재적인 근원들에 대해 명확한 이해가 필요하다. 변동이 크면 시험약의 효능을 입증하는 데 더 많은 표본크기가 필요하다는 점을 4장에서 설명한 바 있다.

Variability(whether in terms of disease phenotype, underlying pathophysiology, pharmacodynamics or pharmacokinetics) is a threat to successful drug development. Efficient study design and analysis requires as clear an understanding as possible of all of these potential sources of variability.

4장에서 살펴본 바와 같이 변동이 크면 표본크기를 더 증가시켜야만 검정력이 높아져서 임상시험이 성공할 확률이 높아진다. 하지만 희귀질환의 경우에는 환자 모집단이 작아서 표본크기를 증가시키기 어렵다. 그러므로 적은 환자를 이용하여 임상시험 성공 가능성을 높이려면, 모든 종류의 변동에 대하여 충분히 이해하여 변동이 줄어들도록 임상시험을 디자인하는 것이 중요하다.

만일 용량이 증가함에 따라 시험약의 효과가 증가하는 용량 반응 관계를 보일 수 있다면, 이는 시험약의 효과가 존재하는 신뢰할만한 증거가 될 수 있다. 17장에서도 시험약의 약효를 입증하는 방법으로 용량 반응 관계를 보이는 것을 설명한 바 있다. 또는 질병의 타깃 부위에 시험약이 노출되고, 그래서 PD 반응이 일어나 그것이 측정되고, 그 다음 임상적 결과가 나타나는 경우와 같은 일련 사건들의 고리를 찾아낼 수 있다면, 이 또한 시험약의 효과가 존재하는 신뢰할만한 증거가 될 수 있다. 결국 정리하면 동시대조군을 두는 무작위배정 임상시험 이외에도 시험약의 효능을 보일 수 있는 방법은 존재한다.

The credibility of study results may be enhanced if a dose-response relationship is seen or in cases where a chain of events can be identified (for example, drug exposure to target occupancy, to pharmacodynamic measures, to clinical outcome).

만일 그러한 명확한 일련 사건들의 고리가 존재하지 않는 경우, 시험약의 효능에 대한 증거는 덜 확실하며 시험약의 효능을 입증하기 위해서는 더 많은 자료를 요구하게 된다.

Cases where no such clear chain of events exists are much less convincing and will increase the data requirements regarding robustness and persuasiveness of study results.

매우 희귀한 질병의 경우, 임상시험에 참여하는 모든 환자들로부터 시험약의 효능과 안전성에 대한 최대한의 정보를 얻어내는 것이 중요하다. 그러므로 최대한의 정보를 얻어낼 수 있는 임상시험 디자인과 그렇게 얻은 자료를 분석하는 방법을 사전에 잘 계획하는 것이 중요하다. 이 원칙은 PK와 PD 모델링으로부터 생체검사물질biopsy material의 처리와 분석에 이르기까지 전 연구과정에 적용된다.

In very rare disorders, it is important that every patient participating in a study contributes as much information as possible to make a benefit-risk assessment possible. Therefore, the well-planned use of the best available techniques to obtain and analyse information is crucial. This applies throughout the study process from pharmacokinetic and pharmacodynamic modelling to handling and analyses of biopsy material.

20.4 평가변수의 선택

임상시험에서 유효성 평가변수의 선택은 임상시험의 성공과 실패를 좌우하는 핵심적인 요소 중 하나이다. 유효성 평가변수는 종종 hard endpoint와 soft endpoint로 나누어진다. hard endpoint란 명확하게 정의되고 객관적으로 측정 가능한 평가변수를 의미한다. 예를 들면, 항암제 임상시험에서 전체 생존시간overall survival time은 hard endpoint라고 볼 수 있다. 반면에 soft endpoint란 주관적으로 측정되는 평가변수를 말하며, 삶의 질quality of life이 soft endpoint의 한 사례이다.

희귀질환 임상시험에서 이상적인 유효성 평가변수는 hard endpoint이면서 임상적 의미가 있는 평가변수이다. 가장 극단적인 사례로는 질병의 완벽한 치료, 전체 생존시간 등이 될 것이다.

Ideally a 'hard' and clinically relevant endpoint is used. At one extreme, the endpoint may be complete 'cure' of disease, overall survival.

질병진행까지의 시간time to disease progression은 중간 수준의 평가변수이고, 질병의 심각도 또는 질병의 진행을 측정하게 된다. 이상적으로는 질병진행까지의 시간이 임상시험에서 유효성 평가변수로 사용되기 위해서는 밸리데이트validate되어야만 한다. 하지만 희귀질환에서는, 일부 환자는 평가변수를 밸리데이트하는 데 사용하고, 나머지 환자들은 시험약의 효과를 평가하는 데 사용하기에는 환자 수가 너무 적을 수 있다. 평가변수가 질병진행까지의 시간인 경우 환자들을 적절한 시점까지 추적하는 것이 중요한데, 이는 'open-label extension' 또는 무작위배정 임상시험을 통해 가능할 수 있다. 시험약과 특정한(약효를 나타내는) 결과 사이의 인과관계를 찾아낼 수 있는 평가변수를 선택하는 것이 중요하다.

Time to disease progression is an endpoint of intermediate level and it requires a measure of disease severity or of disease progression. Ideally, this should be validated as a tool for use in clinical trials, but it is recognised that there might be too few patients to use some for validating endpoints and others for testing treatments. In studies whose endpoint is time to progression or time to remission, adequate length of follow up of the patients is important; this can be done in 'open-label extensions' or randomized studies. It is preferable, to be able to identify a causal relationship between treatment and a particular (beneficial) outcome.

예를 들어 Fabry's disease에서, 신부전renal failure과 같은 평가변수는 임상적으로 의미 있는 평가변수의 좋은 사례이다. 왜냐하면 신부전은 환자들의 생존과 건강에 심각하게 타격을 입히기 때문이다.

A clinical endpoint like renal failure(e.g. in Fabry's disease) is a good example of a clinically relevant endpoint because it severely impairs a patient's survival and well-being.

증상의 완화와 이에 따른 피험자의 만족감은 비록 질병이 더 진행되지 않는다거나 또는 생존 연장에 대한 증거가 없는 경우에라도, 값진 평가변수가 될 수 있다. 그러나 이러한 평가변수는 시험약이 질병의 진행을 막는다는 진정한 표시로 볼 수 없으므로, 이러한 평가변수를 사용하기 위해서는 항상 시험약 투여에 따라 발생한 증상 완화가 시험약의 효과를 보인 것이라는 증거를 확보해야만 한다.

Relief of symptoms and the resulting patient preference may be a valuable study endpoint even in the absence of demonstration of a benefit on disease progression or survival. However, since it does not truly reflect the impact of treatment on disease progression or death, this must always be accompanied by a disease and treatment-dependent justification.

환자가 특정 질병을 앓은 후 심각하게 장애를 입은 상태로 남아 있게 되는 경우(예를 들면, 의식회복resuscitation 이후 또는 뇌 안의 출혈 이후 신경 상태가 안 좋은 경우), 삶의 질quality of life은 중요한 평가변수가 될 수 있다. 만일 삶의 질이 측정된다면, 그 특정한 적응증에 밸리데이트된 스케일을 사용하여 평가하는 것이 중요하다.

Health related quality of life is important when patients remain severely disabled (such as poor neurological status following resuscitation or after an intracranial bleed). If quality of life is measured, it should always be assessed using scales validated for the particular indication being treated.

희귀질환의 경우에 일부 환자는 밸리데이션에 사용하고 나머지 환자는 시험약의 효능을 평가하기에는 환자 모집단이 작아서 환자 수가 너무 적을 수도 있다는 점을 인식해야 한다. 그러나 다른 임상적 효과 없이 삶의 질이 개선된 것만으로 시판허가를 주기에는 충분하지 않을 수 있다.

It is recognised that sometimes there are too few patients for validation exercises as well as separate treatment evaluation. However, improvements in quality of life alone (that is, in the absence of any other clinical benefit) is unlikely to be sufficient to grant a Marketing Authorization.

삶의 질은 이상적으로는 보조적인 증거로만 고려되어야 한다. 시험약의 효과가 일상 생활과 사회 기능에 어떠한 영향을 미치는지를 평가하는 데 삶의 질 평가변수가 중요할 수도 있다.

Quality of life data should ideally be considered as supportive evidence. It may be important to assess any influence of the observed study effect on activities of daily life and social functioning.

주요 질병의 경우 1차 유효성 평가변수를 어떤 평가변수로 사용해야 하는지는 많은 경우 잘 알려져 있다. 하지만 희귀질환의 경우 1차 유효성 평가변수를 선택하는 일은 매우 어려운 일일 수 있다. 그 이유는 어떤 희귀질환의 경우에는 가장 적절한 임상적 평가변수가 알려져 있지 않거나, 또는 널리 동의되거나 또는 밸리데이트validated된 임상적 평가변수가 존재하지 않을 수도 있기 때문이다.

The choice of the primary endpoint may pose considerable problems. In some cases, the 'most appropriate' clinical endpoint may not be known or widely agreed or a validated clinical endpoint may not exist.

시험약의 작용 기전이 시험약의 임상적 결과를 예측하기에는 아직 잘 알려져 있지 않을 수도 있다. 그러한 경우 1차 유효성 평가변수를 사전에 임상시험계획서에 지정하는 전통적인 방법은 지나치게 보수적일 수 있다. 이런 경우에는 모든 적절한 평가변수들을 수집하여, 모든 자료를 최종보고서에 제시하는 것이 시험약의 효능에 대한 더 많은 지식을 얻는 방법이 될 수도 있다. 하지만 여전히 유효성 평가변수들 사이의 적절한 우선순위를 찾도록 모든 노력을 기울이는 것이 중요하다. 만일 모든 자료를 총괄하여 판단했을 때 시험약의 효과가 존재하는 것으로 판단된다면, 그 시험약은 시판허가를 받을 수도 있다.

In other cases, the mode of action of the test treatment may not be well enough known to predict which of several possible outcomes will be affected. In such circumstances, the usual approach of pre-specifying the primary endpoint may be too conservative and more knowledge may be gained from collecting all sensible/possible endpoints and then presenting all the data in the final study report. Still, every effort should be made to identify an appropriate hierarchy in the endpoints. If, collectively, the data look compelling, then a Marketing Authorization may be grantable.

위 내용은 1차 유효성 평가변수와 2차 유효성 평가변수를 모두 사전에 임상시험계획서에 명기해야 하는 표준적인 임상시험 방법이 희귀질환의 경우에는 다소 완화될 수도 있음을 시사하고 있다.

희귀질환의 경우 임상적 평가변수 또는 밸리데이트된 대리변수가 존재하는 경우를 생각해보자. 하지만 충분한 수의 피험자를 모집하는 것이 어렵거나 또는 이러한 평가변수를 사용하여 약효를 증명하는 데는 시간이 너무 많이 걸려 임상시험 수행이 불가능할 수도 있다. 이 경우 임상적 평가변수를 대체할 다른 대리마커surrogate marker의 사용을 고려할 수도 있다. 'surrogate endpoint'라는 용어는 오직 밸리데이트된 바이오마커에 대해서만 사용되어야 한다. 그러나 임상시험에 사용할 평가변수로서의 대리마커는 약효를 예측하기 위하여, 역학적 병태생리학적 또는 다른 증거에 기반하여 합리적으로 선택되어야 한다.

In the context of rare disorders for a given clinical endpoint or validated surrogate endpoint recruitment of a sufficient number of patients would be difficult or demonstration of this endpoint would take an unreasonable length of time. Then use of other surrogate markers as substitutes for a clinical endpoint may be considered. The term 'surrogate endpoint' should only be used for biomarkers, which have been validated. However, selection of a surrogate marker as study endpoint requires it to be reasonably likely –based on epidemiologic, pathophysiologic, or other evidence–to predict benefit.

대리마커에 근거하여 시험약의 약효를 예측하는 것만으로는 시험약의 약효를 입증하는 데 충분하지 않을 수도 있으므로 다음 사항들이 고려되어야만 한다.

(a) 대리평가변수surrogate endpoint에서의 변화가 얼마나 가깝게 임상적 평가변수 또는 증상의 변화와 인과 관계적으로 연결되어 있는가.
(b) 시험약의 위험이 얼마나 존재하는가.
(c) 다른 어떤 치료제가 존재하는가.

Prediction in itself may not be sufficient to establish efficacy. Considerations should include:
(a) How closely changes in the surrogate endpoint are causally linked to changes in a clinical endpoint or symptom.
(b) How much risk is associated with the therapy.
(c) What other therapies (if any) are available for the same condition.

대리평가변수가 진정한 임상적 평가변수를 적절하게 반영한다는 것을 증명하는 일은 어려운 일이다. 역학 자료와 환자 등록부가 도움이 될 수도 있다. 환자 수가 적을 때에는 이러한 자료도 제한적이다.

Demonstrating that a surrogate endpoint adequately reflects the true clinical endpoint is difficult. Epidemiological data and data from patient registers may provide some help. These data may be limited when there are very few patients.

대리평가변수를 사용하는 경우 위험-편익 분석은 어려울 수 있다. 왜냐하면 대리변수에 근거하여 편익benefit의 크기를 결정하는 것은 불가능하기 때문이다.

A risk-benefit assessment may become very difficult, since the size of benefit may be impossible to determine based on a surrogate endpoint.

또한 대리마커는 시험약의 효능 또는 장기간 혜택에 대한 최종적인 증거가 되지 못한다. 만일 이러한 대리마커를 사용하여 시판허가를 결정하는 경우 대리마커는 적절히 밸리데이트되어야 한다. 만일 그렇지 않다면 편익benefit, 안전성safety, 위험편익평가risk/benefit assessment에 대한 부가적인 증거를 제시할 계획이 사전에 있어야 한다.

Also it has to be pointed out that surrogate markers cannot serve as final proof of clinical efficacy or long-term benefit. If they are intended to be the basis for regulatory review and approval then, unless they are properly validated, there should be a predetermined plan to supplement such studies with further evidence to support clinical benefit, safety and risk/benefit assessment.

20.5 대조군의 선택

임상시험에서 대조군의 중요성은 이미 16장에서 설명한 바 있고, 대조군의 종류에 대해서는 17장에서 설명한 바 있다. 따라서 희귀질환 의약품 개발의 경우에도 이상적으로는 위약 대비 또는 다른 활성대조약 대비 시험약의 효과에 대한 불편추정량을 얻고 싶어 한다. 그러므로 임상 초기 단계에서부터 동시대조군을 두어서 피험자들을 시험군과 대조군에 무작위 배정하는 데 모든 노력을 기울여야만 한다. 시험약의 약효 크기에 대한 불편추정량을 얻고자 하는 목표는 흔한 질병에 대한 대규모 임상시험이나 소규모 임상시험에서나 마찬가지이다. 따라서 신약을 개발함에 있어 동시대조군을 두어서 시험군과 대조군을 비교하는 비교임상시험이 대체로 선호된다. 그러나 비교임상시험이 항상 가능한 것은 아니다. 특히 환자 모집이 어려운 희귀질환의 경우에는 비교임상시험 수행이 어려울 수도 있다.

Ideally, we wish to obtain an unbiased estimate of the effect of the treatment being investigated compared to placebo or to another active compound and, for this reason, every effort should be made to randomize patients from the beginning of the therapeutic testing phase. The goal of obtaining an unbiased estimate of the size of effect is true in studies in small populations as well as large trials for common diseases. Thus, in developing any treatment, a comparative trial will usually be preferable but may not always be possible.

치료제가 전혀 없는 경우에는 비록 생명을 위협하는 질병인 경우에도 대조군으로 위약을 사용하는 것을 고려해야 한다. 위약 사용이 가능하지 않은 경우, 적절한 대조군은 표준치료제best standard of care가 될 수도 있다. 다른 치료제가 존재하는 경우에는 그 다른 치료제가 대조군으로 사용될 수도 있다. 그러나 만일 그 활성대조약의 효능이 그리 잘 입증되지 않은 경우에는 그 활성대조약 대비 우월성을 보이는 것이 필요하다.

In cases where there is no existing treatment, even in life-threatening diseases, the use of placebo as a comparator should be considered. Where a placebo control may not be possible, an appropriate control group may be 'best standard of care'. When other treatments are available they an active comparator could be used as control group. However, if the active comparator does not have its own good evidence base, then superiority to that comparator will usually be necessary.

17장에서 이미 살펴보았듯이 대조군을 선택하는 데는 일반적으로 두 가지 방법이 존재한다. 내부대조군 또는 외부대조군(과거대조군이거나 동시대조군이거나)이다. 이상적인 것은 내부대조군을 사용하는 비교 임상시험이다. 그 이유는 과거대조군(또는 다른 외부대조군)에는 여러 문제점들이 있다는 것이 잘 알려져 있기 때문이다. 과거대조군이 편의bias에 취약하다는 것은 17장에서 이미 논의한 바 있다.

In general, there are two approaches to selecting control patients: internal controls or external controls, who may be historical or concurrent. The ideal is a comparative trial using an internal control group, as there are several well-known problems inherent with historical(or other external) controls.

비록 내부대조군이 비교임상시험을 위해 선호되는 방법이지만, 예외적인 경우 외부대조군도 받아들여질 수 있다. 과거대조군은 경우에 시험약의 효능, 안전성, 투여 용이 등을 확인하기에 적합할 수도 있다. 특히 환자 모집이 어려운 희귀의약품 개발의 경우에는 편의 발생을 최소화할 수 있다면 과거대조군을 고려해볼 수도 있다. 일반적으로 대조군 없는 임상시험으로도 시험약의 효과를 입증할 수 있는 경우는 그 질병의 진행 과정이 매우 잘 알려진 경우이다. 그러므로 그 질병의 진행 과정이 매우 잘 알려진 희귀질환의 경우에는 대조군 없는 임상시험이 받아들여질 수도 있다. 20.8절에 소개된 인크렐렉스Increlex와 마이오자임Myozyme의 사례가 동시대조군을 사용하지 않은 경우이다.

Although internal controls are the preferred option for comparative trials, under exceptional circumstances external controls may be acceptable. Historical controls (using patients treated with 'current' therapies, or not treated at all) might, in some circumstances (even if not routinely), be acceptable to demonstrate efficacy, safety, ease of administration and so on, of a new treatment. In general, the absence of any control data is only likely to be acceptable if the natural course of the disease is very well known.

환자 등록부는 그 질병의 진행 과정에 대한 중요한 정보를 제공해줄 수 있고, 시험약의 효능과 안전성을 평가하는 데 도움을 줄 수 있다. 또한 그러한 환자 등록부는 과거대조군을 만드는 근거가 될 수도 있다.

Patient registers may supply important information on the natural course of disease and may help in the assessment of effectiveness and safety. Further, such registers might be used as a source for historical controls.

바이오마커가 단기간(위약) 대조군 임상시험에서 사용되고, 장기간 추적 조사가 필요하다고 예상되는 경우(예를 들어, 효소 대체 치료법)에 위약대조군 임상시험은 가능하지 않을 수 있다.

In cases where biomarkers are used in short–term(placebo–) controlled studies and the need for long–term follow–up is foreseen(for example, in enzyme replacement therapy), it is recognised that placebo control might not be feasible.

과거대조군이 필요하다는 것은 희귀의약품 개발 초기에 인식해야 하며, 그래야 적절한 데이터베이스를 준비할 수 있다. 일반적으로 그러한 환자 등록부를 만드는 것은 시기적절해야 하고 시험약의 효능을 입증하는 데 도움이 되는 방향으로 사전에 계획되어야 한다. 또한 필요한 자료를 수집해야 하며, 편의 발생을 막을 방법을 조심스럽게 고려해야 한다.

The situation and the possible need for a historical control should be recognised early in the development of the product and a suitable database set up. In general, the setting up of such registers should be timely and pre–planned with a view to using them to help establish possible benefits of new therapies. They should capture the data necessary and measures taken to avoid bias should be carefully considered.

만일 오직 활성대조약만이 대조군으로 사용 가능한 경우 동등성 또는 비열등성을 보이는 것은 어려울 수 있는데, 그 이유는 그 임상시험이 assay sensitivity를 갖추었음을 입증하는 것이 어렵기 때문이다. assay sensitivity에 대해서는 10.4절에서 이미 논의한 바 있다. 그렇기 때문에 이런 경우 희귀의약품의 시판허가를 받는 것은 매우 어려울 수도 있다. 그 질병의 진행 과정에 대해 설명하는 것은 assay sensitivity를 입증하는 데 도움이 될 수도 있다.

If only active controlled studies are possible, then showing equivalence or non–inferiority may be difficult because assay sensitivity of the study cannot be assured and so obtaining a licence in these circumstances becomes extremely difficult. Arguments concerning the natural course of a disease may help to support assay sensitivity of studies.

20.6 방법론 및 통계학적 고려사항

이 절에서는 희귀의약품 개발 시 고려할 수 있는 임상시험 디자인 및 통계학적 고려사항들을 살펴볼 것이다. 이 절에 나열된 방법들이 모든 방법은 아니며 그 외에도 다른 방법들이 존재할 수도 있다. 각 방법은 자신만의 장점과 단점을 각각 고려하여 case-by-case로 고려되어야 하고, 항상 조심스럽고 충분하게 그 방법의 타당성을 설명해야 한다.

Each approach – not only those listed here – has to be weighed according to its merits and drawbacks on a case-by-case basis and will always have to be carefully and fully justified.

20.6.1 디자인 단계

전통적인 3상 임상시험에서 제약회사는 수백 또는 심지어 수천의 환자들을 참여시킨다. 어떠한 임상시험의 디자인과 수행도 bio-noise가 최소화되도록 하여야만 한다. Bio-noise란 임상시험의 디자인과 수행에서 피할 수 있거나 그리고 피할 수 없는 비체계적non-systematic 오류들의 합이다. 이러한 것들은 보통(항상은 아니지만) 치료제들 사이의 차이를 보이는 데 실패하게 하는 방향으로 편의를 일으킨다. 여기서 소개된 bio-noise라는 개념은 필자가 개인적으로 보기에는 다소 불분명한 개념이며, 편의bias와 임의오차random error가 합쳐진 개념이라고 여겨진다.

In conventional phase III trials sponsors often enroll several hundred or even thousands of participants. The design and conduct of any trial should be such that bio-noise is minimized. Bio-noise is the sum of avoidable and unavoidable non-systematic errors in the design and conduct of a trial. It usually (although not always) leads to a bias towards failing to show a difference between treatments.

피할 수 있거나 그리고 피할 수 없는 요소를 가진 전형적인 오류의 한 예는 임상시험을 중도에 중단하는 경우loss-to-follow up이다. 연구자들은 환자에게 임상시험에 남아 있도록 강요할 수는 없다. 그러나 환자들이 임상시험을 중도에 중단하는 비율을 줄이는 데 도움이 되는 방법들은 존재한다고 볼 수 있다. 그러한 예로는, 환자들이 병원을 방문하는 시기를 합리적으로 계획하여 주고, 환자들에게 편리한 시간을 제공하며, 필요한 경우 교통편을 제공하는 것이다. 또한 얻어진 데이터가 높은 수준의 질(특히 accuracy, lack of bias, precision 등)을 갖는 것이 중요하다. 이러한 것들은 bio-noise를 줄이는 데 도움을 준다.

As an example, a typical error, which has avoidable and unavoidable elements, is loss-to-follow up.

Researchers cannot force patients to stay in a study but there is empirical evidence that some measures may help to reduce the loss-to-follow-up rate in longitudinal studies. Examples include ensuring visits are scheduled at reasonable intervals and at times convenient to patients, providing transport for patients where necessary, etc. Further to this point, it is imperative that the data obtained are of the highest quality (particularly with respect to accuracy, lack of bias, precision, etc.). This further helps to reduce 'bio-noise'.

대규모 임상시험에서 시험약의 효과 대비 bio-noise의 영향은 대개 표본크기를 크게 함으로써 줄일 수 있지만, 소규모 임상시험에서는 그렇게 하지 못한다. 그러므로 제약회사는 피할 수 있는 오류를 최소화하는 데 많은 노력을 기울이는 것이 특히 중요하다. 중요하게 고려해야 할 사항들이 ICH E9과 임상시험에 대한 여러 문헌들에 나와 있다. 다음에 나오는 많은 방법들은 bio-noise의 양을 줄여주는 경향이 있고, 임상시험의 효율성을 증가시켜주는 경향이 있다. 그러나 거의 모든 경우에 복잡성이 증가하고, 편의가 증가할 수도 있다.

While in a large trial the impact of this noise-to-effect ratio can usually be reduced simply by increasing the sample size, it can become a severe problem in small studies. Therefore it is of utmost importance that sponsors pay great attention to the minimization of avoidable errors. Important considerations are given in the ICH guideline on the statistical principles for clinical trials (E9) as well as to other standard texts on the design and analysis of clinical trials. Many of the following methods are likely to reduce the amount of bio-noise and thus increase the efficiency of a study – but in nearly all cases at a cost of increased complexity and possibly also bias.

연속형 변수는 범주형 변수나 심지어 이진형 변수에 비하여 더 높은 검정력을 갖는다. 그러므로 원래 연속형인 평가변수를 범주형 변수나 이진형 변수로 변환한다면 이는 제약회사에 손해인 셈이다. 예를 들어, 수축기 혈압은 연속형 변수이므로, 140 이상은 고혈압이고 140 이하는 정상이라는 이진형 변수를 사용하는 것보다, 수축기 혈압을 그대로 사용하는 것이 통계적 측면에서는 더 높은 검정력을 제공한다.

연속형 변수는 기저치 값을 감안하는 적절히 미리 계획된 공분산분석ANCOVA을 사용하는 경우 검정력을 더 높일 수 있는 가능성이 있다. 기저치가 이용 가능하지 않는 경우에라도, 다른 중요한 예후변수prognostic variables들을 공분산분석에 포함시키면 검정력이 더 높아질 가능성이 있다. 희귀의약품 개발의 경우 환자 수가 적어서 검정력이 낮은 것이 문제이므로, 평가변수가 연속형 변수인 경우에는 공분산분석 사용을 적극 고려할 필요가 있다.

Continuous variables usually allow for higher precision/smaller sample size than those that have been categorized or even split into 'responder' vs. 'non-responder'. This is particularly true if the baseline value is accounted for in an appropriately pre-specified analysis of covariance (ANCOVA) model. Even when baseline measurements of the eventual outcome variable may not be available, other important prognostic variables are likely to increase the efficiency of an ANOVA or ANCOVA.

(1) 무작위배정 방법

단순 무작위배정보다는 중요한 예후인자prognostic factor를 기반으로 하는 층화 무작위배정이 검정력을 높여줄 수 있다. 예를 들어, 시험군과 대조군에 200명의 피험자들을 무작위배정하는 경우를 생각해보자. 단순 무작위배정을 사용하면 중요한 예후인자에 대해 군간 불균등(예를 들어 시험군에는 80명, 대조군에는 120명)이 발생할 수 있다. 군간 불균등이 발생한다고 하여 잘못된 것은 아니다. 하지만 검정력이 감소하게 되어 제약회사에게 손해이다. 그러므로 중요한 예후인자에 대해서는 불균등이 발생하지 않도록 사전에 층화 무작위배정을 잘 계획하는 것이 중요하다. 희귀질환의약품 개발에서는 환자 수가 적어 검정력이 떨어지는 것이 문제이므로, 층화 무작위배정과 같은 방법들을 사용하여 최대한 검정력을 끌어올리는 것이 중요하다.

> Matching or stratification also improves power, particularly if matching or stratification is based on important prognostic variables. Such procedures, accompanied by pre-specified stratified analyses and sensitivity analyses may, therefore, be useful.

(2) Response-adaptive 방법

보통의 무작위배정 방법은 시험군과 대조군에 1:1로 무작위배정하는 경우, 각 환자들이 시험군과 대조군에 각각 배정되는 확률은 50%로서, 이 50% 확률은 임상시험이 진행되어도 모든 환자들에게 동일하게 적용된다. 반면에 response-adaptive 방법은 각 환자의 결과가 얻어질 때마다, 시험군과 대조군의 결과를 비교하여 매번 효과가 좋게 나타난 치료제에 더 많은 무작위배정 확률을 부여하는 방법이다. 임상시험이 진행됨에 따라, 만일 한 치료제가 다른 치료제보다 효능이 더 좋게 나타난다면 새로운 피험자들은 효과가 좋은 치료제에 배정될 확률이 더 높아진다. 이러한 디자인은 종종 'play-the-winner'이라 불린다. 이러한 response-adaptive 방법은 전통적인 임상시험 디자인보다 일반적으로 더 적은 표본크기를 필요로 한다고 알려져 있다. 바로 이 점이 희귀의약품 개발에서 response-adaptive 방법의 장점이 된다.

> Response-adaptive designs change the allocation ratio based on which treatment appears to be 'best'. As patients complete a trial, if one treatment is beginning to emerge as better, then new patients entering the study are more likely to be allocated to that treatment. These designs are sometimes called 'play-the-winner' designs.

response-adaptive 방법에서 무작위배정 확률은 계속적으로 변한다. 한 치료제가 더 나아 보이자마자, 새로운 피험자의 배정 비율은 그 치료제에 더 높게 부여된다. 임상시험이 계속 진행됨에 따라 더 효능이 좋아 보이는 치료제는 바뀔 수 있고, 무작위배정 비율도 그에 따라 변화할 수 있다.

The allocation probabilities can be continuously changing and do not rely on 'good evidence' of one treatment being superior (when, possibly, a study might be terminated anyway). As soon as one treatment appears better, the allocation of new patients is biased in favour of that treatment. As the study continues, the apparently 'best' treatment may change and allocation bias can change with it.

response-adaptive 방법은 피험자 모집에 비하여 상대적으로 치료 결과를 빨리 알 수 있어야 하며, 각 피험자들이 임상시험을 마침에 따라 계속 그 환자들의 맹검을 해제해야 한다는 조건이 성립되어야 사용 가능한 방법이다. 분석방법은 복잡할 수 있는데, 그 이유는 표준적인 동일한 확률로 배정하는 가정에 근거하지 않은 방법이기 때문이다.

Such methods rely on outcome data being available quickly (relative to patient recruitment) and also rely on continuously unblinding individual patients as they complete the study. The analysis may be very complex, as it is not based on standard assumptions of equal and constant probability of being assigned to either treatment.

(3) 축차적 디자인sequential design

전통적인 임상시험은 사전에 계획한 수만큼의 피험자들을 모집하고, 그 모든 피험자들에게 임상시험을 수행한 후, 임상시험이 종료된 후에 통계분석을 실시하여 시험약의 효능에 대한 결론을 내린다. 즉 임상시험 종료 후에 통계분석을 단 한 번만 실시하게 된다. 반면에 축차적 디자인에서는 각 환자에 대한 결과가 얻어지면 바로 자료를 분석하게 된다. 그리고 분석 후 내리는 결론은 다음 3가지 중 하나이다.

첫째, 임상시험을 계속 진행하여 추가적으로 환자를 모집한다.
둘째, 시험약의 효능이 대조약에 비해 우월하다고 결론 내리고 임상시험을 종료한다.
셋째, 시험약의 효능이 대조약에 비해 차이가 나지 않는다고 결론 내리고 임상시험을 종료한다.

이 절에서 소개하는 축차적 디자인과 14장에서 설명하는 집단축차디자인group sequential design의 차이는, 축차적 디자인에서는 각 환자의 결과가 얻어질 때마다 중간분석을 수행하는 데 반해, 집단축차디자인에서는 일정한 수의 환자가 모아진 후에 중간분석을 수행한다는 것이다.

축차적 디자인에서는 임상시험 시작 단계에서 최종적으로 몇 명의 환자가 필요하게 될지 모른다. 시험약의 약효 크기를 고정시키고 검정력이 동일하게 되도록 하는 경우에는 축차적 디자인이 표본크기를 사전에 고정시키는 전통적인 디자인보다 평균적으로 더 적은 표본크기를 필요로 한다고 알려져 있다. 이 점이 축차적 디자인의 장점이다.

축차적 디자인의 목표는 만일 시험약이 대조약보다 정말로 효능이 우월한 경우 통계적 유의성을 입증하는 것이다. 이미 앞에서 기술한 바와 같이 축차적 디자인은 일반적으로 사전에 표본크기를 고정시키는 전통적인 디자인에 비해 필요한 표본크기를 감소시킨다. 축차적 디자인에는 여러 가지 종류가 존재하는데, 모두 타당한 통계적 결론을 내릴 수 있게 해주며, 예상되는 결과와 이용 가능한 환자들 간에 균형을 맞추어야 한다.

Sequential designs – with a goal to demonstrate 'statistical significance' if a treatment is genuinely superior to control – generally reduce the required sample size. There can be several different types of sequential design – all providing valid statistical conclusions but each tailored to specific balances of expected outcomes and patient availability.

어떤 축차적 디자인은 'open-ended'라서 시험약에 대한 신뢰할만한 긍정적인 또는 부정적인 결론이 얻어질 때까지(이론적으로는) 계속 피험자를 모집한다. 반면에 다른 디자인은 'closed'라서 피험자 모집에 대한 미리 정해진 상한이 존재한다. 물론 그 이전에 임상시험을 중단할 수도 있다.

Some designs are 'open–ended' and (in theory) continue to recruit patients until a reliable positive or negative conclusion about the treatments can be made. Other designs are 'closed' and so have a fixed upper limit to recruitment (but may stop before this).

중간분석에서 효능과 위험에 대한 조기 종료 기준은 대칭이 아닐 수도 있다. 활성대조약에 비해 시험약의 효능을 보이는 기준 또한 대칭일 필요는 없다. 중간분석에서 시험약의 효과가 매우 안 좋으면 임상시험을 조기 종료하게 디자인할 수도 있는데, 이러한 중간분석을 무익분석futility이라고 한다. 축차적 디자인에서는 무익분석에 대한 임상시험 조기 종료 기준을 넣을 수도 있다. 이 모든 경우에 임상시험 조기 종료 기준을 선택한 것에 대해 논의되고 정당화되어야 한다.

Stopping boundaries for benefit and harm need not be symmetrical; boundaries for showing benefit of treatment relative to an active control also need not be symmetrical. Stopping boundaries for futility may also be introduced. In all cases, the choices of stopping boundaries should be discussed and justified.

축차적 디자인은 response-adaptive design처럼, 치료제에 대한 결과를 피험자 모집 속도에 비해 상대적으로 빨리 알 수 있어야 사용 가능한 디자인이다. 그러므로 장기간 생존 자료의 경우 이 조건은 절대 만족되지 않으므로, 이 경우 축차적 디자인은 적절한 방법이 아니다. 반면에 단기간 자료 또는 대리변수/바이오마커의 경우에는 이 조건이 만족될 수도 있다.

Sequential designs, as with response-adaptive designs, require treatment outcomes to be available quickly (relative to the patient recruitment rate). This will almost never be the case if we are looking for long-term survival data, for example, but may be the case if we are looking at shorter term clinical or surrogate/bio-markers.

희귀질병 임상시험의 공통적인 특징 중 하나는 피험자 모집 속도가 느리다는 것이다. 그 이유는 희귀질병이라 피험자가 희귀하기 때문이다. 그래서 축차적 디자인은 흔한 질병에 비하여 희귀질병의 경우에 더 적합하다고 볼 수 있다. 그러나 궁극적으로 표본크기를 얼마나 줄일 수 있는지는 시험약의 효과 크기에 달려 있다. 축차적 디자인 중 변형된 것들이 14장에서 설명된 집단축차디자인과 adaptive designs이다.

A common problem with trials in rare diseases is that recruitment is slow because patients are so rare; hence such methods may have more of a place in these situations than in more common diseases. Ultimately, however, the extent to which the sample size can be reduced depends on the size of the effect. Variations on sequential methods are the, so-called, group sequential methods and adaptive designs. See also draft guidance on adaptive designs.

(4) n-of-1 trials

설명의 편의상 치료제 A와 위약의 효능을 비교하고 싶다고 하자. n-of-1 trial은 단 한 명의 피험자에게 수행되는 디자인이며, 무작위배정의 단위가 피험자가 아니라 치료제이다. 그러므로 피험자가 투여 받은 첫 번째 치료제는 치료제 A와 위약 중에서 무작위로 결정된다. 그 첫 번째 치료제 투여 기간이 끝나면 다시 무작위로 다음 치료제가 결정된다. 다음 치료제를 무작위로 결정하는 대신 다른 치료제로 전환switch하는 방법도 가능하다. 그러므로 여러 번의 치료제 전환이 이루어질 수도 있다. 이러한 디자인에서 얻어지는 결론은 그 특정한 환자에게 가장 좋은 치료제가 무엇인가이다.

In this design the unit of randomization is the intervention, rather than the patient. They are rather like crossover studies, but carried out in single patients. The patient's first treatment is determined at random and at the end of a treatment period, the patient is randomized again; a switch to the alternative instead of randomization is also possible. Multiple switches may occur. The outcome of such a study is a conclusion about the best treatment for this particular patient.

예를 들어, 피험자가 치료제 A→ 위약 → 치료제 A → 위약의 순서로 총 4번의 치료제를 투여 받았다고 가정해보자. 만일 치료제 A를 투여 받은 경우에는 기저치에 비해 질병이 호전되고, 위약을 투여 받은 경우에는 다시 질병 상태가 기저치로 돌아가는 일이 반복된다면, 이는 치료제 A가 효과가 있다는 증거가 될 수 있다.

지금까지는 n-of-1 trial이 단 한 명의 피험자에게 투여되는 경우를 설명했지만, 여러 개의 n-of-1 trial이 여러 명의 피험자들에게 수행되어, 두 치료제 A와 B 중에 어느 것이 더 효과가 좋은지에 대한 보다 더 확실한 경향을 파악하는 데 사용될 수도 있다.

Series of n–of–1 trials may begin to show trends for repeated preference of one treatment over another.

이 디자인의 장점은 각 피험자에게 가장 적합한 치료제를 알아낼 수 있다는 것이다. 여러 명의 다른 연구자들이 동일한 치료제들 간의 비교를 위해 자신들만의 n-of-1 trial을 수행할 수도 있다. 즉 그 연구자들은 일부 피험자들에게는 지나치게 제한적일 수 있는 표준적인 임상시험계획서를 따르지 않아도 된다.

The advantage of such a design is that each patient is assured of 'eventually' ending up on the treatment that is best for him or her. Different investigators can use the same treatment comparisons in 'their own' n–of–1 trials and do not have to conform to a standard protocol, which may be too restrictive in some individual cases.

그러므로 선정기준을 만족시키지 않는다고 하여 일부 피험자들을 임상시험에서 제외시킬 필요가 없고, 또는 모든 필요한 임상시험의 절차를 따를 수 없다고 하여 일부 피험자들을 임상시험에서 제외시킬 필요도 없다. 각 임상시험은 각 피험자 개개인에게 맞게 조정되면 된다.

So rather than a patient being excluded from a trial because they do not meet the inclusion criteria, or because they would not be able to follow all the necessary trial procedures, each trial can be tailored to each patient.

n-of-1 trial은 교차시험과 같은 많은 제한점들을 가지고 있다. 이 디자인은 약효가 빠르게 나타나고 치료제를 중단하면 안정적인 기저 상태로 빨리 되돌아오는 질병의 증상적 치료에서 가장 유용하다. 많은 n-of-1 trial의 결과들은 교차시험이나 메타분석과 비슷한 방법으로 합쳐질 수 있다.

n–of–1 trials have many of the same limitations as crossover trials. They are most useful for fast–acting symptomatic treatments and in diseases that quickly return to stable baseline values after treatment. Results of many n–of–1 trials may then be combined in a manner similar to both a crossover study and a meta–analysis.

사전에 계획된 n-of-1 trial과 사전에 계획된 이 임상시험들의 순서가 항상 선호되며, 사전에 계획되지 않은 경우에 비하여 결과를 더 신뢰할 수 있다.

Pre–planned n–of–1 trials, and pre–planned sequences of them will always be preferred and will usually be more convincing than unplanned cases.

20.6.2 자료분석

(1) 가정assumption

환자 수가 매우 적은 임상시험은 사실 자료분석이 매우 단순한 경우라고 볼 수 있다. 왜냐하면 분석할 데이터가 별로 없고, 그래서 종종 간단한 기술적descriptive 분석만으로 충분할 수 있기 때문이다. 여기서 기술적 분석이란 복잡한 통계모형이나 가설검정 없이 단순히 자료의 요약값 등만을 계산하는 통계분석을 의미한다. 그러므로 이러한 간단한 상황에 복잡한 통계분석방법을 사용해야 한다는 것은 직관과 맞지 않는 것처럼 보인다. 하지만 이런 경우에야말로 복잡한 통계분석방법이 필요한 경우이다.

Studies with few patients are often perceived as presenting a rather simple situation: there is not much information (data) and so simple (often descriptive) analyses are all that are warranted. It seems quite counterintuitive, therefore, that for 'simple' situations more complex approaches should be applied but this is exactly what is necessary.

우리가 많은 양의 데이터를 가지고 있는 경우에는 간단한 통계분석방법이 적절할 수도 있다. 그러나 데이터가 아주 적은 경우에는 가장 효율적인 통계분석방법을 사용하는 것이 중요하다. 그러한 효율적인 통계분석방법 중에 많은 방법이 바로 통계적 모형statistical modelling을 사용하는 것이다. 이러한 통계적 모형은 대개 자료에 대한 가정을 하거나 또는 시험약의 효능에 대한 가정을 한다. 문제는 데이터가 아주 적은 경우에는 이러한 가정이 성립하는지 확인하기 어렵다는 것이다.

Crude(simple) methods may often be adequate when we have huge amounts of data – but when there are very few data, it is imperative that the most efficient and informative analytical methods should be used. Many of these methods involve 'statistical modelling'. Such models usually make assumptions about the data or the form of the treatment effect. With few data, these assumptions may not be testable or verifiable.

그러나 이러한 가정들이 자료에 더해져서, 복잡한 통계적 모형들은 단순한 기술통계량에 비하여 더 많은 정보를 제공한다. 따라서 자료에 대한 다른 가정들을 하는 다양한 분석/모형의 민감도분석이 이루어져만 한다. 그러한 민감도분석은 미리 계획되어야만 한다. 그러면 결론이 모델의 가정에 크게 의존하는지, 또는 가정에 별로 영향을 받지 않는지 여부를 알 수 있게 된다.

However, assumptions add to the data so that more complex statistical models give us more information than simple descriptive statistics. Hence, sensitivity analyses consisting of various analyses/models should be presented, which may make different assumptions abut the data. Such sensitivity analyses should be preplanned. Then it can be seen if the conclusions are heavily reliant on the model assumptions or if, in fact, they are robust to a variety of plausible assumptions.

(2) 비모수적 방법non-parametric methods

(1)에서 설명한 방법은 자료에 대한 가정을 많이 하라는 것이었다. 반면에 그와는 반대로 자료가 정규분포를 따르는지를 알 수 없을 때 비모수적 방법이 종종 사용될 수 있다. 자료나 시험약의 효과 형태에 대해 거의 가정을 하지 않은 다양한 통계분석방법들이 존재한다. permutation test가 한 예가 될 것이다.

Contrary to the above, non–parametric, or 'distribution–free' methods may often be used when we cannot determine if data are from a Normal (or other specified) distribution. There are a wide variety of methods that make 'few' (although not usually 'no') assumptions about the data or about the form of any treatment effect.

(3) 예후변수prognostic variables

6장에서 설명한 바와 같이, 기저치 변수를 보정하면 통계분석의 효율성을 높여서 검정력이 높아질 가능성이 있다. 층화 무작위배정에 사용된 요인들은 층화분석을 하는 데 사용되어야 한다. 그런 경우 교호작용은 일반적으로 주분석에 포함되지 않고 주효과만 포함된다. 통계모형에 예후변수를 포함시키면 시험약의 효능에 대한 통계분석의 효율성을 높여주지만, 지나치게 많은 예후변수를 포함시키지 않도록 주의해야 한다. 자세한 사항은 6장을 참고하길 바란다.

Adjustment for baseline variables may greatly improve the efficiency of an analysis. Factors used to stratify the randomisation in a study should be used to stratify the analysis – at least as 'main effects' but interaction terms between them should generally not be included in the primary analysis. Including prognostic variables in a model can greatly enhance the precision of a treatment effect but caution should be used not to include too many factors.

(4) 반복측정repeated measurements

반복측정자료란 한 피험자에게서 시간이 경과함에 따라 여러 개의 관측치를 얻거나, 또는 동일한 시점에서 여러 신체부위에서 여러 개의 관측치를 얻은 것을 의미한다. 이처럼 한 피험자에게서 여러 개의 관측치를 얻으면 단 한 개의 관측치를 얻는 것에 비하여, 더 많은 정보를 얻은 것이 되므로 적은 수의 피험자를 가지고도 시험약의 효능을 찾아낼 가능성이 커지게 된다.

Repeated measurements over time – or in different body locations – may also improve the efficiency of an analysis.

보통의 통계분석방법에서는 자료들이 서로 독립이라는 가정을 하게 된다. 그런데 반복측정자료분석에서 흔히 발생하는 문제는 동일한 환자에서 얻은 자료들은 독립이 아니라는 점이다. 예를 들어, 고혈압 환자에게서 6개월 동안 매달 혈압을 측정한다면, 동일한 환자에게서 측정된 6개의 혈압값은 독립이라고 보기 어렵다. 왜냐하면 동일한 환자에게서 측정되었으므로 어떤 경향성을 가질 것이기 때문이다.

A commonly encountered problem in the analysis of such data is the non-independence between observations. Non-independence occurs when data fall into groups or clusters, e.g. in different body locations or in longitudinal studies.

자료들 간에 독립성 가정이 만족되지 않으므로, 반복측정자료를 분석하는 데 일반화선형모형과 같은 표준적인 통계방법은 사용할 수 없다. 반복측정자료가 독립이 아니라는 사실을 무시하고, 표준적인 통계방법으로 분석을 하게 되면, 제1종 오류가 증가하게 된다. 그러므로 실제보다 시험약의 효과가 더 유의해 보이게 만든다. 다르게 표현하면 실제보다 p값이 더 작게 나온다.

Standard statistical methods, such as generalized linear models (GLM) cannot be applied when analyzing dependent data, since the assumption of independence between observations is violated. Neglecting dependencies in these situations can lead to false conclusions. In general, the precision of the results and thereby their significance is usually overestimated.

반복측정자료를 분석하는 데는 여러 방법들이 이용 가능한데, 예를 들면 GEEGeneralized Estimated Equations 방법, 계층적 선형모형, 혼합효과모형 등이 있다. 이러한 현대적인 통계분석 방법들은 동일한 환자에게서 얻어진 반복측정자료들 간에 존재하는 상관관계를 감안하여 분석을 하며, 각 환자들마다 얻어진 반복측정자료의 수가 다른 경우에도 여전히 사용 가능하여 타당한 결론을 얻을 수 있게 해준다. 이러한 방법들의 적절성과 모형의 가정을 확인하는 것이 중요한데, 자료의 수가 적은 경우에는 이런 점을 확인하기 어렵다는 문제가 있다.

There are different methods available to analyze clustered dependent data e.g. the Generalized Estimated Equations(GEE) method, Hierarchical Linear Models or Mixed-effects models. These modern statistical approaches take the correlation within subjects into account and can also allow an unequal number of observations per subject, (e.g. caused by missing values) so that valid inferences can be assured. Judging the appropriateness of models and checking model assumptions is very important, but also very difficult with limited data.

(5) 베이지안 방법Bayesian methods

우리가 평소에 사용하는 통계방법은 빈도론적 방법frequentist approach이라 불리며, 모평균과 같은 모수는 미지이지만 고정된 상constant으로 취급된다. 반면에 베이지안 방법에서는 모수 역시 자신만의 분포를 갖는 확률변수라고 가정된다. 모수가 확률변수이므로 당연히 확률분포를 가지게 되는데, 그 모수의 확률분포는 사전분포prior distribution라 불리고, 임상시험을 수행하기 전에 임상연구자의 사전 경험 또는 사전 믿음을 반영해주게 된다. 이처럼 베이지안 방법은 빈도론적 방법에 비하여 가정을 추가로 더 하게 되는 방법이다.

Bayesian methods are a further source of 'adding assumptions' to data. They are a way to formally combine knowledge from previous data or prior 'beliefs' with data from a study.

이런 베이지안 방법이 보통의 신약개발에 자주 사용되지 않았던 이유는 사전분포의 신뢰성에 대한 우려 때문이었다. 하지만 희귀의약품 개발에서는 환자 모집이 어렵기 때문에 추가적인 가정을 해서라도 필요한 환자 수를 줄일 필요가 있기 때문에 베이지안 방법이 받아들여질 수도 있다. 사전분포에 대한 가정이 결론에 영향을 미칠 수 있기 때문에, 다양한 사전분포에 대해 결과가 얼마나 영향을 받는지를 확인하는 민감도분석이 수행되어야 한다.

Such methods may be advantageous when faced with small datasets, although introducing prior beliefs is often a concern in drug regulation. As with sensitivity analyses mentioned above, a variety of reasonable prior distributions should be used to combine with data from studies to ensure that conclusions are not too heavily weighted on the prior beliefs.

20.6.3 결과보고Reporting

임상시험계획서와 결과보고서에는 다음 사항들이 포함되어야 한다. 첫째, 국제가이드라인에 기술된 신약개발의 원칙에서 벗어난 것들이 있다면 왜 벗어났는지에 대한 타당성을 제시하여야 한다. 둘째, 대리평가변수의 사용, 무작위배정 미사용, 동시대조군 부재와 같은 표준적인 방법에서 벗어난 경우, 왜 그런 방법이 사용되었는지에 대한 타당성을 제시하여야 한다. 셋째, 사용된 통계방법의 타당성에 대해 설명해야 한다. 단순히 희귀의약품으로 지정되었다고만 설명하는 것은 충분하지 않다.

In the study report, (as well as in the study protocol), a justification for any deviations from the principles laid down in regulatory guidance is expected as well as justification for any alternative study design chosen(e.g. choice of surrogate end point, lack of randomization, lack of control group) and a justification for the statistical considerations should be given. An orphan drug status as justification will not be sufficient.

분석결과가 통계분석에 사용된 가정에 크게 영향을 받지 않는다는 것을 보여주는 민감도분석이 수행되어야 한다. 그리고 시험약의 효능과 안전성에 대한 장기간 추적에 대한 필요와 계획에 대해서도 논의되어야 한다.

Sensitivity analyses in order to show robustness of the data is expected. The need for, and plans for long term follow-up for efficacy and safety should be discussed.

20.7 요약과 결론

(1) 작은 환자모집단을 대상으로 임상시험을 계획, 수행 및 분석하는 특별한 방법이 존재하는 것은 아니다. 그러나 임상시험의 효율성을 높여서 필요한 환자 수를 어느 정도 줄여주는 방법은 존재한다. 다만 임상시험의 효율성을 너무 높이려다 보면 결과를 임상적으로 해석하기 어려워질 수도 있으므로 그 두 가지 측면을 고려해야 하지만, 임상적으로 해석 가능한 결과를 얻는 것이 가장 중요하다.

There are no special methods for designing, carrying out or analysing clinical trials in small populations. There are, however approaches to increase the efficiency of clinical trials. The need for statistical efficiency should be weighed against the need for clinically relevant/interpretable results; the latter being the most important.

(2) 희귀질환이 아닌 일반적인 질환에 대한 ICH 가이드라인과 유럽 가이드라인들의 내용도 여전히 희귀질환에도 적용 가능하다.

Guidelines (ICH, CHMP and others) relating to common diseases are also applicable to rare diseases.

(3) 시험약의 효능과 안전성을 평가하는 데 대조군을 두는 임상시험 수행이 가능하지 않은 경우, 만일 환자의 권익이 보호된다면 다른 방법이 받아들여질 수도 있다.

In situations where obtaining controlled evidence on the efficacy and safety of a new treatment is not possible, the regulatory assessment may accept different approaches if they ensure that the patients' interests are protected.

(4) 시험약에 대한 자세한 약리학적 지식은 임상시험을 디자인하는 데 도움이 될 수도 있다. 약리학 연구는 환자들 간의 이질성을 파악하는 데 도움이 될 수도 있다. 비임상적 약리학 연구도 종종 도움이 될 수 있는데, 특히 환자 모집단이 매우 작은 경우 더욱 그러하다.

Detailed knowledge of the pharmacology of a compound may help when designing studies. Pharmacology studies may help identify sources of heterogeneity in patients. Non-clinical pharmacology may sometimes be helpful, especially in conditions where very few patients are available.

(5) 대리변수는 받아들여질 수 있으나 충분히 정당화되어야 한다. 대리변수와 임상적 효능 간의 관계는 명확해서, 대리변수를 이용하여 위험과 편익을 평가할 수 있어야 한다.

Surrogate endpoints may be acceptable but need to be fully justified. Their relation to clinical efficacy must be clear so that the balance of risks and benefits can be evaluated.

(6) 시험약의 효능과 안전성을 평가하기 위하여 임상시험에 대조군을 두는 것은 매우 중요하다. 대조군의 중요성에 대해서는 16장에서 이미 설명한 바 있다. 만일 대조군이 없다면 임상시험결과의 신뢰성이 줄어들게 된다.

Controls and comparator groups are very important. Their absence compromises the reliability of studies.

(7) 환자 등록부는 질병의 자연적인 진행과정에 대한 매우 중요한 정보를 제공할 수 있

으며, 시험약의 효능과 안전성을 평가하는 데 도움이 될 수도 있다. 더군다나 그런 환자 등록부는 과거대조군을 만드는 데 사용될 수도 있다. 이런 목적으로 사용되는 환자 등록부는 매우 높은 수준으로 자료가 관리되어야 하며, GCP 실사를 받게 될 수도 있다. 환자 등록부를 실제 희귀의약품 개발에 사용한 사례는 20.8절의 마이오자임Myozyme 사례에 제시되어 있다.

Patient registers may supply important information on the natural course of disease and may help in the assessment of effectiveness and safety. Furthermore, such registers can be used as a source for historical controls. Registers used in this way should contain high quality data; GCP inspection might be anticipated.

(8) 희귀의약품 개발 과정의 모든 단계에서, 제약회사가 계획하는 모든 방법들이 나중에 시판허가를 받는 데 사용되어질 수 있도록 전문가의 도움을 받는 것이 강력하게 권고된다.

It is strongly recommended that scientific advice/protocol assistance be sought during all phases of development to guide sponsors as to the acceptability of their planned approaches for later marketing.

20.8 미국 FDA의 희귀의약품 허가 사례

이 절에서는 여러 사례들을 통하여 미국 FDA가 희귀의약품을 승인하는데 어떠한 임상시험 디자인을 사용했으며, 시험약의 효과에 대해 어느 정도의 수준의 증거level of evidence를 요구했는지를 살펴볼 것이다.

(1) 비미짐Vimizim

모르키오 A 증후군Morquio A syndrome은 희귀 리소좀 축적질환의 일종으로 선진국에서 약 3,000명의 환자가 있는 것으로 추정되는 희귀질환이다. 비미짐은 2014년 모르키오 A 증후군의 치료제로 미국 FDA의 시판허가를 받았다(FDA 2014). 비미짐의 3상 임상시험은 24주 무작위배정 위약대조군 임상시험으로 총 176명의 환자를 등록하였다. 환자들은 비미짐 2mg/kg를 일주일에 한 번 투여 받는 군, 비미짐 2mg/kg를 이주일마다 한 번 투여 받는 군, 그리고 위약군에 1:1:1의 비율로 무작위배정되었다. 1차 유효성 평가변수는 기저치 대비 24주 시점에서의 6 minutes walk test의 변화량이었다. 비미짐 2mg/kg를 일주일에 한 번 투여 받는 군은 위약군에 비해 평균 22.5미터를 더 걸어서 통계적으로 유의하여(p=0.0174),

미국 FDA의 시판허가를 받았다. 비미짐의 효능을 입증하는 데 사용한 방법과 기준은 다른 신약의 효능을 입증하는 데 사용한 방법 및 기준과 다르지 않다. 비미짐의 사례는 희귀의약품 개발에서도 가능하기만 하다면 보통의 신약 허가에 필요한 증거의 수준과 동일한 증거의 수준을 미국 FDA가 요구하였다는 것을 알 수 있다.

(2) 칼리데코Kalydeco

낭성섬유증cystic fibrosis은 낭포성 섬유증 막횡단 전도 조절CFTR 유전자의 돌연변이로 인해 발생하는 질환으로, 미국에서는 환자 수가 약 3만 명으로 추산되는 희귀질환이다. 칼리데코는 2012년 낭성섬유증 환자 중에서 CFTR 유전자 내에 G551D 변이를 표적으로 치료제로 미국 FDA의 시판허가를 받았다(FDA 2012). 칼리데코의 3상 임상시험은 총 2회 실시되었다. 첫 번째 임상시험에서는 총 161명의 환자가 참여하였고, 두 번째 임상시험에서는 총 52명의 환자가 참여하였다. 두 임상시험 모두에서 환자들은 칼리데코군과 위약군에 1:1의 비율로 무작위배정되었다. 두 임상시험 모두에서 1차 유효성 평가변수는 FEV1이었는데, 두 임상시험 모두에서 $p < 0.0001$의 매우 유의한 결과를 보여서 미국 FDA의 시판허가를 받았다.

하지만 G551D 변이를 가진 환자는 전체 낭성섬유증 환자 중에 4%에 불과했다. 그래서 칼리데코를 개발한 제약회사는 낭성섬유증 환자 중에 CFTR 유전자 내에 다른 변이를 가진 환자들에 대해 임상시험을 수행해서, 여러 다른 변이들에 대해서도 시판허가를 받게 된다. 그 모든 3상 임상시험은 위약대조군 평행설계 또는 교차설계로 수행되었다. 비미짐의 사례와 마찬가지로 칼리데코의 경우에도, 대상 질병이 희귀질환임에도 불구하고 보통의 신약 허가에 필요한 증거의 수준과 동일한 증거의 수준을 미국 FDA가 요구하였다는 것을 알 수 있다.

(3) 인크렐렉스Increlex

인크렐렉스는 어린이 성장장애 치료제로서, 연골, 기관 등의 정상적인 발달에 필요한 인슐린 유사성장인자-1(IGF-1)이라 불리는 호르몬을 무력화시키는 항체가 형성돼 키가 자라지 않은 아이들에게 투여되는 주사제이다. 인크렐렉스의 효능과 안전성을 평가하기 위하여 총 5개의 임상시험이 총 71명의 심각한 Insulin-like growth factor-1 deficiency를 겪는 어린이에게 실시되었다. 5개 임상시험에서 얻어진 자료들은 전체적인 효능과 안전성 분석을 위해 합쳐져서 분석되었다. 인크렐렉스 투여 후 매년 신장 성장 속도height velocity(cm/year)가 기저치 신장 성장 속도와 paired t-test를 사용하여 검정되었다. 인크렐렉스 투여 후 최초 1년, 2년, 3년 후 각각에서 인크렐렉스의 효능은 $p < 0.0001$로 유의하여서, 2005년 미국 FDA로

부터 시판허가를 받았다(FDA 2005).

인크렐렉스의 효능을 입증하는 데 사용된 방법은 표준적인 방법과 다음 측면에서 다르다.

첫째, 5개의 임상시험 자료가 합쳐져서 분석되었다는 것이다. 그 이유는 이 질환이 희귀 질환이라 환자 모집이 어려워 환자 수가 매우 적은데, 통계적 추론을 수행하기 위해서는 어느 정도 크기의 환자 수가 필요하므로, 합쳐서 분석하는 방법을 사용한 것으로 추측된다.

둘째, 동시대조군을 두지 않고 단일군으로 시험약 투여 전과 후를 paired t-test를 이용하여 검정하였다. 18장에서 단일군 전후비교의 문제점을 설명한 바 있다. 하지만 이 경우 단일군 전후비교를 사용한 이유는 이 질병의 진행과정에 대해 비교적 자세히 알고, 또한 윤리적인 이유로 동시대조군을 두는 것이 적절하지 않았던 것으로 추측된다.

(4) 마이오자임Myozyme

폼페병Pompe disease은 당원이 축적되어 생기는 희귀 유전대사 질환으로, 미국의 경우 약 4만 명당 한 명의 비율로 발생하는 것으로 알려져 있다. 마이오자임은 2006년 폼페병 치료제로 미국 FDA의 허가를 받았다(FDA 2006). 마이오자임이 미국 FDA의 시판허가를 받기 위해 수행된 두 임상시험의 특징은 다음과 같다.

첫 번째 임상시험은 18명의 영아형infantile onset 폼페병 환자들이 마이오자임 20mg/kg 또는 마이오자임 40mg/kg으로 무작위배정되었다. 마이오자임의 효능은 마이오자임 투여군에서 사망하였거나 또는 invasive ventilator support가 필요했던 환자의 비율을 나이와 질병의 심각도가 유사하고 치료를 받지 않았던 과거대조군에서의 비율과 비교하여 평가하였다. 과거대조군은 1982년부터 2002년 사이에 출생한 생후 6개월 이전에 폼페병 진단을 받은 후 치료 받지 않은 환자들의 의료기록을 후향적으로 검토하여 만들어졌다. 과거대조군에서는 폼페병 어린이 환자들이 18개월이 되었을 때 61명 중 오직 단 한 명이 생존하여 2%의 생존률을 보였다. 반면에 마이오자임 투여군에서는 83%의 생존률을 보였다. 두 번째 임상시험에서도 유사한 결과를 얻어서 마이오자임은 미국 FDA의 시판허가를 받았다. 마이오자임 임상시험의 특징은 과거대조군을 사용하였다는 것이다.

(5) 아바스틴Avastin

교모세포종의 치료제로 아바스틴에 대한 동시대조군을 두는 3상 임상시험이 수행되었고,

1차 유효성 평가변수는 통계적으로 유의하지 않았다. 하지만 다른 대안의 치료제가 없는 말기암으로 고통 받는 환자들에게 암의 진행 과정을 늦추고 환자의 삶의 질을 개선하는 2차 유효성 평가변수들의 결과가 임상적으로 의미 있다고 판단하여 시판허가를 주었다. 자세한 사항은 1.2절을 참고하길 바란다.

(6) 카바글루Carbaglu

카바글루는 요소회로장애Urea cycle disorders 중에서도 가장 희귀한 NAGS 결핍증hepatic enzyme N-acetylglutamate synthase의 치료제로 2010년 미국 FDA의 승인을 받았다. NAGS 결핍증은 미국 내 환자가 10명 이하이고, 전 세계적으로도 환자 수가 50명 이하인 정말로 희귀한 질병이다. 카바글루의 효능은 23명의 환자들에게 투여된 case series 결과를 과거대조군과 비교하여 확인되었다. case series 결과이므로 이는 당연히 임상시험결과가 아니라 후향적 연구였고, 맹검도 이루어지지 않았고, 동시대조군도 존재하지 않았다. 카바글루의 장기간 효능은 plasma ammonia 수준으로 평가되었는데, 비록 통계적 검정은 이루어지지 않았지만 시각적으로 볼 때 기저치에 비해 유의하게 감소하였다.

(7) 젤보라프Zelboraf: basket trial의 사례

2017년 미국 FDA는 흑색종 치료제인 젤보라프Zelboraf, vemurafenib에 BRAF V600 유전자변이를 가진 성인 에드하임-체스트병Erdheim-Chester Disease(ECD)이라는 희귀 혈액암에 대한 적응증을 추가로 부여하였다. 에드하임-체스트병은 백혈구의 일종인 조직구가 비정상적으로 증식하는 희귀 중증 혈액암의 일종으로, 종양이 심장과 뇌, 폐 등에 침투하고 평균 생존기간이 32개월로 낮은 것으로 알려져 있다. 전 세계 에드하임-체스트병 환자는 600 ~ 700명으로 이 가운데 약 54%가 BRAF V600 변이를 지니는 것으로 알려져 있다. 젤보라프는 세포증식을 촉진하는 효소의 작용을 억제하는 인산화효소 저해제의 일종이다.

이러한 적응증 추가는 2상 임상시험인 VE-BASKET study에 근거하였는데, 이 임상시험은 basket trial이라고 알려진 새로운 형태의 임상시험 디자인이었다(Hyman et al. 2015).

전통적인 항암제 임상시험은 암의 발병 위치에 근거한 특정한 종류의 암을 가진 환자들만 임상시험에 참여하였다. 예를 들면, 유방암 치료제를 개발하려는 경우 유방암 환자만을 대상으로 임상시험을 하거나, 아니면 폐암 치료제를 개발하려는 경우 폐암 환자만을 대상으로 임상시험을 하거나 하는 방식이다.

하지만 이제 과학자들은 인간의 유전정보를 해독하게 되었고, 단순히 암의 발병 위치를 넘어서서, 암이 자라도록 하는 특정한 유전자 돌연변이gene mutation를 발견하게 되었다. 또한 과학자들은 동일한 유전자 돌연변이가 다른 종류의 암(여기서 암의 종류란 암의 발병 위치에 근거하여 분류한 것이다)에도 존재한다는 것을 발견하였다. 예를 들어, A라는 유전자 돌연변이는 유방암 환자에게도 존재하고 폐암 환자에게도 존재한다는 것이다. basket trial이란 동일한 유전자 돌연변이를 가진 환자는 그 암의 종류(즉 암의 발병 위치)에 관계없이 동일한 임상시험에 참여할 수 있게 하는 임상시험이다.

basket trial의 장점은 임상시험을 처음에 준비하고 시작하는 시간과 비용을 줄여줄 수 있다는 것이다. 예를 들어, A라는 유전자 돌연변이가 각각 유방암, 폐암, 위암을 일으킬 것이라 예상된다면, 전통적인 방법은 각 암의 형태별로 3번의 임상시험을 수행해야 한다. 반면에 basket trial에서는 이 3가지의 형태의 암환자들을 모두 모아 한 번에 임상시험을 수행할 수 있고, 이렇게 함으로써 임상시험을 처음에 준비하고 시작하는 시간과 비용을 절약할 수 있다.

basket trial은 희귀암 항암제 개발에서도 중요한 의미를 갖는다. 예를 들어 에드하임-체스트병의 경우, 전 세계적으로 수백 명의 환자밖에 없기 때문에 환자 모집이 어려워 에드하임-체스트병만을 위한 임상시험은 수행하기 어려웠다. 하지만 basket trial에서는 비록 에드하임-체스트병 환자의 수는 적더라도, 동일한 유전자 돌연변이를 가진 다른 종류의 암 환자들과 한꺼번에 basket trial을 수행함으로써 임상시험 수행이 가능해지게 된다.

VE-BASKET study에는 BRAF V600 유전자변이를 가진 총 122명의 암 환자들이 참여하였고, 그 중 22명이 에드하임-체스트병 환자였다. 그 중 1명에게서는 complete response, 11명에게서는 partial response를 얻었다.

(8) 로렌조 오일Lorenzo's oil

로렌조 오일은 1992년에 개봉한 영화로 널리 알려졌다. 실화를 바탕으로 한 영화의 내용은 대략 이러하다. 오돈 부부는 어느 날 아들 로렌조가 부신대뇌백질 위축증이라는 희귀질환에 걸린 것을 알게 된다. 부신대뇌백질 위축증은 신경중추들이 제 기능을 발휘하지 못하면서 시각장애, 언어장애, 전신마비를 일으켜 결국 사망하게 되는 치명적인 병이다. 치료제가 없는 것을 안 오돈 부부는 부신대뇌백질 위축증에 대한 모든 논문과 책을 공부하여 치료법을 찾던 중, 불포화지방산과 포화지방산 사이의 효소작용으로 혈중 지방 수치를 정상화시킬 수 있다는 사실을 알아낸다. 이 치료방법으로 병의 초기에 있는 제이크라는 아이는 완치하게 되고, 중증인 아들 로렌조도 어느 정도 차도를 보이게 된다. 여기까지가 영화의 내용이며 필자도 약 25년 전에 이 영화를 보며 감동했던 기억이 선명하다. 그렇다면 로렌조 오일은 미국 FDA로부터 부신대뇌백질 위축증 치료제로 시판허가를 받았을까? 안타깝게도 아직 그러지 못한 것으로 보인다. 로렌조 오일은 아직까지 실험단계의 치료제experimental drug로만 인정되고 있으며, 로렌조 오일을 투여 받으려면 임상시험에 참여해야만 한다. 왜 로렌조 오일이 아직까지 미국 FDA의 허가를 받지 못했는지는 필자로서는 아직 확실히 알 수 없지만, 의약품 허가에 필요한 많은 조건들을 아직 만족시키지 못한 것으로 추측된다.

21장 안전성 자료분석

21.1 서론

먼저 안전성 자료분석에 사용되는 기초 용어들을 ICH E2A에 기초하여 살펴보도록 하자 (ICH 1995a).

(1) 이상반응adverse event

영어로는 'adverse event'인데, 우리말로는 '이상반응' 또는 '유해사례'라는 용어로 사용되고 있다. 이 책에서는 이상반응이라고 부르도록 하겠다. 이상반응의 정의는 다음과 같다 (ICH 1995a).

> '치료약물과의 연관성을 반드시 규명할 수 없거나, 의약품이 투여된 환자 또는 피험자에 발생한 예상하지 못한 의학적 발생'
>
> Any untoward medical occurrence in a patient or clinical investigation subject administered a pharmaceutical product and which does not necessarily have to have a causal relationship with this treatment.

따라서 이상반응이란 대상 의약품과의 관련성 유무와는 무관하게 의약품 등의 투여 사용 중 발생한 바람직하지 않고 의도되지 않은 징후(예, 실험실적 이상 발견), 증상 또는 질병을 말하며 당해 의약품과 반드시 인과관계를 가져야 하는 것은 아니다.

> An adverse event(AE) can therefore be any unfavourable and unintended sign (including an abnormal laboratory finding, for example), symptom, or disease temporally associated with the use of a medicinal product, whether or not considered related to the medicinal product.

이처럼 이상반응이란 반드시 시험약과 관련성이 있어야 하는 것은 아님에도 불구하고, 이상반응은 시험약의 위험risk을 평가하는 데 매우 중요한 역할을 하게 된다. 그 이유는 안전성 자료분석 자체가 단 한 번의 분석이나 평가로 명확한 결론을 내릴 수 있는 분야가 아니기 때문이다. 안전성 자료분석은 흑과 백이 명확한 곳이 아니라 대부분 애매한 회색이다. 그러므로 안전성 자료를 분석하고자 하는 사람은 마치 탐정처럼 행동해야 한다. 처음에는 단순한 이상반응이었지만 증거가 점차 쌓이면 그 이상반응은 다음에 정의하는 약물이상반응이 될 수 있다. 그리고 그 후에도 더 많은 증거가 쌓이면 그 약물이상반응은 정말로 시험약의 위험을 나타내주는 반응일 수 있다.

(2) 약물이상반응ADR: Averse Drug Reaction

영어로는 'adverse drug reaction', 우리말로는 '약물이상반응' 또는 '약물유해반응'이라는 용어로 사용되고 있다. 이 책에서는 약물이상반응이라고 부르도록 하겠다. 약물이상반응은 시판허가를 아직 받지 않은 시험약인 경우와 시판허가를 받은 약의 경우로 나누어져 정의된다. 이 책에서는 시판허가를 받지 않은 시험약만을 다루고 있으므로 시판허가를 받지 않은 경우의 정의만 살펴보도록 하겠다. 약물이상반응의 정의는 다음과 같다(ICH 1995a).

> "대상 의약품의 어느 용량과도 관련된 유해하고 의도되지 않은 반응은 약물이상반응으로 고려되어야 한다."
>
> All noxious and unintended responses to a medicinal product related to any dose should be considered adverse drug reactions.

즉 약물이상반응이란 의약품과 이상반응과의 인과관계가 적어도 합리적인 가능성이 있다는 것, 즉 관련성을 배제할 수 없음을 의미한다.

(3) 예상하지 못한 약물이상반응Unexpected adverse drug reaction

예상하지 못한 약물이상반응의 정의는 다음과 같다(ICH 1995a).

> 적용할만한 약품 정보, 예를 들어 승인되지 않은 임상시험용 의약품을 위한 임상시험자 자료집(investigator's brochure)에서 그 양상이나 중증도가 일관되지 않은 이상반응.
>
> An adverse reaction, the nature or severity of which is not consistent with the applicable product information (e.g., investigator's brochure).

(4) 중대한 이상반응 또는 이상약물반응

임상시험 기간 동안 발생한 이상반응이 의약품과 관련(약물이상반응)이 있다고 의심되는 경우에 용량, 모집단, 모니터링의 필요성, 동의서 양식 등의 의약품 개발에 영향을 미칠 수도 있다. 이것은 가장 중증의 형태인 생명이나 신체의 기능을 위협하는 반응에 대한 특정 사실이다. 이러한 반응들은 즉시 규제자에게 알려야 한다. 따라서 양상(중대한 정도)이나 유의성 정도, 예상하지 못한 정보에 의하거나 신속보고를 정당화시키는 방안을 정의하기 위해 특별한 의학적 행정적 기준이 필요하다.

동의어가 아닌 '중증severe'과 '중대한serious'의 의미 혼동이나 오해를 방지하기 위하여 다음의 정의가 있다.

'중증'이라는 용어는 특정 증상(경증, 중등증, 또는 중대한 심근경색 등)의 위해정도를 설명하는 데 사용된다. 그러나 증상 자체는 비교적 의학적 중요도가 작은 것(심각한 두통)일 수 있다. 사례의 결과, 활동 범주 등의 보통 생명이나 신체 기능에 위협을 줄 수 있는 것에 사용되는 '중대한'과는 구별하여 사용해야 한다. 위해정도가 아닌 '심각성'은 의무적 보고 의무 규정을 정의하기 위한 지침으로 제공된다.

여러 규정이나 사용되는 다른 정의, 또는 다른 토의 내용들을 검토한 결과 다음의 정의는 이에 대한 개념 및 의미를 모두 포함하는 것으로 생각된다.

중대한 이상반응(경험)이나 반응은 어떤 용량에서든지 예측되지 않은 것으로서

- 죽음을 초래
- 생명을 위협

참고: 생명의 위협은 '중대한'의 정의에서 환자가 그 사건이 발생 시점에서 죽음의 위협에 놓여 있었다는 하나의 사례이며, 더 심각하면 죽을 수도 있다는 가정이 아님.

- 입원 또는 입원 기간의 연장이 필요한 경우
- 지속적인 또는 심각한 불구 / 기능 저하를 초래하는 경우
- 선천적인 기형 또는 이상을 초래하는 경우

즉각적으로 생명을 위협하거나, 죽음 또는 입원을 초래하지는 않지만 환자를 위험하게 하는 위의 결과들 중 하나를 예방하기 위하여 중재가 필요한 중요한 의학적 사례와 같은 다른 상황들에서 신속보고가 필요한지를 결정하기 위해서는 의학적이고 과학적인 판단이 발휘되어야 한다. 이러한 것들은 또한 '중대한' 것으로 간주해야 한다.

이러한 사례의 예로는 응급실에서의 집중 치료, 알레르기성 기관지 수축, 혈액 질환, 입원을 초래하지 않는 발작, 약물 의존성의 발전, 약물 남용 등이다.

21.2 시험약의 안전성을 평가하는 데 필요한 표본크기

발생확률이 큰 약물이상반응은 표본크기가 작은 경우에도 관찰될 것이므로, 관찰하지 못해서 놓칠 염려는 적다. 문제는 발생확률이 작은 약물이상반응이다. 발생확률이 작은 약물이상반응에 대한 평가를 하려면 표본크기가 커야 할 텐데 얼마나 커야 할까? 이러한 경우에 자주 사용되는 방법이 **'rule of 3'**이다. 'rule of 3'의 내용은 다음과 같다.

"어떤 희귀한 약물이상반응의 실제 발생률이 n명 중 한 명이라면, 실제 3n 명 중에 적어도 한 명 이상에게서 그 약물이상반응이 관찰될 확률은 적어도 95%이다."

이 말이 의미하는 바는, 예를 들어 300명의 환자에게 시험약을 투여했는데, 특정 약물이상반응이 한 명도 발생하지 않았다면, 그 특정 약물이상반응의 실제 발생률이 1%(1/100)을

표 21.1 n명의 환자에게 시험약을 투여한 경우, 특정 약물이상반응이 한 명도 발생하지 않았다면, 그 특정 약물이상반응의 실제 발생률이 p를 초과하지 않는다고 95% 신뢰도로 말할 수 있는 경우

n	p
100	3/100
300	1/100
600	1/200
1,500	1/500
3,000	1/1,000

초과하지 않는다고 95% 신뢰도로 말할 수 있다는 것이다. 표 21.1은 n명의 환자에게 시험약을 투여했는데, 특정 약물이상반응이 한 명도 발생하지 않았다면 그 특정 약물이상반응의 실제 발생률이 p를 초과하지 않는다고 95% 신뢰도로 말할 수 있는 여러 상황들을 나열하였다.

표 21.1에 의하면 특정 약물이상반응의 실제 발생률이 1/1,000(0.1%)보다 작거나 같다고 95% 신뢰도로 말하고 싶다면, 3,000명의 환자에게 시험약을 투여하고, 단 한 명의 환자에게서도 그 약물이상반응이 발생하지 말아야 한다는 의미이다. 이는 임상시험에서 총 3,000명의 환자에게 시험약을 투여해보고 그 누구도 특정 약물이상반응을 겪지 않았다고 해도 실제 발생률이 0.1% 미만인 약물이상반응은 임상시험으로 찾아내지 못한다는 것이다. 더군다나 약물이상반응을 겪을 가능성이 많은 환자는 소아, 노인, 간 또는 신장 이상 환자인데, 그런 환자는 임상시험에 잘 참여하지 않는다. 그러므로 약물이상반응이 발생할 확률을 더 알아내기가 어렵다.

생명에 위협을 주지 않는 질병에서 장기간 사용하는 의약품의 경우, 의약품 개발 동안 시험약을 투여 받게 권고되는 최소한의 숫자는 약 1,500명이다(ICH E2 1995b). 이 중 300~600명은 최소 6개월 이상을 투여해보고, 이 중 100명은 약 1년을 투여해 볼 것을 권고하고 있다(ICH E2 1995b). 생명을 위협하는 질병의 경우 시험약을 투여 받는 환자 수는 위의 경우보다 더 작다. 이러한 내용을 'rule of 3'를 이용하여 좀 더 자세히 살펴보자.

(1) 환자 1,000명에게서 1건 미만으로 드물게 발생하는 약물이상반응

환자 1,000명에게서 1건 미만으로 드물게 발생하는 약물이상반응을 의약품의 임상개발 중의 안전성 평가에서 규명하는 것은 기대되지 않는다(ICH E2 1995b).

"The safety evaluation during clinical drug development is not expected to characterise rare adverse events, for example, those occurring in **less than 1 in 1000 patients.**"

위 내용에서 환자 1,000명에서 1건 미만으로 드물게 발생하는 약물이상반응이라는 것은, 발생확률이 0.1% 미만인 약물이상반응이라는 것이다. 표 21.1에 의하면, 그러한 약물이상반응을 찾아내려면 3,000명 이상의 환자가 필요하다. 3,000명이라는 숫자는 현실적으로 너무 많은 숫자라서 발생확률이 0.1% 미만인 약물이상반응은 임상개발 중의 안전성 평가에서 규명하는 것을 기대하지는 않는다고 생각된다.

(2) 일반적으로 보통 300 ~ 600명의 환자가 적절하다

지금까지의 정보에 의하면 대부분의 약물이상반응은 시험약 투여 시작 후 첫 수개월 내에 처음 발생하며 그 기간 동안 대부분 빈번하게 발생한다. 6개월 동안 투여되는 시험약의 경우 시간에 따른 약물이상반응 패턴을 규명하는 데 적절한 환자 수가 있어야 한다.

이러한 목적을 달성하기 위해 시험약을 투여 받는 환자 수는, 적절한 빈도(예, 일반적으로 0.5 ~ 5%)의 지연되어 나타나는 사례를 관찰할 수 있을 뿐만 아니라 보다 빈번히 발생하는 약물이상반응이 시간에 따라 증가 또는 감소하는지의 여부를 관찰할 수 있을 만큼 충분해야 한다. 일반적으로 보통 300 ~ 600명의 환자가 적절하다(ICH E2 1995b).

"Available information suggests that most ADEs first occur, and are most frequent, within the first few months of drug treatment. The number of patients treated for 6 months at dosage levels intended for clinical use, should be adequate to characterise the pattern of ADEs over time.

To achieve this objective the cohort of exposed subjects should be large enough to observe whether more frequently occurring events increase or decrease over time as well as to observe delayed events of reasonable frequency (e.g., in the general range of 0.5%–5%). **Usually 300–600 patients should be adequate.**"

300 ~ 600명의 환자가 적절하다는 것은 발생확률이 0.5 ~ 1.0%인 약물이상반응의 안전성을 평가하는 데 적절하다는 것이다(표 21.1 참조). 예를 들어 600명의 환자에게 시험약을 투여하고 단 한 명의 환자에게서도 그 약물이상반응이 발생하지 않은 경우, 그 약물이상반응이 실제 발생할 확률은 0.5%보다 작거나 같다고 95% 신뢰도로 말할 수 있는 것이다.

(3) 100명을 추적 조사하는 경우

드물지만, 어떤 약물이상반응은 시간에 따라 빈도나 중증도가 증가할 수 있으며, 어떤 심각한 약물이상반응은 6개월 이상의 투약 이후에만 발생할 수도 있다. 그러므로 일부 환자들은 12개월 동안 시험약이 투여되어야 한다. 투여기간과 약물이상반응의 상관성에 대해 충분한 정보가 없을 경우, 알려진 약물이상반응 사례의 빈도와 실제적인 고려사항의 발견 확률을 근거로 1년 동안 추적 조사할 환자 수를 결정한다.

최소 1년간 약물이 투여된 100명의 환자에게서 얻은 자료는 안전성 자료의 일부로서 포함시킬 수 있다. 이러한 자료는 임상에서 사용하고자 하는 용량으로 적어도 1년간 투여하도록 적절히 설계된 전향적 시험으로부터 얻어진 것이어야 한다. 1년의 투여기간 동안 어떠한 심각한 약물이상반응이 관찰되지 않으면, 이 환자 수는 1년간 실 누적 발생률이 3% 이하라는 합리적인 확실성을 줄 수 있다(ICH E2 1995b).

> "There is concern that, although they are likely to be uncommon, some ADEs may increase in frequency or severity with time or that some serious ADEs may occur only after drug treatment for more than 6 months. Therefore, some patients should be treated with the drug for 12 months. In the absence of more information about the relationship of ADEs to treatment duration, selection of a specific number of patients to be followed for 1 year is to a large extent a judgement based on the probability of detecting a given ADE frequency level and practical considerations.
>
> **100 patients** exposed for a minimum of one-year is considered to be acceptable to include as part of the safety data base. The data should come from prospective studies appropriately designed to provide at least one year exposure at dosage levels intended for clinical use. **When no serious ADE is observed in a one-year exposure period this number of patients can provide reasonable assurance that the true cumulative one year incidence is no greater than 3%.**"

여기서도 100명의 환자로부터 특정 약물이상반응이 전혀 관찰되지 않으면, 그 특정 약물유해반응의 실제 발생률이 3%가 넘지 않을 것이라고 합리적 확실성을 준다고 했는데, 이는 'rule of 3'가 사용된 것이며, 표 21.1에 제시된 내용과 일치한다.

(4) 1,500명인 경우

단기간 임상시험을 포함하여 시험약이 투여된 환자의 총수는 약 1,500명으로 예상된다. 일본은 현재 500 ~ 1,500명의 환자 수로 인정한다. 보다 적은 수의 환자가 인정될 수 있는 것은 시판 후 사용성적조사가 요구되기 때문이며, 특정 약물에 요구되는 환자 수는 약물과 약물 분류에서 이용 가능한 정보를 토대로 결정된다(ICH E2 1995b).

> "It is anticipated that the total number of individuals treated with the investigational drug, including short-term exposure, will be about **1500**. Japan currently accepts 500–1500 patients: the potential for a smaller number of patients is due to the post-marketing surveillance requirement, the actual number for a specific drug being determined by the information available on the drug and drug class."

'rule of 3'에 의하면, 1,500명의 표본크기를 요구한다는 것은 1,500명의 환자에게 시험약을 투여하고 단 한 명의 환자에게서도 그 약물이상반응이 발생하지 않은 경우, 그 약물이상반응이 실제 발생할 확률은 0.2%보다 작거나 같다고 95% 신뢰도로 말할 수 있는 것이다.

21.3 개별 환자에서의 인과관계

안전성 자료분석에서 가장 어려운 일 중 하나는 관측된 이상반응이 투여된 치료제와 관련성이 있는가를 결정하는 일이다. 각 개별 환자에서의 인과관계를 결정하는 데 자주 사용되는 방법은 다음과 같다(Hill 1965). 하지만 상관관계가 인과관계가 되기 위하여 이 중에 반드시 만족시켜야 하는 것은 없고, 마찬가지로 이 중에 그 어떤 것도 상관관계가 인과관계가 되기 위하여 충분한 것은 아니다. 아래 제시된 조건들이 많이 만족될수록 상관관계가 인과관계가 될 가능성이 높아지는 것이고, 아래 제시된 조건들이 적게 만족될수록 상관관계가 인과관계가 될 가능성이 줄어드는 것이다.

(1) 시간적 연관성

일반적으로 시험약을 복용하고 이상반응이 나타난 시간이 짧을수록, 그 이상반응의 원인이 그 복용한 시험약일 가능성이 높아진다. 물론 예외도 존재한다.

(2) 용량 관계

시험약의 용량이 증가할수록 이상반응의 빈도가 많아지거나 이상반응이 더 심해지면, 그 시험약과 이상반응 간에 인과관계가 성립할 수도 있다. 물론 용량과 무관한 예외도 존재한다.

(3) 시험약을 다시 투여하거나 약 투여를 중지하는 것

시험약 투여를 중지하면 이상반응이 사라지고, 시험약을 다시 투여하면 이상반응이 나타난다면, 이는 그 시험약이 그 이상반응을 일으킨다는 강력한 증거가 된다. 하지만 심각한 질병의 경우 시험약 투여 중지는 비윤리적이라 항상 이런 정보를 얻을 수 있는 것은 아니다.

(4) 생물학적 개연성

이상반응이 생물학적으로 설명 가능할 수 있다. 예를 들어, 고혈압 치료제에서 저혈압이나 실신은 생물학적으로 발생 가능하다. 고혈압약이 혈압을 너무 떨어뜨려 버리면 이런 이상반응이 발생할 수 있기 때문이다. 또 다른 예로는 동물실험에서 시험약이 암을 일으켰다면, 그 시험약은 사람에게서도 암을 일으킬 수 있다고 판단하는 것은 합리적이다.

(5) 특이성specificity

시험약을 투여 받은 비슷한 조건에서 특정한 형태의 이상반응이 반복적으로 관찰된다면 그 시험약이 그 이상반응을 일으킨다는 증거가 될 수 있다.

(6) 일치성consistency

그 이상반응이 다른 임상시험, 다른 지리적 지역, 다른 인구학적 집단에서도 동일하게 관찰되는 경우 그 시험약이 그 이상반응을 일으킨다는 증거가 될 수 있다.

(7) 이상반응을 그 외 다른 방법으로 설명할 길이 없는 경우

21.4 안전성 자료평가방법

안전성 자료분석을 그 임상시험의 가장 중요한 목표로 설정하지 않는 한, 대부분의 임상시험에서 안전성 자료분석은 탐색적 분석이다. 그러므로 임상시험에서 얻어진 안전성 자료를 분석하는 잘 정해진 통계분석방법이 존재하는 것은 아니라는 점을 명심할 필요가 있다.

(1) 시험군과 대조군 간의 약물이상반응 횟수 차이를 통계적으로 검정하는 방법

안전성 자료를 분석하는 데 통계적 가설검정은 다음과 같은 약점을 가지고 있다.

(a) 통계적 가설검정을 여러 번 수행하게 되므로 8장에서 설명한 다중검정 문제가 발생하여, 실제로는 유의하지 않지만 우연에 의해 유의한 결과가 나올 가능성이 커지게 된다.

(b) 표본크기가 1차 유효성 평가변수의 유의성을 찾기 위해 결정되었을 뿐 안전성 변수의 유의성을 찾아내기 위해 결정된 것이 아니므로, 표본크기가 작아서 실제 시험군과 대조군 간에 안전성 변수에 유의한 차이가 있더라도 그러한 차이를 찾아내지 못할 가능성이 생기게 된다.

이러한 이유들로 인하여 통계적 가설검정은 안전성 자료의 탐색적 분석을 위한 수단일

뿐이다. 그러므로 통계적 가설검정은 안전성 자료분석에서 큰 역할을 하지는 않는다. 예를 들어 시험군과 대조군 간에 이상반응의 횟수 차이를 통계적 가설검정으로 비교하는 경우, 통계적 가설검정의 결과가 통계적으로 유의하다고 하여 반드시 임상적으로도 유의한 것은 아니다. 매우 경미한 약물이상반응의 경우 시험약에서의 약물이상반응의 횟수가 대조군에서보다 통계적으로 더 유의하게 많이 발생했다고 하더라도 큰 이슈는 아닐 수도 있다.

반면에 통계적 가설검정의 결과가 통계적으로 유의하지 않다고 하여 반드시 임상적으로도 유의하지 하지 않은 것은 아니다. 예를 들어 시험군과 대조군 사이에 사망자 수가 통계적으로 유의한 차이가 나지 않더라도, 시험군에서 단 1명이라도 더 사망한 것이 중대한 의미가 될 수도 있다. 어쨌든 안전성 자료분석에서는 통계적 가설검정의 결과가 유의하면, 이는 조금 더 그 이상반응을 면밀하게 바라보라는 '신호'의 역할을 할 뿐이다.

이렇게 시험군과 대조군을 비교하는 경우, 중요한 이슈 중 하나는 어떠한 대조군이 사용되었으냐의 여부이다. 만일 대조군이 위약군인 경우에는 시험약의 안전성에 대한 객관적인 자료를 얻을 수 있게 된다. 반면에 대조군이 활성대조군인 경우에는 시험군과 대조군 간에 약물이상반응 횟수가 차이가 나더라도 객관성이 떨어질 수도 있다.

(2) 경험에 의한 방법

시험군에서 발생하는 약물이상반응의 비율, 그리고 시험군과 대조군 간에 관찰되는 약물이상반응 발생 비율의 차이에 대한 양을 지정하는 방법을 사용할 수도 있다. 예를 들면, 시험군에서는 5% 이상, 그리고 위약군에서의 비율의 2배 이상이 발생한 약물이상반응을 의미 있는 차이라고 간주할 수도 있다.

(3) 눈으로 파악하여 임상적 판단을 내리는 방법

시험군과 대조군 간의 약물이상반응 발생 비율을 눈으로 보고, 비록 그 차이가 통계적으로 유의하지 않더라도 임상적으로 의미가 있는지, 즉 임상적 판단을 내리는 방법이 사용될 수도 있다.

앞에서 이미 설명했지만 안전성 자료분석을 그 임상시험의 가장 중요한 목표로 설정하지 않는 한, 대부분의 임상시험에서 안전성 자료분석은 탐색적 분석이라는 것을 다시 한 번 강조하고 싶다. 그러므로 온갖 방법을 동원하여 안전성 '신호'를 찾는 데 주력하게 되며, 꼭 어떠한 통계방법을 사용하라고 정해져 있는 것은 아니라는 점을 명심할 필요가 있다.

안전성 자료분석에서 중요한 기술은 여러 데이터에서 유사한 경향을 찾아내고, 이렇게 찾아낸 경향들을 안전성 정보와 연관시키는 능력이다. 예를 들어, 시험약이 위약에 비하여 정말로 심장박동 횟수를 낮추는 약물이상반응이 있다면, 이러한 심장박동 횟수를 낮추는 현상은 활력징후vital sign 자료와 심전도electrocardiographic 자료에서도 관찰될 것이다. 왜냐하면 이 두 자료 모두 심장박동 횟수를 측정하기 때문이다. 이러한 연관된 증거가 많아질수록 시험약이 정말로 특정한 약물이상반응의 원인이라는 증거가 더 강해질 것이다.

안전성 자료를 통해 얻게 되는 시험약의 안전성 여부는 그 절댓값이 중요한 것이 아니다. 그보다는 그 시험약의 편익benefit과 비교하는 상대적인 값이 중요하다. 그 시험약이 심각한 약물이상반응이 있다고 하더라도, 그것을 뛰어넘은 편익이 있다면 그 시험약은 시판허가를 받을 가치가 있는 것이다.

22장 임상시험에서 자주 사용하는 통계방법

22.1 서론

편의bias를 최소화하는 임상시험을 디자인하고 필요한 표본크기를 계산하며 임상시험 완료 후에 얻어진 자료를 통계분석하는 내용들은 참으로 방대하다. 그 내용의 깊이의 수준도 통계학개론에서 배우는 이표본 t 검정에서부터 통계학 석사 수준 이상의 분야까지 참으로 넓고 방대하다. 그러한 모든 분야에 대한 내용을 책으로 쓰려고 한다면 몇 권의 책을 써도 부족할 것이다.

따라서 이 책에서는 통계학의 기본 개념들을 일일이 다 설명하지는 않을 것이다. 그 이유는 시중에 나와 있는 많은 통계학 책들이 이미 통계학의 기본 개념들을 자세하게 설명하고 있는데, 굳이 여기서 같은 내용을 반복할 필요는 없다고 생각하기 때문이다. 그러므로 이 책에서 다루지 않는 통계학의 기본 개념에 대해 알고 싶은 독자들은 시중에 나와 있는 다른 통계학 책들을 참고하기 바란다.

22.1.1 통계학과에서 배우는 과목들의 임상시험에서의 역할

이 절에서는 시중에 나와 있는 다른 통계학 책들에 이미 있는 내용들이지만, 임상시험에 필요한 통계적 개념들과 통계분석방법들에 대해 간략히 요약할 것이다. 더 깊은 내용이 필요한 분들은 아래 소개하는 통계학과에서 개설되는 과목을 수강하거나, 그에 해당하는 책을 구입하여 공부하면 될 것이다.

(1) 실험계획법

이 과목에서는 '실험'을 어떻게 디자인하고 실험 후에 얻어진 자료를 어떻게 분석할 수 있는지를 가르쳐준다. 임상시험도 기본적으로 '실험'이기 때문에 실험계획법에서 배우는 내용들은 임상시험을 디자인하고 임상시험 완료 후에 얻어진 자료들을 분석하는 데 대단히 중요하다. 예를 들어 실험의 3대 원칙인 무작위배정원칙, 반복의 원칙, 블록의 원칙이 임상시험에도 모두 그대로 적용된다. 그 외에도 평행설계 임상시험, 교차설계 임상시험, 요인설계 임상시험, 공분산분석, 표본크기 계산에 대한 내용들 모두 실험계획법이라는 과목에서 배울 수 있다. 22.10절부터 22.15절에서는 실험계획법에서 배우는 내용들이 요약되어 있다.

(2) 회귀분석

연속형 종속변수 y와 연속형 독립변수들 x 사이에 존재하는 함수 관계를 추론하는 과목으로서 공분산분석과 연관되어 있다. 22.16절에는 임상시험에서 필요한 회귀분석에 대한 내용이 요약되어 있다.

(3) 범주형 자료분석

자료가 범주형이라서 분할표 형태로 요약되거나, 이를 확장한 로지스틱 회귀분석에 대하여 배우는 과목이다. 22.17 ~ 22.19절에 내용에는 임상시험에서 필요한 범주형 자료분석에 대한 내용이 간략히 소개되어 있다.

(4) 생존분석

중도절단자료censored data란, 예를 들어 항암제 3상 임상시험에서 피험자의 생존시간을 관찰하여야 하는 데 임상시험기간이 종료되어 그 피험자의 완벽한 생존시간을 관찰하지 못하는 경우 발생하는 자료 형태이다. 생존분석에서는 이러한 중도절단을 포함하는 생존자료의 분석방법에 대해 배우게 된다. 22.20절에는 생존분석에 대한 내용이 요약되어 있다.

(5) 비모수통계학

많은 경우 통계분석방법은 자료가 특정한 분포(예를 들면 정규분포)에서 얻어진 자료라는 가정에 근거하여 개발된다. 하지만 이런 가정이 만족되지 못하는 경우에는 그러한 분석방법이 적절한 방법이 되지 못한다. 비모수통계학에서는 이처럼 자료가 특정한 분포에서 관측되었다는 가정에 근거하지 않고 개발된 통계적 방법을 의미한다. 22.11절에 소개된 윌콕슨 순위합검정이 비모수통계학의 가장 간단한 예라고 볼 수 있다.

(6) 일반화선형모형

일반화선형모형generalized linear model은 앞에서 언급한 회귀분석, 실험계획법, 범주형 자료분석을 모두 포함하는 더 큰 형태의 모형으로서, 종속변수가 지수족exponential family에 속하는 분포를 따른다고 가정한다. 지수족을 대표하는 3가지 분포가 정규분포, 포아송분포, 이항분포이므로, 일반화선형모형은 회귀분석, 로지스틱 회귀분석, 포아송 회귀분석 등을 모두 포함하게 된다.

(7) 혼합모형

앞에서 언급한 모형들에는 독립변수로서 고정효과fixed effect만이 포함된다. 고정효과란 단지 미지의 상수를 의미한다. 예를 들어, 회귀분석에서 회귀계수들은 미지의 상수로서 통계적 추론의 대상이 된다. 하지만 또 다른 형태의 효과로는 변량효과random effect가 있다. 변량효과란 미지의 상수가 아니라 그 자체가 확률변수인 효과를 의미한다. 혼합모형에서 독립변수들 중 일부는 고정효과이고 나머지는 변량효과인 경우이다. 특히 종속변수가 정규분포를 따르는 연속형 변수인 경우에는 선형혼합모형linear mixed model이라고 하고, 종속변수가 지수족을 따르는 경우에는 일반화혼합모형generalized linear mixed model이라고 한다.

혼합모형은 임상시험 자료분석에서 매우 중요한 역할을 차지한다. 반복측정 자료분석이나 결측치 자료분석에서 혼합모형이 사용된다. 12.4절에 소개된 생물학적 동등성 자료분석에 사용되는 모형도 사실 혼합모형이다.

(8) 결측치 자료분석

결측치 자료분석은 통계학과 대학원에도 잘 개설되지 않는 경우가 많은 과목이다. 그래서 통계학 석사학위를 가진 통계전문가들도 결측치 자료분석에 익숙하지 않은 경우가 많다. 앞서 11장에서는 결측치 자료분석의 기본 개념들에 대하여 살펴보았다.

(9) 다중검정

다중검정 역시 통계학과 대학원에도 잘 개설되지 않아서 통계학 석사학위를 가진 통계전문가들조차도 다중검정에 대해 익숙하지 않은 경우가 있다. 앞서 8장에서 다중검정의 기본 개념들에 대하여 살펴보았고, 8장 후반부에는 미국 FDA 가이드라인에 소개된 다중검정방법들을 소개하였다.

(10) SAS와 같은 프로그램 사용법

자료를 통계적으로 분석하기 위해서는 통계이론만이 아니라 SAS와 같은 소프트웨어 사용법에 대하여 적절한 지식을 갖출 필요가 있다. 보통 통계학과에서는 SAS 사용법을 가르치는 과목이 별도로 존재하기도 하고, 회귀분석 및 실험계획법 같은 과목에서 SAS 사용법을 일부 가르치기도 한다.

22.1.2 통계분석 측면에 따른 유효성 평가변수의 분류

임상시험에서 사용되는 유효성 평가변수들은 통계분석 측면에 따라 다음과 같이 분류될 수 있다.

(1) 연속형 변수

혈압, 체중, 통증 점수 등이 연속형 변수의 예로서, 임상시험에서 가장 흔한 형태의 유효성 평가변수이다. 22.10 ~ 22.16절에 연속형 변수를 분석하는 방법을 설명하였다.

(2) 이진형 변수

두 개의 값만을 갖는 이진형 변수도 임상시험에서 흔한 형태의 유효성 평가변수이다. 심지어 원래는 연속형 변수인데, 어느 기준점을 넘었는지 여부를 가지고 이진형 변수로 변환하기도 한다. 이처럼 연속형 변수를 이진형 변수로 변환하는 이유는, 그 기준점을 넘었는지의 여부에 따라 임상적으로 취해야 할 다음 조치가 달라지기 때문이다. 22.17 ~ 22.19절에 이진형 변수를 분석하는 방법을 설명하였다.

(3) 생존자료를 갖는 평가변수

원래는 연속형 자료인데 중도절단이 발생하면서 생존자료라는 새로운 형태의 자료가 생기게 된다. 22.20절에 생존자료를 갖는 평가변수를 분석하는 방법을 설명하였다.

(4) 범주형 변수

예를 들어 효과 없음, 부분적 치료, 완치처럼 3개 이상의 값을 갖는 형태의 변수를 범주형 변수라고 한다. 22.17절에는 범주형 변수를 분석하는 방법이 간략하게 소개되어 있다. 범주형 변수에서 공변량을 보정하고자 하는 경우에는 다항분포 로지스틱 회귀분석multinomial logistic regression을 사용하게 된다. 그런데 그 내용이 어려운 반면 사용빈도가 높지는 않아서 이 책에서는 다항분포 로지스틱 회귀분석을 소개하지 않는다.

(5) 재발횟수 등과 같은 사건의 발생횟수

임상시험에서는 재발하는 사건의 발생횟수를 분석할 필요가 있다. 뇌전증에서 발작 횟수와 같은 유효성 평가변수는 통계학에서 흔히 포아송 분포로 모델링하게 된다. 하지만 실제 자료에 포아송 분포를 적합시켜보면, 실제 자료가 포아송 분포보다 더 큰 분산을 가지고 있는 경우가 많은 것이 발견되어, 과대산포 포아송 분포over-disperse Poisson distribution가 종종 사용되고 있다. 과대산포 포아송 분포를 표현하고 공변량을 보정하는 방법 중 자주 사용되는 방법은 음이항 회귀분석negative binomial regression으로서, 뇌전증에서 발작 횟수, 만성폐쇄성 폐질환에서 악화exacerbation의 횟수 등을 모델링하는 데 사용되고 있다. 하지만 음이항 회귀분석은 통계학과 대학원에서도 잘 가르치지 않는 내용이라 이 책에서는 더 자세한 내용은 소개하지 않는다.

22.2 임상시험에서 통계학의 기본 개념

(1) 전수조사와 표본조사

확증적 임상시험에 사용되는 통계학의 기본 개념을 설명하기 위하여, 새로운 체중감소제와 위약의 효능을 비교하는 가상의 3상 임상시험을 고려해보자. 위약 대비 새로운 체중감소제의 효능을 가장 확실하게 평가할 수 있는 방법은 전국에 있는 모든 과체중인 사람들을 대상으로 효능을 평가해보는 것이다. 이를 위하여 통계학에서는 전국에 있는 과체중인 사람들을 두 개의 모집단으로 나누어서, 첫 번째 모집단은 새로운 체중감소제를 투여하고, 두 번째 모집단은 위약을 투여하게 한다. 일정한 기간이 지난 후에, 새로운 체중감소제 투여 모집단에서의 기저치 대비 체중 감소량을 μ_1이라 하고, 위약 투여 모집단에서의 기저치 대비 체중 감소량을 μ_2라고 하자. 만일 μ_1이 μ_2보다 유의하게 크면 그 체중감소제는 효과가 있다고 할 수 있을 것이다.

통계학에서는 이러한 μ_1과 μ_2를 모수parameter라고 하는데, 모수란 모집단의 어떤 특징을 나타낸다. 하지만 이 방법은 전국에 있는 모든 과체중인 사람들을 대상으로 임상시험을 해야 하므로 현실적으로 가능하지 않다. 이처럼 모집단에 속한 모든 사람들을 조사하는 것을 통계학에서는 전수조사라고 한다.

하지만 전수조사는 시간과 비용이 많이 들기 때문에 많은 경우 현실적으로 가능하지 않다. 결국 전수조사를 하지 않기 때문에 우리는 μ_1과 μ_2의 값을 알고 싶지만, 알 수가 없게 된다. 다시 한 번 강조하면 우리가 알고 싶은 것은 위약 대비 새로운 체중감소제의 효과 $(\mu_1 - \mu_2)$인데, 전수조사를 하지 않으므로 위약 대비 새로운 체중감소제의 효과 $(\mu_1 - \mu_2)$는 결코 알 수 없게 된다. 알고 싶은 것을 알 수 없으므로 드디어 통계학이 필요하게 된다.

통계학에서는 이러한 문제를 해결하기 위하여 표본조사를 사용한다. 표본조사란 모집단에 속한 모든 사람들을 조사하는 것이 아니라 모집단을 잘 대표하는 일부 사람들만을 대상으로 조사하는 것을 말한다. 예를 들어 $(n_1 + n_2)$명의 과체중인 사람을 모집해 무작위배정하여, n_1명의 사람들에게는 새로운 체중감소제를 투여하고, 나머지 n_2명의 사람에게는 위약을 투여한다. 그러면 체중감소제를 투여 받은 n_1명의 사람들은 전국에 있는 체중감소제를 투여 받을 모집단에서 추출된 표본이라 간주하게 된다. 마찬가지로 위약을 투여 받은 n_2명의 사람들은 전국에 있는 위약을 투여 받을 모집단에서 추출된 표본이라 간주하게 된다.

통계학에서는 이러한 표본들을 분석하여 우리가 알고 싶은 위약 대비 새로운 체중감소제의 효과, 즉 식으로 표현하면 $(\mu_1 - \mu_2)$에 대한 통계적 추론을 하게 된다. 통계적 추론에는 추정과 가설검정이 존재한다.

추정과 가설검정을 설명하기 위하여 먼저 체중감소제를 투여 받은 n_1명의 사람들에서 관찰된 자료를 $y_{11}, y_{12}, \ldots, y_{1n_1}$라고 표시하고, 이 자료들은 평균이 μ_1이고 분산이 σ^2인 정규분포에서 얻어졌다고 가정하자. 비슷하게 위약을 투여 받은 n_2명의 사람들에서 관찰된 자료를 $y_{21}, y_{22}, \ldots, y_{2n_2}$라고 표시하고, 이 자료들을 평균이 μ_2이고 분산이 σ^2인 정규분포에서 얻어졌다고 가정하자.

(2) 추정estimation

추정이란 우리가 알고 싶지만 모르는 값인 위약 대비 새로운 체중감소제의 효과 $(\mu_1 - \mu_2)$가 얼마쯤 될 것인지, 표본을 이용하여 짐작해보는 일이다. 추정에는 두 가지 방법이 있다.

(a) 점추정

점추정이란 단 하나의 추정값으로 모르는 값인 위약 대비 새로운 체중감소제의 효과 $(\mu_1 - \mu_2)$가 얼마쯤 될 것인지 표본을 이용하여 짐작해보는 일이다. 예를 들면, 새로운 체중감소제를 투여 받은 사람들 체중의 표본평균과, 위약을 투여 받은 사람들 체중의 표본평균 차이가, 흔히 모르는 값인 위약 대비 새로운 체중감소제의 효과 $(\mu_1 - \mu_2)$의 점추정치로 사용된다. 수식으로 표현하면 $(\overline{y_1} - \overline{y_2})$가 $(\mu_1 - \mu_2)$의 점추정치로 사용되는 것이다.

여기서 $\overline{y_1}$는 새로운 치료제를 투여 받은 n_1명의 사람들에게서 관찰된 기저치 대비 체중감소량의 표본평균이다. 비슷하게 $\overline{y_2}$는 새로운 위약을 투여 받은 n_2명의 사람들에게서 관찰된 기저치 대비 체중감소량의 표본평균이다. 수식으로 표현하면 다음과 같다.

$$\overline{y_1} = \frac{1}{n_1}\sum_{j=1}^{n_1} y_{1j} \qquad \overline{y_2} = \frac{1}{n_2}\sum_{j=1}^{n_2} y_{2j}$$

(b) 구간추정(신뢰구간)

구간추정이란 모르는 값인 위약 대비 새로운 체중감소제의 효과 $(\mu_1 - \mu_2)$가 속하리라 생각되는 구간을 계산하는 것이다. 이러한 구간을 신뢰구간이라고 한다. 만일 $(\mu_1 - \mu_2)$에 대한 95% 신뢰구간을 구하면, 모르는 값인 위약 대비 새로운 체중감소제의 효과 $(\mu_1 - \mu_2)$가 그 신뢰구간 안에 포함될 확률이 95%가 된다.

여기서 명심할 점은 우리가 전수조사를 하지 않고 표본조사를 하였기 때문에, 우리가 하는 추정에는 반드시 어느 정도의 오차가 포함되어 있다는 점이다. 예를 들어, 점추정치 $(\overline{y_1} - \overline{y_2})$는 $(\mu_1 - \mu_2)$에 꽤 가깝겠지만, 우연에 의한 경우가 아니고서는 결코 완벽하게 같지는 않을 것이다. 마찬가지로 모르는 값인 위약 대비 새로운 체중감소제의 효과 $(\mu_1 - \mu_2)$가 그 신뢰구간 안에 포함될 확률이 95%이기는 하지만, 결코 100%는 아니다.

(3) 가설검정

가설검정이란 귀무가설과 대립가설이라는 두 개의 가설을 세운 후, 우리가 관측한 표본자료를 이용하여 더 옳다고 생각되는 한 개의 가설을 고르는 일이다. 우리는 왜 이러한 가설검정이라는 것을 해야 할까? 신약개발의 측면에서 심사기관은 3상 임상시험결과 자료를 보고, 시험약은 효과가 '있다' 또는 '없다'는 결론 중에 하나를 선택해야 하기 때문이다. 이처럼 가설검정은 심사기관의 시판허가 결정에 결정적 영향을 미치므로, 가설검정은 신약개발을 위한 통계학에서 대단히 중요한 분야라고 할 수 있다.

위 체중감소제 사례의 경우 귀무가설과 대립가설은 다음과 같이 주어진다.

- 귀무가설: 새로운 체중감소제의 효과는 위약의 효과와 동일하다$(\mu_1 = \mu_2)$.
  즉, 새로운 체중감소제는 효과가 없다.
- 대립가설: 새로운 체중감소제의 효과는 위약의 효과와 동일하지 않다$(\mu_1 \neq \mu_2)$.

대립가설의 형태가 "새로운 체중감소제가 위약보다 효과가 우월$(\mu_1 > \mu_2)$하다"가 아니라, "새로운 체중감소제의 효과는 위약과 같지 않다$(\mu_1 \neq \mu_2)$"의 형태로 세우게 되는 이유는 22.5절을 참고하길 바란다.

우리가 관측한 표본자료를 이용하여 위에 주어진 두 개의 가설 중에 하나를 고르기 위해 통계학에서는 우리가 관측한 표본자료들을 이용하여 단 하나의 값을 계산하게 되는데, 이러한 값을 구하는 식을 검정통계량test statistic이라고 한다. 그리고 그 검정통계량이 어떤 기준값보다 크면(때로는 작으면) 귀무가설을 기각하게 된다. 그 기준값은 기각역critical value이라고 한다.

위 체중감소제 사례의 경우 가장 자주 사용되는 검정방법은 22.11절에 소개된 이표본 t 검정이다. 이표본 t 검정의 검정통계량은 아래와 같이 주어진다.

$$T = \frac{\overline{y_1} - \overline{y_2}}{S_p \sqrt{\frac{1}{n_1} + \frac{1}{n_2}}} \qquad S_p^2 = \frac{(n_1 - 1)S_1^2 + (n_2 - 1)S_2^2}{n_1 + n_2 - 2}$$

표 22.1 제1종 오류와 제2종 오류

		우리의 결정	
		귀무가설 채택	대립가설 채택
모집단의 상태	귀무가설이 참	옳은 결정	제1종 오류
	대립가설이 참	제2종 오류	옳은 결정

$t_{n_1+n_2-2,\alpha/2}$를 자유도 n_1+n_2-2인 t 분포의 상위 $100\times\alpha/2$ 분위수를 나타내는 경우, 검정통계량 T의 절댓값이 $t_{n_1+n_2-2,\alpha/2}$보다 크면, 귀무가설을 기각하게 된다.

여기서 명심할 점은 우리가 전수조사를 하지 않고 표본조사를 하였기 때문에, 우리가 수행하는 가설검정에는 반드시 어느 정도의 오류를 범할 확률이 존재한다는 것이다.

(4) 제1종 오류, 제2종 오류, 검정력

그렇다면 가설검정에서는 어떠한 종류의 오류를 범할 가능성이 있을까? 앞에서 사용한 새로운 체중감소제 사례를 계속 이용하여 설명하도록 하겠다. 표 22.1에는 모집단의 상태와 우리의 결정에 따른 총 4가지 가능한 경우를 요약해 놓았다. 이에 의하면 제1종 오류는 귀무가설이 참임에도 불구하고, 우연에 의하여 자료가 유의한 것처럼 관측되어 대립가설을 채택하게 되는 오류이다. 새로운 체중감소제와 위약을 비교하는 임상시험에서 제1종 오류는 사실 새로운 체중감소제의 약효는 존재하지 않는데(새로운 체중감소제의 효과는 위약의 효과와 동일한데), 우연에 의하여 임상시험결과가 새로운 체중감소제의 약효가 존재하는 것처럼 관측되어 새로운 체중감소제의 약효가 존재한다고 잘못 결론을 내리는 오류이다. 22.5절에서 살펴보겠지만 제1종 오류는 양측검정의 경우 5%까지, 단측검정의 경우 2.5%까지 허락된다.

제2종 오류는 대립가설이 참임에도 불구하고, 우연에 의하여 새로운 체중감소제가 유의하지 않은 것처럼 관측되어 귀무가설을 채택하게 되는 오류이다. 새로운 체중감소제와 위약을 비교하는 임상시험에서 제2종 오류는 사실 새로운 체중감소제의 약효는 존재하는데(새로운 체중감소제의 효과가 위약보다 우월한데), 우연에 의하여 임상시험결과가 새로운 체중감소제의 약효가 존재하지 않는 것처럼 관측되어 새로운 체중감소제의 약효가 존재하지 않는다고 잘못 결론을 내리는 오류이다. 100%에서 제2종 오류 확률을 뺀 값을 검정력으로 정의한다.

$$\text{검정력} = 100\% - \text{제2종 오류 확률}$$

검정력에 대해서는 4장에서 자세히 살펴본 바 있다.

모집단의 상태는 분명히 귀무가설이 참이거나 또는 대립가설이 참이거나 둘 중 하나이다. 하지만 모집단의 상태란 전수조사를 해야만 알 수 있으므로, 우리는 귀무가설이 참인지 대립가설이 참인지 모른다. 만일 안다면 통계적 가설검정을 할 필요가 없게 된다. 임상시험에서 전수조사란 대상 피험자 모두에 대해 임상시험을 실시하는 것을 의미하므로, 이는 현실적으로 불가능한 일이다. 그러므로 임상시험에서 귀무가설과 대립가설 중에 어느 가설이 정말로 참인지는 결코 알 수 없는 것이다.

통계학에서는 이처럼 두 가설 중에 어느 가설이 정말로 참인지는 결코 알 수 없으며 관측한 자료를 토대로 귀무가설과 대립가설 중에 하나를 고르는 일을 하면 필연적으로 오류를 범할 가능성이 있을 수밖에 없다는 것을 이해하는 일이 대단히 중요하다. 우리는 전수조사를 할 수 없으므로 모집단에서 뽑은 표본에 근거하여 가설검정을 하게 된다.

이렇게 표본에서 관측된 자료를 토대로 하여 통계적 가설검정을 한 결과, 대립가설을 채택한 경우를 생각해보자. 만일 모집단의 상태가 대립가설이 참이었다면 우리의 가설검정 결과(대립가설을 채택)는 옳은 결정이고, 만일 모집단의 상태가 귀무가설이 참이었다면 우리의 가설검정 결과(귀무가설이 참임에도 불구하고 대립가설을 채택)는 제1종 오류가 된다. 하지만 현실에서는 전수조사를 하지 않았으므로 모집단의 상태를 모르고, 그러므로 대립가설이 참인지 거짓인지를 모르게 된다. 즉 우리가 대립가설을 채택하고서도 옳은 결정을 내렸는지 아니면 제1종 오류를 범했는지 알 수 없다.

그러면 그토록 어렵고 복잡한 통계적 가설검정을 통하여 대립가설을 채택한 경우, 과연 우리가 아는 사실은 무엇인가? 우리가 아는 것은 바로 제1종 오류를 범할 **확률**이다. 관측한 자료들이 그 통계적 검정방법에서 필요한 가정들(예를 들면, 자료들은 정규분포를 따른다, 또는 자료의 수는 충분히 크다)을 만족하면, 양측검정에서 유의수준 5%를 사용하기로 했다면 대립가설을 채택한 우리의 결정이 제1종 오류를 범할 확률은 바로 5% 이하가 된다. 그 이유는 어떠한 통계적 검정방법도 제1종 오류를 범할 확률이 5% 이하가 되도록 설계되었기 때문이다. 다시 말하면 기각역을 잡을 때 제1종 오류를 범할 확률이 5% 이하가 되도록 잡기 때문이다(이 점은 통계비전문가들에게는 어려운 내용이다).

마찬가지 방법으로 관측된 자료를 토대로 하여 통계적 가설검정을 한 결과, 우리가 귀무가설을 채택하였다면 이는 옳은 결정일 수도 있고, 제2종 오류일 수도 있다. 이때 제2종 오류를 범할 확률이 얼마인지는 제1종 오류의 경우와는 다르게 조금 복잡해진다. 제2종 오류란 대립가설이 참인 경우 귀무가설을 채택하는 오류이므로, 제2종 오류를 계산하려면 대립가설에 속하는 모수값을 하나 지정해주어야 한다. 이표본 t 검정의 경우에 $\mu_1 - \mu_2$가 0이 아닌($\mu_1 - \mu_2 \neq 0$) 모든 값은 대립가설에 속한다. 그러므로 제2종 오류를 계산하려면 0이 아닌 $\mu_1 - \mu_2$의 값을 하나 지정해주어야 한다. 다시 말하면 제2종 오류는 $\mu_1 - \mu_2$의 값에 따라 달라진다.

검정력이란 100%에서 제2종 오류 확률을 뺀 값이므로 검정력도 $\mu_1 - \mu_2$의 값에 따라 달라지게 된다. 검정력을 다시 표현하면, 대립가설이 참인 경우 대립가설을 채택하게 되는 확률이다. 임상시험에서 검정력의 의미는 시험약이 정말로 약효가 존재하는 경우, 임상시험을 통하여 시험약의 약효를 증명할 수 있는 확률이다. 그러므로 제약회사 입장에서는 검정력을 크게 만들어주는 것이 대단히 중요한데, 검정력을 사용하여 표본크기를 정하게 된다. 이 점에 대해서는 4장에서 보다 더 자세하게 살펴본 바 있다.

확증적 임상시험에서 통계적 가설검정을 하면서 중요한 일은 무엇일까? 사용한 통계검정 방법의 제1종 오류가 양측검정인 경우 5% 이하로(단측검정인 경우 2.5% 이하로) 잘 통제되었는지를 확인하는 일이다. 제1종 오류란 귀무가설이 사실임에도 불구하고 대립가설을 채택하는 오류로서, 확증적 임상시험에서는 약효가 없는 약을 약효가 있다고 잘못 결정을 내리는 오류이다. 반면에 제2종 오류란 약효가 있는 약을 약효가 없다고 잘못 결정을 내리는 오류이다. 확증적 임상시험결과를 최종적으로 평가하는 심사기관의 주 임무는 엉터리 약으로부터 국민건강을 보호하는 것이다. 그러므로 심사기관 입장에서는 제1종 오류를 양측검정인 경우 5% 이하로(단측검정인 경우 2.5% 이하로) 통제하는 것이 제일 중요한 일이다.

반면에 제약회사 입장에서는 제2종 오류가 더 치명적일 수도 있지만, 심사기관이 신약의 시판허가권을 가지고 있으므로 신규 의약품 허가를 목적으로 임상시험을 수행하여 시험약의 효과를 입증하고자 하는 경우, 우선적으로 제1종 오류를 가장 심각한 오류로 놓아서 제1종 오류를 양측검정인 경우 5% 이상(단측검정인 경우 2.5% 이상) 범하지 않도록 노력해야 한다. 일단 제1종 오류를 양측검정인 경우 5% 이하로(단측검정인 경우 2.5% 이하로) 통제하면, 그 다음에는 제2종 오류를 가능하면 최소로 하려고 노력해야 한다.

핵심정리

(1) 제1종 오류는 사실 시험약의 약효가 존재하지 않는데, 우연에 의하여 임상시험결과가 시험약의 약효가 존재하는 것처럼 관측되어 시험약의 약효가 존재한다고 잘못 결론내리는 오류이다.

(2) 제2종 오류는 사실 시험약의 약효가 존재하는데, 우연에 의하여 임상시험결과가 시험약의 약효가 존재하지 않는 것처럼 관측되어, 시험약의 약효가 존재하지 않는다고 잘못 결론내리는 오류이다.

(3) 시험약의 약효가 정말로 존재하는지는 전수조사를 하기 전에는 알 수 없다. 그러므로 제한된 표본에 근거한 통계학적 결론은 필연적으로 오류를 범할 가능성이 있을 수밖에 없다.

(4) 통계적 가설검정결과 시험약이 약효가 있다고 결론내리는 경우, 정말로 시험약이 약효가 있는지 알 수 있는 것은 아니다. 우리가 아는 것은 이러한 결론이 오류일 가능성이 양측검정인 경우 5% 이하라는 것이다.

(5) 검정력이란 시험약이 정말로 약효가 존재하는 경우, 임상시험을 통하여 시험약의 약효를 증명할 수 있는 확률이다.

(6) 확증적 임상시험에서 통계적 가설검정을 하면서 중요한 일은 사용한 통계검정방법의 제1종 오류가 양측검정인 경우 5% 이하로 잘 통제되었는지를 확인하는 일이다. 이는 다시 말하면 약효가 없는 시험약을 약효가 있다고 잘못 결정을 내리는 오류 확률을 5% 이하로 통제함을 의미한다. 그러므로 심사기관 입장에서는 제1종 오류를 5% 이하로 통제하는 것이 매우 중요한 일이다.

22.3 임상시험에서 어느 통계검정방법이 가장 좋은 방법인가?

어떤 한 가지 통계검정 문제에 여러 가지 통계검정방법들이 종종 존재한다. 예를 들어 두 독립인 이항분포의 성공확률이 같은지를 검정하는 경우, 카이제곱검정은 매우 널리 알려진 방법이다. 하지만 그 외에도 피셔의 정확검정도 있다. 다른 예로, 독립인 두 그룹의 모평균이 같은지를 검정하는 경우 이표본 t 검정도 있고, 윌콕슨 순위합검정도 있다. 왜 이리도 많은 검정방법들이 존재하는 것일까? 이 중에서 가장 좋은 검정방법은 무엇일까?

좋은 통계적 검정이란 제1종 오류는 양측검정인 경우 5% 이하(단측검정인 경우 2.5% 이하)로 통제하면서, 검정력은 최대한 높은 방법이다. 검정력이란 100%에서 제2종 오류확률을 뺀 값이다. 다시 말하면 좋은 통계적 검정이란 제1종 오류는 양측검정인 경우 5% 이하(단측검정인 경우 2.5% 이하)로 통제하면서, 제2종 오류는 최소화하는 방법이다.

하지만 세상은 공평해서 표본크기가 일정하게 유지된 경우에 제1종 오류와 제2종 오류를 동시에 줄이는 방법은 없다. 제1종 오류를 줄이면 제2종 오류가 늘어나고, 마찬가지로 제2종 오류를 줄이면 제1종 오류가 늘어난다. 이는 마치 내 하루 용돈이 1만 원인 경우, 점심식사에 7천 원을 사용하면 커피 값으로는 3천 원밖에 안 남고, 반면에 점심식사를 4천 원에 해결하면 커피 값으로는 6천 원을 사용할 여유가 생기는 것과 같은 이치이다. 만일 제1종 오류와 제2종 오류를 모두 줄이고 싶다면 표본크기를 증가시키면 된다. 즉 비용을 더 쓰면 된다. 이는 마치 점심식사도 1만 원짜리를 먹고 싶고, 커피도 1만 원짜리를 마시고 싶다면, 하루 용돈을 1만 원에서 2만 원으로 올리는 방법밖에는 없는 것과 같은 이치이다.

이처럼 표본크기가 일정하게 유지된 경우 제1종 오류와 제2종 오류를 동시에 줄일 수는 없으므로, 더 심각한 오류인 제1종 오류를 일단 양측검정인 경우 5% 이하(단측검정인 경우 2.5% 이하)로 통제한 후, 제2종 오류를 최소화시키는 검정방법을 찾게 되는 것이다.

통계비전문가들 중에는 제1종 오류는 심각한 오류이므로, 무조건 가장 작을수록 좋다고 생각하는 사람들도 있으나 이는 잘못된 생각이다. 제1종 오류를 최소화시킬 수 있는 검정방법은 자료에 관계없이 무조건 귀무가설을 채택하는 검정방법이다. 이 방법에 따르면 대립가설을 채택할 가능성이 전혀 없으므로, 제1종 오류는 0%가 된다. 하지만 이 방법의 문제점은 대립가설이 참인 경우에도 대립가설을 채택할 가능성도 전혀 없어, 검정력이 0%가 된다는 것이다. 즉, 제2종 오류가 100%라는 것이다. 임상시험을 하는 목적은 대립가설이 참인 경우(시험약이 실제로 약효가 있는 경우), 임상시험에서 얻어진 자료를 이용하여 대립가설을 채택하는 것(시험약이 약효가 있다고 결론을 내리는 것)이 목적인데, 이 방법은 이런 목적에 전혀 부합되지 않는다.

그러므로 가장 좋은 검정방법은 양측검정인 경우 허용된 제1종 오류 최대치인 5%(단측검정은 2.5%)를 최대한 사용하는 방법이다. 양측검정인 경우 유의수준 5%(단측검정인 경우 2.5%)를 사용한다는 것은 제1종 오류를 최대 5%(단측검정인 경우 2.5%)까지는 허용해준다는 것이다. 양측검정인 경우 허용된 제1종 오류 최대치인 5%(단측검정인 경우 2.5%)를 최대한 사용해야 하는 이유는, 제1종 오류가 5%(단측검정인 경우 2.5%)에 최대한 가까워야 제2종 오류가 줄어들어 검정력이 커지기 때문이다.

예를 들어 보자. 3가지 검정방법 A, B, C가 있는데, A의 제1종 오류는 7%, B의 제1종 오류는 5%, C의 제1종 오류는 3%라고 가정해보자. 이 중에 가장 안 좋은 방법은 검정방법 A이다. 그 이유는 가장 심각한 오류인 제1종 오류를 허용치인 5%보다 더 높게 범했기 때문이다. 검정방법 B와 C를 비교하면, 얼핏 보기에는 C가 제1종 오류를 적게 범했으므로 더 좋은 방법 같지만, 일단 두 방법의 제1종 오류는 허용치인 5% 이하이므로, 제1종 오류 측면에서는 우위가 구별되지 않는다고 볼 수 있다. 하지만 검정방법 B와 C의 검정력을 비교해보면, B의 검정력이 C의 검정력보다 더 클 가능성이 높다. 그 이유는 B는 제1종 오류가 5%이고 C의 제1종 오류는 3%라서 B가 C보다 제1종 오류가 높은 만큼 제2종 오류가 줄어들어 검정력이 높아질 가능성이 높기 때문이다.

이러한 현상을 보다 더 체계적으로 설명하기 위하여 평균이 μ이고 분산이 1인 정규분포에서 추출된 n개의 표본을 이용하여 다음 가설을 검정하는 상황을 살펴보자.

$$\text{귀무가설}: \mu \le 0 \qquad \text{vs} \qquad \text{대립가설}: \mu > 0$$

단측검정이므로 2.5% 유의수준이 사용되었다. 그림 22.1에는 설명의 편의상 가상으로 만든 3개의 가설검정방법들에 대한 제1종 오류와 검정력이 그려져 있다. 그림 22.1의 y축은 귀무가설을 기각할 확률을 나타낸다. x축은 μ가 취하는 값을 나타낸다. 그러므로 $\mu \le 0$인 지역은 귀무가설이므로, 여기서 곡선의 높이는 제1종 오류 확률을 나타낸다. $\mu > 0$은 대립가설이므로 이 지역에서 곡선의 높이는 검정력을 나타낸다.

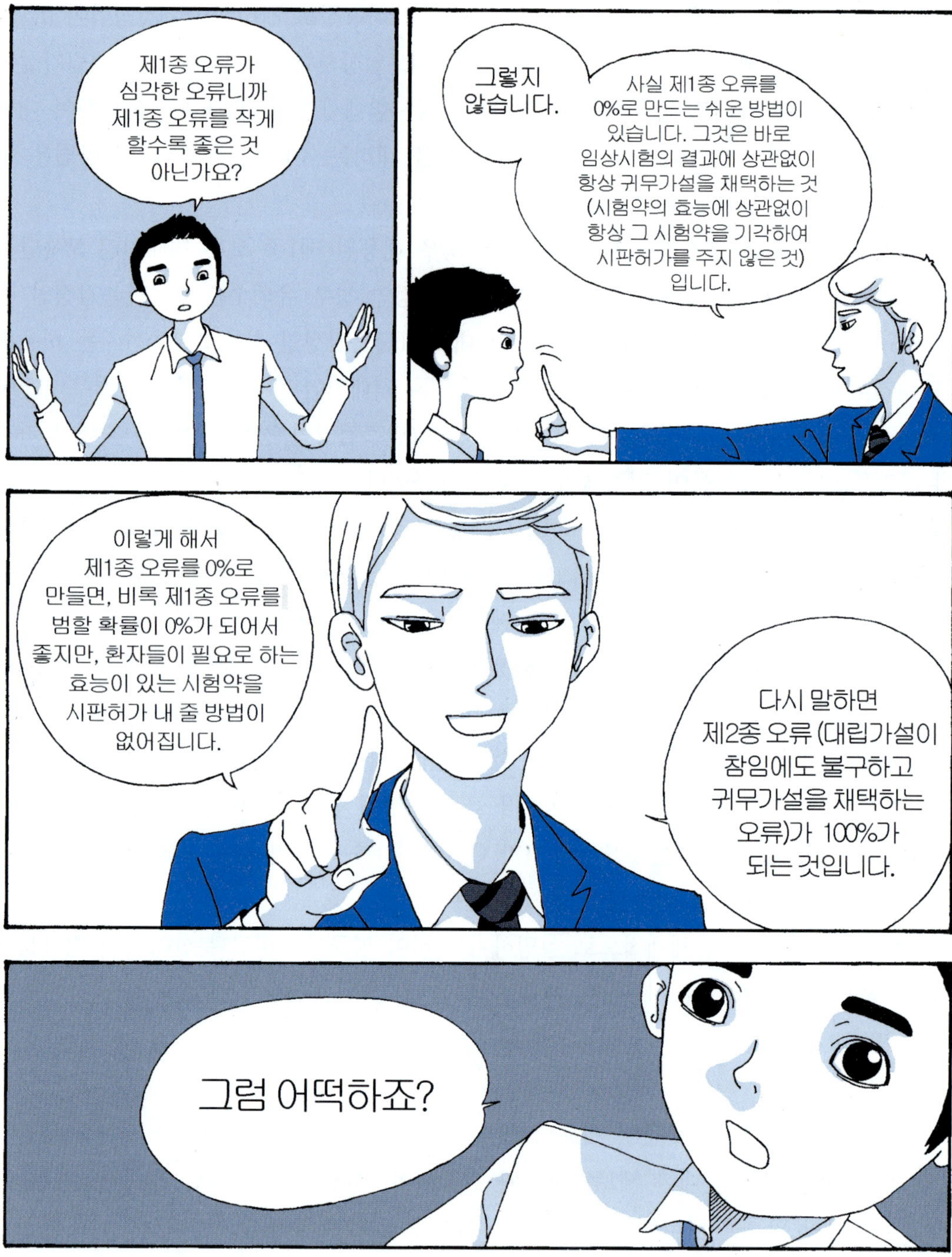

제1종 오류가 심각한 오류니까 제1종 오류를 작게 할수록 좋은 것 아닌가요?
그렇지 않습니다.
사실 제1종 오류를 0%로 만드는 쉬운 방법이 있습니다. 그것은 바로 임상시험의 결과에 상관없이 항상 귀무가설을 채택하는 것 (시험약의 효능에 상관없이 항상 그 시험약을 기각하여 시판허가를 주지 않은 것) 입니다.
이렇게 해서 제1종 오류를 0%로 만들면, 비록 제1종 오류를 범할 확률이 0%가 되어서 좋지만, 환자들이 필요로 하는 효능이 있는 시험약을 시판허가 내 줄 방법이 없어집니다.
다시 말하면 제2종 오류 (대립가설이 참임에도 불구하고 귀무가설을 채택하는 오류)가 100%가 되는 것입니다.
그럼 어떡하죠?

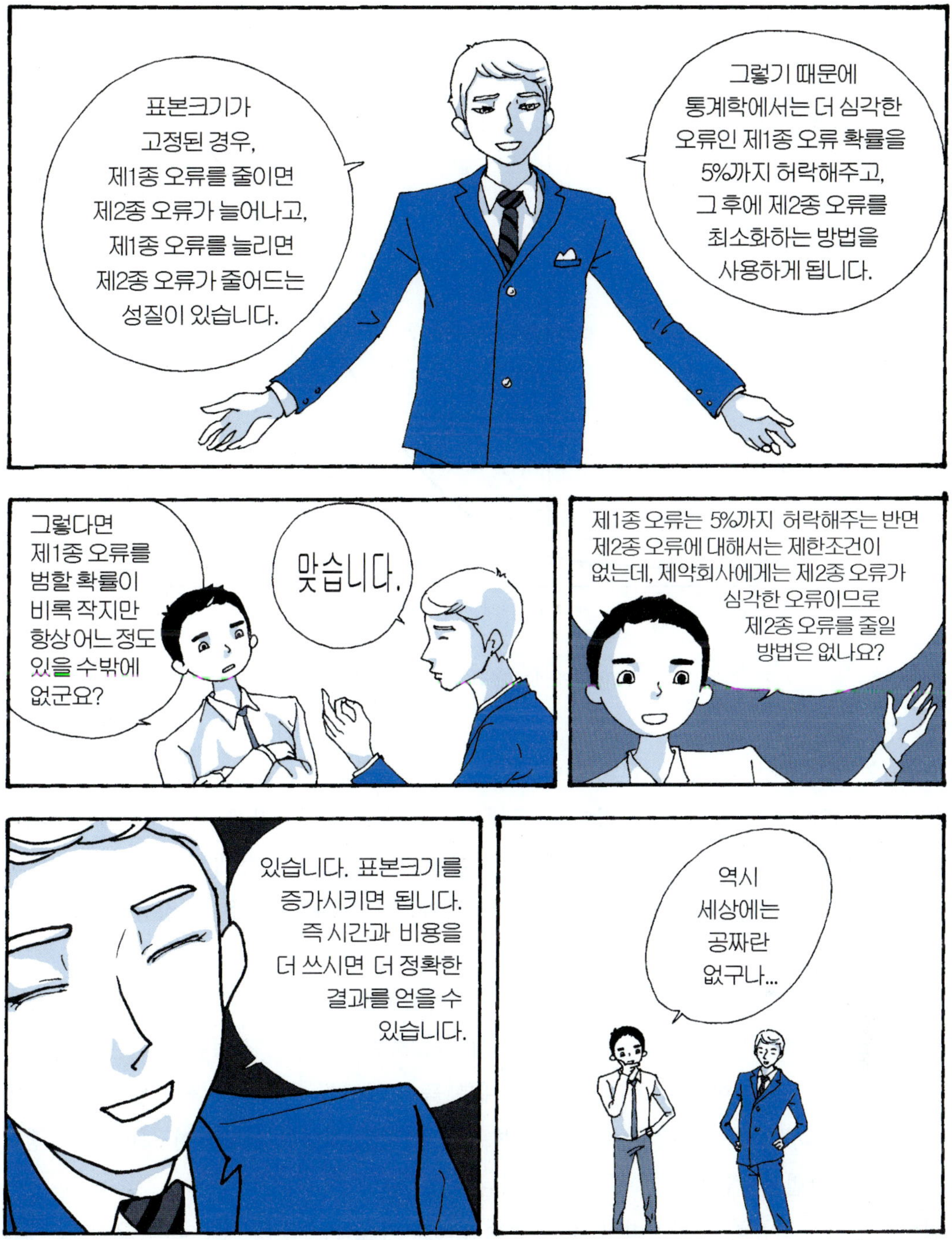
표본크기가 고정된 경우, 제1종 오류를 줄이면 제2종 오류가 늘어나고, 제1종 오류를 늘리면 제2종 오류가 줄어드는 성질이 있습니다.
그렇기 때문에 통계학에서는 더 심각한 오류인 제1종 오류 확률을 5%까지 허락해주고, 그 후에 제2종 오류를 최소화하는 방법을 사용하게 됩니다.
그렇다면 제1종 오류를 범할 확률이 비록 작지만 항상 어느 정도 있을 수밖에 없군요?
맞습니다.
제1종 오류는 5%까지 허락해주는 반면 제2종 오류에 대해서는 제한조건이 없는데, 제약회사에게는 제2종 오류가 심각한 오류이므로 제2종 오류를 줄일 방법은 없나요?
있습니다. 표본크기를 증가시키면 됩니다. 즉 시간과 비용을 더 쓰시면 더 정확한 결과를 얻을 수 있습니다.
역시 세상에는 공짜란 없구나...

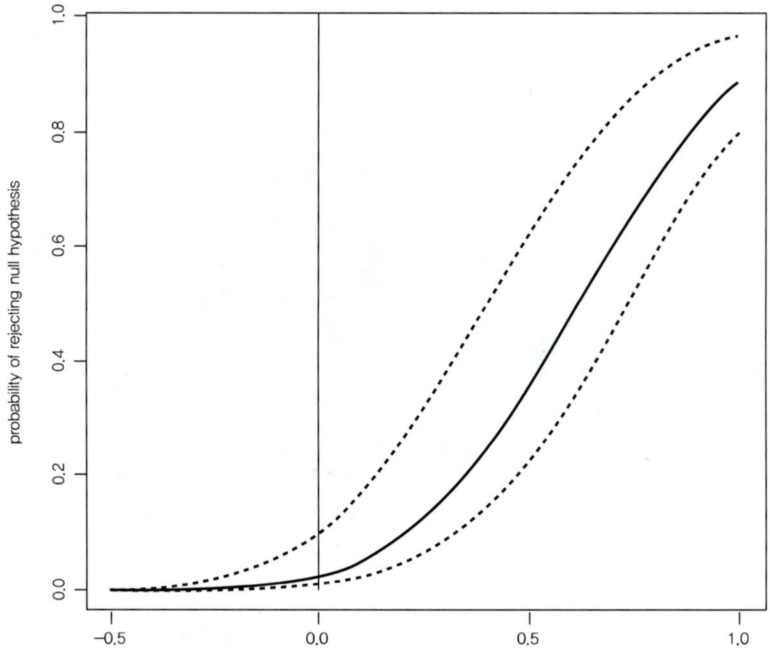

그림 22.1 3개의 검정력 곡선

$\mu \le 0$인 지역에서 제1종 오류 확률이 가장 높은 검정방법은 $\mu > 0$ 지역에서도 검정력이 계속 높음을 알 수 있다. 또한 μ값이 왼쪽에서 오른쪽으로 변화함에 따라 곡선의 높이는 계속 증가함을 알 수 있다. 그러므로 제1종 오류를 2.5% 이하로 통제하면서 검정력을 최대한 높이는 방법은 $\mu = 0$에서 제1종 오류가 2.5%가 되도록 해주는 검정방법을 고르는 것이다.

어떤 한 가지 통계검정 문제에 여러 가지 통계검정방법들이 종종 존재하는 이유는, 통계학자들이 제1종 오류는 5% 이하로 통제하면서 가능하면 더 높은 검정력을 갖는 검정방법들을 개발하려고 갖은 애를 썼기 때문이다. 예를 들어 자료가 정규분포를 따른다는 가정이 없는 경우에 비하여, 그런 가정이 가능하다면 그런 가정을 최대한 활용하여 보다 더 검정력이 높은 검정방법을 개발할 수 있기 때문이다.

임상시험에서 가능하면 검정력이 높은 검정방법을 사용하는 것은 대단히 중요하다. 예를 들어, 통계학 지식이 많지 않아 검정력이 80%인 검정방법을 사용하고 있었는데, 풍부한 통계학 지식으로 검정력이 85%인 검정방법을 찾아냈다고 가정해보자. 이는 똑같은 자료를 가지고서도 신약개발에 성공할 확률(만일 시험약이 정말로 약효가 있다면, 임상시험을 통하여 이를 증명할 확률)이 이전보다 5%나 높아진다는 의미이다. 검정력을 사용하여 표본크기를 정하기 때문에 검정력이 5% 증가한다는 것은 표본크기가 상당히 줄어든다는 의미이다. 얼마나 줄어드는지는 경우에 따라 달라지므로 일률적으로 말하기는 어렵지만, 20명이 줄어든다고 해보자. 이는 제약회사에 많은 경제적 이익으로 돌아가게 된다.

그래서 제약회사 입장에서는 조금이라도 더 검정력이 높은 검정방법을 찾아내려고 노력하게 된다. 하지만 검정력을 높이려고 노력하다 보면 너무 무리한 가정을 하게 되고, 이렇게 한 가정이 실제로는 만족되지 않으면 검정력은 높으나 양측검정인 경우 제1종 오류가 5%(단측검정인 경우 2.5%)보다 높아지게 된다. 일단 제1종 오류가 5%를 넘어서면 이는 가장 안 좋은 방법이 된다. 심사기관 입장에서는 제약회사가 사용한 방법의 제1종 오류가 양측검정의 경우 5%(단측검정인 경우 2.5%)를 넘는지 조심스럽게 확인하여야 한다.

예를 들어 두 독립인 모집단에서 연속형 변수의 모평균이 같은지를 검정하는 경우, 만일 자료가 정규분포를 따른다고 가정할 수 있다면 대체로 이표본 t 검정이 윌콕슨 순위합검정보다 검정력이 높으므로, 제약회사는 이표본 t 검정을 사용하는 것이 유리하다. 하지만 자료가 정규분포를 따르지 않는 데도 자료가 정규분포를 따른다고 가정을 하여 이표본 t 검정을 사용하면 제1종 오류가 양측검정인 경우 5%(단측검정인 경우 2.5%)를 넘을 수 있다. 심사기관은 이처럼 자료에 맞지 않는 가정을 하여 제1종 오류가 양측검정인 경우 5%(단측검정인 경우 2.5%)를 넘을 우려가 있는 경우, 이런 방법을 사용하지 말 것을 권고하여야 한다. 이 예제에서 자료가 정규분포를 따른다고 볼 수 없는 경우, 윌콕슨 순위합검정을 사용하면 제1종 오류는 양측검정인 경우 항상 5% 이하(단측검정인 경우 2.5%)로 잘 통제된다. 대신 윌콕슨 순위합검정의 검정력은 이표본 t 검정보다 낮을 가능성이 높아서 제약회사 입장에서는 손해이다.

이와 같은 제1종 오류와 검정력의 개념은 다음 놀이를 가지고 설명해볼 수 있다. 예전에 남자들은 예비군 훈련 휴식시간에 핸드폰도 없고 특별히 할 놀이가 없어서, 약 5미터 정도 떨어진 곳에 선을 그어 놓고, 동전을 던져서 그 선 안쪽으로 가장 가까이 동전이 떨어진 사람이 모든 동전을 갖는 게임을 하곤 했다. 물론 그 선을 넘어버린 사람은 실격이다. 선을 넘으면 실격이지만 동시에 선 안쪽으로 가장 가까이 붙여야 1등을 할 수 있기 때문에, 사람들은 가능한 한 선 안쪽 가까이에 동전을 던지려고 한다. 동전을 던지는 자리에서 선까지의 거리를 5% 유의수준으로 볼 수 있고, 동전을 던진 자리에서부터 동전이 떨어진 거리까지가 실제로 범한 제1종 오류에 해당한다. 검정력은 직접적으로 대응되는 것은 없지만, 검정력이 100%에서 제2종 오류 확률을 뺀 것이고, 제1종 오류가 커질수록 제2종 오류는 줄어드는 사실을 감안해보자. 그러면 선을 넘지 않으면서 동시에 선 안 쪽으로 최대한 동전을 가깝게 던지는 것이, 제1종 오류는 양측검정인 경우 5% 이내로 통제하면서 검정력은 가장 높일 수 있는 방법임을 알 수 있다. 통계학자들은 주어진 조건하에서 이러한 검정방법을 개발하기 위해 노력하는 것이다.

핵심정리

(1) 좋은 통계적 검정이란 제1종 오류는 5% 이하로 통제하면서, 검정력은 최대한 높은 방법이다. 검정력을 최대한 높이기 위해서는 허용된 제1종 오류 최대치인 5%를 가능한 모두 사용하는 검정방법이 검정력을 높이게 된다.

(2) 어떤 한 가지 통계검정 문제에 여러 가지 통계검정방법들이 존재하는 이유는, 통계학자들이 제1종 오류는 5% 이하로 통제하면서 가능하면 더 높은 검정력을 갖는 검정방법들을 개발하려고 갖은 애를 쓰기 때문이다. 자료에 어떤 가정을 할 수 있느냐에 따라 가장 좋은 통계검정방법은 달라지게 된다.

(3) 제약회사는 검정력이 가장 높은 검정방법을 사용하는 것이 경제적으로 이익이 된다.

(4) 하지만 검정력을 높이려고 무리한 가정을 하다보면 자료가 그 가정을 만족시키지 못해, 제1종 오류가 5%를 넘는 경우가 발생할 수도 있으니 이를 조심해야 한다.

(5) 심사기관은 제약회사가 사용한 검정방법이 제1종 오류를 5% 이하로 잘 통제하는지를 우선적으로 확인해보아야 한다. 그 이유는 제1종 오류란 약효가 없는 시험약을 약효가 있다고 잘못 결정내리는 오류이기 때문이다. 그러므로 심사기관 입장에서는 제1종 오류를 5% 이하로 통제하는 것이 매우 중요한 일이다.

22.4 동전 던지기로 가설검정을 하면 왜 안 되는 것일까?

시험약과 위약을 동시에 비교하는 평행설계로 설계된 임상시험을 실시했다고 가정하자. 예를 들면, 200명의 피험자들을 모집한 후 무작위배정하여 100명에게는 시험약을 투여하고, 나머지 100명에게는 위약을 투여했다고 가정하자. 1차 유효성 평가변수는 어떤 연속형 변수라고 가정하자.

동전을 던져서 앞면이 나오면 대립가설을 채택하고, 뒷면이 나오면 귀무가설을 채택한다고 하자. 이렇게 하면 다들 말도 안 되는 방법이라고 펄쩍 뛸 것이다. 그러면 도대체 왜 이렇게 동전을 던지는 방법으로 가설검정을 하면 안 되는 것일까? 이러한 방법을 허용할 수 없는 통계학적인 이유는 무엇인가? 이 문제에 대한 답은 매우 단순하다. 하지만 나중에 훨씬 더 복잡한 문제를 이해하는 데 중요한 단서를 제공하므로, 그 이유를 정확하게 이해하는 것은 대단히 중요하다.

이유는 이렇게 동전을 던져 가설검정을 하면 제1종 오류를 범할 확률이 50%나 되어서, 양측검정인 경우 제1종 오류 허용치 5%를 10배나 넘기기 때문이다. 제1종 오류란 귀무가설이 참일 때 대립가설을 채택하는 오류인데, 동전 던지기의 경우 귀무가설이 참일 때 앞면이 나올(대립가설을 채택할) 확률이 50%이기 때문이다. 사실, 귀무가설이 참이라는 조건에 상관없이 앞면이 나올 확률은 항상 50%이다. 결론적으로 말해, 제1종 오류가 양측검정인 경우 5%(단측검정인 경우 2.5%) 이하로 통제되는 않는 가설검정방법은 사용되어서는 안 된다. 이처럼 제1종 오류를 양측검정인 경우 5%(단측검정인 경우 2.5%) 이하로 통제하는 일은, 8장에서 다룬 다중검정에서 매우 중요한 개념이었다.

이 책 전체를 통하여 **다음 방법으로 시험약의 시판허가를 내 준다면 부적절하다고 지적한 바 있는데, 그 이유는 모두 동일하다. 바로 제1종 오류(또는 8장에서 설명한 familywise type I error)가 양측검정인 경우 5%(단측검정인 경우 2.5%)를 초과하기 때문**이다.

(1) 1차 유효성 평가변수가 유의하지 않자 유의한 2차 유효성 평가변수에 근거하여 시판허가를 주는 경우
(2) 1차 유효성 평가변수의 정의가 다소 애매한 경우, 1차 유효성 평가변수를 여러 가지 방법으로 정의하여 분석해본 후, 유의하지 않은 결과는 무시하고 유의한 결과에만 의존하여 시판허가를 주는 경우
(3) 1차 유효성 평가변수가 아슬아슬하게 유의하지 않자, 임상시험을 추가로 더 진행하여 환자를 더 모은 후 다시 분석하여 유의한 결과를 얻고, 그 결과에 근거하여 시판허가를 주는 경우
(4) 전체 결과는 유의하지 않은데, 특정 하위군에서의 결과는 유의하자 그 특정 하위군에서 시판허가를 주는 경우

위 4가지 사례는 8장에서 설명한 familywise type I error가 허락된 유의수준을 초과하게 되어서 부적절하게 된다. 이 4가지 사례 이외에도 이 책 전체에 많은 사례들이 제시되어 있고, 특히 8장에 많이 설명되어 있다. 그 많은 사례들에서 왜 그러한 방법으로 시판허가를 내주는 것이 부적절한지에 대해 명확하게 답을 할 수 있어야 임상시험과 관련된 핵심적인 통계 이슈를 이해했다고 볼 수 있을 것이다. 다시 한 번 강조하지만, 그 이유는 **제1종 오류(또는 8장에서 설명한 familywise type I error)가 양측검정인 경우 5%(단측검정인 경우 2.5%)를 초과하기 때문**이다.

지금까지 제1종 오류를 유의수준 이하로 통제하는 것의 중요성을 설명하였으므로 이번에는 검정력의 중요성을 설명하는 것으로 넘어가자. 1부터 20까지 자연수가 적혀 있는 카드 20장을 주머니에 넣고, 잘 섞은 후 1이 나오면 대립가설을 채택하고, 나머지 카드가 나오면 귀무가설을 채택하기로 했다고 하자. 이 방법은 사용해도 되는 것일까? 이 가설검정방법은 제1종 오류가 5%가 되게 해준다. 그러므로 가설검정방법이 갖추어야 할 최소한의 조건을 만족했다. 하지만 누군가가 이 방법을 사용한다면 그는 매우 어리석은 사람일 것이다. 다른 조사나 실험과 마찬가지로 임상시험을 실시하는 목적도 대립가설을 채택하기 위

함이다. 그러므로 대립가설이 참이라면 대립가설을 채택할 확률이 가능한 높아야 한다. 그런 확률을 통계학에서는 검정력power이라고 한다. 위에서 언급한 카드를 사용하여 가설검정을 하는 방법은 검정력이 5%밖에 안 된다. 이표본 t 검정이나 윌콕슨 순위합검정을 사용하면 5%보다 훨씬 더 높은 검정력을 얻을 수 있다. 그러므로 위에서 언급한 카드를 사용하여 가설검정을 하는 것은 매우 어리석다고 볼 수 있다.

핵심정리

(1) 제1종 오류가 5%를 넘는 검정방법을 사용해서는 안 된다.

(2) 일단 제1종 오류를 5% 이하로 통제했다면, 검정력이 낮은 검정방법을 사용하는 것은 어리석은 일이고, 경제적 손실이 된다.

(3) 통계학 지식이 풍부할수록 검정력이 더 높은 검정방법을 찾아낼 수 있고, 이는 제약회사에게 경제적 이익으로 돌아갈 것이다.

22.5 양측검정과 단측검정one-sided test and two-sided test

위약대조군을 사용하는 3상 임상시험에서 양측검정과 단측검정에 대한 설명을 하기 위하여 편의상 22.11절에서 설명한 이표본 t 검정을 사용하도록 하겠다. μ_1을 시험약의 효과라고 하고, μ_2를 위약 효과라고 가정하자. 이 경우 우리는 다음과 같은 3가지 형태의 가설을 생각해볼 수 있다.

(a) 양측검정

이표본 t 검정의 양측검정에 대한 귀무가설과 대립가설은 다음처럼 주어진다.

$$\text{귀무가설: } \mu_1 = \mu_2 \qquad \text{대립가설: } \mu_1 \neq \mu_2 \tag{22.1}$$

즉 대립가설이 $\mu_1 \neq \mu_2$로서, 시험약의 효과와 위약의 효과와 다르다는 것이다.

(b) 단측검정(시험약이 위약보다 우월한 경우)

$$\text{귀무가설: } \mu_1 \leq \mu_2 \qquad \text{대립가설: } \mu_1 > \mu_2 \tag{22.2}$$

즉 대립가설이 $\mu_1 > \mu_2$로서, 시험약의 효과가 위약의 효과보다 우월하다는 것이다.

(c) 단측검정(시험약이 위약보다 열등한 경우)

$$귀무가설: \mu_1 \geq \mu_2 \qquad 대립가설: \mu_1 < \mu_2 \tag{22.3}$$

즉 대립가설이 $\mu_1 < \mu_2$로서, 시험약의 효과가 위약의 효과보다 열등하다는 것이다.

이표본 t 검정이 임상시험에 사용되는 경우, 위에 주어진 3가지 가설 형태 중에 어느 가설을 세워야 하는 것일까? 얼핏 보기에는 식 (22.2)에 주어진 단측검정이 적절해 보인다. 그 이유는 다음을 들 수 있다.

(1) 통계학의 기본 원칙에 의하면 실험을 통하여 입증하고 싶은 주장을 대립가설로 세우게 되어 있다. 위약대조군 3상 임상시험에서 입증하고 싶은 것은 시험약의 효과가 위약보다 우월하다는 것이다.
(2) 양측검정과 단측검정을 선택하는 통계학의 기본 원칙은 "가설검정을 하기 전에 사전정보에 의하여 보이고자 싶은 대립가설이 한쪽 방향인 경우 단측검정을 사용하고, 그런 사전정보가 없거나 양쪽을 다 검정하고 싶은 경우 양측검정을 사용한다"이다. 2상 임상시험이라는 사전정보에 의해 시험약의 효과가 위약보다 우월할 것이라는 사전정보가 있으므로 식 (22.2) 형태의 가설이 적절하다는 것이다.

만일 이러한 이유들로 인하여 식 (22.2) 형태의 단측검정이 선택된다면, 제약회사는 주어진 5% 유의수준을 모두 한쪽 방향에 사용할 수 있게 된다. 이표본 t 검정을 정규근사로 검정한다면 기각역은 '$T > 1.645$'가 될 것이다. 여기서 T는 22.11절에서 소개된 이표본 t 검정의 검정통계량이다.

하지만 신약개발을 위한 임상시험에서는 일반적으로 위에서 설명한 방법은 인정되지 않는다. 다시 말하면 5% 유의수준을 사용하면서 식 (22.2) 형태의 단측검정을 사용하는 것은 허락되지 않는다. ICH E9 등 국제 가이드라인에 의하면 위약대조군 3상 임상시험에서는 특별한 이유가 없는 한, 식 (22.1) 형태의 양측검정을 사용하며, 유의수준 5%를 사용하도록 되어 있다. 식 (22.2) 형태의 단측검정이 아니라 식 (22.1) 형태의 양측검정을 권고하는 이유는 심사기관이 보수적이기 때문인데, 구체적인 이유는 이 절 마지막 부분에 나오는 CAST study에서 설명되어 있다.

식 (22.1)에 주어진 양측검정의 대립가설인 '$\mu_1 \neq \mu_2$'는 '$\mu_1 > \mu_2$ 또는 $\mu_1 < \mu_2$'와 같은데, 이는 결국 "시험약의 효과는 위약보다 우월하다($\mu_1 > \mu_2$)" 또는 "시험약의 효과는 위약보다 열등하다($\mu_1 < \mu_2$)"를 의미한다. 그러므로 양측검정을 실시한다는 것은 시험약의 효과가 위약보다 우월한 경우만이 아니라 열등할 경우까지 고려하여 검정하는 것이다. 이처럼 5% 유의수준에서 양측검정을 실시하게 되면, 주어진 5% 유의수준은 절반씩 나누어 사

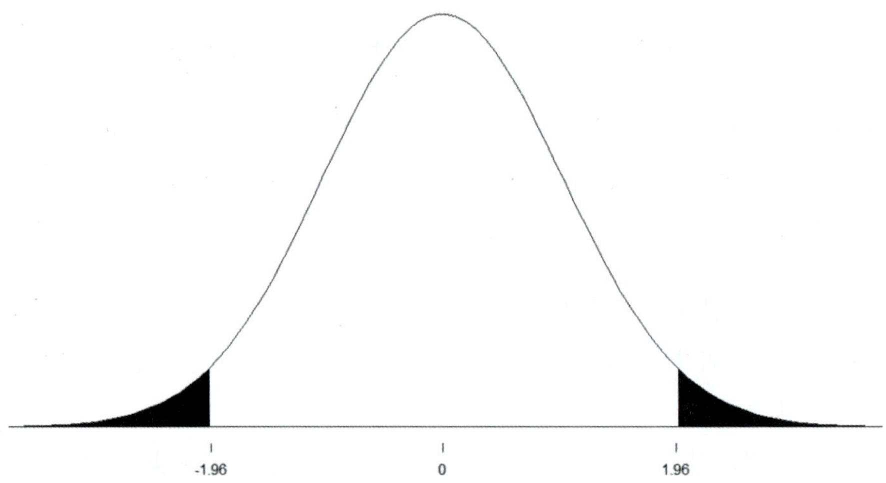

그림 22.2 양측검정의 기각역

용하게 된다. 즉 "시험약의 효과는 위약보다 우월하다($\mu_1 > \mu_2$)"에 2.5%의 유의수준을 사용하고, "시험약의 효과는 위약보다 열등하다($\mu_1 < \mu_2$)"에 나머지 2.5%의 유의수준을 사용하게 된다.

이처럼 "시험약의 효과는 위약보다 우월하다($\mu_1 > \mu_2$)"를 검정하는 데는 2.5%의 유의수준만을 사용하게 되므로 5% 유의수준으로 양측검정을 하게 되면, 5% 유의수준으로 식 (22.2) 형태의 단측검정을 사용하는 경우보다 시험약의 효능이 위약에 비해 우월하다는 것을 보이기가 어려워지게 된다.

정규근사를 사용하는 경우 이를 기각역을 이용하여 표현하면, 이표본 t 검정에서 5% 유의수준을 사용하는 양측검정의 경우 기각역은 '$T < -1.96$ 또는 $T > 1.96$'이 되고, 그림 22.2처럼 기각역이 왼쪽과 오른쪽에 대칭으로 존재하게 된다. 이 기각역 중 '$T < -1.96$'에 해당하는 부분(그림 22.2의 왼쪽 부분)은 "시험약의 효능은 위약보다 열등하다"를 입증하는 데 사용된다. 반면에 '$T > 1.96$'에 해당하는 부분(그림 22.2의 오른쪽 부분)은 "시험약의 효능은 위약보다 우월하다"를 입증하는 데 사용된다.

반면에 5% 유의수준을 사용하는 식 (22.2) 형태의 단측검정을 사용하는 경우 기각역은 '$T > 1.645$'이고, 그림 22.3의 오른쪽 부분이 될 것이다. 결론적으로 동일한 5% 유의수준을 사용하는 경우, 식 (22.1) 형태의 양측검정을 사용하면 식 (22.2) 형태의 단측검정을 사용하는 경우보다 시험약의 효능이 위약에 비해 우월함을 입증하는 것이 어려워진다. 하지만 그것이 국제가이드라인이 권고하는 사항이다.

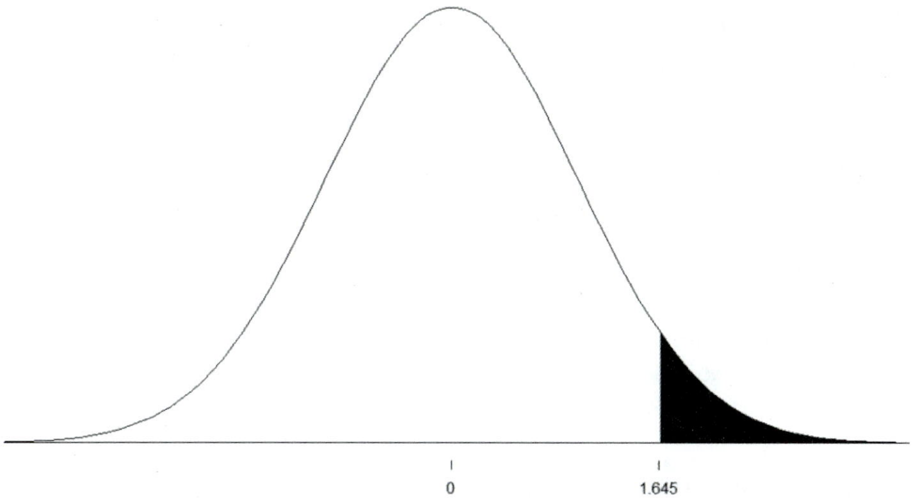

그림 22.3 단측검정의 기각역

만일 식 (22.2) 형태의 단측검정을 사용하고자 한다면 그러한 합당한 이유를 제출하여야 하며, 이 경우 유의수준은 2.5%를 사용해야 한다. 이미 위에서 기각역의 넓이를 비교해보아서 알 수 있는데, 식 (22.2) 형태의 단측검정으로 2.5% 유의수준을 사용하는 경우와 식 (22.1) 형태의 양측검정으로 5% 유의수준을 사용하는 경우 모두 시험약의 효능이 위약보다 우월하다는 것을 보일 가능성은 동일해진다. 결국 한 마디로 정리하면 5% 유의수준인 양측검정과 2.5% 유의수준인 단측검정은 동일한 것이다.

이러한 논의로부터 우리가 알 수 있는 사실은 5% 유의수준인 양측검정을 사용하는 경우, 사실은 시험약은 효과가 없음에도 불구하고(즉 시험약의 효능은 위약과 같거나 열등함에도 불구하고, 수식으로 표현하면 $\mu_1 \leq \mu_2$), 시험약의 효능이 위약보다 우월하다고(수식으로 표현하면 $\mu_1 > \mu_2$) 잘못 결론 내릴 확률은 2.5%이다.

2.5%란 40분의 1이다. 우리나라 심사기관은 5% 유의수준인 양측검정을 사용하고 있으므로, 40번 중 한 번은 효과가 없는 시험약을 실수로 효과가 있다고 잘못 판단하여 시판허가를 내주고 있다. 이는 2.5%의 제1종 오류를 범하고 있다는 것을 의미한다. 필자는 이것이 잘못되었다고 주장하는 것이 전혀 아니다. 다만, 현재 우리가 사용하는 시스템에 의하면 우리가 범하고 있는 제1종 오류 확률이 얼마인지를 냉철하게 한 번 되돌아 볼 필요가 있음을 강조하는 것이다. 미국이나 유럽에서는 3상 임상시험을 다른 환자들을 대상으로 두 번 수행하여, 두 번 모두 성공한 경우에만 시판허가를 내주고 있다. 그러므로 이 경우 효과 없는 시험약이 시판허가를 받을 확률은, 2.5%의 확률이 두 번 독립적으로 발생해야 하므로

0.000625 = 0.025 × 0.025가 된다. 이처럼 미국이나 유럽에서 효과 없는 시험약이 시판허가를 받을 확률은 0.000625로 매우 낮다.

가설검정과 마찬가지로 신뢰구간을 사용하는 경우도 95% 양측 신뢰구간을 사용하는 것이 흔하며, 단측 신뢰구간을 사용하고자 하는 경우에는 97.5% 단측 신뢰구간을 사용하도록 되어 있다(ICH E9 1998).

> The issue of one-sided or two-sided approaches to inference is controversial, and a diversity of views can be found in the statistical literature. The approach of setting type I errors for one-sided tests at half the conventional type I error used in two-sided tests is preferred in regulatory settings. This promotes consistency with the two-sided confidence intervals that are generally appropriate for estimating the possible size of the difference between two treatments.

또한 EMA의 가이드라인에서도 우위성을 양측검정으로 검정할 것을 다음처럼 명시하고 있다(CPMP 2000).

> A superiority trial is designed to detect a difference between treatments. The first step of the analysis is usually a test of statistical significance to evaluate whether the results of the trial are consistent with the assumption of there being no difference in the clinical effect of the two treatment.

단측검정을 사용하는 가장 좋은 예는 비열등성 검정인데 그 가설이 10.1절에 제시되어 있다. ICH E9은 비열등성 검정을 위하여 단측 신뢰구간이 사용될 수 있다고 지적하고 있다(ICH E9 1998).

> For non-inferiority trials, a one-sided interval should be used.

또한 EMA의 가이드라인에서는 비열등성 임상시험에서 단측검정인 경우 2.5%의 유의수준을 사용할 것을 명확하게 기술하고 있다(CHMP 2005).

> In order to demonstrate non-inferiority, the recommended approach is to pre-specify a margin of non-inferiority in the protocol. After study completion, a **two-sided 95%** confidence interval(or **one-sided 97.5%** interval) for the true difference between the two agents will be constructed. This interval should lie entirely on the positive side of the non-inferiority margin.

그렇다면 왜 심사기관은 위약대조군 3상 임상시험에서 단측검정인 아닌 양측검정을 선호하는가? 심사기관이 그렇게 보수적으로 심사하는 이유는 비록 드물지만, 단측검정을 사용할 경우 실패할 수 있는 사례가 있었기 때문이다. 즉 사전에 시험약의 효능이 위약보다 우월할 것이라는 충분한 사전적 정보가 있었음에도 불구하고, 실제 임상시험결과는 그 반대로 나와서 시험약의 효능이 위약보다 열등한 사례가 있었기 때문이다. 그래서 시험약의 효능이 위약보다 우월할 것이라는 충분한 사전적 정보가 있더라도, 그러한 사전적 정보를 신뢰하지 않는 보수적 입장을 견지하고 있는 것이다.

대표적인 사례가 CASTThe Cardiac Arrhythmia Suppression Trial study인데 그 결과는 다음과 같다(CAST 1989). 이전에 심근경색을 경험한 피험자들에게 부정맥을 억제하는 것이 심장마비와 급작스런 사망을 막을 수 있는지의 여부를 평가하기 위하여 임상시험이 실시되었다. 부정맥이 있는 피험자들은 심장마비와 급작스런 사망을 일으킬 가능성이 있으므로, 의학적으로 볼 때 부정맥을 억제하는 것은 심장마비와 급작스런 사망의 가능성을 줄여줄 것이라고 예상되었다. CAST study에 참여하기로 한 각각의 피험자들은 여러 개의 항부정맥약 encainide, flecainide, moricizine을 미리 정해진 순서에 의하여 일정기간 복용하였다. 각 피험자의 부정맥을 최소한 80% 억제하는 항부정맥약이 발견되면, 그 피험자는 CAST study에 참가하게 되고 그 항부정맥약과 위약 중 어느 하나에 무작위배정되었다. 만일 어떤 피험자는 여러 개의 항부정맥약을 미리 정해진 순서에 의하여 일정기간 복용하여도 부정맥이 억제되지 않으면, 그 피험자는 CAST study에 제외되었다. CAST study가 시작될 때 많은 의사들이 부정맥을 억제하는 것이 심장마비와 급사를 막아줄 것이라고 믿었고, 부정맥 억제가 위약보다 오히려 피험자에게 해로울 것이라고 예상한 의사는 거의 없었다. 그래서 CAST study가 시작될 때 대립가설은 단측검정으로 세워졌다. 하지만 그 후 DSMBData Safety Monitoring Board는 대립가설을 양측검정으로 바꿀 것을 권고해서 단측인 대립가설이 양측인 대립가설로 바뀌었다. 하지만 중간분석결과, 놀랍게도 항부정맥약 투여군의 사망률이 위약 투여군의 사망률보다 통계적으로 유의하게 높게 나와서 임상시험은 도중에 중단되었다. 즉, encainide, flecainide, moricizine는 위약보다 사망률 측면에서 효과가 더 좋으리라 기대되었음에도 불구하고, 놀랍게도 결과는 오히려 위약보다 더 나쁘게 나왔다. 즉, 항부정맥약이 오히려 피험자를 죽이고 있었던 것이다. CAST study는 사전정보에 의하여 대립가설을 단측검정으로 세우는 것이 실패할 수도 있음을 보여주는 사례이다.

핵심정리

(1) 우위성 검정은 양측검정으로 5%의 유의수준을 사용한다.

(2) 우위성 검정에서 유의수준 5%의 단측검정을 사용하지 않는 이유는 심사기관이 보수적이기 때문이며, CAST study에서는 시험약이 오히려 위약보다 약효가 좋지 않은 경우가 발견되었다.

(3) 단측검정의 경우 2.5%의 유의수준을 사용한다. 예를 들어, 비열등성 검정은 단측검정이며 2.5%의 유의수준을 사용한다.

22.6 통계적 유의성과 임상적 유의성을 검정력 함수를 이용하여 해석

1.2절에서 통계적 유의성과 임상적 유의성의 기본 개념에 대하여 설명한 바 있다. 이 절에서는 이표본 t 검정의 경우 검정력 함수를 이용하여 통계적 유의성과 임상적 유의성의 관계에 대하여 살펴보도록 하겠다.

(1) 통계적 유의성은 있으나 임상적 유의성은 없는 경우

그림 22.4는 통계적 유의성은 있으나 임상적 유의성은 없는 경우를 나타낸다. 그림 22.4의 x축은 시험약과 대조약의 두 모평균의 차이인 $\mu_1 - \mu_2$를 나타내고, y축은 검정력을 나타낸다. 가운데 있는 곡선들은 표본크기에 따른 검정력 함수를 나타내며, 표본크기가 증가할수록 검정력이 더 증가하여 검정력 함수가 위쪽 방향으로 이동하는 것을 알 수 있다.

x축에 있는 b는 임상적 유의성을 평가하는 기준이 되는 점으로서, 시험약과 대조약의 두 모평균의 차이가 적어도 b 이상은 되어야 임상적 유의성이 있다고 판단하는 경우이다. 모든 질병에는 나름의 이런 b값이 존재하게 된다. x축에 있는 a값은 실제로 시험약과 대조약

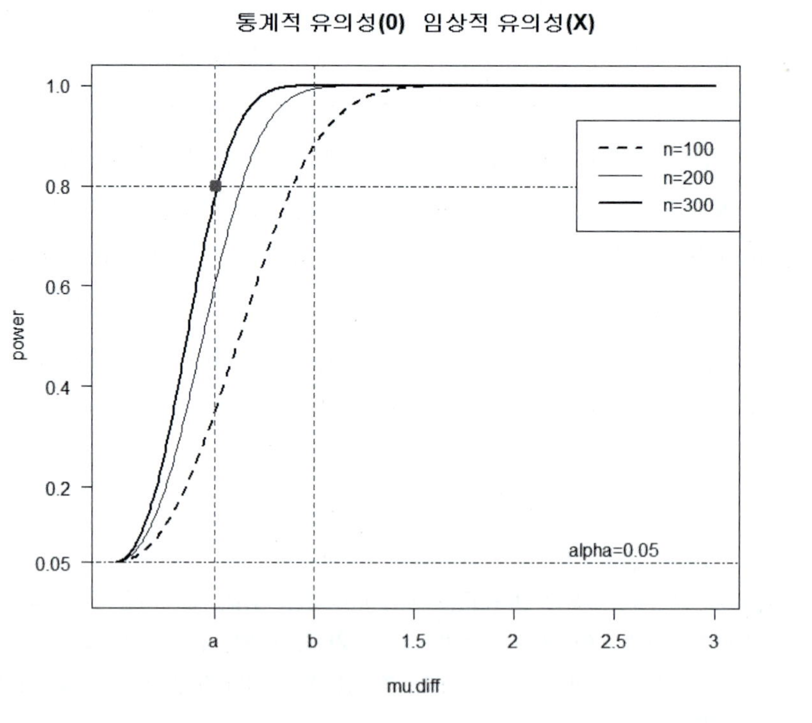

그림 22.4 통계적 유의성은 있으나 임상적 유의성이 없는 경우

의 두 모평균의 차이를 나타내는 값이다. 그림 22.4의 경우 실제 시험약과 대조약의 두 모평균 차이인 a는 임상적 유의성을 평가하는 기준인 b보다 작기 때문에 임상적 유의성은 없다고 판단할 수 있다.

시험약인 체중감소제가 위약에 비하여 임상적 유의성이 존재한다는 것을 예로 들기 위해 b값이 4kg이라고 가정해보자. 즉, 위약에 비하여 시험약인 체중감소제가 4kg 이상의 체중을 감소시켜야만 임상적 유의성이 존재하여 체중감소제로서 의미가 있다고 가정해보자. 또한 여기에 현재 임상시험결과는 위약에 비해 그 체중감소제의 감량 효과가 0.5kg이라고 가정해보자. 그러면 이러한 체중감소제는 임상적 유의성이 없는 것이다. 다르게 표현하면 0.5kg 체중을 감소시키려고 그 체중감소제를 사서 복용할 사람은 없을 것이라는 의미이기도 하다. 그러므로 누가 보아도 이러한 체중감소제는 임상적 유의성이 없는 것이다.

하지만 검정력 함수는 표본크기가 증가하면 계속 위로 증가하여 올라가는 성질이 있어서 표본크기가 매우 큰 경우에는 x축의 a점에서 검정력이 80%나 되어 대립가설이 채택되고 따라서 통계적으로 유의하다는 결론을 내리게 된다. 4장에서 사용한 두 농구선수의 사례를 이용하여 설명하면, 두 농구선수의 자유투 성공률 차이가 0.5% 차이로 아주 미미한 경우에도 두 농구선수가 자유투를 10만 번 이상 던진다면 우리는 두 농구선수의 자유투 실력 차이가 나는 것을 확실히 볼 수 있을 것이다.

이처럼 통계적 유의성은 있으나 임상적 유의성은 존재하지 않는 경우가 발생하는 이유는 다음과 같다. 수학적으로는 $\mu_1 - \mu_2 > 0$만 만족하면 대립가설에 속하게 되는 것이고, 표본크기만 충분히 크다면 이러한 대립가설은 결국 채택될 것이다. 하지만 임상적 유의성의 판단 기준은 단지 $\mu_1 - \mu_2 > 0$가 아니라 $\mu_1 - \mu_2 > b$라는 사실이다. 다시 말하면 단지 대립가설에 속한다고 모두 임상적 유의성이 존재하는 것은 아니라는 것이다. a값(대조약 대비 시험약의 효과)이 단지 0(대립가설 경계점)보다 아슬아슬하게 크지만 b값(임상적 유의성 판단기준)보다 작은 경우에 대립가설에는 속하지만 임상적 유의성은 존재하지 않는 것이다. 그러므로 임상적 유의성이 존재하려면 a값이 단지 0보다 아슬아슬하게 커서는 안 되고, 충분히 더 커서 b값보다도 더 커야만 한다. 그림 22.4의 x축의 a점은 대립가설에 속하고 표본크기가 충분히 크다 보니 검정력도 높아서 대립가설이 채택되었다. 하지만 x축의 a점은 b값보다 작아서 임상적 유의성이 없는 것이다.

(2) 임상적 유의성은 있으나 통계적 유의성이 없는 경우

그림 22.5는 임상적 유의성은 있으나 통계적 유의성이 없는 경우를 나타낸다. 우선 그림 22.5의 검정력 함수들을 보면 그림 22.4의 검정력 함수들과 표본크기가 동일함에도 불구하

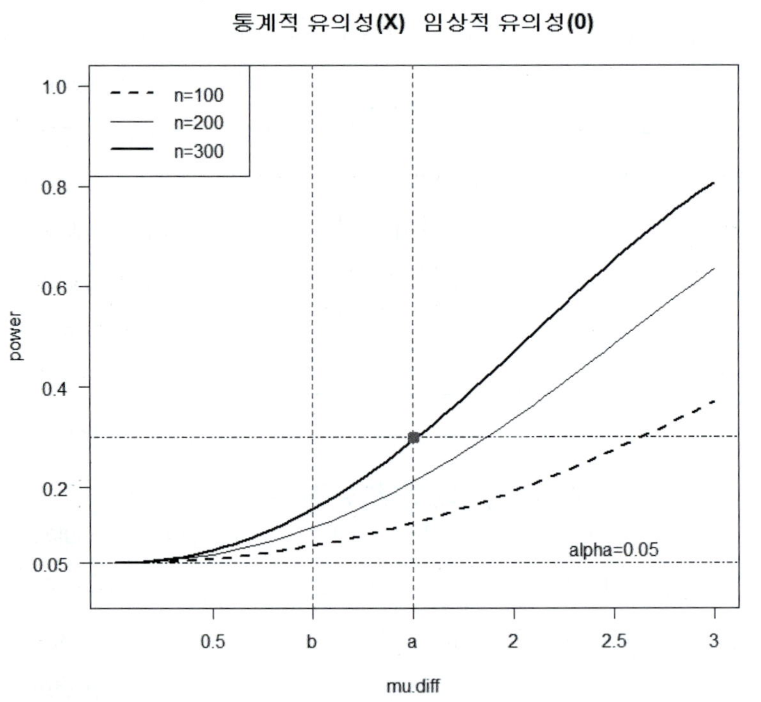

그림 22.5 통계적 유의성은 없으나 임상적 유의성이 있는 경우

고, 검정력 함수들의 모양이 크게 다름을 알 수 있다. 그 이유는 두 그림을 그리는 데 사용된 모분산(σ^2) 값이 다르기 때문이다.

그림 22.5를 그리는 데 사용한 모분산 값이 그림 22.4를 그리는 데 사용된 모분산 값보다 더 크다. 그래서 표본크기는 동일함에도 불구하고 그림 22.5에서는 검정력이 낮아서 검정력 함수들이 낮고 느리게 증가하는 경향을 보이고 있다. 그림 22.5의 x축의 b값은 임상적 유의성을 판단하는 기준값이고, x축의 a값은 시험약과 대조약의 두 모평균의 차이를 나타낸다. a값이 b값보다 크기 때문에 이 경우에는 임상적 유의성이 존재한다.

반면에 a값에서의 검정력은 (모분산에 비하여) 표본크기가 충분히 크지 않아 30%밖에 되지 않는다. 즉 대립가설이 참임에도 불구하고 대립가설을 채택할 확률이 30%밖에 되지 않는다. 그래서 결국 이 임상시험에서는 대립가설을 채택하지 못하였고 통계적 유의성이 없다고 결론을 내리게 된다. 사실 이러한 경우에는 표본크기만 충분히 크게 했더라면 검정력이 증가하여 통계적 유의성을 얻을 수 있었을 것이다. 그렇기 때문에 4장에서 강조한 바와 같이 임상시험에서는 표본크기를 충분히 크게 하는 것이 중요하다.

이처럼 통계적 유의성은 없으나 임상적 유의성이 존재하는 경우가 발생하는 이유는 대조약 대비 시험약의 효과가 임상적 유의성 판단기준보다 더 커서, 임상적 유의성은 존재하는데 표본크기가 작아서 이를 찾아내지 못하기 때문이다.

핵심정리

(1) 통계적 유의성은 있으나 임상적 유의성이 없는 경우는, 대조약 대비 시험약의 효과가 존재는 하지만 매우 작아서 임상적 유의성 판단기준보다 작은데 표본크기는 매우 큰 경우 발생할 수 있다.
(2) 통계적 유의성은 없으나 임상적 유의성이 존재하는 경우가 발생하는 이유는 대조약 대비 시험약의 효과가 임상적 유의성 판단기준보다 더 커서, 임상적 유의성은 존재하는데 표본크기가 작아서 이를 찾아내지 못하기 때문이다.

22.7 임상시험의 결과를 해석하는 데 가설검정보다 신뢰구간이 더 적절한 이유

μ_1과 μ_2가 각각 시험약과 위약의 효과(1차 유효성 평가변수에 대한 모평균 값)를 나타내는 경우, 이표본 t 검정을 실시하면 귀무가설과 대립가설은 다음처럼 주어진다고 위에서 설명한 바 있다.

$$\text{귀무가설: } \mu_1 = \mu_2 \qquad \text{대립가설: } \mu_1 \neq \mu_2$$

만일 검정결과가 p-value가 0.05보다 작으면 통계적 유의성이 존재하는 것은 알 수 있는데, 가설검정으로부터 얻어진 p-value만으로는 임상적 유의성까지 판단하기 어렵다.

반면에 신뢰구간을 사용하게 되면 통계적 유의성과 임상적 유의성을 모두 판단할 수 있게 된다.

(1) 임상적 유의성

22.6절에서 설명한 것처럼 만일 b를 임상적으로 의미 있는 위약 대비 시험약의 최소한의 약효 크기라고 한다면, 사실 우리가 알고 싶은 것은 $\mu_1 - \mu_2 > b$의 여부이다. 이렇게 판단하는 데 사용할 수 있는 것이 신뢰구간이다. 만일 95% 양측 신뢰구간의 하한의 양수인 b보다 크다면, 우리는 임상적 유의성이 있음을 판단할 수 있게 된다.

(2) 통계적 유의성

95% 양측 신뢰구간의 하한이 양수인 b보다 크다는 것은 0보다 크다는 것을 의미한다. 95% 양측 신뢰구간의 하한이 0보다 크면, 위 귀무가설을 5% 유의수준에서 기각할 수 있게 되어 5% 유의수준에서 통계적 유의성까지 확인할 수 있게 된다.

따라서 신뢰구간을 구하는 것이 가설검정에서 단순히 p-value를 구하는 것보다 더 많은 정보를 제공한다고 하는 것이다.

핵심정리

가설검정으로부터 얻은 p값으로는 통계적 유의성만을 판단할 수 있는 데 반해, 신뢰구간을 이용하면 통계적 유의성뿐만 아니라 임상적 유의성까지 판단할 수 있다.

22.8 표준편차와 표준오차

(1) 전수조사와 표본조사

표준편차와 표준오차를 구별하는 것은 신약개발에 필요한 통계학을 이해하는 데 많은 도움이 된다. 하지만 통계비전공자는 말할 것도 없고, 심지어 통계학과 학생들조차도 표준편차와 표준오차의 차이를 명확하게 구별하지 못하는 사례를 종종 보곤 한다. 이 둘의 차이를 설명하기 위하여, 편의상 우리나라 성인 남성의 평균 혈압을 조사한다고 하자. 그리고 500명을 랜덤하게 뽑아서 500개의 혈압 측정치를 얻었다고 가정하자.

본격적인 설명에 앞서 우선 통계학이란 무엇인지를 간단히 살펴보도록 하자. 통계학이 무엇을 하는 학문인지 명확하게 이해하고 나면, 표준편차와 표준오차의 차이를 명확하게 이해하는 데 크게 도움이 된다. 우리는 모집단의 특성을 설명하는 어떤 값을 알고 싶어 한다. 예를 들어, 위의 예에서는 우리나라 성인 남성(모집단)의 평균 혈압을 알고 싶은 것이다. 그 외에도 예는 수없이 많다. 기업의 마케팅 담당자는 소비자들의 선호도를 알고 싶어 하고, 여론조사회사는 선거에서 승리할 후보자를 알고 싶어 한다. 모집단의 특성을 설명하는 값으로는 모평균, 모비율, 모분산, 모집단에서 성립하는 어떤 모형에 들어 있는 모수(예를 들면, 회귀분석에서 기울기와 y절편) 등 매우 다양하다.

이처럼 모집단의 특성을 설명하는 어떤 값을 알고 싶은 경우, 모집단에 속하는 모든 개체들을 다 조사하는 전수조사를 한다면 우리는 그 값을 알 수 있을 것이다. 하지만 전수조사는 시간과 비용이 너무 많이 든다. 신약개발을 위한 임상시험에서 전수조사란 전국에 있는 대상 피험자 모두에게 임상시험을 실시한다는 것이므로, 사실상 불가능하다. 그래서 전수조사 대신 모집단의 특성을 잘 대표하는 표본을 뽑아서 그 표본만을 조사하게 된다.

(2) 표본표준편차

어쨌든 전수조사 대신 표본조사를 하는 순간, 통계학이 필요하게 된다. 어느 통계학개론 책을 보아도 맨 앞부분에는 '기술통계량'이라는 부분이 나오는데, 이는 단지 표본에 있는 자료를 요약하는 일이다. 표본평균을 구하거나, 히스토그램을 그리거나 하는 행위이다. 자료를 간단하게 요약하고자 하는 것은 거의 인간의 기본 욕망에 가까운 일이다. 중간고사를 보고 나면 항상 학생들은 평균값이 얼마인지를 너무나 궁금해 하는 것과 같다. 하지만 이러한 자료를 요약하는 행위는 현대통계학의 핵심에 들지 못하는 아주 기초적인 일일 뿐이다.

표준편차는 바로 자료를 요약하는 행위에 속하는 것이다. 여기서 말하는 표준편차란 보다 정확하게 표현하면 표본표준편차이다. 앞의 혈압 예에서 표본표준편차는 500개 혈압 측정치가 표본평균으로부터 얼마나 떨어져 있는지를 측정하는 측도이다. 관측한 자료를 $X_1, X_2, \ldots X_n$으로 표시하는 경우, 표본표준편차를 계산하는 공식은 다음과 같다.

$$\text{표본표준편차} = \sqrt{\frac{1}{n-1}\sum_{i=1}^{n}(X_i - \overline{X})^2} \tag{22.4}$$

표본표준편차가 클수록 자료는 표본평균으로부터 멀리 산포되어 있는 것이고, 표본표준편차가 작을수록 자료는 표본평균 근처에 밀집되어 있게 된다. 다시 한 번 강조하지만 여기서는 자료를 단지 요약할 뿐 그 이상의 것은 없다. 달리 표현하면 표본표준편차란 자료에 해당하는 개념인 것이다. 우리가 어떤 자료를 손에 들고 있으면 항상 표본표준편차를 계산할 수 있는 것이다. 또 하나 강조하고 싶은 것은 표본표준편차를 계산하는 공식은 식 (22.4)에서처럼 단 하나로 주어진다는 사실이다.

(3) 표준오차

반면에 표준오차를 이해하기 위해서는 현대통계학이 무엇을 하는 학문인지 알아야 한다. 현대통계학이란 한마디로 표본에 속한 제한된 정보를 사용하여 미지의 값인 모집단의 모수를 추정 및 검정하고자 하는 학문이다. 추정이란 한마디로 모르는 값을 미루어 짐작하는 행위이다. 추정에는 필연적으로 오차가 수반될 수밖에 없다. 전수조사가 아니라 표본조사이기 때문이다. 그러므로 그 오차가 얼마나 될지를 나타낼 개념이 필요하게 된다. 표준오차는 바로 이 오차를 나타내는 데 사용되는 개념이다.

표본표준편차에는 단 한 가지의 공식이 존재하지만, 표준오차에는 수없이 많은 공식이 존재한다. 왜 그럴까? 그 이유는 추정하고 싶은 미지의 모수가 여러 가지이기 때문이다. 모평균일 수도 있고, 모비율일 수도 있고, 회귀분석식의 기울기일 수도 있다. 한 미지의 모수에도 여러 가지의 추정량이 존재한다. 추정량이란 추정을 하는 데 사용되는 자료의 함수로서, 모평균을 추정하는 것이 목표라면 표본평균, 표본중앙값, 표본절삭평균 등 다양한 추정량이 존재한다. 이러한 추정량의 분산을 구하고, 그 분산에 루트를 씌운 것이 표준오차의 정의이다.

그러므로 표준오차가 뭐냐고 물으면, 반드시 어느 추정량의 표준오차냐고 되물어야 한다. 모든 추정량은 자신만의 표준오차 공식을 갖고 있는 것이다. 표준오차 공식은 추정량에 따라 수없이 많지만 가장 대표적인 것 두 개만 소개하면 다음과 같다.

(3-1) 연속형 자료의 경우 표본평균으로 모평균을 추정하는 경우

모평균이 μ이고 모분산이 σ^2인 모집단에서 n개의 연속형 자료인 $X_1, X_2, \cdots X_n$을 관찰한 경우, 표본평균 $\overline{X}$를 사용하여 모평균 μ를 추정할 수 있다. 이때 이러한 추정의 정확도를 나타내주는 개념이 바로 표본평균 $\overline{X}$의 표준오차이고, 다음처럼 주어진다.

$$\text{표본평균 } \overline{X}\text{의 표준오차} = \frac{\sigma}{\sqrt{n}}$$

여기서 σ은 모표준편차로서 미지의 값이므로 표본표준편차 s로 추정하면, 표본평균 $\overline{X}$의 표준오차의 추정량은 다음과 같다.

$$\text{표본평균 } \overline{X}\text{의 표준오차의 추정량} = \frac{s}{\sqrt{n}}$$

즉, 표본평균 $\overline{X}$의 표준오차는 표본평균을 사용하여 미지인 모평균 μ를 추정할 때, 표본평균이 얼마나 넓게 모평균 주위에 산포되어 있는지 나타내주는 개념인 것이다. 다시 말해 표준오차는 추정량의 추정의 정확성을 나타내 주는 척도이다. 표준오차가 적을수록 그 추정값은 미지의 모수를 매우 정확하게 추정할 것이고, 표준오차가 크다면 그 추정값은 미지의 모수값과 상당한 차이를 가질 것이다.

(3-2) 이진형 자료의 경우 표본비율로 모비율을 추정하는 경우

시행횟수가 n이고 성공확률이 p인 이항분포를 따르는 확률변수 X를 관찰한 경우, 표본비율인 $\hat{p}= X/n$을 이용하여 모비율 p를 추정할 수 있다. 이때 이러한 추정의 정확도를 나타내주는 개념이 바로 표본비율 $\hat{p}$의 표준오차이고, 다음처럼 주어진다.

$$\text{표본비율 } \hat{p}\text{의 표준오차} = \sqrt{\frac{p(1-p)}{n}}$$

여기서 p는 모비율로서 미지의 값이므로 표본비율 $\hat{p}$으로 추정하면, 표본비율 $\hat{p}$의 표준오차의 추정량은 다음과 같다.

$$\text{표본비율 } \hat{p}\text{의 표준오차의 추정량} = \sqrt{\frac{\hat{p}(1-\hat{p})}{n}}$$

표본비율 $\hat{p}$의 표준오차는 표본비율을 사용하여 미지인 모비율 p를 추정할 때 표본비율이 얼마나 넓게(또는 좁게) 모비율 주위에 산포되어 있는지 나타내주는 개념인 것이다.

핵심정리

(1) 표본표준편차란 자료에 대한 개념으로서, 자료들이 표본평균으로부터 얼마나 산포되었는지를 나타내 준다. 표본표준편차를 구하는 일은 자료를 요약하는 행위일 뿐 그 이상의 의미는 없다.

(2) 표준오차는 추정량에 대한 개념으로서, 특정 추정량을 사용하여 모집단의 특정모수를 추정할 때 발생하는 오차를 나타내 준다. 표준오차를 구하는 일은 제한된 표본을 사용하여 모집단의 모수에 대한 추정과 검정을 한다는 의미이다.

(3) 표준오차는 추정량의 분산에 루트를 씌운 값이다. 통계학에는 수많은 추정량이 존재하고, 그에 따라 각각 다른 표준오차 공식이 존재한다.

22.9 이표본 t 검정에서 표본크기 공식 유도

이 절에서는 이표본 t 검정에서 표본크기를 구하는 공식을 수리적으로 유도해보겠다. 통계 전공자들은 이 유도과정을 주의 깊게 공부할 필요가 있다. 그 이유는 검정방법이 달라지더라도 유도과정에 사용되는 기본 개념은 동일하기 때문이다. 그러므로 이표본 t 검정에서 표본크기를 구하는 과정을 이해한다면 다른 검정의 경우에도 수리통계학 지식만 충분하다면 표본크기 공식을 스스로 유도해낼 수 있다.

표본크기를 구하는 공식을 수리적으로 유도하는 단계는 다음과 같다.

1. 검정통계량을 찾아내서 기각역을 결정한다. 기각역이란 검정통계량 값이 기각역에 속하면 귀무가설을 기각하게 되고, 기각역에 속하지 않으면 귀무가설을 채택하게 되는 영역이다. 주어진 유의수준(즉 제1종 오류 확률)이 α이므로, 제1종 오류 확률의 정의

에 의하여 귀무가설이 참인 경우 귀무가설을 기각하게 되는 확률은 α가 되어야 한다. 즉, 귀무가설이 참인 경우, 검정통계량 값이 기각역에 속하여 귀무가설을 기각하게 되는 확률이 α가 되도록 기각역을 정한다.

2. 주어진 검정력이 $1-\beta$가 되어야 하므로, 대립가설이 참인 경우 귀무가설을 기각할 확률이 $1-\beta$가 되어야 한다. 다시 말하면, 대립가설이 참인 경우(대립가설에 속하는 특정 모수 값들에 대해), 검정통계량이 기각역에 속할 확률이 $1-\beta$가 되도록 표본크기를 정해준다.

이표본 t 검정은 22.11절에 설명되어 있다. 설명의 편의상 22.11절에 소개된 기호와 조금 다르게 다음처럼 이표본 t 검정에 사용되는 검정통계량을 표시하겠다. 첫 번째 그룹의 자료들이 $X_1, X_2,,,, X_{n_1}$으로 표시되고, 두 번째 그룹의 자료들이 $Y_1, Y_2,,,, Y_{n_2}$으로 표시된다고 하자. 첫 번째 그룹의 자료들은 평균이 μ_1이고 분산이 σ^2인 분포를 따른다고 가정하고, 두 번째 그룹의 자료들은 평균이 μ_2이고 분산이 σ^2인 분포를 따른다고 가정한다. 각 그룹의 표본평균을 $\overline{X}=\sum_{i=1}^{n_1} X_i/n_1$과 $\overline{Y}=\sum_{i=1}^{n_2} Y_i/n_2$로 표시하는 하는 경우, 검정통계량은 다음과 같다.

$$T=\frac{\overline{X}-\overline{Y}}{s_p\sqrt{1/n_1+1/n_2}}$$

여기서 s_p^2은 공통분산의 추정치로서 다음과 같이 주어진다.

$$s_p^2=\frac{\sum_{i=1}^{n_1}(X_i-\overline{X})^2+\sum_{i=1}^{n_2}(Y_i-\overline{Y})^2}{n_1+n_2-2}$$

여기서 s_p^2은 공통분산의 추정치로서 표본크기가 충분히 큰 경우 모분산이 σ^2으로 수렴하고 t 분포는 표준정규분포에 가까워진다. 그러므로 표본크기 공식 유도의 편의성을 위하여 다음을 이표본 t 검정의 검정통계량이라고 가정하고

$$T^*=\frac{\overline{X}-\overline{Y}}{\sigma\sqrt{1/n_1+1/n_2}}$$

검정통계량 T^*의 절댓값이 $z_{\alpha/2}$보다 크면 귀무가설을 기각하게 된다. 검정통계량 T^*를 이용한 검정력은 다음처럼 주어진다. 여기서 Z는 표준정규분포를 따르는 확률변수이고, Φ는 표준정규분포의 누적분포함수를 나타낸다.

$$1-\beta$$
$$= P(reject\, H_0 \,|\, \mu_1 \neq \mu_2)$$
$$= P\left(\frac{\overline{X}-\overline{Y}}{\sigma\sqrt{1/n_1+1/n_2}} > z_{\alpha/2} \text{ or } \frac{\overline{X}-\overline{Y}}{\sigma\sqrt{1/n_1+1/n_2}} < -z_{\alpha/2} \,|\, \mu_1 \neq \mu_2\right)$$
$$= P\left(\frac{(\overline{X}-\overline{Y})-(\mu_1-\mu_2)+(\mu_1-\mu_2)}{\sigma\sqrt{1/n_1+1/n_2}} > z_{\alpha/2} \text{ or } \frac{(\overline{X}-\overline{Y})-(\mu_1-\mu_2)+(\mu_1-\mu_2)}{\sigma\sqrt{1/n_1+1/n_2}} < -z_{\alpha/2} \,|\, \mu_1 \neq \mu_2\right)$$
$$= P\left(Z > z_{\alpha/2} - \frac{\mu_1-\mu_2}{\sigma\sqrt{1/n_1+1/n_2}} \text{ or } Z < -z_{\alpha/2} - \frac{\mu_1-\mu_2}{\sigma\sqrt{1/n_1+1/n_2}} \,|\, \mu_1 \neq \mu_2\right)$$
$$= \Phi\left(\frac{\mu_1-\mu_2}{\sigma\sqrt{1/n_1+1/n_2}} - z_{\alpha/2}\right) + \Phi\left(\frac{-(\mu_1-\mu_2)}{\sigma\sqrt{1/n_1+1/n_2}} - z_{\alpha/2}\right)$$

만일

$\dfrac{\mu_1-\mu_2}{\sigma\sqrt{1/n_1+1/n_2}}$가 양수이면, $\Phi\left(\dfrac{-(\mu_1-\mu_2)}{\sigma\sqrt{1/n_1+1/n_2}} - z_{\alpha/2}\right) < \Phi(-z_{\alpha/2}) = \alpha/2$ 가 되어 이 항은 무시 가능하고, 마찬가지로 만일 $\dfrac{\mu_1-\mu_2}{\sigma\sqrt{1/n_1+1/n_2}}$가 음수이면, $\Phi\left(\dfrac{(\mu_1-\mu_2)}{\sigma\sqrt{1/n_1+1/n_2}} - z_{\alpha/2}\right) < \Phi(-z_{\alpha/2}) = \alpha/2$ 가 되어 이 항이 무시 가능하게 된다.

따라서 검정력 $1-\beta$는 근사적으로 다음과 같다.

$$1-\beta \cong \Phi\left(\frac{|\mu_1-\mu_2|}{\sigma\sqrt{1/n_1+1/n_2}} - z_{\alpha/2}\right)$$

Φ는 표준정규분포의 누적분포함수이므로, 위 식이 성립하기 위해서는 다음이 성립해야 한다.

$$\frac{|\mu_1-\mu_2|}{\sigma\sqrt{1/n_1+1/n_2}} - z_{\alpha/2} = z_\beta$$

두 그룹 간에 표본크기를 $k:1$로 놓는 경우, $n_1 = kn_2$가 성립하여 이를 위 식에 대입하여 풀면 다음의 표본크기를 구하는 공식을 얻는다.

$$n_2 = \frac{(z_{\alpha/2}+z_\beta)^2\sigma^2(1+1/k)}{(\mu_1-\mu_2)^2}$$

이 식에 $k=1$을 대입하면 4장에 나오는 이표본 t 검정의 유의수준 α와 검정력 $1-\beta$인 경우의 표본크기 구하는 공식을 얻게 된다.

22.10 실험계획법

(1) 실험계획법에 대한 추억

이 장에서는 통계학과에서 배우는 실험계획법 내용 중에 임상시험에 적용 가능한 내용들을 살펴보도록 하겠다. 실험계획법이라는 과목에서는 효율적인 실험을 디자인하는 방법과 그 실험으로 얻어진 자료를 분석하는 방법에 대해 배우게 된다. 많은 사람들이 통계학을 단지 자료를 분석하는 학문으로 알고 있는데, 통계학의 범위는 그보다 넓다. 실험을 수행하고자 하는 경우, 실험을 '**디자인(계획)**'하는 것도 통계학의 범위에 들어오며 그 내용을 가르쳐주는 통계학과 과목이 바로 실험계획법인 것이다. 임상시험도 사실은 '**실험**'의 한 종류이므로 실험계획법에서 배우는 원리들이 모두 적용된다.

필자는 학생시절 통계학과를 다니면서 대부분의 통계학 전공과목들을 아주 재미있게 공부했는데, 실험계획법은 별로 그러지 못한 과목이었다. 실험계획법에는 $\overline{y_{...}}$, $\overline{y_{i..}}$, $\overline{y_{.j.}}$과 같은 수많은 dot notation(아래첨자에 점을 써서 표시한 기호)들이 등장하였고 그런 것들이 별로 재미있게 느껴지지 않았다. 하지만 나중에 깨닫게 된 것은 내가 직접 실험을 디자인하지 않았기 때문에 실험계획법의 재미를 느끼지 못한 것이라는 것을 알았다. 통계학과 학생이 직접 실험을 디자인해볼 기회는 별로 없었기 때문이다. 반면에 실험을 많이 하는 공과대학에서는 별도로 실험계획법이라는 과목이 개설되어 많은 공대생들이 수강하고 있다.

만일 본인이 직접 실험을 디자인하고 여러 실험디자인 중에 어느 디자인을 고를지를 본인이 직접 고민을 해보고 실험을 효율적으로 잘 디자인해서 얼마나 비용을 절감할 수 있는지, 또는 반대로 실수로 실험을 비효율적으로 디자인해서 얼마나 불필요한 추가 비용을 감수해야 하는지를 직접 경험해보고 나면 실험계획법은 정말로 재미있는 과목이 된다. 필자는 임상시험을 어떻게 하면 효율적으로 디자인할 수 있을까 하는 고민을 하다가 나이 40이 넘어서 예전에 학생 때 공부했던 실험계획법 책을 다시 공부해보니, 실험계획법의 내용이 상당히 흥미로웠다.

(2) 실험연구와 관찰연구

자료를 얻는 방법은 크게 두 가지로 나뉘는데, 이는 실험연구와 관찰연구이다. 이 둘의 특징과 차이점을 살펴보기로 하자.

(a) 실험연구

실험연구는 두 가지 조건을 갖추어야 한다. 첫 번째는 연구자가 조작하는 변수가 적어도 하나 이상 존재해야 하고, 두 번째는 무작위배정을 이용하여 실험단위들을 시험군과 대조군에 배정해야 한다.

임상시험은 이 두 가지 조건을 모두 갖추었기 때문에 실험연구이다. 임상시험에서는 연구자가 조작하는 변수는 각 피험자들이 시험약을 투여 받을지 아니면 대조약을 투여 받을지 여부이다. 그리고 각 피험자들은 3.5절에서 설명된 무작위배정에 의해 시험군과 대조군으로 무작위배정된다.

(b) 관찰연구

연구자는 단지 있는 그대로 현상을 관찰할 뿐 독립변수들 중 일부를 조작하지 않는다. 그냥 관찰만 하기 때문에 당연히 무작위배정도 실시하지 않는다.

예를 들어, 자발적 흡연자 그룹과 자발적 비흡연자 그룹을 각각 20년 동안 추적하여 두 그룹 간에 폐암발생 비율을 비교하는 연구는 관찰연구이다. 이 연구에서 연구자는 자발적 흡연자 그룹과 자발적 비흡연자 그룹을 그냥 관찰만 했을 뿐, 어떠한 변수도 조작하지 않았다. 그리고 무작위배정도 실시되지 않았다.

(c) 실험연구와 관찰연구에 얻을 수 있는 증거의 강도가 다르다

위에서 보듯이 실험연구와 관찰연구는 다르지만, 자료분석에 사용되는 통계분석방법은 동일하다. 실험연구와 관찰연구 각각에서 얻어진 변수가 연속형 변수이면 이표본 t 검정으로 분석하게 되고, 얻어진 변수가 이진형 변수이면 카이제곱검정으로 분석하게 된다. 이처럼 **실험연구와 관찰연구에서 사용되는 통계분석방법은 동일하지만, 결과의 해석이 다르다는 점이 매우 중요**하다.

실험연구에서는 인과관계를 알 수 있다. 실험연구에서는 무작위배정을 사용하여 실험대상들을 시험군과 대조군에 배정하였으므로, **결과변수에 영향을 미칠 수 있는 모든 알려진 요인만이 아니라 심지어 알려지지 않은 요인까지 시험군과 대조군 간에 비슷**해지게 된다. **두 군 간에 차이가 나는 것은 오직 연구자가 조작한 변수밖에 없다.** 그러므로 연구자가 조작한 그 변수에 의하여 두 군 간에 결과변수의 차이가 발생했다는 **인과관계**를 얻을 수 있게 된다. 다만, 이러한 인과관계가 성립하기 위해서는 3.3절에 이미 설명한 바와 같이 자료가 잘못되지 않아야 하고, 편의bias 발생이 최소화되어야 한다.

반면에 관찰연구의 경우는 단지 상관관계만을 알 수 있다. 위에서 예를 든 자발적 흡연자 그룹과 자발적 비흡연자 그룹을 각각 20년간 추적하여 폐암 발생률을 비교하는 경우를 다시 살펴보자. 이 경우 두 그룹은 무작위배정이 수행되지 않았으므로, 두 그룹은 흡연 여부만이 차이가 나는 것이 아니다. 흡연 여부 이외에도 음주량, 소득, 운동량, 특정 유전자 보유 여부 등이 차이가 나게 된다. 그러므로 20년 뒤 얻어진 폐암 발생률의 차이에는 흡연에 의한 차이만이 아니라, 음주량, 소득, 운동량, 특정 유전자 보유 여부 등에 의한 차이까

지 뒤섞여 있게 된다.

통계학 용어로는 여러 개의 요인에 의한 효과가 뒤섞여 있는 것을 교락되었다고 말하고, 영어로는 confounding이라고 말한다. 어쨌든 이로 인하여 두 그룹 간에 폐암 발생 비율이 유의하게 차이가 나더라도, 그 원인이 폐암에 의한 것이라 단정 지을 수 없게 된다. 즉 인과관계를 알 수 없고, 우리가 알 수 있는 것은 단지 흡연자 그룹의 폐암 발생 비율이 비흡연자 그룹의 폐암 발생 비율보다 높다는 것이다. 즉 우리는 **상관관계**만을 알 수 있다.

위에서 보듯이 무작위배정의 효과는 어머어마한 것이다. 무작위배정이야말로 인과관계를 도출해낼 수 있게 해주는 강력한 도구인 것이다. 무작위배정에 대해서는 3.5절에서 이미 자세히 살펴보았다. 필자는 학교 강의나 외부 강연을 할 때 늘 무작위배정의 중요성을 강조하지만, 처음 듣는 사람들은 그 개념이 너무 쉬워서, 왜 저렇게 쉬운 것을 자꾸 강조하나 하는 생각을 하는 것 같다. 하지만 무작위배정은 너무나 중요해서 아무리 강조해도 지나치지 않는다고 생각한다.

(d) 실험연구가 관찰연구보다 더 결과를 신뢰할 수 있다

실험연구는 무작위배정을 하였으므로, 무작위배정을 하지 않은 관찰연구에 비하여 그 결과를 더 신뢰할 수 있다. 그에 대한 사례로 남성 흡연자에서 비타민 E와 베타카로틴의 폐암 발생률에 대한 연구결과를 들 수 있다. 역학 연구(즉 관찰연구)에 의하면 비타민 E와 베타카로틴을 많이 섭취하는 경우 폐암 발생률이 낮아진다는 결과가 있었지만, 임상시험을 통해서는 비타민 E와 베타카로틴이 폐암의 발생률이 낮아진다는 유의한 증거는 얻어내지 못했다. 자세한 내용은 16.3.2절을 참고하길 바란다.

(e) 신약개발에서 실험연구와 관찰연구의 역할

실험연구와 관찰연구는 각각 신약개발에 중요한 역할을 담당하고 있다. 대조군을 두는 2상 임상시험과 3상 임상시험은 실험연구이다. 그러므로 실험을 디자인하고 분석하는 방법을 가르쳐주는 실험계획법이라는 과목은 임상시험 관련자들에게는 매우 중요한 과목이 된다.

관찰연구는 다음 두 가지 측면에서 신약개발에 중요하다.

(i) 이미 허가된 약에 대한 관찰연구가 쌓이다 보면, 그 약이 허가 받은 적응증만이 아니라 다른 질병에도 효과가 있을 것 같은 징후들이 발견될 수 있다. 이러한 징후들이 축척되면 이를 보다 객관적으로 입증하기 위하여 본격적으로 임상시험을 수행하게 되고, 성공하면 그 약은 새로운 적응증을 추가하게 된다.

(ii) 특정한 약이 시판허가를 받아 사용하기 시작하게 되면, 그 약은 시장에 남아 있는 한 계속 안전성 정보를 얻게 된다. 이러한 안전성 정보를 이용하여 임상시험에서 미처

다 밝히지 못한 그 약에 대한 안전성 정보를 찾게 된다.

임상시험이란 편의 발생을 최소화하도록 디자인되고 수행되어서, 시험약의 효능에 대한 매우 신뢰할만한 정보를 얻을 수 있게 해준다. 이처럼 임상시험에서 얻은 시험약의 효능을 '**efficacy**'라고 표현한다. 하지만 이처럼 임상시험에서 얻은 시험약의 효능에 대한 증거에도 단점이 있다. 바로 외부 타당성external validity이 떨어질 수 있다는 점이다. 다르게 표현하면, 임상시험에서 선정기준과 제외기준을 만족시켜서 임상시험에 참여하게 된 피험자들은 실제 의료 현장에 있는 환자들과는 다를 수 있다는 것이다. 예를 들면, 동반 질병이 있는 환자들은 임상시험에 참여하지 못할 수도 있는 반면, 실제 의료 현장에는 동반 질병이 있는 환자들이 많을 수도 있다.

반면에 실제 의료 현장에서의 시험약의 효능은 '**effectiveness**'라고 한다. effectiveness를 평가하는 데 관찰연구가 큰 역할을 할 수도 있다. 최근에는 빅데이터 시대가 도래하면서 real-world data 또는 real-world evidence가 많은 관심을 끌고 있다. real-world data란 임상시험 이외에서 얻어진 모든 자료를 의미한다.

(3) 실험계획의 3가지 기본 원칙

실험계획법이라는 과목을 공부해보면, 실험계획의 3가지 기본 원칙들이 존재한다. 이 3가지 기본 원칙들은 임상시험에도 그대로 적용되며, 임상시험에서 매우 중요한 원칙이다.

(a) 무작위배정randomization

실험이 갖추어야 할 첫 번째 조건은 실험대상이 어느 그룹에 속할지가 무작위로 결정되어야 한다는 것이다. 임상시험에서 무작위배정의 중요성과 무작위배정을 실제로 수행하는 방법은 3.5절에서 자세하게 설명하였으므로 여기서는 생략하겠다.

여기서는 초심자들이 실수하는 내용들에 대해서만 간략히 설명하도록 하겠다.

첫째, 100명의 피험자를 시험군과 대조군에 1:1 비율로 무작위배정하는 경우, 두 군에 반드시 각각 50명씩 배정되어야만 무작위배정이 잘 된 것이고, 두 군에 무작위배정된 피험자의 수가 다르다고(예를 들어 시험군에는 48명, 대조군에는 52명이 무작위배정되는 경우) 무작위배정이 잘못된 것은 아니다. 시험군과 대조군에 배정될 확률이 각각 50%이라는 것만 확실하면, 실제 배정된 결과에 상관없이 무작위배정은 잘 수행된 것이다.

둘째, 가끔 무작위배정randomization과 무작위추출random sampling을 혼동하는 사람들이 있다. 무작위추출이란, 예를 들어 주머니 안에 공이 10개 있는데 그 중에 임의로 3개를 뽑는 것이다. 무작위배정과 무작위추출은 전혀 다른 것이다.

(b) 반복replication

신뢰성 있는 실험결과를 얻기 위해서는 충분한 수의 실험대상에 대해 실험이 반복되어야만 한다. 임상시험에서 이 원칙의 의미는 충분한 수의 피험자들을 대상으로 임상시험을 실시해야만 신뢰할만한 결과를 얻을 수 있다는 의미이다. 임상시험에서 필요한 피험자 수 계산에 대해서는 4장에서 설명한 바 있다.

반복을 통하여 우리는 실험오차experimental error의 추정치를 얻을 수 있다. 이 실험오차의 추정치를 사용하여, 실험 후에 얻어진 두 그룹 간의 결과 변수의 차이가 통계적으로 유의한지를 평가할 수 있다. 또한 이 실험오차의 추정치를 이용하여 추정의 정확도도 평가할 수 있게 된다.

(c) 블록화blocking

블록이란 상대적으로 동질적인 실험 대상들의 집합을 의미한다. 블록을 사용하는 것은 실험에서 보다 더 정확한 결과를 얻어내기 위한 디자인 기술이다. 실험계획법에서 장애요인nuisance factor이란 결과 변수에는 영향을 미치지만 우리의 관심의 대상은 아닌 변수로 정의된다. 하지만 임상시험에서는 장애요인이라는 용어보다는 공변량이라는 용어가 더 자주 사용되므로, 앞으로는 공변량이라는 용어를 사용하겠다.

블록을 사용하면 공변량으로부터 생기는 변동을 줄이거나 없앨 수 있다. 그러므로 블록을 반드시 사용해야 하는 것은 아니지만, 필요한 경우 블록을 적절히 사용하면 실험의 효율을 높여준다. 다르게 표현하면 더 적은 비용으로 더 정확한 결과를 얻을 수 있게 해 준다. 블록을 만드는 것이 효과적이라고 생각되는 경우, 실험자는 각 실험 대상들을 몇 개의 블록으로 나눈 후, 각 블록 내에서 무작위배정을 수행하고, 실험을 수행하게 된다. 임상시험에서 블록의 사례로는 층화 무작위배정에 사용되는 '층strata'을 들 수 있다.

실험자가 통제 가능한 공변량은 블록을 사용하여 결과 변수에 미치는 영향을 줄일 수 있는 데 반해, 실험자가 통제 불가능하거나 또는 공변량이 너무 많은 경우에는 공분산분석과 같은 통계방법을 사용하여 공변량이 결과 변수에 미치는 영향을 줄여서 실험의 정확도를 높이게 된다. 이러한 내용은 6장에서 다룬 기저치 공변량의 보정과 연관되는 내용이다.

핵심정리

(1) 실험계획법의 3대 원칙이 임상시험에도 그대로 적용된다.

(2) 실험연구는 무작위배정을 사용하였으므로 인과관계를 추론해낼 수 있는 반면에, 관찰연구는 무작위배정이 사용되지 않아서 상관관계만을 알 수 있다.

(3) 임상시험과 관찰연구 모두 시험약의 효능과 안전성에 대한 정보를 얻는 데 중요한 역할을 한다.

22.11 이표본 t 검정two-sample t-test

이표본 t 검정은 거의 모든 통계학 개론서에 소개되어 있는 간단한 통계검정방법이지만, 신약개발을 위한 통계학에서는 매우 중요한 역할을 차지하고 있다. 이표본 t 검정은 평가변수가 연속형이고 정규분포를 따른다고 가정할 수 있는 경우, 두 모집단의 모평균이 같은지를 검정하는 데 사용된다. 이표본 t 검정은 그룹이 두 개인 평행설계를 하는 경우 사용하는 검정방법이다.

시험군에서 관찰된 자료를 $y_{11}, y_{12}, \ldots, y_{1n_1}$라고 표시하고, 이 자료들은 평균이 μ_1이고 분산이 σ^2에서 얻어졌다고 가정하자. 비슷하게 대조군에서 관찰된 자료를 $y_{21}, y_{22}, \ldots, y_{2n_2}$라고 표시하고, 이 자료들은 평균이 μ_2이고 분산이 σ^2에서 얻어졌다고 가정하자. 즉 μ_1은 시험약의 효과를 나타내고 μ_2는 대조약의 효과를 나타낸다. 만일 대조약이 위약인 경우 μ_2는 위약 효과를 나타내고, 우리가 알고 싶은 위약 대비 시험약의 효과는 $\mu_1 - \mu_2$로 표시된다.

이표본 t 검정은 위약 대비 시험약의 효과가 존재하는지 여부를 검정하게 되는데, 구체적으로 귀무가설과 대립가설은 다음처럼 주어진다.

$$\text{귀무가설: } \mu_1 = \mu_2 \qquad \text{대립가설: } \mu_1 \neq \mu_2 \tag{22.5}$$

즉 귀무가설은 시험약의 효과가 위약의 효과와 동일하다는 것으로, 위약 대비 시험약의 효과는 존재하지 않는다는 것이다. 임상시험에서 우리가 입증하고 싶은 것은 시험약의 효과가 위약보다 우월하다는 것이다. 그러므로 임상시험에서 우리가 채택하고 싶은 대립가설은 단측검정인 $\mu_1 > \mu_2$이다. 하지만 식 (22.5)에서는 대립가설이 양측검정인 $\mu_1 \neq \mu_2$으로 주어져 있다. 그 이유에 대해서는 22.5절을 참고하길 바란다.

이표본 t 검정의 검정통계량은 아래와 같이 주어진다.

$$T = \frac{\overline{y_1} - \overline{y_2}}{S_p \sqrt{\frac{1}{n_1} + \frac{1}{n_2}}} \qquad S_p^2 = \frac{(n_1 - 1)S_1^2 + (n_2 - 1)S_2^2}{n_1 + n_2 - 2}$$

여기서 $\overline{y_1}$과 S_1^2은 시험군에서의 표본평균과 표본분산이고, 비슷하게 $\overline{y_2}$과 S_2^2은 대조군(위약군)에서의 표본평균과 표본분산이다. 귀무가설하에서 검정통계량은 자유도 $n_1 + n_2 - 2$인 t 분포를 따르므로, $t_{n_1 + n_2 - 2, \alpha/2}$를 자유도 $n_1 + n_2 - 2$인 t 분포의 상위 $100 \times \alpha/2$ 분위수를 나타내는 경우, 검정통계량 T의 절댓값이 $t_{n_1 + n_2 - 2, \alpha/2}$보다 크면 귀무가설을 기각하게 된다. 자유도 $n_1 + n_2 - 2$이 충분히 크다고 판단되면 표준정규분포를 이용하여 검정하기도 한다.

이렇게 5%의 유의수준으로 양측으로 세운 대립가설이 채택되었다고 하자. 그러면 시험약의 효과가 위약의 효과보다 더 크다고($\mu_1 > \mu_2$) 주장하고 싶은데, 양측검정으로 세워진 대립가설의 모양은 두 효과가 단지 다르다는 것($\mu_1 \neq \mu_2$)이지, 어느 한쪽이 크다고 되어 있지 않다. 이 경우 과연 시험약의 효과가 위약의 효과보다 더 크다고 주장할 수 있을까? 있다면 그 근거는 무엇일까?

검정통계량 T의 부호가 양수이면, 즉 시험군의 표본평균이 위약군의 표본평균보다 더 큰 경우, 시험약의 효과가 위약의 효과보다 더 크다고 주장할 수 있다. 그 이유는 일단 식 (22.5)에 주어진 양측검정의 대립가설이 채택되었다면, $\mu_1 - \mu_2$의 95% 신뢰구간의 하한이 0보다 크다는 것을 보일 수 있기 때문이다. 다시 말하면, 검정통계량의 부호가 양수이면, 즉 시험군의 표본평균이 위약군의 표본평균보다 더 큰 경우, 5%의 유의수준으로 양측으로 세운 대립가설이 채택되면, $\mu_1 - \mu_2$의 95% 신뢰구간은 항상 0보다 크게 나오게 되어 있다. $\mu_1 - \mu_2$(위약 대비 시험약의 효과)의 95% 신뢰구간이 항상 0보다 크다는 말은 시험약의 효과가 위약의 효과보다 더 크다는 의미가 된다.

이번에는 이표본 t 검정을 아래의 식 (22.6)에 있는 통계모형을 이용하여 표현해보자.

$$y_{ij} = \mu_i + \epsilon_{ij}, \quad \epsilon_{ij} \sim iid\, N(0, \sigma^2). \qquad i = 1,2, \;\; j = 1,2,...n_i \tag{22.6}$$

여기서 $\epsilon_{ij} \sim iid\, N(0,\sigma^2)$란 오차항인 ϵ_{ij}가 서로 독립이며 평균이 0이고 분산이 σ^2인 동일 분포를 따른다는 의미이다. 식 (22.6)에 있는 통계모형은 비록 매우 간단한 형태의 모양이지만, 나중에 점점 더 복잡한 모형으로 발전시켜 나갈 수 있게 된다. 그러므로 이표본 t 검정을 식 (22.6)에 주어진 통계모형을 이용하여 표현해보는 일은 매우 중요하다.

예를 들어, 식 (22.6)에서는 그룹 수를 나타내는 첨자 i가 오직 두 개의 값만을 갖지만 ($i = 1,2$), 이를 일반화시켜 첨자 i가 두 개 이상의 값을 가질 수 있게 되는 경우가 바로 22.13절에서 살펴볼 일원배치법이다. 다르게 표현하면, 일원배치법은 이표본 t 검정이 확장된 것이고, 역으로 이표본 t 검정은 일원배치법의 특수한 경우인 것이다.

윌콕슨 순위합 검정Wilcoxon rank-sum test은 이표본 t 검정처럼 평가변수가 연속형이지만, 평가변수가 정규분포를 따른다고 가정하기 어려운 경우 아무런 분포 가정 없이 사용하는 방법이다.

핵심정리

이표본 t 검정을 식 (22.6)에 주어진 통계모형을 이용하여 표현해보는 일은 매우 중요한데, 그 이유는 나중에 점점 더 통계모형을 복잡하게 만들어, 일원배치법, 공분산분석, 심지어 일반화선형모형으로 계속 통계모형을 확장시킬 수 있기 때문이다.

22.12 쌍체 t 검정paired t-test

쌍체 t 검정을 설명하기 위해서는 먼저 쌍체 디자인paired design을 먼저 설명할 필요가 있다. 설명을 손쉽게 하기 위하여 다음의 사례를 이용하자. 피부 연고제인 어떤 시험약과 위약의 효능을 비교하기 위하여, 100명의 피험자를 모집한 후 각 피험자의 오른팔과 왼팔에 팔에 시험약과 위약을 발랐다. 각 피험자의 오른팔과 왼팔 중 어느 곳에 시험약과 위약을 바를지는 무작위배정으로 결정하였다. 이처럼 각 피험자의 한 팔에서만 임상시험을 실시하지 않고, 두 팔을 모두 이용하는 이유는 피험자들마다 피부 민감도가 많이 다를 수 있기 때문이다.

자 이렇게 계획한 쌍체 디자인을 수행했다고 가정해보자. 쌍체 t 검정은 다음처럼 실시된다. 일정한 기간이 지난 후 각 피험자에게서 시험약과 위약의 효과를 평가하고, 각 피험자에게서 얻어진 시험약의 효능 값에서 위약의 효능 값을 뺀 값들을 이용하여, 위약 대비 시험약의 효능을 평가하게 된다. 즉 이렇게 얻은 뺀 값들이 0에 가까우면 위약 대비 시험약의 효능은 없는 것이고, 이렇게 얻은 뺀 값들이 0보다 현격하게 크면, 위약 대비 시험약의 효능은 존재하는 것이다.

쌍체 t 검정은 다음처럼 통계모형으로 설명이 가능하다. $i=1$은 시험약을 투여 받은 팔을 나타내고, $i=2$은 위약을 투여 받은 팔을 나타낸다고 하자. 첨자 j는 j번째 피험자를 나타낸다고 가정하자. 총 n명의 피험자가 있으므로, j의 범위는 1부터 n까지이다. j번째 피험자의 시험약 또는 위약을 투여 받은 팔에서 관찰된 평가변수의 값을 y_{ij}라고 하면, 쌍체 t 검정의 통계모형은 다음처럼 주어진다.

$$y_{ij} = \mu_i + \beta_j + \epsilon_{ij}, \quad i = 1,2, \quad j = 1,2,,,n \tag{22.7}$$
$$\epsilon_{ij} \sim \text{iid } N(0,\sigma^2)$$

여기서 $\epsilon_{ij} \sim iid\, N(0,\sigma^2)$란 오차항인 ϵ_{ij}가 서로 독립이며 평균이 0이고 분산이 σ^2인 동일 분포를 따른다는 의미이다. 그리고 μ_1은 시험약의 효과를 나타내고, μ_2는 위약의 효과를 나타낸다. $\mu_d = \mu_1 - \mu_2$는 위약 대비 시험약의 효과를 나타낸다. β_j는 j번째 피험자 고유의 효과를 나타낸다. j번째 피험자의 오른팔과 왼팔에서 측정된 값들은 동일한 피험자에게서 관측된 값이므로, 서로 동질적인 요소를 가지게 되고 22.10절에서 설명한 블록을 형성하게 된다. 결국 β_j는 j번째 블록의 효과를 나타낸다.

쌍체 t 검정의 귀무가설과 대립가설은 다음처럼 주어지게 된다.

$$\text{귀무가설: } \mu_d = 0 \quad \text{대립가설: } \mu_d \neq 0$$

d_j를 아래와 같이 j번째 피험자의 시험약을 투여한 팔에서 관측된 값으로부터 위약을 투여한 팔에서 관측한 값을 뺀 것으로 정의하자.

$$d_j = y_{1j} - y_{2j} \qquad j = 1, 2, ..., n$$

그러면 검정통계량은 다음처럼 주어지게 된다.

$$T = \frac{\bar{d}}{S_d / \sqrt{n}}$$

여기서 $\bar{d}$는 d_j들의 표본평균이고, S_d는 d_j들의 표본표준편차가 된다. 쌍체 t 검정은 자유도 $n-1$인 t 분포를 이용하거나 또는 표본크기가 충분히 큰 경우 표준정규분포를 이용하게 된다.

위에서 설명의 편의상 든 피부 연고제 임상시험은 반드시 쌍체 디자인으로만 설계되어야 하는 것은 아니고, 단순한 평행설계parallel design를 사용하는 것도 가능하다. 즉, 피부 연고제의 효능을 평가하기 위하여 다음의 두 가지 임상설계가 가능하다.

(a) 쌍체 디자인을 사용하는 경우

위에서 설명한 대로, 총 100명의 피험자를 모집하여 각 피험자의 오른팔과 왼팔에서 시험약 또는 위약의 반응값을 얻고, 위약 대비 시험약의 효과는 쌍체 t 검정으로 평가하는 방법.

(b) 평행설계를 사용하는 경우

총 200명의 피험자를 모집하여 무작위배정으로 각 피험자를 시험군 또는 위약군으로 배정한다. 시험군에 배정된 피험자는 한 팔에 시험약만 처치하고, 위약군에 배정된 피험자는 역시 한 팔에 위약만 처치한다. 위약 대비 시험약의 효과는 이표본 t 검정으로 평가한다.

위 두 가지 디자인 모두 총 200개의 자료가 얻어지는 면에서는 동일하다. 첫 번째 방법에서는 각 피험자에게서 두 개의 자료가 관측되고, 두 번째 방법에서는 각 피험자에게서 단 하나의 자료만이 관측되게 된다.

위 두 디자인 중에 어느 방법이 더 효율적일까? 다르게 표현하면 위 두 디자인 중에 어느 방법이 더 적은 비용으로 위약 대비 시험약의 효과를 찾아낼 가능성이 더 높을까? 이에 대한 답을 내주는 것이 바로 통계학이다. 22.10절에서 통계학은 단지 자료를 분석하는 학문이 아니라, 실험을 '디자인'하는 것도 통계학의 범위에 포함된다고 강조한 바 있다. 위 두 디자인 중에 어느 디자인이 더 효율적인가 하는 질문이 바로, 통계학이 실험을 디자인하는 분야도 포함하고 있다는 것을 잘 보여주는 사례이다.

쌍체 디자인은 다음과 같은 장단점을 가지고 있다.

(1) 장점

블록 간 변동을 제거하여 블록 내 변동만을 사용하여 쌍체 t 검정을 수행하므로 검정력이 더 높아진다.

(2) 단점

n개의 블록을 만듦으로서, 검정에 사용할 $n-1$개의 자유도를 잃어버린다. 자유도를 잃어버린 만큼 검정력은 감소하게 된다.

그러므로 실제 두 디자인 중에 어느 디자인이 더 효율적인지는, 총 피험자 수(n), 블록 효과(β_j), 오차항 분산(σ^2)의 값에 따라 달라지게 되어 일반적인 결론을 내릴 수는 없다. 하지만 총 피험자 수(n), 블록 효과(β_j), 오차항 분산(σ^2)의 구체적인 값이 주어지는 경우에는 두 디자인 중에 더 검정력이 높은 디자인을 그리 어렵지 않게 찾아낼 수 있다. 일반적으로 블록 효과가 클수록 쌍체 디자인이 평행설계보다 더 효율적일 가능성이 높아진다. 블록 효과가 크다는 말은 환자들 간의 변동은 크고, 환자 내 변동은 작은 경우를 말한다.

참고로 쌍체 t 검정은 단일군에서 시험약 투여 전과 투여 후를 비교하는 경우에도 사용된다. 하지만 이러한 단일군 전후비교에서는 5가지 종류의 편의bias가 발생한다고 18장에서 설명한 바 있다. 그러므로 단일군에서 시험약 투여 전과 투여 후를 비교하여, 시험약의 효과를 쌍체 t 검정으로 평가하면, 그 결과에는 시험약의 효과만이 아니라 그 5가지 종류의 편의가 뒤섞여 있게 되어 시험약의 효과를 정확하게 추정하기 어렵다.

윌콕슨 부호순위검정Wilcoxon signed-rank test은 쌍체 t 검정처럼 평가변수가 연속형이지만, 평가변수가 정규분포를 따른다고 가정하기 어려운 경우 사용하는 방법이다.

쌍체 t 검정과 윌콕슨 부호순위검정은 쌍체 디자인에서 평가변수가 연속형인 경우 사용하는 방법인 반면에, 평가변수가 이진 변수binary variable인 경우 사용하는 방법이 McNemar's test이다.

핵심정리

쌍체 디자인은 블록을 사용한 가장 간단한 사례이며, 블록을 적절히 사용하는 경우 더 적은 비용으로 더 높은 검정력을 가질 수 있음을 보여주는 좋은 사례이다.

22.13 일원배치법

일원배치법이란 요인factor이 하나이고, 그 요인이 취하는 수준level이 두 개 이상인 경우이다. 임상시험에서는 시험약의 여러 용량을 평행설계로 비교하는 경우가 바로 그러한 경우이다. 예를 들어, 시험약의 0mg(위약), 10mg, 20mg의 효능을 비교하고 싶다고 가정하자. 그러면 각 피험자들은 위 3개의 군(0mg(위약), 10mg, 20mg)으로 무작위배정하고, 각 피험자들은 자신이 배정된 군에 할당된 시험약의 용량을 투여 받게 된다. 선진국에서는 3상 임상시험에서도 3개 이상의 군이 존재하는 경우가 가끔 있지만, 아직 우리나라에서는 매우 드문 편이다. 그러므로 이 절에서 설명하는 내용은 대부분은 2상 임상시험인 용량반응시험에서 활용된다고 볼 수 있다.

첨자 i는 비교하고자 하는 용량의 개수를 나타낸다고 가정하고, i는 1에서 a까지의 값을 취할 수 있다고 가정하자. 만일 비교하고자 하는 용량의 개수가 3개인 경우에는 $a=3$이다. 첨자 j는 각 용량군에 배정된 피험자의 수를 표시하고, 설명의 편의상 j는 1에서 n까지의 값을 취할 수 있다고 가정하자. 이러한 경우 일원배치법의 통계모형은 다음과 같다.

$$y_{ij} = \mu + \tau_i + \epsilon_{ij} \qquad \epsilon_{ij} \sim \text{ iid } N(0,\sigma^2) \tag{22.8}$$
$$i = 1,2,\dots,a \qquad j = 1,2,\dots n$$

여기서 $\epsilon_{ij} \sim iid\, N(0,\sigma^2)$란 오차항인 ϵ_{ij}가 서로 독립이며 평균이 0이고 분산이 σ^2인 동일 분포를 따른다는 의미이다. 그리고 τ_i는 미지의 모수unknown parameter로서, i번째 용량군에서의 시험약의 효과를 나타낸다. 식 (22.6)에 주어진 이표본 t 검정의 통계모형과 식 (22.8)에 주어진 일원배치법의 통계모형을 비교해보면 $\mu_i = \mu + \tau_i$로 놓을 수 있으므로, 두 통계모형은 그룹의 개수를 제외하면 동일하다는 것을 알 수 있다. 다르게 표현하면 이표본 t 검정은 일원배치법의 특별한 경우인 것이다.

일원배치법에서 처음 검정하게 되는 가설은 다음과 같다. 먼저 귀무가설은 시험약의 모든 용량군에서 시험약의 효과가 동일하다는 것이다. 2상 임상시험의 경우에는 보통 위약군이 하나 포함되어 있으므로, 이 말은 시험약의 모든 용량에서 시험약의 효과는 위약의 효과가 동일하다는 것이다. 한 마디로 표현하면 시험약은 모든 용량에서 효과가 없다는 것이다.

대립가설은 그냥 귀무가설을 부정하는 내용이 된다. 그러므로 귀무가설과 대립가설을 다시 표현해보면 다음과 같다.

$$\text{귀무가설: 시험약은 모든 용량에서 효과가 없다}(\tau_1 = \tau_2 = \cdots = \tau_a = 0). \tag{22.9}$$

대립가설: 귀무가설이 사실이 아니다. τ_i 중에 적어도 하나는 0이 아니다.

위 가설을 검정하기 위해서는 제곱합을 분해해서 다음과 같은 분산분석표를 작성하게 된다.

표 22.2 일원배치 분산분석표

변동의 요인	자유도	제곱합	평균제곱	F값	p값
그룹(용량군)	$a-1$	xxx	xxx	xx	0.xxx
오차	$a(n-1)$	xxx	xxx		
전체	$an-1$	xxx			

위 표 22.2에서 제곱합, 평균제곱, F값, p값 등은 임상시험마다 다른 값이 나오게 되므로, 편의상 xxx로 표현하였다. 표 22.2의 맨 오른쪽 열에 있는 p값이 유의수준(예를 들면, 0.05)보다 작으면 귀무가설을 기각하게 된다.

Kruskal-Wallis test는 일원배치법처럼 평가변수가 연속형이지만, 평가변수가 정규분포를 따른다고 가정하기 어려운 경우 분포 가정을 하지 않고 검정하는 방법이다.

식 (22.9)에 있는 귀무가설이 기각된 경우, 시험약은 모든 용량에서 효과가 없는 것은 아니라는 것을 알게 되지만, 구체적으로 어느 용량에서 어떻게 시험약의 효과가 존재하는지는 위 분석만으로는 알지 못한다. 그러므로 추가적인 분석을 수행하게 되는데, 이를 종종 사후분석이라 부르게 된다.

사후분석에서는 보통 여러 번의 가설검정을 수행하게 된다. 예를 들면, 위약군과 시험약의 10mg군을 비교하고, 위약군과 시험약의 20mg군을 비교하고, 시험약의 10mg군과 20mg군을 비교하게 되면, 총 3번의 가설검정을 하게 되는 셈이다. 이렇게 가설검정을 여러 번 하다 보면 실제로는 유의하지 않지만, 우연에 의해 유의한 결과를 얻게 되는 familywise type I error가 증가한다는 점을 8장에서 설명한 바 있다.

많은 경우 사후분석에서 여러 번 가설검정을 수행하는 일은 대비contrast들을 사용하여 수행될 수 있다. 그 이유는 우리가 추론하고 싶은 모수들은 많은 경우 대비로 표현되기 때문이다. 대비는 각 그룹 모평균(각 용량에서의 시험약의 효과)인 μ_i들의 선형결합으로서 그 계수들의 합이 0이 되어야 한다. 대비를 수식으로 표현하면 다음과 같다.

$$c_1\mu_1 + c_2\mu_2 + \ldots + c_a\mu_a \qquad c_1 + c_2 + \ldots + c_a = 0$$

예를 들어, 그룹의 수가 3인 경우에 다음은 대비의 사례가 된다.

$$2\mu_1 - \mu_2 - \mu_3$$

왜냐하면 $2-1-1=0$이기 때문이다. 다음의 경우도 역시 대비이다.

$$\mu_1 - \mu_3$$

이 대비는 μ_2의 계수인 c_2가 0인 경우라서, $1+0-1=0$으로 대비의 조건을 만족한다. 대비를 만들고 나면 대비가 0인지 아닌지의 여부를 다음처럼 가설로 세워서 가설검정을 수행할 수 있다.

$$\begin{aligned} &\text{귀무가설: } c_1\mu_1 + c_2\mu_2 + \ldots + c_a\mu_a = 0 \\ &\text{대립가설: } c_1\mu_1 + c_2\mu_2 + \ldots + c_a\mu_a \neq 0 \end{aligned} \tag{22.10}$$

사후검정에서는 보통 여러 개의 대비들을 만들어서, 각 대비들이 0인지의 여부를 검정하게 된다. 가설검정을 여러 번 하므로 8장에서 강조한 바와 같이 familywise type I error가 증가하게 된다. 지금까지 familywise type I error가 증가하는 것을 막아주는 수많은 방법들이 개발되었지만 임상시험에서 자주 사용되는 방법은 다음과 같다.

(1) Scheffe 방법

Scheffe 방법을 사용하면, 어떠한 개수의 어떤 대비들을 검정하여도 familywise type I error를 유의수준 이하로 통제해준다. 그러므로 Scheffe 방법을 사용하면 familywise type I error가 증가할 염려 없이 검정해보고 싶은 대비들을 마음껏 검정해보아도 된다. 다만 Scheffe 방법은 매우 보수적인, 즉 검정력이 낮은 방법이라고 알려져 있다.

(2) Tukey–Kramer 방법

Tukey-Kramer 방법은 가능한 모든 두 군의 모평균만(가능한 모든 두 용량 간의 시험약의 효과)을 비교하는 경우, 영어로 다시 표현하면 'pairwise comparison'을 하는 경우, 검정통계량들의 정확한 분포를 구하여 familywise type I error를 유의수준 이하로 통제해주는 방법이다. Tukey-Kramer 방법은 Scheffe 방법보다는 검정력이 조금 더 높다고 알려져 있다.

(3) Dunnett's test

Dunnett's test는 시험약의 여러 용량군과 위약군만을 비교하고, 시험약의 여러 용량끼리의 비교에는 관심이 없는 경우에 사용된다. 예를 들어, 시험약의 10mg과 위약을 비교하고, 시험약의 20mg과 위약을 비교하는 데는 관심이 있지만, 시험약의 10mg과 20mg을 비교하는 데는 관심이 없는 경우이다. 이런 경우는 주로 2상 임상시험에서 위약보다 효능이 우월한 시험약의 효량이 적어도 하나 있는지 찾을 때 유용하게 사용할 수 있는 방법이다. 그렇다면 Tukey-Kramer 방법처럼 가능한 모든 조합에 대해서 두 그룹을 비교하는 방법들을 사용하면 되지, 왜 굳이 Dunnett's test와 같은 방법이 개발되어 있는가? 그 이유는 꼭 필요한 검정이 아니라면 하지 않는 것이 검정력을 조금이라도 높일 수 있기 때문이다.

22.14 공분산분석 Analysis of Covariance

어떤 시험약과 대조약을 비교하는 임상시험을 실시하는 경우를 생각해보자. 그 임상시험의 1차 유효성 평가변수는 나이와 밀접한 연관관계가 있다고 가정해보자. 예를 들어 나이가 많을수록 1차 유효성 평가변수가 별로 좋지 않게 나온다고 가정해보자. 우리는 무작위배정을 이용하여 피험자들을 시험군과 대조군에 배정하므로, 시험군의 나이는 대조군의 나이와 대략 비슷해진다. 하지만 이는 확률적으로 거의 대부분 그렇다는 말이고, 항상 그렇게 된다는 것이 보장되는 것은 아니다. 드물지만 시험군의 나이와 대조군의 나이가 꽤 차이가 날 수도 있다. 만일 그런 일이 발생하면 임상시험 종료 후 관찰되는 두 군 간에 1차 유효성 평가변수의 차이에는 시험약에 의한 효과와 나이에 의한 효과가 뒤섞여 있게 된다.

그러므로 이 경우 두 군의 나이를 통계학적으로 동일하게 만들 수 있는 방법이 없을까 하는 생각을 하게 되는데, 그 방법이 바로 공분산분석이다. 22.13절에서 살펴본 일원배치법에서는 여러 개의 군 간에 연속형 변수의 모평균 값을 비교하는 것이 목적이었다. 공분산분석의 목적도 그와 동일하다. 다만, **차이는 추가적으로 나이라는 공변량의 값을 군 간에 통계학적으로 동일하게 만든 후, 여러 개의 군 간에 연속형 변수의 모평균 값을 비교하는 것이 목적**이다.

그래서 식 (22.8)에 주어진 일원배치법의 통계모형에 비하여, 공분산분석의 통계모형은 공변량 x_{ij}가 모형에 추가된다. x_{ij}란 i번째 그룹에 배정된 j번째 피험자의 공변량(예를 들면, 나이)의 값이다.

$$y_{ij} = \mu + \tau_i + \beta x_{ij} + \epsilon_{ij}, \qquad i = 1,2,...,a, \qquad j = 1,2,..,n \tag{22.11}$$

공분산분석에 가장 관심 있는 가설은 일원배치법과 동일하게 식 (22.9)에 주어진 가설검정이다. 하지만 공분산분석이 3상 임상시험에 사용되는 경우, 그룹의 수가 2개인 경우가 많은데, 그 경우 가장 관심 가설은 다음처럼 간단해진다.

- 귀무가설: 공변량의 값을 통계학적으로 두 군 간에 같도록 조정해준 후 시험군의 효과는 대조군의 효과와 동일하다.

$$(\tau_1 = \tau_2 = 0). \tag{22.12}$$

- 대립가설: 공변량의 값을 통계학적으로 두 군 간에 같도록 조정해준 후 시험군의 효과는 대조군의 효과와 동일하지 않다.

위 가설을 검정하기 위해서는 제곱합을 분해해서 다음과 같은 분산분석표를 작성하게 된다.

표 22.3 공분산분석 분산분석표

변동의 요인	자유도	제곱합	평균제곱	F값	p값
그룹	$a-1$	xxx	xxx	xx	0.xxx
공변량	1	xxx	xxx	xx	0.xxx
오차	$an-a-1$	xxx	xxx		
전체	$an-1$	xxx			

위 표 22.3에서 제곱합, 평균제곱, F값, p값 등은 임상시험마다 다른 값이 나오게 되므로 xxx로 표현하였다. 표 22.3의 맨 오른쪽 열에 있는 p값이 유의수준(예를 들면, 0.05)보다 작으면 귀무가설을 기각하게 된다. 그룹의 수가 2개인 경우에 귀무가설을 기각하였다는 말은 공변량의 값을 통계학적으로 두 군 간에 동일하게 맞추어준 후에 시험군이 대조약보다 효능이 우월함을 보였다는 의미이다.

공분산분석에서 중요하게 사용되는 또 하나의 개념이 바로 least square means이다. 줄여서 LS means라고도 한다. least square means이란 공변량의 값을 통계학적으로 두 군 간에 동일하게 맞추어준 후에 시험군과 대조군에서 각각 얻어지는 약효(즉 유효성 평가변수 y)의 추정치를 의미한다. least square means에 대한 보다 더 자세한 내용이 궁금한 분들은 시중에 나와 있는 실험계획법 책들을 참고하길 바란다.

이처럼 시험군과 대조군을 단순히 이표본 t 검정(이는 사실상 일원배치법)을 사용하지 않고, 나이와 같은 공변량을 고려하여 공분산분석을 수행하는 것을, 나이를 '**보정**'하였다고 한다. 이처럼 공변량을 보정하는 방법의 원칙과 주의할 점에 대해서는 6장에서 자세히 설명했으니 참고하길 바란다. 그 중에 가장 주의할 점은 확증적 임상시험에서 공분산분석 결과가 타당한 결과로 인정받으려면 보정하려는 공변량을 사전에 임상시험계획서에 명기해야만 한다는 사실이다.

> **핵심정리**
>
> 공분산분석의 목적은 공변량의 값을 두 군 간에 통계학적으로 동일하게 만든 후, 군 간에 연속형 변수의 모평균 값을 비교하는 것이 목적이다.

22.15 랜덤화 블록 설계randomized blocks design

22.14절에서 이미 살펴본 바와 같이 공변량이란 결과 변수에 영향을 미치리라 생각되지만 우리가 관심이 있는 요인은 아닌 경우를 의미한다. 예를 들어, 고혈압 임상시험에서는 나이가 혈압에 영향을 미치리라 생각되지만, 나이는 우리가 관심 있는 요인이 아니다. 고혈압 임상시험에서 우리가 관심 있는 요인은 피험자가 투여 받는 약(시험약 또는 대조약)이다. 임상시험을 포함하여 어느 실험에서나 공변량은 결과 변수에 영향을 미친다. 이러한 공변량으로부터 오는 영향을 최소화하여 실험의 정확도를 높이고, 실험으로부터 타당한 결과를 이끌어내기 위하여 다음의 방법들이 사용된다.

(1) 공변량이 무엇인지 모르고 통제 불가능한 경우

그냥 무작위배정을 믿고 무작위배정에만 의존할 수밖에 없다. 무작위배정을 하면 우리가 모르는 요인들도 두 그룹에 '평균적으로' 골고루 배치되어, 공변량의 값들은 두 그룹에서 거의 동일하게 된다. 단, 공변량으로부터 발생하는 변동보다 더 유의한(더 큰) 그룹 간의 차이를 발견하기 위해서는 상당히 큰 표본크기가 필요하다.

이 방법의 단점은 드물지만 우연에 의하여 공변량의 값이 두 그룹 간에 꽤 차이가 나는 경우가 발생할 수도 있다는 것이다. 하지만 이러한 공변량이 존재하는 것 자체를 모르므로, 우리가 할 수 있는 유일한 방법은 표본크기를 더 늘리는 방법이다. 표본크기가 늘면 늘수록, 우연에 의하여 공변량의 값이 두 그룹 간에 꽤 차이가 나는 경우가 발생할 가능성은 줄어들게 된다.

(2) 공변량을 알고 분석 단계에서 이를 보정하려는 경우

여전히 무작위배정을 믿고 무작위배정에만 의존해도 된다. 하지만 우연에 의하여 공변량의 값이 두 그룹 간에 꽤 차이가 나는 경우에 대비하기 위하여 공분산분석을 실시하면, 그렇지 않은 경우에 비하여 실험의 정확도가 더 높아져 유의한 결과를 얻어낼 가능성이 더 높아진다. 하지만 6장에서 강조한 바와 같이 확증적 임상시험에서 공분산분석결과가 타당한 결과로 인정받으려면 보정하려는 공변량을 사전에 임상시험계획서에 명기해야만 한다.

(3) 공변량을 알고 임상시험 디자인 단계에서 이를 감안하려는 경우

여전히 무작위배정을 믿고 무작위배정에만 의존해도 된다. 하지만 우연에 의하여 공변량의 값이 두 그룹 간에 꽤 차이가 나는 경우에 대비하기 위하여, 공변량을 블록(즉, 층)으로 잡아 층화 무작위배정을 실시하는 것이다. 그러면 공변량의 값이 두 그룹 간에 꽤 차이가 날 가능성이 현저하게 줄어들게 된다. 층화 무작위배정을 실시하는 이유와 방법에 대해서는 3.5절에서 설명하였으니 참고하길 바란다.

이 절에서는 이렇게 블록을 이용하는 방법에 대해 설명할 것이다. 실험을 계획하는 단계에서 블록을 사용할지 말지, 사용한다면 어떤 블록을 사용할지를 결정하는 일은 같은 비용으로 더 정확한 결론을 얻을 수 있는(같은 정확도의 결과를 더 적은 비용으로 얻을 수 있는) 중요한 실험 디자인 기술이다.

블록을 사용하는 가장 쉬운 사례가 바로 22.12절에서 살펴본 쌍체 디자인paired design이다. 예를 들어, 두 개의 자외선 차단제의 성능을 비교하는 임상시험을 실시한다고 가정해보자. 한 가지 방법은 200명의 피험자를 무작위배정하여 100명은 자외선 차단제 A를 바르게 하고, 나머지 100명은 자외선 차단제 B를 바르게 한다. 실험 후 얻어진 결과는 이표본 t 검정two-sample t-test을 사용하여 분석한다. 이 방법은 피험자 간 변동을 이용하는 방법이다. 이 경우 얻어진 값들의 두 군 간 차이에는 두 자외선 차단제의 효과와 참여한 피험자들의 피부 민감도가 섞여 있게 된다. (물론 무작위배정에 의하여 두 그룹의 피부 민감도는 '평균적으로'으로는 같아진다). 하지만 운이 없는 경우에는 민감한 피부를 가진 피험자들이 자외선 차단제 A 그룹에 더 많이 배정될 수도 있다.

이 경우 실험의 정확도를 높이는 방법은 각 피험자를 블록으로 삼는 방법이다. 즉 참여하는 피험자 각각에게 왼팔과 오른팔의 같은 부위에 두 자외선 차단제 A와 B를 모두 바르게 하는 것이다. 자외선 차단제 A를 왼팔에 바를지 오른팔에 바를지는 무작위배정으로 결정한다. 이 방법의 특징은 피험자 간 변동을 이용한다는 점이다. 이렇게 블록을 사용한 임상시험은 그렇지 않은 임상시험에 비하여 더 정확한 결과를 얻을 수 있게 해준다. 단, 항상 그런 것은 아니고 블록 내에는 매우 동질적이고 블록 간에는 매우 이질적인 경우에 한해서이다. 다르게 표현하면 피험자 내 변동은 작고, 피험자 간 변동은 큰 경우이다. 그렇지 않은

표 22.4 랜덤화 블록 설계의 자료 구조

	치료제 1	치료제 2
블록 1	$y_{111},y_{112},\cdots,y_{11n_{11}}$	$y_{211},y_{212},\cdots,y_{21n_{21}}$
블록 2	$y_{121},y_{122},\cdots,y_{12n_{12}}$	$y_{221},y_{222},\cdots,y_{22n_{22}}$
...	...	...
블록 b	$y_{1b1},y_{1b2},\cdots,y_{1bn_{1b}}$	$y_{2b1},y_{2b2},\cdots,y_{2bn_{2b}}$

경우에는 블록을 사용하는 것이 오히려 비효율적일 수도 있다.

자, 이제 일반적인 경우를 살펴보자. 임상시험에서 가장 흔한 경우는 아마도 비교하는 치료제가 두 개이고 블록의 개수가 b개인 경우로서, 자료는 다음과 같이 정리될 수 있을 것이다. 5장에서 살펴본 임상시험에 참여한 기관의 수는 적고, 각 기관별로 많은 피험자가 참여해서, 기관을 층으로 삼아 층화 무작위배정을 사용한 다기관임상시험이 바로 이러한 랜덤화 블록 설계의 대표적인 사례이다.

표 22.4에 있는 y_{ijk}에서 첫 번째 첨자 i는 치료제를 나타내고, 두 번째 첨자 j는 블록을 나타내고, 세 번째 첨자 k는 각 조합에서의 환자 수를 나타낸다. 표 22.4에 있는 디자인은 요인이 하나이고 블록이 b개인 경우로서 랜덤화 블록 설계randomized block design라고 한다. 위와 같은 형태의 디자인이 나오는 또 하나의 사례는 요인이 두 개인 경우로서 이원배치법인 경우이다. **표 22.4에 주어진 랜덤화 블록 설계와 이원배치법은 자료 형태와 통계모형이 동일하다.** 차이점은 무작위배정 방법이다.

이원배치법에서는 모든 실험단위들이 $2\times b$개의 조합으로 무작위배정되지만, 랜덤화 블록 설계에서는 각 블록 안에서만 실험단위들이 두 개의 그룹으로 무작위배정된다. 이러한 무작위배정 방법의 차이는 통계분석방법의 차이로 이어지지는 않고, 다만 블록 효과를 검정할 때 그 근거를 어디에 둘 수 있느냐의 차이가 날 뿐이다.

랜덤화 블록 설계와 이원배치법에 사용되는 통계모형은 다음과 같다.

$$y_{ijk}=\mu+\tau_i+\beta_j+\epsilon_{ij}, \quad i=1,2, \quad j=1,2,,,b \tag{22.13}$$

여기서 y_{ijk}는 j번째 블록에서 i번째 치료제 그룹에 배당 받은 k번째 환자에게서 관찰된 반응값이다. μ는 전체 평균overall mean을 나타내고, τ_i는 i번째 치료제의 효과, β_j는 j번째 블록 효과를 나타낸다. $\epsilon_{ij}\sim iid\,N(0,\sigma^2)$란 오차항인 ϵ_{ij}가 서로 독립이며 평균이 0이고 분산이 σ^2인 동일분포를 따른다는 의미이다.

식 (22.13)에 주어진 모형으로부터 우리가 첫 번째 검정하고 싶은 가설은 다음과 같다.

• 귀무가설: 시험군의 효과는 대조군의 효과와 동일하다. (22.14)

즉 $\tau_1 = \tau_2 = 0$.

• 대립가설: 시험군의 효과는 대조군의 효과와 동일하지 않다.

그 다음 우리의 주된 관심사는 아니지만 블록 효과가 존재하는지도 검정하게 된다.

• 귀무가설: 블록 효과는 존재하지 않는다. (22.15)

즉 $\beta_1 = \beta_2 = \dots = \beta_b = 0$

• 대립가설: 블록 효과는 존재한다. 즉 0이 아닌 β_j가 적어도 하나 존재한다.

식 (22.14)와 식 (22.15)에 주어진 가설을 검정하기 위해서는 제곱합을 분해해서 다음과 같은 분산분석표를 작성하게 된다.

표 22.5 랜덤화 블록 계획(이원배치법) 분산분석표

변동의 요인	자유도	제곱합	평균제곱	F값	p값
그룹	xx	xxx	xxx	xx	0.xxx
블록	xx	xxx	xxx	xx	0.xxx
오차	xx	xxx	xxx		
전체	xx	xxx			

위 표 22.5에서 제곱합, 평균제곱, F값, p값 등은 임상시험마다 다른 값이 나오게 되므로 xxx로 표현하였다. 그룹과 블록의 p값이 주어진 유의수준보다 작으면 귀무가설을 기각하게 된다.

식 (22.13)에 주어진 모형과 표 22.5에 주어진 분산분석표에는 그룹과 블록 간의 교호작용이 포함되어 있지 않다. 사실 그룹과 블록 간의 교호작용을 언제 모형에 넣을 것인가 하는 것 자체가 통계학에서는 논쟁거리이다. 하지만 5.4절에서 이미 논의한 바와 같이 확증적 임상시험의 경우, ICH E9은 그룹과 블록 간의 교호작용이 없는 모형을 먼저 분석하라고 권고하고 있다. 그리고 그룹 효과와 블록 효과가 존재하는 것을 확인한 후에 그룹과 블록 간의 교호작용을 모형에 넣어 교호작용에 대한 검정을 수행하라고 하고 있다.

만일 그룹과 블록 간의 교호작용이 유의한 경우, 대조약 대비 시험약의 효과가 각 블록마다 다르다는 의미이므로, 이는 시험약의 약효를 해석하는 데 심각한 문제가 될 수 있다. 이 경우 왜 교호작용이 유의하게 나왔는지에 대해 조사할 필요가 있다.

핵심정리

(1) 공변량을 어떻게 처리할지는 임상시험 계획 단계에서 고려해야 할 중요한 사항이다.
(2) 공변량을 처리하는 방법은 단순히 무작위배정에만 의존하거나, 공분산분석에서 보정할 공변량을 사전에 임상시험계획서에 명기하거나, 공변량을 층으로 삼아 층화 무작위배정을 실시하는 것이다.
(3) 블록을 사용하는 랜덤화 블록 설계는 임상시험의 효율을 높여줄 가능성이 있다.

22.16 회귀분석

이 절에서는 임상시험에서 회귀분석의 역할을 3가지로 나누어서 설명하겠다.

(1) 이표본 t 검정과 단순회귀직선의 기울기가 0인지를 검정하는 일이 동일하다

22.11절에서 이표본 t 검정을 간단히 소개하였다. 이표본 t 검정은 대부분의 통계학 개론서에 소개되는 있는 간단한 검정방법임에도 불구하고, 임상시험에서는 대단히 중요한 위치를 차지하고 있다고 생각한다. 그 이유는 많은 확증적 임상시험 디자인이 두 그룹을 단순히 비교하는 평행실계이고, 또한 많은 경우 1차 유효성 평가변수가 연속형 변수이기 때문이다.

이러한 이표본 t 검정과 회귀분석의 관계를 살펴보는 일은 매우 중요한데, 그 이유는 검정력을 더 높여서 정말로 두 그룹 간에 약효의 차이가 있다면(시험약이 위약에 비하여 효과가 있다면), 그 차이를 찾아줄(시험약이 위약에 비하여 효과가 있다고 결론을 내릴) 확률을 높일 수 있기 때문이다. 이는 신약을 개발하는 제약회사 입장에서는 너무나 중요한 일이다.

우선 이표본 t 검정을 위한 자료가 다음처럼 준비되어 있다고 하자.

표 22.6 이표본 t 검정을 위한 가상의 자료

id	group	pressure
101	new	120
102	new	115
.	.	.
.	.	.
201	placebo	113
202	placebo	105
.	.	.
.	.	.

표 22.6에서 id는 피험자를 나타내는 변수이고, group은 시험약과 위약을 나타내어주는 변

수이며, pressure는 연속형 값을 갖는 1차 유효성 평가변수라고 하자. 이런 자료를 SAS나 SPSS를 이용하여 이표본 t 검정을 수행하는 일은 쉬운 일이다. 익숙하지 않은 독자는 SAS나 SPSS 책을 공부하기 바란다. 이번에는 위의 자료에서 group을 0과 1의 값을 갖는 변수로 코딩을 해보자.

표 22.7 이표본 t 검정을 위한 가상의 자료(group을 0 또는 1로 코딩한 경우)

id	group	pressure
101	1	120
102	1	115
.	.	.
.	.	.
201	0	113
202	0	105
.	.	.
.	.	.

표 22.7에는 group이라는 변수가 0 또는 1의 값을 갖도록 코딩되었으므로, 이제 pressure를 종속변수(즉, Y)로, group을 독립변수(즉, X)로 하는 단순회귀분석모형을 SAS나 SPSS를 이용하여 적합시켜 보자.

$$Y = \beta_0 + \beta_1 X + \epsilon$$

위 회귀직선을 적합시킨 후, 가장 중요한 일 중 하나는 기울기(β_1)가 0인가를 검정하는 일이다.

$$\text{귀무가설: } \beta_1 = 0 \quad \text{vs} \quad \text{대립가설: } \beta_1 \neq 0$$

이처럼 단순회귀직선의 기울기가 0인지를 검정하는 일은 이표본 t 검정의 양측검정과 정확하게 일치하게 된다. 이는 수리적으로 증명이 가능하다.

(2) 공분산분석

그렇다면 이표본 t 검정과 단순회귀직선의 기울기가 0인지를 검정하는 일이 동일하다는 사실은 왜 중요한 것일까? 그 이유는 1차 유효성 평가변수 Y 변수와 상관관계가 높은 다른 공변량covariate을 찾아 분석에 포함시키면, 시험약의 약효(두 그룹 간의 Y 변수값의 차이)에 대한 더 강하고 정확한 증거(p-value가 더 작아지고, 신뢰구간은 더 좁아짐)를 얻을 가능성이 높아지기 때문이다. 예를 들어 Y 변수가 혈압이고, 시험군과 대조군을 비교한다고 하자.

혈압은 나이와 상관관계가 높으므로, 나이를 공변량으로 분석에 포함시키면(포함시키지 않은 경우에 비하여) 시험약의 약효에 대한 p-value가 더 작아질 가능성이 많기 때문이다. 즉 시험약의 약효의 차이를 찾아낼 가능성이 더 커진다(CPMP 2000).

> The main reason to include a covariate in the analysis of a trial is the existence of strong or moderate association between the covariate and the primary outcome measure. Adjustment for such covariates generally improves the efficacy of the analysis and hence produces stronger and more precise evidence(smaller P-values and narrower confidence intervals) of an effect.

이표본 t 검정에서는 공변량을 보정할 수 없다. 이표본 t 검정은 단순하게 두 그룹만을 비교하게 만들어졌기 때문이다. 하지만 앞에서 이표본 t 검정과 단순회귀직선의 기울기가 0인지를 검정하는 일이 동일한 일이라고 지적하였다. 단순회귀분석은 독립변수를 두 개 이상 포함하는 중회귀분석으로 쉽게 확장될 수 있다. 즉, 중회귀분석은 이표본 t 검정의 확장인 것이다. 단순회귀분석은 그룹을 나타내는 독립변수 하나만을 포함할 수 있는 데 반해, 중회귀분석의 장점은 그 외의 공변량(예를 들면, 나이)을 모형에 포함시킬 수 있다는 것이다.

두 고혈압 치료제 A와 B를 비교하는 임상시험을 예로 들어보자. 혈압은 나이와 상당히 연관성이 있으므로, 모든 피험자에게서 나이를 조사하였다고 가정하자. 그룹을 나타내는 변수 X_1은, 치료제가 A이면 $X_1 = 1$, 치료제가 B이면 $X_1 = 0$이 되도록 코딩한다. 각 그룹에 100명씩 피험자가 있는 경우 자료는 다음과 같은 형태가 된다.

표 22.8 공변량 나이를 포함한 가상의 자료

id	group	pressure	age
101	new	120	62
102	new	115	55
.	.	.	
.	.	.	
201	placebo	113	58
202	placebo	105	53
.	.	.	
.	.	.	

pressure를 종속변수(즉 Y)로, group을 독립변수(즉 X_1로)로 하는 다음의 단순회귀분석을 적합시켰다고 가정하자. 공변량인 나이(X_2)는 모형에 넣지 않았다.

$$Y = \beta_0 + \beta_1 X_1 + \epsilon \tag{22.16}$$

이번에는 나이(X_2)를 모형에 넣고, 중회귀분석을 실시하였다고 가정하자.

$$Y = \beta_0^* + \beta_1^* X_1 + \beta_2^* X_2 + \epsilon \tag{22.17}$$

식 (22.16)에서의 β_1과, 식 (22.17)에서의 β_1^*은 일반적으로 다른 값이 된다. 식 (22.16)에서의 β_1은 '단순히 X_1의 Y에 대한 효과(단순히 두 그룹 간에 혈압의 평균의 차이가 나는지)'이다. 즉 그냥 단순히 시험군과 대조군을 이표본 t 검정을 하여 혈압의 차이를 검정한 것이다.

하지만 식 (22.17)에서의 β_1^*는 '나이 효과를 보정한 후에 X_1의 Y에 대한 효과(나이 효과를 보정한 후에 두 그룹 간에 혈압의 평균의 차이가 나는지)'이다. 이 경우 중요한 사실은, 식 (22.17)에서의 β_1^*이 0인지에 대한 p-value는 식 (22.16)에서의 β_1이 0인지에 대한 p-value보다 작아질 가능성이 높다는 것이다. 즉 나이를 보정하고 나면, 두 그룹 간의 유의한 차이를 찾아낼 가능성이 높아진다. 이 점이 바로 위의 EMA 가이드라인이 언급하고 있는 바이다. 그러므로 제약회사 입장에서는 공변량을 보정하는 것이 대체로 유리하다고 볼 수 있다. 하지만 이는 아무 공변량이나 마구 중회귀분석에 넣어 분석해보고 유리한 결과를 고를 우려가 있다. 그러므로 확증적 분석에 사용할 공변량은 임상시험을 시작하기 전에 임상시험계획서에 미리 명시하여야 한다. 자세한 내용은 6장에 설명되어 있다.

식 (22.17)에 주어진 중회귀분석모형은 사실은 22.14절에서 살펴본 공분산분석의 특별한 경우이다. 22.14절에서 살펴본 공분산분석은 그룹 수가 2개 이상인 일반적인 경우를 다루고 있고, 식 (22.17)에 주어진 중회귀분석모형은 그룹 수가 2개인 경우만을 다루고 있다.

(3) 2상 임상시험에서 회귀분석의 사용

일원배치 분산분석법에서 요인factor은 순서를 정할 수 없는 질적변수(예, 치료제)와 실수에 대응시킬 수 있는 양적변수(예, 시험약의 용량) 두 가지가 있다. 22.13절에서 일원배치법을 설명할 때는 질적변수인 요인과 양적변수인 요인을 구별하지 않고 모두 질적변수인 것처럼 다루었다. 하지만 요인이 양적변수인 경우에는 일원배치 분산분석법 이외에 추가적으로 회귀분석을 실시할 수 있다. 회귀분석을 실시하는 경우의 장점은 회귀모형을 사용하여 실험을 하지 않은 요인의 수준에서도 평가변수의 값을 추정할 수 있다는 점이다. 이는 2상 임상시험에서 매우 유용한 내용이다.

핵심정리

(1) 이표본 t 검정과 단순회귀직선의 기울기가 0인지를 검정하는 일이 동일하다는 사실이 중요한 이유는, 이표본 t 검정은 공변량을 보정할 수 없는 데 반해, 단순회귀분석은 공변량을 추가로 넣어서 중회귀분석을 실시할 수 있기 때문이다.

(2) 이러한 공변량을 추가로 넣은 중회귀분석은 사실은 공분산분석과 동일하다.

(3) 이처럼 회귀분석모형을 사용하여 공변량을 보정하는 방법은, 범주형 평가변수인 경우에는 로지스틱 회귀분석, 생존분석 자료인 경우에는 Cox proportional hazard model에도 그대로 적용된다.

22.17 범주형 자료분석

(1) 피어슨 카이제곱검정과 피셔의 정확검정

피어슨 카이제곱검정Pearson chi-square test과 피셔의 정확검정Fisher's exact test은 모두 독립인 두 모집단의 모비율이 같은지를 검정하는 데 사용되는 방법이다. 다시 말하면, 그룹이 두 개인 평행설계를 사용하고, 유효성 평가변수가 성공 또는 실패 중에 하나의 값만을 갖는 이진변수인 경우에 사용되는 검정방법이다.

예를 들어, X는 n_1명의 피험자에게 시험약을 투여한 경우 치료된 피험자의 수를 나타낸다고 가정하고, Y는 n_2명의 피험자에게 대조약을 투여한 경우 치료된 피험자의 수를 나타낸다고 가정할 경우, 관측된 자료는 다음과 같은 2×2 분할표로 정리된다.

표 22.9 그룹이 두 개인 평행설계에서 평가변수가 이진변수인 경우의 자료구조

	치료됨	치료되지 않음	총합
시험군	X	$n_1 - X$	n_1
대조군	Y	$n_2 - Y$	n_2

통계적 분석을 위해 X는 이항분포 $B(n_1, p_1)$, Y는 이항분포 $B(n_2, p_2)$를 따른다고 가정하게 된다. p_1과 p_2는 각각 시험약과 대조약의 치료율을 나타내게 되고, 검정할 가설은 다음처럼 주어진다.

$$\text{귀무가설: } p_1 = p_2 \qquad \text{대립가설: } p_1 \neq p_2$$

이 가설을 검정하기 위하여 피어슨 카이제곱검정은 정규근사라는 것을 사용한다. 이는 표본크기가 충분히 크면 표본비율의 분포가 정규분포에 가까워져서, 피어슨 카이제곱검정 통계량의 분포는 자유도 1인 카이제곱분포를 따른다는 사실을 이용하는 방법이다.

피어슨 카이제곱검정의 문제점은 시험군과 대조군, 그리고 치료됨과 치료되지 않음으로 만들어지는 총 4개의 조합 중에 빈도수가 0에 가까운 값이 있는 경우(이 조건을 확인하기 위해 흔히 각 조합에서의 기대 빈도수가 5 이상이 되는지 여부를 확인하다), 자유도 1인 카이제곱분포로의 근사가 좋지 않아 제1종 오류가 5% 이하로 잘 통제되지 않을 수도 있다는 점이다.

반면에 피셔의 정확검정은 정규근사를 사용하지 않고, 모든 가능한 경우를 다 확인해보는 방법을 사용한다. 피셔의 정확검정은 어떤 경우에라도 제1종 오류가 5%를 넘지 않는다는 것을 보장해주는 장점이 있다(강승호 2002).

(2) $r \times c$ 분할표의 카이제곱검정

이 절에서는 $r \times c$ 분할표에서의 카이제곱검정에 대해 설명하고자 한다. 통계학에서 카이제곱검정이란 검정통계량의 극한분포로 카이제곱분포를 이용하는 모든 검정을 통칭하는 매우 폭넓은 용어이다. 행의 개수가 r개이고, 열의 개수가 c개인 분할표를 $r \times c$ 분할표라고 한다.

행과 열은 순서가 의미가 없는 nominal일 수도 있고, 순서가 의미가 있는 ordinal일 수도 있다. nominal 범주형 변수의 사례로는 인종(황인, 백인, 흑인), 치료제(시험약, 위약, 활성대조약) 등을 들 수 있다. ordinal 범주형 변수의 사례로는 용량(10mg, 20mg, 40mg), 질병의 심각도(보통, 경증, 중증) 등을 들 수 있다. 비록 정해진 것은 아니지만 임상시험에서는 흔히 행은 치료제 그룹을 나타내게 하고, 열은 평가변수의 결과를 나타내게 한다. 예를 들어 치료제 그룹의 수가 3개이고, 평가변수의 가능한 결과 값의 수가 3개인 경우, 다음과 같은 3×3 분할표를 얻게 된다.

표 22.10 치료제 그룹의 수가 3개이고 평가변수의 가능한 결과 값의 수가 3개인 경우

	평가변수의 결과			
	1	2	3	합계
치료제 1	X_{11}	X_{12}	X_{13}	n_1
치료제 2	X_{21}	X_{22}	X_{23}	n_2
치료제 3	X_{31}	X_{32}	X_{33}	n_3

표 22.10의 각 행에 속하는 벡터들은 다항분포multinomial distribution를 따르게 된다. 이를 수식으로 표현하면 다음과 같다.

$$(X_{i1}, X_{i2}, X_{i3}) \sim \text{Multinomial distribution } (n_i, (p_{i1}, p_{i2}, p_{i3}))$$

$$p_{i1} + p_{i2} + p_{i3} = 1. \qquad i = 1, 2, 3.$$

이러한 $r \times c$ 분할표를 검정하는 데는 대립가설의 형태에 따라 크게 다음 3가지 종류의 카이제곱검정이 존재하며, SAS에서 손쉽게 해당하는 카이제곱검정의 p값을 계산할 수 있다. 설명의 편의상 표 22.10의 자료 형태를 이용하여 설명하겠다.

(a) 가장 일반적인 대립가설

이 경우 귀무가설과 대립가설은 다음과 같다.

- 귀무가설: 3개의 다항분포의 분포가 동일하다.

$$p_{11} = p_{21} = p_{31},\ p_{12} = p_{22} = p_{23},\quad p_{13} = p_{23} = p_{33}$$

- 대립가설: 귀무가설이 참이 아니다.

이러한 가설을 검정하는 카이제곱검정은 자유도 $(r-1) \times (c-1)$을 사용하는데, 편의상 $\chi^2_{(r-1)(c-1)}$이라 표현하겠다. 이 카이제곱검정은 평가변수의 값이 nominal인 범주형 자료인 경우 사용하면 적절하다.

(b) 치료제 그룹 간의 평균 점수 값이 다른 대립가설

평가변수의 결과가 순서가 의미 있는 ordinal 범주형 변수인 경우에는 평가변수의 각 결과에 '점수score'라는 것을 부여할 수 있다. 표 22.10의 경우에는 편의상 각각 1, 2, 3이라는 점수가 평가변수의 각 결과에 부여되었다. 다른 점수를 부여하면 다른 검정결과가 나오며, 어떠한 점수를 부여할 것인가가 통계적인 이슈가 된다. 일단 점수가 부여되고 나면, 각 행별로 평균 점수 값을 계산할 수 있게 된다. 이 경우 귀무가설과 대립가설은 다음과 같다.

- 귀무가설: 3개의 다항분포의 분포가 동일하다.

$$p_{11} = p_{21} = p_{31},\quad p_{12} = p_{22} = p_{23},\quad p_{13} = p_{23} = p_{33}$$

- 대립가설: 치료제 그룹 간에 평균 점수가 다르다.

이러한 가설을 검정하는 카이제곱검정은 자유도 $(r-1)$을 사용하는데, 편의상 χ^2_{r-1}이라 표현하겠다. 이 카이제곱검정은 치료제 그룹이 nominal인데 평가변수의 값이 ordinal인 범주형 자료인 경우 사용하면 적절하다.

(c) 치료제 그룹과 점수 간에 상관관계가 존재하는 대립가설

평가변수의 결과가 순서가 의미 있는 ordinal 범주형 변수여서, (b)에서처럼 평가변수의 각 결과에 '점수'라는 것을 부여했을 뿐만 아니라, 이번에는 치료제 그룹도 순서가 의미가 있는 ordinal 형태라고 가정하자. 예를 들어 치료제가 시험약, 위약, 활성대조약인 경우는 ordinal 형태가 아니며, 치료제가 동일한 시험약의 다른 용량군(10mg, 20mg, 40mg)을 나

타내는 경우는 ordinal 형태이다. 이 경우 귀무가설과 대립가설은 다음과 같다.

- 귀무가설: 3개의 다항분포의 분포가 동일하다.

$$p_{11} = p_{21} = p_{31}, \quad p_{12} = p_{22} = p_{23}, \quad p_{13} = p_{23} = p_{33}$$

- 대립가설: 치료제의 순서와 평가변수의 결과 간에 상관관계가 존재한다.

치료제가 동일한 시험약의 다른 용량군(10mg, 20mg, 40mg)을 나타내는 경우 이러한 대립가설은, 용량이 증가함에 따라 평가변수의 점수가 증가(또는 감소)하는 패턴이 존재한다는 것이다. 이러한 가설을 검정하는 카이제곱검정은 자유도 1을 사용하는데, 편의상 χ_1^2이라 표현하겠다. 이 카이제곱검정은 치료제 그룹도 ordinal이고, 평가변수의 값도 ordinal인 범주형 자료인 경우 사용하면 적절하다.

위 (a) (b) (c)에 제시된 3개의 대립가설은 다음과 같은 포함관계가 성립한다. 즉 (c)에 있는 대립가설은 (b)에 있는 대립가설의 부분집합이고, (b)에 있는 대립가설은 (a)에 있는 대립가설의 부분집합이다. 이처럼 대립가설을 (a) → (b) → (c)의 순서로 점점 더 좁은 대립가설을 설정하는 이유는 대립가설이 좁아져야 그에 합당하는 카이제곱검정으로 검정을 해서 더 높은 검정력을 가질 수 있기 때문이다. 다르게 표현하면 우리가 관심 있는 대립가설이 (c)에 있는 대립가설인 경우, (a)에 제시된 카이제곱검정인 $\chi^2_{(r-1)(c-1)}$로 검정하여도 틀린 것은 아니다. 하지만 검정력이 낮다. 반면에 (c)에 제시된 카이제곱검정인 χ_1^2로 검정하면 더 높은 검정력을 가질 수 있으므로, (c)에 제시된 카이제곱검정인 χ_1^2로 검정하는 것이 더 적절한 방법이다.

(3) $r \times 2$ 분할표와 $2 \times c$ 분할표의 카이제곱검정

위에서 살펴본 $r \times c$ 분할표의 특별한 경우로 $r \times 2$ 분할표와 $2 \times c$ 분할표를 고려해보자. 임상시험에서 흔히 발생하는 $r \times 2$ 분할표는 예를 들어 다음과 같은 경우 발생한다. 피험자들을 시험약의 4개의 용량(0mg(위약), 10mg, 20mg, 40mg)으로 무작위배정한 후, 치료되는지의 여부를 관측하였다. 표 22.11은 가상의 자료를 나타낸다.

표 22.11 시험약의 4개의 용량군에서 관찰된 가상의 자료

용량군	치료됨	치료되지 않음	합계
0mg	1	24	25
10mg	4	16	20
20mg	6	18	24
40mg	10	12	22

표 22.11에 제시된 자료는 용량군도 ordinal이고, 평가변수도 ordinal이라고 볼 수 있으므로, χ_1^2으로 표시되는 카이제곱검정으로 검정할 수 있다. 사실 χ_1^2으로 표시되는 카이제곱검정은 Cochran-Armitage trend test 및 Mantel-Haenszel test와 근사적으로 동일함이 알려져 있다.

임상시험에서 흔히 발생하는 $2\times c$ 분할표는 예를 들어 다음과 같은 경우 발생한다. 시험약과 위약의 효과를 비교하는데, 평가변수가 취하는 값이 '효과 없음', '부분적 효과', '완치'인 경우이다. 표 22.12는 이러한 가상의 자료를 나타낸다.

표 22.12 평가변수가 ordinal인 가상의 자료

	평가변수 결과			
치료제	효과 없음	부분적 효과	완치	합계
시험약	4	20	36	60
위약	35	12	10	57

표 22.12에 제시된 자료는 치료제군도 ordinal이고, 평가변수 결과도 ordinal이라고 볼 수 있으므로, χ_1^2으로 표시되는 카이제곱검정으로 검정할 수 있다.

(4) Cochran–Mantel–Haenszel test

Cochran-Mantel-Haenszel test는 층화 무작위배정으로부터 얻어진 표본에서 독립인 두 모집단의 비율이 같은지를 검정하는 데 사용된다. 층화에 사용되는 요인은 임상시험 수행기관, 성별, 질병의 심각도 등이 될 수 있다. 예를 들어 층화에 사용된 요인이 질병의 심각도로서 경증과 중증이 있는 경우, 자료구조는 다음과 같다.

표 22.13 Cochran–Mantel–Haenszel 검정의 자료 구조

	치료군	치료됨	치료되지 않음	합계
경증	시험군	X_{11}	$n_{11}-X_{11}$	n_{11}
	대조군	X_{12}	$n_{12}-X_{12}$	n_{12}
	합계	$X_{11}+X_{12}$	$N_1-(X_{11}+X_{12})$	N_1
	치료군	치료됨	치료되지 않음	합계
중증	시험군	X_{21}	$n_{21}-X_{21}$	n_{21}
	대조군	X_{22}	$n_{22}-X_{22}$	n_{22}
	합계	$X_{21}+X_{22}$	$N_2-(X_{21}+X_{22})$	N_2

Cochran-Mantel-Haenszel 검정은 다음과 같다.

• 귀무가설: 시험약과 대조약의 치료율은 동일하다.
• 대립가설: 시험약과 대조약의 치료율은 동일하지 않다.

이러한 가설을 검정하기 위하여 Cochran-Mantel-Haenszel 검정의 기본 아이디어는 경증 환자들과 중증 환자들에게서 시험약과 대조약의 치료율을 각각 구한 후, 다시 이렇게 얻어진 두 치료율의 가중평균으로 시험약의 전체적인 치료율과 대조약의 전체적인 치료율을 구하게 된다. 이렇게 얻어진 두 치료군의 전체적인 치료율을 이용하여 위 가설을 검정하게 된다. 보통 표본크기가 충분히 큰 경우 카이제곱분포로의 근사를 이용하여 p값을 구하게 된다. Cochran-Mantel-Haenszel 검정의 한계점은 층화변수의 개수가 적은 경우에만 사용 가능하다는 점이다.

(5) McNemar's test

McNemar's test는 22.12절에서 살펴본 쌍체 디자인에서 평가변수가 이진변수인 경우 사용된다. 22.12절에서 살펴본 두 연고제의 효능을 쌍체 디자인을 이용하여 비교하는 경우는 다음과 같다. 피부 연고제인 어떤 시험약과 위약의 효능을 비교하기 위하여, 100명의 피험자를 모집한 후 각 피험자의 오른팔과 왼팔에 팔에 시험약과 위약을 발랐다. 각 피험자의 오른팔과 왼팔 중 어느 곳에 시험약과 위약을 바를지는 무작위배정으로 결정하였다.

임상시험의 결과는 '치료됨'과 '치료되지 않음'으로 평가된다고 가정하자. 이 경우 다음과 같은 가상의 자료를 얻을 수 있다.

표 22.14 McNemar's test의 가상의 자료

	위약으로 치료됨	위약으로 치료되지 않음	합계
시험약으로 치료됨	38	15	53
시험약으로 치료되지 않음	22	25	47
합계	60	40	100

표 22.14는 표 22.9와 같은 2×2 분할표이다. 하지만 자세히 보면 자료의 구조가 전혀 다름을 알 수 있다. 표 22.9에서 각 행이 시험군과 대조군을 나타내었다. 예를 들어, 시험군에 속한 피험자들은 시험군에 해당하는 행에만 그 빈도가 표시될 수 있었다. 하지만 표 22.14는 전혀 그렇지 않다. 예를 들어, 38명은 새로운 피부 연고제를 바른 한 팔의 부위도 치료되었고, 위약을 바른 다른 한 팔의 부위도 치료되었다. 그러므로 38명이라는 숫자에는 시험약과 위약이 모두 관련되어 있다. McNemar's test의 가설은 다음처럼 주어진다.

• 귀무가설: 시험약과 위약의 치료율은 같다.

• 대립가설: 시험약과 위약의 치료율은 같지 않다.

보통 표본크기가 충분히 큰 경우 카이제곱분포로의 근사를 이용하여 p값을 구하게 된다.

22.18 오즈비 Odds ratio

두 모집단의 모비율을 비교하고 싶다고 하자. 예를 들어 시험군의 치료율을 p1이라 하고, 위약군의 치료율을 p2라 하자. 두 투여군의 모비율을 비교하는 데는 다음의 세 가지 측도가 자주 사용된다.

1. risk difference
   이는 p1−p2이다. 비율이 종종 risk를 나타내는 경우가 있어서, 두 모비율의 차이는 risk difference라 불린다. 피어슨 카이제곱검정과 피셔의 정확검정은 risk difference를 검정하는 방법이다.
2. risk ratio, 또는 relative risk
   이는 p1/p2이다.
3. odds ratio
   p1/(1−p1)를 p2/(1−p2)로 나눈 것이다.

이 세 가지 측도 중에 어느 측도가 가장 좋다고 말할 수는 없다. 그래서 똑같은 두 모비율 값인 데도 어느 측도를 사용하느냐에 따라 다른 결과가 나오는 경우도 있을 수 있다. 이는 아직 해결되지 않은 과제이다. 그래서 임상시험에서는 어느 측도를 사용할지 사전에 임상시험계획서에 명기하는 것이 중요하다.

위의 세 가지 측도 중에서 risk difference와 risk ratio는 이해하기 쉬운 반면에, odds ratio는 상당히 자주 사용되는 데 비해 많은 사람들이 그 개념을 이해하는 데 어려움을 갖고 있다. 우선 odds가 무엇인지부터 알아야 한다. 어떤 관심 있는 사건이 발생할 확률을 p라고 하자. 이 경우, 이 사건의 odds는 p/(1−p)로 정의된다. p값이 달라짐에 따라, odds값이 어떻게 달라지는지 아래에서 살펴보자.

표 22.15 p의 변화에 따른 odds의 변화

p	1/5	2/5	1/2	3/5	4/5
odds	1/4	2/3	1	3/2	4

p가 1/2일 때 odds는 1이 되고, p가 1/2에서 0으로 감소할수록 odds도 0으로 감소한다. 반

면에 p가 1로 증가할수록 odds는 (무한대로) 증가한다. 이는 어떤 사건의 odds가 클수록 실제 그 사건이 발생할 확률은 커진다는 의미이다. 우리나라 사람들은 그냥 그 사건이 발생할 확률 p를 사용하지, odds를 사용하는 데는 익숙하지 않다. 반면에 서양 사람들은 odds를 사용하는 데 (적어도 우리보다는) 익숙하다.

다시 앞의 예로 돌아가서 시험군의 치료율을 p1이라 하고, 위약군의 치료율을 p2라고 하자. 이 경우 시험군에서 치료되는 사건의 odds는 p1/(1−p1)이고, 위약군에서 치료되는 사건의 odds는 p2/(1−p2)이다. odds ratio란 이 두 odds의 비이다. 그러므로 p1/(1−p1)을 p2/(1−p2)로 나눈 것이 되어 p1(1−p2)/[p2(1−p1)]이 된다. 이는 위약군에 비하여 시험군의 치료되는 사건에 대한 odds ratio이다. 이처럼 odds ratio을 말할 때는 반드시 기준이 되는 투여군이 무엇이며, 어떤 사건에 대한 odds인지를 명확히 밝혀야 한다. 하지만 많은 경우 그런 것들을 암묵적으로 정의한 상태에서 odds ratio를 사용하므로 혼란이 발생한다.

만일 시험군에 비하여 위약군의 치료되는 사건에 대한 odds ratio를 구한다면, 이는 p2/(1−p2)를 p1/(1−p1)으로 나눈 값이 되어, p2(1−p1)/[p1(1−p2)]이 된다. 이는 위약군에 비하여 시험군의 치료되는 사건에 대한 odds ratio의 역수가 된다. 또한 만일 치료되지 않는 사건에 관심이 있다면, 시험군과 위약군에서의 치료되지 않는 사건의 odds는 각각 (1−p1)/p1과 (1−p2)/p2가 될 것이다. 그러므로 위약군에 비하여 시험군의 치료되지 않는 사건에 대한 odds ratio는 (1−p1)/p1을 (1−p2)/p2로 나눈 값이 되어, p2(1−p1)/[p1(1−p2)]이 된다. 또한 시험군에 비하여 위약군의 치료되지 않는 사건에 대한 odds ratio는 (1−p2)/p2를 (1−p1)/p1으로 나눈 값이 되어 p1(1−p2)/[p2(1−p1)]이 된다.

위에서 구한 4개의 odds ratio는 사실 서로 같은 값이거나 역수 관계에 있다. 어쨌든 다시 한 번 강조하지만 odds ratio를 말할 때는 반드시 기준이 되는 투여군이 무엇이며, 어떤 사건에 대한 odds인지를 명확히 밝혀야 한다.

이제, 위약군에 비하여 시험약 그룹의 치료되는 사건에 대한 odds ratio인 p1(1−p2)/[p2(1−p1)]를 구했더니 2.0이 되었다고 하자. 이는 무엇을 의미하는가? 이는 odds ratio의 정의대로 시험군의 치료되는 사건에 대한 odds인 p1/(1−p1)이, 위약군의 치료되는 사건에 대한 odds인 p2/(1−p2)보다 2배 크다는 의미이다. 하지만 정의는 이해가 되지만 여전히 시험약 그룹이 위약군에 비하여 치료율이 얼마나 좋은지 명확하게 이해되지 않는다. 위의 odds ratio가 2.0이 나오는 구체적인 예를 들어보자.

표 22.16 odds ratio가 2.0이 나오는 경우

p1	p1/(1−p1)	p2	p2/(1−p2)	odds ratio
2/3	2	1/2	1	2
4/5	4	2/3	2	2
6/7	6	3/4	3	2

이 예들에서 보듯이 (p1, p2)가 (2/3, 1/2) 또는 (4/5, 2/3) 또는 (6/7, 3/4)인 경우 odds ratio가 2.0이 된다. 물론 그 외의 경우도 무수히 많다. odds ratio가 2.0이라는 것의 의미를 더 이상 명확하고도 상세하게 설명할 길은 없다. odds ratio로부터 명확하게 알 수 있는 것은 다음의 것들이다. 만일 odds ratio가 1.0이라면 p1=p2라는 것은 명확하다. 만일 odds ratio가 1.0보다 작다면 p1 < p2이고, odds ratio가 1.0보다 크다면 p1 > p2이다.

따라서 필자의 개인적인 의견으로는 비록 odds ratio를 계산하더라도, 두 비율의 차이인 risk difference를 계산해볼 것을 권하고 싶다. 왜냐하면 risk difference는 p1−p2이므로 훨씬 빠르고 정확하게 그 의미가 이해되기 때문이다. 그러기 위해서는 표 22.17과 같이 투여군인 시험군과 위약군을 행에 기재하고, 두 투여군의 치료여부에 대한 피험자 수를 열에 기재하는 다음과 같은 2 × 2 분할표를 반드시 작성하여, 두 그룹에서의 표본 치료율의 차이를 계산해볼 것을 권고한다. 그리고서 odds ratio를 보면 그렇게 하지 않은 것에 비해, odds ratio값이 의미하는 바를 보다 더 명확하게 이해할 수 있을 것이다.

표 22.17 관측한 자료를 요약한 2 × 2 분할표

	치료됨	치료되지 않음
시험약	a	b
위약	c	d

a는 시험군의 치료된 피험자 수, b는 시험군의 치료되지 않은 피험자 수, c는 위약군의 치료된 피험자 수, d는 위약군의 치료되지 않은 피험자 수를 각각 나타낸다. 이 경우 시험약 그룹에서 치료되는 사건에 대한 odds의 추정치는 a/(a + b)를 1−a/(a + b)로 나눈 값이므로, a/b이다. 반면에 위약군에서 치료되는 사건에 대한 odds의 추정치는 c/(c + d)를 1−c/(c + d)로 나눈 값이므로, c/d이다. 그러므로 위약군에 비하여 시험군의 치료되는 사건에 대한 odds ratio의 추정치는 a/b를 c/d로 나눈 ad/(bc)가 된다. 구체적인 예를 들어보자. 만약 관찰된 자료가 다음과 같다고 가정해보자.

표 22.18 가상의 2 × 2 분할표

	치료됨	치료되지 않음
시험약	20	10
위약	20	20

위약군에 비하여 시험군의 치료되는 사건에 대한 odds ratio의 추정치는 (20 × 20)/(10 × 20) = 2.0이 된다. 문제는 분명히 odds ratio의 정의를 잘 알고 있음에도 불구하고, 도대체 시험약이 위약에 비하여 얼마나 좋은지 감이 잘 오지 않는다는 점이다. 하지만 risk difference를 구하면, 20/30−20/40 = 66.7%−50.0% = 16.7%가 되는데, 이는 시험약의 치료율이 위약의 치료율에 비하여 16.7% 좋다는 것이므로 명확하게 이해가 된다.

odds ratio가 이처럼 해석상의 어려움이 있음에도 불구하고, 자주 사용되는 이유는 무엇일까? 그 이유 중 하나는 odds ratio를 사용하면 로지스틱 회귀분석과 같은 통계학적인 이론과 모형이 쉽게 개발되기 때문이다.

핵심정리

(1) 두 모집단의 모비율을 비교하고 싶은 경우 사용할 수 있는 측도는 risk difference, risk ratio, odds ratio 세 가지이다.

(2) 이 세 가지 측도 중에 어느 측도를 사용하느냐에 따라 결과가 달라질 수 있으므로, 어느 측도를 사용할지 사전에 임상시험계획서에 명기해야 한다.

(3) odds ratio을 말할 때는 반드시 기준이 되는 투여군이 무엇이며, 어떤 사건에 대한 odds인지를 명확히 밝혀야 한다.

(4) odds ratio는 두 약물의 효과 차이 정도에 대해 쉽게 해석되지 않는다.

(5) 결과를 odds ratio로 분석을 하더라도 보다 더 쉬운 결과 해석을 위해 risk difference를 계산할 것을 권고한다.

22.19 로지스틱 회귀분석

이표본 t 검정은 공변량을 보정할 수 없는 문제점이 있었다. 그래서 22.14절에서 공분산분석과 22.16절에서 중회귀분석을 고려하였다. 마찬가지로 피어슨 카이제곱검정도 공변량을 보정할 수 없다. 이처럼 평가변수가 이진변수인 경우에도 공변량을 보정할 수 있도록 고안된 통계방법 중의 하나가 바로 로지스틱 회귀분석logistic regression analysis이다.

i번째 환자의 어떤 유효성 평가변수 y_i가 0 또는 1의 값을 취한다고 가정하자. 예를 들어, 치료되는 경우는 1로 나타내고, 치료되지 않은 경우는 0으로 표시하는 것이다. 그 다음 회귀분석에서 독립변수 역할을 하는 변수를 x_{1i}로 표시하자.

y_i는 성공확률이 $\pi(x_i)$인 베르누이 분포를 독립적으로 따른다고 가정한다. 이 경우 로지스틱 회귀분석이란 다음처럼 표현된다.

$$\log\left(\frac{\pi(x_i)}{1-\pi(x_i)}\right) = \alpha + \beta_1 x_{1i} \tag{22.18}$$

여기서 log는 무리수 e를 밑으로 사용하는 자연로그이다. 식 (22.18)에서 주의할 점은 회귀분석과는 달리 오차항(ϵ_i)이 없다는 점이다.

독립변수 x_{1i}를 시험군에 속하면 1로 코딩하고, 대조군에 속하면 0으로 코딩할 수 있다. 이 경우 기울기 β_1가 0인지를 다음처럼 검정해볼 수 있게 된다.

$$\text{귀무가설: } \beta_1 = 0 \qquad \text{대립가설: } \beta_1 \neq 0$$

이처럼 기울기 β_1가 0인지의 검정은 22.17절에서 살펴본 피어슨 카이제곱검정과 근사적으로 동일함이 알려져 있다. 근사적으로 동일하다는 것은 이론적으로 표본크기가 무한대이면 두 검정방법의 결과는 완벽하게 동일하고, 실제로는 표본크기가 충분히 크면 두 검정방법의 차이는 매우 작아진다는 의미이다.

이처럼 피어슨 카이제곱검정과 로지스틱 회귀분석에서 기울기가 0인지를 검정하는 것이 근사적으로 동일하다는 것은, 이표본 t 검정과 단순회귀분석에서 기울기가 0인지를 검정하는 것과 동일하다는 점과 유사하다. 그러므로 다음 단계는 공변량을 로지스틱 회귀분석에 추가할 수 있다는 것이다. 예를 들어 어떤 공변량을 x_{2i}로 표시하면, 이 공변량이 추가된 로지스틱 회귀모형은 다음과 같다.

$$\log\left(\frac{\pi(x_i)}{1-\pi(x_i)}\right) = \alpha + \beta_1^* x_{1i} + \beta_2^* x_{2i} \tag{22.19}$$

모형 (22.18)에서 기울기 β_1은 공변량 보정 없이, 단순히 대조약 대비 시험약의 효과를 검정하는 피어슨 카이제곱 검정과 근사적으로 동일하다. 반면에 모형 (22.19)에서의 기울기 β_1^*는 공변량 x_{2i}를 보정한 후의 대조약 대비 시험약의 효과를 나타내게 된다. 필요하다면 추가로 다른 공변량 x_{3i}, x_{4i} 등을 모형 (22.19)에 추가할 수 있게 된다.

22.18절에서는 두 모비율 p_1과 p_2를 비교하는 방법 중에 하나로 오즈비odds ratio를 설명한 바 있다. 그때 오즈비는 해석이 어렵다는 점을 강조하였다. 그렇다면 오즈비는 해석이 어려운데도 불구하고, 왜 자주 사용되는 것일까? 그 답은 공변량을 보정하는 것이 가능하게 해주는 로지스틱 회귀분석 때문이다.

설명의 편의상 식 (22.19)를 이용하여 설명하겠다. 시험군에 속하면서 두 번째 공변량 값이 x_2인 경우의 독립변수 벡터를 $\boldsymbol{x}_1 = (1, x_2)$로 표현하자. 비슷한 방법으로 대조군에 속하면서 두 번째 공변량 값이 x_2인 경우의 독립변수 벡터를 $\boldsymbol{x}_0 = (0, x_2)$로 표현하자. $\boldsymbol{x}_1 = (1, x_2)$를 식 (22.19)에 대입하면 다음을 얻는다.

$$\log\left(\frac{\pi(\boldsymbol{x}_1)}{1-\pi(\boldsymbol{x}_1)}\right) = \alpha + \beta_1^* \times 1 + \beta_2 x_2 \tag{22.20}$$

마찬가지로 $\boldsymbol{x}_0 = (0, x_2)$를 식 (22.19)에 대입하면 다음을 얻는다.

$$\log\left(\frac{\pi(\boldsymbol{x}_0)}{1-\pi(\boldsymbol{x}_0)}\right) = \alpha + \beta_1^* \times 0 + \beta_2 x_2 \qquad (22.21)$$

식 (22.20)에서 식 (22.21)을 빼면 다음을 얻는데

$$\log\left(\frac{\pi(\boldsymbol{x}_1)}{1-\pi(\boldsymbol{x}_1)}\right) - \log\left(\frac{\pi(\boldsymbol{x}_0)}{1-\pi(\boldsymbol{x}_0)}\right) = \beta_1^*$$

로그를 없애면 아래와 같은 결과를 얻는다.

$$\frac{\pi(\boldsymbol{x}_1)/(1-\pi(\boldsymbol{x}_1))}{\pi(\boldsymbol{x}_0)/(1-\pi(\boldsymbol{x}_0))} = e^{\beta_1^*} \qquad (22.22)$$

식 (22.22)의 왼편이 바로 대조약 대비 시험약의 성공확률에 대한 오즈비인 것이다. 결국 공변량을 보정하여 로지스틱 회귀분석을 사용하는 경우 위에서 설명하는 것처럼 오즈비가 얻어지기 때문에, 오즈비는 해석이 어렵다는 단점이 있음에도 불구하고 임상시험에서 널리 사용되고 있는 것이다.

핵심정리

오즈비가 해석상의 어려움이 있음에도 불구하고 임상시험에서 널리 사용되는 이유는, 평가변수가 이진변수인 경우 로지스틱 회귀분석을 이용하면 공변량을 보정할 수 있는데, 이때 얻어지는 로지스틱 회귀분석의 회귀계수가 오즈비에 로그를 취한 것이 얻어지기 때문이다.

22.20 생존분석

(1) 생존자료와 생존분석

생존분석survival time은 암 환자의 전체 생존시간overall survival time처럼 임상시험을 시작해서 특정 사건이 발생할 때까지의 시간을 분석하는 방법이다. 임상시험에서 관심 있는 그러한 특정 사건의 예로는 사망, 입원, 재발 등이다.

시간은 연속형 자료이므로 얼핏 생각하기에는 앞에서 배운 이표본 t 검정, 분산분석, 공분산분석으로 분석하면 될 것 같지만, 중도절단자료censored data 때문에 그렇게 할 수 없다. 예를 들어, 다음과 같은 가상의 항암제 임상시험에서 전체 생존시간을 생각해보자.

표 22.19 중도절단자료를 포함한 가상의 생존자료

환자번호	1	2	3	4	5	6	7	...
관측된 생존시간	12	15*	6	8	10*	4	9	...
중도절단여부	N	Y	N	N	Y	N	N	...

1번 환자는 임상시험을 시작하고 나서 12개월 뒤에 사망하였다. 그러므로 1번 환자의 전체 생존시간은 완벽한 값인 12개월을 관측한 것이다. 2번 환자는 임상시험이 시작하고 나서 15개월이 지난 시점에도 생존하였는데, 그 시점에서 임상시험이 종료되었다. 이 경우 2번 환자의 전체 생존시간은 15개월을 넘는다는 것은 아는데, 구체적으로 얼마나 넘는지는 알지 못한다. 이처럼 어떤 제약으로 인해 완벽한 자료를 관찰하지 못하고 중도에 절단된 자료를 중도절단자료censored data라고 한다. 표 22.19에서 중도절단자료는 관측값 뒤에 *를 붙여서 완벽한 자료가 아니라 중도절단자료임을 표시하였다.

3번, 4번, 6번, 7번 환자는 모두 완벽한 전체 생존시간을 관찰하였고, 그 값은 각각 6개월, 8개월, 4개월, 9개월이었다. 반면에 5번 환자는 10개월째에 임상시험을 중도탈락하였다. 그러므로 5번 환자의 전체 생존시간은 10개월을 넘는다는 것을 알지만 구체적으로 얼마나 넘는지는 알지 못한다. 그래서 관측치 뒤에 *가 붙어 있는 것이다. 환자가 중도탈락하는 경우에도 중도절단자료가 생성되게 된다.

특정 사건이 발생할 때까지의 시간이 평가변수로 사용되는 경우, 이러한 평가변수를 영어로 'time-to-event endpoint'라고 한다. 이처럼 time-to-event endpoint를 관찰하고자 하는 경우에는 완벽한 자료와 중도절단된 자료가 뒤섞여 있게 된다. 이 절에서는 이러한 형태의 자료를 생존자료라고 부르고, 생존자료를 분석하는 데 사용되는 통계방법을 생존분석survival analysis이라고 부르겠다.

얼핏 생각하기에는 생존자료도 연속형 자료이므로 앞에서 배운 분산분석, 공분산분석과 같은 방법으로 분석하면 되지 않을까 하는 생각을 하게 되는데, 연속형 자료분석을 위해 개발된 통계분석방법들은 생존자료분석에는 적합하지 않다. 그 이유는 예를 들어 단지 생존자료의 표본평균을 계산하더라도, 중도절단된 자료들은 실제 생존시간보다 작은 값들이므로, 이 표본평균은 환자들의 실제 생존시간을 과소평가하게 된다.

그렇다면 중도절단된 자료들은 빼버리고 나머지 완벽한 자료들만을 이용하여 연속형 자료분석에 사용하는 통계분석방법으로 분석하면 어떨까? 하지만 이 방법은 임의로 일부 환자들을 분석에서 제외하였으므로, 편의bias를 일으킬 수 있다. 설사 편의를 일으키지 않더라도 표본크기가 줄어들어 검정력이 감소하게 되어 제약회사에게는 손해이다. 그리고 중도절단된 자료는 비록 완벽한 자료는 아니지만, 환자의 생존시간에 대한 부분정보는 가지고 있다. 그러한 중도절단자료를 분석에서 제외하면 정보의 손실이 발생하여 제약회사로서는 손해이다.

생존자료는 기본적으로 두 개의 구성 요소로 이루어진 이변수bivariate의 속성을 갖는다는 것을 이해하는 것이 중요하다. 첫 번째는 중도절단 여부와 무관하게 관측된 생존시간이다. 표 22.19의 두 번째 행에 제시된 값들이 바로 관측된 생존시간이다. 두 번째 구성요소는 자료가 중도절단되었는지의 여부이다. 이처럼 생존자료는 두 개의 구성요소로 이루어진 이변수의 속성을 갖고 있으므로, 우리가 이미 공부한 연속형 자료분석방법이나 범주형 자료분석방법으로는 적절하게 분석하기 어렵게 된다. 그러므로 이러한 생존자료에 적합한 새로운 통계분석방법들이 필요하게 된다.

(2) 생존함수와 위험함수

이 절에서는 생존함수와 위험함수hazard function의 개념을 설명하고자 한다. T를 생존시간을 나타내는 확률변수라고 하자. T는 0 이상의 어떤 값도 가질 수 있다. 생존함수survival function $S(t)$는 다음처럼 정의된다.

$$S(t) = P(T > t)$$

즉 생존함수는 생존시간이 어떤 시점 t보다 클 확률을 나타낸다. 생존함수는 생존분석에서 너무나 중요한 역할을 차지하는데, 그 이유는 각기 다른 시점 t에 대해 생존확률을 얻는 것이야말로 생존분석에서 가장 기본적이면서도 중요한 정보를 제공해주기 때문이다.

생존함수는 이론적으로는 그림 22.6과 같은 모양을 한다. 즉 임상시험이 시작하는 시점

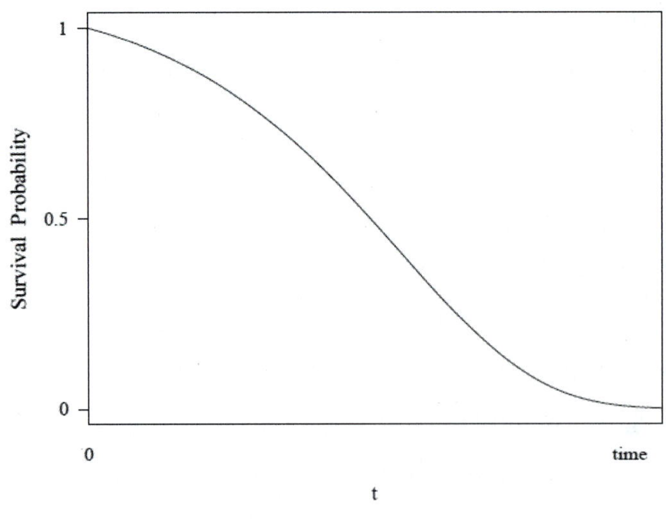

그림 22.6 생존함수

인 $t=0$에서는 생존확률이 1이었다가 시간이 지남에 따라 점차적으로 감소하여 무한대 시점인 $t=\infty$에서는 생존확률이 0이 된다.

하지만 생존함수를 추정하게 되면, 우리는 모든 시점에서 자료를 관측한 것이 아니라 몇 개의 시점에서만 관측된 자료를 이용하여 생존함수를 추정하게 되므로, 생존함수의 추정함수는 감소하는 계단 모양이 된다. 뿐만 아니라 임상시험에서는 종료시점이라는 것이 있으므로, 종료시점을 지난 시점에 대해서는 관측된 자료가 없기 때문에 생존함수의 추정함수는 그림 22.7과 같은 모양을 가지게 된다.

위험함수 $h(t)$의 수학적 정의는 다음과 같다.

$$h(t)=\lim_{\Delta t\to 0}\frac{P(t\le T<t+\Delta t|T\ge t)}{\Delta t}$$

위험함수 $h(t)$의 의미를 수식사용이 익숙하지 않은 통계비전공자들에게 설명하기는 매우 어렵다. 그 이유는 조건부확률과 극한의 개념이 포함되어 있기 때문이다. 대략 직관적인 의미를 설명한다면 시점 t까지 생존한 사람들이, 시점 t 이후에 아주 짧은 시간 동안에 관심 있는 사건이 발생할 **확률의 변화율**이라고 말할 수 있을 것이다. 어쨌든 위험함수 값이 클수록 관심 사건(예를 들면, 사망)이 발생할 가능성은 커지게 된다. 위험함수란 단순히 확률이 아니라 확률의 변화율이므로, 위험함수 $h(t)$는 0과 1 사이의 값만을 취하는 것이 아니라, 0부터 무한대까지의 값을 취할 수 있다.

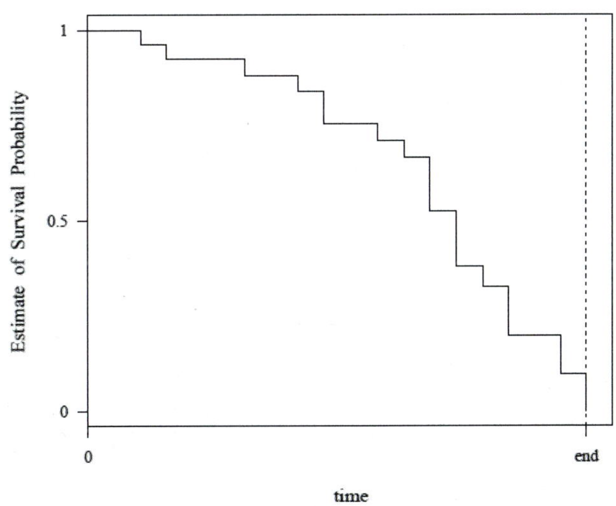

그림 22.7 생존함수의 추정

위에서 정의한 위험함수와 정확하게 같지는 않지만, 위험함수의 개념을 어렴풋하게 이해할 수 있는 사례는 다음과 같다. 총 1,000명의 환자가 있었는데 첫 번째 달 동안에 5명이 사망하면, 첫 번째 달의 위험함수의 값은 5/1000가 된다. 첫 번째 달과 두 번째 달 사이에 추가로 3명이 더 사망하면, 두 번째 달의 위험함수의 값은 3/995이 된다. 분모에는 첫 번째 달까지 살아남은 995명(995=1000−5)이 오고, 분자에는 첫 번째 달과 두 번째 달 사이에 추가로 3명이 오게 된다. 두 번째 달과 세 번째 달 사이에 추가로 9명이 더 사망하면, 세 번째 달의 위험함수의 값은 9/992가 된다.

생존함수는 사망과 같은 관심 사건이 발생하지 않아 생존할 확률에 관심을 두는 반면, 위험함수는 사망과 같은 관심 사건이 발생하는 데에 관심을 두고 있다. 그러므로 생존함수와 위험함수는 반대방향의 정보를 제공한다고 말할 수 있다.

그림 22.8은 위험함수의 사례를 보여준다. x축을 시간을 나타내고 y축은 위험함수의 값인 위험을 나타낸다. 그림 22.8의 왼쪽의 경우는 위험함수 $h(t)$가 상수인 경우이다. 이러한 사례로는 건강한 사람에게 특정 사건의 위험이 상수로 일정한 경우를 들 수 있을 것이다. 그림 22.8의 오른쪽은 위험이 시간이 경과함에 따라 위험이 증가하는 경우이다. 이러한 사례로는 항암제로 더 이상 치료가 되지 않은 말기암 환자의 경우를 들 수 있을 것이다.

위험함수가 중요한 이유는 생존분석에서 사용하는 통계모형들은 위험함수를 사용하여 정의되고 표현되기 때문이다. 생존함수와 위험함수 사이에는 일대일 대응관계가 있고 다음의 함수관계가 성립함이 알려져 있다.

$$S(t) = \exp[-\int_0^t h(u)du] \qquad h(t) = -[\frac{dS(t)/dt}{S(t)}]$$

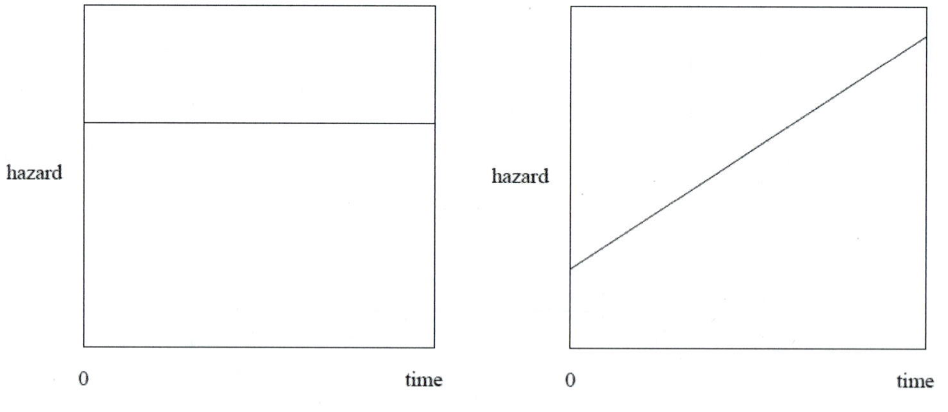

그림 22.8 위험함수의 사례

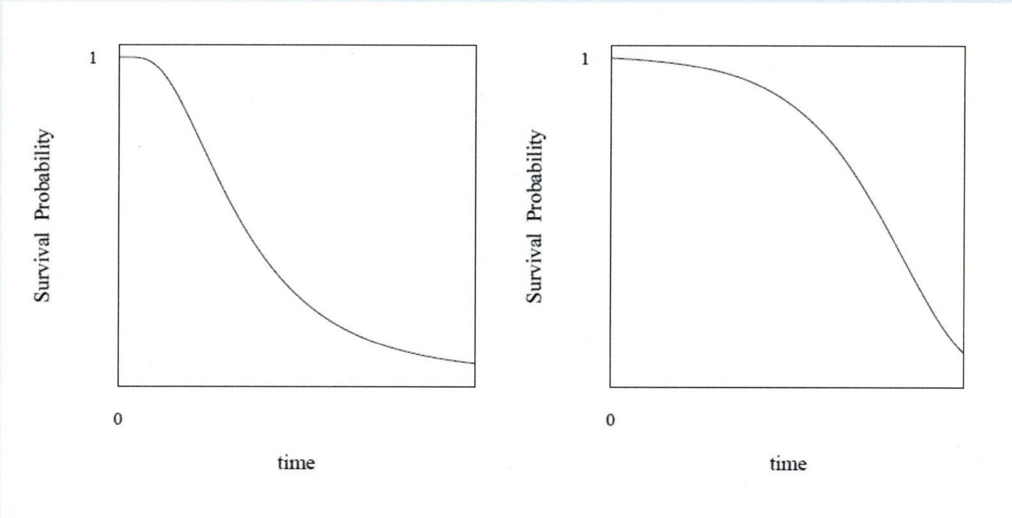

그림 22.9 두 다른 생존함수의 의미

(3) 생존분석의 목표

생존분석의 목표는 크게 다음과 같다.

(i) 생존자료를 사용하여 생존함수와(또는) 위험함수를 추정하고 해석하는 것

그림 22.9에 있는 두 생존함수의 의미는 상당히 다르다. 왼쪽의 경우에는 생존확률이 초기에 급속히 감소하고 나중에 일정해지는 반면, 오른쪽의 경우에는 생존확률이 일정하다가 마지막에 급속히 감소하고 있다.

(ii) 생존함수와(또는) 위험함수를 시험군과 대조군 사이에 비교하는 하는 것

그림 22.10을 보면 시간이 지남에 따라 시험약의 생존확률이 위약의 생존확률보다 높음을 알 수 있다.

각 환자들의 중도절단 여부를 나타내는 확률변수를 C라고 표시하자. 예를 들어, 중도절단된 경우 $C=1$이고, 그렇지 않은 경우는 $C=0$이라고 코딩한다. 생존분석에서 필요한 중요한 가정은 생존시간을 나타내는 확률변수 T와 중도절단여부를 나타내는 확률변수 C가 독립이라는 것이다. 즉 생존시간의 길고 짧고의 여부가 중도절단여부와 무관하다는 것이다. 만일 임상시험에서 각 환자들의 추적기간이 1년인데 모든 환자들을 1년간 추적한 경우에는 생존시간이 1년을 넘는 환자들이 일부 존재하여 중도절단자료가 발생하더라도, 이 경우에는 생존시간과 중도절단여부가 독립이라고 가정하는 데 무리가 없다.

반면에 1년에 도달하기 전에 중도탈락하는 환자들이 발생하면 이 경우에는 생존

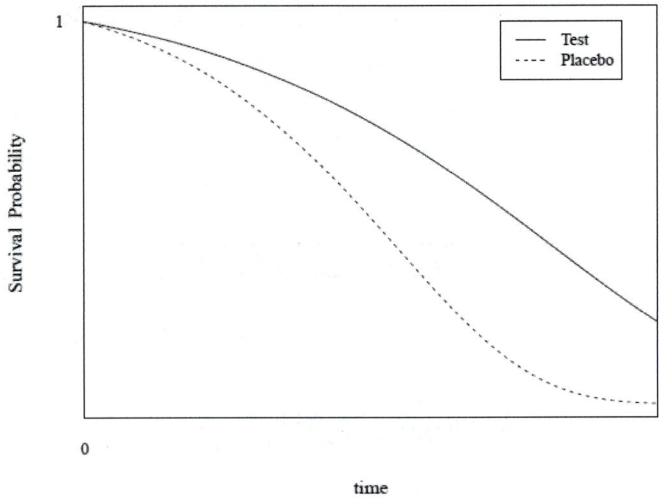

그림 22.10 두 생존곡선의 비교

시간과 중도절단여부가 독립이 아닐 수도 있다. 실제 임상시험에서는 이러한 가정이 명확하게 만족되는지 확인하기 어렵다. 만일 중도탈락한 환자들이 많은 경우에는 이러한 중도탈락들이 편의bias를 일으킬 가능성도 존재한다. 이에 대한 대책으로는 중도탈락한 환자들의 값을 여러 다른 값들로 대체하여 분석해보는 민감도분석을 수행하는 것이다. 여러 민감도분석결과가 모두 일치한다면 분석결과에 대한 신뢰도가 높아질 것이다.

(iii) 생존시간과 독립변수들 사이의 관계를 평가하는 것
예를 들어 치료제 이외에도 나이, 질병의 심각도 등이 생존시간에 어떤 영향을 미치는지 평가하는 것이다. 이를 위하여 흔히 Cox proportional hazard model을 사용하여 모델링을 하게 된다.

(4) Kaplan-Meier Curve

Kaplan-Meier Curve는 생존함수를 추정하는 데 가장 자주 사용되는 방법이다. Kaplan-Meier Curve가 가장 자주 사용되는 이유는 생존함수의 함수 형태가 특정 함수 형태를 따른다고 가정하지 않는 방법이기 때문이다. 예를 들어, 생존함수가 다음과 같은 지수함수를 따른다고 가정해보자.

$$S(t) = 1 - e^{-\lambda t}$$

그러면 위 모형에서 미지의 모수 λ를 추정하는 일은 어렵지 않고, λ만 추정하면 생존함수의 추정함수를 얻을 수는 있다. 문제는 실제 생존함수가 위와 같은 지수함수가 아닌 경우, 우리가 구한 생존함수의 추정함수는 정확도가 많이 떨어지는 문제가 발생할 수 있다.

Kaplan-Meier Curve를 계산하는 방법을 설명하기 위하여 표 22.20에 있는 가상의 자료를 고려하자. 총 자료 수는 12개이고, * 표시가 붙은 2개의 자료는 중도절단된 값들이다.

표 22.20 Kaplan-Meier Curve를 계산하는 방법을 설명하기 위한 가상의 자료

환자 id	1	2	3	4	5	6	7	8	9	10	11	12
관측값	2	4*	5	5	8	10*	13	13	17	25	27	34

표 22.21 Kaplan-Meier Curve를 계산하는 방법

time (t)	event (d)	censored	risk set (n)	$1-d/n$	survival $\hat{S}(t)$
0			12		1.0
2	1	0	12	$1-1/12$	$0.917(=1.0\times(1-1/12))$
4	0	1	11	$1-0/11$	$0.917(=0.917\times(1-0/11))$
5	2	0	10	$1-2/10$	$0.733(=0.917\times(1-2/10))$
8	1	0	8	$1-1/8$	$0.642(=0.733\times(1-1/8))$
10	0	1	7	$1-0/7$	$0.642(=0.642\times(1-0/7))$
13	2	0	6	$1-2/6$	$0.428(=0.642\times(1-2/6))$
17	1	0	4	$1-1/4$	$0.321(=0.428\times(1-1/4))$
25	1	0	3	$1-1/3$	$0.214(=0.321\times(1-1/3))$
27	1	0	2	$1-1/2$	$0.107(=0.214\times(1-1/2))$
34	1	0	1	$1-1/1$	$0.000(=0.107\times(1-1/1))$

표 22.21은 Kaplan-Meier Curve를 계산하는 방법을 잘 보여주고 있다. time 0에서 생존함수의 추정값은 1.0이다. 관심 사건이 발생한 첫 번째 시간은 time 2이고, 관심 사건이 1회 발생하였다. 총 12명 중에 한 명에게서 관심 사건이 발생했으므로, 역으로 생존함수 추정값은 $1-d/n=1-1/12$가 된다. 이 값을 원래 있던 생존함수 추정값에 곱하면 $1.0\times(1-1/12)=0.917$을 얻는다. time 4에서는 중도절단값이 관측되었다. 이 경우 관심 사건이 발생한 것은 아니므로 생존함수 추정값은 $1-d/n=1-0/11$이 된다. 이 값을 이전 단계의 생존함수 추정값에 곱하면 $0.917\times(1-0/11)=0.917$을 얻는다. 이런 방식으로 표 21.21에 제시된 것처럼 Kaplan-Meier Curve를 계산하게 된다. 그림 22.11은 이렇게 얻어진 Kaplan-Meier Curve를 보여준다.

그림 22.11의 x축은 시간을 나타내고, y축은 생존함수 추정치를 나타낸다. 예를 들어, time 6에서의 Kaplan-Meier Curve에 의한 생존함수 추정치는 $\hat{S}(6)=0.733$이 된다. 즉 6개월까지 생존할 확률의 추정치는 0.733개월이라는 의미이다.

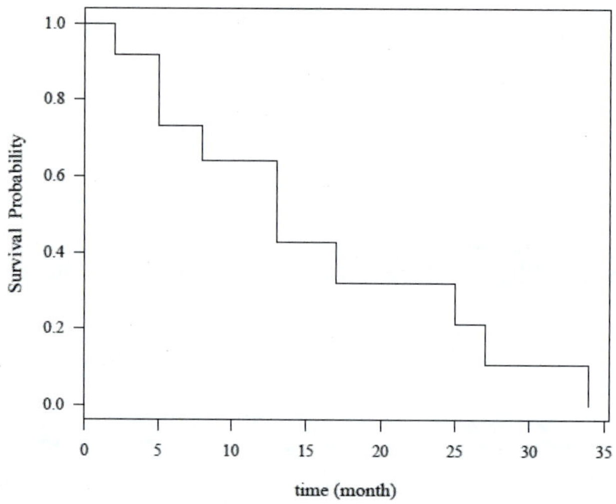

그림 22.11 Kaplan–Meier curve

생존분석에서 자주 사용되는 요약값으로는 median survival time이 있다. Kaplan-Meier Curve의 y축에 위치한 0.5에서 수평선을 그린 후, 그 수평선이 Kaplan-Meier Curve과 만난 지점의 x값이 바로 median survival time의 추정치가 된다.

(5) Log–rank test

Log-rank test는 두 개의 생존함수가 동일한지를 검정하는 방법이다. 시험약의 생존함수와 대조약의 생존함수를 각각 $S_1(t)$와 $S_2(t)$로 표시하는 경우, 검정하고 싶은 가설은 다음처럼 주어진다.

- 귀무가설: 시험군과 대조군의 생존함수는 모든 시점에서 동일하다.
  즉 모든 시점 t에 대하여, $S_1(t) = S_2(t)$.
- 대립가설: 시험군과 대조군의 생존함수가 모든 시점에서 동일하지는 않다.
  즉 어떤 시점 t에 대하여, $S_1(t) \neq S_2(t)$.

그림 22.12의 왼쪽은 시험군의 생존함수가 대조군의 생존함수보다 더 큰 값을 취하는 경우로서, 시험약의 효과가 대조약보다 우월한 경우를 나타낸다. 반면에 그림 22.12의 오른쪽은 시험군의 생존함수가 대조군의 생존함수와 거의 동일해서, 시험약의 효과는 대조약의 효과와 거의 같은 경우이다.

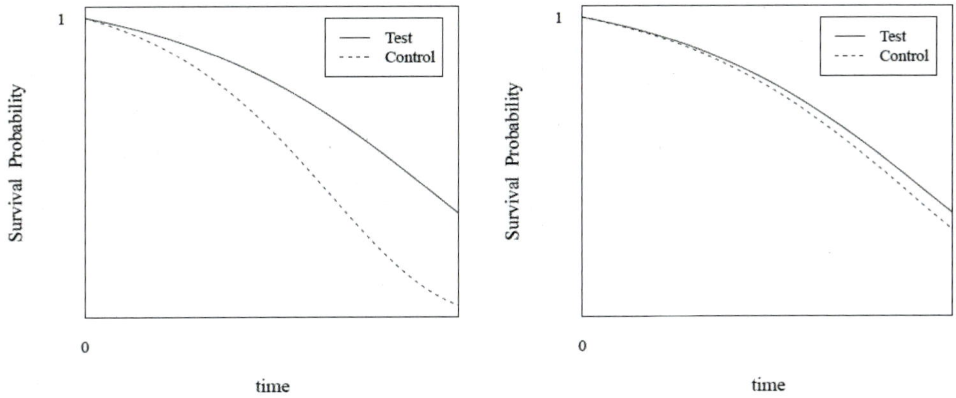

그림 22.12 두 개의 생존함수

만일 그림 22.12의 왼쪽처럼 시험군의 생존함수가 대조군의 생존함수보다 더 큰 값을 취하는 경우, 표본크기가 충분히 크다면 시험군과 대조군의 Kaplan-Meier Curve는 크게 차이가 날 것이다. 그림 22.13은 이러한 가상의 사례를 그린 것이다. 시험군의 Kaplan-Meier Curve가 대조약의 Kaplan-Meier Curve보다 더 높은 생존확률을 보여주어서, 시험약의 효능이 대조약보다 우월함을 보여준다. 이러한 두 개의 생존함수를 Log-rank test를 이용하여 비교해보면 0.05보다 작은 p값을 얻게 될 것이다.

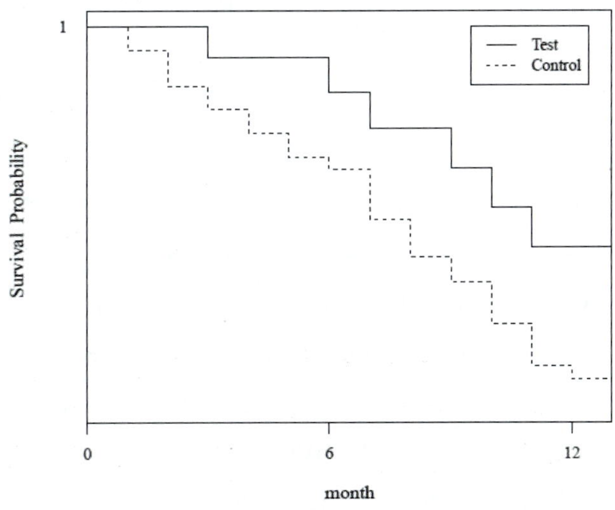

그림 22.13 두 개의 Kaplan-Meier curve

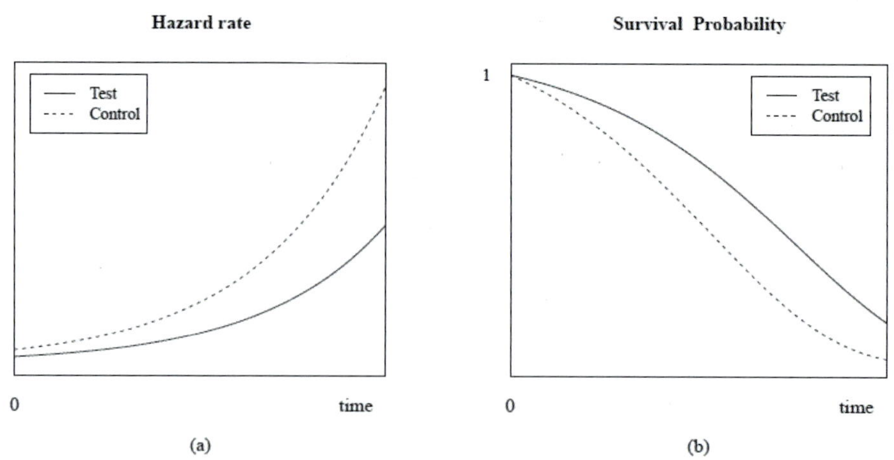

그림 22.14 constant hazard ratio

그림 22.13을 보면 12개월에서의 시험약의 추정된 생존확률은 0.419이고, 대조약의 생존확률은 0.072이다. 즉 0.347만큼의 차이가 나게 되고, 이 차이에 대한 95% 신뢰구간을 계산할 수도 있다.

log-rank test는 hazard ratio가 시간에 따라 일정하다는 가정하에서 개발된 방법이다. 그림 22.14의 (a)를 보면 시험약과 대조약의 hazard는 다르지만, 두 hazard의 비율인 hazard ratio(즉 두 곡선의 높이의 비율)는 일정하다. 이렇게 hazard ratio가 일정한 경우의 생존함수를 그려보면 그림 22.14의 (b)과 같은 그림을 얻게 된다. 시험약과 대조약의 hazard가 시간이 지남에 따라 일정하게 계속 차이가 나므로, 시험약과 대조약의 생존함수는 시간이 지남에 따라 점점 더 벌어지게 된다. 그림 22.14의 (b)는 시험약 투여 초기에는 시험약의 효과가 대조약보다 아주 조금만 우월하지만, 시간이 지남에 따라 그 효과 차이가 커지는 경우이고, 결국 임상시험 종료시점에는 시험약과 대조약 간에 상당한 효과 차이가 발생하게 된다. 이처럼 log-rank test는 시험약의 장기간 효과를 평가하기 위한 검정방법이다.

반면에 그림 22.15의 (a)를 보면 시험약과 대조약의 hazard가 시간이 흐름에 따라 일정하지 않다. 처음에는 대조약의 hazard가 더 높다가 일정 시간 뒤에는 시험약의 hazard가 더 높다. 이러한 경우에는 시간에 따라 hazard ratio가 일정하지 않으므로, hazard ratio를 단 하나의 상수 값으로 계산하는 것은 가능하지 않다. 이러한 경우의 생존함수를 그려보면 그림 22.15의 (b)와 같은 그림을 얻게 된다. 시험약 투여 초기에는 시험약의 생존확률이 대조약의 확률보다 현저히 높으나, 시간이 지남에 따라 그 차이는 점차 감소하고, 마지막 시점에 가면 오히려 역전되어 시험약의 생존확률이 대조약의 생존확률보다 낮은 경우이다.

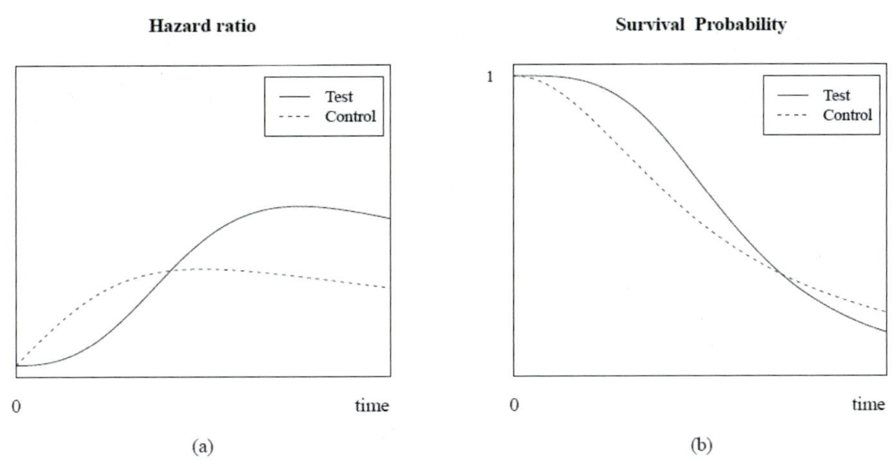

그림 22.15 non-constant hazard ratio

(6) Cox Proportional Hazards Model

연속형 자료의 경우 공변량 보정 없이 시험군과 대조군을 직접 비교하는 방법이 이표본 t 검정이었다. 반면에 공변량을 보정하고 싶은 경우에는 공분산분석을 사용하였다. 마찬가지로 생존자료의 경우에도 공변량 보정 없이 시험군과 대조군을 직접 비교하는 방법이 Log-rank test이다. 만일 생존자료에서 공변량을 보정하고 싶은 경우 가장 흔히 사용되는 방법은 Cox Proportional Hazards Model이다.

Cox Proportional Hazards Model은 보통 위험함수의 형태로 표현하는데, 그 위험함수는 다음과 같다.

$$h(t, \boldsymbol{X}) = h_0(t)\exp(\beta_1 X_1 + \beta_2 X_2 + \dots + \beta_p X_p) \tag{22.23}$$

여기서 X_1은 그룹을 나타내는 변수로서, 흔히 시험군이면 $X_1 = 1$, 대조군이면 $X_0 = 0$로 코딩된다. $X_2, X_3, \dots X_p$는 나이, 질병의 심각도 등을 나타내는 공변량이다. 이러한 그룹을 나타내는 변수와 공변량들을 벡터로 표현한 것이 $\boldsymbol{X}$이다. 즉 $\boldsymbol{X} = (X_1, X_2,,, X_p)$.

위 식을 보면 Cox proportional hazard model의 특징은 다음과 같다.

(i) $h_0(t)$는 기저치 위험baseline hazard이라고 불리며 공변량 X_i들을 전혀 포함하고 있지 않은 특징을 가지고 있다. 만일 모든 공변량들의 값이 0이면(즉 $X_i = 0$ for all $i = 1, 2,,, p$), $h(t, \boldsymbol{X}) = h_0(t)$가 된다. 그래서 $h_0(t)$가 기저치 위험이라고 불리는 것

이다.

(ii) $h_0(t)$의 함수 형태를 구체적으로 가정하지 않는다. 그런 의미에서 이 모형은 준모수 모형semi-parametric model이라고 불린다. 반면에 $h_0(t)$의 함수 형태를 완벽하게 지정하는 모형을 모수적 모형parametric model이라고 부르는데, 예를 들어 Weibull model은 다음과 같다.

$$h_0(t) = pt^{p-1}$$

(iii) Cox proportional hazard model의 뒷부분인

$$\exp(\beta_1 X_1 + \beta_2 X_2 + \ldots + \beta_p X_p)$$

은 시간 t를 포함하지 않는다는 점이다. 이처럼 시간 t에 무관한 공변량들을 time-independent variable이라고 한다. 예를 들어, 성별 같은 변수이다.

Cox proportional hazard model은 log-rank test처럼 hazard ratio가 시간에 따라 일정하다는 가정에 근거하여 개발된 방법이다. Cox proportional hazard model이 매우 인기 있는 이유는 다음과 같다.

(i) 실제 참인 모형true model이 모수적 모형인 경우, Cox proportional hazard model은 그 참인 모형을 잘 근사시킨다. 예를 들어, 실제 참인 모수적 모형이 exponential 또는 Weibull인 경우, Cox proportional hazard model을 사용하면, 회귀계수, hazard ratio 등의 참값에 매우 가까운 근삿값을 얻을 수 있다. 하지만 실제 임상시험에서는 참인 모형이 무엇인지 확신하기 어렵다. 이 경우 Cox proportional hazard model은 좋은 분석 수단이 된다.

(ii) 위험함수는 hazard를 나타내기 때문에 음수 값을 취해서는 안 된다. Cox proportional hazard model의 두 번째 항이 exp 위 지수항에 독립변수들의 선형조합이 있으므로, 이 값은 언제든지 양수 값을 가지게 된다.

(iii) $h_0(t)$의 함수모양을 지정하지 않고도 β에 대한 추정이 가능하다. 우리가 필요한 것은 $h_0(t)$가 아니라 β에 대한 추론이다.

(iv) hazard ratio가 $h_0(t)$에 무관하게 오직 β만으로 표현된다.

결국 $h_0(t)$를 몰라도, 우리의 주요 관심사인 hazard ratio와 생존함수에 대한 정보를 얻어낼 수 있는 것이다.

hazard ratio란 한 사람의 hazard와 다른 사람의 hazard의 비로 정의된다.

$$HR = \frac{h(t, \boldsymbol{X}^*)}{h(t, \boldsymbol{X})}$$

이러한 hazard ratio는 이론적으로는 시간 t에 따라 다른 값들을 취할 수 있지만, 많은 경우 시간 t가 변해도 일정한 값을 갖는다고 가정한다. 이러한 경우에는 단 하나의 hazard ratio 값이 존재하게 된다.

hazard ratio를 정의할 때는 시험약의 위험함수를 분자에 놓고, 대조약의 위험함수를 분모에 놓는 것이 일반적이다. 그러므로 hazard ratio가 1.0이라는 것은 시험약과 대조약의 위험함수 값이 동일하다는 의미이다. 만일 hazard ratio가 1.0보다 작은 경우에는 시험약의 위험함수 값이 대조약의 위험함수 값보다 작다는 것으로서, 시험약의 효능이 대조약보다 우월함을 의미한다.

Cox proportional hazard model을 가정하는 경우, hazard ratio의 추정치를 계산해보면 다음과 같다.

$$\widehat{HR} = \frac{\hat{h}(t, \boldsymbol{X}^*)}{\hat{h}(t, \boldsymbol{X})} = \frac{\widehat{h_0}(t)\exp(\widehat{\beta_1}X_1^* + \ldots \widehat{\beta_p}X_p^*)}{\widehat{h_0}(t)\exp(\widehat{\beta_1}X_1 + \ldots + \widehat{\beta_p}X_p)} = \exp[\widehat{\beta_1}(X_1^* - X_1) + \ldots + \widehat{\beta_p}(X_p^* - X_p)]$$

가 된다. 즉 기저치 위험의 추정치 $\widehat{h_0}(t)$는 hazard ratio 추정에 전혀 영향을 미치지 않고 있음을 알 수 있다.

(a) 공변량이 존재하지 않는 경우

치료제 투여 여부를 나타내는 변수인 독립변수가 X_1 하나만 존재하고, 위약군은 $X_1^* = 0$, 시험군은 $X_1 = 0$로 나타내보자. 독립변수가 하나이므로 $p = 1$이다.

$$\widehat{HR} = \exp[\widehat{\beta_1}(X_1^* - X_1)] = \exp[\widehat{\beta_1}(1-0)] = \exp(\widehat{\beta_1})$$

이처럼 Cox proportional hazard model을 사용하게 되면, hazard ratio의 추정치 계산이 쉬워진다. 그러므로 위처럼 독립변수가 하나만 존재하는 경우, β_1이 0인지를 검정하는 다음의 가설을 생각해보자.

$$\text{귀무가설: } \beta_1 = 0 \quad \text{vs} \quad \text{대립가설: } \beta_1 \neq 0$$

이 가설에 대한 Cox proportional hazard model의 p값을 계산해보면, log-rank test의 p값과 동일함이 알려져 있다. 즉 Cox proportional hazard model은 log-rank test가 확장된 것이다.

(b) 공변량이 존재하는 경우

이번에는 공변량 X_2가 추가로 더 존재한다고 가정해보자. 그러면 위약군에 대한 공변량 벡터는 $\boldsymbol{X}^* = (1, X_2^*)$, 시험군에 대한 공변량 벡터는 $\boldsymbol{X} = (0, X_2)$가 된다.

$$\widehat{HR} = \exp[\widehat{\beta}_1(X_1^* - X_1) + \widehat{\beta}_2(X_2^* - X_2)] = \exp[\widehat{\beta}_1 + \widehat{\beta}_2(X_2^* - X_2)]$$

이 hazard ratio의 추정치는 다른 공변량 X_2의 효과를 보정해준 후의 위약 대비 시험약에 대한 hazard ratio의 추정치이다. 이처럼 Cox proportional hazard model을 사용하게 되면, 다른 공변량을 보정한 후 hazard ratio를 추정할 수 있게 해 준다.

23장 맺음말

지금까지 ICH E9 가이드라인을 포함하여 미국과 유럽에서 발행된 가이드라인의 내용을 통해 신약개발에 필요한 통계적 이슈들을 살펴보았다. 이러한 내용들은 선진국 수준의 기준이므로 현재의 우리나라 실정에 비하면 높은 수준일 수 있다. 우리가 지금 이러한 내용들을 모두 받아들여 당장 실행해야 하는가에 대해서는 전문가들의 심도 있는 많은 논의가 필요할 것이다.

우선 우리나라 제약산업을 선진국 수준으로 육성하려면 점진적으로 선진국에서 통용되는 규제수준을 받아들여야 함은 당연한 일일 것이다. 하지만 어느 정도가 '점진적'인 것일까? 이러한 이슈를 다른 각도로 바라보면, 국제 가이드라인에 있는 내용들을 당장 국내에 적용하기에는 지나치게 그 기준이 까다롭다는 주장을 제기할 수 있는데, 저자는 그 부분에 대하여 부분적으로 동의한다. 예를 들어, 우리나라 심사기관이 만든 제도 중에는 '개량신약'이라는 것이 있는데, 이는 선진국에는 없고 우리나라에만 있는 제도이다. 개량신약이란 자료제출의약품 중 안전성, 유효성, 유용성(복약순응도, 편리성 등)에 있어 이미 허가(신고)된 의약품에 비해 개량되었거나 의약기술에 있어서 진보성이 있다고 식약처장이 인정한 의약품으로 정의된다. 우리나라 심사기관이 개량신약이라는 제도를 도입한 이유는, 아직까지 거대 외국제약회사에 비하여 상대적으로 경쟁력이 약한 국내 제약산업의 연구개발을 지원 및 육성하기 위해 신약보다 제품화하기 쉬운 품목의 자체 개발을 활성화하고자 도입된 제도라 판단된다. 이러한 현실을 고려해볼 때, 선진외국의 높은 규제수준만을 강조하여 신제품 개발을 어렵게 만드는 것이 옳은지에 대해서는 과학적 판단 이외에도 정책적 고려가 필요할 것이며, 이러한 이슈에 대해서는 각계 전문가들의 심도 있는 논의가 필요하다고 생각한다.

필자는 선진국의 규제수준보다 다소 완화된 기준을 적용하는 방법에는 크게 두 가지가 있다고 본다. 첫 번째 방법은 사전에 모든 것을 임상시험계획서에 명확하게 기술하고 그대로 통계분석을 실시해야 한다는 원칙을 다소 완화하는 방법이다. 예를 들면, 사전에 임상시험계획서에 공변량을 보정하지 않겠다고 기술하였더라도 우연에 의하여 심한 불균형이 발생한 공변량은 보정을 허락하는 것이 한 예이다. 두 번째 방법은 사전에 모든 것을 임상시험계획서에 명확하게 기술하고 그대로 통계분석을 실시해야 한다는 원칙을 엄격하게 지키고 대신 5%보다 큰 유의수준을 허용하는 방법이다. ICH E9 가이드라인에도 경우에 따라서는 5%와 다른 유의수준을 사용할 수 있음을 다음처럼 기술하고 있다.

> Conventionally, the probability of type I error is set at 5 percent or less as dictated by any adjustment made necessary for multiplicity considerations.... The probability of type II error is conventionally set at 10 percent to 20 percent.... Alternative values to the conventional levels of type I and II error may be

acceptable or even preferable in some cases.

이러한 내용이 ICH E9 가이드라인에 있는 것은 시험약이 시판허가를 받기 위한 중요한 조건 중의 하나가 통계적 유의성이지만, 그렇다고 해서 통계적 유의성만이 시판허가를 완전히 결정하는 것은 아니기 때문이라고 생각한다. 1.2절에서는 5% 유의수준에서 통계적 유의성이 있음에도 불구하고 미국 FDA가 시험약의 시판허가를 기각한 사례가 제시되어 있고, 반대로 5% 유의수준에서 통계적 유의성이 없음에도 불구하고 심사기관으로부터 시판허가를 받은 드문 경우가 제시되어 있다. 만일 통계적 유의성만으로 시험약의 시판허가가 완전히 결정된다면 미국 FDA와 유럽 EMA가 결정한 내용은 항상 동일해야 할 것이다. 하지만 미국에서는 시판허가를 받았지만 유럽에서는 시판허가를 받지 못했거나 또는 그 반대인 경우가 종종 있음을 우리는 알고 있다.

그리고 22.6절에서 살펴보았듯이 시험약의 약효의 크기가 아주 작아 임상적 유의성이 없는 경우에도 표본크기만 충분히 크면 검정력이 높아져서 통계적 유의성은 늘 얻을 수 있다. 그러므로 통계적 유의성만으로 시판허가가 결정된다면 0.5킬로그램 체중을 줄여주는 체중감소제도 시판허가를 받게 되는 모순이 발생할 수 있다.

그렇다고 하여 통계적 유의성이 중요하지 않다고 말하는 것은 아니다. 심사기관이 시판허가를 주는 결정을 내리거나 또는 제약회사가 임상시험이 실패했다고 결론을 내리는 경우, 그러한 결정은 언제나 옳은 결정이 될 수는 없으며, 항상 제1종 오류와 제2종 오류를 범할 가능성을 내포하고 있다. 그러므로 그러한 오류 확률이 얼마인지를 늘 인식하고 관리하는 것이 과학적이고 객관적인 방법임은 자명하다. 이러한 과학적이고 객관적인 방법으로 시판허가를 관리할 때만 국민과 소비자에게 시험약의 시판허가에 대해 보다 객관적이고 신뢰성 있게 설명하고 이해를 구할 수 있기 때문이다.

결국 심사기관이 시험약의 시판허가를 내 주는 결정은 통계적 유의성을 포함하여, 임상적 유의성, 안전성, 편익benefit이 위험risk를 상회하는지의 여부를 종합적으로 판단해야 하는 과정인 것이다.

참고문헌

1. 강승호 (2002). 정확검정들에 대한 고찰. 응용통계연구. 15(1):1-13.
2. 강승호 (2008). 동등성 시험을 신뢰구간을 사용하여 검정하는 경우 왜 신뢰도 90%인 신뢰구간을 사용하는가? 응용통계연구. 21(5), 867-873.
3. 강승호 (2009). 현재 국내임상시험에서 독립적 자료모니터링 위원회의 필요성. 응용통계연구. 22(2):317-327.
4. 강승호 남주선 (2012). 바이오시밀러 개발에 필요한 통계방법들에 대한 고찰. 응용통계연구. 25(1):125-138.
5. 식품의약품안전청 (2000). 임상시험 통계지침. 의약 65625-13353호
6. 식품의약품안전청 (2007). 경구용 혈당강하제에 대한 임상시험 평가지침
7. 식품의약품안전청 (2009a). 의약품 임상시험 관리기준
8. 식품의약품안전청 (2009b). 고혈압 치료제에 대한 임상시험 평가지침
9. 식품의약품안전평가원 (2015a). 가교자료 가이드라인
10. 식품의약품안전평가원 (2015b). 가교시험 질의응답집
11. 식품의약품안전평가원 (2015c). 가교자료 심사사례집
12. 식품의약품안전처 (2009). 독립적인 자료 모니터링 위원회 설립 및 운영을 위한 가이드라인
13. 식품의약품안전처(2016). 의약품 임상시험 통계 가이드라인.
14. Altman DG. (1980). Statistics and ethics in medical research, III: how large a sample? BMJ 281:1336-1338
15. Ando, Y. and Hamasaki, T. (2010). Practical issues and lessons learned from multi-regional clinical trials via case examples: a Japanese perspective. Pharmaceutical Statistics. 9:190-200.
16. Bacchieri, A., Della Cioppa, G. (2007). Fundamentals of Clinical Research. Springer.
17. Barnett A.G., Pols J.C. and Dobson, A.J. (2005). Regression to the mean: what it is and how to deal with it. International Journal of Epidemiology. 34:215-220.
18. Beecher H.K. (1955) The Powerful Placebo. JAMA 159(17):1602-1606.

19. Bombardier C, Laine L, Reicin A, Shapiro D, Burgis-Vargas et al. (2000). Comparison of upper gastrointestinal toxicity of rofecoxib and naproxen in patients with rheumatoid arthritis. VIGOR Study Group. New England Journal of Medicine 343:1520-1528.
20. Cancer Prevention Study Group. (1994). The effect of vitamin E and beta carotene on the incidence of lung cancer and other cancers in male smokers. The Alpha-Tocopherol, Beta Carotene . The New England Journal Of Medicine. Vol. 330(15), pp. 1029-35
21. Carroll, K.J. and Fleming, T.R. (2013). Statistical Evaluation and Analysis of Regional Interactions: The PLATO Trial Case Study. Statistics in Biopharmaceutical Research. 5(2). 91-101.
22. CAST (1989). Cardiac Arrhythmia Suppression Trial. Preliminary report: effect of encainide and flecainide on mortality in a randomized trial of arrhythmia suppression after myocardial infarction. The New England Journal of Medicine 1989, 321(6), 406-412
23. Chow and Liu (2008). Design and Analysis of Bioavailability and Bioequivalence Studies. Third Edition. Chapman & Hall/CRC.
24. Cohn, JN, Tognoni G for the valsartan heart failure trial investigator (2001). A randomized trial of the angiotensin-receptor blocker valsartan in chronic heart failure. The New England Journal of Medicine, 345, 166-175.
25. CHMP (2000). Points to Consider on Switching between Superiority and Non-Inferiority.
26. CHMP (2002). Points to Consider on Multiplicity Issues in Clinical Trials.
27. CHMP (2003). Points to Consider on Adjustment for Baseline Covariates.
28. CHMP (2005) Guideline in the Choice of the Non-Inferiority Margin
29. CHMP (2005). Guideline on Data Monitoring Committees.
30. CHMP (2006). Reflection paper on methodological issues in confirmatory clinical trials with planned with an adaptive design.
31. CHMP (2006). Guideline on Clinical Trials in Small Populations.
32. CHMP (2009). Guideline on Missing Data in Confirmatory Clinical Trials.
33. Cumming et al. (2000). Monitoring osteoporosis threapy with bone densitometry:

misleading changes and regression to the mean. Fracture Intervention Trail Research Group. Journal of the American Medical Association. 8:283(10):1318-1321.

34. Davis, C.E. (1976). The effect of regression to the mean in epidemiological and clinical studies. Am. J. Epidemiolo. 104:493-498.
35. D'Agstino, D.R. (2000). Controlling alpha in a clinical trial: the case for secondary endpoints. Statistics in Medicine. 19(6). 763-766.
36. Drazen JM abd Gelijns AC. (2014). Statin Strikeout. The New England Journal of Medicine 370(23):2240-2241.
37. Ellenberg S.S., Fleming TR, DeMets DL. (2002). Data monitoring committees in clinical trials: A practical perspective. John Wiley & Sons.
38. European Medicines Agency (2008). Assessment report for Filgrastim Ratiopharm.
39. FDA (1990). Guideline for the Clinical Evaluation of Lipid-Altering Agents in Adults and Children.
40. FDA (1998). Providing clinical evidence of effectiveness for human drug and biological product.
41. FDA (2001). Guidance for Industry: Statistical Approaches to Establishing Bioequivalence.
42. FDA (2005). label of Increlex.
43. FDA (2006). label of Myozyme.
44. FDA (2006). Guidance for Clinical Trial Sponsors - Establishment and Operation of Clinical Trial Data Monitoring Committees.
45. FDA (2007). Guidance for Industry - Clinical Trial Endpoints for the Approval of Cancer Drugs and Biologics.
46. FDA (2008). Guidance for Industry - Diabetes Mellitus: Developing Drugs and Therapeutic Biologics for Treatment and Prevention.
47. FDA (2010a). Non-Inferiority Clinical Trials. Draft Guidance.
48. FDA (2010b). Guidance for Industry - Adaptive Design Clinical Trials for Drugs and Biologics.
49. FDA (2012). Guidance for Industry: Scientific Considerations in Demonstrating Biosimilarity to a Reference Product.

50. FDA (2012). label of Kalydeco.
51. FDA (2014). label of Vimizim.
52. FDA (2014). Draft Guidance - Analgesic Indications: Developing and Drug and Biologic Products.
53. FDA (2016a). FDA Briefing Document. Arthritis Advisory Committee Meeting. BLA 125544. CT-P13, a proposed biosimilar to Remicade.
54. FDA (2016b). FDA Briefing Document. Arthritis Advisory Committee Meeting. BLA 761024. ABP 501, a proposed biosimilar to Humira.
55. FDA (2017). Guidance for Industry - Statistical Approaches to Evaluate Analytical Similarity.
56. FDA (2017). Guidance for Industry: Multiple Endpoints in Clinical Trials
57. Flyer, P. and Hirman, J. (2009). Missing data in confirmatory clinical trials. Journal of Biopharmaceutical Statistics 19, 969-979.
58. Gokbuget et al. (2016). Blinatumomab vs historical standard therapy of adult relapsed/refractory acute lymphoblastic leukemia. Blood Cancer Journal. 6:1-7.
59. Green, S. (2008). Control groups in “Encyclopedia of Clinical Trials”. Wiley.
60. Green, S.J., Fleming, T.R., O’Fallon, J.R. (1987). Policies for study monitoring and interim reporting of results. Journal of Clinial Oncology. 5:1477-1484.
61. Herbst et al. (2016). Pembrolizumab versus docetaxel for previously treated, PD-L1-positive, advanced non-small-cell lung cancer (KEYNOTE-010): a randomized controlled trial. Lancet 387:1540-1550.
62. Hill, AB (1965). The environment and disease : association or causation. Proceedings of the Royal Society of Medicine. 58:293-300.
63. Hrobjatsson A and Gotzsche PC (2001). Is the placebo powerless? New England Journal of Medicine. 344(21,May):1594-1602.
64. Hung HM, Wang SJ, O'Neill R. (2009). Challenges and regulatory experiences with non-inferiority trial design without placebo arm. Biometrical Journal. 51(2), 324-334.
65. Hung, H.M.J., Wang, S.J., O'Neill, R.T. (2010). Consideration of regional difference in design and analysis of MRCT. Pharmaceutical statistics. 9:173-178.
66. Hyman et al. (2015). Vemurafenib in multiple nonmelanoma cancers with BRAF

V600 mutations. New England Journal of Medicine. 373:726-736.
67. ICH (1994). Dose response information to support drug registration.
68. ICH E2A (1995a). Clinical Safety Data Management: Definitions and Standards for Expedited Reporting.
69. ICH E2 (1995b). Population Exposure: The Extent of Population Exposure to Assess Clinical Safety.
70. ICH E6 (1996). International Conference on Harmonization Tripartite Guideline for Good Clinical Practice.
71. ICH E8 (1998). General Considerations for Clinical Trials.
72. ICH E9 (1998). Note for Guidance on Statistical Principles for Clinical Trials.
73. ICH E5 (1998). Ethnic Factors in the Acceptability of Foreign Clinical Data
74. ICH E12A (2000). Principles for Clinical Evaluation of New Anti-Hypertensive Drugs.
75. ICH E10 (2001). Choice of Control Group and Related Issues in Clinical Trials
76. ICH E14 (2005). The Clinical Evaluation of QT/QTc Interval Prolongation and Proarrhythmic Potential for Non-antiarrhythmic Drugs.
77. ICH E17 (2017). General Principles for Planning and Design of Multi- Regional Clinical Trials.
78. Kang SH and Tsong Y (2010). Strength of evidence of non-inferiority trials - The adjustment of the type I error rate in non-inferiority trials with the synthesis method. Statistics in Medicine. 29(14):1477-1487.
79. Kang (2016). Avoiding ambiguity of type I error rates in non-inferiority trials. Journal of Biopharmaceutical Statistics. 26(3):452-465.
80. Kay R. (2007). Statistical Thinking for Non-Statisticians in Drug Regulation. Wiley.
81. Kerr, D.N.S. and Davidson, S. (1958). Gastrointestinal intolerance to oral iron preparations. The Lancet, 2:489-492.
82. Khan, A., Khan SR, Walens G, Kolts R, Giller EL (2003). Frequency of positive studies among fixed and flexible dose antidepressant clinical trials: An analysis of the Food and Drug Administration summary basis of approval reports. Neuropsychopharmacology 28:552-557.

83. Leber, P.D. (1989). Hazards of inference: The active control interpretation. Epilepsia, 30, S57-S63.

84. Little, R. and Raghunathan, T. (1999). On summary measures analysis of the linear mixed effects model for repeated measures when data are not missing completely at random. Statistics in Medicine 18, 2465-2478.

85. Liu, J.P., Hsueh, H. and Chen, J.J. (2002). Sample size requirements for evaluation of bridging evidence. Biometrical Journal. 8:969-981.

86. Maggioni, AP on behalf of the Val-HeFT investigators (2002). Effects of valsartan on morbidity and mortality in patients with heart failure not receiving angiotensin-converting enzyme inhibitors. Journal of American College of Cardiology. 40. 1414-1421.

87. Malinowski, H.J., Westelinck, A., Sato, J., Ong, T. (2008). Same drug, different dosing: differences in dosing for drugs approved in the United States, Europe, and Japan. Journal of Clinical Pharmacology. 48:900-908.

88. McDermott et al. (2014). The six-minute walk is a better outcome measure than treadmill walking tests in therapeutic trials of patients with peripheral artery disease. Circulation. 130(1):61-68.

89. Mills, J.L. (1993). Data torturing. New England Journal of Medicine. 329. 1196-1199.

90. Moher D, Dulberg CS, Wells GA. (1994). Statistical Power, Sample Size, and Their Reporting in Randomized Controlled Trials. JAMA 272:122-124

91. Offen et al. (2007). Multiple Co-Primary Endpoints: Medical and Statistical Solutions. Drug Information Journal. 41:31-46.

92. Packer et al. (1996). Effect of amlodipine on morbidity and mortality in severe chronic heart failure. New England Journal of Medicine. 335, 1107-1114.

93. Packer et al. (2000). Presentation of the results of the Prospective Randomized Amlopidine Survival Evaluation-2 Trial (PRAISE-II) at the American College of Cardiology Scientific Sessions, Anaheim, CA, March 15, 2000.

94. Packer M. (1988). Vasodilator and inotopic drugs for the treatment of chronic heart failure: distinguishing hype from hope. J. Am. Coll. Cardiol. 12, 1299-1317.

95. Packer M, Carver JR and Rodehoffer RT (1991). Effect of oral milrinone on

mortality in severe chronic heart failure. N. Eng. J. Med, 325, 1468-1475.

96. Perucca E. (2010). When clinical trials make history: Demonstrating efficacy of new anti-epileptic drugs as monotherapy. Epilepsia 51(10):1933-1935.

97. Pocock, S.J. (1983). Clinical Trials: A practical approach. Chichester; John Wiley & Sons, Ltd.

98. Pryde, D.C. and Palmer, M.J. (2014). Orphan Drugs and Rare Diseases. Royal society of chemistry.

99. Quan, H., Li, M., Shih, W.J., Ouyang, S.P., Chen, J., Zhang, J. and Zhao, P. (2013). Empirical shrinkage estimator for consistency assessment of treatment effects in MRCT. Statistics in Medicine. 32:1691-1706.

100. Rider, W.D., Palmer, J.A., Mahoney, L.J., Robertson, C.T. (1977). Preoperative irradiation in operable cancer of the rectum: report of the Toronto trial. Canadian Journal of Surgery. 20:335-338.

101. Rothwell, PM (2005). Subgroup analysis in randomized controlled trials: importance, indications, and interpretation. Lancet. 365, 176-186.

102. Sanford, R.L. (1994). The wonders of placebo, In Statistics in the Pharmaceutical Industry, 2nd edition, Revised and Expanded, Buncher, C.R. and Tsay, J.Y., edition, Marcel Dekker Inc., New York, pp. 247-266.

103. Spilker B. (1991). Guide to Clinical Trials. Raven Press.

104. Stang, A., Hense, H., Jockel K., Turner, E., and Tramer, M. (2005). Is it always unethical to use a placebo in a clinical trial? PLos Medicine, 2(3):177-180.

105. The alpha-tocopherol, beta carotene cancer prevention study group (1994). The effect of vitamin E and beta carotene on the incidence of lung cancer and other cancers in male smokers. The New England Journal Of Medicine. 1994 Apr 14; Vol. 330 (15), pp. 1029-35.

106. Temple, R. and Ellenberg, S.S. (2000). Placebo-controlled trials and active-controlled trials in the evaluation of new treatment, part I: ethical and scientific issues. Ann. Int. Med. 133, 455-463.

107. Tramer MR, Reynolds DJ, Moore RA, McQuay HJ (1998). When placebo controlled trials are esential and equivalence trials are inadequate. British Medical Journal 317:875-880.

108. Tsong Y. (2007). The utility of active controlled noninferiority/equivalence trials in drug development. International Journal of Pharmaceutical Medicine 21(3), 225-233.

109. Wang SJ, Hung J (2008). Adaptive Designs in Drug Development. ISBS short course note.

110. Wedel H. et al. (2001). Challenges of subgroup analyses in multinational clinical trials: Experiences from the MERIT trial. American Heart Journal. 142:502-511.

111. Wittes, J. (2009). Missing inaction: preventing missing outcome data in randomized clinical trials. Journal of Biopharmaceutial Statistics 19, 957-968.

112. World Medical Association. (2004) World Medical Association declaration of Helsinki: Ethical principles for medical research involving human subjects.

찾아보기

A

B

C

D

E

F

G

H

I

K

L

M

N

O

P

Q

R

S

T

U

V

W

X

ㅅ

ㅇ

ㅈ

ㅊ

ㅋ

ㅌ

ㅍ

ㅎ

기타

저자 소개

강승호
서울대학교 계산통계학과 졸업
서울대학교 대학원 계산통계학과(석사)
위스컨신대학교 통계학과(박사)
미국 FDA 박사후 연구원
텍사스주립대학 의과대학 조교수
이화여자대학교 통계학과 조교수
이화여자대학교 통계학과 부교수
연세대학교 응용통계학과 부교수
식품의약품안전처 중앙약사심의위원
식품의약품안전처 의약품심사자문단 자문위원
Associate editor : Journal of Biopharmaceutical Statistics
현) 연세대학교 응용통계학과 교수
e-mail : seungho@yonsei.ac.kr

신약개발에 필요한 임상통계학

– 임상시험 통계분석 –

저　　자　강승호
발 행 인　김지영
발 행 처　자유아카데미
주　　소　경기도 파주시 회동길 37-42
　　　　　파주출판도시
전　　화　031-955-1321
팩　　스　031-955-1322
홈페이지　www.freeaca.com
전자우편　main@freeaca.com (대표)
　　　　　editor@freeaca.com (편집)
　　　　　crm@freeaca.com (영업)
등　　록　제406-2003-017호, 1980. 7. 12
제1판1쇄　2019년 8월 5일 발행
제1판4쇄　2025년 9월 15일 발행
정　　가　49,000원

저자와의
협의하에
인지생략

ISBN 979-11-5808-150-8 93310